BRUNNER & SUDDARTH

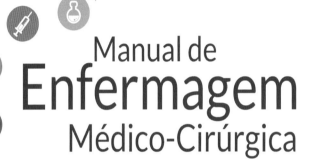

Manual de Enfermagem Médico-Cirúrgica

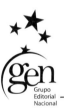

O GEN | Grupo Editorial Nacional – maior plataforma editorial brasileira no segmento científico, técnico e profissional – publica conteúdos nas áreas de ciências da saúde, exatas, humanas, jurídicas e sociais aplicadas, além de prover serviços direcionados à educação continuada e à preparação para concursos.

As editoras que integram o GEN, das mais respeitadas no mercado editorial, construíram catálogos inigualáveis, com obras decisivas para a formação acadêmica e o aperfeiçoamento de várias gerações de profissionais e estudantes, tendo se tornado sinônimo de qualidade e seriedade.

A missão do GEN e dos núcleos de conteúdo que o compõem é prover a melhor informação científica e distribuí-la de maneira flexível e conveniente, a preços justos, gerando benefícios e servindo a autores, docentes, livreiros, funcionários, colaboradores e acionistas.

Nosso comportamento ético incondicional e nossa responsabilidade social e ambiental são reforçados pela natureza educacional de nossa atividade e dão sustentabilidade ao crescimento contínuo e à rentabilidade do grupo.

BRUNNER & SUDDARTH

Manual de Enfermagem Médico-Cirúrgica

Revisão Técnica

Sonia Regina de Souza

Professora Associada do Departamento de Enfermagem Médico-Cirúrgica da Escola de Enfermagem Alfredo Pinto (EEAP), da Universidade Federal do Estado do Rio de Janeiro (Unirio). Doutora em Enfermagem pela Escola de Enfermagem Anna Nery (EEAN), da Universidade Federal do Rio de Janeiro (UFRJ). Mestre em Enfermagem pela Unirio. Especialista em Enfermagem Clínica e Cirúrgica pela Unirio.

Décima quarta edição

- As autoras deste livro e a editora empenharam seus melhores esforços para assegurar que as informações e os procedimentos apresentados no texto estejam em acordo com os padrões aceitos à época da publicação, *e todos os dados foram atualizados pelas autoras até a data do fechamento do livro.* Entretanto, tendo em conta a evolução das ciências, as atualizações legislativas, as mudanças regulamentares governamentais e o constante fluxo de novas informações sobre os temas que constam do livro, recomendamos enfaticamente que os leitores consultem sempre outras fontes fidedignas, de modo a se certificarem de que as informações contidas no texto estão corretas e de que não houve alterações nas recomendações ou na legislação regulamentadora.

- As autoras e a editora envidaram todos os esforços no sentido de se certificarem de que a escolha e a posologia dos medicamentos apresentados neste compêndio estivessem em conformidade com as recomendações atuais e com a prática em vigor na época da publicação. Entretanto, em vista da pesquisa constante, das modificações nas normas governamentais e do fluxo contínuo de informações em relação à terapia e às reações medicamentosas, o leitor é aconselhado a checar a bula de cada fármaco para qualquer alteração nas indicações e posologias, assim como para maiores cuidados e precauções. Isso é particularmente importante quando o agente recomendado é novo ou utilizado com pouca frequência.

- As autoras e a editora se empenharam para citar adequadamente e dar o devido crédito a todos os detentores de direitos autorais de qualquer material utilizado neste livro, dispondo-se a possíveis acertos posteriores caso, inadvertida e involuntariamente, a identificação de algum deles tenha sido omitida.

- **Atendimento ao cliente: (11) 5080-0751 | faleconosco@grupogen.com.br**

- Traduzido de:
CLINICAL HANDBOOK FOR BRUNNER & SUDDARTH'S TEXTBOOK OF
MEDICAL-SURGICAL NURSING, FOURTEENTH EDITION
Copyright © 2018 Wolters Kluwer.
Copyright © 2014, 2010, 2008 by Wolters Kluwer Health | Lippincott Williams & Wilkins.
Copyright © 2004, 2008 by Lippincott Williams & Wilkins.
Copyright © 2008, 2004, 2000 by Lippincott Williams & Wilkins.
All rights reserved.
2001 Market Street
Philadelphia, PA 19103 USA
LWW.com
Published by arrangement with Lippincott Williams & Wilkins, Inc., USA.
Lippincott Williams & Wilkins/Wolters Kluwer Health did not participate in the translation of this title.
ISBN: 978-1-4963-9591-7

- Direitos exclusivos para a língua portuguesa
Copyright © 2019, 2021 (2ª impressão) by
EDITORA GUANABARA KOOGAN LTDA.
Uma editora integrante do GEN | Grupo Editorial Nacional
Travessa do Ouvidor, 11
Rio de Janeiro – RJ – CEP 20040-040
www.grupogen.com.br

  Reservados todos os direitos. É proibida a duplicação ou reprodução deste volume, no todo ou em parte, em quaisquer formas ou por quaisquer meios (eletrônico, mecânico, gravação, fotocópia, distribuição pela Internet ou outros), sem permissão, por escrito, da EDITORA GUANABARA KOOGAN LTDA.

- Editoração eletrônica: Diretriz

- Ficha catalográfica

H555b
14. ed.

Brunner & Suddarth : manual de enfermagem médico-cirúrgica / revisão técnica Sonia Regina de Souza - 14. ed. - [Reimpr.]. - Rio de Janeiro : Guanabara Koogan, 2021.
804 p. : il. ; 19 cm.

Inclui índice
ISBN 978-85-277-3469-1

1. Enfermagem. 2. Enfermagem em sala de cirurgia. 3. Enfermagem - Estudo e ensino. I. Brunner, Lillian Sholtis. II. Suddarth, Doris Smith. III. Souza, Sonia Regina de.

18-53240 CDD: 610.736
  CDU: 616-083.98

Meri Gleice Rodrigues de Souza - Bibliotecária CRB-7/6439

Consultora clínica

Tamara Kear, PhD, RN, CNS, CNN
Assistant Professor of Nursing
Villanova University College of Nursing
Villanova, Pennsylvania

Prefácio

Referência para estudantes e profissionais de enfermagem, esta 14ª edição de *Brunner & Suddarth | Manual de Enfermagem Médico-Cirúrgica* apresenta informações indispensáveis sobre cerca de 200 doenças e distúrbios mais comuns, sendo uma excelente fonte de consulta rápida.

Organização

Em conveniente e prático formato de bolso, o livro é organizado de modo didático, em ordem alfabética, para que o leitor tenha acesso mais rápido às informações sobre:

- Fisiopatologia
- Manifestações clínicas
- Avaliação e achados diagnósticos
- Manejo clínico, cirúrgico e farmacológico
- Manejo de enfermagem de acordo com o processo de enfermagem.

Para conteúdo mais detalhado, esta obra apresenta referências cruzadas com a 14ª edição de *Brunner & Suddarth | Tratado de Enfermagem Médico-Cirúrgica*.

Principais características

Este *Manual* destaca especialmente a prática de enfermagem em ambientes domiciliar e comunitário, a orientação dos pacientes e os resultados previstos em relação aos cuidados adotados. Outros aspectos importantes são:

Considerações gerontológicas. Descrições sucintas e intervenções relacionadas com o atendimento aos idosos, cuja demanda por cuidados de saúde é cada vez maior.

Alerta de enfermagem | Qualidade e segurança. Sugestões para a melhor prática clínica e avisos de segurança sobre questões de prioridade e situações perigosas ou potencialmente fatais.

Apêndice. Valores laboratoriais importantes, organizados para facilitar a consulta.

Que a leitura desta obra seja apreciada por nossos leitores e que, por meio dela, eles sejam bem-sucedidos nos estudos e na futura profissão.

O Editor

Sumário

A

Abscesso cerebral, 1
Abscesso pulmonar, 3
Acidente vascular encefálico hemorrágico, 6
Acidente vascular encefálico isquêmico, 13
Anafilaxia, 24
Anemia, 27
Anemia aplásica, 31
Anemia falciforme | Doença falciforme, 33
Anemia ferropriva, 39
Anemia megaloblástica, 41
Aneurisma da aorta, 44
Aneurisma intracraniano, 48
Angina de peito, 53
Apendicite, 57
Arteriosclerose e aterosclerose, 60
Artrite reumatoide, 62
Asma, 68
Asma | Estado de mal asmático, 75
Ataque isquêmico transitório, 77
Aterosclerose coronariana, 79

B

Bronquiectasia, 81

C

Câncer, 83
Câncer colorretal | Câncer de cólon e reto, 101
Câncer da cavidade oral e da faringe, 109
Câncer de bexiga, 111
Câncer de colo do útero, 114
Câncer de endométrio, 118
Câncer de esôfago, 119
Câncer de estômago | Câncer gástrico, 122
Câncer de fígado, 127
Câncer de laringe, 131
Câncer de mama, 139
Câncer de ovário, 147

Câncer de pâncreas, 150
Câncer de pele | Melanoma maligno, 153
Câncer de próstata, 157
Câncer de pulmão | Carcinoma broncogênico, 165
Câncer de testículo, 169
Câncer de tireoide, 172
Câncer de vagina, 174
Câncer de vulva, 175
Câncer renal | Tumores renais, 178
Catarata, 181
Cefaleia, 184
Cetoacidose diabética, 190
Choque anafilático, 195
Choque cardiogênico, 198
Choque hipovolêmico, 200
Choque neurogênico, 203
Choque séptico, 204
Cirrose hepática, 208
Cistite | Infecção do trato urinário inferior, 213
Coagulação intravascular disseminada, 217
Colelitíase | Colecistite, 220
Colite ulcerativa, 226
Constipação intestinal, 235
Crises convulsivas, 238

D

Dermatite de contato (irritativa), 242
Dermatite esfoliativa, 243
Dermatoses seborreicas, 245
Derrame pleural, 247
Diabetes insípido, 249
Diabetes melito, 251
Diarreia, 263
Distrofias musculares, 267
Distúrbios venosos | Tromboembolia venosa, tromboflebite, flebotrombose e trombose venosa profunda, 269
Doença de Addison | Insuficiência adrenocortical, 275
Doença de Alzheimer, 279
Doença de Crohn | Enterite regional, 285
Doença de Huntington, 287
Doença de Ménière, 289
Doença de Parkinson, 292
Doença diverticular, 299
Doença oclusiva arterial periférica, 303

Doença pulmonar obstrutiva crônica, 307
Doença renal crônica | Doença renal em estágio terminal, 313

E

Edema pulmonar agudo, 318
Embolia arterial e trombose arterial, 320
Embolia pulmonar, 323
Empiema, 329
Encefalopatia hepática e coma hepático, 331
Endocardite infecciosa, 334
Endocardite reumática, 338
Endometriose, 339
Epididimite, 342
Epilepsias, 343
Epistaxe | Sangramento nasal, 350
Esclerose lateral amiotrófica, 351
Esclerose múltipla, 354
Estenose aórtica, 361
Estenose mitral, 363

F

Faringite aguda, 365
Faringite crônica, 367
Fenômeno de Raynaud e outras acrossíndromes, 368
Feocromocitoma, 370
Fraturas, 373

G

Gastrite, 389
Glaucoma, 394
Glomerulonefrite aguda, 397
Glomerulonefrite crônica, 399
Gota, 402

H

Hemofilia, 406
Hepatites virais | Tipos A, B, C, D, E e G, 409
Hérnia de hiato, 416
Hiperplasia prostática benigna e prostatectomia, 419
Hipertensão arterial | Crise hipertensiva, 422
Hipertensão pulmonar, 429
Hipertireoidismo | Doença de Graves, 432
Hipoglicemia | Reação à insulina, 439
Hipoparatireoidismo, 442

Hipopituitarismo, 444
Hipotireoidismo e mixedema, 444

I

Impetigo, 448
Infecção pélvica | Doença inflamatória pélvica, 450
Infecções sexualmente transmissíveis, 452
Influenza, 460
Insuficiência aórtica | Regurgitação, 461
Insuficiência cardíaca, 463
Insuficiência hepática fulminante, 470

L

Lesão raquimedular, 472
Lesão renal aguda, 481
Leucemia, 487
Leucemia linfocítica aguda, 494
Leucemia linfocítica crônica, 496
Leucemia mieloide aguda, 498
Leucemia mieloide crônica, 501
Linfedema e elefantíase, 503
Linfoma de Hodgkin, 504
Linfomas não Hodgkin, 508
Lombalgia, 510
Lúpus eritematoso sistêmico, 515

M

Manejo de enfermagem no período peroperatório, 518
Mastoidite e cirurgia de mastoide, 544
Meningite, 548
Miastenia *gravis*, 552
Mieloma múltiplo, 556
Miocardiopatias, 560
Miocardite, 567

N

Necrólise epidérmica tóxica e síndrome de Stevens-Johnson, 570
Neuralgia do trigêmeo, 576

O

Obesidade, 579
Obesidade extrema e cirurgia bariátrica, 581
Obstrução do intestino delgado, 587
Obstrução do intestino grosso, 589
Osteoartrite | Doença articular degenerativa, 591

Osteomalacia, 593
Osteomielite, 595
Osteoporose, 598
Otite média aguda, 602
Otite média crônica, 603

P

Paciente com nível de consciência alterado (inconsciente), 605
Pancreatite aguda, 612
Pancreatite crônica, 618
Parada cardíaca, 620
Paralisia de Bell, 621
Pênfigo, 623
Pericardite | Tamponamento cardíaco, 627
Peritonite, 631
Pielonefrite aguda, 634
Pielonefrite crônica, 635
Pleurite, 637
Pneumonia, 638
Pneumotórax e hemotórax, 645
Policitemia, 648
Pressão intracraniana, elevação, 650
Prolapso da valva mitral, 656
Prostatite, 658
Prurido, 660
Psoríase, 663
Púrpura trombocitopênica imune, 668

Q

Queimaduras, 672

R

Regurgitação (insuficiência) mitral, 688

S

Sarcoma de Kaposi, 690
Síndrome coronariana aguda e infarto agudo do miocárdio, 691
Síndrome da angústia respiratória aguda, 697
Síndrome de Cushing, 700
Síndrome de Guillain-Barré | Polirradiculoneurite, 706
Síndrome de imunodeficiência adquirida | Infecção pelo HIV, 711
Síndrome de secreção inapropriada de hormônio antidiurético, 726
Síndrome hiperosmolar hiperglicêmica, 727

Síndrome nefrítica aguda, 729
Síndrome nefrótica, 731

T
Tempestade tireoidiana | Crise tireotóxica, 733
Tireoidite aguda, 734
Tireoidite crônica | Tireoidite de Hashimoto, 736
Traumatismo cranioencefálico, 737
Traumatismo musculoesquelético | Contusões, entorses, estiramentos e luxações articulares, 749
Trombocitopenia, 751
Tuberculose pulmonar, 753
Tumores cerebrais, 757
Tumores hipofisários, 761
Tumores ósseos, 763

U
Úlcera péptica, 768
Urolitíase | Nefrolitíase, 774

V
Varizes esofágicas, sangramento, 781

Apêndice | Valores Laboratoriais, 785

BRUNNER & SUDDARTH

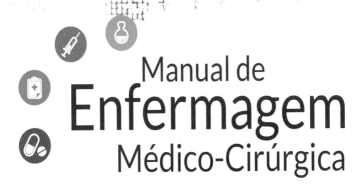

Manual de Enfermagem
Médico-Cirúrgica

Abscesso cerebral

O abscesso cerebral consiste em acúmulo de material infeccioso no tecido cerebral. É raro em indivíduos imunocompetentes e diagnosticado com maior frequência em indivíduos que estão imunossuprimidos em consequência de doença subjacente ou uso de medicamentos imunossupressores.

Fisiopatologia

Pode ocorrer abscesso cerebral em consequência de cirurgia intracraniana, traumatismo cranioencefálico penetrante ou *piercing* na língua. Os microrganismos que provocam abscesso cerebral alcançam o cérebro por disseminação hematológica a partir dos pulmões, das gengivas, da língua ou do coração, ou de lesão ou infecção intra-abdominal. As condições predisponentes mais comuns em adultos consistem em otite média e rinite.

Prevenção

Para evitar o desenvolvimento de abscesso cerebral, o tratamento de otite média, mastoidite, rinossinusite, infecções dentárias e infecções sistêmicas deve ser instituído imediatamente.

Manifestações clínicas

- Em geral, os sinais e sintomas resultam de alterações na dinâmica intracraniana (edema, deslocamento do cérebro), de infecção ou da localização do abscesso
- O sintoma mais prevalente consiste em cefaleia, que costuma ser mais intensa pela manhã
- Pode ou não ocorrer febre
- Ocorrem também vômitos e déficits neurológicos focais (fraqueza e diminuição progressiva da visão)
- Conforme o abscesso se expande, são observadas manifestações de elevação da pressão intracraniana (PIC) como diminuição do nível de consciência e crises convulsivas.

2 Abscesso cerebral

Avaliação e achados diagnósticos

- O hemograma completo inclui contagem diferencial, contagem de plaquetas, velocidade de hemossedimentação (VHS) e proteína C reativa (PCR)
- O exame neurológico cuidadoso pode identificar alterações na PIC
- Os exames de neuroimagem, tais como ressonância magnética (RM) ou tomografia computadorizada (TC), conseguem identificar o tamanho e a localização do abscesso
- A aspiração do abscesso é guiada pela TC ou pela RM para cultura e identificação do microrganismo infeccioso
- São obtidas hemoculturas antes de iniciar antibioticoterapia, radiografia de tórax e eletroencefalograma (EEG).

Manejo clínico

A meta é controlar a PIC e instituir uma terapia antimicrobiana direcionada, a fim de eliminar o abscesso e a fonte primária de infecção. As modalidades de tratamento incluem antimicrobianos, com base nos resultados de cultura e antibiograma, incisão cirúrgica ou aspiração (biopsia estereotáxica guiada por TC). Corticosteroides são prescritos para reduzir o edema inflamatório cerebral, e anticonvulsivantes são prescritos para profilaxia contra convulsões (fenitoína, fenobarbital). A resolução do abscesso é monitorada com TC.

Manejo de enfermagem

As intervenções de enfermagem enfatizam o monitoramento do estado neurológico, dão suporte ao tratamento clínico e fornecem orientação ao paciente.

- Monitorar o estado neurológico de modo contínuo para identificar alterações na PIC
- Administrar o agente antimicrobiano intravenoso
- Avaliar e documentar a resposta aos medicamentos
- Monitorar os exames laboratoriais de sangue (glicose e potássio) quando são prescritos corticosteroides
- Monitorar o ambiente para garantir a segurança do paciente e evitar quedas em casos de nível diminuído de consciência, fraqueza motora ou possíveis convulsões
- Avaliar as necessidades do paciente e de sua família e avisá-los de que os déficits neurológicos podem persistir após o tratamento (hemiparesia, convulsões, déficits visuais e paralisia de nervos cranianos)

- Avaliar a capacidade da família de expressar sua angústia diante da condição do paciente, lidar com a doença e os déficits e obter apoio.

Ver "Manejo de enfermagem" em condições neurológicas associadas (p. ex., Epilepsia, Meningite ou Pressão intracraniana, elevação) para informações mais detalhadas.

Para mais informações, ver o Capítulo 69 em Hinkle JL, Cheever KH. (2018). *Brunner and Suddarth's textbook of medical-surgical nursing* (14th ed.). Philadelphia, PA: Lippincott Williams & Wilkins.

Abscesso pulmonar

O abscesso pulmonar consiste em necrose do parênquima pulmonar, causada por infecção microbiana. Em geral, o abscesso pulmonar é provocado pela aspiração de bactérias anaeróbicas e é definido, na radiografia de tórax, como uma cavidade de pelo menos 2 cm. Os pacientes que correm risco de aspiração de material estranho com desenvolvimento de abscesso pulmonar incluem os que apresentam comprometimento dos reflexos da tosse, que perderam a capacidade de fechamento da glote ou que têm dificuldades de deglutição. Outros pacientes de risco incluem aqueles com transtornos do sistema nervoso central (p. ex., convulsões, acidente vascular encefálico), drogadição, alcoolismo, doença esofágica ou imunocomprometimento; pacientes com dentição em estado de conservação precário e aqueles submetidos à alimentação por tubo nasogástrico; pacientes com estado alterado da consciência, devido à anestesia.

Fisiopatologia

Os abscessos pulmonares são, em sua maioria, uma complicação de pneumonia bacteriana ou são causados pela aspiração de anaeróbios orais para os pulmões. Além disso, podem ocorrer em consequência de obstrução mecânica ou funcional dos brônquios por tumor, corpo estranho ou estenose brônquica, ou devido a pneumonia necrosante, tuberculose, embolia pulmonar ou traumatismo torácico.

A localização do abscesso pulmonar está relacionada com a gravidade e é determinada pela posição do indivíduo. No caso de pacientes confinados ao leito, o segmento posterior de um lobo superior e o segmento superior do lobo inferior constituem as áreas mais comuns. Dependendo da posição do paciente quando houve a aspiração, podem ocorrer apresentações atípicas.

No início, a cavidade no pulmão pode ou não estender-se diretamente para um brônquio. O abscesso acaba sendo encapsulado por uma

4 Abscesso pulmonar

parede de tecido fibroso. O processo necrótico pode estender-se até alcançar o lúmen de um brônquio ou espaço pleural, estabelecendo uma comunicação com o sistema respiratório e/ou com a cavidade pleural. Se o brônquio estiver acometido, o conteúdo purulento é expectorado na forma de escarro. Se houver comprometimento da pleura, verifica-se o desenvolvimento de empiema. Uma comunicação entre o brônquio e a pleura é conhecida como *fístula broncopleural*.

Os microrganismos frequentemente associados a abscessos pulmonares incluem S. *aureus*, *Klebsiella* e outras espécies gram-negativas. No entanto, também podem ser encontrados microrganismos anaeróbicos. Os microrganismos variam, dependendo dos fatores predisponentes subjacentes.

Manifestações clínicas

- As manifestações clínicas variam desde tosse produtiva leve até doença aguda
- A febre é acompanhada por tosse produtiva, com volumes moderados a copiosos de escarro de odor fétido, algumas vezes sanguinolento
- Pode ocorrer leucocitose
- É comum a ocorrência de pleurite ou dor torácica difusa, dispneia, fraqueza, anorexia e perda de peso.

Avaliação e achados diagnósticos

Há macicez do tórax à percussão e diminuição ou ausência de murmúrio vesicular, com atrito pleural intermitente e, possivelmente, estertores à ausculta. São realizadas radiografias de tórax, cultura do escarro e, em alguns casos, broncoscopia de fibra óptica. A TC do tórax pode ser necessária para obter imagens mais detalhadas.

Prevenção

Para reduzir o risco de abscesso pulmonar, instituir antibioticoterapia apropriada antes de qualquer procedimento dentário e manter higiene dentária e oral adequada. Para pacientes com pneumonia, administrar terapia antimicrobiana prescrita.

Manejo clínico

Os achados na história da saúde, no exame físico, nas radiografias de tórax e na cultura de escarro indicam o tipo de microrganismo e o tratamento necessário.

- A fisioterapia respiratória (percussão/drenagem postural) é realizada para possibilitar drenagem adequada

- Um cateter percutâneo pode ser inserido para drenagem prolongada
- O uso de broncoscopia para drenagem de abscesso é incomum
- O paciente é aconselhado a consumir uma dieta hiperproteica e hipercalórica
- A intervenção cirúrgica é rara. A ressecção pulmonar (lobectomia) é realizada quando ocorre hemoptise maciça, ou quando não há resposta ao manejo clínico
- A terapia antimicrobiana intravenosa (IV) depende dos resultados da cultura de escarro e do antibiograma. Clindamicina, ampicilina/sulbactam e outros carbapenêmicos são os medicamentos mais usados para infecções pulmonares por anaeróbios. São necessárias altas doses IV, visto que o antibiótico precisa penetrar no tecido necrótico e no líquido do abscesso
- São administrados antibióticos orais em vez de intravenosos após melhora dos sinais clínicos (temperatura normal, diminuição da contagem de leucócitos e melhora na radiografia de tórax, mostrando resolução do infiltrado, redução do tamanho da cavidade e ausência de líquido). A antibioticoterapia oral é mantida por 4 a 12 semanas.

Manejo de enfermagem

- Administrar antibióticos e tratamento IV, conforme prescrição, e monitorar o aparecimento de efeitos adversos
- Iniciar a fisioterapia respiratória, conforme prescrição, para a drenagem do abscesso
- Avaliar se o paciente apresenta tosse adequada; ensinar a realizar exercícios de respiração profunda e tosse
- Incentivar o consumo de dieta hiperproteica e hipercalórica
- Fornecer apoio emocional, visto que a resolução do abscesso pode levar muito tempo.

Promoção dos cuidados domiciliar, comunitário e de transição

Orientação ao paciente sobre autocuidados

- Instruir o paciente ou os cuidadores a respeito da técnica de troca dos curativos para evitar o odor e a escoriação da pele; o método de monitorar os sinais e sintomas de infecção; e a maneira de manipular o dreno ou o tubo e mantê-lo operante
- Lembrar ao paciente a necessidade de realizar exercícios de respiração profunda e tosse a cada 2 horas durante o dia
- Demonstrar a percussão do tórax e técnicas de drenagem postural aos cuidadores.

6 Acidente vascular encefálico hemorrágico

Cuidado continuado e de transição

O paciente pode necessitar de revisão das orientações para cuidados domiciliares. Durante as visitas domiciliares, o enfermeiro deve:

- Avaliar o estado físico, o estado nutricional e o ambiente domiciliar do paciente, bem como a capacidade do paciente e do cuidador de realizar o esquema terapêutico
- Reforçar as instruções, fornecendo aconselhamento para alcançar e manter um estado ideal de nutrição
- Ressaltar a importância de completar o esquema antibiótico, manter o repouso e níveis apropriados de atividade para evitar a ocorrência de recidiva
- Providenciar o serviço de atendimento domiciliar para iniciar a antibioticoterapia IV, caso necessário
- Considerar estratégias de promoção e triagem de saúde.

Para mais informações, ver o Capítulo 23 em Hinkle JL, Cheever KH. (2018). *Brunner and Suddarth's textbook of medical-surgical nursing* (14th ed.). Philadelphia, PA: Lippincott Williams & Wilkins.

Acidente vascular encefálico hemorrágico

Aproximadamente 13% dos acidentes vasculares encefálicos (AVE) são causados por hemorragia, principalmente hemorragia intracraniana (7%) e hemorragia subaracnóidea (8%), entre outras. O AVE hemorrágico decorre de sangramento para o tecido cerebral, para os ventrículos ou para o espaço subaracnóideo. A hemorragia intracerebral primária em consequência de ruptura espontânea de pequenos vasos é responsável por aproximadamente 80% dos casos de AVE hemorrágico e é causada principalmente por hipertensão arterial não controlada. A hemorragia subaracnóidea resulta da ruptura de um aneurisma (enfraquecimento da parede arterial) intracraniano em aproximadamente metade dos casos. As artérias cerebrais mais comumente afetadas por um aneurisma são a artéria carótida interna (ACI), a artéria cerebral anterior (ACA), a artéria comunicante anterior (ACoA), a artéria comunicante posterior (ACoP), a artéria cerebral posterior (ACP) e a artéria cerebral média (ACM). As hemorragias intracerebrais secundárias estão associadas a malformações arteriovenosas (MAV), aneurismas intracranianos, neoplasias intracranianas ou certos medicamentos (p. ex., anticoagulantes, anfetaminas).

Fisiopatologia

A fisiopatologia do AVE hemorrágico depende da causa e do tipo de distúrbio vascular cerebral. Os sinais/sintomas são provocados por hemorragia primária, aneurisma ou MAV que comprime os nervos cranianos ou o tecido cerebral ou, de modo mais dramático, quando um aneurisma ou MAV se rompe, causando hemorragia subaracnóidea (hemorragia no espaço subaracnóideo craniano). O metabolismo cerebral normal é afetado por qualquer um dos seguintes fatores: exposição do encéfalo ao sangue extravascular, elevação da pressão intracraniana (PIC), devido ao volume sanguíneo extravascular aumentado que comprime e lesiona o tecido cerebral, ou por isquemia secundária, em consequência da redução do fluxo sanguíneo e do vasospasmo, que frequentemente acompanham a hemorragia subaracnóidea.

Fatores de risco

Não modificáveis
- Idade avançada (acima de 55 anos)
- Angiopatia amiloide cerebral
- Sexo (masculino).

Modificáveis ou passíveis de tratamento
- Hipertensão arterial
- Consumo excessivo de bebidas alcoólicas
- MAV (pacientes mais jovens), aneurismas intracranianos, neoplasias intracranianas
- Certos fármacos (p. ex., anticoagulantes, anfetaminas, substâncias psicoativas ilícitas)
- Aterosclerose.

Manifestações clínicas

- Cefaleia intensa de ocorrência súbita (no paciente consciente)
- Vômitos
- Alterações súbitas iniciais no nível de consciência
- Possivelmente, convulsões focais (devido ao comprometimento frequente do tronco encefálico)
- Déficits neurológicos, incluindo motores, sensoriais, de nervos cranianos, cognitivos e outras funções semelhantes ao AVE isquêmico
- Cefaleia súbita e intensa, perda da consciência por um período variável de tempo; dor e rigidez de nuca e coluna vertebral, característica de ruptura de aneurisma intracraniano ou MAV

8 Acidente vascular encefálico hemorrágico

- Possivelmente, distúrbios visuais (perda visual, diplopia, ptose) se houver comprometimento do nervo oculomotor
- É também possível a ocorrência de tinido, tontura ou hemiparesia
- Podem ser observados outros déficits neurológicos semelhantes aos que ocorrem no AVE isquêmico
- Sangramento grave, que pode resultar em coma e morte.

Avaliação e achados diagnósticos

- História da saúde e exame físico e neurológico completo
- TC ou RM
- Angiografia cerebral (para confirmar o diagnóstico de aneurisma intracraniano ou MAV)
- Punção lombar (realizada apenas se a TC for negativa e não houver evidências de elevação da PIC)
- Rastreamento toxicológico para pacientes com menos de 40 anos de idade.

Prevenção

Ajudar os pacientes a modificar os fatores de risco para AVE; incentivá-los a controlar a hipertensão arterial, manter peso corporal saudável, seguir dieta equilibrada (incluindo consumo moderado de bebidas alcoólicas) e realizar diariamente exercícios físicos.

Complicações

As complicações imediatas do AVE hemorrágico incluem hipoxia cerebral, diminuição do fluxo sanguíneo cerebral e aumento da área de lesão. As complicações subsequentes incluem novo sangramento ou expansão do hematoma; vasospasmo cerebral, resultando em isquemia cerebral; hidrocefalia aguda (impede a reabsorção do líquido cerebrospinal [LCS]); e convulsões.

Manejo clínico

As metas do tratamento clínico para o AVE hemorrágico consistem em possibilitar a recuperação do cérebro do agravo inicial (sangramento), prevenir ou minimizar o risco de novo sangramento, evitar e tratar as complicações. O manejo consiste em repouso no leito com sedação para que não haja agitação e estresse, tratamento do vasospasmo e tratamento clínico ou cirúrgico para evitar a ocorrência de novo sangramento. Se o sangramento for causado por anticoagulação com varfarina, a razão normalizada internacional (INR) pode ser corrigida com plasma fresco congelado e vitamina K. A reversão do efeito anticoagulante dos fármacos anticoagulantes mais recentes é mais complexa. São instituídas medidas profiláticas para evitar a ocorrência de tromboembolismo venoso, incluindo dispositivos de compressão sequencial (ou meias elásticas compressivas).

Terapia farmacológica

- As convulsões são tratadas com anticonvulsivantes, como fenitoína
- A hiperglicemia também deve ser tratada
- São administrados agentes analgésicos para cefaleia e cervicalgia
- São administrados agentes anti-hipertensivos para controlar a hipertensão arterial.

Manejo cirúrgico

- As indicações para cirurgia incluem sinais de agravamento no exame neurológico, elevação da PIC ou sinais de compressão do tronco encefálico
- A cirurgia pode evitar o sangramento em um aneurisma não roto ou a ocorrência de sangramento subsequente em um aneurisma que já se rompeu, isolando o aneurisma por meio de ligadura ou clipe através de seu colo. O aneurisma pode ser reforçado se for envolvido com alguma substância que proporcione suporte e induza cicatrização
- A evacuação cirúrgica é mais frequentemente realizada por meio de craniotomia
- É possível utilizar técnicas endovasculares em pacientes selecionados para ocluir o fluxo sanguíneo da artéria que alimenta o aneurisma com molas, ou outras técnicas podem ser usadas para ocluir o próprio aneurisma. Em aneurismas grandes ou largos, um dispositivo semelhante a um *stent* pode ser usado para desviar seu fluxo sanguíneo
- As complicações pós-operatórias incluem sintomas psicológicos (desorientação, amnésia, síndrome de Korsakoff, alterações da personalidade); embolização intraoperatória ou ruptura de artéria; oclusão pós-operatória da artéria; distúrbios hidreletrolíticos (em consequência da disfunção do sistema neuro-hipofisário) e hemorragia digestiva.

10 Acidente vascular encefálico hemorrágico

A | PROCESSO DE ENFERMAGEM

Paciente que se recupera de um AVE hemorrágico

Avaliação
- Alteração do nível de consciência ou da responsividade, capacidade de falar e orientação
- Reação pupilar lenta à luz e posição ocular
- Déficits motores e sensitivos
- Déficits de nervos cranianos (movimentos extraoculares, queda da face, ptose)
- Dificuldades da fala e distúrbio visual
- Cefaleia e rigidez de nuca ou outros déficits neurológicos
- Avaliação continuada para qualquer comprometimento no desempenho das atividades diárias do paciente.

Diagnóstico

Diagnósticos de enfermagem
- Perfusão tissular (cerebral) ineficaz, relacionada com sangramento ou vasospasmo
- Ansiedade relacionada com a doença ou com restrições clinicamente impostas (precauções contra o aneurisma).

Problemas colaborativos/complicações potenciais
- Vasospasmo
- Convulsões
- Hidrocefalia
- Novo sangramento
- Hiponatremia.

Planejamento e metas
As principais metas para o paciente (e para sua família) podem incluir melhora da perfusão tissular cerebral, alívio da ansiedade e ausência de complicações.

Intervenções de enfermagem

Otimização da perfusão tissular cerebral
- Monitorar a ocorrência de alterações na deterioração neurológica; registrando os resultados por meio de fluxograma neurológico
- Verificar a cada hora a pressão arterial, o pulso, o nível de consciência (indicador da perfusão cerebral), as respostas pupilares e a função motora
- Monitorar o estado respiratório, visto que a redução do oxigênio em áreas do encéfalo com autorregulação prejudicada aumenta a probabilidade de infarto cerebral

Acidente vascular encefálico hemorrágico **11**

- Implementar precauções para o aneurisma, que consistem em fornecer um ambiente tranquilo; planejar os cuidados para prevenir elevações da PIC e minimizar o risco de sangramento subsequente, proporcionando alívio da dor e minimizando a ansiedade
- Elevar a cabeceira do leito a 15 a 30° para promover a drenagem venosa e diminuir a PIC
- Evitar todo tipo de esforço ou manobra de Valsalva; qualquer atividade que exija esforço está contraindicada
- A diminuição da intensidade da luz é útil, visto que a fotofobia (intolerância à luz) é comum; os estímulos externos são mantidos em nível mínimo, incluindo não assistir à televisão, não ouvir rádio e evitar qualquer leitura
- Evitar bebidas cafeinadas
- Emolientes fecais e laxantes suaves são prescritos para evitar a constipação intestinal; não é permitido o uso de enemas
- Realizar todos os cuidados pessoais, incluindo alimentação e higiene pessoal do paciente; evitar qualquer esforço que possa elevar a pressão arterial.

Alívio da ansiedade

- Manter a estimulação sensorial em nível mínimo; reorientar frequentemente o paciente para ajudar a manter a orientação
- Manter o paciente bem informado sobre o plano de cuidado; proporcionar tranquilização apropriada para ajudar a reduzir o medo e a ansiedade
- Incluir a família na discussão e tomada de decisões dos cuidados e apoiar os familiares.

Monitoramento e manejo das complicações potenciais

- Vasospasmo: avaliar se há sinais de vasospasmo, incluindo cefaleias intensificadas, diminuição do nível de responsividade (confusão mental, desorientação, letargia) ou evidências de afasia ou paralisia parcial. Administrar, se prescrito, o bloqueador dos canais cálcio nimodipino para a prevenção do vasospasmo; expansores do volume também podem ser prescritos
- Convulsões: caso ocorra uma convulsão, as metas primárias são manutenção das vias respiratórias desobstruídas e prevenção de lesão. A terapia medicamentosa é iniciada nessa ocasião
- Hidrocefalia: pode ocorrer nas primeiras 24 horas (aguda) após hemorragia subaracnóidea ou alguns dias (subaguda) ou várias semanas (tardia) depois. Os sintomas variam de acordo com o momento de início e podem ser inespecíficos. A hidrocefalia aguda caracteriza-se por instalação abrupta de torpor ou coma, e o tratamento consiste em colocação de dreno de ventriculostomia para diminuir a PIC; os sinais/sintomas de hidrocefalia subaguda e tardia incluem início gradual de sonolência, alterações comportamentais e marcha atáxica. Coloca-se uma derivação (*shunt*) ventriculoperitoneal (VP) para tratar a hidrocefalia crônica

12 Acidente vascular encefálico hemorrágico

- Novo sangramento: a hipertensão arterial constitui o fator de risco mais grave e modificável. O novo sangramento do aneurisma ocorre mais frequentemente durante as primeiras 2 semanas após a hemorragia inicial; é considerado como uma complicação importante e sua ocorrência é confirmada por TC. Os sinais/sintomas de novo sangramento consistem em cefaleia intensa súbita, náuseas, vômitos, nível diminuído de consciência e déficit neurológico
- Hiponatremia: ocorre em 50% dos pacientes com hemorragia subaracnóidea e precisa ser identificada precocemente. Em seguida, o paciente é avaliado para a síndrome de secreção inapropriada de hormônio antidiurético (SIADH) ou síndrome cerebral perdedora de sal. O tratamento mais frequente consiste na administração por via intravenosa de solução de cloreto de sódio hipertônica a 3%.

Promoção dos cuidados domiciliar, comunitário e de transição
Orientação ao paciente sobre autocuidados
- Rever com o paciente e a sua família os cuidados e a justificativa para as restrições necessárias durante a fase aguda
- Incentivar o paciente a reiniciar o autocuidado assim que possível; fornecer dispositivos auxiliares, quando indicado. Pode ser necessário realizar modificações na residência
- Fornecer orientação ao paciente e aos seus familiares sobre as causas do AVE hemorrágico, possíveis consequências, tratamentos clínicos ou cirúrgicos relevantes e importância das intervenções para evitar e detectar complicações
- Instruir a família a apoiar o paciente e fornecer reforço positivo.

Cuidado continuado e de transição
- Avaliar e abordar as necessidades e déficits evidentes do paciente após o AVE hemorrágico
- Reiterar ao paciente e a sua família a importância de seguir as recomendações para evitar a ocorrência de outro AVE hemorrágico e manter as consultas de acompanhamento com profissionais de saúde para monitorar os fatores de risco
- Rever os sinais e sintomas de complicações específicas
- Identificar medidas de segurança para evitar quedas
- Orientar o paciente e sua família sobre medicamentos, incluindo nome, esquema posológico e efeitos colaterais; identificar qualquer barreira ao acesso de medicamentos e orientar como resolver essas barreiras
- Encaminhar o paciente ao serviço de cuidados domiciliares (*home care*), se necessário.

Reavaliação
RESULTADOS ESPERADOS DO PACIENTE
- Demonstra estado neurológico estável e padrões respiratórios normais
- Relata redução do nível de ansiedade
- Não apresenta complicações.

Para mais informações, ver o Capítulo 67 em Hinkle JL, Cheever KH. (2018). *Brunner and Suddarth's textbook of medical-surgical nursing* (14th ed.). Philadelphia, PA: Lippincott Williams & Wilkins.

Acidente vascular encefálico isquêmico

O acidente vascular encefálico (AVE) isquêmico consiste em perda súbita da função cerebral em consequência da interrupção da irrigação para uma parte do cérebro. O AVE é uma doença tempo-dependente, ou seja, o tratamento rápido aumenta a chance de recuperação completa. Por ser uma emergência médica, o paciente deve ser imediatamente atendido.[1] A aprovação da trombólise para o tratamento do AVE isquêmico agudo, conforme Protocolo Clínico e Diretrizes Terapêuticas (PCDT) específico, revolucionou o atendimento aos pacientes após um AVE. Esse tratamento precoce diminui os sintomas de AVE e a perda de função.

Fisiopatologia

O AVE é uma lesão do neurônio motor superior, que resulta em perda do controle voluntário sobre os movimentos motores. Em geral, os AVE são hemorrágicos (15%) ou isquêmicos (não hemorrágicos) (85%). Os AVE isquêmicos são subdivididos em cinco diferentes tipos, de acordo com sua causa: AVE trombóticos em artérias de grandes calibres (20%), AVE em pequenas artérias penetrantes (25%), AVE embólicos cardiogênicos (20%), AVE criptogênicos (30%) e outros (5%). Os AVE criptogênicos não têm causa conhecida, e os outros tipos de AVE resultam de uso de drogas ilícitas, coagulopatias, enxaqueca e dissecção espontânea das artérias carótidas e vertebrais. O resultado consiste em interrupção da irrigação do cérebro, causando perda temporária ou permanente dos movimentos, pensamento, memória, fala ou sensibilidade. As intervenções

---
[1] N.R.T.: O atendimento pré-hospitalar compreende Centros de Saúde, Unidades de Pronto Atendimento 24 horas, Serviços 24 horas de Urgência (não referenciados para AVE) e Serviço de Atendimento Móvel de Urgência, devendo os casos ser direcionados, no menor tempo possível, ao hospital de referência mais adequado.

14 Acidente vascular encefálico isquêmico

precoces no processo isquêmico com medicamentos, tais como o ativador do plasminogênio tecidual (t-PA) e fármacos que protejam o cérebro de lesão secundária (denominados *agentes neuroprotetores*), conseguem limitar a extensão da lesão encefálica secundária a um AVE.

Fatores de risco

Não modificáveis

- Idade avançada (mais de 55 anos)
- Sexo (masculino)
- Raça (afrodescendentes).

Modificáveis ou passíveis de tratamento

- Hipertensão arterial
- Fibrilação atrial
- Hiperlipidemia
- Obesidade
- Tabagismo
- Diabetes melito
- Estenose assintomática da artéria carótida e valvopatia cardíaca (p. ex., endocardite, próteses de valvas cardíacas)
- Doença falciforme
- Doença periodontal
- Condições inflamatórias crônicas (p. ex., lúpus eritematoso sistêmico e artrite reumatoide).

Manifestações clínicas

Os sinais e sintomas gerais incluem dormência ou fraqueza da face, dos braços ou das pernas (sobretudo em um lado do corpo); confusão mental ou alteração do estado mental; dificuldade em falar ou compreender a fala; distúrbios visuais; perda de equilíbrio ou de coordenação; tonturas; dificuldade na marcha; ou cefaleia intensa e súbita.

Perda motora

- Distúrbio do controle motor voluntário em um lado do corpo, refletindo, possivelmente, lesão dos neurônios motores superiores do lado oposto do cérebro
- Hemiplegia, hemiparesia
- Paralisia flácida e perda ou diminuição dos reflexos tendinosos profundos (manifestação clínica inicial), seguidas de reaparecimento

(depois de 48 horas) dos reflexos profundos e tônus muscular anormalmente aumentado (espasticidade).

Perda da comunicação
- Disartria (dificuldade de falar)
- Disfasia (comprometimento da fala) ou afasia (perda da fala)
- Apraxia (incapacidade de realizar uma ação previamente aprendida).

Distúrbios de percepção e perda sensorial
- Disfunções perceptivas visuais (hemianopsia homônima [perda da metade do campo visual])
- Distúrbios nas relações visuoespaciais (percepção da relação de dois ou mais objetos em áreas espaciais), frequentemente observados em pacientes com lesão do hemisfério direito
- Perdas sensoriais: comprometimento leve do tato ou comprometimento mais grave, com perda da propriocepção; dificuldade na interpretação de estímulos visuais, táteis e auditivos; agnosia (perda da capacidade de reconhecer objetos anteriormente familiares percebidos por um dos sentidos).

Comprometimento cognitivo e efeitos psicológicos
- Lesão do lobo frontal: pode haver comprometimento da capacidade de aprendizagem, memória ou outras funções intelectuais corticais superiores. Essa disfunção pode ser refletida em tempo de atenção limitado, dificuldades na compreensão, esquecimento e falta de motivação
- Depressão, outros problemas psicológicos: é possível observar a ocorrência de labilidade emocional, hostilidade, frustração, ressentimento e falta de cooperação.

Avaliação e achados diagnósticos

História clínica; avaliação inicial com foco na desobstrução das vias respiratórias, que pode ser comprometida pela perda dos reflexos faríngeos e pela alteração no padrão respiratório; estado cardiovascular (incluindo pressão arterial, frequência e ritmo cardíacos, sopro carotídeo); e déficits neurológicos graves.

- TC sem contraste
- ECG de 12 derivações e ultrassonografia (US) das artérias carótidas
- Angiotomografia computadorizada (ATC) ou angiorressonância magnética (ARM)

16 Acidente vascular encefálico isquêmico

- Estudos de fluxo com Doppler transcraniano
- Ecocardiografia transtorácica ou transesofágica
- TC contrastada (xenônio)
- TC com emissão de fóton único (SPECT).

Prevenção

- Ajudar o paciente a modificar os fatores de risco para AVE; incentivar o paciente a abandonar o tabagismo, manter peso saudável, seguir dieta saudável (incluindo consumo moderado de bebidas alcoólicas) e praticar diariamente uma atividade física
- Preparar e dar suporte para o paciente que se submeterá a endarterectomia carotídea
- Administrar agentes anticoagulantes, conforme prescrição (p. ex., baixas doses de ácido acetilsalicílico).

Manejo clínico

- O diagnóstico e o tratamento imediatos são essenciais para preservar a função cerebral. Os pacientes que sofreram ataque isquêmico transitório (AIT) ou AVE devem receber manejo clínico para prevenção secundária. As condições subjacentes modificáveis ou passíveis de tratamento devem ser consideradas e tratadas (p. ex., a fibrilação atrial é tratada com varfarina com dose ajustada para anticoagulação). As intervenções iniciais para o tratamento do AVE isquêmico incluem agentes trombolíticos, que são usados para a lise do coágulo sanguíneo que bloqueia o fluxo sanguíneo para o cérebro, e agentes anticoagulantes.

Terapia farmacológica

- Administra-se t-PA recombinante, a não ser que haja contraindicação; monitorar a ocorrência de sangramento
- Inicia-se a terapia anticoagulante (heparina IV ou heparina de baixo peso molecular)
- O manejo da pressão intracraniana (PIC) elevada envolve o uso de diuréticos osmóticos, manutenção da Pa_{CO_2} em 30 a 35 mmHg, e posicionamento do paciente para evitar hipoxia (elevação da cabeceira do leito para promover a drenagem venosa e reduzir a PIC elevada).

Manejo cirúrgico

- É possível realizar hemicraniectomia para a PIC elevada decorrente de edema cerebral em um AVE muito grande

- A intubação com tubo endotraqueal é realizada para estabelecer acesso respiratório, se necessário
- Deve-se instituir monitoramento hemodinâmico contínuo. (As metas para a pressão arterial continuam controvertidas para um paciente que não recebeu terapia trombolítica; o tratamento anti-hipertensivo pode ser suspenso, a não ser que a PA sistólica ultrapasse 220 mmHg ou que a PA diastólica exceda 120 mmHg)
- Efetua-se uma avaliação neurológica para determinar se o AVE está evoluindo e se outras complicações agudas estão se desenvolvendo
- O principal procedimento cirúrgico para pacientes selecionados com AIT e AVE leve é a endarterectomia carotídea (EAC); a colocação de *stent* na artéria carótida, associada ou não a angioplastia, constitui um procedimento menos invasivo que é utilizado para pacientes selecionados com estenose grave.

Manejo das complicações

- No caso de diminuição do fluxo sanguíneo cerebral, instituir cuidados pulmonares, manutenção de acesso respiratório desobstruído e administração de oxigênio suplementar, quando necessário
- Monitorar a ocorrência de infecções urinárias, arritmias cardíacas e complicações da imobilidade
- Controlar a ocorrência de hiperglicemia e tratar se a glicemia estiver acima de 140 mg/dℓ.

PROCESSO DE ENFERMAGEM

Paciente que se recupera de um AVE isquêmico
Avaliação

DURANTE A FASE AGUDA | 1 A 3 DIAS

Pesar o paciente (para determinar as doses dos medicamentos) e manter um fluxograma neurológico para refletir os seguintes parâmetros de avaliação de enfermagem:

- Alteração do nível de consciência ou responsividade, capacidade de falar e orientação
- Existência ou não de movimentos voluntários ou involuntários dos membros: tônus muscular, postura corporal e posição da cabeça
- Abertura dos olhos, tamanho comparativo das pupilas e reações pupilares à luz e posição ocular
- Coloração da face e dos membros; temperatura e umidade da pele

18 Acidente vascular encefálico isquêmico

- Qualidade e frequências do pulso e da respiração; valores da gasometria arterial, temperatura corporal e pressão arterial
- Volumes de líquidos ingeridos ou administrados e volume de urina excretada a cada 24 horas
- Sinais de sangramento
- Manutenção da pressão arterial nos limites normais.

Fase pós-aguda

Avaliar as seguintes funções:

- Estado mental (memória, capacidade de atenção, percepção, orientação, afeto, fala e linguagem)
- Sensibilidade e percepção (em geral, a percepção do paciente de dor e temperatura está diminuída)
- Controle motor (movimento dos membros superiores e inferiores), capacidade de deglutição, estado de nutrição e de hidratação, integridade da pele, tolerância à atividade e funções intestinal e vesical
- Manter foco contínuo em qualquer comprometimento funcional nas atividades diárias do paciente.

Diagnóstico

Diagnósticos de enfermagem

- Mobilidade física prejudicada, relacionada com hemiparesia, perda do equilíbrio e da coordenação, espasticidade e lesão cerebral
- Dor aguda, relacionada com hemiplegia e desuso
- Déficit de autocuidado (tomar banho, realizar higiene pessoal, usar o banheiro, vestir-se, arrumar-se e alimentar-se), relacionado com as sequelas do AVE
- Percepção sensorial perturbada (cinestésica, tátil ou visual) relacionada com alteração da recepção, transmissão ou integração sensorial
- Deglutição prejudicada
- Eliminação urinária prejudicada, relacionada com bexiga flácida, instabilidade do detrusor, confusão mental ou dificuldade na comunicação
- Processo do pensamento perturbado e comprometimento da comunicação verbal relacionados com lesão cerebral
- Risco de integridade da pele prejudicada, relacionado com hemiparesia ou hemiplegia e mobilidade diminuída
- Processos familiares interrompidos, relacionados com doença que onera a família (p. ex., queimaduras extensas, traumatismo que resulta em tetraplegia) e a carga imposta aos cuidadores
- Disfunção sexual, relacionada com os déficits neurológicos ou o medo de fracasso.

Problemas colaborativos/complicações potenciais
- Diminuição do fluxo sanguíneo cerebral em razão da PIC elevada
- Aporte inadequado de oxigênio ao cérebro
- Pneumonia.

Planejamento e metas
As principais metas para o paciente (e a sua família) incluem melhora da mobilidade; prevenção da dor no ombro; realização do autocuidado; minimização da privação sensorial e perceptiva; prevenção da aspiração; continência intestinal e vesical; melhora da interpretação ambiental; obtenção de comunicação efetiva; manutenção da integridade da pele; restauração do funcionamento familiar; melhora da função sexual e ausência de complicações. As metas são afetadas pelo conhecimento de como estava o paciente antes do AVE.

Intervenções de enfermagem

Melhora da mobilidade e prevenção de deformidades articulares
- Posicionar o paciente corretamente para evitar contraturas; usar medidas para aliviar compressão, ajudar na manutenção do bom alinhamento corporal e evitar neuropatias compressivas
- Aplicar uma tala à noite para evitar flexão do membro afetado
- Evitar a adução do ombro afetado com um travesseiro colocado na axila
- Elevar o braço afetado para evitar que ocorram edema e fibrose
- Posicionar os dedos das mãos de modo que fiquem pouco flexionados; posicionar a mão em supinação leve. Se for observada espasticidade do membro superior, não utilizar um rolo de mão; é possível usar uma tala dorsal para o punho
- Mudar a posição do paciente a cada 2 horas; posicioná-lo em decúbito ventral por 15 a 30 minutos, várias vezes ao dia; utilizar travesseiros entre os membros inferiores para mudanças de posição lateral, a fim de manter o alinhamento adequado.

Estabelecimento de um programa de exercícios
- Efetuar movimentos de amplitude total 4 a 5 vezes/dia para manter a mobilidade articular, ajudar o paciente a readquirir o controle motor, prevenir contraturas no membro paralisado, evitar deterioração adicional do sistema neuromuscular e melhorar a circulação. Se houver retesamento em qualquer área, efetuar exercícios de amplitude de movimento com mais frequência
- Os exercícios são úteis para evitar estase venosa, que pode predispor o paciente a trombose e embolia pulmonar
- Observar o paciente à procura de sinais de embolia pulmonar ou sobrecarga cardíaca durante o exercício (p. ex., dispneia, dor torácica, cianose e aumento progressivo da frequência de pulso)

20 Acidente vascular encefálico isquêmico

- Supervisionar e apoiar o paciente durante os exercícios; planejar períodos curtos e frequentes de exercícios; incentivar o paciente a exercitar o lado não afetado a vários intervalos durante o dia
- Exercícios de fortalecimento dos músculos quadríceps femoral e glúteos são iniciados precocemente para melhorar a força muscular necessária para caminhar.

Preparo para a deambulação
- Iniciar um programa de reabilitação ativa quando a consciência retornar (e não houver mais evidências de sangramento)
- Ensinar o paciente a manter o equilíbrio em posição sentada e, em seguida, a equilibrar-se quando estiver em pé (utilizar uma mesa inclinável, se necessário)
- O paciente começa a caminhar tão logo alcance equilíbrio em pé; usar barras paralelas e dispor de uma cadeira de rodas para o caso de tontura
- Manter períodos de treinamento curtos e frequentes para a deambulação.

 Alerta de enfermagem | Qualidade e segurança

Iniciar um programa completo de reabilitação, independentemente da faixa etária do paciente.[2]

Prevenção da dor no ombro
- Nunca levantar o paciente pelo ombro flácido, nem tracionar o braço ou ombro afetado
- Usar movimento e posicionamento apropriados do paciente (p. ex., o braço flácido é posicionado sobre uma mesa ou travesseiros quando o paciente estiver sentado; uso de tipoia quando o paciente estiver deambulando)
- Os exercícios de amplitude de movimento são benéficos; no entanto, é preciso evitar movimentos excessivamente vigorosos do braço
- Elevar o braço e a mão do paciente para evitar a ocorrência de edema postural da mão; administrar analgésicos, quando indicado.

Melhora do autocuidado
- Incentivar as atividades de higiene pessoal assim que o paciente conseguir se sentar; escolher atividades de autocuidado apropriadas, que possam ser realizadas com apenas uma das mãos
- Ajudar o paciente a estabelecer metas realistas; acrescentar uma nova tarefa diariamente
- Como primeira etapa, incentivar o paciente a realizar todas as atividades de autocuidado com o lado não afetado

---

[2]N.R.T.: No Brasil, diretrizes de atenção à reabilitação da pessoa com acidente vascular encefálico (AVE) foram publicadas pelo Ministério da Saúde.

Acidente vascular encefálico isquêmico **21**

- Certificar-se de que o paciente não negligencie o lado afetado; fornecer dispositivos de assistência, quando indicado
- Melhorar a imagem corporal do paciente, certificando-se de que ele esteja totalmente vestido durante as atividades de deambulação
- Ajudar nas atividades de vestir-se (p. ex., roupas com fecho de Velcro®; colocar as roupas do lado afetado em primeiro lugar); manter o ambiente arrumado e organizado
- Fornecer apoio emocional e estímulo para evitar fadiga e desânimo.

Alívio do desconforto
Administrar analgésicos para ajudar a controlar a dor após o AVE, incluindo amitriptilina; os anticonvulsivantes lamotrigina e pregabalina constituem boas alternativas para pacientes que não conseguem tolerar a amitriptilina.

Manejo das dificuldades visuais e perceptivas
- Abordar o paciente com campo de visão diminuído pelo lado em que a percepção visual está intacta; colocar todos os estímulos visuais desse lado
- Ensinar o paciente a virar a cabeça e olhar na direção do campo visual deficiente para compensar a perda; fazer contato ocular com o paciente e chamar a sua atenção para o lado afetado
- Aumentar a iluminação natural ou artificial no quarto; fornecer óculos, se prescritos, para melhorar a acuidade visual
- "Lembrar" ao paciente com hemianopsia o outro lado do corpo; colocar os membros do paciente de modo que seja possível vê-los.

Auxílio à nutrição
- Após a chegada do paciente ao serviço de emergência, é necessário fazer um teste de deglutição o mais cedo possível, antes de qualquer ingestão
- Observar o paciente quanto a paroxismos de tosse, alimentos escorrendo ou acumulados em um lado da boca, alimentos retidos por um longo período na boca ou regurgitação nasal ao deglutir líquidos
- Consultar um fonoaudiólogo para avaliar o reflexo do vômito (faríngeo); ajudar na orientação ao paciente sobre técnicas alternativas de deglutição, aconselhar o paciente a ingerir porções menores de alimento e orientá-lo a respeito de alimentos de deglutição mais fácil; oferecer líquidos mais espessos ou alimento pastoso, quando indicado
- Colocar o paciente sentado com as costas retas, de preferência em uma cadeira, quando se alimentar ou beber; a dieta deve ser compatível com a tolerância do paciente
- Preparar nutrição enteral, quando indicado; elevar a cabeceira do leito durante a alimentação, verificar a posição do tubo antes da alimentação, administrar lentamente a alimentação e assegurar que o *cuff* da cânula de traqueostomia esteja inflado (quando aplicável); monitorar e registrar o alimento retido ou residual em excesso.

22 Acidente vascular encefálico isquêmico

Obtenção do controle vesical e intestinal
- Efetuar um cateterismo intermitente com técnica estéril durante o período de perda do controle do esfíncter, atonia vesical ou espasticidade
- Analisar o padrão de micção e oferecer urinol ou comadre de acordo com o horário de micção do paciente
- Ajudar o paciente do sexo masculino a permanecer na postura ortostática durante a micção
- A dieta deve ser rica em fibras e o consumo de líquidos deve ser adequado (2 a 3 ℓ por dia) para evitar constipação intestinal, a não ser que haja contraindicação
- Estabelecer um horário regular (depois do desjejum) para uso do banheiro.

Melhora dos processos de pensamento
- Reforçar programas de treinamento estruturados por meio de retreinamento cognitivo-perceptivo, imagens visuais, orientação quanto à realidade e procedimentos de pistas para compensar as perdas
- Apoio ao paciente: observar o desempenho e o progresso, fornecer *feedback* positivo, transmitir uma atitude de confiança e esperança; providenciar outras intervenções para melhorar a função cognitiva após lesão cranioencefálica.

Melhora da comunicação
- Antecipar problemas de comunicação em pacientes com paralisia do lado direito. A área de Broca (área do cérebro responsável pela fala) está localizada tão próximo da área motora esquerda, que um distúrbio na área motora frequentemente compromete a área da fala
- Estabelecer metas em conjunto, com o paciente tendo participação ativa
- Tornar a atmosfera propícia à comunicação, permanecendo sensível às reações e necessidades do paciente e responder a elas de maneira apropriada; tratar o paciente como um adulto
- Fornecer forte apoio emocional e compreensão para aliviar a ansiedade; evitar completar as frases do paciente
- Manter horários, rotinas e repetições consistentes. Uma cópia por escrito dos horários, listas de verificações e fitas de áudio podem ajudar a memória e a concentração do paciente; pode-se utilizar um quadro para comunicação. Além disso, pode ser útil um *software* para comunicação que possa ser usado em *tablets*
- Manter a atenção do paciente enquanto estiver falando com ele – falar lentamente e fornecer uma instrução de cada vez; fornecer tempo suficiente ao paciente para processar a informação. O uso de gestos pode melhorar a compreensão
- Conversar com pacientes afásicos durante as atividades de cuidado para proporcionar contato social.

Manutenção da integridade da pele
- Avaliar frequentemente a pele à procura de sinais de solução de continuidade, com ênfase nas proeminências ósseas e partes mais baixas do corpo
- Empregar dispositivos de alívio de pressão; continuar a mudança regular de decúbito e posicionamento (a cada 2 horas no mínimo); minimizar as forças de cisalhamento e atrito quando o paciente for posicionado
- Manter a pele limpa e seca; efetuar massagem delicada da pele saudável e manter nutrição adequada.

Melhora da capacidade de enfrentamento da família
- Oferecer aconselhamento e apoio à família
- Envolver outras pessoas nos cuidados do paciente; fornecer orientação sobre as técnicas de controle de estresse e manutenção da saúde pessoal para enfrentamento familiar
- Fornecer informações à família sobre os resultados esperados do AVE e aconselhar os familiares a evitar atividades que o paciente não seja capaz de realizar
- Desenvolver metas passíveis de serem alcançadas pelo paciente no domicílio, envolvendo toda a equipe de saúde, o paciente e a família
- Incentivar todas as pessoas a abordar o paciente com atitude de apoio e otimismo, enfocando as capacidades remanescentes do paciente; explicar aos familiares que a labilidade emocional geralmente melhora com o passar do tempo.

Auxílio ao paciente no enfrentamento da disfunção sexual
- Efetuar uma avaliação sensível e em profundidade para determinar a história sexual antes e depois do AVE
- As intervenções para o paciente e seu(sua) parceiro(a) enfocam o fornecimento de informações relevantes, orientação, tranquilização, ajustes dos medicamentos, aconselhamento sobre as capacidades de enfrentamento, sugestões de posições sexuais alternativas e meios de expressão e satisfação sexuais.

Promoção dos cuidados domiciliar, comunitário e de transição

Orientação ao paciente sobre autocuidados
- Incentivar o paciente a retomar o máximo de autocuidado possível; oferecer dispositivos auxiliares, quando indicado
- Avisar a família que o paciente pode se cansar facilmente, ficar irritadiço e contrariado por pequenos eventos e demonstrar menos interesse que o habitual por eventos diários
- Fornecer ao paciente informações sobre "grupos de apoio de AVE" comunitários, de modo a proporcionar um sentimento de integração e compartilhamento de suas experiências com outros

- Incentivar o paciente a continuar com seus passatempos favoritos, interesses recreativos e de lazer e estabelecer contato com amigos para evitar o isolamento social.

Cuidado continuado e de transição
- Encaminhar o paciente a um terapeuta ocupacional para efetuar uma avaliação do ambiente doméstico e fazer recomendações que o ajudem a se tornar mais independente
- Coordenar os cuidados fornecidos pela equipe de saúde; ajudar a família a planejar os aspectos dos cuidados
- A fisioterapia pode ser benéfica no domicílio ou em um programa ambulatorial
- Encaminhar a um fonoaudiólogo domiciliar e incentivar a participação dos familiares. Fornecer instruções práticas à família para ajudar o paciente entre as sessões de terapia
- Discutir a depressão do paciente com o médico, incluindo a possível necessidade de tratamento com antidepressivos.

Reavaliação

RESULTADOS ESPERADOS DO PACIENTE
- Melhora da mobilidade
- Ausência de dor no ombro
- Realização de autocuidado; cuidados de higiene; utilização de equipamento auxiliar
- Demonstração das técnicas para compensar o desconforto dos déficits sensoriais, como girar a cabeça para ver pessoas ou objetos
- Capacidade de deglutição segura
- Estabilidade da eliminação intestinal e vesical
- Participação de um programa de melhora cognitiva
- Melhor comunicação
- Pele intacta, sem lesões
- Desenvolvimento de abordagens alternativas para a expressão sexual.

Além disso, os familiares demonstram atitude positiva e mecanismos efetivos de enfrentamento.

Para mais informações, ver o Capítulo 67 em Hinkle JL, Cheever KH. (2018). *Brunner and Suddarth's textbook of medical-surgical nursing* (14th ed.). Philadelphia, PA: Lippincott Williams & Wilkins.

Anafilaxia

A anafilaxia, a mais grave das reações de hipersensibilidade, é uma resposta clínica a uma reação imunológica imediata (hipersensibilidade do tipo I) entre um antígeno específico e um anticorpo. Resulta da rápida liberação de substâncias químicas mediadas pela IgE, as quais podem induzir uma reação alérgica grave e potencialmente fatal, resultando em hipotensão, broncospasmo e colapso cardiovascular. A histamina, as prostaglandinas e os leucotrienos inflamatórios são mediadores vasoativos potentes, que estão implicados nas alterações de permeabilidade vascular, rubor, urticária, angioedema, hipotensão e broncoconstrição que caracterizam a anafilaxia. As causas mais comuns de anafilaxia incluem alimentos, medicamentos, picadas de insetos e látex. Os antibióticos (p. ex., penicilina) e os agentes de contraste radiológicos causam as reações anafiláticas mais graves. A reação de anafilaxia não alergênica (anafilactoide) apresenta correlação próxima à anafilaxia.

Manifestações clínicas

As reações anafiláticas provocam uma síndrome clínica que afeta múltiplos sistemas de órgãos. As reações podem ser classificadas em leves, moderadas ou graves. A intensidade depende do grau de alergia e da dose de alergênio; as reações de hipersensibilidade do tipo I podem incluir reações tanto locais quanto sistêmicas.

Reações leves

Os sinais/sintomas incluem formigamento periférico, sensação de calor, edema na boca e na garganta, congestão nasal, edema periorbital, prurido, espirros e lacrimejamento. Os sinais/sintomas aparecem em 2 horas após a exposição.

Reações moderadas

Os sintomas consistem em rubor, calor, ansiedade e prurido, além de qualquer um dos sintomas mais leves. As reações mais graves incluem broncospasmo e edema das vias respiratórias ou da laringe, com dispneia, tosse e sibilos. O início dos sintomas é idêntico ao de uma reação leve.

Reações graves

As reações sistêmicas graves têm início abrupto, com os mesmos sinais e sintomas descritos anteriormente. Os sintomas evoluem rapidamente para broncospasmo, edema de laringe, dispneia grave, cianose e hipotensão. Além disso, podem ocorrer disfagia, cólicas abdominais, vômitos, diarreia e convulsões. Parada cardíaca e coma também podem ocorrer.

26 Anafilaxia

Avaliação e achados diagnósticos

A avaliação diagnóstica do paciente com distúrbios alérgicos costuma incluir exames de sangue (hemograma completo com contagem diferencial, níveis séricos totais elevados de IgE), esfregaços das secreções corporais, testes cutâneos e teste radioalergossorvente (RAST).

Prevenção

Evitar a exposição a alergênios é de suma importância. Caso não seja possível, deve-se prescrever um sistema de autoinjeção de epinefrina (p. ex., autoinjetor Epi-Pen®). O paciente deve ser instruído a carregar e administrar epinefrina para evitar uma reação anafilática em caso de exposição ao alergênio. Os profissionais de saúde sempre devem obter uma história abrangente e cuidadosa de qualquer sensibilidade antes da administração de medicamentos. As reações a alergênios devem ser avaliadas e documentadas. É possível administrar imunoterapia aos indivíduos alérgicos a venenos de insetos. Os pacientes diabéticos com alergia à insulina ou aqueles sensíveis à penicilina podem necessitar de dessensibilização.

Manejo clínico

As funções respiratória e cardiovascular são avaliadas, e inicia-se a reanimação cardiopulmonar (RCP) nos casos de parada cardíaca. Administra-se oxigênio suplementar em altas concentrações durante a RCP, ou quando o paciente apresenta cianose, dispneia ou sibilos. Os pacientes com reações leves precisam ser orientados sobre o risco de recidivas. Aqueles com reações graves precisam ser observados por 12 a 14 horas; pacientes idosos e aqueles com hipertensão arterial, arteriopatias ou cardiopatia isquêmica conhecida correm risco de eventos adversos.

Terapia farmacológica

- Epinefrina, anti-histamínicos e corticosteroides podem ser administrados para evitar recidivas da reação e para aliviar a urticária e o angioedema
- São administrados líquidos IV (p. ex., soro fisiológico), expansores de volume e agentes vasopressores para manter a pressão arterial e o estado hemodinâmico normais; pode-se administrar glucagon
- Aminofilina e corticosteroides também podem ser administrados para melhorar a desobstrução e a função das vias respiratórias.

Manejo de enfermagem

- Avaliar as vias respiratórias, o padrão respiratório e os sinais vitais do paciente; documentar quaisquer outros sinais de reação alérgica
- Observar o paciente quanto ao aparecimento de sinais de edema e/ou angústia respiratória; é necessário notificar imediatamente a resposta rápida à equipe e/ou médico
- Explicar ao paciente que se recuperou da anafilaxia o que ocorreu e orientar, também a família, sobre a necessidade de evitar uma futura exposição aos antígenos e como administrar os medicamentos de emergência para tratar a anafilaxia
- Instruir o paciente sobre os antígenos que devem ser evitados e sobre outras estratégias para que não ocorra recidiva da anafilaxia
- Instruir o paciente e seus familiares no uso de seringas pré-carregadas (autoinjetores) de epinefrina, se necessário, e pedir a eles que demonstrem a administração correta.

Para mais informações, ver o Capítulo 37 em Hinkle JL, Cheever KH. (2018). *Brunner and Suddarth's textbook of medical-surgical nursing* (14th ed.). Philadelphia, PA: Lippincott Williams & Wilkins.

Anemia

A anemia é uma condição em que a concentração de hemoglobina é inferior ao normal; reflete a presença de menos eritrócitos que o número normal na circulação. Em consequência, a quantidade de oxigênio liberado nos tecidos corporais também está diminuída. A anemia não é uma doença específica, mas sinal de um distúrbio subjacente; trata-se, sem dúvida, da condição hematológica mais comum. Uma abordagem fisiológica classifica a anemia com base na causa da deficiência dos eritrócitos: por um defeito na sua produção (anemia hipoproliferativa), pela sua destruição (anemia hemolítica) ou pela sua perda (sangramento).

Manifestações clínicas

Além da gravidade da própria anemia, diversos fatores influenciam o desenvolvimento dos sinais/sintomas associados à anemia: a velocidade com que se desenvolveu, a duração (i. e., sua cronicidade), as necessidades metabólicas dos pacientes, outros distúrbios ou incapacidades concomitantes (p. ex., doença cardíaca, pulmonar ou renal) e complicações ou aspectos concomitantes da condição que produziu a anemia. Em geral, quanto mais rápido o desenvolvimento de anemia, mais graves os seus sintomas. Os sinais/sintomas flagrantes de anemia incluem os seguintes:

- Dispneia, dor torácica, dor ou cãibras musculares, taquicardia
- Fraqueza, fadiga, mal-estar generalizado
- Nível de hemoglobina inferior a 11 g/dℓ
- Palidez da pele e das mucosas (conjuntivas, mucosa oral)
- Icterícia (anemia megaloblástica ou hemolítica)
- Língua lisa e vermelha (anemia ferropriva)
- Língua de coloração vermelho-vivo e ulcerada (anemia megaloblástica)
- Queilose angular (ulceração dos ângulos da boca)
- Unhas quebradiças, sulcadas e côncavas e pica (desejo compulsivo incomum por substâncias que normalmente não são consideradas como alimento, como amido, terra, gelo etc.) estão mais frequentemente associadas à anemia ferropriva.

Avaliação e achados diagnósticos

- Hemograma completo (p. ex., hemoglobina, hematócrito, contagem de reticulócitos e índices eritrocitários, em especial o volume corpuscular médio [VCM] e o índice de anisocitose [RDW])
- Exames para ferro (nível sérico de ferro, capacidade total de ligação do ferro [CTLF], percentual de saturação e ferritina)
- Níveis séricos de vitamina B_{12} e de folato; níveis de haptoglobina e eritropoetina
- Aspiração da medula óssea
- Outros exames complementares, conforme indicado, para determinar se existe condição hematológica subjacente ou doença crônica.

Complicações

As complicações gerais da anemia grave consistem em insuficiência cardíaca, parestesias e *delirium*. É muito mais provável que pacientes com doença cardíaca subjacente apresentem angina ou sintomas de insuficiência cardíaca em comparação com aqueles sem cardiopatia.

Manejo clínico

O tratamento da anemia é direcionado para a correção ou o controle de sua causa; se a anemia for grave, os eritrócitos que são perdidos ou destruídos podem ser repostos por transfusão de concentrado de hemácias.

Considerações gerontológicas

A anemia constitui a condição hematológica mais comum em pacientes idosos, particularmente em pacientes com doenças crônicas e internados em hospitais ou em instituições de longa permanência. A prevalência geral de anemia aumenta com a idade: de 10% em pessoas com 65 anos até 50% em pessoas com mais de 85 anos.

O impacto da anemia sobre a função é significativo e pode incluir diminuição da mobilidade, agravamento da depressão, risco aumentado de quedas e *delirium* quando o paciente está hospitalizado. A prevalência aumenta sobretudo em pacientes internados e em instituições de longa permanência, com risco aumentado de morte de pacientes com anemia, doença renal ou cardíaca preexistente ou aqueles que foram submetidos a cirurgia recente.

PROCESSO DE ENFERMAGEM

Paciente com anemia

Avaliação

- Obter história de saúde com uso prévio de medicações e consumo de bebidas alcoólicas, incluindo medicamentos de venda livre e fitoterápicos; efetuar exame físico
- Perguntar ao paciente sobre a magnitude e o tipo de sinais/sintomas apresentados e o seu impacto no estilo de vida; história de medicamentos; etilismo e atividades atléticas intensas (exercício extremo)
- Obter história familiar de anemias hereditárias
- Efetuar avaliação nutricional: perguntar a respeito dos hábitos nutricionais que resultam em deficiências nutricionais, tais como as de ferro, vitamina B_{12} e ácido fólico
- Obter exames laboratoriais relevantes e monitorar os resultados; observar quaisquer alterações
- Avaliar o estado cardíaco (à procura de sintomas de aumento do trabalho cardíaco ou insuficiência cardíaca): taquicardia, palpitações, dispneia, tontura, ortopneia, dispneia aos esforços, cardiomegalia, hepatomegalia e edema periférico
- Avaliar a função gastrintestinal do paciente: náuseas, vômitos, diarreia, melena ou fezes escuras, sangue oculto, anorexia, glossite; as mulheres devem ser questionadas sobre os períodos menstruais (p. ex., fluxo menstrual excessivo, outro sangramento vaginal) e o uso de suplementos de ferro durante a gravidez
- Avaliar o paciente quanto a déficits neurológicos (importantes na anemia perniciosa): ocorrência e extensão de dormência periférica e parestesias, ataxia, déficit de coordenação e confusão.

Diagnóstico

Diagnósticos de enfermagem
- Fadiga relacionada com a redução da hemoglobina e capacidade diminuída de transporte de oxigênio do sangue
- Nutrição desequilibrada: menos que as necessidades corporais, relacionada com aporte inadequado de nutrientes essenciais
- Perfusão tissular ineficaz, relacionada com hemoglobina e hematócrito inadequados
- Manutenção ineficaz da saúde.

Problemas colaborativos/complicações potenciais
- Insuficiência cardíaca
- Angina
- Parestesias
- Lesão relacionada com quedas
- Humor deprimido
- Confusão.

Planejamento e metas
As principais metas para o paciente podem consistir em diminuição da fadiga, obtenção ou manutenção de uma nutrição adequada, manutenção da perfusão tissular adequada, manutenção eficaz da saúde e ausência de complicações.

Intervenções de enfermagem

Manejo da fadiga
- Ajudar o paciente a priorizar as atividades; estabelecer um equilíbrio entre atividade e repouso
- Incentivar o paciente com anemia crônica a manter uma atividade física e a praticar exercícios para evitar o descondicionamento
- Avaliar o paciente à procura de outras condições passíveis de exacerbar a fadiga, tais como dor, depressão e padrão de sono alterado.

Manutenção de uma nutrição adequada
- Incentivar uma dieta saudável com nutrientes essenciais, tais como ferro, vitamina B_{12}, ácido fólico e proteína
- Instruir o paciente a evitar ou limitar o consumo de bebidas alcoólicas
- Planejar sessões de orientação nutricional para o paciente e sua família; considerar os aspectos culturais da nutrição
- Orientar quanto ao uso de suplementos nutricionais (p. ex., vitaminas, ferro, folato, proteína), conforme prescrito.

Manutenção da perfusão adequada
- Monitorar rigorosamente os sinais vitais do paciente e as leituras da oximetria de pulso e ajustar ou interromper certos medicamentos (anti-hipertensivos), conforme prescrito

- Administrar oxigênio suplementar, transfusões e líquidos IV, conforme prescrito.

Manutenção eficaz da saúde
- Discutir com o paciente a finalidade dos medicamentos, as maneiras de tomar a medicação, por quanto tempo e como tratar quaisquer efeitos colaterais; certificar-se de que o paciente saiba que a interrupção abrupta de alguns medicamentos pode acarretar graves consequências
- Ajudar o paciente a incorporar o plano terapêutico nas atividades diárias, em vez de fornecer-lhe apenas uma lista de instruções
- Fornecer ajuda ao paciente para obter medicamentos de alto custo (p. ex., fatores de crescimento) ou para explorar meios alternativos de obtê-los.

Monitoramento e tratamento das complicações
- Avaliar o paciente com anemia à procura de insuficiência cardíaca
- Efetuar uma avaliação neurológica para pacientes com anemia megaloblástica suspeita ou diagnosticada
- Avaliar a marcha e o equilíbrio do paciente, bem como qualquer queixa de parestesias.

Reavaliação

Resultados esperados do paciente
- Menos fadiga
- Nutrição adequada obtida e mantida
- Perfusão adequada
- Ausência de complicações.

Para mais informações, ver o Capítulo 33 em Hinkle JL, Cheever KH. (2018). *Brunner and Suddarth's textbook of medical-surgical nursing* (14th ed.). Philadelphia, PA: Lippincott Williams & Wilkins.

Anemia aplásica

A anemia aplásica é uma doença rara, causada por diminuição ou lesão das células-tronco da medula óssea, lesão do microambiente na medula óssea e substituição da medula óssea por gordura. A etiologia precisa da anemia aplásica não é conhecida; no entanto, há a hipótese de que as células T do corpo medeiem um ataque inapropriado contra a medula óssea, resultando em aplasia (ou seja, acentuada redução da hematopoese). Ocorrem também neutropenia e trombocitopenia (ou seja, deficiência de plaquetas) significativas. A anemia aplásica pode ser congênita ou adquirida; contudo, quase sempre é idiopática. As infecções e a gravidez podem deflagrá-la, ou ela pode ser causada por determinados

32 Anemia aplásica

medicamentos, substâncias químicas ou lesão por radiação. Os agentes que podem produzir aplasia da medula óssea incluem benzeno e seus derivados (p. ex., cola, removedor de tintas, produtos de lavagem a seco). Certos materiais tóxicos – tais como arsênio inorgânico, éteres de glicol, plutônio e radônio – também foram implicados como causas potenciais.

Manifestações clínicas

- Infecção e sintomas de anemia (p. ex., fadiga, palidez, dispneia)
- Hemorragias retinianas
- Púrpura (equimose)
- Infecções repetidas da faringe, podendo estar associadas a linfadenopatia cervical
- Possível ocorrência de linfadenopatia e esplenomegalia.

Avaliação e achados diagnósticos

- Avaliar o uso de medicamentos ou ingestão química em quantidades tóxicas
- Estabelecer o diagnóstico com base no aspirado de medula óssea, que revela medula extremamente hipoplásica ou até mesmo aplásica (número pequeno até ausência de células), substituída por gordura.

Manejo clínico

- Os indivíduos com menos de 60 anos de idade, que estejam saudáveis nos demais aspectos e disponham de um doador compatível, podem ser curados da doença com transplante de células-tronco hematopoéticas (TCTH)
- Em outros pacientes, a doença pode ser tratada com agentes imunossupressores, comumente uma combinação de globulina antitimócito (ATG) e ciclosporina ou androgênios
- A terapia de suporte é importante na anemia aplásica; qualquer agente agressor deve ser interrompido. O paciente é mantido com transfusões de concentrado de hemácias e plaquetas, quando necessário.

Manejo de enfermagem

Ver "Processo de enfermagem" em Anemia para informações adicionais.

- Avaliar cuidadosamente o paciente à procura de sinais de infecção e sangramento, visto que os pacientes com anemia aplásica são

vulneráveis a problemas relacionados com deficiência de eritrócitos, leucócitos e plaquetas
- Monitorar o paciente quanto à ocorrência de efeitos colaterais da terapia, sobretudo reação de hipersensibilidade quando se administra ATG
- Caso o paciente necessite de terapia prolongada com ciclosporina, monitorar os efeitos a longo prazo, incluindo disfunção renal ou hepática, hipertensão arterial, prurido, comprometimento visual, tremores e câncer de pele
- Avaliar cuidadosamente cada nova prescrição quanto a interações medicamentosas, visto que o metabolismo da ATG é alterado por muitos outros medicamentos
- Certificar-se de que o paciente compreenda a importância de não interromper subitamente a terapia imunossupressora.

Para mais informações, ver o Capítulo 33 em Hinkle JL, Cheever KH. (2018). *Brunner and Suddarth's textbook of medical-surgical nursing* (14th ed.). Philadelphia, PA: Lippincott Williams & Wilkins.

Anemia falciforme | Doença falciforme

A doença falciforme pode causar uma anemia hemolítica grave, que resulta da herança do gene da hemoglobina falciforme (HbS), que produz uma molécula de hemoglobina defeituosa.

Fisiopatologia

Quando exposta a baixa pressão de oxigênio, a HbS adquire uma formação semelhante a cristal. O eritrócito contendo HbS perde a sua forma de disco bicôncavo redondo e transforma-se em um eritrócito desidratado, longo, rígido e em formato de foice, que se aloja em pequenos vasos, podendo causar obstrução do fluxo sanguíneo. Quando ocorre isquemia ou infarto, o paciente pode apresentar dor, edema e febre. O processo de afoiçamento leva tempo; se o eritrócito for novamente exposto a teores adequados de oxigênio (p. ex., quando segue o seu trajeto pela circulação pulmonar) antes de a membrana tornar-se excessivamente rígida, ele pode retornar a sua forma normal. Por esse motivo, as "crises falciformes" são intermitentes. O gene HbS é herdado; algumas pessoas apresentam o traço falciforme (um portador que herda um gene anormal), enquanto outras têm doença falciforme (herdam dois genes anormais). O gene HbS é herdado em indivíduos de ascendência africana e, em menor grau, em indivíduos da região do

34 Anemia falciforme | Doença falciforme

Mediterrâneo, Oriente Médio e Índia. A anemia falciforme é o tipo mais grave da doença falciforme.

Manifestações clínicas

Os sintomas da doença falciforme variam e baseiam-se apenas em parte na quantidade de HbS. Os sintomas e as complicações resultam de hemólise crônica ou trombose.

- A anemia revela níveis de hemoglobina na faixa de 7 a 10 g/dℓ
- A icterícia é característica e habitualmente evidente nas escleras
- A medula óssea se expande na infância, causando, algumas vezes, aumento dos ossos da face e do crânio
- A anemia crônica está associada a taquicardia, sopros cardíacos e, com frequência, cardiomegalia
- Nos adultos, podem ocorrer arritmias e insuficiência cardíaca
- Praticamente qualquer órgão pode ser afetado por trombose; os principais locais envolvem as áreas com circulação mais lenta, tais como baço, pulmões e sistema nervoso central
- Ocorre dor intensa em várias partes do corpo. Todos os tecidos e órgãos são vulneráveis e suscetíveis a lesão hipóxica ou necrose isquêmica
- A crise falciforme pode ocorrer como crise oclusiva vascular, crise aplásica ou crise de sequestro
- A síndrome torácica aguda manifesta-se como febre, tosse, taquicardia e novos infiltrados observados na radiografia de tórax
- A hipertensão pulmonar é uma sequela comum da doença falciforme e, com frequência, a causa de morte.

Avaliação e achados diagnósticos

- O paciente com traço falciforme costuma apresentar níveis normais de hemoglobina e hematócrito e esfregaço sanguíneo também normal
- O paciente com anemia falciforme apresenta um hematócrito baixo e eritrócitos afoiçados no esfregaço de sangue periférico. O diagnóstico é confirmado pela eletroforese da hemoglobina
- A ecocardiografia com Doppler pode ser útil para identificar pacientes com pressão arterial pulmonar elevada
- Os níveis elevados do fragmento N-terminal do peptídio natriurético cerebral (BNP) podem ser um biomarcador útil.

Manejo clínico

O tratamento da doença falciforme é objeto de pesquisa contínua. Contudo, além do manejo agressivo e igualmente importante dos sintomas

Anemia falciforme | Doença falciforme

e das complicações, existem, no momento atual, poucas modalidades principais de tratamento para as doenças falciformes.
- O transplante de células-tronco hematopoéticas (TCTH) pode melhorar a sobrevida dos pacientes com anemia falciforme. No entanto, o TCTH está disponível apenas para um pequeno subgrupo de pacientes afetados, visto que a falta de um doador compatível ou a existência de lesão orgânica grave prévia no paciente constituem uma contraindicação para o TCTH
- A terapia farmacológica inclui hidroxiureia, que efetivamente eleva os níveis de hemoglobina fetal (ou seja, hemoglobina F) em pacientes com anemia falciforme. A arginina pode ser útil no manejo da hipertensão pulmonar e da síndrome torácica aguda
- A terapia transfusional é comprovadamente efetiva em diversas situações (p. ex., exacerbação aguda da anemia, na prevenção de complicações graves da anestesia e cirurgia e na melhora da resposta à infecção e casos graves de síndrome torácica aguda)
- A função pulmonar é monitorada, e a hipertensão pulmonar é tratada precocemente, quando ocorrer. As infecções e a síndrome torácica aguda são tratadas imediatamente com antibióticos. A espirometria de incentivo é realizada para evitar complicações pulmonares; a broncoscopia é realizada para identificar a origem da doença pulmonar
- O controle hídrico está indicado; os corticosteroides podem ser úteis
- O ácido fólico é administrado diariamente por causa da necessidade aumentada da medula óssea
- O cuidado de suporte envolve o controle da dor (ácido acetilsalicílico ou anti-inflamatórios não esteroides, morfina e analgesia controlada pelo paciente), hidratação oral ou venosa, fisioterapia ou terapia ocupacional, terapia cognitiva e comportamental e grupos de apoio.

PROCESSO DE ENFERMAGEM

Paciente com crise falciforme
Ver "Processo de enfermagem" em Anemia para informações adicionais.

Avaliação
- Identificar os fatores que precipitam a crise e as medidas usadas para evitá-la
- Avaliar todos os sistemas orgânicos, com ênfase especial na dor (escala de 0 a 10, qualidade e frequência), edema, febre (todas as áreas articulares e o abdome)
- Avaliar a fadiga do paciente e o impacto atual no estilo e qualidade de vida

Anemia falciforme | Doença falciforme

- Avaliar cuidadosamente o sistema respiratório, incluindo sons respiratórios e níveis de saturação de oxigênio
- Avaliar se existem sinais de insuficiência cardíaca (edema, ponto de impulso máximo difuso e cardiomegalia [conforme observado na radiografia de tórax])
- Pesquisar hipoxia cerebral por meio de exame neurológico cuidadoso
- Avaliar se existem sinais de desidratação e verificar aporte de líquido; examinar mucosas, turgor cutâneo, débito urinário, níveis de creatinina sérica e ureia sanguínea
- Avaliar se existem sinais de processo infeccioso (examinar tórax, ossos longos e cabeça do fêmur, visto que pneumonia e osteomielite são comuns)
- Monitorar hemoglobina, hematócrito e contagem de reticulócitos e comparar os resultados com os níveis basais
- Obter história atual e pregressa de tratamento clínico, sobretudo terapia transfusional repetida, uso de hidroxiureia e tratamento prévio para infecção.

Diagnóstico

Diagnósticos de enfermagem

- Dor aguda e fadiga relacionadas com hipoxia tecidual, devido à aglutinação das hemácias falciformes nos vasos sanguíneos
- Risco de infecção
- Risco de sentimento de impotência relacionado com a sensação de desamparo induzida pela doença
- Conhecimento deficiente relacionado com a prevenção da crise falciforme.

Problemas colaborativos/complicações potenciais

- Hipoxia, isquemia, infecção e cicatrização deficiente de feridas, resultando em solução de continuidade da pele e úlceras
- Desidratação
- Acidente vascular encefálico (AVE)
- Anemia
- Doença renal aguda e crônica
- Insuficiência cardíaca, hipertensão pulmonar e síndrome torácica aguda
- Sentimento de impotência
- Adesão deficiente
- Uso abusivo de substâncias, relacionado com a dor crônica inadequadamente controlada.

Planejamento e metas

As principais metas para o paciente consistem em alívio da dor, incidência diminuída de crises, aumento da autoestima, empoderamento e ausência de complicações.

Intervenções de enfermagem

Manejo da dor
- Usar a descrição subjetiva e a classificação da dor em uma escala de dor pelo paciente para orientar o uso de agentes analgésicos
- Apoiar e elevar qualquer articulação que apresente edema agudo até ocorrer diminuição do edema
- Instruir o paciente sobre técnicas de relaxamento, exercícios de respiração e distração para aliviar a dor
- Após diminuição de um episódio doloroso agudo, aplicar medidas agressivas para preservar a função (p. ex., fisioterapia, hidromassagem e estimulação nervosa elétrica transcutânea).

Manejo da fadiga
- A fadiga pode ser de natureza aguda ou crônica
- Ajudar o paciente a estabelecer um equilíbrio entre exercício e repouso
- Ajudar o paciente a desenvolver estratégias para enfrentar as demandas diárias na presença de fadiga crônica
- Maximizar a nutrição, a hidratação e o sono saudável e diminuir a hipoxia tecidual para minimizar a fadiga.

Prevenção e manejo da infecção
- Monitorar o paciente quanto a sinais e sintomas de infecção
- Iniciar imediatamente os antibióticos prescritos
- Avaliar o paciente à procura de sinais de desidratação
- Instruir o paciente a tomar os antibióticos orais prescritos em casa, quando indicado, ressaltando a importância de completar todo o ciclo de antibioticoterapia.

Promoção das habilidades de enfrentamento
- Melhorar o manejo da dor para promover uma relação terapêutica com base na confiança mútua
- Ressaltar as forças do paciente, e não suas deficiências, para potencializar as habilidades efetivas de enfrentamento
- Fornecer ao paciente oportunidades para tomar decisões sobre o cuidado diário, a fim de aumentar o sentimento de controle.

Minimização do conhecimento deficiente
- Orientar o paciente sobre as situações que podem precipitar uma crise falciforme e as etapas que devem ser tomadas para evitar ou diminuir essas crises (p. ex., manter o aquecimento, estabelecer hidratação adequada, evitar situações estressantes)
- Se hidroxiureia for prescrita para uma mulher de idade fértil, ela deve ser informada de que esse medicamento pode causar problemas congênitos ao feto e deve ser aconselhada sobre prevenção de gravidez.

Monitoramento e manejo das complicações potenciais

As medidas de manejo para muitas das complicações potenciais foram descritas em seções anteriores; outras medidas devem ser tomadas para resolver os seguintes problemas.

Úlceras de perna
- Proteger as pernas do paciente contra traumatismo e contaminação
- Utilizar uma técnica asséptica rigorosa para evitar infecções hospitalares
- O encaminhamento do paciente a um enfermeiro especialista em tratamento de feridas pode facilitar a cicatrização e ajudar na prevenção.

Priapismo levando à disfunção erétil
- Instruir o paciente a esvaziar a bexiga no início da crise, fazer exercícios e tomar banho quente
- Orientar o paciente a procurar atenção médica se o episódio persistir por mais de 3 horas.

Dor crônica e uso abusivo de substâncias psicoativas
- Ressaltar a importância de aderir ao plano de tratamento prescrito
- Promover a confiança do paciente por meio de manejo adequado da dor aguda durante os episódios de crise
- Sugerir ao paciente que, com o passar do tempo, é muito mais benéfico receber cuidados de um único profissional em vez de médicos e equipe de saúde de plantão no setor de emergência
- Quando ocorrem crises, a equipe do setor de emergência deve entrar em contato com o médico assistente do paciente, de modo que possa ser ministrado um tratamento mais adequado
- Promover a continuidade do cuidado e pactuar metas por escrito com o paciente.

Promoção dos cuidados domiciliar, comunitário e de transição
- Envolver o paciente e a sua família na orientação sobre a doença, o tratamento, a avaliação e o monitoramento necessário para detectar complicações
- Aconselhar os profissionais de saúde, os pacientes e suas famílias a manter a comunicação regularmente entre si
- Fornecer diretrizes sobre quando é necessário procurar um cuidado urgente
- Fornecer cuidados de acompanhamento para pacientes com dispositivos de acesso vascular, se necessário, e incluir orientação sobre a terapia com agentes quelantes.

Reavaliação

RESULTADOS ESPERADOS DO PACIENTE
- Controle da dor e da fadiga
- Ausência de infecção
- Melhor sensação de controle
- Maior conhecimento sobre o processo patológico
- Ausência de complicações.

Para mais informações, ver o Capítulo 33 em Hinkle JL, Cheever KH. (2018). *Brunner and Suddarth's textbook of medical-surgical nursing* (14th ed.). Philadelphia, PA: Lippincott Williams & Wilkins.

Anemia ferropriva

Em geral, a anemia ferropriva ocorre quando o aporte de ferro nutricional é inadequado para a síntese de hemoglobina. Constitui o tipo mais comum de anemia em todos os grupos etários e a anemia mais comum no mundo. A causa mais frequente de anemia ferropriva em homens e mulheres após a menopausa consiste em sangramento de úlceras, gastrite, doença inflamatória intestinal ou tumores GI. Antes da menopausa, as causas mais comuns consistem em menorragia (ou seja, sangramento menstrual excessivo) e gravidez com suplementação inadequada de ferro. Os pacientes com alcoolismo crônico frequentemente apresentam perda sanguínea GI crônica, provocando perda de ferro e, por fim, anemia. Outras etiologias incluem má absorção de ferro, como a que ocorre após gastrectomia ou na doença celíaca.

Manifestações clínicas

- Sintomas de anemia
- Sinais nos casos mais graves e prolongados: língua lisa e ulcerada; unhas quebradiças e sulcadas; queilose angular (ulceração da boca).

Avaliação e achados diagnósticos

- A aspiração de medula óssea revela baixos níveis ou ausência de ferro
- Valores laboratoriais, incluindo níveis séricos de ferritina (que indicam as reservas de ferro), hemograma completo (hemoglobina, hematócrito, contagem de eritrócitos, volume corpuscular médio [VCM]), nível sérico de ferro e capacidade total de ligação do ferro.

40 Anemia ferropriva

Manejo clínico

- Obter história de saúde do(a) paciente, que pode revelar múltiplas gestações, sangramento GI ou pica (transtorno alimentar)
- Investigar a causa, que pode consistir em câncer GI curável ou miomas uterinos. Excluir outras doenças, tais como infecção ou condições inflamatórias
- Pesquisa de sangue oculto nas fezes
- Indivíduos com 50 anos de idade ou mais devem ser submetidos a colonoscopia periódica, endoscopia ou exame radiográfico do sistema digestório para detecção de ulcerações, gastrite, pólipos ou câncer
- Administrar preparações de ferro prescritas (oral, intramuscular [IM] ou IV)
- O paciente deve manter a suplementação de ferro durante 6 a 12 meses.

Manejo de enfermagem

Ver "Processo de enfermagem" em Anemia para informações adicionais.

- Administrar ferro IM ou IV quando o ferro oral não for absorvido, for pouco tolerado ou for necessário em grandes quantidades
- Administrar uma pequena dose de teste antes da injeção IM para evitar qualquer risco de anafilaxia (maior com as injeções IM do que IV)
- Instruir o paciente a ingerir os suplementos de ferro 1 hora antes das refeições. Se houver desconforto gástrico, sugerir tomar o suplemento às refeições e, após o desaparecimento dos sintomas, retornar ao esquema de administração entre as refeições para obter absorção máxima
- Avisar o paciente que as fezes ficarão escuras
- Instruir o paciente a ingerir as formulações líquidas de ferro com um canudo, a enxaguar a boca com água e praticar uma boa higiene oral após a ingestão
- Fornecer orientação preventiva, visto que a anemia ferropriva é comum em mulheres que menstruam e em gestantes
- Instruir o paciente sobre os alimentos ricos em ferro (p. ex., miúdos e outras carnes, feijões, vegetais de folhas verdes, passas, melado)
- Instruir o paciente a evitar o consumo de antiácidos ou derivados do leite com o ferro (eles diminuem a absorção de ferro)
- Instruir o paciente a aumentar o aporte de vitamina C (p. ex., frutas cítricas e sucos, morangos, tomates, brócolis) para aumentar a absorção de ferro

- Fornecer orientação nutricional para aqueles cuja dieta habitual é inadequada
- Incentivar o paciente a continuar a terapia com ferro até concluir o tratamento (6 a 12 meses), mesmo se não sentir mais fadiga.

Para mais informações, ver o Capítulo 33 em Hinkle JL, Cheever KH. (2018). *Brunner and Suddarth's textbook of medical-surgical nursing* (14th ed.). Philadelphia, PA: Lippincott Williams & Wilkins.

Anemia megaloblástica

Nas anemias causadas por deficiência de vitamina B_{12} ou de ácido fólico ocorrem alterações idênticas na medula óssea e no sangue periférico, visto que ambas as vitaminas são essenciais para a síntese normal de DNA.

Fisiopatologia

Deficiência de ácido fólico

O ácido fólico é armazenado na forma de compostos, designados como *folatos*. As reservas de folato no organismo são muito menores que as da vitamina B_{12} e podem sofrer rápida depleção quando o aporte nutricional de folato é deficiente (em 4 meses). Ocorre deficiência de folato em indivíduos que raramente consomem vegetais crus. O álcool etílico aumenta as necessidades de ácido fólico; as necessidades de ácido fólico também estão aumentadas em pacientes com anemias hemolíticas crônicas e em gestantes. Alguns pacientes com doenças disabsortivas do intestino delgado não absorvem normalmente o ácido fólico.

Deficiência de vitamina B_{12}

A deficiência de vitamina B_{12} pode ocorrer de diversas maneiras. O aporte nutricional inadequado é raro, mas pode ser observado em vegetarianos estritos, que não consomem carne nem laticínios. Idosos também podem ter aporte diminuído de vitamina B_{12} ou folato. A absorção deficiente pelo sistema digestório é mais comum, conforme observado em determinadas condições, como a doença de Crohn, ou após ressecção ileal ou gastrectomia. O uso crônico de inibidores da bomba de prótons reduz a produção de ácido gástrico, inibindo a absorção de vitamina B_{12}, assim como o uso de metformina no manejo do diabetes melito. Outra causa é a ausência de fator intrínseco. Além disso, pode ocorrer deficiência quando a doença que acomete o íleo ou o pâncreas compromete a absorção, resultando em anemia perniciosa. O organismo normalmente possui grandes reservas de vitamina B_{12}, de modo que podem se passar anos antes que a deficiência resulte em anemia.

Manifestações clínicas

Os sinais/sintomas das deficiências de ácido fólico e de vitamina B_{12} são semelhantes e ambas as anemias podem coexistir. Os sintomas são progressivos, embora a evolução da doença possa se caracterizar por remissões parciais espontâneas e exacerbações.

- Desenvolvimento gradual de sinais de anemia (fraqueza, apatia e fadiga)
- Possível desenvolvimento de língua lisa, vermelha e ulcerada e diarreia leve (anemia perniciosa)
- Icterícia leve, vitiligo e cabelo grisalho prematuro
- Possível confusão; com mais frequência, parestesias nos membros e dificuldade em manter o equilíbrio; perda da propriocepção
- Não há manifestações neurológicas na deficiência isolada de ácido fólico.

Avaliação e achados diagnósticos

- Teste de Schilling (exame complementar básico)
- Hemograma completo (Hb baixa de até 4 a 5 g/dℓ; contagem de leucócitos de 2.000 a 3.000/mm³; contagem de plaquetas abaixo de 50.000/mm³; volume corpuscular médio [VCM] muito elevado, que habitualmente ultrapassa 110 mm³)
- Níveis séricos de folato e de vitamina B_{12} (deficiência de ácido fólico e vitamina B_{12})
- Determinação dos níveis de ácido metilmalônico na deficiência de vitamina B_{12}.

Manejo clínico | Deficiência de ácido fólico

- Aumentar o teor de ácido fólico na dieta do paciente e administrar 1 mg de ácido fólico diariamente
- Administrar ácido fólico IM no caso de síndromes disabsortivas
- Podem ser necessários suplementos adicionais visto que a quantidade presente nos multivitamínicos pode ser inadequada para repor por completo as reservas corporais deficientes
- Prescrever ácido fólico para pacientes com alcoolismo enquanto continuarem consumindo bebidas alcoólicas.

Manejo clínico | Deficiência de vitamina B_{12}

- Reposição de vitamina B_{12}: os vegetarianos podem prevenir ou tratar a deficiência com suplementos orais de vitaminas ou leite de soja enriquecido; quando a deficiência decorre do defeito mais comum na absorção ou da ausência de fator intrínseco, a reposição consiste em injeções intramusculares (IM) mensais de vitamina B_{12}
- Uma pequena fração de uma dose oral de vitamina B_{12} pode ser absorvida por difusão passiva, mesmo na ausência de fator intrínseco; no entanto, são necessárias grandes doses (2 mg/dia) para a reposição oral de vitamina B_{12}
- Para evitar a recidiva da anemia perniciosa, a terapia com vitamina B_{12} precisa ser mantida por toda a vida.

Manejo de enfermagem

Ver "Processo de enfermagem" em Anemia para informações adicionais.

- Avaliar o paciente com risco de anemia megaloblástica à procura de manifestações clínicas (p. ex., examinar a pele, as escleras e as mucosas à procura de icterícia; observar se há vitiligo e cabelos grisalhos prematuros)
- Efetuar um exame neurológico cuidadoso (p. ex., observar a marcha e a estabilidade, a função cognitiva; avaliar propriocepção e percepção vibratória)
- Avaliar cuidadosamente o estado cardíaco. Quando o nível de hemoglobina está baixo, o coração compensa bombeando mais rápido e com mais intensidade para distribuir mais sangue ao tecido hipóxico. O aumento da carga de trabalho cardíaco pode resultar em sintomas como taquicardia, palpitações, dispneia, tontura, ortopneia e dispneia de esforço
- Instruir o paciente sobre a cronicidade do distúrbio
- Avaliar a necessidade de dispositivos de assistência (p. ex., bengalas, andadores) e de apoio e orientação no desempenho das atividades diárias e ambiente domiciliar
- Certificar-se da segurança do paciente quando houver comprometimento da propriocepção, da coordenação e da marcha
- Encaminhar o paciente para fisioterapia ou terapia ocupacional, se necessário
- Se houver comprometimento da sensibilidade, instruir o paciente a evitar o excesso de calor e de frio
- Instruir o paciente a preparar alimentos macios e leves e a ingerir pequenas quantidades com maior frequência

- Explicar que outras deficiências nutricionais, como anemia induzida por álcool etílico, podem causar problemas neurológicos
- Instruir o paciente sobre a necessidade de coletas de amostra de urina completas para o teste de Schilling. Explicar também a importância do teste e a adesão à coleta necessária
- Instruir o paciente sobre a cronicidade do distúrbio e a necessidade de injeções mensais de vitamina B_{12}, mesmo quando ele não apresentar mais sintomas. Orientar o paciente sobre a autoadministração de injeções, quando apropriado
- Ressaltar a importância da realização contínua de acompanhamento clínico e triagem, visto que a atrofia gástrica associada à anemia perniciosa aumenta o risco de carcinoma gástrico.

Para mais informações, ver o Capítulo 33 em Hinkle JL, Cheever KH. (2018). *Brunner and Suddarth's textbook of medical-surgical nursing* (14th ed.). Philadelphia, PA: Lippincott Williams & Wilkins.

Aneurisma da aorta

O aneurisma é uma saculação ou dilatação localizada, que se forma em um ponto fraco na parede de uma artéria, e pode ser classificado pelo seu formato. As formas mais comuns de aneurismas são a sacular e a fusiforme. O aneurisma sacular projeta-se a partir de um lado do vaso apenas; quando todo um segmento arterial torna-se dilatado, ocorre aneurisma fusiforme. Os aneurismas muito pequenos devido à infecção localizada são denominados *aneurismas micóticos*. Historicamente, a causa do aneurisma da parte abdominal da aorta (o tipo mais comum de aneurisma degenerativo) tem sido atribuída a alterações ateroscleróticas na aorta. Em certas ocasiões, na aorta acometida por arteriosclerose, surge uma laceração na íntima, ou a média sofre degeneração, resultando em dissecção. Os aneurismas são condições graves, visto que podem se romper, causando hemorragia e morte.

Os aneurismas da aorta torácica ocorrem mais frequentemente em homens entre 50 e 70 anos de idade. A área torácica constitui o local mais comum para o desenvolvimento de aneurisma dissecante. Em torno de 1/3 dos pacientes morre em consequência de ruptura. Os aneurismas da aorta abdominal são mais comuns em caucasianos, afetam duas a seis vezes mais os homens que as mulheres e são mais prevalentes em idosos. A maioria desses aneurismas ocorre abaixo das artérias renais (aneurismas infrarrenais).

Considerações gerontológicas

A maioria dos aneurismas da aorta abdominal ocorre em pacientes com 60 a 90 anos de idade. É provável que ocorra ruptura quando há hipertensão arterial coexistente e aneurismas de mais de 6 cm de largura. Nesse ponto, na maioria dos casos, as chances de ruptura são maiores do que a chance de morte durante o reparo cirúrgico. Se o paciente idoso for considerado de risco moderado de complicações relacionadas com a cirurgia ou a anestesia, o reparo do aneurisma é efetuado somente quando tiver pelo menos 5,5 cm de largura.

Manifestações clínicas

Aneurisma da aorta torácica

- Os sintomas são variáveis e dependem da rapidez com que o aneurisma se dilata e afeta as estruturas intratorácicas adjacentes; alguns pacientes são assintomáticos
- Dor constante e incômoda, que pode ocorrer apenas quando o paciente está em decúbito dorsal (sintoma proeminente)
- Dispneia, tosse (paroxística e estridente)
- Rouquidão, estridor ou fraqueza ou perda completa da voz (afonia)
- Disfagia
- Veias superficiais dilatadas no tórax, no pescoço ou nos braços
- Áreas edematosas na parede torácica
- Cianose
- Anisocoria.

Aneurisma da aorta abdominal

- Apenas cerca de 40% dos pacientes com aneurismas da aorta abdominal apresentam sintomas
- O paciente queixa-se de "batimento cardíaco" no abdome quando está deitado ou de sensação de massa ou pulsação abdominal
- Podem ocorrer cianose e mosqueamento dos dedos dos pés se o aneurisma estiver associado a pequenos êmbolos de colesterol, plaquetas ou fibrina.

Aneurisma dissecante

- Início súbito, com dor intensa e persistente (descrita como "dilacerante" ou "cortante") na região anterior do tórax ou nas costas, estendendo-se para os ombros, a área epigástrica ou o abdome (pode ser confundido com infarto agudo do miocárdio [IAM])
- Palidez, sudorese e taquicardia

- Pressão arterial elevada ou acentuadamente diferente de um braço para outro.

Avaliação e achados diagnósticos

- Aneurisma da aorta torácica: radiografia de tórax, angiotomografia computadorizada (ATC) e ecocardiografia transesofágica (ETE)
- Aneurisma da aorta abdominal: palpação de massa pulsátil nas partes média e superior do abdome (é possível ouvir um sopro sistólico sobre a massa); ultrassonografia duplex ou ATC para determinar as dimensões, o comprimento e a localização do aneurisma
- Aneurisma dissecante: arteriografia, ATC com múltiplos detectores (ATCMD), ETE, ultrassonografia (US) duplex e angiorressonância magnética (ARM).

Manejo clínico

A opção por terapia farmacológica ou cirúrgica depende do tipo e do tamanho do aneurisma. O prognóstico do paciente com aneurisma roto é reservado, e a cirurgia é realizada imediatamente. Quando a cirurgia puder ser adiada, as medidas clínicas incluirão:

- Monitoramento e manutenção da PA sistólica entre 90 e 120 mmHg com agentes anti-hipertensivos, incluindo diuréticos, betabloqueadores, inibidores da ECA, antagonistas do receptor de angiotensina II e bloqueadores dos canais de cálcio
- Há décadas, os betabloqueadores (p. ex., atenolol, metoprolol, carvedilol) têm sido a base do tratamento clínico de aneurismas da aorta; entretanto, os bloqueadores dos receptores da angiotensina (BRA) (p. ex., losartana, valsartana, irbesartana) também podem retardar a dilatação da aorta
- Para um aneurisma pequeno, realização de US no acompanhamento de 6 meses, a fim de monitorar e avaliar a necessidade de procedimento cirúrgico.

Manejo cirúrgico

É provável que um aneurisma da aorta abdominal (AAA) expansivo se rompa. A cirurgia é o tratamento de escolha para os AAA com mais de 5,5 cm de largura, ou para aqueles que estão se expandindo. O tratamento padrão tem consistido em reparo cirúrgico a céu aberto do aneurisma por meio de ressecção do vaso e sutura de um enxerto no local. Uma alternativa terapêutica para o AAA infrarrenal consiste em enxerto endovascular, que envolve a colocação transluminal e a inserção de enxerto aórtico sem sutura através de um aneurisma.

Manejo de enfermagem

Avaliação pré-operatória

- A avaliação é orientada pela antecipação de uma ruptura (o paciente sente dor abdominal ou lombar persistente ou intermitente, que pode se localizar na região média ou inferior do abdome ou na região lombar) e reconhecimento de que o paciente pode apresentar comprometimento cardiovascular, cerebral, pulmonar e renal em consequência da aterosclerose
- Avaliar a capacidade funcional de todos os sistemas de órgãos
- Avaliar o paciente à procura de sinais de insuficiência cardíaca, sopro alto e PA elevada
- Implementar os tratamentos clínicos para estabilizar a função fisiológica do paciente.

> **Alerta de enfermagem | Qualidade e segurança**
>
> Lombalgia intensa e constante, queda da pressão arterial e diminuição do hematócrito constituem sinais de ruptura de AAA. A ocorrência de hematomas na bolsa escrotal, no períneo, no flanco ou no pênis indica a ruptura retroperitoneal. A ruptura para a cavidade peritoneal é rapidamente fatal.

Avaliação pós-operatória

- Verificar sinais vitais e avaliar os pulsos periféricos com Doppler, enquanto o paciente estiver de repouso no leito com elevação da cabeceira em 45°, continuando a técnica de rolagem em bloco até que o paciente possa deambular
- Monitorar frequentemente as condições pulmonar, cardiovascular, renal e neurológica do paciente
- Monitorar o paciente à procura de complicações: oclusão arterial, hemorragia (pode resultar de tosse persistente, espirros, vômitos ou PA sistólica acima de 180 mmHg), infecção, isquemia intestinal, doença renal e disfunção erétil
- Examinar a pele do paciente à procura de alterações, sangramento, pulsação, edema, dor e formação de hematomas
- Avaliar se o aporte de líquido é adequado (infusão IV contínua) até que o paciente retome os líquidos orais.

Para mais informações, ver o Capítulo 30 em Hinkle JL, Cheever KH. (2018). *Brunner and Suddarth's textbook of medical-surgical nursing* (14th ed.). Philadelphia, PA: Lippincott Williams & Wilkins.

Aneurisma intracraniano

O aneurisma intracraniano (cerebral) é a dilatação das paredes de uma artéria cerebral, consequente a fraqueza da parede arterial. A causa não é conhecida, porém o aneurisma pode ser decorrente de aterosclerose, defeito congênito da parede vascular, doença vascular hipertensiva, traumatismo cranioencefálico (TCE) ou idade avançada. Os vasos mais comumente afetados são as artérias carótida interna, cerebrais anterior ou posterior, comunicantes anterior ou posterior e cerebral média. Os sintomas surgem quando o aneurisma comprime nervos cranianos ou tecido cerebral adjacentes ou se rompe, causando hemorragia subaracnóidea. O prognóstico depende da idade e do estado neurológico do paciente, da existência de doenças associadas e da extensão e localização do aneurisma.

Manifestações clínicas

- Os déficits neurológicos assemelham-se aos observados no AVE isquêmico
- Vômitos, alteração súbita e precoce do nível de consciência e, possivelmente, convulsões focais são observados mais frequentemente na hemorragia intracerebral aguda (em comparação com o AVE isquêmico), devido ao comprometimento frequente do tronco encefálico
- A ruptura do aneurisma causa cefaleia súbita e inusitadamente intensa; com frequência, perda da consciência por um período variável de tempo; dor e rigidez na nuca e na coluna vertebral; e distúrbios visuais (perda visual, diplopia, ptose). Além disso, podem ocorrer tinido, tontura e hemiparesia
- Se o aneurisma extravasar sangue e houver formação de um coágulo, o paciente pode exibir pouco déficit neurológico ou apresentar sangramento grave, resultando em dano cerebral, seguido rapidamente de coma e morte.

Avaliação e achados diagnósticos

A TC ou RM, a angiografia cerebral e a punção lombar (se a pressão intracraniana não estiver elevada) são procedimentos diagnósticos utilizados para confirmar um aneurisma. Uma consideração é o rastreamento toxicológico (drogas psicoativas ilícitas) em pacientes com menos de 40 anos de idade.

Prevenção

- A prevenção primária consiste em manejo da hipertensão e melhora de outros fatores de risco modificáveis significativos
- Outros fatores de risco incluem idade, sexo masculino e consumo excessivo de álcool etílico
- A triagem de risco de AVE consegue identificar indivíduos de alto risco e possibilita a orientação aos pacientes e à comunidade sobre reconhecimento e prevenção.

Manejo clínico

As metas do tratamento consistem em possibilitar a recuperação do cérebro da agressão inicial (sangramento), evitar ou minimizar o risco de novo sangramento e prevenir e tratar outras complicações. O manejo pode consistir em repouso no leito com sedação, para evitar agitação e estresse, manejo do vasospasmo e tratamento clínico ou cirúrgico para evitar novo sangramento. Se o sangramento for causado por anticoagulação com varfarina, a razão normalizada internacional (INR) pode ser corrigida com plasma fresco congelado e vitamina K. A reversão do efeito dos anticoagulantes mais recentes é mais complicada. As convulsões, quando ocorrem, são tratadas com agentes anticonvulsivantes, como a fenitoína; a hiperglicemia deve ser corrigida com a meta de normoglicemia. São implementadas medidas para prevenir tromboembolia venosa. Os agentes analgésicos são administrados para a cefaleia e a cervicalgia; a febre é tratada com paracetamol, *bolus* de soro fisiológico gelado e manta de resfriamento. O controle adequado da hipertensão diminui o risco de sangramento intracerebral adicional.

Manejo cirúrgico

O tratamento cirúrgico do paciente com aneurisma não roto é uma opção para evitar o sangramento em um aneurisma ou a ocorrência de maior sangramento em um aneurisma que já se rompeu. É possível excluir um aneurisma da circulação cerebral por meio de ligadura ou clipe através de seu colo; ou ele pode ser reforçado, envolvendo-o para proporcionar suporte.

A hemorragia intracerebral primária não é tratada cirurgicamente. No entanto, se o paciente demonstrar sinais de agravamento no exame neurológico, elevação da pressão intracraniana ou sinais de compressão do tronco encefálico, recomenda-se a evacuação cirúrgica por meio de craniotomia.

Aneurisma intracraniano

PROCESSO DE ENFERMAGEM

Paciente com aneurisma intracraniano

Avaliação
- Realizar avaliação neurológica completa: nível de consciência, reação pupilar (alentecida), função motora e sensorial, déficits de nervos cranianos (movimentos extraoculares, queda da face, ptose), dificuldades da fala, distúrbio visual, cefaleia, rigidez de nuca ou outros déficits neurológicos
- Documentar e relatar os achados da avaliação neurológica e reavaliar e notificar quaisquer alterações na condição do paciente; relatar imediatamente a ocorrência de alterações
- Detectar alterações sutis, sobretudo alteração no nível de consciência (os sinais mais precoces de deterioração incluem sonolência leve e fala discretamente arrastada).

Diagnóstico

Diagnósticos de enfermagem
- Perfusão tissular (cerebral) ineficaz, relacionada com sangramento ou vasospasmo
- Alteração da percepção sensorial, relacionada com as restrições impostas pelas precauções do aneurisma
- Ansiedade relacionada com a doença e/ou restrições impostas pela condição clínica (precauções do aneurisma).

Problemas colaborativos/complicações potenciais
- Vasospasmo
- Convulsões
- Hidrocefalia
- Novo sangramento
- Hiponatremia.

Planejamento e metas
As metas para o paciente consistem em melhora da perfusão tissular cerebral, alívio da ansiedade e ausência de complicações. Precauções são implementadas para o paciente com diagnóstico de aneurisma a fim de proporcionar um ambiente controlado com redução de fatores geradores de ansiedade, prevenir o aumento da pressão intracraniana e evitar sangramentos posteriores.

Intervenções de enfermagem

Melhora da perfusão tissular cerebral
- Monitorar rigorosamente a deterioração neurológica e manter um fluxograma neurológico

Aneurisma intracraniano 51

- Verificar a cada hora a pressão arterial, o pulso, o nível de consciência, as respostas pupilares e a função motora; monitorar o estado respiratório e relatar imediatamente quaisquer alterações
- Implementar as precauções do aneurisma (repouso absoluto no leito em um ambiente tranquilo e não estressante; restringir as visitas, exceto a família)
- Elevar a cabeceira do leito em 15 a 30° ou conforme solicitado
- Evitar qualquer atividade que aumente subitamente a pressão arterial ou que cause obstrução do retorno venoso (p. ex., manobra de Valsalva, esforço para defecar), instruir o paciente a expirar durante a micção ou defecação para diminuir o esforço, eliminar o consumo de cafeína, administrar todo o cuidado pessoal e minimizar os estímulos externos
- Colocar meias compressivas ou dispositivos de compressão sequencial no paciente. Observar as pernas do paciente, à procura de sinais e sintomas de trombose venosa profunda, tais como hipersensibilidade, hiperemia, tumefação, calor e edema.

Alívio da privação sensorial
- Manter a estimulação sensorial em nível mínimo; o paciente não deve assistir à televisão nem ler
- A atenuação da luz é útil, visto que fotofobia é comum
- Explicar as restrições para ajudar a diminuir a sensação de isolamento do paciente.

Alívio da ansiedade
- Informar ao paciente o plano de cuidados
- Fornecer apoio e tranquilização apropriada ao paciente e à família.

Monitoramento e manejo das complicações potenciais
- Avaliar e relatar imediatamente o aparecimento de sinais de possível vasospasmo, que podem ocorrer vários dias após a cirurgia ou no início do tratamento (intensificação das cefaleias, nível diminuído de responsividade ou evidências de afasia ou paralisia parcial). Administrar também bloqueadores dos canais de cálcio ou expansores de volume, conforme prescrito
- Manter as precauções das convulsões. Conservar vias respiratórias desobstruídas e evitar lesão caso ocorra uma crise convulsiva. Administrar anticonvulsivantes conforme prescrito (a fenitoína é o medicamento de escolha)
- Monitorar o aparecimento de sinais de hidrocefalia, que pode ser aguda (nas primeiras 24 horas após a hemorragia), subaguda (em alguns dias) ou tardia (em algumas semanas). Relatar imediatamente os sintomas: a hidrocefalia aguda caracteriza-se pelo início súbito de torpor ou coma; a hidrocefalia subaguda ou tardia caracteriza-se pelo início gradual de sonolência, alterações comportamentais e marcha atáxica

52 Aneurisma intracraniano

- Monitorar e relatar quaisquer sintomas de novo sangramento do aneurisma (que ocorre mais frequentemente nas primeiras 2 semanas). Os sintomas incluem cefaleia intensa e súbita, náuseas, vômitos, nível diminuído de consciência e déficit neurológico. Administrar medicamentos, conforme prescrito
- Hiponatremia: monitorar com frequência os dados laboratoriais, visto que a hiponatremia (nível sérico de sódio < 135 mEq/ℓ) afeta até 50% dos pacientes. Relatar a ocorrência de baixos níveis que persistem por 24 horas, devido ao possível desenvolvimento da síndrome de secreção inapropriada de hormônio antidiurético ou síndrome cerebral perdedora de sal (os rins não conseguem conservar o sódio).

ORIENTAÇÃO AO PACIENTE SOBRE AUTOCUIDADOS

- Fornecer informações ao paciente e à família para promover uma cooperação com os cuidados e as restrições necessárias na atividade, e prepará-los para o retorno do paciente ao domicílio
- Identificar as causas de hemorragia intracraniana, suas possíveis consequências e os tratamentos clínico ou cirúrgico que são realizados
- Discutir a importância das intervenções para evitar e detectar complicações (p. ex., precauções de aneurisma, monitoramento rigoroso do paciente)
- A orientação deve incluir o uso de dispositivos auxiliares ou modificações no ambiente doméstico para ajudar o paciente portador de incapacidade a viver em casa
- Quando indicado, facilitar a transferência do paciente a uma unidade ou centro de reabilitação.

CUIDADO CONTINUADO E DE TRANSIÇÃO

- Estimular o paciente e a sua família a seguir as recomendações para evitar complicações adicionais e marcar e manter consultas de acompanhamento
- Encaminhar o paciente ao serviço de atendimento domiciliar, se necessário, e incentivar a promoção da saúde e as práticas de triagem.

Reavaliação

RESULTADOS ESPERADOS DO PACIENTE

- Estado neurológico, sinais vitais e padrões respiratórios estáveis
- Percepções sensoriais funcionais
- Redução do nível de ansiedade
- Ausência de complicações.

Para mais informações, ver o Capítulo 67 em Hinkle JL, Cheever KH. (2018). *Brunner and Suddarth's textbook of medical-surgical nursing* (14th ed.). Philadelphia, PA: Lippincott Williams & Wilkins.

Angina de peito

A angina de peito é uma síndrome clínica caracterizada por paroxismos de dor ou sensação de pressão na região anterior do tórax. A causa consiste em fluxo sanguíneo coronariano insuficiente, resultando em aporte inadequado de oxigênio para atender à demanda do miocárdio (isquemia miocárdica).

Fisiopatologia

Em geral, a angina resulta de doença cardíaca aterosclerótica e está associada a obstrução significativa de uma artéria coronária principal. O miocárdio normalmente extrai muito oxigênio da circulação coronariana. Quando há bloqueio em uma artéria coronária, o fluxo não pode ser aumentado para suprir a maior demanda do miocárdio, e a consequente isquemia provoca dor anginosa. Os fatores que afetam a dor anginosa incluem esforço físico, exposição ao frio, ingestão de refeição pesada, estresse ou qualquer situação passível de provocar emoção, aumentando a pressão arterial, a frequência cardíaca e a carga de trabalho do miocárdio. A angina instável não apresenta associação rigorosa com os fatores citados e pode ocorrer em repouso.

Manifestações clínicas

- A dor varia desde a sensação de indigestão leve até sensação de sufocação ou de peso na parte superior do tórax; a intensidade pode incluir desde desconforto até dor agonizante. O paciente com diabetes melito pode não sentir dor intensa com a angina
- A dor pode ser acompanhada de apreensão intensa e sensação de morte iminente; com frequência, é retroesternal, de localização profunda no tórax, atrás do terço superior ou médio do esterno
- O desconforto é mal localizado e pode irradiar-se para o pescoço, a mandíbula, os ombros e a face interna dos braços (geralmente no braço esquerdo)
- A dor pode ser acompanhada de sensação de fraqueza ou dormência nos braços, punhos e mãos, bem como dispneia, palidez, sudorese, tontura ou desorientação e náuseas ou vômitos. Pode ocorrer ansiedade com a angina
- Uma característica importante da angina é que ela cede com a remoção da causa precipitante ou administração de nitroglicerina
- As mulheres podem apresentar sintomas diferentes ou mais leves que os homens, incluindo náuseas, vômitos, dor na mandíbula, fadiga incomum e desconforto na parte superior das costas ou no abdome.

Angina de peito

 Considerações gerontológicas

O idoso com angina pode não exibir o perfil de dor típica, visto que pode ocorrer diminuição da neurotransmissão da dor com o envelhecimento. Com frequência, a dispneia é o sintoma inicial no idoso. Em alguns casos, não há sintomas (doença da artéria coronária [DAC] "silenciosa"), o que torna o reconhecimento e o diagnóstico um desafio clínico. Os idosos devem ser incentivados a reconhecer o sintoma semelhante à dor torácica (p. ex., fraqueza) como indício de que devem repousar ou tomar os medicamentos prescritos.

Avaliação e achados diagnósticos

- Avaliação das manifestações clínicas da dor e da história da saúde do paciente
- Alterações no eletrocardiograma (ECG) de 12 derivações, prova de esforço, exames de sangue (incluindo biomarcadores cardíacos)
- Ecocardiograma, cintigrafia ou procedimentos invasivos, tais como cateterismo cardíaco e angiocoronariografia.

Manejo clínico

Os objetivos do manejo clínico da angina consistem em diminuir a demanda de oxigênio do miocárdio e em aumentar o aporte de oxigênio. Clinicamente, esses objetivos são alcançados por meio de terapia farmacológica e controle dos fatores de risco. De modo alternativo, podem ser usados procedimentos de reperfusão para restaurar a irrigação sanguínea ao miocárdio. Incluem procedimentos de intervenção coronária percutânea (ICP) (p. ex., angioplastia coronária transluminal percutânea [ACTP], *stents* intracoronários e aterectomia) e cirurgia com colocação de enxerto em artéria coronária ou revascularização do miocárdio (CABG).

Terapia farmacológica

- Nitratos, que constituem o tratamento padrão (nitroglicerina)
- Bloqueadores beta-adrenérgicos (metoprolol e atenolol)
- Bloqueadores dos canais de cálcio, antagonistas dos íons cálcio (anlodipino e diltiazem)
- Antiplaquetários e anticoagulantes (ácido acetilsalicílico, clopidogrel, prasugrel, heparina não fracionada ou de baixo peso molecular, agentes que atuam na glicoproteína [GP] IIb/IIIa [abciximabe, tirofibana, eptifibatida])
- Oxigenoterapia.

PROCESSO DE ENFERMAGEM

Paciente com angina

Avaliação
Reunir informações sobre os sintomas e as atividades do paciente, sobretudo as que precedem e precipitam as crises de angina de peito. Além disso, investigar os fatores de risco do paciente para DAC; a resposta do paciente à angina; a compreensão do diagnóstico pelo paciente e sua família; e a adesão ao plano de tratamento atual.

Diagnóstico

DIAGNÓSTICOS DE ENFERMAGEM
- Risco de perfusão tissular cardíaca diminuída
- Ansiedade relacionada com os sintomas cardíacos e a possibilidade de morte
- Conhecimento deficiente sobre doença subjacente e os métodos usados para evitar as complicações
- Não adesão ao tratamento, manejo ineficaz do esquema terapêutico relacionado com a incapacidade de aceitar as mudanças necessárias no estilo de vida.

PROBLEMAS COLABORATIVOS/COMPLICAÇÕES POTENCIAIS
As complicações potenciais da angina incluem síndrome coronariana aguda (SCA) e infarto agudo do miocárdio (IAM), arritmias, parada cardíaca, insuficiência cardíaca e choque cardiogênico.

Planejamento e metas
As metas consistem em tratamento imediato e apropriado quando ocorrer angina, prevenção da angina, redução da ansiedade, percepção do processo patológico e compreensão do cuidado prescrito, adesão ao programa de autocuidado e ausência de complicações.

Intervenções de enfermagem

TRATAMENTO DA ANGINA
- Agir imediatamente caso o paciente se queixe de dor ou sintomas prodrômicos sugestivos de isquemia cardíaca, incluindo sensação de indigestão ou náuseas, sufocação, peso, fraqueza ou dormência nos membros superiores, dispneia ou tontura
- Orientar o paciente para interromper todas as atividades e sentar-se ou repousar no leito em uma posição de semi-Fowler, para reduzir as necessidades de oxigênio do miocárdio isquêmico
- Medir os sinais vitais e observar a existência de sinais de angústia respiratória

56 Angina de peito

- Obter um ECG de 12 derivações e colocar o paciente sob monitoramento cardíaco contínuo
- Administrar nitroglicerina por via sublingual e avaliar a resposta do paciente (repetir até três doses)
- Administrar oxigenoterapia se a frequência respiratória do paciente estiver aumentada, ou se houver diminuição no nível de saturação de oxigênio
- Se a dor for significativa e contínua após essas intervenções, avaliar o paciente de modo mais minucioso para IAM agudo e, possivelmente, transferi-lo para uma unidade de maior complexidade.

Redução da ansiedade
- Explorar as implicações que o diagnóstico tem para o paciente
- Fornecer informações essenciais sobre a doença e os métodos de prevenção de sua progressão
- Explicar a importância das medidas prescritas para o paciente ambulatorial em domicílio
- Explorar vários métodos de redução do estresse com o paciente (p. ex., musicoterapia).

Prevenção da dor
- Rever os achados de avaliação, identificar o nível de atividade que provoca a dor ou as manifestações prodrômicas do paciente e planejar conforme as atividades do paciente (ver o boxe Fatores que desencadeiam episódios de angina)
- Quando o paciente sentir dor com frequência ou durante uma atividade mínima, alternar as atividades com períodos de repouso. O equilíbrio entre atividade e repouso constitui um importante aspecto do plano educacional para o paciente e a sua família.

Orientação ao paciente sobre autocuidados
- O programa de orientação para o paciente com angina é planejado de modo que ele e a sua família possam compreender a doença, identificar os sintomas de isquemia do miocárdio, descrever as ações a serem tomadas quando surgirem sintomas e discutir métodos para prevenir dor torácica e o avanço da DAC
- As metas do programa de orientação consistem em reduzir a frequência e a intensidade das crises de angina, retardar a evolução da doença subjacente, se possível, e prevenir as complicações
- Obter a colaboração do paciente, da família ou de amigos no programa de autocuidado
- Planejar as atividades para minimizar a ocorrência de episódios de angina
- Explicar ao paciente que qualquer dor que não seja aliviada em 15 minutos pelos métodos habituais, incluindo nitroglicerina, deve ser tratada no serviço de emergência mais próximo.

Promoção dos cuidados domiciliar, comunitário e de transição
- Para pacientes com deficiências ou necessidades especiais, deve-se providenciar atendimento de transição, domiciliar ou comunitário, quando apropriado. Um enfermeiro de cuidado domiciliar ou de transição pode ajudar o paciente a agendar e a manter consultas de acompanhamento. Pode ser necessário lembrar o paciente sobre o monitoramento de acompanhamento, incluindo exames laboratoriais periódicos.

Reavaliação

Resultados esperados do paciente
- Alívio imediato da dor
- Diminuição da ansiedade
- Compreensão das maneiras de prevenção e ausência de complicações
- Adesão ao programa de autocuidado.

Para mais informações, ver o Capítulo 27 em Hinkle JL, Cheever KH. (2018). *Brunner and Suddarth's textbook of medical-surgical nursing* (14th ed.). Philadelphia, PA: Lippincott Williams & Wilkins.

Fatores que desencadeiam episódios de angina

- Esforço físico súbito ou excessivo
- Exposição ao frio
- Tabagismo
- Refeições volumosas
- Excesso de peso
- Alguns medicamentos de venda livre, tais como anorexígenos, descongestionantes nasais ou que aumentam a frequência cardíaca e a pressão arterial
- Situações que provocam estresse ou emoção.

Apendicite

O apêndice é um pequeno anexo digitiforme fixado ao ceco exatamente abaixo da papila ileal. Como o seu esvaziamento no cólon não é eficiente e o seu lúmen é pequeno, o apêndice é propenso à obstrução e vulnerável à infecção (apendicite). A apendicite, causa mais frequente de dor abdominal aguda nos EUA, é o motivo mais comum de cirurgia abdominal de emergência. Embora possa ocorrer em qualquer idade, ocorre mais tipicamente entre 10 e 30 anos. Sua incidência é ligeiramente maior entre homens, e existe uma predisposição familiar.

Apendicite

Fisiopatologia

O apêndice torna-se inflamado e edemaciado em consequência de dobras ou oclusão por um fecálito (ou seja, massa fecal endurecida), tumor, hiperplasia linfoide ou corpos ou tumores estranhos. Uma vez obstruído o apêndice, o processo inflamatório resultante aumenta a pressão intraluminal, causando dor em algumas horas, localizada no quadrante inferior direito do abdome. Uma vez obstruído, o apêndice torna-se isquêmico, há proliferação bacteriana e, por fim, pode ocorrer gangrena ou perfuração.

Manifestações clínicas

- A dor no quadrante inferior direito do abdome costuma ser acompanhada por febre baixa, náuseas e, eventualmente, vômitos; é comum haver perda do apetite; pode ocorrer constipação intestinal
- No ponto de McBurney (localizado no ponto médio entre a cicatriz umbilical e a espinha ilíaca anterior) há dor à compressão, bem como alguma rigidez da parte inferior do músculo reto do abdome direito
- Também há descompressão de rebote; a localização do apêndice determina a magnitude da hipersensibilidade, espasmo muscular e ocorrência de constipação intestinal ou diarreia
- O sinal de Rovsing pode ser induzido pela palpação do quadrante inferior esquerdo do abdome que, paradoxalmente, provoca dor no quadrante inferior direito do abdome
- Outros sinais positivos incluem sinal do psoas (ou seja, ocorre dor com a extensão lenta da coxa direita quando o paciente está em decúbito lateral esquerdo) ou o sinal do obturador (ou seja, ocorre dor com rotação medial passiva da coxa direita em flexão com o paciente em decúbito dorsal)
- Se houver ruptura do apêndice, a dor torna-se consistente com peritonite; a distensão abdominal é consequente ao íleo paralítico, e ocorre agravamento da condição do paciente.

Avaliação e achados diagnósticos

- O diagnóstico baseia-se na história da saúde e no exame físico completo do paciente e nos resultados dos exames laboratoriais e de imagem; em geral, os pacientes são mais jovens e, portanto, a idade é um achado diferencial de importância crucial
- Leucocitose, com elevação dos neutrófilos; as radiografias, a US e a TC do abdome revelam densidade no quadrante inferior direito do abdome ou distensão localizada do intestino

- Em geral, efetua-se um exame de urina para excluir a possibilidade de infecção urinária; solicita-se teste de gravidez para mulheres em idade fértil, para descartar a possibilidade de gravidez ectópica.

Considerações gerontológicas

A apendicite é incomum na população idosa; os sinais e os sintomas de apendicite são muito variáveis. Os sinais podem ser muito vagos e sugestivos de obstrução intestinal ou outro processo; alguns pacientes são assintomáticos até que ocorra ruptura do apêndice. Os pacientes idosos devem realizar ECG e radiografia de tórax para descartar a possibilidade de isquemia cardíaca ou pneumonia, respectivamente. A incidência de apêndice perfurado é mais alta na população idosa, visto que muitos desses pacientes não procuram assistência médica tão rapidamente quanto pacientes mais jovens.

Manejo clínico

A cirurgia (a laparoscópica é o método preferido) está indicada quando se estabelece o diagnóstico de apendicite, e deve ser realizada o mais cedo possível para diminuir o risco de perfuração.

- O manejo não cirúrgico conservador para a apendicite não complicada (ou seja, ausência de perfuração do apêndice, formação de empiema/abscesso ou peritonite fecal) tem sido instituído em alguns casos com risco reduzido de complicações e permanência hospitalar semelhante do paciente; os homens correm maior risco de recidiva com essa abordagem
- São administrados antibióticos e líquidos IV até que a cirurgia seja realizada e no período pós-operatório, conforme prescrito
- Após a confirmação do diagnóstico, podem ser administrados agentes analgésicos.

Complicações da apendicectomia

- A principal complicação consiste em perfuração do apêndice, que pode levar a peritonite, formação de abscesso (acúmulo de material purulento) ou pileflebite porta
- Em geral, a perfuração ocorre em 24 horas após o início da dor. Os sinais/sintomas consistem em febre de 37,7°C ou mais, aspecto toxêmico e dor espontânea ou à palpação contínua. Com frequência, pacientes com peritonite são encontrados em decúbito dorsal e imóveis.

Manejo de enfermagem

- As metas de enfermagem consistem em aliviar a dor, evitar o déficit de volume de líquidos, reduzir a ansiedade, eliminar a infecção em consequência de comprometimento potencial ou efetivo do sistema digestório, manter a integridade da pele e manter nutrição ótima
- Preparar o paciente para a cirurgia; iniciar uma infusão IV; administrar antibióticos e inserir tubo nasogástrico (se houver evidências de íleo paralítico). Não são administrados enemas nem laxantes (que poderiam causar perfuração)
- No período pós-operatório, colocar o paciente em posição de Fowler alta; administrar analgésicos narcóticos, conforme prescrição; administrar líquido VO, quando tolerado; oferecer alimento, quando desejado, no dia da cirurgia (se for tolerado e houver sons intestinais). Se o paciente estiver desidratado antes da cirurgia, administrar líquidos IV prescritos
- Se for mantido um dreno na área da incisão, monitorar cuidadosamente o aparecimento de sinais de obstrução intestinal, hemorragia secundária ou abscessos secundários (p. ex., febre, taquicardia e leucocitose)
- Orientar o paciente e a família a cuidar da ferida e efetuar as trocas de curativo e irrigações, conforme prescrito
- Reforçar a necessidade de consultas de acompanhamento com o cirurgião
- Discutir os cuidados com a incisão e as diretrizes quanto à atividade do paciente (*i. e.*, evitar o levantamento de objetos pesados até a consulta de acompanhamento)
- Encaminhar o paciente ao serviço de atendimento domiciliar quando indicado, para ajudar nos cuidados e no monitoramento continuado para complicações e cicatrização da ferida.

Para mais informações, ver o Capítulo 47 em Hinkle JL, Cheever KH. (2018). *Brunner and Suddarth's textbook of medical-surgical nursing* (14th ed.). Philadelphia, PA: Lippincott Williams & Wilkins.

Arteriosclerose e aterosclerose

A arteriosclerose ou "endurecimento das artérias" é a doença mais comum das artérias. Trata-se de um processo difuso pelo qual ocorre espessamento das fibras musculares e do revestimento endotelial das paredes das pequenas artérias e arteríolas.

A aterosclerose acomete principalmente a túnica íntima das artérias de grande e médio calibres, causando alterações que incluem acúmulo de lipídios (ateromas), cálcio, componentes sanguíneos, carboidratos e tecido fibroso sobre a túnica íntima da artéria. Embora os processos anatomopatológicos da arteriosclerose e da aterosclerose sejam diferentes, raramente ocorre um sem o outro, e os termos são frequentemente utilizados como sinônimos. Os resultados diretos mais comuns da aterosclerose nas artérias consistem em estreitamento (estenose) do lúmen e obstrução por trombose, aneurisma, ulceração e ruptura. Ocorrem isquemia e necrose, caso haja comprometimento significativo e permanente do aporte de sangue, nutrientes e oxigênio.

A aterosclerose pode desenvolver-se em qualquer parte do corpo; no entanto, é mais comum nas áreas de bifurcação ou ramificação dos vasos sanguíneos. As lesões ateroscleróticas são de dois tipos: estrias gordurosas (compostas de lipídios e células musculares lisas alongadas) e placas fibrosas (predominantemente encontradas na parte abdominal da aorta e nas artérias coronárias, poplítea e carótida interna).

Fatores de risco

Muitos fatores de risco estão associados à aterosclerose; quanto maior o número desses fatores, maior a probabilidade de desenvolvimento da doença. Estudos recentes relataram que a prevalência de aterosclerose em mulheres é igual à prevalência em homens – se não for maior – e que o sexo feminino é fator de risco independente para doença arterial periférica (DAP).

- Uso de derivados do tabaco inalados de maneira tradicional, com cigarro eletrônico ou mascados (fator de risco mais forte)
- Consumo elevado de gorduras (fator de risco suspeito, juntamente com níveis sanguíneos elevados de colesterol e lipídios)
- Hipertensão arterial
- Diabetes melito
- Obesidade, estresse e falta de atividade física
- Níveis elevados de proteína C reativa.

Manifestações clínicas

As manifestações clínicas dependem do tecido ou do órgão acometidos: coração (angina e IAM, devido à aterosclerose coronária), cérebro (ataques isquêmicos transitórios e AVE, devido à doença vascular cerebral) e vasos periféricos (incluem hipertensão e sintomas de aneurisma da aorta, doença renovascular, lesões ateroscleróticas dos membros). Ver a condição específica para mais detalhes.

Manejo clínico

O manejo da aterosclerose envolve a modificação dos fatores de risco, um programa de exercícios físicos controlado para melhorar a circulação e a capacidade funcional, terapia farmacológica e procedimentos de intervenção ou enxerto cirúrgico. As mais recentes diretrizes baseadas em evidências, estabelecidas pelo American College of Cardiology e pela American Heart Association (ACC/AHA), recomendam inibidores da 3-hidroxi-3-metilglutaril coenzima A (HMG-CoA) redutase (estatinas) como primeira linha em pacientes com DAP para prevenção secundária e redução do risco cardiovascular. Essas estatinas incluem atorvastatina, lovastatina, pitavastatina, pravastatina, sinvastatina, fluvastatina e rosuvastatina. Há várias outras classes de medicamentos usados para reduzir os níveis lipídicos, incluindo sequestrantes de ácidos biliares (colestiramina, colesevelam, colestipol), ácido nicotínico (niacina), inibidores de ácido fíbrico (genfibrozila, fenofibrato) e inibidores da absorção de colesterol (ezetimiba). Pacientes em uso prolongado desses medicamentos exigem monitoramento rigoroso.

Várias técnicas radiológicas constituem terapias adjuvantes importantes para os procedimentos cirúrgicos. Incluem arteriografia, angioplastia transluminal percutânea com colocação de *stents* e enxertos com *stent* endovascular.

Para mais informações, ver o Capítulo 30 em Hinkle JL, Cheever KH. (2018). *Brunner and Suddarth's textbook of medical-surgical nursing* (14th ed.). Philadelphia, PA: Lippincott Williams & Wilkins.

Artrite reumatoide

A artrite reumatoide (AR) é uma doença autoimune, com origem na membrana sinovial das articulações; a fagocitose produz enzimas na articulação. Tais enzimas fragmentam o colágeno, causando edema, proliferação da membrana sinovial e, por fim, formação de pano (*pannus*), com destruição da cartilagem e erosão do osso. Em consequência, ocorre perda das superfícies articulares e do movimento da articulação. As fibras musculares sofrem alterações degenerativas. A elasticidade dos tendões e dos ligamentos e a força de contração são perdidas. AR acomete 1% da população mundial, com incidência 2,5 vezes maior em mulheres do que em homens. Pode ocorrer em qualquer idade, mas geralmente se inicia entre a terceira e a sexta década de vida.

Manifestações clínicas

As manifestações clínicas são determinadas pelo estágio e pela gravidade da doença.

- Os sinais/sintomas clássicos consistem em dor articular simétrica e distal, edema, calor, eritema e perda da função
- A palpação das articulações revela tecido esponjoso ou infiltrado
- Em geral, líquido pode ser aspirado a partir da articulação inflamada.

Padrão característico de comprometimento articular

- AR começa nas pequenas articulações das mãos, dos punhos e dos pés
- Acomete progressivamente as articulações dos joelhos, ombros, quadris, cotovelos, tornozelos, coluna cervical e temporomandibular
- Os sinais/sintomas costumam ser de início agudo, bilaterais e simétricos
- As articulações podem estar quentes, edemaciadas e dolorosas; a rigidez articular ocorre frequentemente pela manhã
- As deformidades das mãos e dos pés podem resultar do alinhamento incorreto e da imobilização.

Manifestações extra-articulares

- Febre, perda de peso, fadiga, anemia, alterações sensoriais e linfadenopatia
- Fenômeno de Raynaud (vasospasmo induzido por frio e por estresse)
- Nódulos reumatoides, indolores e móveis; são encontrados no tecido subcutâneo sobre proeminências ósseas
- Arterite, neuropatia, pericardite, esplenomegalia e síndrome de Sjögren (ressecamento dos olhos e das mucosas).

Avaliação e achados diagnósticos

- Diversos fatores contribuem para o estabelecimento do diagnóstico de AR: existência de nódulos reumatoides, inflamação articular detectada à palpação, achados laboratoriais, alterações extra-articulares
- A história de saúde e o exame físico do paciente concentram-se nas manifestações, tais como rigidez bilateral e simétrica, dor à palpação, edema e alterações da temperatura nas articulações
- Fator reumatoide em cerca de 80% dos pacientes
- Os anticorpos antipeptídio citrulinado cíclico (anticorpos anti-CCP) apresentam especificidade de aproximadamente 95% para a detecção da artrite reumatoide

64 Artrite reumatoide

- Ocorre elevação da velocidade de hemossedimentação (VHS) nas fases agudas da AR
- A contagem de eritrócitos e o componente C4 do complemento estão diminuídos
- Os resultados da proteína C reativa (PCR) e do anticorpo antinuclear (ANA) podem ser positivos
- É possível realizar artrocentese e radiografias.

Manejo clínico

O manejo começa com orientação ao paciente, equilíbrio entre repouso e exercício e encaminhamento para serviços comunitários para apoio.

- AR inicial: o manejo farmacológico envolve a administração de agentes antirreumáticos modificadores da doença (ARMD) não biológicos (metotrexato, agentes antimaláricos, leflunomida ou sulfassalazina) nos primeiros 3 meses após o início da doença; as pesquisas sugerem que o uso do metotrexato com prednisona em baixa dose melhorou os resultados. Os ARMD biológicos incluem o fator de necrose tumoral α (TNF-α), depletores de linfócitos B, moduladores dos linfócitos T e interleucinas IL-1 e IL-6. Para alívio da dor e inflamação, os anti-inflamatórios não esteroides (AINE), como o ibuprofeno e o naproxeno, são analgésicos de baixo custo que podem ser usados, juntamente com bloqueadores da enzima COX-2
- AR erosiva moderada: utilizar um programa formal de terapia ocupacional e fisioterapia; é possível acrescentar um agente imunossupressor, como a ciclosporina. A terapia consiste na associação de um ARMD não biológico e um ARMD biológico
- AR erosiva persistente: realizar cirurgia reconstrutora e administrar corticosteroides em baixas doses
- AR constante avançada: prescrever agentes imunossupressores, como metotrexato em alta dose, ciclofosfamida, azatioprina e leflunomida (muito tóxica, podendo causar supressão da medula óssea, anemia, distúrbios do sistema digestório e exantemas). Um dispositivo para aférese, aprovado pela Food and Drug Administration (FDA), é também promissor para a AR refratária: trata-se de uma coluna de imunoadsorção de proteína A (Prosorba®), que se liga ao imunocomplexo circulante (IgG)
- Os pacientes com AR frequentemente apresentam anorexia, perda de peso e anemia, exigindo a obtenção de uma cuidadosa história nutricional para identificar tanto os hábitos quanto as preferências

alimentares. Os corticosteroides podem estimular o apetite e provocar ganho de peso
- São usados antidepressivos em baixa dose (amitriptilina) para restabelecer o padrão de sono adequado e controlar a dor.

Manejo de enfermagem

Os problemas mais comuns para o paciente com AR consistem em dor, padrão de sono alterado, fadiga, alteração do humor e mobilidade limitada. O paciente com AR recentemente diagnosticada precisa de informações sobre a doença para tomar as decisões de automanejo diário e enfrentar o fato de ter uma doença crônica.

Alívio da dor e do desconforto

- Oferecer vários tipos de medidas de conforto (p. ex., aplicação de calor ou de frio; massagem, mudanças de posição, repouso; colchão de espuma, travesseiro de apoio, talas; técnicas de relaxamento, atividades de distração)
- Administrar anti-inflamatórios, analgésicos e antirreumáticos de ação lenta, conforme prescrição
- Individualizar os horários dos medicamentos para atender às necessidades do paciente para o manejo da dor
- Incentivar a verbalização dos sentimentos sobre a dor e a cronicidade da doença
- Ensinar a fisiopatologia da dor e da doença reumática ao paciente e ajudá-lo a reconhecer que a dor frequentemente leva ao uso de métodos de tratamento não comprovados
- Ajudar o paciente na identificação da dor que leva ao uso de métodos de tratamento não comprovados
- Avaliar a ocorrência de mudanças subjetivas na dor.

Redução da fadiga

- Fornecer ao paciente instruções sobre a fadiga: descrever a relação da atividade da doença com a fadiga; descrever as medidas de conforto enquanto as realiza; desenvolver e incentivar uma rotina de sono (banho quente e técnicas de relaxamento que promovam o sono); explicar a importância do repouso para aliviar o estresse sistemático, articular e emocional
- Explicar ao paciente as maneiras de usar as técnicas de conservação de energia (diminuir o ritmo, delegar, estabelecer prioridades)
- Identificar os fatores físicos e emocionais que possam causar fadiga

- Facilitar o desenvolvimento de um esquema apropriado de atividade/repouso
- Incentivar a adesão do paciente ao programa de tratamento
- Encaminhar o paciente a um programa de condicionamento físico e incentivar a sua participação
- Incentivar nutrição adequada, incluindo uma fonte de ferro de alimentos e suplementos.

Aumento da mobilidade

- Incentivar a verbalização sobre as limitações da mobilidade
- Avaliar a necessidade de consultar um terapeuta ocupacional ou fisioterapeuta: enfatizar a amplitude de movimento das articulações acometidas; promover o uso de aparelhos de assistência de deambulação; explicar o uso de calçados seguros; utilizar postura/posicionamento apropriados para o paciente
- Ajudar o paciente a identificar as barreiras ambientais
- Incentivar a independência na mobilidade e ajudá-lo quando necessário: deixar um tempo apropriado para a atividade; proporcionar um período de repouso depois da atividade; reforçar os princípios de proteção das articulações e simplificação do trabalho
- Iniciar o encaminhamento a um serviço de atenção primária.

Promoção do autocuidado

- Ajudar o paciente a identificar os déficits de autocuidado e os fatores que interferem na sua capacidade de realizar as atividades de autocuidado
- Elaborar um plano a partir das percepções e das prioridades do paciente sobre as maneiras de estabelecer e alcançar metas para atender às necessidades de autocuidado, incorporando os conceitos de proteção das articulações, conservação da energia e simplificação do trabalho; fornecer aparelhos de assistência apropriados; reforçar o uso correto e seguro destes aparelhos; permitir que o paciente controle os horários convenientes das atividades de autocuidado; explorar com o paciente diferentes maneiras de executar tarefas difíceis ou maneiras de obter a ajuda de outra pessoa
- Consultar os serviços de saúde pública quando os indivíduos alcançam um nível máximo de autocuidado, mas ainda apresentam alguns déficits, sobretudo com relação à segurança.

Melhora da imagem corporal e habilidades de enfrentamento

- Ajudar o paciente a identificar os elementos de controle sobre os sintomas da doença e seu tratamento

- Incentivar a verbalização dos sentimentos, das percepções e dos medos do paciente; ajudá-lo a avaliar a situação atual e a identificar os problemas
- Identificar as áreas da vida afetadas pela doença; responder às perguntas e desfazer possíveis mitos
- Ajudar o paciente a identificar os mecanismos de enfrentamento usados no passado; auxiliá-lo a identificar os mecanismos de enfrentamento efetivos
- Desenvolver um plano para o manejo dos sintomas e obter apoio da família e dos amigos para promover a função diária do paciente.

Monitoramento e manejo de complicações potenciais

- Ajudar o paciente a reconhecer e lidar com os efeitos colaterais dos medicamentos
- Monitorar a ocorrência de efeitos colaterais dos medicamentos, incluindo sangramento ou irritação do sistema digestório, supressão da medula óssea, nefrotoxicidade, hepatotoxicidade, incidência aumentada de infecção, úlceras da boca, exantema e alterações da visão. Outros sinais e sintomas incluem equimoses, problemas respiratórios, tontura, icterícia, coluria, fezes de coloração preta ou sanguinolentas, diarreia, náuseas, vômitos e cefaleia
- Monitorar rigorosamente a ocorrência de infecções sistêmicas e locais, que frequentemente podem ser mascaradas pelas altas doses de corticosteroides.

Promoção dos cuidados domiciliar, comunitário e de transição

Orientação ao paciente sobre autocuidados

- Focalizar a orientação ao paciente sobre a doença, as possíveis alterações relacionadas com ela, o esquema terapêutico prescrito, os efeitos colaterais dos medicamentos, as estratégias para manter a independência e a função e a segurança do paciente no seu domicílio
- Incentivar o paciente e a sua família a verbalizar suas preocupações e fazer perguntas
- Considerar a dor, a fadiga e a depressão antes de iniciar um programa de orientação, visto que tais fatores podem interferir na capacidade de aprendizagem do paciente
- Instruir o paciente a respeito do manejo básico da doença e as adaptações necessárias no estilo de vida.

Cuidado continuado e de transição

- Encaminhar o paciente ao serviço de atendimento domiciliar, quando necessário (p. ex., paciente debilitado com função significativamente limitada)
- Avaliar o ambiente domiciliar do paciente e a adequação para a sua segurança e o manejo da doença
- Identificar quaisquer barreiras à adesão do paciente e efetuar os encaminhamentos apropriados
- Quando houver risco de comprometimento da integridade da pele, monitorar o estado cutâneo e também instruir, fornecer ou supervisionar o paciente e a família nas medidas de cuidados preventivos da pele
- Avaliar a necessidade de assistência do paciente em casa e supervisionar os recursos de saúde domiciliar
- Encaminhar à fisioterapia e à terapia ocupacional à medida que os problemas forem identificados e as limitações aumentarem
- Informar o paciente e a família sobre serviços de apoio disponíveis na comunidade
- Avaliar os estados físico e psicológico do paciente, a adequação do manejo dos sintomas e a adesão ao plano de manejo
- Ressaltar a importância das consultas de acompanhamento ao paciente e sua família.

Para mais informações, ver o Capítulo 38 em Hinkle JL, Cheever KH. (2018). *Brunner and Suddarth's textbook of medical-surgical nursing* (14th ed.). Philadelphia, PA: Lippincott Williams & Wilkins.

Asma

A asma é uma doença inflamatória crônica das vias respiratórias, que provoca hiper-reatividade, edema da mucosa e produção de muco. Essa inflamação acaba resultando em episódios recorrentes de sinais/sintomas de asma: tosse, sensação de constrição no tórax, sibilos e dispneia. Os pacientes com asma podem apresentar períodos assintomáticos alternando com exacerbações agudas de poucos minutos a várias horas ou dias de duração.

A asma, a doença crônica mais comum da infância, pode ocorrer em qualquer idade. Seus fatores de risco incluem história familiar, alergia (o fator mais forte) e exposição crônica a irritantes das vias respiratórias ou alergênios (p. ex., polens de grama, árvores e ervas daninhas, mofo, poeira, baratas, pelos de animais). Os deflagradores comuns dos sinais/sintomas e das exacerbações da asma consistem em irritantes das vias respiratórias (p. ex., poluentes do ar, frio, calor, mudanças de tempo, odores ou perfumes fortes, fumaça, exposição ocupacional), alimentos (p. ex., frutos do mar, nozes), exercícios físicos, estresse, fatores hormonais, medicamentos, infecções virais das vias respiratórias e refluxo gastresofágico.

Fisiopatologia

A asma é uma reação inflamatória reversível e difusa das vias respiratórias, que leva a estreitamento prolongado destas, o qual é exacerbado por várias alterações nas vias respiratórias, incluindo broncoconstrição e edema, hiper-responsividade e remodelagem de tais vias. A interação desses fatores determina as manifestações clínicas e a gravidade da asma. Os mastócitos, os macrófagos, os linfócitos T, os neutrófilos e os eosinófilos têm participação essencial na reação inflamatória da asma. Quando ativados, os mastócitos liberam mediadores químicos, incluindo histamina, bradicinina, prostanoides, citocinas e leucotrienos, que perpetuam a resposta inflamatória, causando aumento do fluxo sanguíneo, vasoconstrição, extravasamento de líquido da vasculatura, atração dos leucócitos para a área, secreção de muco e broncoconstrição.

As exacerbações agudas da asma causam broncoconstrição em resposta a alergênios. A liberação de mediadores (histamina, triptase, leucotrienos e prostaglandinas) dos mastócitos, dependente da imunoglobulina E (IgE-dependente), causa contração das vias respiratórias. Os receptores do sistema nervoso simpático, os receptores alfa e beta-2-adrenérgicos, são controlados principalmente pelo monofosfato de 3′,5′-adenosina cíclico (cAMP). Os receptores alfa-adrenérgicos são estimulados, causando broncoconstrição. A estimulação beta-2-adrenérgica resulta em aumento dos níveis de cAMP, que inibe a liberação de mediadores químicos e provoca broncodilatação.

À medida que a asma se torna mais persistente, a inflamação progride, e outros fatores atuam na limitação do fluxo de ar. Tais fatores incluem edema das vias respiratórias, hipersecreção de muco e formação de tampões ou rolhas de muco. Pode ocorrer "remodelagem" das vias respiratórias em resposta à inflamação crônica, causando mais estreitamento das vias respiratórias.

Manifestações clínicas

- Os sinais/sintomas mais comuns da asma consistem em tosse (com ou sem produção de muco), dispneia e sibilos (inicialmente na expiração e, em seguida, possivelmente durante a inspiração também)

70 Asma

A

- As crises de asma ocorrem frequentemente à noite ou no início da manhã
- A exacerbação da asma é frequentemente precedida por sintomas crescentes nos dias anteriores, mas pode começar de maneira abrupta
- Há sensação de "aperto torácico" e dispneia
- A expiração exige esforço e torna-se prolongada
- À medida que a exacerbação progride, podem ocorrer sudorese, taquicardia e pressão diferencial alargada e cianose central secundária à hipoxia grave
- Os sinais/sintomas da asma induzida por exercício são máximos durante a atividade, ausentes à noite e, algumas vezes, levam apenas à descrição de sensação de "sufocação" durante o exercício.

Avaliação e achados diagnósticos

- A história familiar, o ambiente e os fatores ocupacionais são essenciais
- As comorbidades incluem doença por refluxo gastresofágico, asma induzida por fármacos e aspergilose broncopulmonar alérgica
- Eczema, erupções cutâneas e edema temporário são reações alérgicas que podem acompanhar a asma
- Durante os episódios agudos, são realizados exames de escarro e de sangue, incluindo contagem de eosinófilos e níveis séricos de IgE (ambos elevados), oximetria de pulso, gasometria arterial (GA), revelando hipocapnia e alcalose respiratória, e provas de função pulmonar. O volume expiratório forçado em 1 segundo (VEF$_1$) e a capacidade vital forçada (CVF) estão muito diminuídos.

Algumas perguntas específicas ajudam na avaliação do controle individual da asma:

- Seus sintomas fizeram com que você acordasse no meio da noite ou de madrugada?
- Você precisou da sua medicação de ação rápida mais do que o habitual?
- Você precisou de atendimento não agendado para sua asma – consulta presencial ou por telefone com seu médico ou ida a um serviço de urgência?
- Seus sintomas afetaram suas atividades normais na escola/no trabalho/em atividades esportivas?

Prevenção

A avaliação do comprometimento e a realização de testes para identificar possíveis causas, incluindo exposições no local de trabalho, constituem os métodos essenciais para assegurar o controle em pacientes com asma recorrente. A asma relacionada com o trabalho deve constituir parte do diagnóstico diferencial de todos os casos de asma com início na idade adulta. A obtenção de uma história ocupacional detalhada é essencial para identificar a asma ocupacional. O tratamento imediato visa remover ou diminuir a exposição no ambiente do paciente, e este tem acompanhamento contínuo. São prescritos medicamentos padrão para asma a fim de minimizar a broncoconstrição e a inflamação das vias respiratórias.

Complicações

As complicações da asma incluem estado de mal asmático, insuficiência respiratória, pneumonia e atelectasia. Com frequência, os episódios agudos de asma resultam em hipoxemia, devido à obstrução das vias respiratórias, e em desidratação, em consequência da sudorese. É necessário que haja a administração de oxigênio e o monitoramento da oximetria de pulso, da GA e da volemia.

Manejo clínico

Pode ser necessária uma intervenção imediata, visto que a dispneia contínua e progressiva aumenta a ansiedade, agravando a situação. As recomendações baseiam-se no conceito da gravidade e do controle da asma, juntamente com os aspectos do comprometimento e riscos como elementos-chave para melhorar os cuidados. As principais preocupações no tratamento consistem no comprometimento da função pulmonar e vida normal e risco de exacerbações, declínio da função pulmonar e efeitos adversos dos medicamentos.

Terapia farmacológica

Existem duas classes gerais de medicamentos para a asma: medicamentos de alívio rápido para o tratamento imediato dos sintomas e das exacerbações da asma e medicamentos de ação prolongada para obter e manter o controle da asma persistente. Os anti-inflamatórios são usados regularmente para controlar a asma persistente e apresentam efeitos colaterais sistêmicos quando administrados por períodos prolongados. A via de administração de escolha desses medicamentos consiste em um inalador dosimetrado ou outro tipo de inalador, visto que possibilita a administração tópica.

Medicamentos para alívio rápido

Para o alívio dos sintomas agudos e a prevenção da asma induzida por exercício, são utilizados *agonistas beta-2-adrenérgicos de ação curta* (salbutamol, forma levógira do salbutamol e pirbuterol) para relaxar a musculatura lisa.

Os pacientes que não toleram os agonistas beta-2-adrenérgicos de ação curta podem utilizar *anticolinérgicos* (p. ex., ipratrópio) para inibir os receptores muscarínicos colinérgicos e reduzir o tônus vagal intrínseco das vias respiratórias.

Medicamentos de ação prolongada para controle

Na atualidade, os *corticosteroides* são os medicamentos anti-inflamatórios mais potentes e efetivos para alívio dos sinais/sintomas, melhora da função das vias respiratórias e diminuição da variabilidade do pico de fluxo. Inicialmente, utiliza-se uma formulação inalada com espaçador; os pacientes devem enxaguar a boca após a sua administração para evitar a ocorrência de candidíase. É possível utilizar uma preparação sistêmica para obter rápido controle da doença; tratar a asma persistente e grave; tratar as exacerbações moderadas a graves; acelerar a recuperação e evitar a ocorrência de recidiva.

O cromoglicato dissódico e a nedocromila são agentes anti-inflamatórios leves a moderados, considerados opções para o tratamento, a fim de estabilizar os mastócitos. Evitam a asma induzida pelo exercício e podem ser utilizados na exposição inevitável a deflagradores conhecidos ou como profilaxia; o seu uso, no entanto, está contraindicado nas exacerbações da asma aguda.

Os agonistas beta-2-adrenérgicos de ação longa (LABA) são associados aos anti-inflamatórios para controlar os sinais/sintomas da asma, sobretudo à noite. Esses agentes também são efetivos na prevenção da asma induzida pelo exercício; contudo, não estão indicados para o alívio imediato dos sintomas. A teofilina é um broncodilatador leve a moderado, utilizado em combinação com corticosteroides inalatórios para os sinais/sintomas noturnos da asma. Para controle prolongado, o salmeterol e o formoterol apresentam duração de pelo menos 12 horas para broncodilatação.

Os *modificadores (inibidores) dos leucotrienos* ou *antileucotrienos* incluem montelucaste, zafirlucaste e zileutona. Os leucotrienos, que são broncoconstritores potentes que também dilatam os vasos sanguíneos e alteram sua permeabilidade, são sintetizados a partir de fosfolipídios da membrana por meio de uma cascata de enzimas. Os inibidores dos leucotrienos interferem na síntese dos leucotrienos ou bloqueiam os receptores nos quais os leucotrienos exercem a sua ação. Constituem uma alternativa para os corticosteroides inalatórios na asma persistente leve, ou podem ser acrescentados a um esquema de corticosteroides inalados na asma mais grave.

Os *imunomoduladores* impedem a ligação da IgE aos receptores de alta afinidade dos basófilos e mastócitos. Omalizumabe é um anticorpo monoclonal utilizado em pacientes com alergias e asma persistente grave.

Manejo das exacerbações

O paciente com asma persistente moderada ou grave ou com história pregressa de exacerbações graves requer orientação e tratamento precoce com agonistas beta-2-adrenérgicos para alívio imediato da obstrução do fluxo de ar. Corticosteroides sistêmicos podem ser necessários para diminuir a inflamação das vias respiratórias em pacientes que não respondem aos beta-adrenérgicos inalados. A suplementação de oxigênio é necessária para aliviar a hipoxemia associada às exacerbações moderadas a graves; a resposta ao tratamento é monitorada por meio de medições seriadas da função pulmonar.

Os antibióticos podem ser apropriados no tratamento das exacerbações agudas da asma em pacientes com condições comórbidas (p. ex., febre e escarro purulento, evidências de pneumonia, suspeita de sinusite bacteriana).

Um plano de ação por escrito para a asma, com base nos sintomas ou medições do pico de fluxo, ajuda a orientar os pacientes a respeito do autocuidado. O plano de ação para a asma pode enfocar o manejo diário, bem como o reconhecimento e o manejo do agravamento dos sintomas. O automanejo e o reconhecimento precoce dos problemas pelo paciente resultam em comunicação mais eficiente com os profissionais de saúde sobre as exacerbações da asma.

Monitoramento do pico de fluxo expiratório

Os medidores do pico de fluxo expiratório (PFE) medem o maior fluxo de ar durante uma expiração forçada. O monitoramento diário do PFE é considerado uma medida adjuvante no manejo da asma para pacientes com asma persistente moderada a grave. O paciente é instruído sobre a técnica correta, utilizando o PFE máximo monitorado durante 2 ou 3 semanas após a instituição da terapia adequada para a asma. Em seguida, mede-se o "melhor valor pessoal" do paciente por zonas (verde: 80 a 100% do melhor valor pessoal; amarela: 60 a 80%; e vermelha: < 60%), com ações específicas que possibilitam que o paciente monitore e manipule sua própria terapia após cuidadosa instrução. Os planos de monitoramento do PFE melhoram a comunicação entre o paciente e os profissionais de saúde e também ajudam a aumentar a percepção do paciente sobre o estado e o controle da doença.

Manejo de enfermagem

O cuidado de enfermagem imediato dos pacientes com asma depende da intensidade dos sintomas. Uma abordagem calma constitui um importante aspecto do tratamento bem-sucedido tanto para o paciente ambulatorial com sintomas leves, quanto para o paciente hospitalizado com sintomas agudos e graves. Em geral, o enfermeiro deve realizar o seguinte:

- Avaliar o estado respiratório do paciente por meio de monitoramento da intensidade dos sinais/sintomas, sons respiratórios, PFE, oximetria de pulso e sinais vitais
- Obter história de reações alérgicas a medicamentos antes da administração das medicações
- Identificar os medicamentos que o paciente faz uso atualmente
- Administrar os medicamentos, conforme prescrito, e monitorar as respostas do paciente a esses medicamentos, incluindo qualquer antibiótico se o paciente tiver uma infecção respiratória subjacente
- Administrar líquidos, caso o paciente esteja desidratado
- Auxiliar no procedimento de intubação, se necessário, enquanto é realizado monitoramento rigoroso do paciente, mantendo a família informada.

Promoção dos cuidados domiciliar e comunitário

Orientação ao paciente sobre autocuidados

A implementação das estratégias básicas para o manejo da asma inclui orientação aos profissionais de saúde, estabelecimento de programas para a orientação sobre asma (para os pacientes e profissionais), uso de cuidado de acompanhamento ambulatorial para pacientes e foco no manejo crônico *versus* cuidado dos episódios agudos. O paciente com asma é ensinado a formular um plano de manejo de autocuidado. Os enfermeiros desempenham um papel essencial na realização da terapia diária, realizando as seguintes prescrições:

- Orientar o paciente e a família sobre a asma (inflamatória crônica), definições de inflamação e broncoconstrição, finalidade e ação dos medicamentos, deflagradores a evitar e as maneiras de fazê-lo e explicar a técnica inalatória correta

- Instruir o paciente e a família sobre o monitoramento do pico de fluxo expiratório
- Ensinar o paciente a implementar um plano de ação, identificar quando procurar assistência e como fazê-lo
- Obter materiais educacionais atuais para o paciente com base no diagnóstico, nos fatores etiológicos, no nível educacional e na cultura; se o paciente tiver algum comprometimento sensorial coexistente, fornecer esses materiais em um formato alternativo.

Promoção dos cuidados domiciliar, comunitário e de transição

As exacerbações graves podem ser evitadas se o enfermeiro:

- Avaliar o estado respiratório do paciente e a sua capacidade de manejar o autocuidado no hospital, no ambulatório, na escola ou no consultório
- Ressaltar a importância da adesão à terapia prescrita, medidas preventivas e a necessidade de consultas de acompanhamento
- Realizar visitas domiciliares para avaliar a existência de alergênios, quando indicado (se houver exacerbações recorrentes)
- Encaminhar o paciente a grupos de apoio comunitários
- Lembrar os pacientes e suas famílias sobre a importância das estratégias de promoção da saúde e triagem de saúde recomendada.

Para mais informações, ver o Capítulo 24 em Hinkle JL, Cheever KH. (2018). *Brunner and Suddarth's textbook of medical-surgical nursing* (14th ed.). Philadelphia, PA: Lippincott Williams & Wilkins.

Asma | Estado de mal asmático

A exacerbação da asma pode variar de leve a grave, com parada respiratória potencial. O termo *estado de mal asmático* é usado para descrever a asma grave e persistente de início rápido, que não responde à terapia convencional; as crises podem ocorrer com pouco ou nenhum aviso e podem evoluir rapidamente para asfixia. Infecção, ansiedade, uso abusivo de nebulizador, desidratação, aumento do bloqueio adrenérgico e irritantes inespecíficos contribuem para esses episódios. Um episódio agudo pode ser precipitado pela hipersensibilidade do paciente ao ácido acetilsalicílico.

Fisiopatologia

Ocorre estado de mal asmático quando a inflamação da mucosa brônquica, a constrição da musculatura lisa bronquiolar e o espessamento

Asma | Estado de mal asmático

das secreções reduzem o diâmetro dos brônquios. O broncospasmo intenso associado a rolhas de muco leva a asfixia e anormalidade da ventilação-perfusão. Ocorre alcalose respiratória inicial com redução da Pa_{O_2}, diminuição da Pa_{CO_2} e elevação do pH. À medida que o estado de mal asmático se agrava, a Pa_{CO_2} aumenta e o pH diminui, refletindo a acidose respiratória.

Manifestações clínicas

- As manifestações clínicas do estado de mal asmático são idênticas às da asma grave: respiração laboriosa, expiração prolongada, veias do pescoço ingurgitadas e sibilos
- A magnitude dos sibilos não indica a gravidade da crise
- Com o agravamento da obstrução, os sibilos desaparecem, constituindo um sinal de insuficiência respiratória iminente.

Avaliação e achados diagnósticos

- A avaliação inclui grau de dispneia, capacidade de falar, posicionamento do paciente, nível de consciência ou função cognitiva, frequência respiratória, uso dos músculos acessórios, existência de cianose central, achados na ausculta, frequência de pulso e pulso paradoxal
- A avaliação laboratorial inclui provas de função pulmonar, gasometria arterial (GA) e oximetria de pulso
- A alcalose respiratória é o achado mais comum.

Manejo clínico

- O tratamento inicial inclui agonistas beta-2-adrenérgicos de ação curta, corticosteroides, oxigenoterapia e hidratação venosa. Os sedativos estão contraindicados
- O oxigênio suplementar em alto fluxo é mais bem administrado por máscara unidirecional parcial ou completa
- O sulfato de magnésio, um antagonista do cálcio, pode ser administrado para induzir relaxamento da musculatura lisa
- A hospitalização é necessária se o paciente não responder aos tratamentos repetidos, se houver deterioração da gasometria, se os resultados das provas de função pulmonar forem insatisfatórios ou se houver necessidade de ventilação mecânica por causa de falência respiratória do paciente
- A termoplastia brônquica, uma terapia não farmacológica, pode ser usada em pacientes selecionados com asma grave não controlada.

Manejo de enfermagem

O manejo de enfermagem enfoca a avaliação ativa das vias respiratórias, a resposta do paciente ao tratamento e a próxima intervenção se o paciente não responder ao tratamento.

- Monitorar constantemente o paciente durante as primeiras 12 a 24 horas ou até que a exacerbação grave seja resolvida. A pressão arterial e o ritmo cardíaco devem ser monitorados continuamente durante a fase aguda e até a estabilização do paciente e a resposta ao tratamento
- Avaliar turgor cutâneo do paciente à procura de sinais de desidratação; o aporte de líquido é essencial para combater a desidratação, fluidificar as secreções e facilitar a expectoração
- Administrar líquidos IV, conforme prescrição, até 3 a 4 ℓ por dia, a não ser que haja alguma contraindicação
- Incentivar o paciente a poupar a energia
- Certificar-se de que o quarto do paciente seja silencioso e sem irritantes respiratórios (p. ex., flores, fumaça de tabaco, perfumes ou odores de produtos de limpeza); devem-se utilizar travesseiros antialérgicos
- Rever o plano de medicamentos do paciente.

Para mais informações, ver o Capítulo 24 em Hinkle JL, Cheever KH. (2018). *Brunner and Suddarth's textbook of medical-surgical nursing* (14th ed.). Philadelphia, PA: Lippincott Williams & Wilkins.

Ataque isquêmico transitório

O ataque isquêmico transitório (AIT) nada mais é que um déficit neurológico transitório, que tipicamente dura menos de 1 hora; manifesta-se como perda súbita da função motora, sensitiva ou visual. Pode ser um sinal de alerta de AVE iminente – aproximadamente 15% de todos os casos de AVE são precedidos por AIT. A falta de avaliação e de tratamento subsequente de um paciente que sofreu AIT prévios pode resultar em AVE e déficits irreversíveis.

Fisiopatologia

Os sinais/sintomas neurológicos resultam da isquemia temporária (comprometimento do fluxo sanguíneo) de uma região específica do encéfalo; no entanto, quando são obtidos exames de imagem do cérebro, não há evidências de isquemia ou infarto. Os sinais/sintomas podem consistir em alterações do comportamento, da fala, da marcha, da memória ou do movimento.

Ataque isquêmico transitório

Fatores de risco

Os fatores de risco do AVE isquêmico também constituem um fator nos AIT.

Manifestações clínicas

- Perda súbita da função neurológica, semelhante à observada no AVE, que regride em 1 hora – pode ser focal ou generalizada, incluindo fraqueza ou dormência da face, do braço ou da perna, mais intensos em um lado do corpo; confusão, dificuldade na fala ou na compreensão; distúrbio visual uni ou bilateral; dificuldade em caminhar, tontura, perda do equilíbrio ou da coordenação; e cefaleia sem causa conhecida
- Os sinais/sintomas duram apenas alguns minutos a menos de 1 hora.

Avaliação e achados diagnósticos

- É necessário obter história de exame físico e neurológico completo; as entrevistas com familiares são sobretudo importantes, visto que o paciente pode não ter lembrança do evento
- Diagnósticos alternativos (p. ex., hipoglicemia) que podem causar sinais/sintomas semelhantes devem ser excluídos antes do estabelecimento de um diagnóstico de AIT
- Realizar uma TC ou RM; outros exames recomendados para o AVE isquêmico podem ser considerados, com base nos sinais/sintomas iniciais e na história.

Prevenção

Ajudar o paciente a modificar os fatores de risco para AVE; incentivá-lo a controlar a hipertensão arterial, manter peso saudável, seguir uma dieta equilibrada (incluindo consumo moderado de bebidas alcoólicas) e exercícios diários.

Manejo clínico

As metas do tratamento clínico nos AIT consistem em possibilitar a recuperação do cérebro do agravo inicial e evitar ou minimizar o risco de AVE ou AIT adicionais. O manejo consiste em controle dos fatores de risco modificáveis (p. ex., hipertensão arterial ou fibrilação atrial) e uso de anticoagulantes.

Terapia farmacológica

- Agentes anti-hipertensivos são administrados para controlar a hipertensão; são usados anticoagulantes (tipicamente ácido acetilsalicílico em baixa dose no início) para anticoagulação.

Manejo de enfermagem

Ver informações adicionais em "Processo de enfermagem" em Acidente vascular encefálico isquêmico e Acidente vascular encefálico hemorrágico, anteriormente, nesta Seção.

Para mais informações, ver o Capítulo 67 em Hinkle JL, Cheever KH. (2018). *Brunner and Suddarth's textbook of medical-surgical nursing* (14th ed.). Philadelphia, PA: Lippincott Williams & Wilkins.

Aterosclerose coronariana

A aterosclerose coronariana é a causa mais comum de doença cardiovascular nos EUA e caracteriza-se por acúmulo anormal de lipídios ou substâncias gordurosas e tecido fibroso na parede dos vasos. Essas substâncias provocam bloqueio ou estreitamento do vaso, reduzindo o fluxo sanguíneo para o miocárdio. A aterosclerose envolve uma resposta inflamatória repetitiva à lesão da parede arterial e alteração subsequente das propriedades estruturais e bioquímicas das paredes arteriais.

Fatores de risco

Modificáveis

- Níveis sanguíneos elevados das lipoproteínas de baixa densidade (LDL) e colesterol total (hiperlipidemia)
- Tabagismo (cigarros)
- Hipertensão arterial
- Hiperglicemia (diabetes melito)
- Síndrome metabólica, incluindo resistência à insulina, obesidade central, dislipidemia, pressão arterial elevada, estado pró-inflamatório (níveis aumentados da proteína C reativa de alta sensibilidade [PCR-as]), estado protrombótico (níveis elevados de fibrinogênio)
- Obesidade
- Inatividade física.

Não modificáveis

- História familiar positiva (parente de primeiro grau com doença cardiovascular aos 55 anos de idade ou em uma idade mais jovem para os homens e aos 65 anos ou menos para as mulheres)
- Idade (acima dos 45 anos para os homens, acima dos 55 anos para as mulheres)

- Sexo: a doença cardiovascular ocorre mais precocemente nos homens em comparação com as mulheres
- Raça (a incidência é mais alta em afrodescendentes que em caucasianos).

Manifestações clínicas

Os sintomas e as complicações ocorrem de acordo com a localização e o grau de estreitamento do lúmen arterial, formação de trombo e obstrução do fluxo sanguíneo para o miocárdio. Os sintomas incluem:
- Isquemia
- Dor torácica: angina de peito
- Sintomas atípicos de isquemia miocárdica (dispneia, náuseas, fraqueza, desconforto epigástrico, dor que se irradia para a mandíbula ou o braço esquerdo)
- Infarto agudo do miocárdio
- Arritmias, morte cardíaca súbita.

Avaliação e achados diagnósticos

A identificação dos fatores de risco para doença da artéria coronária (DAC) envolve principalmente a obtenção de uma história de saúde completa, incluindo história familiar, exame físico (observar a pressão arterial e o peso) e exames laboratoriais (p. ex., níveis de colesterol total, níveis de LDL, lipoproteínas de alta densidade [HDL] e PCR-as e glicose).

Prevenção

A principal meta do manejo é a prevenção da DAC. Os fatores de risco modificáveis – incluindo anormalidades do colesterol, tabagismo, hipertensão arterial, diabetes melito, síndrome metabólica e inatividade física – foram citados como sendo importantes para a DAC e suas complicações. Assim sendo, recebem muita atenção nos programas de promoção da saúde.

Manejo clínico

Ver "Manejo clínico" em Síndrome coronariana aguda e infarto agudo do miocárdio, na Seção S, para informações mais detalhadas.

Manejo de enfermagem

Ver "Processo de enfermagem" em Síndrome coronariana aguda e infarto agudo do miocárdio, na Seção S, para informações adicionais.

Para mais informações, ver o Capítulo 27 em Hinkle JL, Cheever KH. (2018). *Brunner and Suddarth's textbook of medical-surgical nursing* (14th ed.). Philadelphia, PA: Lippincott Williams & Wilkins.

Bronquiectasia

A bronquiectasia refere-se à dilatação crônica e irreversível dos brônquios e bronquíolos, sendo considerada como processo mórbido distinto da doença pulmonar obstrutiva crônica (DPOC). O resultado consiste em retenção das secreções, obstrução e, por fim, colapso alveolar. A bronquiectasia pode ser causada por inúmeras condições, incluindo: obstrução das vias respiratórias; lesão difusa das vias respiratórias; infecções pulmonares e obstrução do brônquio ou complicações de infecções pulmonares a longo prazo; distúrbios genéticos (p. ex., fibrose cística); defesa anormal do hospedeiro (p. ex., discinesia ciliar ou imunodeficiência humoral); e causas idiopáticas. Em geral, a bronquiectasia é localizada, acometendo um segmento ou lobo de um pulmão, mais frequentemente os lobos inferiores. Os indivíduos podem ser predispostos à bronquiectasia em consequência de infecções respiratórias recorrentes no início da infância, sarampo, *influenza*, tuberculose ou distúrbios de imunodeficiência.

Manifestações clínicas
- Tosse crônica e produção substancial de escarro purulento
- Hemoptise, baqueteamento dos dedos das mãos e episódios repetidos de infecção pulmonar.

Avaliação e achados diagnósticos
- Uma pista para o diagnóstico definido consiste em história prolongada de tosse produtiva, com escarro consistentemente negativo para bacilos da tuberculose
- O diagnóstico é estabelecido pelo achado de dilatação brônquica na tomografia computadorizada (TC).

Manejo clínico
- O tratamento tem por objetivo promover a drenagem brônquica, a fim de remover as secreções excessivas da parte acometida dos pulmões e evitar ou controlar a infecção

Bronquiectasia

- O plano de tratamento inclui fisioterapia respiratória com percussão, drenagem postural, expectorantes ou broncoscopia para remover as secreções brônquicas
- A terapia antimicrobiana é orientada pelos exames de sensibilidade em amostras de escarro
- A terapia antimicrobiana pode consistir em um esquema anual de antibióticos, com alternância de fármacos ou esquemas intermitentes (p. ex., durante o inverno ou quando houver infecções das vias respiratórias superiores)
- Tanto a vacinação contra *influenza* quanto contra pneumonia pneumocócica é altamente recomendada
- O controle da secreção é problemático nos pacientes com bronquiectasia. Broncodilatadores, que são prescritos para pacientes com disfunção reativa das vias respiratórias concomitante, também ajudam nesse controle. Além disso, mucolíticos nebulizados ajudam na eliminação das secreções das vias respiratórias
- O abandono do tabagismo é essencial.

Manejo cirúrgico

- A intervenção cirúrgica (ressecção segmentar de um lobo ou remoção do pulmão) é usada com pouca frequência
- Na preparação para cirurgia, assegure drenagem postural vigorosa, aspiração por broncoscópio e administração de terapia antibacteriana prescrita.

Manejo de enfermagem

Ver "Manejo de enfermagem" em Doença pulmonar obstrutiva crônica, na Seção D, bem como Manejo de enfermagem no período peroperatório, na Seção M, para informações mais detalhadas.

Para mais informações, ver o Capítulo 24 em Hinkle JL, Cheever KH. (2018). *Brunner and Suddarth's textbook of medical-surgical nursing* (14th ed.). Philadelphia, PA: Lippincott Williams & Wilkins.

Câncer

O câncer não é uma doença única com uma causa isolada; na verdade, trata-se de um grupo de doenças distintas com diferentes causas, manifestações, tratamentos e prognósticos. O câncer pode acometer qualquer sistema orgânico, e as abordagens terapêuticas têm efeitos multissistêmicos. A prática de enfermagem no câncer, conhecida como *enfermagem oncológica*, envolve todos os grupos etários e inclui inúmeros cenários de atenção à saúde, tais como instituições de cuidados agudos, centros ambulatoriais, instituições de reabilitação, domicílio e unidades de cuidados prolongados.

Os enfermeiros precisam identificar suas próprias percepções relativas ao câncer para alcançar metas realistas nos cuidados aos pacientes com câncer, visto que a maioria das pessoas ainda associa o câncer a dor e morte. Além disso, os enfermeiros que cuidam de casos com câncer precisam estar preparados para apoiar os pacientes e suas famílias, que se deparam com uma ampla variedade de dificuldades físicas, emocionais, sociais, culturais, financeiras e espirituais.

Epidemiologia

Em 2015, aproximadamente 700.000 novos casos de câncer foram diagnosticados. No mesmo ano, cerca de 600.000 norte-americanos morreram em consequência do câncer. Apesar dos avanços significativos em ciência e tecnologia, o câncer é a segunda principal causa de morte nos EUA (Siegel, Miller, & Jemal, 2015). Atualmente, uma em cada quatro mortes é causada por câncer. As principais causas de morte por câncer nos EUA, em ordem de frequência e localização, são os cânceres de pulmão, próstata e colorretal, nos homens; e os cânceres de pulmão, mama e colorretal, nas mulheres.[1] A maioria dos cânceres acomete

---

[1]N.R.T.: No Brasil, segundo o Instituto Nacional de Câncer José Alencar Gomes da Silva (INCA), estima-se para o biênio 2018-2019 a ocorrência de 600 mil novos casos de câncer para cada ano. Excetuando-se o câncer de pele não melanoma (cerca de 170 mil casos novos), ocorrerão 420 mil casos novos de câncer. O cálculo global corrigido para o sub-registro, segundo Mathers et al., aponta a ocorrência de 640 mil casos novos. Essas estimativas refletem o perfil de um país que possui os cânceres de próstata, pulmão, mama feminina e colorretal

indivíduos com mais de 65 anos de idade, observando-se maior incidência nos homens que nas mulheres, e maior incidência nos países industrializados, em comparação com os não industrializados.

As taxas globais de morte por câncer declinaram; no entanto, as taxas de morte por câncer em homens afro-americanos continuam substancialmente mais altas que aquelas de homens brancos, e duas vezes maiores que as dos homens hispânicos. As disparidades no tratamento, na morbidade e na mortalidade estão associadas a fatores relacionados com os pacientes, os médicos e os sistemas, tais como atitudes, conhecimento, crenças culturais, questões socioeconômicas, escolaridade, acesso aos serviços de saúde, estilos de vida (p. ex., tabagismo), déficit de conhecimento, habilidades de comunicação e outros fatores epidemiológicos que existem no sistema de assistência à saúde e na comunidade.

Fisiopatologia do processo maligno

O câncer é um processo patológico que começa quando uma célula normal é transformada por mutação genética do DNA celular. As mutações genéticas podem resultar de mutações hereditárias ou adquiridas, que levam a comportamento anormal das células. A célula inicial geneticamente alterada forma um clone e começa a proliferar de maneira anormal, escapando dos processos ou sinais de regulação normais do crescimento intracelular e extracelular, bem como de outros mecanismos de defesa do corpo. As células adquirem características invasivas, e ocorrem alterações nos tecidos adjacentes. As células infiltram esses tecidos e ganham acesso aos vasos sanguíneos e linfáticos, que as transportam para outras regiões do corpo.

Padrões de proliferação

Diversos tecidos corporais normalmente passam por períodos de crescimento rápido ou proliferativo, que tem de ser diferenciado do crescimento maligno. Existem vários padrões de crescimento celular: hiperplasia, metaplasia, displasia, anaplasia e neoplasia. As células cancerosas são descritas como neoplasias malignas, e são classificadas e designadas de acordo com o tecido de origem. Tanto os crescimentos benignos quanto os malignos são classificados e designados

---

entre os mais incidentes, embora ainda apresentando altas taxas para os cânceres de colo do útero, estômago e esôfago. As taxas de incidência ajustadas por idade tanto para homens (217,27/100 mil) quanto para mulheres (191,78/100 mil) são consideradas intermediárias e compatíveis com as apresentadas para países em desenvolvimento.

pelo tecido de origem. A International Classification of Diseases for Oncology é utilizada por cientistas e profissionais de saúde do mundo inteiro, como a nomenclatura para doenças malignas (Fritz, Percy, Jack et al., 2013).

A incapacidade do sistema imune de destruir prontamente células anormais possibilita que essas células cresçam tanto que não podem mais ser controladas por mecanismos imunes normais. Os agentes ou fatores implicados na carcinogênese incluem vírus e bactérias, agentes físicos, agentes químicos, fatores genéticos e familiares, fatores nutricionais e agentes hormonais.

Manifestações clínicas

- As células cancerosas disseminam-se de um órgão ou parte do corpo para outro, por meio de invasão e metástase; por conseguinte, as manifestações estão relacionadas com o sistema acometido e o grau de destruição da integridade (ver tipo específico de câncer)
- Em geral, o câncer provoca anemia, fraqueza, perda de peso (disfagia, anorexia, obstrução) e dor (frequentemente nos estádios avançados)
- Os sintomas decorrem da destruição dos tecidos e de sua substituição por tecido canceroso não funcional ou hiperprodutivo (p. ex., destruição da integridade da medula óssea e anemia ou excesso de produção de esteroides suprarrenais); da pressão exercida sobre estruturas adjacentes; do aumento das demandas metabólicas e do comprometimento na hematopoese.

Avaliação e achados diagnósticos

A triagem precoce para a detecção de câncer geralmente focaliza aqueles com maior incidência ou aqueles que apresentam melhor taxa de sobrevida quando diagnosticados no estádio inicial. Exemplos desses cânceres incluem os de mama, colorretal, do colo do útero, do endométrio, de testículo, da pele e da orofaringe. Os pacientes com suspeita de câncer devem se submeter a vários exames para:

- Determinar a existência e a extensão do tumor
- Identificar a possível disseminação (metástase) da doença ou a invasão de outros tecidos corporais
- Avaliar a função dos órgãos e sistemas orgânicos acometidos e não acometidos
- Obter amostras de tecido e células para análise, incluindo avaliação do estádio e do grau do tumor.

Os exames complementares incluem identificação de marcadores tumorais, perfil genético, exames de imagem (mamografia, ressonância magnética [RM], tomografia computadorizada [TC], fluoroscopia, ultrassonografia, endoscopia, cintigrafia, tomografia por emissão de pósitrons [PET], PET-TC, PET-RM, radioimunoconjugados) e biopsia.

Detecção e prevenção do câncer

- Orientar a comunidade sobre o risco de câncer (evitar carcinógenos)
- Incentivar o indivíduo a fazer mudanças na dieta e no estilo de vida (abandono do tabagismo, redução do consumo de calorias e de etanol, aumento da atividade física)
- Incentivar o indivíduo a alcançar e manter um peso saudável durante toda a vida, com um estilo fisicamente ativo
- Efetuar a triagem das mulheres para câncer de mama, colo do útero e endométrio, e dos homens para câncer de próstata, quando indicado.

Estadiamento e gradação histológica do tumor

Estadiamento

O estadiamento determina o tamanho do tumor e a existência de invasão local e metástases a distância (ver o boxe Estadiamento dos tumores). Existem vários sistemas para classificar a extensão anatômica da doença; o sistema TNM (tumor, linfonodos e metástases) é o utilizado para descrever muitos tumores sólidos.

Estadiamento dos tumores

Estádio I	Tumor < 2 cm, sem comprometimento de linfonodos, sem metástases detectáveis
Estádio II	Tumor > 2 cm, porém < 5 cm, com ou sem comprometimento de linfonodos não fixos, sem metástases detectáveis
Estádio III	Tumor volumoso (> 5 cm) ou tumor de qualquer tamanho com invasão da pele ou da parede do tórax ou com comprometimento de linfonodos fixos na área clavicular, sem evidências de metástases
Estádio IV	Tumor de qualquer tamanho, com ou sem comprometimento de linfonodos e metástases a distância

Gradação histológica do tumor

A gradação refere-se à classificação histopatológica das células tumorais. Os sistemas de gradação procuram definir o tipo de tecido a partir do qual o tumor se originou, além do quanto as células tumorais retêm as características funcionais e histológicas do tecido de origem. As amostras de células que são usadas para estabelecer o grau de um tumor podem ser obtidas a partir de esfregaços teciduais, líquidos orgânicos, secreções, lavados, biopsia ou excisão cirúrgica. Essa informação ajuda os profissionais de saúde a prever o comportamento e o prognóstico de vários tumores. O grau do tumor é indicado por um valor numérico que varia de I (bem diferenciado) a IV (pouco diferenciado ou indiferenciado).

Manejo clínico

A gama de possíveis metas terapêuticas inclui a erradicação completa da doença maligna (cura), a sobrevida prolongada e a contenção do crescimento das células cancerosas (controle) ou o alívio dos sinais/sintomas associados à doença (paliativo). As abordagens terapêuticas são iniciadas após o câncer ter sido diagnosticado e após a realização de estadiamento e gradação do câncer. As opções de tratamento incluem:

- A cirurgia (p. ex., excisões locais ou amplas, cirurgia endoscópica videoassistida, incluindo uso da robótica, cirurgia de salvamento, eletrocirurgia, criocirurgia, quimiocirurgia ou cirurgia com *laser*) pode ser o método primário de tratamento ou pode ser profilática, paliativa ou reconstrutora. A meta da cirurgia consiste em remover o tumor por completo ou o máximo possível
- A radioterapia e a quimioterapia podem ser usadas individualmente ou em associação a outras opções de tratamento
- O transplante de células-tronco hematopoéticas constitui outra opção de tratamento
- A terapia térmica (hipertermia) pode ser útil
- Outras terapias direcionadas (p. ex., modificadores da resposta biológica [MRB], fatores de crescimento e citocinas, terapia gênica e medicina complementar e alternativa [MCA]) constituem possíveis modalidades de tratamento.

Manejo de enfermagem

Manutenção da integridade tissular

Alguns dos distúrbios da integridade tissular observados com mais frequência incluem estomatite, reações cutâneas e teciduais à radioterapia, toxicidade cutânea associada à terapia direcionada, alopecia e lesões cutâneas metastáticas.

Manejo da mucosite e da estomatite

- Avaliar a cavidade oral diariamente e instruir o paciente no sentido de relatar a ocorrência de alterações na sensibilidade, eritema leve, edema, ulcerações dolorosas e sangramento
- Avaliar os fatores de risco e as comorbidades associados à estomatite, que incluem higiene oral deficiente, debilitação geral, doença dentária existente, irradiação prévia da região da cabeça e pescoço, comprometimento da função das glândulas salivares, uso de outros medicamentos que ressecam as mucosas, mielossupressão, idade avançada, tabagismo, quimioterapia prévia, diminuição da função renal e comprometimento do estado nutricional
- Instruir o paciente a utilizar colutórios de soro fisiológico e uma escova de dentes com cerdas macias; remover as próteses dentárias, exceto durante as refeições (certificar-se de que as próteses dentárias estejam adequadamente adaptadas); aplicar lubrificante labial hidrossolúvel e manter dieta líquida ou pastosa. Aconselhar o paciente a evitar irritantes, como colutórios com álcool, alimentos condimentados ou de difícil mastigação e aqueles com extremos de temperatura, bebidas alcoólicas e tabaco
- Ajudar o paciente a minimizar o desconforto, utilizando um anestésico tópico prescrito, administrando analgésicos sistêmicos (conforme prescrição) e realizando cuidado bucal apropriado.

Manejo do comprometimento da pele associado à radiação

- Manter a integridade da pele e limpá-la, fornecer conforto, reduzir a dor, evitar traumatismos adicionais, evitar e tratar a infecção e promover um ambiente úmido para a cicatrização de feridas
- Fornecer cuidados cutâneos cuidadosos, evitando o uso de sabões, cosméticos, perfumes, talcos, loções e pomadas e desodorantes
- Orientar o paciente sobre a importância de usar apenas água morna para banhar a região e evitar o uso de roupas apertadas e irritantes, a aplicação de bolsas de água quente, almofadas térmicas ou gelo e a retirada de pelos com lâmina ou o uso de esparadrapo na área afetada
- Instruir o paciente a não esfregar ou arranhar a área ou expô-la a luz solar ou clima frio. Instruir também a aplicar uma pomada de vitamina A e D para diminuir o prurido
- Se houver descamação úmida, aplicar creme de calêndula e algumas formulações de ácido hialurônico. Se ocorrer descamação úmida, não romper nenhuma bolha que tenha se formado, relatar a ocorrência de bolhas e usar cremes ou pomadas, conforme prescrição. Se a área

exsudar, aplicar um curativo absorvente não adesivo. Se não houver drenagem, usar curativos permeáveis a umidade e vapor, como hidrocoloides e hidrogéis, nas áreas não infectadas para oferecer conforto ao paciente.

Abordagem da alopecia

- Discutir a possível perda de cabelos e o crescimento capilar subsequente com o paciente e a família; avisar que pode ocorrer queda de pelos em outras partes do corpo, além dos cabelos
- Explorar o impacto potencial da queda do cabelo, resultando em problemas de autoestima, relacionamentos interpessoais e sexualidade, e sentimentos de raiva, rejeição, isolamento, desamparo, relutância, medo e depressão
- Evitar ou minimizar a queda dos cabelos. Usar hipotermia e torniquetes de pressão no couro cabeludo, quando apropriado, cortar os cabelos longos antes do tratamento; utilizar xampu suave, secar com movimentos leves e evitar o uso excessivo de xampu e qualquer processamento do cabelo; evitar pentear ou escovar excessivamente
- Sugerir maneiras para lidar com a queda dos cabelos (p. ex., comprar uma peruca ou aplique antes da queda dos fios)
- Instruir o paciente a evitar a exposição ao sol, usar filtro solar e chapéu ou lenço
- Explicar que, em geral, o crescimento dos cabelos começa novamente quando termina a terapia.

Manejo das lesões cutâneas malignas

- Avaliar cuidadosamente e limpar a pele, diminuindo as bactérias superficiais, controlando o sangramento, reduzindo o odor, protegendo a pele da dor e de qualquer traumatismo adicional e aliviando o desconforto
- Ajudar e orientar o paciente e a sua família sobre os cuidados dessas lesões em domicílio; encaminhar para cuidado domiciliar, quando indicado.

Promoção da nutrição

A maioria dos pacientes portadores de câncer apresenta alguma perda de peso durante a doença. A anorexia, a má absorção e a caquexia são exemplos comuns de problemas nutricionais.

- Orientar o paciente a evitar visões, odores e sons desagradáveis no ambiente durante a hora da refeição

90 Câncer

- Sugerir alimentos que sejam preferidos e bem tolerados pelo paciente, de preferência alimentos hipercalóricos e ricos em proteína; respeitar as preferências alimentares étnicas e culturais
- Incentivar a ingestão adequada de líquidos, mas limitar o consumo de líquidos na hora da refeição
- Instruir o paciente a ajustar a dieta antes e depois da administração dos medicamentos; sugerir refeições em menores quantidades e maior frequência
- Promover um ambiente calmo e tranquilo durante a refeição, com aumento da interação social, quando desejado
- Incentivar suplementos nutricionais e alimentos ricos em proteína entre as refeições
- Incentivar a higiene oral frequente e providenciar medidas de alívio da dor para tornar as refeições mais agradáveis
- Administrar agentes antieméticos, sedativos e corticosteroides, e providenciar o uso de terapias alternativas para ajudar a controlar náuseas e vômitos antes e depois da quimioterapia
- Diminuir a ansiedade, incentivando a verbalização dos temores e das preocupações, o uso de técnicas de relaxamento e a visualização no momento da refeição
- Para manejo colaborativo, fornecer alimentos por tubo enteral de dietas líquidas comerciais, dietas elementares ou alimentos liquidificados, conforme prescrição
- Administrar estimulantes do apetite, conforme prescrição
- Incentivar a família e os amigos a não censurar nem persuadir o paciente no que diz respeito à alimentação
- Avaliar e abordar outros fatores contribuintes para náuseas, vômitos e anorexia, tais como outros sintomas, constipação intestinal, irritação gastrintestinal (GI), desequilíbrio eletrolítico, radioterapia, medicamentos e metástase para o sistema nervoso central.

Alívio da dor e do desconforto

- Instruir o paciente a relatar a ocorrência de dor, utilizando uma escala, e incluir a sua localização, suas características, sua frequência e sua duração
- Colaborar com o paciente e a equipe de saúde para determinar o melhor manejo da dor, a fim de obter qualidade de vida ótima
- Assegurar ao paciente que você sabe que a dor é real e que irá ajudá-lo a reduzi-la
- Fornecer ao paciente e à família instruções sobre a importância do esquema de analgésicos prescritos, e abordar qualquer conceito

errôneo sobre o uso de analgésicos opioides, devido à falta de conhecimento
- Incentivar as estratégias de alívio da dor que o paciente utilizou com sucesso em sua experiência anterior com dor
- Ensinar ao paciente estratégias não farmacológicas para aliviar a dor e o desconforto: distração, visualização, relaxamento, estimulação cutânea, dentre outras.

Diminuição da fadiga
- Ajudar o paciente e sua família a entender que a fadiga é habitualmente um efeito colateral esperado e temporário do processo do câncer e de seu tratamento
- Incentivar o paciente a reformular os horários durante o dia e a organizar as atividades para conservar a energia, promover hábitos de sono saudáveis; instruir o paciente a alternar períodos de repouso e atividade
- Incentivar o paciente e sua família a planejar a delegação das responsabilidades, como cuidar dos filhos, realizar trabalho doméstico e compras e cozinhar. Incentivar o paciente a reduzir o número de horas de trabalho por semana
- Incentivar consumo adequado de proteínas e calorias; avaliar à procura de distúrbios hidreletrolíticos
- Incentivar um programa de exercícios físicos planejado para ajudar a aumentar a resistência e o vigor e diminuir a fadiga
- Incentivar o uso de técnicas de relaxamento e visualização orientada
- Abordar fatores que contribuem para a fadiga e implantar estratégias farmacológicas e não farmacológicas para manejo da dor
- Administrar hemoderivados, conforme prescrição, para aumentar a disponibilidade de oxigênio
- Colaborar com o fisioterapeuta e o terapeuta ocupacional para facilitar a mobilidade e aumentar a energia do paciente
- Administrar eritropoetina (EPO), que estimula a produção de eritrócitos, diminuindo, assim, os sintomas da anemia crônica induzida pelo tratamento e reduzindo a necessidade de transfusões sanguíneas.

Melhora da imagem corporal e autoestima
- Avaliar os sentimentos do paciente com relação à imagem corporal e nível de autoestima. Incentivar o paciente a verbalizar suas preocupações e participar em atividades e tomadas de decisão

92 Câncer

- Identificar ameaças potenciais para a autoestima do paciente (p. ex., aparência alterada, função sexual diminuída, queda do cabelo, diminuição da energia, mudança de papéis); validar as preocupações com o paciente
- Ajudar o paciente no autocuidado quando fadiga, letargia, náuseas, vômitos e outros sintomas impedem a independência
- Promover uma imagem corporal positiva, ajudando o paciente a escolher e usar cosméticos, lenços, apliques e roupas que aumentem a sua sensação de atratividade
- Incentivar o(a) paciente e seu(sua) parceiro(a) a compartilhar as preocupações a respeito da sexualidade e função sexual alteradas, e a explorar alternativas para suas expressões sexuais habituais
- Encaminhar o paciente a especialistas, quando necessário.

Assistência no processo de luto

- Incentivar a verbalização dos temores, das preocupações, dos sentimentos negativos e das dúvidas em relação à doença, ao tratamento e às futuras implicações. Explorar as estratégias de enfrentamento anteriormente bem-sucedidas
- Incentivar a participação ativa do paciente ou da família nas decisões de cuidado e tratamento
- Visitar a família com frequência para estabelecer e manter os relacionamentos e a proximidade física
- Envolver um conselheiro espiritual, quando desejado pelo paciente e pela família
- Acompanhar o progresso por meio do processo de sofrimento no ritmo individual do paciente e da família, permitindo períodos de choro e expressão de tristeza
- Solicitar o aconselhamento profissional, quando indicado, para o paciente ou a família, a fim de aliviar o sofrimento patológico e não adaptativo
- Se o paciente entrar na fase terminal da doença, ajudar a ele e a sua família a reconhecer e enfrentar as reações e sentimentos
- Manter contato com os familiares após a morte do paciente; isso pode ajudá-los a superar o sentimento de perda e luto.

Monitoramento e manejo das complicações potenciais

Manejo da infecção

- Avaliar o paciente à procura de evidências de infecção: verificar os sinais vitais a cada 4 horas, monitorar a contagem de leucócitos e a

contagem diferencial diariamente, e inspecionar todos os locais que possam atuar como portas de entrada para patógenos (p. ex., acessos venosos, feridas, pregas cutâneas, proeminências ósseas, períneo e cavidade oral)
- Relatar a ocorrência de febre (38,3°C ou mais, ou 38°C ou mais por mais de 1 hora), calafrios, sudorese, edema, calor, dor, eritema e exsudato em qualquer superfície corporal. Além disso, relatar a ocorrência de alterações do estado respiratório ou mental, polaciúria ou ardência à micção, mal-estar, mialgias, artralgias, exantema ou diarreia
- Discutir com o paciente e a família a internação em quarto individual se a contagem de leucócitos absoluta for inferior em 1.000/mm³, e ressaltar a importância de o paciente evitar o contato com pessoas portadoras de infecção conhecida ou que tenha ocorrido há pouco tempo ou vacinação recente; evitar locais aglomerados
- Instruir todas as pessoas sobre a higiene cuidadosa das mãos antes e depois de entrar no quarto
- Evitar procedimentos retais ou vaginais (aferição de temperatura retal, exames, colocação de supositórios ou tampões vaginais) e injeções intramusculares. Evitar a inserção de cateteres urinários; se houver necessidade de cateteres, utilizar uma técnica asséptica estrita
- Ensinar ao paciente e à família a higiene e a manipulação segura dos alimentos; instruir a trocar diariamente a escarradeira, o líquido de limpeza de próteses dentárias e o equipamento respiratório contendo água, e a praticar uma cuidadosa higiene pessoal.

Manejo do choque séptico

- Avaliar frequentemente o paciente quanto à ocorrência de infecção e inflamação durante toda a evolução da doença
- Evitar a septicemia e o choque séptico ou detectá-las e notificá-las para tratamento imediato
- Monitorar os sinais e sintomas de choque séptico (alteração do estado mental, temperatura subnormal ou elevada, pele fria e pegajosa, débito urinário, hipotensão, taquicardia, outras arritmias, distúrbios eletrolíticos, taquipneia e valores anormais da gasometria arterial [GA])
- Instruir o paciente e a sua família sobre os sinais de septicemia, os métodos usados para evitar a infecção e as ações a serem tomadas no caso de infecção ou septicemia.

Manejo do risco de sangramento

- Monitorar a contagem de plaquetas e avaliar a ocorrência de sangramento (p. ex., petéquias ou equimoses; diminuição da hemoglobina

ou do hematócrito; sangramento prolongado de procedimentos invasivos, punções venosas, pequenos cortes ou arranhaduras; sangue macroscópico ou oculto em qualquer excreção corporal, vômitos ou escarro; sangramento a partir de qualquer orifício corporal; estado mental alterado)
- Instruir o paciente e a sua família sobre as maneiras de minimizar o sangramento (p. ex., usar escova de dentes com cerdas macias para o cuidado bucal, evitar colutórios com álcool, usar barbeador elétrico, usar lixa para o cuidado das unhas; evitar os alimentos difíceis de mastigar)
- Iniciar medidas para minimizar o sangramento (p. ex., coletar o sangue para exames laboratoriais com uma punção venosa diária; evitar a verificação da temperatura retal ou a administração de supositórios e enemas; evitar injeções intramusculares, mas usar a menor agulha possível, se necessário; utilizar lubrificante à base de água nos lábios; evitar cateterismos vesicais, mas utilizar o menor cateter, se houver necessidade; manter a ingestão de líquido em pelo menos 3 ℓ por 24 horas, a não ser que haja contraindicação; usar emolientes fecais ou aumentar o teor de fibras da dieta; evitar medicamentos que interfiram na coagulação, como o ácido acetilsalicílico; recomendar o uso de lubrificante à base de água antes da relação sexual)
- Quando a contagem de plaquetas for inferior a 20.000/mm^3, instituir repouso no leito com grades laterais acolchoadas, prevenção de atividade extenuante e transfusões de plaquetas, conforme prescrição
- Monitorar, orientar e ajudar o paciente sobre as maneiras de participar na autoproteção.

Promoção dos cuidados domiciliar e comunitário

Orientação ao paciente sobre autocuidados
- Fornecer as informações necessárias ao paciente e à família para abordar as necessidades de cuidado mais imediatas, que provavelmente serão encontradas em casa
- Rever verbalmente e reforçar com informações por escrito os efeitos colaterais dos tratamentos e as mudanças no estado do paciente que devem ser relatadas
- Discutir com o paciente e a família as estratégias para lidar com os efeitos colaterais do tratamento ou o manejo dos sintomas
- Reconhecer as necessidades de aprendizagem com base nas prioridades identificadas pelo paciente e pela família, bem como a complexidade do cuidado domiciliar

- Fornecer apoio continuado para permitir que o paciente e sua família se sintam confortáveis e seguros no manejo dos tratamentos em casa
- Encaminhar o paciente para a enfermagem domiciliar, a fim de fornecer cuidado e apoio aos que recebem cuidados técnicos avançados, incluindo administração domiciliar de quimioterapia, nutrição enteral e parenteral, hemoderivados, antibióticos parenterais e analgésicos, bem como manejo dos sintomas e cuidado dos dispositivos de acesso vascular
- Avaliar e monitorar continuamente o risco de tromboembolia venosa
- Providenciar consultas de acompanhamento e ligações telefônicas ao paciente e à família, e avaliar a evolução do paciente e as necessidades continuadas deste e de sua família.

Promoção dos cuidados domiciliar, comunitário e de transição

- Encaminhar o paciente para cuidado domiciliar (avaliar o ambiente, sugerir modificações no domicílio ou no cuidado para ajudar o paciente e a sua família a abordar as necessidades e cuidado físicos do paciente, e avaliar o impacto psicológico e emocional da doença sobre o paciente e a família)
- Avaliar as alterações no estado físico do paciente e relatar as alterações relevantes a todos os profissionais de saúde envolvidos, para garantir que sejam realizadas as modificações adequadas e apropriadas na terapia
- Avaliar a adequação do manejo da dor e a efetividade de outras estratégias, a fim de evitar ou tratar os efeitos colaterais das modalidades de tratamento e a progressão da doença
- Avaliar a compreensão do paciente e da família sobre o plano de tratamento e as estratégias de manejo, e reforçar o ensino prévio
- Efetuar encaminhamentos e coordenar os recursos comunitários disponíveis (p. ex., escritório local da American Cancer Society, auxiliares domiciliares, grupos de igreja, enfermeiros paroquiais e grupos de apoio) para ajudar os pacientes e seus cuidadores.

Manejo de enfermagem relacionado com o tratamento

Cirurgia do câncer

- Realizar avaliação pré-operatória completa de todos os fatores passíveis de afetar o paciente submetido à cirurgia, individualizada de acordo com idade, comprometimento do órgão, déficits específicos, comorbidades e implicações culturais

96 Câncer

- Ajudar o paciente e sua família a lidar com as possíveis alterações e resultados decorrentes da cirurgia; fornecer orientação e apoio emocional por meio de avaliação das necessidades do paciente e da família e discussão de seus temores e mecanismos de enfrentamento. Incentivá-los a assumir um papel ativo na tomada de decisão, quando possível
- Explicar e esclarecer informações que o médico forneceu sobre os resultados de exames complementares e procedimentos cirúrgicos, se for formulada qualquer pergunta a esse respeito
- Comunicar-se frequentemente com os membros da equipe de saúde para certificar-se de que a informação fornecida seja consistente
- No período pós-operatório, avaliar as respostas do paciente à cirurgia e monitorar para complicações potenciais, tais como infecção, sangramento, tromboflebite, deiscência da ferida, desequilíbrio hidreletrolítico e disfunção orgânica
- Fornecer instruções pós-operatórias abordando o cuidado da ferida, o manejo da dor e conforto, a atividade, a nutrição e informações sobre medicamentos
- Iniciar planos para a alta, acompanhamento, cuidados domiciliares e tratamento o mais precoce possível para assegurar a continuidade do cuidado
- Incentivar o paciente e sua família a usar os recursos comunitários, como a American Cancer Society, para apoio e informações.[2]

Radioterapia

- Explicar e promover momentos para perguntas relacionadas com o procedimento, o equipamento, a duração e a possível necessidade de imobilização do paciente durante o procedimento, bem como ausência de novas sensações, incluindo dor
- Ajudar o paciente e a sua família a discutir os receios com relação aos efeitos da radiação em outras pessoas, sobre o tumor e os tecidos e órgãos saudáveis
- Avaliar a pele e a mucosa orofaríngea do paciente, bem como o estado nutricional e a sensação geral de bem-estar
- Tranquilizar o paciente sobre o fato de que os sintomas sistêmicos (p. ex., fraqueza, fadiga) resultam do tratamento e não representam deterioração ou evolução da doença

---

[2]N.R.T.: No Brasil, o Instituto Nacional de Câncer José Alencar Gomes da Silva (INCA) é o órgão do Ministério de Saúde voltado a ações nacionais integradas para o controle e a prevenção do câncer.

- Se for usado um implante radioativo, informar o paciente a respeito das restrições impostas a visitas e profissionais de saúde e outras precauções contra a radiação, bem como o próprio papel do paciente antes, no decorrer e depois do procedimento
- Manter o paciente com dispositivo de administração intracavitário em repouso no leito. Usar a manobra de rolagem em bloco para posicionar o paciente, a fim de evitar o deslocamento do dispositivo intracavitário. Fornecer uma dieta com restrição de resíduos e administrar agentes antidiarreicos para evitar a evacuação durante a terapia, de modo que os radioisótopos não sejam deslocados. Manter um cateter urinário de demora para garantir o esvaziamento da bexiga
- Ajudar o paciente enfraquecido ou fatigado nas atividades da vida diária e higiene pessoal, incluindo higiene oral delicada para remover os resíduos, evitar a irritação e promover cicatrização
- Seguir as instruções fornecidas pelo profissional de segurança da radiação do departamento de radiologia, que especificam o tempo máximo que pode ser passado com segurança no quarto do paciente, o equipamento de segurança a ser usado e as precauções e ações especiais que devem ser empreendidas se houver deslocamento do implante. Explicar a justificativa dessas precauções ao paciente.

Alerta de enfermagem | Qualidade e segurança

Para a segurança na braquiterapia, designar o paciente para um quarto individual e afixar avisos adequados sobre as precauções de segurança contra radiação. Fazer com que os membros da equipe usem dosímetros. Certificar-se de que as profissionais grávidas não sejam designadas para o cuidado ao paciente. Proibir as visitas por crianças ou gestantes e limitar as visitas a 30 minutos diariamente. Instruir e monitorar os visitantes para assegurar que mantenham uma distância de 180 cm da fonte de radiação.

Quimioterapia

- Avaliar os resultados laboratoriais e físicos dos índices metabólicos; os sistemas hematológico, hepático, renal, cardiovascular, neurológico e pulmonar são de importância crítica na avaliação da resposta do organismo à quimioterapia
- Avaliar com frequência os estados nutricional e hidreletrolítico do paciente. Usar estratégias para incentivar um consumo adequado de líquidos e alimentos
- Devido ao risco aumentado de anemia, infecção e distúrbios hemorrágicos, a avaliação e o cuidado de enfermagem focalizam a identificação

e a modificação dos fatores que aumentam ainda mais o risco. As contagens de células sanguíneas são monitoradas
- Usar técnica asséptica e manipulação delicada para evitar a ocorrência de infecção e traumatismo
- Instruir o paciente e sua família sobre a pré-medicação autoadministrada que foi prescrita antes de comparecer ao centro de infusão, sobre o reconhecimento e o relato dos sinais e sintomas após o início da infusão, e sobre como identificar os sinais e sintomas que podem ocorrer em domicílio e que requerem atenção imediata
- Selecionar cuidadosamente as veias periféricas, efetuar a punção venosa e administrar com cautela os medicamentos. Monitorar as indicações de extravasamento durante a administração dos medicamentos (p. ex., ausência do retorno de sangue a partir do cateter IV; resistência ao fluxo de líquido IV; ou sensação de ardência ou dor, edema ou rubor no local).

> **Alerta de enfermagem | Qualidade e segurança**
>
> Se houver suspeita de extravasamento, interromper imediatamente a administração do medicamento e aplicar gelo no local (a não ser que o medicamento vesicante extravasado seja um alcaloide da vinca), em acordo com o protocolo institucional.

- Ajudar o paciente com náuseas e vômitos tardios (que ocorrem com mais de 48 a 72 horas depois da quimioterapia), orientando-o no sentido de fazer uso de medicamentos antieméticos, quando necessário, durante a primeira semana em domicílio, após a quimioterapia, e ensinando-lhe técnicas de relaxamento e visualização, que podem ajudar a diminuir os estímulos que contribuem para os sintomas
- Instruir o paciente a fazer refeições pequenas e frequentes, a ingerir alimentos leves e suaves, que podem reduzir a frequência e a intensidade dos sintomas
- Monitorar frequentemente as contagens hematológicas, observar e registrar a ocorrência de neutropenia e proteger o paciente de infecções e lesões, particularmente quando as contagens de células sanguíneas estiverem deprimidas
- Monitorar os níveis de ureia, a creatinina sérica, a depuração de creatinina e os níveis séricos de eletrólitos, e relatar qualquer achado que possa indicar um declínio da função renal
- Proporcionar hidratação adequada, diurese e alcalinização da urina, para evitar a formação de cristais de ácido úrico; administrar alopurinol para evitar esses efeitos colaterais

- Monitorar rigorosamente, à procura de sinais de insuficiência cardíaca, fração de ejeção cardíaca e fibrose pulmonar (p. ex., resultados das provas de função pulmonar)
- Informar o(a) paciente e sua(seu) parceira(o) a respeito das alterações potenciais na capacidade reprodutora decorrentes da quimioterapia, além de suas opções (para homens, recomenda-se o banco de esperma antes dos tratamentos). Aconselhar o(a) paciente e sua(seu) parceira(o) a usar métodos confiáveis de controle de natalidade enquanto recebe a quimioterapia, visto que a esterilidade não é certa
- Informar o paciente de que os taxanos e os alcaloides vegetais, principalmente a vincristina, podem causar lesão neurológica periférica com alterações sensoriais nos pés e nas mãos; esses efeitos colaterais costumam ser reversíveis após a conclusão da quimioterapia, mas podem levar meses para desaparecer
- Ajudar o paciente e a sua família a planejar estratégias para combater a fadiga
- Usar as precauções desenvolvidas pela Occupational Safety and Health Administration (OSHA), pela Oncology Nursing Society (ONS),[3] pelos hospitais e outros serviços de cuidados de saúde, a fim de proteger os profissionais de saúde que manipulam agentes quimioterápicos.

Transplante de células-tronco hematopoéticas

- Antes da realização do transplante de células-tronco hematopoéticas (TCTH), efetuar avaliações nutricionais e exames físicos cuidadosos, provas de função orgânica e avaliações psicológicas
- Realizar exames de sangue, incluindo pesquisa de exposição antigênica pregressa (p. ex., vírus da hepatite, citomegalovírus, herpes-vírus simples, HIV e sífilis)
- Assegurar que os sistemas de suporte social e os recursos financeiros e de seguro do paciente sejam avaliados
- Reforçar as informações sobre o TCTH para consentimento informado
- Fornecer instruções ao paciente acerca do procedimento e do cuidado pré-transplante e pós-transplante
- Durante a fase de tratamento, monitorar rigorosamente os sinais de toxicidade aguda (p. ex., náuseas, diarreia, mucosite e cistite hemorrágica), e dispensar atenção constante ao paciente

---

[3]N.R.T.: No Brasil, o Ministério da Saúde recomenda a Precaução padrão e as normas de Biossegurança.

- Durante o TCTH, monitorar os sinais vitais com saturação de oxigênio, pesquisar a ocorrência de efeitos adversos (p. ex., febre, calafrios, dispneia, dor torácica, reações cutâneas, náuseas, vômitos, hipotensão ou hipertensão, taquicardia, ansiedade e alterações do paladar) e fornecer um ensino continuado ao paciente, aos familiares e aos cuidadores
- Fornecer suporte ao paciente com hemoderivados e fatores de crescimento hematopoéticos e protegê-lo de infecções, devido ao elevado risco de sangramento e sepse
- Avaliar a ocorrência de efeitos precoces da doença enxerto-*versus*-hospedeiro (DEVH) sobre a pele, o fígado e o trato GI. A DEVH pode ser aguda ou crônica. As manifestações agudas consistem em exantema, formação de bolhas, diarreia, dor abdominal, hepatomegalia, náuseas, vômitos e mucosite. Algumas complicações incluem encefalopatia, síndrome hemolítico-urêmica, anemia hemolítica e púrpura trombocitopênica trombótica
- Monitorar as complicações pulmonares, tais como edema pulmonar e pneumonia, que frequentemente comprometem a recuperação após TCTH
- Efetuar visitas de acompanhamento para detectar os efeitos tardios (100 dias ou mais) após o TCTH, como infecções (p. ex., varicela-zóster), anormalidades pulmonares restritivas e pneumonias recorrentes, bem como DEVH crônica acometendo pele, fígado, intestino, esôfago, olhos, pulmões, articulações e mucosa vaginal. Além disso, cataratas podem ocorrer após irradiação corporal total
- Avaliar e abordar as necessidades psicossociais dos doadores e dos familiares e fornecer instruções e apoio para reduzir a ansiedade e promover a capacidade de enfrentamento. Ajudar a família a manter expectativas realistas de si própria, bem como do paciente.

Hipertermia

- Explicar ao paciente e à família sobre o procedimento, seus objetivos e seus efeitos
- Avaliar o paciente para reduzir a ocorrência e a gravidade dos efeitos colaterais, que incluem queimaduras, fadiga, hipotensão, neuropatias periféricas, tromboflebite, náuseas, vômitos, diarreia e distúrbios eletrolíticos
- Proporcionar cuidado da pele no local das sondas de hipertermia implantadas.

Terapias biológicas direcionadas

- As terapias biológicas direcionadas incluem MRB como anticorpos monoclonais (MoAb), fatores de crescimento e terapia gênica

- Avaliar a necessidade de aprendizagem, apoio e orientação para o paciente e sua família (que frequentemente são as mesmas necessidades de pacientes submetidos a outras abordagens de tratamento; no entanto, os MRB podem ser percebidos como o último esforço realizado por pacientes que não responderam aos tratamentos convencionais)
- Monitorar os efeitos terapêuticos e os efeitos adversos (p. ex., febre, mialgia, náuseas e vômitos, conforme observado com a terapia com interferona [IFN], ou reações de hipersensibilidade leves a graves, conforme observado com a infusão de anticorpos monoclonais) e efeitos colaterais potencialmente fatais (p. ex., síndrome de extravasamento capilar, edema pulmonar e hipotensão arterial)
- Ensinar o autocuidado ao paciente, incluindo agentes orais autoadministrados, bem como sintomas de toxicidade, como exantemas papulopustulosos que limitem dose, prurido, alterações ungueais purulentas, fissuras das unhas e descamação da pele
- Promover o conforto e melhorar a qualidade de vida do paciente, na esperança de maximizar a adesão ao tratamento e evitar atrasos ou a interrupção do tratamento. Orientar o paciente e a família, quando necessário, como administrar agentes MRB por meio de injeções subcutâneas
- Fornecer instruções sobre os efeitos colaterais e identificar estratégias para que o paciente e a sua família possam controlar muitos dos efeitos colaterais comuns da terapia com MRB (p. ex., fadiga, anorexia e sintomas semelhantes à gripe)
- Providenciar enfermeiros de cuidado domiciliar para monitorar as respostas do paciente ao tratamento e fornecer orientação e cuidado continuado
- Orientar os pacientes e suas famílias sobre a triagem e aconselhamento genético para câncer e as vacinas profiláticas e terapêuticas.

Para mais informações, ver o Capítulo 15 em Hinkle JL, Cheever KH. (2018). *Brunner and Suddarth's textbook of medical-surgical nursing* (14th ed.). Philadelphia, PA: Lippincott Williams & Wilkins.

Câncer colorretal | Câncer de cólon e reto

O câncer colorretal consiste predominantemente em adenocarcinoma (95% dos casos), sendo o câncer de cólon mais de duas vezes mais frequente que o câncer de reto. Pode começar como um pólipo benigno; no entanto, pode tornar-se maligno, invadir os tecidos normais e destruí-los e estender-se para as estruturas adjacentes. As células cancerosas podem migrar para longe do tumor primário e espalhar-se para outras partes do corpo (com mais frequência, para o fígado, o peritônio e os pulmões). O fator de risco mais significativo para o câncer colorretal é a idade avançada. É mais frequentemente diagnosticado em adultos entre 65 e 74 anos; a idade média das pessoas que morrem de câncer colorretal é 68 anos; e a incidência é maior em pessoas com história familiar de câncer de cólon e naquelas com doença intestinal inflamatória (DII) ou pólipos. Um câncer colorretal hereditário, a síndrome de Lynch (também conhecida como *câncer colorretal hereditário não polipose* [HNPCC]), caracteriza-se pelo seu início em uma idade precoce e pode incluir cânceres de cólon e reto, útero, ovário, epitélio urinário e intestino delgado. Pacientes com polipose adenomatosa familiar (PAF) correm maior risco de câncer colorretal. Se a doença for detectada e tratada em um estádio inicial, antes da disseminação da doença, a taxa de sobrevida de 5 anos é de 90%; no entanto, apenas 39% dos cânceres colorretais são detectados em um estádio inicial. As taxas de sobrevida após o estabelecimento tardio do diagnóstico são muito baixas. O estádio por ocasião do diagnóstico constitui a única variável consistente que afeta o prognóstico.

Manifestações clínicas

- Alterações nos hábitos intestinais (o sintoma de apresentação mais comum), eliminação de sangue nas fezes (o segundo sintoma mais comum)
- Anemia sem causa aparente, anorexia, perda de peso e fadiga
- Lesões do lado direito, possivelmente acompanhadas de dor abdominal difusa e melena (fezes negras alcatroadas)
- Lesões do lado esquerdo, associadas à obstrução (dor e cólicas abdominais, fezes de calibre estreito, constipação intestinal e distensão) e sangue vermelho-vivo nas fezes
- Lesões retais associadas a tenesmo (esforço doloroso e ineficaz para a defecação), dor retal, sensação de esvaziamento incompleto após a defecação, alternância entre constipação intestinal e diarreia e fezes sanguinolentas
- Sinais de complicação: obstrução intestinal parcial ou completa, extensão do tumor e ulceração nos vasos sanguíneos adjacentes (perfuração, formação de abscessos, peritonite, sepse ou choque)
- Em muitos casos, não há sintomas até que o câncer colorretal esteja em um estádio avançado.

Avaliação e achados diagnósticos

- Exame abdominal e retal; pesquisa de sangue oculto nas fezes; enema baritado de contraste duplo; proctossigmoidoscopia; colonoscopia, biopsia ou esfregaços citológicos
- O antígeno carcinoembrionário (CEA) é um marcador tumoral para avaliar a progressão ou a recidiva de cânceres gastrintestinais; os valores do CEA devem se normalizar 48 horas após a excisão do tumor (indicador confiável na previsão do prognóstico e recidiva).

Considerações gerontológicas

Os carcinomas de cólon e de reto são neoplasias malignas comuns na idade avançada. Nos homens, apenas a incidência de câncer de próstata e câncer de pulmão excede a do câncer colorretal; já nas mulheres, apenas a incidência de câncer de mama supera. Os sintomas são frequentemente insidiosos. Em geral, os pacientes com câncer colorretal queixam-se de fadiga, que é causada principalmente pela anemia ferropriva. Nos estádios iniciais, podem ocorrer pequenas alterações nos padrões intestinais e sangramento ocasional. Os sintomas mais tardios, que são mais comumente relatados pelos pacientes idosos, consistem em dor abdominal, obstrução, tenesmo e sangramento retal.

O câncer de cólon no indivíduo idoso tem sido estreitamente associado a carcinógenos na dieta. A falta de fibras alimentares representa um importante fator etiológico, visto que a passagem das fezes pelo intestino é prolongada, o que estende a exposição a possíveis carcinógenos. O excesso de gordura na dieta, o consumo elevado de álcool etílico e o tabagismo aumentam a incidência de tumores colorretais. A atividade física e o folato da dieta apresentam efeitos protetores.

Manejo clínico

O tratamento do câncer depende do estádio da doença e consiste em cirurgia para remover o tumor, terapia de suporte e terapia adjuvante (i. e., quimioterapia, radioterapia, imunoterapia ou terapia multimodal). A obstrução é tratada com soluções IV e drenagem gástrica, e com hemoderivados se o sangramento for significativo.

Manejo cirúrgico

- A cirurgia constitui o principal tratamento para a maioria dos casos de câncer de cólon e reto; o tipo de cirurgia depende da localização e do tamanho do tumor, e pode ser curativa ou paliativa

104 Câncer colorretal | Câncer de cólon e reto

- Os cânceres limitados a um local podem ser removidos por colonoscópio
- A colotomia laparoscópica com polipectomia minimiza a extensão da cirurgia necessária em alguns casos
- Já foi demonstrado que a colectomia laparoscópica proporciona resultados cirúrgicos equivalentes aos da colectomia aberta, com menor permanência do paciente no hospital e uso diminuído de analgésicos, bem como melhor qualidade de vida
- O *laser* de neodímio:ítrio-alumínio-granada (Nd:YAG) mostra-se efetivo com algumas lesões
- Ressecção intestinal com anastomose e possível colostomia ou ileostomia temporária ou permanente (menos de 1/3 dos pacientes), ou reservatório coloanal (bolsa colônica em J)
- A inserção de um *stent* em casos de obstrução aguda por câncer colorretal maligno pode constituir uma opção para descompressão antes da intervenção cirúrgica eletiva.

Considerações gerontológicas

Os indivíduos idosos correm risco aumentado de complicações pós-operatórias. A diminuição da visão e audição e a dificuldade no controle motor fino fazem com que as tarefas de autocuidado da ostomia sejam um desafio. O cuidado da pele constitui uma importante preocupação no paciente com colostomia, devido às alterações cutâneas relacionadas com o envelhecimento (*i. e.*, as camadas epitelial e de tecido adiposo subcutâneo tornam-se finas, e a pele é facilmente irritada). Alguns pacientes apresentam eliminação tardia após a irrigação, devido à diminuição da peristalse e da produção de muco.

PROCESSO DE ENFERMAGEM

Paciente com câncer colorretal

Avaliação
- Obter história de saúde sobre a ocorrência de fadiga, dor abdominal ou retal, padrões de eliminação pregressos e atuais e características das fezes
- Obter história de DII ou pólipos colorretais, história familiar de doença colorretal e terapia farmacológica atual
- Avaliar os padrões nutricionais, incluindo o consumo de gorduras e fibras, o volume de álcool etílico consumido e a história de tabagismo; descrever e documentar relato de perda de peso e sensação de fraqueza e fadiga

- Auscultar o abdome à procura de sons intestinais; palpar à procura de áreas de hipersensibilidade, distensão e massas sólidas; inspecionar as fezes para a presença de sangue.

Diagnóstico

Diagnósticos de enfermagem
- Nutrição desequilibrada: menos que as necessidades corporais, relacionada com náuseas e anorexia
- Risco de infecção associada a cirurgia no intestino pela contaminação de bactérias do cólon
- Risco de volume de líquidos deficiente e de desequilíbrio eletrolítico, relacionado com os vômitos e a desidratação
- Ansiedade relacionada com a cirurgia iminente e o diagnóstico de câncer
- Manutenção ineficaz da saúde, relacionada com o déficit de conhecimento sobre o diagnóstico, o procedimento cirúrgico e o autocuidado após a alta
- Integridade da pele prejudicada, relacionada com as incisões cirúrgicas, a formação de um estoma e a contaminação fecal da pele periestomal
- Distúrbio na imagem corporal, relacionado com a colostomia
- Padrão de sexualidade ineficaz, relacionado com a presença da ostomia e alterações da imagem corporal e do autoconceito.

Problemas colaborativos/complicações potenciais
- Infecção intraperitoneal
- Obstrução completa do intestino grosso
- Hemorragia digestiva
- Perfuração intestinal
- Peritonite, abscesso ou sepse.

Planejamento e metas

As principais metas podem consistir em obter um nível ótimo de nutrição; prevenir infecções; manter o equilíbrio hidreletrolítico; reduzir a ansiedade; obter informações a respeito do diagnóstico, do procedimento cirúrgico e do autocuidado após a alta; manter a cicatrização tecidual ótima; proteger a pele periestomal; adquirir conhecimento sobre a irrigação da colostomia (colostomias sigmoides) e trocar o dispositivo; ser capaz de expressar os sentimentos e as preocupações sobre a colostomia e o impacto sobre si mesmo; evitar as complicações.

Intervenções de enfermagem

Preparo do paciente para a cirurgia
- Preparar o paciente fisicamente para a cirurgia (dieta rica em calorias, proteínas e carboidratos e pobre em resíduos; dieta líquida com ou sem resíduos, por 24 a 48 horas, antes da cirurgia ou nutrição parenteral, conforme prescrição)

- Administrar antibióticos, laxativos, enemas ou irrigações colônicas, conforme prescrição
- Efetuar medidas do equilíbrio hídrico, incluindo vômito, drenagem do tubo nasogástrico e soluções IV; avaliar os eletrólitos
- Observar a ocorrência de sinais de hipovolemia (p. ex., taquicardia, hipotensão, diminuição do volume do pulso); monitorar o estado de hidratação (p. ex., turgor cutâneo, mucosas)
- Monitorar a ocorrência de sinais de obstrução ou perfuração (distensão abdominal aumentada, ausência dos sons intestinais, dor ou rigidez)
- Reforçar e complementar o conhecimento do paciente sobre o diagnóstico, o prognóstico, o procedimento cirúrgico e o nível esperado de funcionamento no pós-operatório. Incluir informações sobre o cuidado pós-operatório da ferida e da ostomia, restrições nutricionais, controle da dor e manejo dos medicamentos
- Ver "Manejo de enfermagem" em Câncer, para informações mais detalhadas.

Prevenção de infecção
- Preparar o intestino com laxantes, enemas ou irrigação do cólon na noite anterior e na manhã da cirurgia
- No dia anterior à cirurgia, alguns cirurgiões prescrevem antibióticos VO, como canamicina, ciprofloxacino, neomicina, metronidazol e cefalexina, para reduzir as bactérias intestinais. Antibióticos intravenosos, como cefazolina e metronidazol, são administrados imediatamente antes da cirurgia.

Fornecimento do apoio emocional
- Avaliar o nível de ansiedade e os mecanismos de enfrentamento do paciente e sugerir métodos para reduzir a ansiedade, tais como exercícios de respiração profunda e visualização de uma recuperação bem-sucedida da cirurgia e do câncer
- Providenciar reuniões com um conselheiro espiritual, se o paciente assim o desejar
- Providenciar reuniões para o paciente e a sua família com médicos e enfermeiros, para discutir o tratamento e o prognóstico; pode ser útil uma reunião com um enfermeiro estomatoterapeuta e uma pessoa que foi tratada com sucesso com colostomia
- Ajudar a reduzir o medo, apresentando fatos sobre o procedimento cirúrgico e a criação e o controle da ostomia
- Promover o conforto do paciente, demonstrando uma atitude relaxada, profissional e empática
- Fornecer ao paciente e à família recursos adicionais sobre viver com uma ostomia (i. e., United Ostomy Association of America).[4]

---

[4] N.R.T.: No Brasil, temos a Associação Brasileira de Ostomizados (Abraso), entre outras.

Fornecimento do cuidado pós-operatório
- O cuidado para pacientes submetidos a ressecção do cólon ou colostomia assemelha-se ao cuidado de enfermagem para qualquer paciente de cirurgia abdominal, incluindo manejo da dor durante o período pós-operatório imediato
- Monitorar o aparecimento de complicações
- Avaliar e documentar o retorno da peristalse e as características das fezes iniciais.

Manutenção de uma nutrição ótima
- Explicar ao paciente e à família sobre os benefícios de uma dieta saudável para a saúde; a dieta é individualizada enquanto for nutricionalmente saudável e não provocar diarreia nem constipação intestinal. O retorno para dieta normal é rápido
- Aconselhar o paciente a evitar alimentos que provoquem odor e gases em excesso, incluindo repolho, ovos, aspargos, peixe, feijão e produtos ricos em celulose, como amendoins; os alimentos restritos são substituídos por alimentos não irritantes, de modo que as deficiências sejam corrigidas
- Sugerir um consumo de líquido de pelo menos 2 ℓ por dia; a constipação intestinal pode ser tratada com suco de ameixa ou suco de maçã ou laxativos leves.

Manutenção do equilíbrio hidreletrolítico
- Administrar antieméticos prescritos e restringir o consumo de líquidos e alimentos para evitar a ocorrência de vômitos; inspecionar o abdome à procura de distensão, ausência dos sons intestinais ou dor ou rigidez (sinais de obstrução ou perfuração)
- Registrar o equilíbrio hídrico e restringir a ingestão de líquidos e alimentos para evitar os vômitos
- Monitorar os eletrólitos séricos para detectar o desenvolvimento de hipopotassemia e hiponatremia
- Avaliar os sinais vitais para detectar sinais de hipovolemia: taquicardia, hipotensão e diminuição do volume do pulso
- Avaliar o estado de hidratação do paciente e registrar a ocorrência de turgor diminuído da pele, mucosas secas e urina concentrada.

Fornecimento do cuidado com a ostomia
- Fornecer informações sobre os sinais e sintomas de irritação ou inflamação da pele
- Demonstrar ao paciente como efetuar uma limpeza delicada da pele periestomal
- Demonstrar as técnicas corretas para aplicação de barreira cutânea e remoção da bolsa.

Manutenção de uma imagem corporal positiva
- Incentivar o paciente a verbalizar os sentimentos e as preocupações
- Proporcionar um ambiente de apoio e atitude assertiva para promover a adaptação às mudanças no estilo de vida, relacionadas com o cuidado do estoma
- Ouvir as preocupações do paciente a respeito da sexualidade e função sexual (p. ex., mutilação, medo de impotência, extravasamento de fezes durante a relação sexual). Oferecer apoio e, quando apropriado, encaminhar para estomatoterapeuta, conselheiro ou terapeuta sexual ou enfermeiro especialista.

Monitoramento e manejo das complicações potenciais
- Antes e depois da cirurgia, observar o paciente quanto a sinais/sintomas de complicações; relatar e instituir o cuidado necessário
- Administrar antibióticos, conforme prescrição, para reduzir as bactérias intestinais no preparo para cirurgia intestinal
- No período pós-operatório, examinar frequentemente o curativo da ferida durante as primeiras 24 horas, verificando a ocorrência de infecção, deiscência, hemorragia e edema excessivo. A ocorrência de sangramento retal deve ser notificada imediatamente
- Examinar o abdome, incluindo sons abdominais e circunferência abdominal
- A atividade frequente (*i. e.*, mudança de posição a cada 2 horas, tosse, respiração profunda e deambulação precoce) pode reduzir o risco de complicações pulmonares da atelectasia e pneumonia.

Promoção dos cuidados domiciliar, comunitário e de transição
Orientação ao paciente sobre autocuidados
- Avaliar a necessidade e o desejo de informações do paciente e fornecê-las a ele e à família (ver "Fornecimento do apoio emocional" anteriormente, em "Intervenções de Enfermagem")
- Para pacientes que estejam recebendo alta, fornecer informações específicas relacionadas com suas necessidades
- Se o paciente for ostomizado, incluir informações sobre o cuidado e as complicações relacionadas, incluindo obstrução, infecção, estenose do estoma, retração ou prolapso e irritação da pele em torno do ostoma/estoma
- Fornecer instruções nutricionais para ajudar o paciente a identificar e eliminar os alimentos que possam causar diarreia ou constipação intestinal
- Fornecer ao paciente uma lista de medicamentos prescritos, com informações sobre a sua ação, finalidade e possíveis efeitos colaterais
- Demonstrar e rever os tratamentos e trocas de curativos, cuidado do estoma e irrigação da ostomia e incentivar a participação da família
- Fornecer ao paciente orientações específicas sobre o momento de ligar para o médico e as complicações que exigem atenção imediata (p. ex.,

sangramento, distensão e rigidez abdominais, diarreia, febre, drenagem da ferida e ruptura da linha de sutura)
- Rever os efeitos colaterais da radioterapia (anorexia, vômitos, diarreia e fadiga), se necessário.

Cuidado continuado e de transição
- Encaminhar o paciente para o atendimento de enfermagem domiciliar e enfermeiro estomatoterapeuta, quando indicado
- Fornecer ao paciente e à família recursos locais para suporte adicional (*i. e.*, grupo de apoio de ostomia).

Reavaliação

Resultados esperados do paciente
- Instituição de dieta saudável e equilíbrio hídrico
- Redução da ansiedade
- Obtenção de informações sobre o diagnóstico, o procedimento cirúrgico, a preparação pré-operatória e o autocuidado depois da alta
- Incisão, estoma e ferida perineal limpos
- Demonstração de sentimentos e preocupações sobre ele próprio
- Recuperação sem complicações.

Para mais informações, ver o Capítulo 47 em Hinkle JL, Cheever KH. (2018). *Brunner and Suddarth's textbook of medical-surgical nursing* (14th ed.). Philadelphia, PA: Lippincott Williams & Wilkins.

Câncer da cavidade oral e da faringe

O câncer da cavidade oral e da faringe pode ocorrer em qualquer parte da boca (lábios, parte lateral da língua, assoalho da boca [mais comum]) ou da faringe, sendo altamente curável quando descoberto precocemente. Os fatores de risco para o câncer da cavidade oral e da faringe incluem uso de qualquer forma de tabaco (cigarros, charutos, cachimbo e tabaco sem fumaça); consumo excessivo de álcool; infecção pelo papilomavírus humano (HPV); e histórico de câncer de cabeça e pescoço. Os cânceres orais estão frequentemente associados ao uso combinado de álcool e tabaco – essas substâncias têm efeito carcinogênico sinérgico. Pessoas que fumam e bebem têm risco 30 vezes maior de desenvolver câncer da cavidade oral ou da orofaringe. Sabe-se que o HPV está associado a desenvolvimento de câncer de colo do útero e outras formas de câncer. A vacina contra o HPV é geralmente recomendada para todas as crianças com idade entre 11 e 12 anos, até os 26 anos para mulheres e os 21 anos para homens. Homens que fazem sexo com

Câncer da cavidade oral e da faringe

homens podem receber a vacina até os 26 anos de idade.[5] As neoplasias malignas da cavidade oral consistem habitualmente em cânceres espinocelulares.

Manifestações clínicas

- Poucos sintomas ou nenhum; mais comumente, úlcera ou massa indolor que não cicatriza
- Pode sangrar facilmente e pode aparecer como uma placa avermelhada ou branca que persiste
- Lesão típica: úlcera endurecida e dolorosa com margens elevadas
- À medida que o câncer progride, o paciente pode queixar-se de hipersensibilidade, dificuldade na mastigação, deglutição ou fala, hemoptise ou aumento dos linfonodos cervicais.

Avaliação e achados diagnósticos

Exame oral, avaliação dos linfonodos cervicais e biopsias das lesões suspeitas (as que não cicatrizam em 2 semanas).

Manejo clínico

O manejo varia de acordo com a natureza da lesão, a preferência do médico e a escolha do paciente. A ressecção cirúrgica, a radioterapia, a quimioterapia ou uma combinação podem ser efetivas.

- Para o câncer de lábio, as pequenas lesões são excisadas de modo liberal; as lesões maiores podem ser tratadas com radioterapia
- O câncer de língua é tratado de modo agressivo; a taxa de recidiva apresenta-se elevada. Radioterapia e quimioterapia; os procedimentos cirúrgicos incluem glossectomia total ou hemiglossectomia
- A dissecção radical do pescoço é usada para as metástases do câncer da cavidade oral para o canal linfático na região do pescoço, com cirurgia reconstrutiva.

Manejo de enfermagem

Período pré-operatório

- Avaliar o estado nutricional do paciente; pode ser necessária uma consulta com o nutricionista

---

[5]N.R.T.: No Brasil, a faixa de vacinação para o HPV se mantém entre 9 e 14 anos para as meninas e 11 e 14 anos para meninos. Também estão contemplados mulheres e homens de 9 a 26 anos de idade vivendo com HIV/AIDS e os indivíduos submetidos a transplantes de órgãos sólidos, de medula óssea e pacientes oncológicos.

- Implantar a alimentação enteral (pelo trato GI) ou parenteral (IV), quando necessário, para manter a nutrição adequada
- Se houver necessidade de enxerto radial, efetuar um teste de Allen no braço doador para garantir a desobstrução da artéria ulnar, de modo que seja possível fornecer o fluxo sanguíneo para a mão após a remoção da artéria radial
- Avaliar a capacidade do paciente de se comunicar por escrito, visto que a comunicação verbal pode ser prejudicada pela cirurgia incisiva do câncer oral (após a cirurgia, fornecer caneta e papel aos pacientes que possam usá-los para se comunicar)
- Obter um quadro de comunicação com palavras ou figuras comumente usadas (fornecido após a cirurgia aos pacientes que não podem escrever, de modo que possam assinalar os objetos necessários)
- Consultar um fonoaudiólogo.

Período pós-operatório
- Avaliar a permeabilidade das vias respiratórias
- Efetuar aspiração se o paciente não conseguir manejar as secreções orais; quando o enxerto fez parte da cirurgia, a aspiração precisa ser realizada com cuidado, a fim de evitar a lesão do enxerto
- Avaliar o enxerto quanto à sua viabilidade; examinar a cor (a coloração branca pode indicar oclusão arterial, enquanto o mosqueamento azulado pode indicar congestão venosa), embora possa ser difícil avaliar o enxerto observando o interior da boca
- Pode-se utilizar um aparelho de ultrassom Doppler para localizar o pulso radial no local do enxerto e avaliar a perfusão do enxerto.

Para mais informações, ver o Capítulo 45 em Hinkle JL, Cheever KH. (2018). *Brunner and Suddarth's textbook of medical-surgical nursing* (14th ed.). Philadelphia, PA: Lippincott Williams & Wilkins.

Câncer de bexiga

O câncer da bexiga urinária é mais comum em indivíduos com mais de 55 anos. É o terceiro câncer mais comum em homens e o décimo primeiro mais comum em mulheres. O uso de tabaco continua sendo o principal fator de risco para todos os cânceres do trato urinário. Os indivíduos que fumam desenvolvem câncer de bexiga duas vezes mais frequentemente que os não tabagistas.

Fisiopatologia
Em geral, os tumores da bexiga originam-se na base desta e acometem os orifícios ureterais e o colo da bexiga. Os cânceres que se originam da

próstata, do cólon e do reto (nos homens) e do trato ginecológico inferior (nas mulheres) podem resultar em metástase para a bexiga. Os carcinomas de células de transição e os carcinomas *in situ* eliminam células cancerosas reconhecíveis, que ajudam no estabelecimento do diagnóstico.

Manifestações clínicas

- Hematúria visível e indolor constitui o sintoma mais comum
- Infecção urinária é comum e produz polaciúria e urgência
- Qualquer alteração na micção ou na urina pode indicar câncer de bexiga
- Pode ocorrer dor pélvica ou lombar com metástases.

Avaliação e achados diagnósticos

As biopsias do tumor e da mucosa adjacente constituem os procedimentos definitivos; contudo, são também utilizados os seguintes procedimentos:

- Ureteroscopia (a base do diagnóstico)
- Urografia excretora
- TC
- Ultrassonografia
- Exame bimanual sob anestesia
- Exame citológico da urina fresca e lavados da bexiga com soro fisiológico
- Instrumentos diagnósticos mais recentes estão sendo pesquisados, tais como antígenos tumorais da bexiga, proteínas da matriz nuclear, moléculas de adesão, proteínas citoesqueléticas e fatores de crescimento.

Manejo clínico

O tratamento do câncer de bexiga depende do grau, do estádio de crescimento e da multicentricidade do tumor. A idade e os estados físico, mental e emocional do paciente são considerados para determinar o tratamento.

Manejo cirúrgico

- O tratamento de escolha consiste em ressecção transuretral (RTU) ou fulguração para os papilomas simples com administração intravesical do bacilo Calmette-Guérin (BCG)

- O monitoramento dos papilomas benignos com citologia e cistoscopia é realizado periodicamente por toda a vida do paciente
- Tanto a cistectomia simples como a cistectomia radical são úteis para o câncer de bexiga invasivo ou multifocal
- A terapia com três modalidades (RTU, radioterapia e quimioterapia) para evitar a cistectomia continua em fase de investigação nos EUA.

Terapia farmacológica

- Considera-se quimioterapia tópica (quimioterapia intravesical ou instilação de agentes antineoplásicos dentro da bexiga, resultando em contato do agente com a parede da bexiga) nos casos em que há elevado risco de recidiva, presença de câncer *in situ* ou ressecção incompleta do tumor. A quimioterapia tópica leva ao tumor uma alta concentração de medicamento (tiotepa, doxorrubicina, mitomicina e BCG para uso intravesical) para promover sua destruição. O câncer de bexiga também pode ser tratado por infusão direta do agente citotóxico através do suprimento de sangue arterial da bexiga para obter maior concentração do agente quimioterápico com menos efeitos tóxicos sistêmicos
- O BCG para uso intravesical é agora considerado o agente intravesical mais utilizado e conservador para o câncer de bexiga recorrente.

Radioterapia

- Radioterapia do tumor no período pré-operatório, para reduzir a microextensão e a viabilidade, em associação à cirurgia para controlar tumores inoperáveis
- Terapia hidrostática: para o câncer de bexiga avançado ou para pacientes com hematúria refratária (após radioterapia)
- Instilação de formol, fenol ou nitrato de prata, para obter alívio da hematúria e estrangúria (eliminação lenta e dolorosa de urina) em alguns pacientes.

Manejo de enfermagem

Para informações mais detalhadas, ver "Manejo de enfermagem" em Câncer para o paciente submetidos a cirurgia para câncer, radioterapia e quimioterapia.

Para mais informações, ver o Capítulo 55 em Hinkle JL, Cheever KH. (2018). *Brunner and Suddarth's textbook of medical-surgical nursing* (14th ed.). Philadelphia, PA: Lippincott Williams & Wilkins.

Câncer de colo do útero

O câncer de colo do útero é predominantemente um câncer espinocelular e também inclui adenocarcinomas; é menos comum que anteriormente devido à detecção precoce pelo esfregaço de Papanicolaou, mas continua sendo o terceiro câncer reprodutivo mais comum em mulheres, e, nos EUA, estima-se que ele acometa mais de 13.000 mulheres por ano.[6] Os fatores de risco variam desde múltiplos parceiros sexuais, idade precoce da atividade sexual (menos de 20 anos), tabagismo e história familiar de câncer de colo de útero até infecção crônica do colo do útero (exposição ao papilomavírus humano [HPV]).

Manifestações clínicas

- O câncer cervical é, com mais frequência, assintomático. Quando houver sangramento irregular ou dor ou sangramento depois de uma relação sexual, a doença pode estar avançada
- A secreção vaginal aumenta gradualmente, torna-se aquosa e, por fim, fica escura e com odor fétido, devido a necrose e infecção do tumor
- O sangramento, que ocorre a intervalos irregulares entre os períodos menstruais ou depois da menopausa, pode ser leve (apenas o suficiente para manchar as roupas íntimas) e geralmente é observado após traumatismo leve (relação sexual, ducha ou defecação). À medida que a doença continua, o sangramento pode persistir e aumentar
- Dor nas pernas, disúria, sangramento retal e edema dos membros sinalizam a presença de doença avançada
- À medida que o câncer avança, ocorre comprometimento de nervos, produzindo dor excruciante na região lombar e nas pernas, e os tecidos fora do colo do útero são invadidos, incluindo o fundo e as glândulas linfáticas anteriores ao sacro
- No estádio final, podem ocorrer emaciação extrema e anemia, frequentemente com febre, devido a infecção secundária e formação de abscessos na massa ulcerante, e formação de fístula.

Avaliação e achados diagnósticos

- A triagem[*] deve começar em 3 anos, após o início da relação sexual ou a partir de 21 anos de idade

---

[6]N.R.T.: O câncer de colo do útero ocupa o sétimo lugar no *ranking* mundial, sendo o terceiro tipo mais comum na população feminina.

- Os resultados do esfregaço de Papanicolaou e da biopsia podem revelar displasia grave, lesão epitelial de alto grau (HGSIL) ou carcinoma *in situ*
- Outros exames podem incluir radiografias, exames laboratoriais e exames especiais (p. ex., biopsia por punção e colposcopia), dilatação e curetagem (D&C), TC, RM, urografia IV, cistografia, tomografia por emissão de pósitrons (PET) e radiografias baritadas.

Manejo clínico

Pode-se efetuar o estadiamento da doença (geralmente utilizando o sistema de tumor, linfonodos e metástases [TNM]) para estimar a extensão da doença, de modo que o tratamento possa ser planejado de maneira mais específica e que o prognóstico seja definido.

- Os tratamentos conservadores incluem monitoramento, crioterapia (congelamento com óxido nitroso), terapia com *laser*, procedimento de excisão com eletrocautério de alça (PEEA) ou conização (remoção de uma porção do colo em formato de cone)
- A histerectomia simples é realizada caso o câncer cervical pré-invasivo (carcinoma *in situ*) ocorra quando a mulher tiver terminado a sua vida reprodutiva. A traquelectomia radical constitui uma alternativa para a histerectomia em mulheres de idade fértil
- Para o câncer invasivo, é possível utilizar cirurgia, radioterapia (feixe externo ou braquiterapia), agentes à base de platina ou uma combinação dessas abordagens
- Para o câncer recorrente, considera-se a exenteração pélvica.

PROCESSO DE ENFERMAGEM

Paciente submetida à histerectomia

Ver "Manejo de enfermagem", em Câncer para medidas adicionais de cuidado e cuidado de enfermagem de pacientes com esquemas variados de tratamento.

Avaliação
- Obter uma história de saúde
- Realizar um exame físico e pélvico, bem como exames laboratoriais
- Reunir os dados sobre rede de apoio e respostas psicossociais da paciente.

Diagnóstico

DIAGNÓSTICOS DE ENFERMAGEM
- Ansiedade relacionada com o diagnóstico de câncer, medo da dor, percepção de perda da feminilidade ou potencial de ter filhos

116 Câncer de colo do útero

- Distúrbio da imagem corporal, relacionado com a fertilidade alterada, medos sobre a sexualidade e relacionamentos com o parceiro e a família
- Dor relacionada com a cirurgia ou outra terapia adjuvante
- Conhecimento deficiente, relacionado com os aspectos peroperatórios da histerectomia e do autocuidado.

Problemas colaborativos/complicações potenciais
- Hemorragia
- Trombose venosa profunda
- Disfunção vesical
- Infecção.

Planejamento e metas

As principais metas podem incluir alívio da ansiedade, aceitação da perda do útero, ausência de dor ou desconforto, maior conhecimento sobre as necessidades de autocuidado e ausência de complicações.

Intervenções de enfermagem

Alívio da ansiedade
- Determinar como essa experiência afeta a paciente, possibilitar a verbalização dos sentimentos e identificar as forças da paciente
- Explicar todas as preparações e procedimentos dos períodos pré-operatório, pós-operatório e de recuperação.

Melhora da imagem corporal
- Avaliar como a paciente se sente sobre a realização de uma histerectomia relacionada com a natureza do diagnóstico, outros entes queridos, crenças religiosas e prognóstico
- Reconhecer as preocupações da paciente sobre a sua capacidade de ter filhos, perda da feminilidade e impacto sobre as relações sexuais
- Instruir a paciente sobre as relações sexuais: satisfação sexual, orgasmo proveniente da estimulação do clitóris, sensação sexual ou conforto relacionado com o encurtamento da vagina
- Explicar que, devido ao comprometimento do equilíbrio hormonal, a depressão e a maior labilidade emocional são esperadas, e têm tratamento
- Demonstrar interesse, preocupação e vontade de ouvir os temores da paciente.

Alívio da dor
- Avaliar a intensidade da dor da paciente e administrar analgésicos
- Incentivar a paciente a retomar gradualmente a ingestão de alimentos e líquidos quando a peristalse for auscultada (1 a 2 dias); incentivar a deambulação precoce
- Aplicar calor ao abdome ou inserir cateter retal, se prescrito, para a distensão abdominal.

Monitoramento e manejo das complicações
- Hemorragia: contar os absorventes perineais utilizados e avaliar a saturação com sangue, monitorar os sinais vitais, verificar os curativos abdominais quanto à drenagem e fornecer orientações para restringir a atividade, a fim de promover a cicatrização e evitar a ocorrência de sangramento
- Trombose venosa profunda: aplicar meias de compressão elástica; incentivar e ajudar a paciente a mudar frequentemente de posição; ajudar a paciente na deambulação precoce e realização de exercícios das pernas; monitorar a ocorrência de dor nas pernas; instruir a paciente a evitar pressões prolongadas nos joelhos (posição sentada) e a imobilidade
- Disfunção vesical: monitorar o débito urinário e avaliar a ocorrência de distensão abdominal após a remoção do cateter; iniciar medidas para incentivar a micção.

Promoção dos cuidados domiciliar, comunitário e de transição

Orientação à paciente sobre autocuidados
- Individualizar a informação fornecida de acordo com as necessidades da paciente: ausência de ciclos menstruais, necessidade de hormônios
- Instruir a paciente a verificar diariamente a incisão cirúrgica e a relatar ao médico a ocorrência de rubor, drenagem purulenta ou secreção
- Ressaltar a importância de um aporte oral adequado e da manutenção das funções do trato intestinal e urinário
- Instruir a paciente a retomar gradualmente as atividades e a não permanecer sentada por longos períodos; a fadiga no período pós-operatório deve diminuir gradualmente
- Explicar que os banhos de chuveiro são preferíveis aos de banheira, para reduzir o risco de ocorrer infecção e lesão ao entrar e sair da banheira
- Incentivar a paciente a evitar levantar objetos, fazer esforço para defecar, ter relação sexual ou dirigir, até que essas atividades sejam permitidas pelo médico
- Instruir a paciente sobre a necessidade de relatar imediatamente aos profissionais de saúde a ocorrência de secreção vaginal, odor fétido, sangramento excessivo, rubor ou dor nas pernas ou elevação da temperatura corporal.

Cuidado continuado e de transição
- Fazer contato telefônico com a paciente para acompanhamento, a fim de abordar as preocupações e determinar o progresso; lembrar a paciente sobre as consultas de acompanhamento no período pós-operatório
- Se os ovários tiverem sido removidos, lembrar a paciente sobre a necessidade de discutir a terapia hormonal com o médico.

Reavaliação

RESULTADOS ESPERADOS DA PACIENTE
- Diminuição da ansiedade
- Melhora da imagem corporal
- Dor e desconforto mínimos
- Conhecimento e compreensão do autocuidado
- Ausência de complicação.

Para mais informações, ver o Capítulo 57 em Hinkle JL, Cheever KH. (2018). *Brunner and Suddarth's textbook of medical-surgical nursing* (14th ed.). Philadelphia, PA: Lippincott Williams & Wilkins.

Câncer de endométrio

O câncer de endométrio uterino (fundo ou corpo do útero) é o quarto câncer mais comum em mulheres, com mais de 54.870 novos casos de câncer de útero diagnosticados a cada ano e mais de 10.170 óbitos. A doença é duas vezes mais frequente nas mulheres brancas em comparação com as mulheres afro-americanas; no entanto, estas últimas apresentam prognóstico menos favorável. A exposição cumulativa ao estrogênio (sem o uso de progestina) é considerada o principal fator de risco. Outros fatores de risco incluem idade acima de 55 anos, obesidade, menarca precoce, menopausa tardia, nuliparidade, anovulação, infertilidade e diabetes, bem como uso de tamoxifeno.

Fisiopatologia

Os cânceres de útero são, em sua maioria, endometrioides (*i. e.*, originam-se a partir do revestimento do útero). O tipo 1, que representa 90% dos casos, está relacionado com o estrogênio e ocorre em mulheres mais jovens, obesas e na perimenopausa; costuma ser de baixo grau, com evolução favorável. O tipo 2, que é responsável por cerca de 10% dos casos, é de alto grau e geralmente consiste em células serosas ou claras; as mulheres de mais idade e as afro-americanas correm maior risco de câncer tipo 2. O tipo 3, que também é observado em cerca de 10% dos casos, é o tipo hereditário ou genético, e alguns desses casos estão relacionados com a síndrome de Lynch II (também conhecida como *câncer colorretal hereditário não polipose* e associada à ocorrência de cânceres de mama, ovário, cólon e endométrio e outros cânceres em uma família).

Manifestações clínicas

A ocorrência de sangramento irregular e o sangramento pós-menopausa devem levantar a suspeita de câncer endometrial.

Avaliação e achados diagnósticos

- Realizar exames anuais, incluindo exame ginecológico
- Na presença de sangramento perimenopausa ou pós-menopausa, realizar uma aspiração ou biopsia endometrial
- Ultrassonografia transvaginal é útil.

Manejo clínico

O tratamento consiste em estadiamento cirúrgico, histerectomia total ou radical e salpingo-ooforectomia bilateral e amostragem de linfonodos. É preciso monitorar os níveis do antígeno de câncer 125 (CA125), visto que a presença de níveis elevados constitui um preditor significativo de doença extrauterina ou metástase. A radioterapia adjuvante pode ser usada em uma paciente considerada de alto risco. As lesões recorrentes na vagina são tratadas com cirurgia e radioterapia. As lesões recorrentes além da vagina são tratadas com terapia hormonal ou quimioterapia. A terapia com progestina é frequentemente utilizada.

Manejo de enfermagem

Ver "Processo de enfermagem", em Câncer de colo de útero para informações mais detalhadas.

Para mais informações, ver o Capítulo 57 em Hinkle JL, Cheever KH. (2018). *Brunner and Suddarth's textbook of medical-surgical nursing* (14th ed.). Philadelphia, PA: Lippincott Williams & Wilkins.

Câncer de esôfago

Em geral, o carcinoma de esôfago é do tipo epidermoide espinocelular. A incidência do adenocarcinoma de esôfago está aumentando nos EUA. As células tumorais podem acometer a mucosa e as camadas musculares do esôfago e podem se disseminar para os vasos linfáticos; nos estádios mais avançados, podem causar obstrução do esôfago, perfurar o mediastino e causar erosão dos vasos de grande calibre. Estádios iniciais do câncer de esôfago limitam-se à mucosa ou à submucosa; esses estádios de câncer têm uma taxa de sobrevida em 5 anos de cerca de 90%.

Fatores de risco

- Sexo (masculino)
- Raça (indivíduos afro-americanos)
- Idade (risco maior na quinta década de vida)

120 Câncer de esôfago

- Localização geográfica (incidência muito mais alta na China e no norte do Irã)
- Irritação esofágica crônica
- Etilismo e tabagismo
- Doença por refluxo gastresofágico (DRGE)
- Outros fatores possíveis: ingestão crônica de líquidos ou alimentos quentes, deficiências nutricionais, higiene oral deficiente e exposição a nitrosaminas no ambiente ou nos alimentos.

Manifestações clínicas

- Apresentação habitual: lesão ulcerada avançada do esôfago
- Disfagia, inicialmente com alimentos sólidos e, por fim, com líquidos
- Sensação de "bolo" na garganta e deglutição dolorosa
- Dor ou plenitude subesternal; regurgitação de alimento não digerido com halitose e, posteriormente, soluços
- Hemorragia, perda progressiva de peso e força, devido à nutrição inadequada.

Avaliação e achados diagnósticos

A esofagogastroduodenoscopia (EGD) com biopsia e escovado confirma mais frequentemente o diagnóstico (sensibilidade de 95 a 100%), embora a esofagografia com duplo contraste também tenha sensibilidade de mais de 95%. Outros exames incluem TC do tórax e do abdome, PET, ultrassonografia endoscópica e laparotomia exploradora.

Manejo clínico

O tratamento do câncer de esôfago é direcionado para a cura se o câncer estiver em um estádio inicial; nos estádios avançados, a paliação constitui a meta do tratamento. Cada paciente deve ser tratado da maneira que pareça ser mais apropriada para ele.

- Cirurgia (p. ex., esofagectomia), radioterapia, quimioterapia ou uma combinação dessas modalidades, dependendo da extensão da doença
- Tratamento paliativo para manter a desobstrução do esôfago: dilatação do esôfago, terapia com *laser*, colocação de endoprótese (*stent*), radioterapia e quimioterapia.

Manejo de enfermagem

Ver "Manejo de enfermagem" em Câncer, para informações mais detalhadas. A intervenção para o câncer de esôfago é direcionada para melhorar o estado nutricional e físico do paciente na sua preparação para a cirurgia, radioterapia ou quimioterapia.

- Promover ganho de peso, com base em uma dieta rica em calorias e proteínas, na forma líquida ou pastosa, quando o paciente puder ingerir alimentos adequados pela boca; se isso não for possível, iniciar a nutrição parenteral ou enteral
- Monitorar o estado nutricional durante todo o tratamento
- Informar o paciente sobre o equipamento pós-operatório que será utilizado, incluindo drenagem torácica fechada, aspiração nasogástrica, terapia com soluções parenterais e cateterismo gástrico
- Colocar o paciente em posição de Fowler baixa após a recuperação da anestesia e, em seguida, em posição de Fowler
- Observar o paciente cuidadosamente quanto à ocorrência de regurgitação e dispneia
- Implantar um plano de cuidado pulmonar vigoroso, incluindo espirometria de incentivo, posição sentada em uma cadeira e, se necessário, tratamentos com nebulizador; evitar a fisioterapia respiratória, devido ao risco de aspiração
- Monitorar a drenagem da ferida na região cervical e a temperatura do paciente, a fim de detectar qualquer elevação que possa indicar extravasamento esofágico
- Manter a dieta zero; o suporte parenteral ou enteral é justificado
- Monitorar o aparecimento de complicações cardíacas e tratá-las; em especial, a fibrilação atrial
- Uma vez iniciada a alimentação, incentivar o paciente a ingerir pequenos goles de água. Por fim, a dieta progride, de acordo com a tolerância do paciente, para uma dieta pastosa mecânica; suspender as soluções parenterais, quando apropriado
- Manter o paciente em posição ereta durante pelo menos 2 horas após cada refeição, para possibilitar o movimento do alimento pelo trato GI
- Envolver a família na preparação dos alimentos preferidos feitos em domicílio, a fim de ajudar o paciente a se alimentar; os antiácidos podem ajudar os pacientes que apresentam desconforto gástrico; a metoclopramida mostra-se útil para promover a motilidade gástrica
- Fornecer suplementos líquidos se ocorrer esofagite; pode ser mais fácil de tolerar (Evitar suplementos que promovam a síndrome de vagotomia [síndrome do esvaziamento rápido])
- Providenciar aspiração oral quando o paciente não conseguir manusear as secreções orais, ou colocar uma mecha de gaze no canto da boca para direcionar as secreções para um curativo ou cuba de êmese

- Instruir a família sobre as maneiras de promover a nutrição, quais observações a fazer, que medidas tomar caso ocorram complicações, como manter o paciente confortável e como obter o apoio físico e emocional necessário.

Para mais informações, ver o Capítulo 45 em Hinkle JL, Cheever KH. (2018). *Brunner and Suddarth's textbook of medical-surgical nursing* (14th ed.). Philadelphia, PA: Lippincott Williams & Wilkins.

Câncer de estômago | Câncer gástrico

Os cânceres gástricos são, em sua maioria, adenocarcinomas; podem ocorrer em qualquer parte do estômago. O câncer gástrico é um diagnóstico mais comum entre idosos, com idade média de 69 anos ao diagnóstico. A incidência de câncer gástrico é maior em homens do que em mulheres. Hispano-americanos, afro-americanos, pessoas com ascendência asiática e oriundas das ilhas do Pacífico têm maior risco de desenvolver câncer gástrico do que americanos caucasianos. A dieta parece constituir um fator significativo (*i. e.*, dieta rica em alimentos defumados e pobre em frutas e vegetais). Outros fatores relacionados com a incidência do câncer gástrico incluem inflamação crônica do estômago, infecção por *Helicobacter pylori* (*H. pylori*), anemia perniciosa, tabagismo, acloridria, úlceras gástricas, gastrectomia subtotal prévia e genética. Em geral, o prognóstico é reservado, visto que a maioria dos pacientes apresenta metástases (para o fígado, o pâncreas e o esôfago ou duodeno) por ocasião do diagnóstico.

Fisiopatologia

Os cânceres gástricos são, em sua maioria, adenocarcinomas; na maioria dos casos, ocorrem na parte inferior ou na parte média do estômago e, em menor grau, na parte superior ou em múltiplos locais. O tumor infiltra-se na mucosa circundante, penetrando na parede do estômago e nos órgãos adjacentes. O fígado, o pâncreas, o esôfago e o duodeno frequentemente já estão acometidos por ocasião do diagnóstico. A metástase através do sistema linfático para a cavidade peritoneal ocorre tardiamente na doença.

Manifestações clínicas

- Estádios iniciais: os sintomas podem estar ausentes ou assemelhar-se aos de pacientes com úlceras benignas (p. ex., dor aliviada com antiácidos)

Câncer de estômago | Câncer gástrico

- Doença progressiva: os sintomas consistem em dispepsia (indigestão), saciedade precoce, perda de peso, dor abdominal logo acima do umbigo, perda ou diminuição do apetite, distensão após as refeições, náuseas e vômitos e sintomas semelhantes aos da úlcera péptica.

Avaliação e achados diagnósticos

- Hemograma completo pode ser solicitado para verificar se há anemia
- O exame complementar de escolha consiste em esofagogastroduodenoscopia (EGD) para biopsia e lavados citológicos
- É possível realizar seriografia esôfago-estômago-duodeno (SEED), ultrassonografia endoscópica (USE) e TC
- O câncer gástrico avançado pode ser palpável como massa; a ascite e a hepatoesplenomegalia podem ser evidentes se houver metástase para o fígado
- Linfonodos palpáveis ao redor da cicatriz umbilical constituem um sinal de câncer GI.

Manejo clínico

- É possível realizar uma laparoscopia diagnóstica para avaliar o tumor, obter uma amostra de tecido para diagnóstico patológico e detectar se existem metástases
- A remoção do carcinoma gástrico é curativa se for realizada enquanto ainda está localizado no estômago
- Pode-se obter paliação efetiva (para evitar manifestações como obstrução) por meio de ressecção do tumor, gastrectomia total, gastrectomia subtotal radical, gastrectomia subtotal proximal ou esofagogastrectomia
- A reconstrução do trato GI pode ser realizada por meio de esofagojejunostomia
- As complicações do câncer gástrico avançado que podem exigir cirurgia incluem obstrução do piloro, sangramento e perfuração gástrica. Podem ser usados procedimentos cirúrgicos paliativos para a dor intensa
- Agentes citotóxicos podem ser usados para maior controle da doença ou paliação (5-fluoruracila, cisplatina, doxorrubina, etoposídeo e mitomicina C), como terapia simples ou de combinação
- As terapias-alvo mais recentes incluem o uso de anticorpos monoclonais anti-HER-2 recombinantes, em associação à cisplatina, e agentes antiangiogênese
- A radioterapia pode ser usada para fins paliativos
- A avaliação dos marcadores tumorais determina indiretamente a efetividade do tratamento.

Considerações gerontológicas

O número de pacientes idosos (com 75 anos de idade ou mais) com câncer gástrico está aumentando; 60% das mortes relacionadas com câncer ocorrem em indivíduos com 65 anos de idade ou mais. Confusão, agitação psicomotora e inquietação podem ser as únicas manifestações clínicas em pacientes idosos, que podem não apresentar sintomas gástricos até que o tumor esteja bem avançado. Os pacientes podem apresentar redução da capacidade funcional e outros sinais e sintomas de neoplasia maligna.

Para o indivíduo idoso, a cirurgia representa maior risco, aumentando proporcionalmente com o avanço da idade. No entanto, o câncer gástrico deve ser tratado com cirurgia tradicional nos pacientes idosos. A orientação ao paciente é importante no preparo do indivíduo idoso com câncer para tratamento, a fim de ajudá-lo a tratar os efeitos adversos e enfrentar os desafios apresentados pelo câncer e pelo envelhecimento.

PROCESSO DE ENFERMAGEM

Paciente com câncer gástrico

Avaliação
- Obter uma história nutricional detalhada
- Identificar a ocorrência de perda de peso, incluindo o tempo e quantos quilos; avaliar o apetite, a saciedade e os hábitos alimentares; incluir a avaliação da dor
- Obter história de tabagismo e etilismo e história familiar (p. ex., algum parente em primeiro ou em segundo grau com câncer gástrico ou outro câncer); investigar se há história pregressa de infecção por *H. pylori*
- Avaliar o suporte psicossocial (estado civil, habilidades de enfrentamento, recursos emocionais e financeiros)
- Realizar um exame físico completo (palpação e percussão do abdome à procura de hipersensibilidade, massas ou ascite).

Diagnóstico
DIAGNÓSTICOS DE ENFERMAGEM
- Ansiedade relacionada com a doença e o tratamento antecipado
- Nutrição desequilibrada: menos que as necessidades corporais, relacionada com a saciedade precoce ou anorexia
- Dor relacionada com a massa tumoral
- Tristeza relacionada com o diagnóstico de câncer
- Conhecimento deficiente relacionado com as atividades de autocuidado.

Câncer de estômago | Câncer gástrico **125**

Planejamento e metas

As principais metas para o paciente podem incluir redução da ansiedade, nutrição ótima, alívio da dor e adaptação para o diagnóstico e mudanças antecipadas no estilo de vida.

Intervenções de enfermagem

Redução da ansiedade

- Proporcionar ao paciente uma atmosfera relaxada e não ameaçadora (isso ajuda o paciente a expressar seus temores, suas preocupações e sua raiva)
- Incentivar a família ou outros entes queridos a apoiar o paciente, oferecer tranquilização e medidas de suporte para um enfrentamento positivo
- Instruir sobre quaisquer procedimentos e tratamentos.

Promoção de nutrição ótima

- Incentivar ingestões pequenas e frequentes de alimentos não irritantes para diminuir a irritação gástrica; incentivar o consumo de líquido entre as refeições, e não durante as refeições
- Facilitar o reparo tecidual assegurando suplementos alimentares ricos em calorias, bem como em vitaminas A e C e ferro
- Administrar continuamente vitamina B_{12} por via parenteral, se for realizada uma gastrectomia total
- Monitorar a velocidade e a frequência da terapia IV
- Registrar o equilíbrio hídrico e o peso diário
- Avaliar os sinais de desidratação (sede, ressecamento das mucosas, turgor cutâneo deficiente, taquicardia, diminuição do débito urinário)
- Rever os resultados dos exames laboratoriais diários, para observar qualquer anormalidade metabólica (sódio, potássio, glicose, ureia)
- Administrar agentes antieméticos, conforme prescrição.

Alívio da dor

- Administrar agentes analgésicos, conforme prescrição (infusão contínua de um opioide ou bomba de analgesia controlada pelo paciente [ACP])
- Avaliar a frequência, a intensidade e a duração da dor, para estabelecer a eficácia do agente analgésico
- Trabalhar com o paciente para ajudar a controlar a dor, sugerindo métodos não farmacológicos para alívio da dor, tais como mudanças de posição, visualização orientada, distração, exercícios de relaxamento (usando fitas de áudio sobre relaxamento), massagens nas costas, massagem e períodos de repouso e relaxamento.

Fornecimento do apoio psicossocial

- Ajudar o paciente a expressar seus medos, suas preocupações e tristeza sobre o diagnóstico

Câncer de estômago | Câncer gástrico

- Responder honestamente às perguntas do paciente
- Incentivar o paciente a participar nas decisões do tratamento e nas atividades de autocuidado, se possível
- Apoiar a descrença do paciente e o tempo necessário para aceitar o diagnóstico
- Oferecer apoio emocional e envolver os familiares e entes queridos, sempre que possível; tranquilizá-los no sentido de que as respostas emocionais são normais e esperadas
- Reconhecer as oscilações do humor e os mecanismos de defesa (negação, racionalização, deslocamento, regressão)
- Providenciar os serviços de profissionais, quando necessário (p. ex., religiosos, enfermeiros especialistas psiquiátricos, psicólogos, assistentes sociais e psiquiatras)
- Ajudar nas decisões sobre os cuidados terminais e fazer encaminhamentos, quando apropriado.

PROMOÇÃO DOS CUIDADOS DOMICILIAR, COMUNITÁRIO E DE TRANSIÇÃO
Ver "Manejo de enfermagem" em Câncer, para informações mais detalhadas.

Orientação ao paciente sobre autocuidados

- Orientar as atividades de autocuidado específicas para o plano de tratamento
- Incluir informações sobre dieta e nutrição, esquemas terapêuticos, mudanças nas atividades e estilo de vida, manejo da dor e complicações
- Explicar que existe a possibilidade da síndrome de esvaziamento gástrico rápido com qualquer alimentação enteral, e ensinar o paciente as maneiras de tratá-la
- Explicar a necessidade de períodos de repouso diários e consultas frequentes com o médico após a alta
- Encaminhar para cuidados domiciliares; o enfermeiro pode supervisionar qualquer alimentação enteral ou parenteral e instruir o paciente e os familiares na maneira de usar o equipamento e as fórmulas, bem como o modo de detectar complicações potenciais
- Instruir o paciente a registrar diariamente o equilíbrio hídrico, bem como o peso
- Mostrar ao paciente estratégias para enfrentar dor, náuseas, vômitos e distensão
- Ensinar o paciente a reconhecer e a relatar complicações que exijam atenção médica, tais como sangramento (hematêmese franca ou oculta, melena), obstrução, perfuração ou qualquer sintoma que se agrave consistentemente
- Explicar o esquema de quimioterapia ou radioterapia e os cuidados necessários durante e após o tratamento.

Cuidado continuado e de transição
- Os planos de cuidado devem ser individualizados para o paciente e coordenados com ele e os cuidadores
- Reforçar o aconselhamento nutricional e avaliar a competência dos cuidadores na alimentação enteral
- Orientar o paciente e a família a avaliar o aporte e o débito diariamente, as estratégias para controlar os sintomas (p. ex., dor, náuseas e vômitos) e o reconhecimento das complicações (p. ex., sangramento, obstrução, perfuração)
- Rever o esquema de tratamento para certificar-se de que o paciente e a sua família compreendam o cuidado domiciliar relacionado com o tratamento
- Ajudar o paciente, a família e outros entes queridos na tomada de decisões sobre o cuidado da fase terminal da doença, e efetuar encaminhamentos, quando apropriado.

Reavaliação

RESULTADOS ESPERADOS DO PACIENTE
- Menos ansiedade e diminuição da dor
- Nutrição ótima
- Realização de atividades de autocuidado e adaptação às mudanças no estilo de vida
- Verbalização de conhecimento sobre o manejo da doença.

Para mais informações, ver o Capítulo 46 em Hinkle JL, Cheever KH. (2018). *Brunner and Suddarth's textbook of medical-surgical nursing* (14th ed.). Philadelphia, PA: Lippincott Williams & Wilkins.

Câncer de fígado

Os tumores hepáticos podem ser malignos ou benignos. Os benignos eram incomuns até o uso disseminado dos contraceptivos orais; atualmente, os tumores de fígado benignos, como os adenocarcinomas hepáticos, ocorrem com mais frequência em mulheres na idade fértil que fazem uso de contraceptivos orais. Poucos cânceres têm a sua origem no fígado. Os tumores hepáticos primários geralmente estão associados a doença hepática crônica, hepatite B e C e cirrose. O carcinoma hepatocelular (CHC), que constitui o tipo mais comum de câncer primário do fígado, habitualmente não pode ser ressecado, em virtude de seu rápido crescimento e ocorrência de metástases em outras partes do corpo. Outros tipos incluem o carcinoma colangiocelular e os carcinomas hepatocelular e colangiocelular combinados. A ressecção do câncer

128 Câncer de fígado

hepático é possível se for descoberto em uma fase inicial; no entanto, a detecção precoce é pouco provável.

A cirrose, a infecção crônica pelos vírus das hepatites B e C e a exposição a determinadas toxinas químicas foram implicadas como causas de CHC. O tabagismo, particularmente quando associado a etilismo, também foi identificado como fator de risco. Outras substâncias que foram implicadas incluem aflatoxinas e outros fungos tóxicos semelhantes que podem contaminar alimentos, amendoins e grãos, podendo atuar como cocarcinógenos com a hepatite B. Metástases de outros locais primários, particularmente do sistema digestório, da mama e dos pulmões, são encontradas no fígado com frequência 2,5 vezes maior que os cânceres hepáticos primários.

Manifestações clínicas

- As manifestações iniciais incluem dor (dor indefinida no quadrante superior direito, epigástrio ou costas), perda de peso, astenia, anorexia e anemia
- À palpação, o fígado pode estar aumentado, com superfície irregular
- A icterícia somente é observada se houver oclusão dos ductos biliares maiores
- Ascite ocorre se esses nódulos causarem obstrução da veia porta do fígado, ou se houver semeadura de tecido tumoral na cavidade peritoneal.

Avaliação e achados diagnósticos

O diagnóstico é estabelecido com base nos sinais e sintomas clínicos, na história e no exame físico e nos resultados dos exames laboratoriais e radiográficos, PET, cintigrafia do fígado, TC, ultrassonografia, RM, arteriografia, laparoscopia ou biopsia. Na avaliação laboratorial, também podem ser observadas leucocitose, eritrocitose, hipercalcemia, hipoglicemia e hipocolesterolemia. Podem ser encontrados níveis séricos elevados de alfafetoproteína (AFP) e antígeno carcinoembrionário (CEA).

Manejo clínico

Radioterapia

- Injeção IV ou intra-arterial de anticorpos marcados com isótopos radioativos, que atacam especificamente os antígenos associados ao tumor
- Colocação percutânea de uma fonte de alta intensidade para radioterapia intersticial.

Quimioterapia

- Quimioterapia sistêmica, embolização dos vasos que nutrem o tumor (quimioembolização)
- Bomba implantável para liberar alta concentração de quimioterápicos no fígado pela artéria hepática nos casos de doença metastática.

Drenagem biliar percutânea

- A drenagem biliar percutânea ou trans-hepática é usada para drenar ductos biliares obstruídos pelo fígado, ductos pancreáticos ou ductos biliares em pacientes que apresentam tumores inoperáveis ou que são considerados de risco cirúrgico alto
- As complicações incluem sepse, extravasamento de bile, hemorragia e reobstrução do sistema biliar
- Observar o paciente quanto à ocorrência de febre e calafrios, drenagem biliar ao redor do cateter, alterações dos sinais vitais e evidência de obstrução biliar, incluindo piora da dor ou da pressão, prurido e recidiva da icterícia.

Outros tratamentos não cirúrgicos

- A hipertermia com *laser* tem sido empregada para o tratamento das metástases hepáticas
- O calor é direcionado aos tumores para causar necrose dos mesmos, enquanto se preserva o tecido normal por meio de vários métodos: ablação térmica por radiofrequência inserida no tumor hepático e energia de radiofrequência, que provoca morte das células tumorais por meio de necrose por coagulação
- A imunoterapia pode ser utilizada: são administrados linfócitos com reatividade antitumoral
- A embolização arterial transcateter resulta em isquemia e necrose do tumor
- Para os casos de múltiplas lesões pequenas, a injeção de álcool sob orientação ultrassonográfica promove a desidratação das células tumorais e necrose tumoral.

Manejo cirúrgico

A ressecção hepática pode ser realizada quando o tumor hepático primário estiver localizado ou quando o local primário puder ser totalmente excisado, e a metástase for limitada. Investindo na capacidade de regeneração das células hepáticas, os cirurgiões têm removido com sucesso 90% do fígado. A ocorrência de cirrose limita a capacidade de

130 Câncer de fígado

regeneração do fígado. Na preparação para a cirurgia, são avaliados os estados nutricional, hídrico e físico geral do paciente, e são feitos esforços para assegurar a melhor condição física possível.

- Lobectomia: a remoção de um lobo do fígado constitui o procedimento cirúrgico mais comum para excisão de um tumor hepático
- Ablação local: para pacientes que não são candidatos a ressecção ou transplante, a ablação do CHC pode ser realizada por substâncias químicas, como o etanol, ou por meios físicos, como ablação por radiofrequência ou coagulação por micro-ondas
- Imunoterapia: pode-se utilizar interferona após a ressecção cirúrgica do CHC para evitar a recidiva da lesão relacionada com hepatite B ou C
- Transplante de fígado: a remoção do fígado e a sua substituição por um órgão de doador saudável constitui outra maneira de tratar o câncer de fígado.

Manejo de enfermagem pós-operatório

Ver "Manejo de enfermagem" em Câncer, para informações mais detalhadas.

- Efetuar monitoramento e cuidado rigorosos nos primeiros 2 ou 3 dias
- Avaliar problemas relacionados com o comprometimento cardiopulmonar, complicações vasculares e disfunção respiratória e hepática
- Monitorar a ocorrência de anormalidades metabólicas (glicose, proteínas e lipídios)
- Instruir o paciente e sua família sobre o cuidado com o cateter biliar e as complicações potenciais e efeitos colaterais da quimioterapia na artéria hepática
- Instruir o paciente sobre a importância das consultas de acompanhamento, a fim de possibilitar verificações frequentes da resposta do paciente e do tumor à quimioterapia, condição do local da bomba implantada e quaisquer efeitos tóxicos
- Encaminhar o paciente para cuidado domiciliar
- Incentivar o paciente a retomar suas atividades rotineiras o mais brevemente possível, e advertir contra atividades passíveis de danificar a bomba de infusão ou causar lesão no local
- Fornecer tranquilização e instrução ao paciente e à família, a fim de reduzir o medo de que o cateter de drenagem biliar percutânea seja deslocado
- Fornecer ao paciente e à família instruções verbais e por escrito, bem como a demonstração do cuidado do cateter biliar; orientar a respeito

das técnicas necessárias para manter o local do cateter limpo e seco, avaliar o cateter e seu local de inserção e irrigá-lo para evitar resíduos e promover a sua desobstrução
- Colaborar com a equipe de saúde, o paciente e a família para identificar e implantar estratégias de manejo da dor e abordagens para o manejo de outros problemas: fraqueza, prurido, aporte nutricional inadequado, icterícia e sintomas associados a metástases
- Ajudar o paciente e a família na tomada de decisão sobre cuidados paliativos, e iniciar os encaminhamentos. Incentivar o paciente a discutir as preferências de cuidado e diretrizes antecipadas com a família e os profissionais de saúde.

Para mais informações, ver o Capítulo 49 em Hinkle JL, Cheever KH. (2018). *Brunner and Suddarth's textbook of medical-surgical nursing* (14th ed.). Philadelphia, PA: Lippincott Williams & Wilkins.

Câncer de laringe

O câncer de laringe responde por aproximadamente metade de todos os cânceres de cabeça e pescoço. Quase todos os tumores malignos da laringe originam-se do epitélio de superfície e são classificados em carcinoma de células escamosas. Os fatores de risco incluem sexo masculino, idade ≥ 65 anos, uso de tabaco (incluindo sem fumaça), etilismo, esforço vocal, laringite crônica, exposição ocupacional a carcinógenos, deficiências nutricionais (riboflavina) e predisposição familiar.

Manifestações clínicas

- Rouquidão com mais de 2 semanas de duração, observada precocemente no câncer na área glótica; voz áspera, rouca e de tonalidade baixa
- Tosse persistente; dor e sensação de queimação na garganta quando o paciente consome líquidos quentes ou suco de frutas cítricas
- Nódulo percebido no pescoço
- Sintomas tardios: disfagia, dispneia, obstrução ou secreção nasal unilateral, rouquidão persistente ou ulceração e hálito fétido
- Linfadenopatia cervical, perda de peso não intencional, debilidade generalizada e dor que se irradia para a orelha com possível metástase.

Avaliação e achados diagnósticos

- História completa para identificar os fatores de risco, história familiar e condições clínicas subjacentes

Câncer de laringe

- Exame físico da cabeça e pescoço
- Laringoscopia indireta
- Endoscopia, endoscopia virtual, deglutição modificada com bário, imagem óptica, TC, RM (para avaliação de adenopatia regional, comprometimento dos tecidos moles e estadiamento do tumor) e tomografia por emissão de pósitrons (para detectar a ocorrência de recidiva do tumor após o tratamento)
- Exame laringoscópico direto, realizado sob anestesia local ou geral
- Biopsia por aspiração com agulha fina do tecido suspeito.

Manejo clínico

- As metas no tratamento do câncer de laringe incluem buscar a cura, preservar a deglutição efetiva e segura, manter a voz útil e evitar a necessidade de traqueostomia permanente
- As opções de tratamento incluem cirurgia, radioterapia e quimiorradiação adjuvante ou combinações
- Antes da instituição do tratamento, realiza-se um exame odontológico completo para excluir qualquer doença oral. Os problemas dentários devem ser resolvidos antes da cirurgia e após a radioterapia
- A radioterapia fornece excelentes resultados nos tumores glóticos de estádio inicial e lesões sem comprometimento dos linfonodos, quando apenas uma corda vocal está afetada e móvel; pode ser usada no pré-operatório para reduzir o tamanho do tumor, em combinação com cirurgia e quimioterapia adjuvante no câncer de laringe avançado (estádios III e IV) ou como medida paliativa.

Manejo cirúrgico

- Os procedimentos cirúrgicos para tumores no estádio inicial podem incluir ressecção com *laser* endoscópico transoral, hemilaringectomia vertical aberta clássica para tumores glóticos ou laringectomia supraglótica horizontal clássica
- Outras opções cirúrgicas incluem as seguintes:
  - Desnudamento das cordas vocais: utilizado no tratamento de displasia, hiperqueratose e leucoplaquia; frequentemente curativo para essas lesões
  - Cordectomia: utilizada para lesões limitadas ao terço médio da corda vocal
  - Cirurgia a *laser*: para o tratamento dos cânceres glóticos no estádio inicial

- Laringectomia parcial: recomendada nos estádios iniciais do câncer na área glótica, quando apenas uma corda vocal é acometida; alta taxa de cura
- Laringectomia total: pode proporcionar a cura desejada nos cânceres de laringe mais avançados de estádio IV, quando o tumor se estende além das cordas vocais, ou para o câncer que sofre recidiva ou que persiste após a radioterapia; resulta em perda total da voz e traqueostomia permanente
- A terapia fonoaudiológica deve ser realizada, quando indicado: fala esofágica, laringe artificial (laringe elétrica) ou punção traqueoesofágica.

PROCESSO DE ENFERMAGEM

Paciente submetido à laringectomia

Avaliação
- Obter uma história de saúde e avaliar os domínios físico, psicossocial e espiritual do paciente, incluindo avaliação do estado geral de nutrição e padrão de consumo de bebidas alcoólicas
- Avaliar a ocorrência de rouquidão, faringite, dispneia, disfagia ou dor e sensação de ardência na garganta
- Realizar um exame completo da cabeça e pescoço; palpar o pescoço e a tireoide à procura de edema, nodularidade ou adenopatia
- Avaliar a capacidade do paciente de ouvir, ver, ler e escrever, e obter uma avaliação por um fonoaudiólogo, quando indicado
- Determinar a natureza da cirurgia; avaliar o estado emocional do paciente; avaliar os métodos de enfrentamento do paciente e da família no pré-operatório e pós-operatório; fornecer um suporte efetivo.

Diagnóstico

DIAGNÓSTICOS DE ENFERMAGEM

Com base em todos os dados de avaliação, os principais diagnósticos de enfermagem podem incluir:

- Conhecimento deficiente sobre o procedimento cirúrgico e a evolução pós-operatória
- Ansiedade e depressão, relacionadas com o diagnóstico de câncer e com uma cirurgia iminente
- Desobstrução ineficaz das vias respiratórias, relacionada com o excesso de produção de muco, evidenciado por alterações cirúrgicas nas vias respiratórias
- Comunicação verbal prejudicada, relacionada com o déficit secundário à remoção da laringe e ao edema

134 Câncer de laringe

- Nutrição desequilibrada: menos que as necessidades corporais, relacionada com a incapacidade de ingerir alimentos em consequência da dificuldade na deglutição
- Distúrbio da imagem corporal e baixa autoestima em decorrência da cirurgia de pescoço de grande porte, alteração na aparência e estrutura e função alteradas
- Déficit de autocuidado, relacionado com dor, fraqueza e fadiga, e comprometimento musculoesquelético, o procedimento cirúrgico e a evolução no período pós-operatório.

Problemas colaborativos/complicações potenciais
Com base nos dados de avaliação, as complicações potenciais que podem surgir incluem:

- Angústia respiratória (hipoxia, obstrução das vias respiratórias, edema traqueal)
- Hemorragia, infecção e deiscência da ferida
- Aspiração
- Estenose traqueostomal.

Planejamento e metas
As principais metas para o paciente podem incluir obtenção de conhecimento sobre o tratamento, redução da ansiedade, manutenção da perviedade das vias respiratórias, uso efetivo de meios alternativos de comunicação, níveis ótimos de nutrição e hidratação, melhora da imagem corporal e da autoestima, melhora do manejo do autocuidado e ausência de complicações.

Intervenções de enfermagem

Orientação ao paciente no período pré-operatório
- Esclarecer qualquer conceito equivocado e fornecer ao paciente e à família materiais informativos sobre a cirurgia (tanto por escrito quanto audiovisual) para revisão e reforço
- Explicar ao paciente que a voz natural será perdida se for planejada uma laringectomia completa
- Assegurar ao paciente que pode ser feito muito progresso por meio de treinamento em um programa de reabilitação
- Rever o equipamento e os tratamentos que irão fazer parte do cuidado pós-operatório
- Ensinar exercícios de tosse e de respiração profunda e solicitar ao paciente uma demonstração de retorno.

Redução da ansiedade
- Avaliar o estado emocional do paciente e fornecer a ele e à família a oportunidade de verbalizar os sentimentos e compartilhar as percepções;

apresentar respostas concisas e completas às perguntas feitas pelo paciente e sua família
- Providenciar a visita de um paciente submetido à laringectomia para ajudar o paciente a enfrentar a situação e saber que a reabilitação é possível
- Aprender com o paciente quais as atividades que promovem sentimentos de conforto e ajudá-lo nessas atividades (p. ex., ouvir música, ler); as técnicas de relaxamento, tais como visualização orientada e meditação, são frequentemente úteis.

Manutenção da desobstrução das vias respiratórias
- Colocar o paciente na posição de semi-Fowler ou de Fowler após a recuperação da anestesia
- Observar o paciente quanto à ocorrência de inquietação, respiração laboriosa, apreensão e aumento da frequência do pulso, que podem indicar possíveis problemas respiratórios ou circulatórios; avaliar os sons respiratórios e registrar as alterações que podem indicar complicações iminentes
- Usar com cautela medicamentos que deprimam a respiração, particularmente opioides; no entanto, o uso adequado de medicamentos analgésicos é essencial, visto que a dor no pós-operatório pode resultar em respiração superficial e tosse ineficaz
- Incentivar o paciente a mudar de posição, tossir e realizar respirações profundas; promover aspiração, se necessário; incentivar a deambulação precoce
- O cuidado do tubo de laringectomia é igual ao do tubo de traqueostomia; a umidificação e a aspiração são essenciais se não houver nenhuma cânula interna
- Manter o estoma limpo por meio de limpeza diária, conforme prescrição, e limpar e secar a abertura, quando necessário, após a tosse
- Assegurar umidificação adequada do ambiente para diminuir a tosse, a produção de muco e a formação de crostas ao redor do estoma.

Promoção de métodos alternativos de comunicação
- Trabalhar com o paciente, o fonoaudiólogo e a família, a fim de incentivar o uso de métodos alternativos de comunicação; tais métodos precisam ser usados de maneira consistente no período pós-operatório
- Fornecer uma campainha ou sino de mão ao paciente; pode-se empregar um quadro para a comunicação
- Usar o braço que não escreve para infusões IV
- Quando o paciente não puder escrever, é possível utilizar um quadro de figuras-palavras-frases, um dispositivo eletrônico manual ou sinais manuais
- Fornecer um tempo adequado ao paciente para que ele possa comunicar suas necessidades.

136 Câncer de laringe

Promoção de nutrição e hidratação adequadas
- Manter o paciente em dieta zero durante pelo menos 7 dias e fornecer fontes alternativas de nutrição, conforme prescrição: soluções IV, nutrição enteral e nutrição parenteral; explicar o plano nutricional ao paciente e à família
- Quando o paciente estiver liberado para iniciar a alimentação oral, começar a alimentação com líquidos espessos de fácil deglutição; instruir o paciente a evitar alimentos doces, que aumentam a salivação e suprimem o apetite; introduzir alimentos sólidos, quando tolerados
- Instruir o paciente a enxaguar a boca com água morna ou colutório sem álcool, e a escovar os dentes com frequência
- Observar o paciente à procura de qualquer dificuldade na deglutição (particularmente quando se alimenta); relatar a sua ocorrência ao médico
- Monitorar o peso e os dados laboratoriais do paciente para assegurar que o aporte nutricional e hídrico esteja adequado; monitorar o turgor da pele e os sinais vitais à procura de sinais de diminuição do volume de líquidos.

Melhora do autoconceito e promoção do manejo de autocuidado
- Incentivar o paciente a expressar seus sentimentos sobre as mudanças produzidas pela cirurgia (p. ex., medo, raiva, depressão e isolamento); incentivar o uso de estratégias efetivas de enfrentamento usadas previamente; é importante ser um bom ouvinte e apoiar a família
- Encaminhar o paciente a um grupo de apoio, como a International Association of Laryngectomees, WebWhispers, e I Can Cope[7]
- Usar uma abordagem positiva; promover a participação nas atividades de autocuidado o mais cedo possível.

Monitoramento e manejo das complicações potenciais no pós-operatório
As complicações potenciais após laringectomia incluem angústia respiratória e hipoxia, hemorragia, infecção, deiscência da ferida, aspiração e estenose de traqueia.

- Monitorar o paciente à procura de sinais e sintomas de angústia respiratória e hipoxia, particularmente inquietação, irritação, agitação, confusão, taquipneia, uso dos músculos acessórios e diminuição da saturação de oxigênio na oximetria de pulso (Sp_{O_2}); manter disponível material para intubação e suporte ventilatório
- Monitorar os sinais vitais do paciente quanto à ocorrência de alterações: aumento da frequência do pulso, diminuição da pressão arterial ou respirações rápidas e profundas

---

[7] N.R.T.: No Brasil, existem grupos de apoio como o Grupo de Apoio a Laringectomizados (GAL).

- A pele fria, pegajosa e pálida pode indicar sangramento ativo; notificar imediatamente o cirurgião sobre a ocorrência de qualquer sangramento ativo
- Observar o paciente quanto a sinais e sintomas precoces de infecção: aumento da temperatura e do pulso, alteração no tipo de drenagem da ferida, áreas aumentadas de rubor ou hipersensibilidade no local da cirurgia, drenagem purulenta, odor e aumento da drenagem da ferida; monitorar a contagem de leucócitos
- Observar a área do estoma à procura de deiscência da ferida, hematoma e sangramento e relatar a ocorrência de alterações significativas ao cirurgião
- Monitorar cuidadosamente o paciente, particularmente quanto à hemorragia da carótida
- Elevar a cabeceira do leito em pelo menos 30° durante a alimentação oral e por tubo, e durante 30 a 45 minutos após a alimentação
- Monitorar o paciente quanto à possibilidade de refluxo e aspiração; manter o equipamento de aspiração disponível
- Realizar o cuidado com a traqueostomia de acordo com o protocolo.

Considerações gerontológicas

Nos pacientes idosos, pode ocorrer infecção sem leucocitose; por conseguinte, o enfermeiro deve monitorar o paciente à procura de sinais mais sutis, como letargia, fraqueza e diminuição do apetite.

Alerta de enfermagem | Qualidade e segurança

No período pós-operatório, estar atento para as complicações potenciais graves como a ruptura da artéria carótida. Se isso ocorrer, aplicar pressão direta sobre a artéria, solicitar a presença do médico imediatamente e apoiar o paciente até que o vaso possa ser reparado.

Promoção dos cuidados domiciliar, comunitário e de transição

Orientação ao paciente sobre autocuidados
- Fornecer instruções sobre a alta tão logo o paciente seja capaz de participar; avaliar a prontidão do paciente para aprender
- Avaliar o nível de conhecimento do paciente sobre o manejo de autocuidado; tranquilizar o paciente e a família de que é possível dominar as estratégias
- Fornecer ao paciente informações específicas sobre a traqueostomia e o cuidado do estoma, o cuidado da ferida e a higiene oral, incluindo aspiração e medidas de emergência; instruir o paciente sobre a necessidade de aporte nutricional adequado, higiene segura e atividades de lazer
- Instruir o paciente sobre a importância de umidificação adequada no ambiente, minimizar o ar-condicionado e consumir líquidos

138 Câncer de laringe

- Instruir o paciente acerca das precauções necessárias no banho de chuveiro para impedir que a água entre no estoma
- Desencorajar a natação, visto que o paciente com laringectomia pode se afogar
- Recomendar ao paciente que evite o uso de *spray* de cabelo, cabelos soltos e talco no estoma
- Instruir o paciente e o cuidador a respeito dos sinais e sintomas de infecção, e identificar as indicações que exigem contato com o médico depois da alta
- Ressaltar que a atividade deve ser realizada com moderação; quando cansado, o paciente terá mais dificuldade de falar com a nova voz
- Instruir o paciente a usar ou carregar uma identificação médica, como pulseira ou cartão, a fim de alertar os profissionais de saúde sobre as necessidades especiais de reanimação, caso necessário.

Cuidado continuado
- Encaminhar para o serviço de atendimento domiciliar para assistência do paciente e da família, avaliação de acompanhamento e ensino
- Incentivar o paciente a seguir as consultas de acompanhamento da saúde com a equipe multiprofissional
- Lembrar ao paciente sobre a participação em atividades de promoção da saúde e exames de triagem.

Reavaliação

Resultados esperados do paciente
- Nível adequado de conhecimento, compreensão sobre o procedimento cirúrgico e realização adequada do autocuidado
- Ansiedade controlada e conhecimento dos recursos comunitários que fornecem apoio
- Capacidade de manter as vias respiratórias pérvias e eliminar espontaneamente as próprias secreções
- Demonstração de uma técnica prática, segura e correta para limpeza e troca do tubo de traqueostomia ou laringectomia
- Técnicas de comunicação efetivas
- Nutrição e consumo de líquidos adequados
- Melhora da imagem corporal, autoestima e autoconceito
- Ausência de complicação
- Adesão ao programa de reabilitação e cuidado domiciliar.

Para mais informações, ver o Capítulo 22 em Hinkle JL, Cheever KH. (2018). *Brunner and Suddarth's textbook of medical-surgical nursing* (14th ed.). Philadelphia, PA: Lippincott Williams & Wilkins.

Câncer de mama

O câncer de mama é classificado de acordo com o tipo de tecido mamário acometido: ductal (carcinoma ductal *in situ* [CDIS] ou infiltrativo), lobular, medular, mucinoso, ductal tubular ou inflamatório. O câncer de mama pode ser localizado (p. ex., CDIS) ou pode sofrer metástase. Atualmente, cerca de 231.840 novos casos de câncer de mama invasivo são diagnosticados em mulheres a cada ano.[8] O risco de desenvolver câncer de mama aumenta com a idade. Aproximadamente dois de três cânceres de mama invasivos são encontrados em mulheres com 55 anos de idade ou mais. Acredita-se que cerca de 5 a 10% dos casos de câncer de mama sejam hereditários, como resultado direto de defeitos gênicos (mutações celulares) herdados de um genitor biológico.

Fisiopatologia

O câncer de mama é uma entidade patológica que começa com uma alteração genética de uma única célula, e pode levar vários anos para se tornar palpável. O tipo histológico mais comum de câncer de mama é o câncer ductal infiltrativo (80% dos casos), em que os tumores se originam do sistema ductal e invadem os tecidos adjacentes. O carcinoma lobular infiltrativo responde por 10 a 15% dos casos. Esses tumores originam-se do epitélio lobular e geralmente ocorrem como uma área de espessamento com má definição na mama. Os carcinomas ductal e lobular infiltrativos disseminam-se habitualmente para ossos, pulmões, fígado, glândulas suprarrenais, pleura, pele ou cérebro. Vários cânceres invasivos menos comuns, tais como o carcinoma medular (5% dos casos), o carcinoma mucinoso (3% dos casos) e o carcinoma ductal tubular (2% dos casos), apresentam um prognóstico muito favorável. O carcinoma inflamatório e a doença de Paget (1% dos casos) são formas menos comuns de câncer de mama. O CDIS é um tipo não invasivo de câncer (também denominado *carcinoma intraductal*); no entanto, se não for tratado, há uma probabilidade aumentada de que venha a progredir para o câncer invasivo. Não existe nenhuma causa específica para o câncer de mama; na verdade, uma combinação de eventos genéticos, hormonais e, possivelmente, ambientais pode contribuir para o seu desenvolvimento. Se não houver comprometimento de linfonodos, o prognóstico é mais favorável. O aspecto fundamental para melhora nas taxas de sobrevida é o diagnóstico precoce, antes da ocorrência de metástases.

---

[8]N.R.T.: O câncer de mama é o mais frequente e comum tumor maligno entre as mulheres. Para o Brasil, estimam-se 59.700 novos casos de câncer de mama para cada ano do biênio 2018-2019, com risco estimado de 56,33 casos a cada 100 mil mulheres (INCA, 2018).

Fatores de risco

- O sexo (feminino) e a idade crescente constituem os principais fatores
- História pregressa de câncer de mama: o risco de desenvolver câncer de mama na mesma mama ou na mama oposta é significativamente aumentado
- História familiar: ter parente em primeiro grau com câncer de mama (mãe, irmã, filha) aumenta o risco em duas vezes; ter dois parentes em primeiro grau aumenta o risco em cinco vezes
- As mutações genéticas (*BRCA1* ou *BRCA2*) respondem pela maioria dos casos herdados de câncer de mama; no entanto, 80% das pacientes com câncer de mama não apresentam nenhuma história familiar da doença
- Os fatores hormonais incluem menarca precoce (antes de 12 anos de idade), nuliparidade, primeira gestação depois dos 30 anos de idade, menopausa tardia (depois dos 55 anos de idade) e terapia hormonal (anteriormente designada como *terapia de reposição hormonal*)
- Outros fatores podem incluir exposição à radiação ionizante durante a adolescência, história de doença mamária proliferativa benigna, obesidade no início da vida adulta, etilismo (cerveja, vinho ou licor) e dieta rica em gorduras (controversa; há necessidade de mais pesquisas).

Estratégias de prevenção do câncer de mama em pacientes em alto risco

Os fatores de proteção podem incluir exercícios físicos vigorosos regulares (diminuição da gordura corporal), gravidez antes de 30 anos de idade e aleitamento materno. Como fator protetor, também pode ser o manejo do estresse por meio de meditação ou prece, ou a participação em grupos de apoio.

Estratégias de prevenção

As pacientes com alto risco de câncer de mama podem consultar um especialista sobre estratégias de prevenção possíveis ou apropriadas, tais como:

- A vigilância a longo prazo consiste em exames de mama clínicos, realizados duas vezes por ano, começando com 25 anos de idade, mamografia anualmente e, possivelmente, RM (em portadores de *BRCA1* e *BRCA2*); a ultrassonografia pode ser útil
- A quimioprevenção pode ser utilizada para evitar a doença antes do seu início, utilizando tamoxifeno e raloxifeno

- A mastectomia profilática é outra modalidade de prevenção primária (mastectomia de "redução de risco") para pacientes com forte história familiar de câncer de mama, diagnóstico de carcinoma lobular *in situ* (CLIS) ou hiperplasia atípica, mutação do gene *BRCA*, medo extremo de câncer ("fobia de câncer") ou câncer prévio em uma das mamas; o procedimento não confere proteção de 100% contra o desenvolvimento de câncer de mama.

Manifestações clínicas
- Em geral, as lesões são indolores, fixas e endurecidas, com margens irregulares; a maioria ocorre no quadrante superior externo. A mama pode apresentar uma alteração de formato ou pode ocorrer secreção do mamilo
- Algumas mulheres não apresentam nenhum sintoma nem nódulo palpável, mas exibem anormalidade na mamografia
- Os sinais avançados podem incluir depressão na pele, retração do mamilo ou ulceração da pele.

Avaliação e achados diagnósticos
- Biopsia (p. ex., percutânea, cirúrgica) e exame histológico das células cancerosas
- Estadiamento do tumor e análise dos fatores prognósticos adicionais para estabelecer o prognóstico e definir o esquema de tratamento ótimo
- Radiografias de tórax, TC, RM, tomografia por emissão de pósitrons (PET), cintigrafias ósseas, exames de sangue (hemograma completo, painel metabólico abrangente, marcadores tumorais [*i. e.*, antígeno carcinoembrionário (CEA), CA15-3]).

Estadiamento do câncer de mama
A classificação dos tumores nos estádios 0, I ou IV é bastante direta. Os tumores nos estádios II e III abrangem um amplo espectro de cânceres de mama e são subdivididos nos estádios IIA, IIB, IIIA, IIIB e IIIC. Os fatores que determinam os estadiamento incluem o número e as características dos linfonodos axilares, o estado de outros linfonodos regionais e o comprometimento da pele ou do músculo subjacente. Ver "Estadiamento" em Câncer.

Manejo clínico
Há várias opções de tratamento. A paciente e o oncologista podem decidir quanto ao tratamento cirúrgico, radioterapia, quimioterapia, terapia hormonal ou uma combinação de terapias.

Câncer de mama

Manejo cirúrgico

- A mastectomia radical modificada envolve a remoção de todo o tecido mamário, incluindo o complexo mamilo-aréola e parte dos linfonodos axilares por meio de dissecção dos linfonodos axilares (DLA)
- A mastectomia total envolve a remoção da mama e do complexo mamilo-aréola, porém sem DLA
- A cirurgia de conservação da mama inclui lumpectomia, excisão ampla, mastectomia parcial ou segmentar ou quadrantectomia, seguida de remoção dos linfonodos para o câncer de mama invasivo
- A biopsia de linfonodo sentinela é considerada como padrão de cuidado para o tratamento do câncer de mama no estádio inicial
- Pode-se efetuar a reconstrução da mama.

Radioterapia

Radioterapia por feixe externo: geralmente, irradiação de toda a mama; no entanto, a radiação parcial da mama (radiação apenas do local de lumpectomia) está sendo atualmente avaliada em algumas instituições para pacientes criteriosamente selecionadas.

Terapia farmacológica

- A quimioterapia é frequentemente administrada em combinações para erradicar a disseminação micrometastática da doença: ciclofosfamida, metotrexato, fluoruracila, esquemas à base de antraciclina (p. ex., doxorrubicina, epirrubicina), taxanos (paclitaxel, docetaxel)
- A terapia hormonal baseia-se no índice de receptores de estrogênio e progesterona: o tamoxifeno é o principal agente hormonal usado para suprimir os tumores dependentes de hormônios; outros incluem inibidores, anastrozol, letrozol e exemestano
- A terapia-alvo dirigida envolve o trastuzumabe e o bevacizumabe.

PROCESSO DE ENFERMAGEM

Paciente submetida à cirurgia para câncer de mama
Ver "Manejo de enfermagem" em Câncer, para informações mais detalhadas.

Avaliação
- Obter uma história de saúde
- Avaliar a reação da paciente ao diagnóstico e a sua capacidade de enfrentá-lo

Câncer de mama **143**

- Fazer perguntas sobre as capacidades de enfrentamento, sistemas de apoio, déficits de conhecimento e ocorrência de desconforto.

Diagnóstico

Diagnósticos de enfermagem pré-operatórios
- Conhecimento deficiente sobre os tratamentos cirúrgicos planejados
- Ansiedade relacionada com diagnóstico de câncer
- Medo relacionado com os tratamentos específicos e as alterações da imagem corporal
- Enfrentamento ineficaz, relacionado com o diagnóstico do câncer de mama e com as opções de tratamento
- Conflito de decisão, relacionado com as opções de tratamento.

Diagnósticos de enfermagem pós-operatórios
- Dor relacionada com procedimento cirúrgico
- Risco de disfunção neurovascular periférica, relacionado com a irritação nervosa no braço afetado, na mama ou na parede torácica
- Distúrbio da imagem corporal, relacionado com a perda ou alteração da mama
- Risco de sentimento de impotência, relacionado com o diagnóstico de câncer e com o tratamento cirúrgico
- Déficit de autocuidado, relacionado com a imobilidade parcial do membro superior no lado da cirurgia
- Padrão de sexualidade ineficaz, relacionado com perda de parte do corpo, alteração da autoimagem e medo das respostas do parceiro
- Conhecimento deficiente, relacionado com o tratamento de drenagem após a cirurgia de mama
- Conhecimento deficiente, relacionado com a realização de exercícios do braço para recuperar a mobilidade do membro afetado
- Conhecimento deficiente, relacionado com os cuidados com a mão e o braço após DLA.

Problemas colaborativos/complicações potenciais
- Linfedema
- Formação de hematoma ou seroma
- Infecção.

Planejamento e metas

As principais metas podem incluir maior conhecimento a respeito da doença e seu tratamento; redução do medo, da ansiedade e do estresse emocional pré e pós-operatórios; melhora da capacidade de tomada de decisão; manejo da dor; melhora na capacidade de enfrentamento; melhora da função sexual; ausência de complicações.

144 Câncer de mama

Intervenções de enfermagem pré-operatórias

Fornecimento de orientação e preparação para tratamentos cirúrgicos

- Rever as opções de tratamento ao reforçar a informação fornecida à paciente e ao responder a quaisquer perguntas
- Preparar a paciente de modo claro e objetivo sobre o que esperar antes, no decorrer e depois da cirurgia
- Informar a paciente de que ela frequentemente terá diminuição da mobilidade do braço e do ombro depois de uma DLA; demonstrar os exercícios de amplitude de movimento antes da alta e orientar quanto a sua importância
- Tranquilizar a paciente de que serão fornecidas analgesia apropriada e medidas de conforto.

Redução do medo e da ansiedade e melhora da capacidade de enfrentamento

- Ajudar a paciente a enfrentar os efeitos físicos e emocionais da cirurgia
- Fornecer à paciente informações realistas sobre o processo de cura e a recuperação esperada, a fim de ajudar a aliviar os medos (p. ex., receio da dor, preocupação com a incapacidade de cuidar de si e da própria família, preocupação com a ausência no trabalho, lidar com um futuro incerto)
- Informar a paciente sobre os recursos disponíveis na instituição de tratamento e na comunidade sobre o câncer de mama (p. ex., assistentes sociais, psiquiatras e grupos de apoio); a paciente pode considerar valioso conversar com uma sobrevivente do câncer de mama que foi submetida a tratamentos similares.

Promoção da capacidade de tomada de decisão

- Ajudar a paciente e a sua família a avaliar os riscos e os benefícios de cada opção
- Fazer perguntas à paciente sobre opções de tratamentos específicos, para ajudá-la a se concentrar na escolha de um tratamento apropriado (p. ex., Como você se sentiria se perdesse a mama? Você está considerando a reconstrução da mama? Se você optar por manter a mama, você consideraria se submeter a tratamentos com radiação 5 dias por semana, durante 5 a 6 semanas?)
- Apoiar a paciente, independentemente de qual seja a decisão tomada por ela, informando sempre os recursos disponíveis.

Intervenções de enfermagem pós-operatórias

Alívio da dor e do desconforto

- Avaliar cuidadosamente a paciente quanto à dor; a dor individual varia
- Incentivar a paciente a usar agentes analgésicos

- Preparar a paciente para um possível aumento discreto da dor depois dos primeiros dias da cirurgia; isso pode ocorrer porque as pacientes recuperam a sensibilidade ao redor do local da cirurgia e tornam-se mais ativas
- Avaliar as pacientes que se queixam de dor muito intensa, para excluir quaisquer complicações potenciais, como infecção ou hematoma
- Sugerir métodos alternativos de manejo da dor (p. ex., tomar banhos quentes de chuveiro, usar meios de distração, como visualização orientada).

Manejo das sensações pós-operatórias

Tranquilizar as pacientes sobre o fato de que as sensações pós-operatórias (p. ex., hipersensibilidade, dor difusa, dormência, retesamento, tração e contrações; sensação de membro fantasma após a mastectomia) fazem parte do processo de recuperação, e que essas manifestações não são indicativas de algum problema.

Promoção de uma imagem corporal positiva

- Avaliar a prontidão da paciente para ver a incisão pela primeira vez e fornecer gentilmente um incentivo; idealmente, a paciente estará com o enfermeiro ou outro profissional de saúde para apoio
- Manter a privacidade da paciente
- Perguntar à paciente o que ela percebe, reconhecer seus sentimentos e permitir que ela expresse suas emoções; tranquilizar a paciente de que seus sentimentos constituem uma resposta normal
- Se a paciente desejar, fornecer a ela, caso não tenha sido submetida à reconstrução imediata, um molde de mama temporário para colocar em seu sutiã.

Promoção de ajuste e enfrentamento positivos

- Efetuar avaliação continuada de como a paciente está lidando com o diagnóstico e o tratamento
- Ajudar a paciente a identificar e mobilizar seus sistemas de suporte; o cônjuge também pode precisar de orientação, apoio e informações; providenciar recursos (p. ex., o programa Reach to Recovery da American Cancer Society [ACS], grupos de defesa ou um conselheiro espiritual)[9]
- Incentivar a paciente a discutir problemas e preocupações com outras pacientes que tiveram câncer de mama
- Fornecer à paciente informações sobre o plano de cuidado após o tratamento
- Se a paciente demonstrar enfrentamento ineficaz, pode-se indicar uma consulta com um profissional de saúde mental.

---

[9]N.R.T.: No Brasil, temos a UNACCAM (União e Apoio no Combate ao Câncer de Mama).

146 Câncer de mama

MELHORA DO PADRÃO DE SEXUALIDADE
- Incentivar a paciente a discutir como ela se sente a respeito dela própria e os possíveis motivos para diminuição da libido (p. ex., fadiga, ansiedade, autoconsciência)
- Sugerir à paciente para variar horário do dia para a atividade sexual (quando a paciente estiver menos cansada), assumir posições que sejam mais confortáveis e expressar afeto usando medidas alternativas (p. ex., abraçar, beijar, estimular manualmente)
- Quando as questões sexuais não puderem ser resolvidas, pode ser útil o encaminhamento para aconselhamento (p. ex., psicólogo, psiquiatra, terapeuta sexual).

MONITORAMENTO E MANEJO DAS COMPLICAÇÕES POTENCIAIS
- Promover a drenagem linfática colateral ou auxiliar incentivando o movimento e o exercício (p. ex., bombeamento com as mãos), por meio de orientação pós-operatória
- Elevar o braço acima do coração
- Encaminhar a paciente a um terapeuta para fornecimento de luva ou manga de compressão, exercícios, drenagem linfática manual e discussão das maneiras para modificar as atividades diárias
- Orientar a paciente sobre o cuidado apropriado da incisão e os sinais e sintomas de infecção, bem como o momento de entrar em contato com o cirurgião ou o enfermeiro
- Monitorar o local da cirurgia, à procura de edema ou drenagem, e notificar imediatamente o cirurgião
- Quando recomendado, aplicar uma atadura compressiva na incisão.

PROMOÇÃO DOS CUIDADOS DOMICILIAR, COMUNITÁRIO E DE TRANSIÇÃO
Orientação da paciente sobre autocuidados
- Avaliar a prontidão da paciente para assumir o autocuidado e identificar quaisquer lacunas no conhecimento. Concentrar-se na orientação sobre o cuidado da incisão, os sinais a relatar (infecção, hematoma/seroma, edema do braço), manejo da dor, exercícios com o braço, cuidado da mão e do braço, manejo de drenagem e restrição da atividade. Incluir os familiares nos planos de ensino
- Providenciar acompanhamento com chamadas telefônicas para discutir preocupações sobre a incisão, o manejo da dor e o ajuste da paciente e sua família.

Cuidado continuado e de transição
- Reforçar o ensino anterior, quando necessário
- Incentivar a paciente a entrar em contato para quaisquer dúvidas ou preocupações

- Encaminhar a paciente para o serviço de atendimento domiciliar quando indicado ou conforme desejado pela paciente
- Lembrar a paciente da importância de participar em triagens de saúde de rotina
- Reforçar a necessidade de consultas de acompanhamento e controle com o médico (a cada 3 a 6 meses nos primeiros anos).

Reavaliação

Resultados esperados da paciente

- Conhecimento sobre o diagnóstico e as opções de tratamento
- Verbalização de vontade de lidar com a ansiedade e os medos relacionados com o diagnóstico e os efeitos da cirurgia sobre a autoimagem e o desempenho sexual
- Capacidade de enfrentar o diagnóstico e o tratamento
- Tomada de decisões relacionadas com as opções de tratamento de modo adequado
- Diminuição da dor e comprovação de que as estratégias de manejo da dor e do desconforto são efetivas
- Identificação das sensações pós-operatórias e reconhecimento de que elas fazem parte do processo de recuperação
- Apresentação de incisão cirúrgica limpa, seca e preservada, sem sinais de inflamação ou infecção
- Fornecimento de uma lista dos sinais e sintomas de infecção que precisam ser relatados
- Apresentação dos sentimentos com relação à mudança da imagem corporal
- Diálogo a respeito do significado do diagnóstico, o tratamento cirúrgico e os medos, de modo apropriado
- Participação ativa nas medidas de autocuidado
- Diálogo sobre os problemas de sexualidade e a retomada das relações sexuais
- Conhecimento nas recomendações e restrições após a alta
- Ausência de complicação.

Para mais informações, ver o Capítulo 58 em Hinkle JL, Cheever KH. (2018). *Brunner and Suddarth's textbook of medical-surgical nursing* (14th ed.). Philadelphia, PA: Lippincott Williams & Wilkins.

Câncer de ovário

O câncer de ovário constitui a principal causa de morte por câncer ginecológico nos EUA e é o quinto câncer mais letal em mulheres, atrás dos

148 Câncer de ovário

cânceres de pulmão, de mama, colorretal e de pâncreas.[10] Apesar do exame físico cuidadoso, é frequentemente difícil detectar os tumores de ovário, visto que eles habitualmente têm uma localização profunda na pelve. Ainda não foi determinado nenhum fator etiológico definitivo; no entanto, a gestação e os contraceptivos orais parecem proporcionar um efeito protetor. A incidência aumenta depois dos 40 anos de idade, e observa-se maior frequência nos países industrializados; acomete mulheres de todas as raças e origens étnicas. História familiar de parente em primeiro grau, idade avançada, menarca prematura, menopausa tardia e obesidade podem aumentar o risco de câncer de ovário; contudo, a maioria das pacientes não tem nenhum fator de risco conhecido. Em 5 a 10% dos casos, o câncer de ovário é familiar e, destes, a maior parte está associada a mutações nos genes BRCA1 (mais comumente) e BRCA2 (menos comumente).

Fisiopatologia

Os cânceres de ovário são, em sua maioria (90%) de origem epitelial; outros tumores incluem tumores de células germinativas e tumores do estroma (10%). Os tumores ovarianos são classificados em benignos, se não houver nenhuma proliferação ou invasão; limítrofes, se houver proliferação, porém sem invasão; e malignos, quando ocorre invasão.

Manifestações clínicas

- Aumento da circunferência abdominal, pressão pélvica, distensão abdominal, dor na região lombar, constipação intestinal, dor abdominal, urgência urinária, indigestão, flatulência, aumento no tamanho da cintura, dor nas pernas e dor pélvica
- Sintomas GI vagos, sem nenhuma causa conhecida
- Ovário palpável nas mulheres pós-menopausa.

Avaliação e achados diagnósticos

- Não existe nenhum mecanismo de triagem; marcadores tumorais estão sendo explorados; são recomendados exames pélvicos bianuais para mulheres de risco
- Qualquer aumento dos ovários precisa ser investigado; o exame pélvico não detecta o câncer de ovário em seu estádio inicial, e as técnicas de imagem pélvica nem sempre são definitivas

---

[10] N.R.T.: Para o Brasil, estimam-se 6.150 novos casos de câncer de ovário para cada ano do biênio 2018-2019, com risco estimado de 5,79 casos a cada 100 mil mulheres; é o oitavo mais incidente (INCA, 2018).

- A ultrassonografia transvaginal e pélvica, a RM do abdome, a radiografia de tórax e o teste para o antígeno CA-125 mostram-se úteis para mulheres de alto risco.

Manejo clínico

- A remoção cirúrgica constitui o tratamento de escolha
- A pesquisa pré-operatória pode incluir enema baritado ou colonoscopia, seriografia esôfago-estômago-duodeno (SEED), RM, ultrassonografia, radiografias de tórax, urografia intravenosa e TC
- O estadiamento do tumor é realizado utilizando o sistema de classificação de tumor, linfonodos e metástases (TNM) para orientar o tratamento
- O tratamento provável envolve histerectomia abdominal total, com remoção das tubas uterinas e ovários e, possivelmente, omento (salpingo-ooforectomia e omentectomia bilaterais); diminuição da massa tumoral; amostragem dos linfonodos para-aórticos e pélvicos; biopsias do diafragma; biopsias peritoneais aleatórias; e lavados citológicos
- A quimioterapia utiliza uma combinação de taxano e agentes à base de platina. Os tratamentos mais comuns consistem em paclitaxel e carboplatina
- Os tratamentos mais recentes usados em caso de recidiva consistem em preparações lipossomais, administração intraperitoneal de medicamentos, vacina contra câncer, anticorpos monoclonais dirigidos contra antígenos cancerosos, terapia gênica e tratamentos antiangiogênicos.

Manejo de enfermagem

- Realizar as medidas de enfermagem, incluindo tratamentos relacionados com cirurgia, radioterapia, quimioterapia e cuidados paliativos. Ver "Manejo de enfermagem" em Câncer, e ver também Manejo de enfermagem no período peroperatório, na Seção M
- Monitorar as complicações do tratamento e da cirurgia abdominal; relatar ao médico as manifestações da complicação
- Determinar as necessidades emocionais da paciente, incluindo o desejo de engravidar. Fornecer apoio emocional, proporcionando conforto, demonstrando atenção e cuidado. Permitir à paciente expressar seus sentimentos sobre a condição e o risco de morte.

Para mais informações, ver o Capítulo 57 em Hinkle JL, Cheever KH. (2018). *Brunner and Suddarth's textbook of medical-surgical nursing* (14th ed.). Philadelphia, PA: Lippincott Williams & Wilkins.

Câncer de pâncreas

Pode ocorrer desenvolvimento de câncer na cabeça, no corpo ou na cauda do pâncreas. Os sintomas variam, dependendo da localização da lesão e do comprometimento da função das células das ilhotas pancreáticas secretoras de insulina. O câncer de pâncreas constitui a quarta causa principal de morte por câncer em homens nos EUA e a quinta causa principal de morte por câncer em mulheres. É muito raro antes dos 45 anos de idade, e a maioria dos pacientes o desenvolve na sexta década de vida ou depois. Os fatores de risco incluem tabagismo, exposição a substâncias químicas ou toxinas industriais no ambiente; e dieta rica em gordura, carne ou ambas. O câncer de pâncreas também está associado ao diabetes melito, à pancreatite crônica e à pancreatite hereditária. Os tumores que se originam na cabeça do pâncreas são os mais comuns e provocam obstrução do ducto colédoco; os tumores de células das ilhotas funcionantes são responsáveis pela síndrome de hiperinsulinismo, particularmente nos tumores de células das ilhotas. O pâncreas também constitui o local de metástase de outros tumores. O carcinoma pancreático apresenta uma taxa de sobrevida de 5% em 5 anos, independentemente do estádio da doença por ocasião do diagnóstico.

Manifestações clínicas

- Os sinais clássicos de carcinoma pancreático consistem em dor, icterícia ou ambas, que ocorrem em mais de 80% dos pacientes e, juntamente com a perda de peso, frequentemente só aparecem quando a doença está muito avançada
- Ocorre perda de peso rápida, pronunciada e progressiva
- Dor vaga ou desconforto na parte superior ou média do abdome, que não estão relacionados com nenhuma função GI; irradia-se como dor incômoda na região média das costas e é mais intensa à noite e quando o paciente está em decúbito dorsal; a dor é frequentemente progressiva e intensa. É comum a ocorrência de ascite
- Os sintomas de deficiência de insulina (diabetes melito: glicosúria, hiperglicemia e tolerância anormal à glicose) podem constituir um sinal precoce de carcinoma
- Com frequência, as refeições agravam a dor epigástrica; ocorrência de icterícia e prurido
- Má absorção de nutrientes e vitaminas lipossolúveis, anorexia, mal-estar e eliminação de fezes de cor da argila e urina escura (colúria) são comuns nos tumores da cabeça do pâncreas
- As radiografias gastrintestinais podem revelar deformidades em vísceras adjacentes relacionadas com a massa pancreática.

Avaliação e achados diagnósticos

- A TC espiral (helicoidal) tem uma acurácia de mais de 85 a 90% no diagnóstico e estadiamento do câncer de pâncreas, e constitui, atualmente, a técnica de imagem pré-operatória de maior utilidade
- RM, colangiopancreatografia retrógrada endoscópica (CPRE), ultrassonografia endoscópica (USE), radiografias GI, biopsia aspirativa percutânea com agulha fina, colangiografia trans-hepática percutânea, angiografia, laparoscopia ou ultrassonografia intraoperatória podem ser úteis
- Pode-se realizar um teste de tolerância à glicose para diagnosticar um tumor das ilhotas pancreáticas ou tumor neuroectodérmico
- Os marcadores tumorais, tais como o antígeno do câncer (CA) 19-9, o antígeno carcinoembrionário (CEA) e o DU-PAN-2, são indicadores úteis de progressão da doença.

Manejo clínico

- O procedimento cirúrgico é extenso para remover tumores localizados e ressecáveis (p. ex., pancreatectomia, ressecção de Whipple)
- A radioterapia e a quimioterapia podem ser utilizadas; para alívio da dor, é possível utilizar a radioterapia intraoperatória (RTIO) ou o implante intersticial de fontes radioativas. Gencitabina é o tratamento de escolha para pacientes com câncer pancreático metastático; constatou-se que esse fármaco prolonga a sobrevida. O anticancerígeno alvo-dirigido erlotinibe demonstrou leve aumento na sobrevida em casos de câncer de pâncreas avançado quando usado em combinação com gencitabina
- Antes da cirurgia, é possível instituir dieta rica em proteína com enzimas pancreáticas, hidratação adequada, vitamina K e tratamento da anemia com suporte hemoterápico e nutrição parenteral total, quando indicado
- O tratamento limita-se frequentemente a medidas paliativas, devido à ocorrência de metástases disseminadas, particularmente para o fígado, os pulmões e os ossos
- Pode-se utilizar um *stent* biliar para aliviar a icterícia.

Manejo de enfermagem

Ver Manejo de enfermagem no período peroperatório, na Seção M, para informações mais detalhadas.

- No período pré-operatório, fornecer ao paciente e à família orientação relacionada com a extensão da cirurgia e as alterações da função pancreática

152 Câncer de pâncreas

- Proporcionar manejo da dor e atenção à nutrição
- Ajudar o paciente a explorar todos os aspectos e efeitos da radioterapia, quimioterapia ou cirurgia de modo individual
- Fornecer cuidado à pele e medidas para aliviar a dor e o desconforto associados a icterícia, anorexia e perda de peso profunda
- Monitorar o paciente no período pós-operatório: sinais vitais, gasometria arterial e pressões, oximetria de pulso, valores laboratoriais e débito urinário
- Fornecer apoio emocional ao paciente e à família antes, no decorrer e depois do tratamento
- Discutir a analgesia controlada pelo paciente para a dor crescente e intensa
- Se a quimioterapia for selecionada, concentrar a orientação ao paciente na prevenção dos efeitos colaterais e complicações dos agentes administrados
- Se o paciente foi submetido à cirurgia, instruí-lo sobre o manejo do sistema de drenagem e monitoramento das complicações
- Instruir o paciente e a família a respeito das estratégias para evitar a lesão da pele e alívio da dor, do prurido e da anorexia, incluindo instruções sobre analgesia controlada, nutrição parenteral total e modificação da dieta com enzimas pancreáticas, quando indicado, devido a má absorção e hiperglicemia
- Monitorar os níveis séricos de glicose. Estar alerta para a hipoglicemia no paciente com tumor das ilhotas pancreáticas. Administrar glicose, conforme prescrição
- Discutir os cuidados paliativos com o paciente e a sua família, para aliviar o desconforto, ajudar no cuidado e cumprir as diretivas antecipadas de fase terminal da doença
- Instruir a família sobre as alterações no estado do paciente que devem ser relatadas ao médico
- Encaminhar o paciente para o serviço de atendimento domiciliar, a fim de ajudá-lo a lidar com os problemas, o desconforto e os efeitos psicológicos. Providenciar uma unidade de internação em cuidados prolongados com comunicação com a equipe multiprofissional sobre a orientação prévia.

Para mais informações, ver o Capítulo 50 em Hinkle JL, Cheever KH. (2018). *Brunner and Suddarth's textbook of medical-surgical nursing* (14th ed.). Philadelphia, PA: Lippincott Williams & Wilkins.

Câncer de pele | Melanoma maligno

O câncer de pele é tipo de câncer mais comum nos EUA. O melanoma maligno é uma neoplasia cancerosa, em que melanócitos atípicos estão presentes tanto na epiderme quanto na derme (e, algumas vezes, nas células subcutâneas). É o mais letal de todos os cânceres de pele. O melanoma maligno pode ocorrer em uma de várias formas: melanoma extensivo superficial, lentigo-melanoma maligno, melanoma nodular e melanoma acrolentiginoso.

A maioria dos melanomas origina-se de melanócitos epidérmicos cutâneos; alguns aparecem em nevos preexistentes (sinais) na pele ou desenvolvem-se no trato uveal do olho (melanoma do trato uveal). Em certas ocasiões, melanomas aparecem simultaneamente com câncer de outros órgãos. A incidência e as taxas de mortalidade do melanoma maligno continuam aumentando, provavelmente devido à exposição solar aumentada nas horas de lazer e a melhor detecção precoce. O prognóstico está relacionado com a profundidade de invasão na derme e a espessura da lesão. O melanoma maligno pode se disseminar por meio da corrente sanguínea e do sistema linfático, e pode metastatizar para ossos, fígado, pulmões, baço, sistema nervoso central (SNC) e linfonodos.

Fatores de risco

A causa do melanoma maligno não é conhecida; contudo, há forte suspeita dos raios ultravioleta. Os fatores de risco incluem:

- Pele clara ou com sardas, olhos azuis e cabelos claros
- Origem céltica ou escandinava
- Tendência a se queimar e não bronzear; história significativa de queimadura solar intensa
- Exposição ambiental à luz solar intensa (norte-americanos idosos que se aposentam e residem no sudoeste dos EUA e países mais próximos ao Equador)
- História familiar ou pessoal de melanoma, ausência de um gene no cromossomo 9P, presença de nevos congênitos gigantes
- Síndrome de nevo displásico.

Manifestações clínicas

Melanoma extensivo superficial

- Trata-se da maneira mais comum; acomete habitualmente indivíduos de meia-idade; ocorre com mais frequência no tronco e nos membros inferiores

- Lesões circulares, com porções externas irregulares
- As margens da lesão são planas ou elevadas e palpáveis
- Pode aparecer em uma combinação de cores, com tonalidades de bronzeado, castanho e preto, misturadas com cinza, azul-escuro ou branco; eventualmente, observa-se uma coloração rosada fosca em uma pequena área na lesão.

Lentigo-melanoma maligno
- Lesão pigmentada de evolução lenta
- Ocorre em áreas expostas da pele; acomete as mãos, a cabeça e o pescoço de indivíduos idosos
- A princípio, aparece como uma lesão plana e castanha que, com o passar do tempo, sofre alterações no tamanho e na coloração.

Melanoma nodular
- Nódulo esférico semelhante ao mirtilo, com superfície relativamente lisa e coloração negro-azulada uniforme
- Pode ter o formato de cúpula, com superfície lisa ou pode exibir outras tonalidades de vermelho, cinza ou púrpura
- Pode aparecer como placas de formato irregular
- Pode ser descrito como bolha de sangue que não consegue desaparecer
- Invade diretamente a derme adjacente (crescimento vertical); prognóstico reservado

Melanoma acrolentiginoso
- Ocorre em áreas que não são excessivamente expostas à luz solar e onde não há folículos pilosos
- Encontrado nas palmas das mãos, plantas dos pés, leitos ungueais e mucosas de pessoas de pele escura
- Aparece como uma mácula pigmentada irregular, que desenvolve nódulos
- Torna-se invasivo precocemente.

Avaliação e achados diagnósticos
- A história completa e o exame físico incluem exame meticuloso da pele e palpação dos linfonodos regionais que drenam a área da lesão
- Obtém-se uma amostra de biopsia excisional; a biopsia incisional é realizada quando a lesão suspeita é muito grande para ser removida com segurança sem cicatrização extensa

- Radiografia de tórax, hemograma completo, provas de função hepática e cintigrafia com radionuclídeos ou TC são habitualmente realizados para estabelecer a extensão da doença.

Manejo clínico

O tratamento depende do nível de invasão e da profundidade da lesão. Além da cirurgia, a quimioterapia e a hipertermia induzida podem ser usadas para melhorar o tratamento. Os pesquisadores estão explorando o uso potencial de medicamentos que reduzem os lipídios e vacina para a prevenção do melanoma.

Manejo cirúrgico

- A excisão cirúrgica constitui o tratamento de escolha para as pequenas lesões superficiais
- As lesões mais profundas exigem ampla excisão local e enxerto cutâneo
- Pode-se efetuar a dissecção dos linfonodos regionais para excluir a possibilidade de metástases, embora as abordagens mais recentes utilizem a biopsia do linfonodo sentinela para evitar problemas decorrentes da remoção extensa de linfonodos
- A citorredução do tumor ou outros procedimentos paliativos podem ser realizados.

PROCESSO DE ENFERMAGEM

Cuidado ao paciente com melanoma maligno

Avaliação

Perguntar especificamente ao paciente com lesão sobre a ocorrência de prurido, hipersensibilidade e dor, que não são manifestações de nevo benigno. Investigar também alterações em nevos preexistentes ou desenvolvimento de novas lesões pigmentadas. Avaliar cuidadosamente os indivíduos que correm risco, inspecionando a pele.

- Usar uma lente de aumento para examinar qualquer irregularidade e alterações no nevo
- Os sinais que sugerem alterações malignas incluem assimetria (superfície irregular), borda irregular, coloração variegada e diâmetro grande; esses sinais são designados como o *ABCD dos nevos*
- Dispensar atenção particular para os locais comuns de melanomas (p. ex., costas, pernas, entre os dedos dos pés, face, pés, couro cabeludo, unhas dos dedos das mãos e dorso das mãos).

Diagnóstico

Diagnósticos de enfermagem
- Dor aguda, relacionada com a excisão cirúrgica e o enxerto
- Ansiedade relacionada com as possíveis consequências potencialmente fatais do melanoma e desfiguração
- Conhecimento deficiente sobre os sinais iniciais do melanoma.

Problemas colaborativos/complicações potenciais
- Metástases
- Infecção no local da cirurgia.

Planejamento e metas
As principais metas para o paciente podem consistir em alívio da dor e do desconforto, redução da ansiedade, maior conhecimento dos sinais iniciais do melanoma e ausência de complicações.

Intervenções de enfermagem

Alívio da dor e do desconforto
Promover o conforto e antecipar a necessidade e a administração de agentes analgésicos apropriados.

Redução da ansiedade e da depressão
- Fornecer apoio e permitir ao paciente expressar seus sentimentos (p. ex., ansiedade, depressão)
- Demonstrar compreensão dos sentimentos do paciente
- Responder às perguntas, esclarecer informações durante a pesquisa do diagnóstico e o estadiamento do tumor
- Ressaltar os recursos do paciente, os mecanismos efetivos de enfrentamento usados anteriormente e os sistemas de apoio para ajudar o paciente a lidar com o diagnóstico e o tratamento
- Incluir os familiares em todas as discussões, a fim de esclarecer informações e fornecer apoio emocional.

Monitoramento e manejo das complicações potenciais | Metástases
- Orientar o paciente sobre o tratamento e fornecer cuidado de suporte; fornecer e esclarecer informações sobre a terapia e a justificativa para o seu uso, identificar os efeitos colaterais potenciais da terapia e as maneiras de tratá-los, e instruir o paciente e a família sobre os resultados esperados do tratamento
- Monitorar e documentar os sintomas que podem indicar metástases: pulmão (p. ex., dificuldade respiratória, dispneia, tosse crescente), osso (p. ex., diminuição da mobilidade e função, fraturas patológicas) e fígado (p. ex., alteração nos níveis das enzimas hepáticas, dor, icterícia)

- Incentivar o paciente a ter esperança na terapia, sendo ao mesmo tempo realista
- Dedicar tempo para que o paciente possa expressar seus medos e suas preocupações quanto ao futuro
- Fornecer informações sobre grupos de apoio e pessoas de contato
- Providenciar cuidado paliativo e serviços relacionados
- Ver "Manejo de enfermagem" em Câncer, para medidas adicionais de cuidados de enfermagem.

Promoção dos cuidados domiciliar, comunitário e de transição
- Instruir o paciente sobre os sinais iniciais; incluir instruções sobre o modo de examinar a pele e o couro cabeludo mensalmente, de maneira sistemática, e procurar imediatamente assistência médica caso sejam detectadas alterações
- Promover medidas para evitar a luz solar
- Avisar sobre a importância de uma avaliação anual por um profissional de saúde.

Reavaliação

Resultados esperados do paciente
- Alívio da dor e do desconforto
- Capacidade de reduzir a ansiedade
- Compreensão sobre as maneiras para detecção e prevenção do melanoma
- Ausência de complicação.

Para mais informações, ver o Capítulo 61 em Hinkle JL, Cheever KH. (2018). *Brunner and Suddarth's textbook of medical-surgical nursing* (14th ed.). Philadelphia, PA: Lippincott Williams & Wilkins.

Câncer de próstata

O câncer de próstata é o mais comum em homens (excluindo o câncer de pele não melanoma) e a segunda causa mais comum de morte por câncer em homens norte-americanos.[11] Os homens afro-americanos têm probabilidade duas vezes maior de morrer por câncer de próstata que os homens de qualquer outro grupo racial ou étnico. Os fatores de risco incluem idade crescente (mais de 50 anos), história familiar de câncer de próstata ou mutações de *BRCA1* e *BRCA2* e, possivelmente, dieta contendo quantidades excessivas de carne vermelha ou derivados

---

[11]N.R.T.: No Brasil, o câncer de próstata é o segundo mais incidente entre os homens (atrás apenas do câncer de pele não melanoma). Estimam-se 68.220 novos casos de câncer de próstata para cada ano do biênio 2018-2019. Esses valores correspondem a um risco estimado de 66,12 novos casos a cada 100 mil homens (INCA, 2018).

do leite, ricos em gordura. Os hormônios endógenos, como os androgênios e estrogênios, também podem estar associados ao desenvolvimento do câncer de próstata. A taxa de sobrevida com a detecção precoce é alta.

Fisiopatologia

O câncer de próstata desenvolve-se quando as taxas de divisão celular ultrapassam as do crescimento celular, resultando em crescimento descontrolado da próstata. Os cânceres de próstata são, em sua maioria (95%), adenocarcinomas e são multifocais (p. ex., originam-se de diferentes tecidos dentro da próstata); podem ser localmente invasivos ou metastatizar para linfonodos e ossos.

Manifestações clínicas

- Geralmente assintomático no estádio inicial; evolução variável
- Nódulo palpável dentro da substância da glândula ou endurecimento extenso no lobo posterior
- A disfunção sexual é comum antes do diagnóstico.

Estádio avançado

- A lesão é dura como pedra e fixa
- Se for grande o suficiente para comprimir o colo da bexiga, surgem sintomas obstrutivos (dificuldade e frequência da micção, retenção urinária, diminuição do tamanho e da força do jato urinário)
- Presença de sangue na urina ou sêmen e ejaculação dolorosa
- Os sintomas de metástases incluem dor na região lombar, dor no quadril, desconforto perineal e retal, anemia, perda de peso, fraqueza, náuseas, oligúria e fraturas patológicas espontâneas; a hematúria pode resultar de invasão uretral ou vesical.

Avaliação e achados diagnósticos

- O toque retal (TR; realizado, de preferência, pelo mesmo examinador) e o nível de antígeno prostático específico (PSA) são usados para triagem
- Ultrassonografia transretal (USTR); cintigrafias ósseas, radiografias do esqueleto e RM; TC pélvica; ou podem ser também obtidas imagens com base em anticorpos monoclonais marcados com radioisótopo
- O diagnóstico é confirmado pelo exame histológico do tecido removido cirurgicamente por ressecção transuretral da próstata (RTUP),

prostatectomia aberta, biopsia por agulha transretal guiada pela ultrassonografia ou aspiração com agulha fina
- Os tipos de células tumorais são graduados utilizando o escore de Gleason; um aumento em tal escore reflete maior agressividade do tumor.

Manejo clínico

O tratamento baseia-se na expectativa de vida do paciente, nos sintomas, no risco de recidiva após tratamento definitivo, no tamanho do tumor, no escore de Gleason, nos níveis de PSA, na probabilidade de complicações e na preferência do paciente. O manejo pode incluir desde métodos não cirúrgicos, que envolvem uma "espera expectante", até a cirurgia (p. ex., prostatectomia).

Manejo cirúrgico

- O manejo cirúrgico inclui RTUP; prostatectomia pelas abordagens suprapúbica, perineal ou retropúbica; incisão transuretral da próstata (ITUP); prostatectomia radical laparoscópica (incluindo técnicas laparoscópicas assistidas por robótica); e dissecção dos linfonodos pélvicos (para estadiamento ou metástases microscópicas)
- A prostatectomia radical é considerada o tratamento de primeira linha para tumores limitados à próstata; consiste na remoção da próstata, glândulas seminais, extremidades do ducto deferente e, com frequência, tecido adiposo, nervos e vasos sanguíneos adjacentes
- A prostatectomia radical é comumente seguida de impotência sexual e vários graus de incontinência urinária; menor morbidade e melhores resultados são observados com as abordagens laparoscópicas.

Radioterapia

- A teleterapia (radioterapia por feixe externo [EBRT]) constitui a opção de tratamento para pacientes com câncer de próstata de baixo risco. Um sistema de radiocirurgia robótica controlado por computador está sendo avaliado em ensaios clínicos para o câncer de próstata
- A braquiterapia (implantes internos) é uma opção de monoterapia comumente usada para o câncer de próstata precoce e clinicamente limitado à glândula
- As terapias de combinação (braquiterapia e EBRT), com ou sem terapia hormonal adjuvante, podem ser usadas para pacientes de risco intermediário

- Os efeitos colaterais incluem inflamação do reto, intestino e bexiga (proctite, enterite e cistite); disfunção urinária aguda; dor na micção e ejaculação; urgência retal, diarreia e tenesmo; proctite retal, sangramento e fístula retal; hematúria indolor; cistite intersticial crônica; estenose uretral, disfunção erétil; e, raramente, cânceres secundários do reto e da bexiga.

Terapia hormonal

- A terapia de privação androgênica (TPA) é realizada por castração cirúrgica (orquiectomia bilateral, remoção dos testículos) ou por castração clínica, com a administração de medicamentos, como agonistas do hormônio de liberação do hormônio luteinizante (LHRH) (leuprolida e gosserrelina). Podem ser acrescentados antagonistas de receptores antiandrogênicos, incluindo flutamida, bicalutamida e nilutamida
- O hipogonadismo é responsável pelos efeitos adversos da TPA, que consistem em rubor vasomotor, perda da libido, diminuição da densidade óssea (resultando em osteoporose e fraturas), anemia, fadiga, aumento da massa de gordura, alterações dos lipídios, diminuição da massa muscular, ginecomastia (aumento do tecido mamário), mastodinia (hipersensibilidade das mamas e mamilos), risco aumentado de diabetes melito, síndrome metabólica e doença cardiovascular.

Outras terapias

- Quimioterapia (esquemas à base de docetaxel)
- Criocirurgia para pacientes que forem incapazes de tolerar fisicamente a cirurgia ou para recidivas
- RTUP repetidas para manutenção da uretra desobstruída; drenagem por cateter suprapúbico ou transuretral quando a RTUP repetida não for praticável
- Medicamentos opioides e não opioides para controlar a dor na presença de metástases para o osso
- Transfusões de sangue para manter níveis adequados de hemoglobina
- Para o câncer de próstata metastático que não responde à terapia hormonal, pode-se obter um possível benefício da vacina terapêutica contra o câncer (Sipuleucel-T)
- As terapias antiandrogênicas e gênicas estão emergindo como opções de tratamento adjuvante
- Vários tipos de medicina complementar e alternativa, apesar da falta de dados sobre a sua eficácia.

Câncer de próstata **161**

PROCESSO DE ENFERMAGEM

Paciente submetido à prostatectomia

Avaliação
- Obter uma história completa, com ênfase na função urinária e no efeito do distúrbio subjacente sobre as atividades de vida diária do paciente
- Observar os registros de urgência, polaciúria, nictúria, disúria, retenção urinária, hematúria ou capacidade diminuída de iniciar a micção
- Observar a história familiar de câncer, doença cardíaca ou doença renal, incluindo hipertensão.

Diagnóstico

DIAGNÓSTICOS DE ENFERMAGEM PRÉ-OPERATÓRIOS
- Ansiedade relacionada com a incapacidade de micção
- Dor aguda relacionada com a distensão da bexiga
- Conhecimento deficiente sobre os fatores relacionados com o distúrbio e o protocolo de tratamento.

DIAGNÓSTICOS DE ENFERMAGEM PÓS-OPERATÓRIOS
- Dor aguda relacionada com a incisão cirúrgica, colocação do cateter e espasmos vesicais
- Conhecimento deficiente sobre o cuidado pós-operatório.

PROBLEMAS COLABORATIVOS/COMPLICAÇÕES POTENCIAIS
- Hemorragia e choque
- Infecção
- Tromboembolia venosa (TEV)
- Obstrução do cateter
- Desequilíbrio do volume de líquidos
- Disfunção sexual.

Planejamento e metas
As principais metas pré-operatórias para o paciente podem incluir redução da ansiedade e aprendizado sobre o distúrbio da próstata e a experiência peroperatória. As principais metas pós-operatórias podem incluir manutenção do equilíbrio do volume de líquidos, alívio da dor e do desconforto, capacidade de realizar as atividades de autocuidado e ausência de complicações.

Intervenções de enfermagem pré-operatórias

REDUÇÃO DA ANSIEDADE
- Esclarecer a natureza da cirurgia e os resultados pós-operatórios esperados

162 Câncer de próstata

- Proporcionar privacidade ao paciente e estabelecer uma relação profissional e de confiança
- Incentivar o paciente a discutir seus sentimentos e preocupações.

Alívio do desconforto
- Enquanto o paciente estiver em repouso no leito, administrar agentes analgésicos e monitorar seu efeito; iniciar as medidas necessárias para aliviar a ansiedade
- Monitorar os padrões de micção; observar a ocorrência de distensão da bexiga
- Inserir um cateter de demora se houver retenção urinária, ou se os resultados dos exames laboratoriais indicarem azotemia
- Preparar o paciente para cistostomia se ele não conseguir tolerar o cateter urinário.

Ver Manejo de enfermagem no período peroperatório, na Seção M, para informações mais detalhadas.

Fornecimento de instruções
- Rever com o paciente a anatomia das estruturas afetadas e suas funções com relação aos sistemas urinário e reprodutor, usando diagramas e outros recursos de ensino, quando indicado
- Explicar o que acontecerá quando o paciente for preparado para os exames complementares e, em seguida, para cirurgia (dependendo do tipo de prostatectomia planejado)
- Reforçar as informações fornecidas pelo cirurgião
- Explicar os procedimentos que irão ocorrer durante o período peroperatório imediato, responder às perguntas que o paciente ou a sua família puderem fazer e fornecer apoio emocional
- Fornecer informações sobre o manejo da dor no período pós-operatório.

Preparo do paciente para o tratamento
- Colocar meias de compressão elástica
- Administrar enema, conforme prescrição.

Intervenções de enfermagem pós-operatórias

Manutenção do equilíbrio hídrico
- Monitorar rigorosamente o débito urinário e a quantidade de líquido utilizada para a irrigação; manter um registro do equilíbrio hídrico
- Monitorar quanto à ocorrência de desequilíbrios eletrolíticos (p. ex., hiponatremia), elevação da pressão arterial, confusão e angústia respiratória.

Considerações gerontológicas
O risco de distúrbios hidreletrolíticos é maior nos pacientes idosos com doença cardiovascular ou respiratória preexistente.

Câncer de próstata **163**

Alívio da dor
- Distinguir a causa e a localização da dor, incluindo espasmos vesicais
- Administrar analgésicos para a dor relacionada com a incisão, e relaxantes da musculatura lisa para os espasmos vesicais
- Monitorar o equipo de drenagem e irrigar o sistema para corrigir qualquer obstrução
- Fixar o cateter na perna ou no abdome
- Monitorar os curativos e ajustar para assegurar que não estejam muito folgados nem muito saturados, ou incorretamente aplicados
- Fornecer emolientes fecais e suco de ameixa para facilitar as evacuações e evitar o esforço na defecação.

Monitoramento e manejo das complicações
- Hemorragia: observar a drenagem do cateter; anotar a ocorrência de sangramento vermelho-vivo com aumento da viscosidade e coágulos; monitorar rigorosamente os sinais vitais; administrar medicamentos, soluções IV e suporte hemoterápico, conforme prescrição; manter um registro acurado do equilíbrio hídrico; monitorar cuidadosamente a drenagem para garantir um fluxo urinário adequado e a desobstrução do sistema de drenagem. Fornecer explicações ao paciente e à sua família e tranquilizá-los
- Infecção: usar uma técnica asséptica com as trocas de curativos; evitar o uso de termômetros e cateteres retais e enemas; usar banhos de assento e termoterapia para promover a cicatrização após a remoção das suturas; avaliar a ocorrência de infecção urinária (ITU) e epididimite; administrar antibióticos, conforme prescrição. Instruir o paciente e a sua família a reconhecer os sinais e sintomas de infecção
- Tromboembolia venosa: avaliar quanto à ocorrência de TEV e embolia pulmonar; utilizar meias de compressão elástica. Ajudar o paciente a progredir, balançando as pernas no dia da cirurgia para a deambulação na manhã seguinte; incentivar o paciente a caminhar, mas não a sentar por longos períodos de tempo. Monitorar o paciente que recebe heparina quanto à ocorrência de sangramento excessivo
- Obstrução do cateter: observar hipogástrio para verificar se há distensão da bexiga; examinar a bolsa de drenagem, os curativos e a incisão cirúrgica à procura de sangramento; monitorar os sinais vitais para detectar a ocorrência de hipotensão; observar o paciente quanto à ocorrência de inquietação, sudorese, palidez, qualquer queda da pressão arterial e aumento da frequência de pulso. Providenciar um sistema de drenagem desobstruído; efetuar irrigação suave, conforme prescrição, para remover os coágulos sanguíneos. Observar que o volume drenado deve ser igual ao volume instilado
- Incontinência urinária: incentivar o paciente a empreender várias etapas para evitar e melhorar a continência, prever extravasamento e lidar com a perda de controle completo

164 Câncer de próstata

- Disfunção sexual: logo depois da cirurgia ou após alguns meses, a disfunção sexual, a diminuição da libido e a fadiga podem constituir uma preocupação. Os medicamentos, os implantes cirurgicamente aplicados ou dispositivos de pressão negativa podem ajudar a restaurar a função. Pode ser útil tranquilizar o paciente quanto ao fato de que a libido costuma retornar e a fadiga diminui após a recuperação. É importante proporcionar um ambiente privado e confidencial, bem como tempo para discutir as questões de sexualidade. Pode-se indicar o encaminhamento do paciente a um terapeuta sexual.

⚑ Alerta de enfermagem | Qualidade e segurança

> Pode-se observar extravasamento de urina ao redor da ferida após a remoção do cateter.

PROMOÇÃO DOS CUIDADOS DOMICILIAR, COMUNITÁRIO E DE TRANSIÇÃO

Orientação ao paciente sobre autocuidados

- Instruir o paciente e sua família sobre como controlar o sistema de drenagem, monitorar o débito cardíaco, realizar o cuidado da ferida e usar estratégias para evitar as complicações
- Instruir o paciente sobre os sinais e sintomas que devem ser relatados ao médico (p. ex., presença de sangue na urina, diminuição do débito urinário, febre, alteração na drenagem da ferida ou hipersensibilidade na panturrilha)
- Discutir os exercícios perineais para ajudar a readquirir o controle urinário
- Quando indicado, discutir a possibilidade de disfunção sexual (proporcionar um ambiente privado) e encaminhar o paciente para aconselhamento
- Instruir o paciente a não realizar a manobra de Valsalva por 6 a 8 semanas, visto que ela aumenta a pressão venosa e pode provocar hematúria
- Avisar o paciente para evitar viagens longas de carro e exercícios extenuantes, visto que eles aumentam a tendência ao sangramento
- Informar ao paciente que os alimentos condimentados e o consumo de álcool etílico e café podem causar desconforto vesical
- Incentivar o paciente a consumir líquidos para evitar a desidratação e a formação de coágulos.

Cuidado continuado e de transição

- Encaminhar o paciente para o serviço de atendimento domiciliar, quando indicado
- Lembrar ao paciente que o retorno do controle vesical pode levar tempo.

Reavaliação

RESULTADOS ESPERADOS DO PACIENTE NO PRÉ-OPERATÓRIO

- Redução da ansiedade
- Diminuição da dor e do desconforto

- Compreensão do procedimento cirúrgico e do cuidado pós-operatório (exercícios de musculatura perineal e técnicas de controle vesical).

Resultados esperados do paciente no pós-operatório
- Alívio do desconforto
- Equilíbrio hidreletrolítico
- Realização das medidas de autocuidado
- Ausência de complicação
- Compreensão das alterações na função sexual.

Para mais informações, ver o Capítulo 59 em Hinkle JL, Cheever KH. (2018). *Brunner and Suddarth's textbook of medical-surgical nursing* (14th ed.). Philadelphia, PA: Lippincott Williams & Wilkins.

Câncer de pulmão | Carcinoma broncogênico

Os cânceres de pulmão originam-se de uma única célula epitelial transformada nas vias traqueobronquiais. A causa mais comum de câncer de pulmão consiste em carcinógenos inalados. Um carcinógeno (p. ex., fumaça de cigarro, gás radônio, outros agentes ocupacionais e ambientais) provoca lesão da célula, causando crescimento anormal e desenvolvimento em tumor maligno. Para fins de estadiamento e tratamento, os cânceres de pulmão são, em sua maioria, classificados em duas grandes categorias: câncer de pulmão de pequenas células (CPPC) e câncer de pulmão de células não pequenas (CPCNP). Os CPPC representam aproximadamente 15% dos tumores; os CPCNP representam cerca de 85% dos tumores, incluindo de células escamosas (20%), de células grandes (5%), adenocarcinoma (38%), que não podem ser classificados (18%) e outros (6%). Os cânceres de pequenas células surgem, em sua maioria, nos brônquios principais e disseminam-se por infiltração ao longo da parede brônquica. No CPPC, os dois tipos celulares gerais incluem a célula pequena e a célula pequena combinada. Além da classificação de acordo com o tipo celular, os cânceres de pulmão são submetidos a estadiamento com base no tamanho do tumor, sua localização, comprometimento de linfonodos e disseminação do câncer.

Os fatores de risco ambientais incluem tabagismo, tabagismo passivo e exposições ambientais e ocupacionais. Outros fatores de risco incluem sexo masculino, predisposição genética, deficiências nutricionais e doença respiratória subjacente (p. ex., doença obstrutiva crônica e tuberculose). O risco de desenvolver câncer de pulmão é cerca de 23 vezes maior em homens fumantes e 13 vezes maior em mulheres fumantes em

Câncer de pulmão | Carcinoma broncogênico

comparação com não fumantes ao longo da vida. Os fumantes que usam produtos à base de tabaco sem fumaça aumentam o seu risco de câncer de pulmão. Quase todos os casos de CPPC são causados por tabagismo; no entanto, o tabagismo passivo foi identificado como causa de câncer de pulmão em não fumantes. Os cigarros eletrônicos são um sistema eletrônico de inalação de nicotina. De acordo com a American Cancer Society, há dúvidas sobre o quão seguro é inalar algumas substâncias no vapor. A quantidade de nicotina e de outras substâncias que o fumante inala de cada cartucho também não está clara.

Manifestações clínicas

- Com frequência, o câncer de pulmão desenvolve-se de modo insidioso e é assintomático até um estádio avançado de sua evolução
- Os sinais e sintomas dependem da localização e do tamanho do tumor, do grau de obstrução e da existência de metástases para locais regionais ou distantes
- O sintoma mais comum consiste em tosse ou alteração na tosse crônica.

> **Alerta de enfermagem | Qualidade e segurança**
>
> Mudança na característica da tosse deve levantar a suspeita de câncer de pulmão.

- A dispneia é proeminente no início da doença
- Pode-se expectorar hemoptise ou escarro tinto de sangue
- As dores torácica ou no ombro podem indicar comprometimento da parede torácica ou pleural. A dor constitui um sintoma tardio e pode estar relacionada com metástases para o osso
- A febre recorrente pode constituir um sintoma precoce
- Ocorrem dor torácica, sensação de aperto no tórax, rouquidão, disfagia, edema de face e pescoço e sintomas de derrame pleural ou pericárdico quando o tumor se dissemina para estruturas adjacentes e linfonodos
- Os locais comuns de metástases são os linfonodos, os ossos, o cérebro, o pulmão contralateral, as glândulas suprarrenais e o fígado
- Pode-se verificar a ocorrência de fraqueza, anorexia e perda de peso.

Avaliação e achados diagnósticos

- Obter uma história de tabagismo (pregresso e atual) e presença de fatores de risco relevantes

- Efetuar uma radiografia de tórax, TC, cintigrafia óssea, cintigrafia abdominal, RM ou PET e ultrassonografia do fígado
- Realizar exames de escarro, broncoscopia de fibra óptica, aspiração por agulha fina transtorácica, endoscopia com ultrassonografia esofágica, mediastinoscopia ou mediastinotomia e biopsia endobrônquica com ultrassonografia
- Realizar provas de função pulmonar, análise da gasometria arterial (GA), cintigrafias de ventilação-perfusão (V/Q) e prova de esforço
- O estadiamento do tumor refere-se a tamanho e localização do tumor, comprometimento de linfonodos e disseminação do câncer. Ver "Estadiamento e gradação histológica do tumor" em Câncer, para informações mais detalhadas.

Manejo clínico

Ver "Manejo clínico" em Câncer, para informações mais detalhadas.

- O objetivo do manejo consiste em obter sobrevida, quando possível. O tratamento depende do tipo celular, do estádio da doença e do estado fisiológico do paciente
- O tratamento pode envolver cirurgia (tratamento preferido), radioterapia ou quimioterapia – ou uma combinação dessas modalidades. Terapias mais modernas e mais específicas para modular o sistema imune (p. ex., terapia gênica, terapia com antígenos tumorais definidos ou inibidores dos receptores de fatores do crescimento) estão em fase de estudo e mostram-se promissoras.

Manejo cirúrgico

- A cirurgia constitui o método preferido para o tratamento do CPCNP localizado sem metástases, na presença de função cardiopulmonar adequada. A taxa de sobrevida depende do tipo e do estádio do tumor
- O procedimento cirúrgico mais comum para um tumor pequeno é a lobectomia; em alguns casos, todo o pulmão pode ser removido (pneumonectomia).

Radioterapia

- A radioterapia pode oferecer maior sobrevida em uma pequena porcentagem de pacientes; é também utilizada para reduzir o tamanho do tumor, para aliviar os sintomas e, algumas vezes, como profilaxia para tratamento de metástases microscópicas para o cérebro
- A radioterapia é tóxica para o tecido normal dentro do campo de radiação; as complicações incluem esofagite, pneumonite e fibrose pulmonar por radiação.

Câncer de pulmão | Carcinoma broncogênico

Quimioterapia

A quimioterapia é usada para alterar os padrões de crescimento do tumor, para tratar metástases a distância ou como adjuvante da cirurgia e da radioterapia.

Terapia paliativa

A terapia paliativa, concomitantemente com o cuidado oncológico padrão do câncer de pulmão, deve ser considerada no início da evolução da doença para qualquer paciente com câncer metastático ou alta carga de sintomas.

Manejo de enfermagem

Ver "Manejo de enfermagem" em Câncer, para informações mais detalhadas.

Manejo dos sintomas

Instruir o paciente e a sua família sobre os efeitos colaterais dos tratamentos específicos e sobre as estratégias empregadas para controlá-los.

Alívio dos problemas respiratórios

- Manter a permeabilidade das vias respiratórias; remover as secreções por meio de exercícios de respiração profunda, fisioterapia respiratória, tosse dirigida, aspiração e, em alguns casos, broncoscopia
- Administrar medicamentos broncodilatadores; provavelmente, haverá necessidade de oxigênio suplementar
- Incentivar o paciente a assumir posições que promovam a expansão pulmonar e a realizar exercícios respiratórios
- Orientar o paciente sobre a conservação de energia e as técnicas de desobstrução das vias respiratórias
- Encaminhar o paciente para reabilitação pulmonar, quando indicado.

Redução da fadiga

- Avaliar o nível de fadiga; identificar as causas potencialmente tratáveis
- Orientar o paciente sobre as técnicas de conservação da energia e exercícios guiados, quando apropriado
- Encaminhar o paciente para fisioterapia ou terapia ocupacional, quando indicado.

Fornecimento de apoio psicológico
- Ajudar o paciente e a sua família a lidar com o prognóstico reservado e a evolução relativamente rápida da doença (quando indicado)
- Ajudar o paciente e a sua família na tomada de decisão informada sobre as opções de tratamento
- Sugerir métodos para manter a qualidade de vida do paciente durante a evolução da doença
- Apoiar o paciente e a sua família nas decisões da fase final da doença e opções de tratamento
- Ajudar a identificar recursos potenciais para o paciente e a sua família.

Considerações gerontológicas
- Por ocasião do diagnóstico, a maioria dos pacientes tem mais de 65 anos de idade e apresenta doença avançada (estádio III ou IV)
- A idade não é um fator prognóstico significativo para a sobrevida global no CPCNP ou CPPC; no entanto, podem ser necessários ajustes dos tratamentos com base na presença de comorbidades e estados cognitivo, funcional, nutricional e social do paciente.

Para mais informações, ver o Capítulo 23 em Hinkle JL, Cheever KH. (2018). *Brunner and Suddarth's textbook of medical-surgical nursing* (14th ed.). Philadelphia, PA: Lippincott Williams & Wilkins.

Câncer de testículo

O câncer de testículo é o mais comum em homens entre 15 e 35 anos de idade e o segundo câncer mais comum em homens de 35 a 39 anos. Este tipo de câncer é altamente tratável; as taxas de sobrevida de 5 anos para todos os cânceres de testículo são de 95 e 99%, respectivamente, caso o câncer não tenha sofrido metástase. Os fatores de risco para o câncer de testículo incluem testículos não descidos (criptorquidismo), história familiar de câncer de testículo e história pessoal de câncer testicular. Outros fatores de risco incluem raça e etnia, infecção pelo HIV e riscos ocupacionais (p. ex., exposição a substâncias químicas).

Fisiopatologia

O câncer testicular é classificado em germinativo ou não germinativo (do estroma). Os tumores germinativos compreendem cerca de 90% de todos os cânceres de testículo e podem ser ainda classificados em seminomas (de crescimento lento, que permanecem localizados, encontrados mais comumente em homens de 30 a 40 anos de idade) e não seminomas (de crescimento rápido e ocorrência mais comum). Os não seminomas são ainda diferenciados de acordo com o tipo de célula, incluindo coriocarcinomas (raros), carcinomas embrionários, teratomas e tumores do saco vitelino. As diferenças entre seminomas e não seminomas afetam o tratamento e o prognóstico. Os tumores não germinativos (tumores de células de Leydig e tumores de células de Sertoli) são responsáveis por menos de 10% dos tumores e podem desenvolver-se nos tecidos de sustentação ou produtores de hormônio ou estroma dos testículos. Alguns tumores testiculares tendem a metastatizar precocemente, disseminando-se a partir do testículo para os linfonodos no retroperitônio e para os pulmões. Os tumores testiculares secundários (p. ex., linfoma) metastatizam para o testículo a partir de outros órgãos.

Manifestações clínicas

- Os sintomas aparecem gradualmente, com presença de massa ou nódulo no testículo
- Ocorre aumento indolor do testículo; o paciente pode se queixar de sensação de peso na bolsa escrotal, área inguinal ou parte inferior do abdome
- Dor na região lombar, dor abdominal, perda de peso e fraqueza generalizada podem resultar de metástases.

Avaliação e achados diagnósticos

- O autoexame testicular (AET) realizado mensalmente constitui um método efetivo de detecção precoce
- Os níveis elevados de alfafetoproteína (AFP) e de betagonadotropina coriônica humana são usados como marcadores tumorais, bem como para o diagnóstico, o estadiamento e o monitoramento da resposta ao tratamento
- A bioquímica do sangue, incluindo a desidrogenase láctica (LDH), é útil
- Utiliza-se uma radiografia de tórax para a avaliação de metástases para os pulmões, e efetua-se uma ultrassonografia transescrotal do testículo
- A orquiectomia inguinal, a TC do abdome ou da pelve e a TC do tórax (se a TC do abdome ou a radiografia de tórax forem anormais), a RM do cérebro e a cintigrafia óssea podem ser realizadas para o estadiamento e a avaliação da extensão da doença.

Manejo clínico

As metas do manejo consistem em erradicar a doença e obter a cura. A terapia baseia-se no tipo celular, no estádio da doença e em tabelas de classificação dos riscos (classificados em riscos bons, intermediários e altos). As diretrizes de consenso da National Comprehensive Cancer Network (NCCN) Practice são usadas para o diagnóstico, o tratamento e o acompanhamento.

- A orquiectomia do testículo afetado e a dissecção dos linfonodos retroperitoneais (DLNRP) são realizadas; as alternativas para a DLNRP aberta mais invasiva incluem a DLNRP laparoscópica e com preservação dos nervos
- Sugerir a preservação do esperma em banco antes da cirurgia, quimioterapia ou radioterapia
- Podem ser obtidos bons resultados pela combinação de diferentes tipos de tratamentos, incluindo cirurgia, radioterapia e quimioterapia.

Manejo de enfermagem

Ver "Manejo de enfermagem" em Câncer, para informações mais detalhadas.

- Avaliar o estado físico e psicológico do paciente e monitorar a resposta e os possíveis efeitos da cirurgia, quimioterapia e radioterapia
- Considerar as questões relacionadas com a imagem corporal e a sexualidade
- Incentivar o paciente a manter uma atitude positiva durante o tratamento
- Incentivar as consultas de acompanhamento para a detecção de recidiva ou efeitos colaterais tardios do tratamento e AET contínuo (um paciente com história de tumor testicular tem maior probabilidade de desenvolver tumores subsequentes)
- Incentivar comportamentos saudáveis, incluindo abandono do tabagismo, alimentação saudável, minimização do consumo de etanol e atividades de triagem do câncer.

Para mais informações, ver o Capítulo 59 em Hinkle JL, Cheever KH. (2018). *Brunner and Suddarth's textbook of medical-surgical nursing* (14th ed.). Philadelphia, PA: Lippincott Williams & Wilkins.

Câncer de tireoide

O câncer de tireoide é menos prevalente que outros tipos de câncer, mas sua incidência vem aumentando constantemente desde a década de 1990. Responde por 90% das neoplasias malignas endócrinas.[12] Embora seja responsável pela taxa de câncer que mais cresce entre homens e mulheres, 3 em 4 casos ocorrem em mulheres. Diferentemente de outros tipos de câncer, 2 em 3 novos casos ocorrem em pessoas com menos de 55 anos. Quando ocorre adenocarcinoma papilífero em um indivíduo idoso, ele é mais agressivo. Os fatores de risco incluem sexo feminino e irradiação externa da cabeça, pescoço ou tórax na lactância e infância. Outros tipos de câncer de tireoide incluem o adenocarcinoma folicular, o câncer medular, o câncer anaplásico e o linfoma da tireoide.

Manifestações clínicas
- As lesões que são isoladas, de consistência dura e fixas à palpação ou que estão associadas à linfadenopatia cervical sugerem neoplasia maligna
- A recidiva de nódulos ou massas no pescoço e os sinais de rouquidão, disfagia ou dispneia são evidentes.

Avaliação e achados diagnósticos
- Biopsia por agulha ou por aspiração da glândula tireoide
- Provas de função da tireoide (T_4 livre, hormônio tireoestimulante [TSH]) e níveis séricos de cálcio e de fósforo
- Ultrassonografia, RM, TC, radiografias do esqueleto, cintigrafias da tireoide, estudos de captação de iodo radioativo e testes de supressão da tireoide.

Manejo clínico
- O tratamento de escolha consiste em remoção cirúrgica (tireoidectomia total ou quase total)
- Efetua-se uma dissecção cervical modificada ou radical extensa, se houver comprometimento dos linfonodos
- Reduzir o risco de hipocalcemia e tetania no pós-operatório pela preservação do tecido paratireóideo
- Procedimentos de ablação com iodo radioativo são utilizados para erradicar o tecido tireóideo residual e o câncer de tireoide com metástase

---

[12] N.R.T.: O câncer de tireoide é a neoplasia maligna mais comum do sistema endócrino e ocupa a oitava posição no *ranking* dos cânceres que acometem as mulheres no mundo.

- Administra-se hormônio tireoidiano em doses supressivas após a cirurgia, a fim de diminuir os níveis de TSH até um estado eutireóideo
- É necessário o uso a longo prazo de tiroxina se o tecido tireóideo remanescente for inadequado para produzir hormônio tireoidiano em quantidade suficiente
- A radioterapia é administrada por via oral (iodo radioativo) ou externamente
- A quimioterapia é usada com pouca frequência.

Manejo de enfermagem

- Informar ao paciente sobre a finalidade de quaisquer exames pré-operatórios e explicar o que esperar da preparação pré-operatória; a orientação inclui demonstrar ao paciente como apoiar o pescoço com as mãos depois da cirurgia, a fim de evitar qualquer estresse sobre a incisão
- Fornecer cuidados pós-operatórios (p. ex., avaliar e reforçar os curativos cirúrgicos, observar a ocorrência de sangramento, monitorar o pulso e a pressão arterial à procura de sinais de sangramento interno, avaliar o estado respiratório e a intensidade da dor e administrar medicamentos analgésicos, conforme prescrição)
- Monitorar e observar o paciente quanto à ocorrência de complicações potenciais, tais como hemorragia, formação de hematoma, edema de glote e lesão do nervo laríngeo recorrente
- Instruir o paciente e a sua família sobre os sinais e sintomas de possíveis complicações e sobre aqueles que eles devem relatar; sugerir estratégias para controlar a dor do pós-operatório em domicílio e aumentar a umidificação
- Explicar ao paciente e à família a necessidade de repouso, relaxamento e nutrição; uma vez recuperado da cirurgia, o paciente pode retomar as suas atividades e responsabilidades anteriores
- Administrar tiroxina se o tecido tireóideo remanescente for inadequado para promover hormônio tireoidiano em quantidade suficiente
- Ressaltar a importância de tomar os medicamentos prescritos e seguir as recomendações para monitoramento de acompanhamento após a radioterapia
- Orientar o paciente submetido à radioterapia a avaliar e tratar os efeitos colaterais do tratamento
- Encaminhar o paciente para o serviço de atendimento domiciliar, quando indicado.

174 Câncer de vagina

Ver "Manejo de enfermagem" em Câncer, para informações mais detalhadas.

Para mais informações, ver o Capítulo 52 em Hinkle JL, Cheever KH. (2018). *Brunner and Suddarth's textbook of medical-surgical nursing* (14th ed.). Philadelphia, PA: Lippincott Williams & Wilkins.

Câncer de vagina

O câncer de vagina é raro e costuma levar vários anos para se desenvolver. Em geral, o câncer primário de vagina é de origem escamosa. Podem ocorrer melanoma maligno e sarcomas. Os fatores de risco consistem em câncer cervical prévio, exposição *in utero* ao dietilestilbestrol (DES), câncer de vagina ou de vulva prévio, radioterapia prévia, história de infecção por papilomavírus humano (HPV) e uso de pessário. Qualquer paciente com câncer cervical prévio deve ser examinada regularmente à procura de lesões vaginais. O uso inapropriado de pessário vaginal tem sido associado ao câncer de vagina, devido à consequente irritação crônica.

Manifestações clínicas

- A doença é frequentemente assintomática, mas a paciente pode relatar a ocorrência de sangramento discreto após a relação sexual
- Podem ocorrer sangramento espontâneo, secreção vaginal, dor e sintomas urinários ou retais.

Avaliação e achados diagnósticos

- Colposcopia para mulheres expostas ao DES *in utero*
- Esfregaço de Papanicolaou da vagina.

Manejo clínico

- O tratamento das lesões iniciais pode incluir excisão local, quimioterapia tópica ou *laser*
- A cirurgia é realizada para as lesões mais avançadas (dependendo do tamanho e do estádio do câncer), seguida de cirurgia reconstrutora, se necessário, e radiação (por feixe externo ou métodos intracavitários).

Manejo de enfermagem

- Incentivar um acompanhamento rigoroso por profissionais de saúde
- Fornecer apoio emocional

- Instruir as pacientes que foram submetidas à cirurgia reconstrutora da vagina que a relação sexual regular pode ser útil para evitar a estenose vaginal
- Informar à paciente que os lubrificantes hidrossolúveis são úteis para reduzir a dispareunia.

Para mais informações, ver o Capítulo 57 em Hinkle JL, Cheever KH. (2018). *Brunner and Suddarth's textbook of medical-surgical nursing* (14th ed.). Philadelphia, PA: Lippincott Williams & Wilkins.

Câncer de vulva

O câncer de vulva é mais comum em mulheres na pós-menopausa; sua incidência, no entanto, está aumentando em mulheres mais jovens. A idade média para o câncer limitado à vulva é de 50 anos; para o câncer vulvar invasivo, de 70 anos. Os possíveis fatores de risco consistem em tabagismo, infecção pelo papilomavírus humano (HPV), infecção pelo HIV e imunossupressão; a irritação crônica da vulva pode aumentar o risco.

Fisiopatologia

O carcinoma de células escamosas responde pela maioria dos tumores vulvares primários; os tumores menos comuns incluem o câncer da glândula de Bartholin, o sarcoma vulvar e o melanoma maligno. As lesões intraepiteliais vulvares são pré-invasivas e também denominadas *carcinoma vulvar in situ*. A morbidade com a recidiva da doença apresenta-se elevada, e os padrões de recidiva variam.

Manifestações clínicas

- O prurido e a irritação de longa duração constituem os sintomas mais comuns; ocorre prurido em metade de todas as pacientes
- Os sinais de doença avançada consistem em sangramento, secreção de odor fétido e dor
- As lesões iniciais aparecem na forma de dermatite crônica; posteriormente, as lesões aparecem como um nódulo que continua crescendo, transformando-se em um crescimento duro, ulcerado e semelhante a uma couve-flor.

Avaliação e achados diagnósticos

- Os exames pélvicos regulares, os esfregaços de Papanicolaou e o autoexame da vulva são úteis para a detecção precoce
- Realiza-se uma biopsia.

Câncer de vulva

Manejo clínico

- Para as lesões pré-invasivas (carcinoma vulvar *in situ*), é possível realizar excisão local, ablação com *laser*, aplicação de cremes quimioterápicos (fluoruracila) ou criocirurgia
- Para o câncer invasivo, o tratamento pode consistir em ampla excisão ou vulvectomia, radiação com feixe externo, terapia com *laser* ou quimioterapia
- Se uma área disseminada estiver acometida, ou se a doença estiver avançada, pode-se realizar uma vulvectomia radical, com dissecção inguinal bilateral; a profilaxia com antibióticos e heparina pode ser continuada no pós-operatório; podem ser aplicadas meias de compressão elástica.

Manejo de enfermagem

Avaliação

- Obter uma história de saúde; identificar com habilidade o motivo da demora (se houver) na procura de cuidados médicos
- Avaliar os hábitos de saúde e o estilo de vida; avaliar a receptividade ao ensino
- Considerar os fatores psicossociais; efetuar a preparação pré-operatória e fornecer apoio psicológico.

Intervenções de enfermagem pré-operatórias

Alívio da ansiedade

- Deixar que a paciente tenha tempo para falar e fazer perguntas
- Avisar a paciente que existe uma boa possibilidade de ter relações sexuais subsequentes, e que a gravidez também é possível depois de uma excisão ampla
- Reforçar as informações sobre a cirurgia e considerar as dúvidas e as preocupações da paciente.

Preparação da pele para a cirurgia

A preparação da pele pode incluir a limpeza da parte inferior do abdome, área inguinal, parte superior das coxas e vulva com detergente germicida durante vários dias antes do procedimento cirúrgico. A paciente pode ser instruída a fazer essa limpeza em domicílio.

Intervenções de enfermagem pós-operatórias

Alívio da dor e do desconforto
- Administrar agentes analgésicos de maneira preventiva; pode estar indicada a analgesia controlada pela paciente
- Posicionar a paciente para aliviar a tensão sobre a incisão (colocar um travesseiro sob os joelhos ou posição de Fowler baixa), e efetuar massagens suavizantes nas costas.

Melhora da integridade da pele
- Fornecer um colchão de redução de pressão
- Instalar um trapézio sobre o leito
- Proteger a pele intacta da drenagem e da umidade
- Trocar os curativos, quando necessário, para assegurar o conforto da paciente, realizar o cuidado e a irrigação da ferida (conforme prescrição) e permitir a observação do local cirúrgico
- Sempre proteger a paciente de exposição quando visitas ou outras pessoas entram no quarto.

Apoio à sexualidade e à função sexual
- Estabelecer uma relação de confiança com a paciente
- Incentivar a paciente a compartilhar e discutir suas preocupações com o seu parceiro sexual
- Consultar o cirurgião para esclarecer as alterações esperadas
- Encaminhar a paciente e o seu parceiro a um conselheiro sexual, quando indicado.

Monitoramento e manejo das complicações potenciais
- Monitorar rigorosamente a paciente quanto ao aparecimento de sinais e sintomas locais e sistêmicos de infecção: drenagem purulenta, rubor, aumento da dor, febre, contagem elevada de leucócitos
- Ajudar na obtenção de amostras de tecido para cultura
- Administrar agentes antibióticos, conforme prescrição
- Evitar a contaminação cruzada; manipular cuidadosamente os cateteres, os drenos e os curativos; a higiene das mãos é de importância crucial
- Fornecer uma dieta pobre em resíduos, a fim de evitar qualquer esforço durante a defecação e a contaminação da ferida
- Examinar a paciente à procura de sinais e sintomas de trombose venosa profunda e embolia pulmonar; aplicar meias de compressão elástica; incentivar os exercícios de bombeamento do tornozelo

- Incentivar e ajudar as mudanças frequentes de posição, evitando a pressão atrás dos joelhos
- Incentivar o consumo de líquidos para evitar desidratação
- Monitorar rigorosamente o aparecimento de sinais de hemorragia e choque hipovolêmico.

Promoção dos cuidados domiciliar, comunitário e de transição

Orientação à paciente sobre autocuidados

- Incentivar a paciente a compartilhar suas preocupações com a sua recuperação
- Incentivar a participação nas trocas de curativo e autocuidado
- Fornecer instruções completas aos familiares ou outras pessoas que irão fornecer cuidado pós-operatório, incluindo cuidado da ferida, cateterismo urinário e complicações potenciais.

Cuidado continuado e de transição

- Incentivar a comunicação com a equipe de atendimento domiciliar para assegurar a continuidade dos cuidados
- Reforçar as instruções com telefonemas de acompanhamento entre as visitas domiciliares.

Para mais informações, ver o Capítulo 57 em Hinkle JL, Cheever KH. (2018). *Brunner and Suddarth's textbook of medical-surgical nursing* (14th ed.). Philadelphia, PA: Lippincott Williams & Wilkins.

Câncer renal | Tumores renais

De acordo com a American Cancer Society (2012), o câncer renal é responsável por cerca de 5% de todos os cânceres nos EUA. O tipo mais comum de carcinoma renal origina-se do epitélio renal e responde por mais de 85% de todos os tumores renais. Esses tumores podem metastatizar precocemente para os pulmões, o osso, o fígado, o cérebro e o rim contralateral; 1/4 dos pacientes apresentam doença metastática por ocasião do diagnóstico. Os fatores de risco incluem sexo (masculino), tabagismo, exposição ocupacional a substâncias químicas industriais, obesidade, terapia com estrogênios sem oposição e doença renal policística.

Manifestações clínicas

- Muitos tumores não produzem sintomas e são descobertos por ocasião de um exame de rotina, aparecendo como massa abdominal palpável

- A tríade clássica, que é observada em apenas 10% dos pacientes, consiste em hematúria, dor e massa no flanco
- O sinal que geralmente chama a atenção pela primeira vez para o tumor consiste em hematúria indolor, que é intermitente e microscópica ou contínua e macroscópica
- Ocorre dor difusa na região lombar, devido à pressão exercida pela compressão do ureter, extensão do tumor ou hemorragia dentro do tecido renal
- Ocorre dor em cólica caso um coágulo ou massa de células tumorais passe pelo ureter
- Os sintomas de metástases podem constituir a primeira manifestação do tumor renal, incluindo perda de peso sem causa aparente, fraqueza crescente e anemia.

Avaliação e achados diagnósticos
- Urografia IV
- Exame cistoscópico
- Angiogramas renais
- Ultrassonografia
- TC.

Manejo clínico

A meta do manejo consiste em detectar o tumor precocemente e em erradicar esses tumores de crescimento lento antes da ocorrência de metástases.

- A nefrectomia radical constitui o tratamento preferido, incluindo remoção do rim (e do tumor), da glândula suprarrenal, da gordura adjacente e fáscia de Gerota e dos linfonodos
- A nefrectomia laparoscópica pode ser realizada para a remoção do rim na presença de tumor pequeno
- A radioterapia, a terapia hormonal ou a quimioterapia podem ser utilizadas juntamente com a cirurgia
- A imunoterapia pode ser valiosa; pode-se indicar a realização de transplante de células-tronco alogênicas se não houver nenhuma resposta à imunoterapia
- A cirurgia com preservação dos néfrons (nefrectomia parcial) pode ser usada para pacientes com pequenos tumores locais ou lesões renais sólidas
- A nefroureterectomia laparoscópica pode ser realizada para pacientes com carcinoma de células de transição do trato superior

Câncer renal | Tumores renais

- A embolização da artéria renal pode ser usada em pacientes com carcinoma renal metastático, a fim de impedir o suprimento sanguíneo para o tumor e matar as células tumorais. Ocorre síndrome pós-infarto, de 2 a 3 dias de duração (dor no flanco e no abdome, temperatura elevada e queixas GI)
- Podem ser utilizados modificadores da resposta biológica, como a interleucina-2 (IL-2) ou a interferona.

Manejo de enfermagem

Ver "Manejo de enfermagem" em Câncer, para informações adicionais.

- Monitorar o paciente quanto à ocorrência de infecção na incisão cirúrgica, devido ao uso de agentes imunossupressores, e manter um cateter urinário permeável
- Monitorar o débito urinário e efetuar medição adequada
- Depois da cirurgia, administrar analgesia frequente para a dor e as mialgias
- Caso ocorra a síndrome pós-infarto, tratar a dor com agentes analgésicos por via parenteral e administrar paracetamol para controlar a febre; fornecer medicamentos antieméticos, restringir a ingestão oral e administrar soluções IV para o tratamento dos sintomas GI
- Fornecer assistência ao paciente na mudança de decúbito, tosse, uso da espirometria de incentivo e respiração profunda, a fim de evitar atelectasia e outras complicações pulmonares
- Fornecer apoio ao paciente e à família para lidar com o diagnóstico e as imprecisões sobre os resultados e o prognóstico incerto
- Orientar o paciente a inspecionar e cuidar da incisão e a realizar outros cuidados pós-operatórios gerais
- Informar o paciente sobre as limitações nas atividades, levantamento de peso e condução de automóveis
- Instruir o paciente sobre o uso correto dos analgésicos
- Fornecer instruções sobre o cuidado de acompanhamento e a necessidade de notificar o médico em caso de febre, dificuldade na respiração, drenagem da ferida, presença de sangue na urina, dor ou edema das pernas
- Incentivar o paciente a ingerir uma dieta saudável e a consumir líquidos adequados, para evitar a constipação intestinal e manter um volume urinário adequado
- Instruir o paciente e a família na necessidade de cuidado de acompanhamento e controle, para a detecção de sinais de metástases; avaliar todos os sintomas subsequentes, tendo em mente a possível ocorrência de metástases

- Reforçar a necessidade de exame físico e radiografia de tórax anualmente durante toda a vida, necessários para pacientes que foram submetidos à cirurgia para carcinoma renal
- Com o acompanhamento da quimioterapia, instruir o paciente e a sua família detalhadamente, incluindo o plano de tratamento ou o protocolo da quimioterapia, o que esperar a cada consulta e como notificar o médico. Explicar a necessidade de avaliação periódica da função renal (depuração da creatinina, níveis de ureia e creatinina)
- Encaminhar para o serviço de atendimento domiciliar, quando necessário, para monitorar e apoiar o paciente e coordenar outros serviços e recursos necessários.

Promoção dos cuidados domiciliar, comunitário e de transição

Cuidado continuado e de transição

- O acompanhamento é essencial para detectar sinais de metástase e para tranquilizar o paciente e sua família sobre seu estado e bem-estar
- O paciente que se submeteu a cirurgia para carcinoma renal deve realizar exame físico e radiografia de tórax anualmente, pois metástases tardias não são incomuns.

Para mais informações, ver o Capítulo 54 em Hinkle JL, Cheever KH. (2018). *Brunner and Suddarth's textbook of medical-surgical nursing* (14th ed.). Philadelphia, PA: Lippincott Williams & Wilkins.

Catarata

A catarata é uma turvação ou opacidade da lente. Mais de 50% de todos os norte-americanos apresentam cataratas aos 80 anos de idade; as cataratas constituem a principal causa de cegueira no mundo.

Fisiopatologia

A catarata pode desenvolver-se em um ou em ambos os olhos e em qualquer idade. Tabagismo, uso de corticosteroides a longo prazo (particularmente em altas doses), luz solar e radiação ionizante, diabetes melito, obesidade e lesões oculares podem aumentar o risco de catarata. Os três tipos mais comuns de catarata senil (relacionada com a idade) são definidos pela sua localização na lente: nuclear, cortical e subcapsular posterior. A extensão do comprometimento visual depende do tamanho, da densidade e da localização na lente; mais de um tipo pode estar presente em um olho.

Manifestações clínicas

- Visão turva e indolor
- Percepção de que o meio circundante está mais turvo (como se os óculos precisassem ser limpos)
- Dispersão da luz; redução da sensibilidade ao contraste, sensibilidade ao ofuscamento e redução da acuidade visual
- Outros efeitos possíveis: desvio miópico (retorno da capacidade de realizar o trabalho próximo [p. ex., ler letras pequenas] sem óculos), astigmatismo (erro de refração devido a uma irregularidade na curvatura da córnea), diplopia monocular (visão dupla) e alterações da coloração, à medida que a lente passa a ter uma cor mais marrom.

Avaliação e achados diagnósticos

- Diminuição da acuidade visual, que é diretamente proporcional à densidade da catarata
- Teste de acuidade visual de Snellen
- Oftalmoscopia
- Exame biomicroscópico (na lâmpada de fenda).

Manejo clínico

Nenhum tratamento não cirúrgico (medicamentos, colírios, óculos) cura a catarata ou impede as cataratas relacionadas com a idade. O tratamento clínico ótimo consiste em prevenção, incluindo instrução do paciente sobre as estratégias de redução de risco, como abandono do tabagismo e uso de óculos de sol em ambientes externos.

Manejo cirúrgico

Em geral, quando a visão reduzida pela catarata não interfere nas atividades normais, a cirurgia pode não ser necessária. A decisão sobre o momento em que a cirurgia de catarata deve ser realizada deve incluir o estado funcional e visual do paciente como principal consideração. As opções cirúrgicas incluem facoemulsificação (método de cirurgia de catarata extracapsular) e substituição da lente (implante de lente intraocular [LIO] [mais comum], lentes de contato e óculos afácicos [usados em associação a lentes de contato, raramente usados isoladamente]). As cataratas são removidas sob anestesia local em centro cirúrgico ambulatorial. Quando ambos os olhos têm catarata, um olho é tratado inicialmente, com intervalo de pelo menos várias semanas (de preferência meses) entre os dois procedimentos. Os implantes de LIO estão contraindicados para pacientes com uveíte recorrente, retinopatia diabética proliferativa, glaucoma neovascular e rubeose iridiana.

Manejo de enfermagem

Fornecimento do cuidado pré-operatório

- Fornecer o cuidado pré-operatório usual para procedimentos cirúrgicos ambulatoriais, sendo os exames pré-operatórios específicos indicados pela história clínica do paciente
- Obter uma cuidadosa história de medicamentos, incluindo o uso de alfa-agonistas (particularmente tansulosina usada para tratamento de aumento da próstata)
- Administrar colírios dilatadores antes da cirurgia
- Instruir o paciente sobre o uso dos medicamentos pós-operatórios (colírios antibióticos, corticosteroides e anti-inflamatórios) que serão necessários para autoadministração, a fim de evitar a ocorrência de infecção e inflamação.

Fornecimento do cuidado pós-operatório

- Fornecer instruções verbais e por escrito ao paciente sobre a proteção do olho, a administração dos medicamentos, o reconhecimento das complicações, as atividades a evitar e a obtenção de cuidado de emergência
- Instruir o paciente sobre a expectativa de desconforto mínimo e disponibilidade de agentes analgésicos fracos (p. ex., paracetamol), quando necessário
- Rever os medicamentos prescritos, incluindo colírios ou pomadas de antibióticos, anti-inflamatórios e corticosteroides.

Promoção dos cuidados domiciliar, comunitário e de transição

Orientação ao paciente sobre autocuidados

- Instruir o paciente sobre o cuidado pós-operatório; incluindo o uso de tampão ocular protetor nas primeiras 24 horas após a cirurgia, seguido de óculos durante o dia e um protetor ocular à noite. Os óculos de sol devem ser usados enquanto estiver fora do domicílio durante o dia, devido à sensibilidade aumentada do olho à luz
- Nos primeiros dias, pode-se esperar a ocorrência de uma pequena quantidade de secreção pela manhã, algum rubor e uma sensação de

arranhadura no olho operado; para remover a secreção, pode-se sugerir uma limpeza suave com lenço umedecido
- Instruir o paciente a notificar o cirurgião caso apareçam novas moscas volantes, luzes cintilantes, diminuição da acuidade visual, dor ou aumento do rubor.

Cuidado continuado e de transição
- Quando o paciente utiliza um tapa-olho, ele é removido na primeira consulta de acompanhamento, geralmente 48 horas após a cirurgia
- Instruir o paciente sobre a importância de manter as consultas de acompanhamento, monitorar a acuidade visual e procurar intervenção imediata para complicações pós-operatórias, a fim de melhorar o bom resultado visual
- A acuidade visual estará estabilizada após cicatrização completa do olho, geralmente em 6 a 12 semanas, quando a correção visual final é realizada para qualquer erro de refração remanescente
- Avisar os pacientes com implantes de LIO multifocais que pode haver maior ofuscamento noturno e sensibilidade ao contraste.

Para mais informações, ver o Capítulo 63 em Hinkle JL, Cheever KH. (2018). *Brunner and Suddarth's textbook of medical-surgical nursing* (14th ed.). Philadelphia, PA: Lippincott Williams & Wilkins.

Cefaleia

A cefaleia (cefalalgia) é uma das queixas físicas mais comuns de todos os seres humanos. Trata-se, na realidade, de um sintoma, e não de uma entidade patológica, e pode indicar a presença de doenças orgânicas (neurológicas), uma resposta ao estresse, vasodilatação (enxaqueca), tensão muscular esquelética (cefaleia de tensão) ou uma combinação desses fatores. Uma cefaleia primária é aquela na qual não se pode identificar nenhuma causa orgânica. Esses tipos de cefaleia incluem a enxaqueca, a cefaleia tipo tensional e a cefaleia em salvas. A cefaleia secundária é um sintoma associado a causas orgânicas, como tumor ou aneurisma cerebral, hemorragia subaracnóidea, acidente vascular encefálico (AVE), hipertensão grave, meningite e traumatismo cranioencefálico.

Fisiopatologia

A enxaqueca é um complexo de sintomas caracterizados por crises periódicas e recorrentes de cefaleia intensa. Os sinais e sintomas cerebrais da enxaqueca resultam de um cérebro hiperexcitável, que é suscetível a um fenômeno conhecido como *depressão alastrante cortical* (DAC). A DAC pode ser descrita como uma onda de despolarização no córtex cerebral, cerebelo e hipocampo; ocorrem alterações vasculares, inflamação e continuação da estimulação do sinal de dor. A causa da enxaqueca ainda não foi claramente demonstrada; no entanto, trata-se principalmente de um distúrbio vascular que ocorre mais comumente em mulheres e que apresenta uma forte tendência familiar. Em geral, o início é observado na puberdade. As enxaquecas são frequentemente hereditárias e estão associadas a baixos níveis cerebrais de magnésio. As crises podem ser desencadeadas por alterações hormonais associadas aos ciclos menstruais, por luzes brilhantes, estresse, depressão, privação do sono, fadiga e determinados alimentos (p. ex., aqueles que contêm tiramina, glutamato monossódico, nitritos, derivados do leite ou queijos envelhecidos) ou odores. O uso de contraceptivos orais pode estar associado a um aumento na frequência e gravidade das crises de enxaqueca em algumas mulheres.

O estresse emocional ou físico pode causar contração dos músculos no pescoço e no couro cabeludo, resultando em cefaleia tensional. A fisiopatologia da cefaleia em salvas não está totalmente elucidada; uma teoria apresentada é que ela pode ser causada pela dilatação das artérias orbitais e extracranianas adjacentes. Acredita-se que a arterite craniana represente uma vasculite autoimune, em que ocorrem depósitos de imunocomplexos nas paredes dos vasos sanguíneos acometidos, produzindo lesão e inflamação vasculares.

Manifestações clínicas

Enxaqueca

A crise de enxaqueca clássica com aura pode ser dividida em quatro fases: pródromo, aura, cefaleia e recuperação.

Fase prodrômica

- A fase de pródromo ocorre em 60% dos pacientes com cefaleia enxaquecosa
- Os sintomas podem surgir consistentemente em horas a dias antes do início da cefaleia
- Pode-se observar a ocorrência de depressão, irritabilidade, sensação de frio, desejo compulsivo de alimentos, anorexia, alteração no nível de atividade, aumento da micção, diarreia ou constipação intestinal em cada episódio de enxaqueca
- Em geral, o pródromo é o mesmo em cada paciente a cada cefaleia do tipo enxaqueca.

Fase de aura

- Ocorre em minoria de pacientes e tem duração de menos de 1 hora
- Sintomas neurológicos focais (predominantemente distúrbios visuais, como *flashes* luminosos e pontos brilhantes); podem ser hemianópicos (perda da visão que acomete metade do campo visual)
- Dormência e formigamento dos lábios, da face ou das mãos; confusão mental leve; fraqueza leve de um membro, ou possível ocorrência de sonolência e tontura.

Fase da cefaleia

- A cefaleia em si é latejante e unilateral em 60% dos pacientes, e intensifica-se no decorrer de várias horas
- A dor é intensa e incapacitante, frequentemente associada a fotofobia, náuseas e vômitos
- Sua duração varia em torno de 4 a 72 horas.

Fase de recuperação | Término e pós-pródromo

- A dor regride gradualmente
- A contração muscular no pescoço e no couro cabeludo é comum e está associada a dor muscular e hipersensibilidade localizada, exaustão e alterações do humor
- Qualquer esforço físico exacerba a cefaleia
- O paciente pode dormir por um longo período de tempo.

Outros tipos de cefaleia

Cefaleia de tipo tensional

A cefaleia de tipo tensional caracteriza-se por uma sensação uniforme e constante de pressão que geralmente começa na fronte, têmporas ou parte posterior do pescoço. Com frequência, é descrita como semelhante a uma faixa ou como "um peso no alto da cabeça."

Cefaleia em salvas

- Tipo grave de cefaleia vascular, observado principalmente em homens
- Unilateral; aparece em grupos de uma a oito, diariamente
- Dor excruciante localizada no olho e na órbita e que se irradia para as regiões facial e temporal; envolve também lacrimejamento do olho e congestão nasal
- A crise tem duração de 15 minutos a 3 horas e pode ter um padrão em crescendo-decrescendo; descrita como penetrante.

Arterite craniana
- A inflamação das artérias cranianas caracteriza-se por cefaleia intensa, localizada na região da artéria temporal; a inflamação pode ser generalizada ou focal
- Acomete indivíduos idosos, particularmente aqueles com mais de 70 anos de idade
- O início é frequentemente caracterizado por manifestações gerais, tais como fadiga, mal-estar, perda de peso e febre
- Em geral, observa-se a presença das manifestações clínicas associadas à inflamação (calor, rubor, edema, hipersensibilidade ou dor sobre a artéria acometida)
- Uma artéria temporal hipersensível, edemaciada ou nodular é visível
- Os problemas visuais são causados por isquemia das estruturas envolvidas.

Avaliação e achados diagnósticos
- Avaliação e história detalhada de saúde e cefaleia; história de medicamentos (incluindo preparações e suplementos de venda livre); história familiar
- Avaliação de quaisquer fatores psicossociais ou exposição ocupacional passíveis de precipitar cefaleias
- Avaliação física da cabeça e pescoço
- Exame neurológico
- Angiografia cerebral, TC ou RM na presença de anormalidades no exame neurológico
- Eletromiografia (EMG) e exames laboratoriais (hemograma completo, eletrólitos, glicose, creatinina, velocidade de hemossedimentação e níveis dos hormônios tireoidianos).

Manejo clínico
A terapia é dividida em conduta preventiva e conduta sintomática. Utiliza-se uma abordagem preventiva em pacientes que apresentam crises frequentes a intervalos regulares ou previsíveis, e que podem ter condições clínicas impedindo o uso de terapias sintomáticas. A abordagem sintomática é usada para crises frequentes e tem por objetivo aliviar ou limitar a cefaleia no início ou enquanto está em evolução.

Prevenção

A prevenção começa ao ajudar o paciente a identificar fatores desencadeantes, que comprovadamente iniciam as cefaleias, e ao discutir estratégias para evitar a exposição a esses fatores desencadeantes (p. ex., álcool etílico, nitritos, vasodilatadores e histaminas). A eliminação desses fatores ajuda a evitar as cefaleias. Para alguns pacientes, o manejo clínico preventivo da enxaqueca envolve o uso diário de um ou mais agentes que parecem ter a capacidade de bloquear os eventos fisiológicos que levam a uma crise.

Terapia farmacológica

- Acredita-se que o uso diário de medicamentos possa bloquear a crise de cefaleia
- Os medicamentos usados para prevenção da enxaqueca incluem antiepilépticos (divalproato de sódio, valproato, topiramato), betabloqueadores (metoprolol, propranolol, timolol) e triptanas (frovatriptana)
- Outros medicamentos que são prescritos para a prevenção da enxaqueca incluem agentes antidepressivos (amitriptilina, venlafaxina) e betabloqueadores adicionais (atenolol, nadolol) e triptanas (naratriptana, zolmitriptana).

Manejo da crise aguda

O tratamento varia acentuadamente; indica-se um monitoramento rigoroso.

- Triptanas (medicamentos considerados como tratamento de primeira linha para a dor da enxaqueca moderada a intensa): sumatriptana, naratriptana, rizatriptana, zolmitriptana e almotriptana. Vários agonistas do receptor de serotonina estão sendo estudados. Muitas triptanas estão disponíveis em formulações variadas, como *sprays* nasais, inaladores, comprimidos convencionais, comprimidos de desintegração, supositórios ou injeções. Os *sprays* nasais são úteis para pacientes que apresentam náuseas e vômitos
- As preparações à base de ergotamina podem ser efetivas quando tomadas no início da enxaqueca. As preparações à base de ergotamina podem ser administradas por via oral (VO), subcutânea (SC) ou intramuscular (IM), por via sublingual ou retal, ou podem ser inaladas. O Cafergot® é uma combinação de ergotamina e cafeína.

> **Alerta de enfermagem | Qualidade e segurança**
>
> Nenhum dos medicamentos à base de triptana deve ser ingerido concomitantemente com medicamentos contendo ergotamina, devido ao potencial de reação vasoativa prolongada.

- Para alguns pacientes, é efetiva a administração de oxigênio a 100% por máscara facial, durante 15 minutos
- O tratamento sintomático inclui agentes analgésicos, sedativos, ansiolíticos e antieméticos.

Manejo de enfermagem

Alívio da dor

- O tratamento individualizado depende do tipo de cefaleia
- Tentar erradicar a enxaqueca na fase inicial
- Fornecer medidas de conforto (p. ex., ambiente tranquilo e escuro e elevação da cabeceira do leito a 30°) e tratamento sintomático (p. ex., administração de medicamentos antieméticos)
- O alívio sintomático da dor para a cefaleia tensional pode ser obtido pela aplicação de calor local ou massagem, administração de agentes analgésicos, medicamentos antidepressivos e relaxantes musculares
- Administrar medicamentos se as medidas não farmacológicas forem ineficazes.

Promoção dos cuidados domiciliar, comunitário e de transição

Orientação ao paciente sobre autocuidados

- Orientar o paciente sobre o tipo de cefaleia e seu mecanismo (quando conhecido)
- Os planos educativos devem incluir identificar e evitar os fatores precipitantes, implantar possíveis mudanças no estilo de vida ou nos hábitos, que podem ser úteis, e medidas farmacológicas
- Informar ao paciente que o sono regular, as refeições, os exercícios, o relaxamento e a prática de evitar alimentos desencadeantes podem ser úteis na prevenção das cefaleias
- Instruir e tranquilizar o paciente com cefaleia tensional de que a cefaleia não é o resultado de um tumor cerebral (medo comum não expresso)
- Podem ser úteis técnicas de redução do estresse, como *biofeedback*, programas de exercícios e medicação
- Lembrar o paciente sobre a importância de seguir o esquema de tratamento prescrito, manter as consultas de acompanhamento e participar de atividades de promoção da saúde e avaliações de saúde recomendadas.

Cuidado continuado e de transição

A National Headache Foundation fornece uma lista de clínicas nos EUA e os nomes de médicos que são membros da American Association for the Study of Headaches.

Para mais informações, ver o Capítulo 66 em Hinkle JL, Cheever KH. (2018). *Brunner and Suddarth's textbook of medical-surgical nursing* (14th ed.). Philadelphia, PA: Lippincott Williams & Wilkins.

Cetoacidose diabética

A cetoacidose diabética (CAD) é um distúrbio metabólico observado em pacientes com diabetes tipo 1. A deficiência de insulina no diabetes provoca elevações da glicemia, resultando na formação de corpos cetônicos altamente ácidos, que resultam em acidose.

Fisiopatologia

Na ausência de insulina, a quantidade de glicose que penetra nas células é reduzida. As três características clínicas principais da CAD são (1) hiperglicemia, devido ao uso diminuído da glicose pelas células e à produção aumentada de glicose pelo fígado; (2) desidratação e perda de eletrólitos, em consequência de diurese osmótica, que se caracteriza por poliúria, com perda de até 6,5 ℓ de água e até 400 a 500 mEq de sódio, potássio e cloreto, cada um, no decorrer de um período de 24 horas; e (3) acidose, devido à degradação excessiva dos lipídios em ácidos graxos e produção de corpos cetônicos, que também são ácidos. As três principais causas de CAD consistem em dose diminuída, insuficiente ou omitida de insulina, doença ou infecção e manifestação inicial de diabetes não diagnosticado ou não tratado.

Manifestações clínicas

- Poliúria, polidipsia (sede aumentada) e fadiga acentuada
- Visão turva, fraqueza e cefaleia
- Hipotensão ortostática em pacientes com depleção de volume
- Hipotensão franca, com pulso rápido e fraco
- Sintomas gastrintestinais, tais como anorexia, náuseas, vômitos e dor abdominal (possivelmente intensa)
- Hálito cetônico (odor de frutas)
- Respirações de Kussmaul: hiperventilação com respirações muito profundas, mas não laboriosas
- Estado mental que varia amplamente de um paciente para outro (alerta a letárgico ou comatoso).

Avaliação e achados diagnósticos

- Nível de glicemia: 300 a 800 mg/dℓ (possivelmente mais baixo ou mais alto)
- Nível sérico baixo de bicarbonato: 0 a 15 mEq/ℓ
- pH baixo: 6,8 a 7,3
- P_{CO_2} baixa: 10 a 30 mmHg
- Presença de corpos cetônicos no sangue e na urina
- Níveis baixos, normais ou altos de sódio e de potássio, dependendo da quantidade de água perdida (desidratação)
- Valores elevados de creatinina, ureia e hematócrito possíveis com a desidratação; após a reidratação, elevação contínua dos níveis séricos de creatinina e ureia, sugerindo a ocorrência de insuficiência renal subjacente.

Manejo clínico

Além de tratar a hiperglicemia, o manejo da CAD tem por objetivo corrigir a desidratação, a perda de eletrólitos e a acidose, antes de corrigir a hiperglicemia com insulina. Para a prevenção da CAD associada a alguma doença, devem-se seguir as "regras para os dias de doença" para o manejo do diabetes quando o paciente estiver doente.

Reidratação

Os pacientes necessitam de até 6 a 10 ℓ de soro fisiológico (NaCl a 0,9%) administrados em uma alta velocidade de 0,5 a 1 ℓ/h, durante 2 a 3 horas) para repor a perda hídrica causada pela poliúria, hiperventilação, diarreia e vômitos. Pode-se utilizar soro fisiológico hipotônico (NaCl a 0,45%) para pacientes com hipertensão ou com hipernatremia, bem como para aqueles com risco de insuficiência cardíaca. Trata-se da reposição de escolha (200 a 500 mℓ/h por várias horas adicionais) após as primeiras horas, contanto que a pressão arterial esteja estável e que os níveis de sódio não estejam baixos. Quando o nível de glicemia alcança 300 mg/dℓ (16,6 mmol/ℓ) ou menos, a solução IV pode ser trocada por soro glicosado a 5% (SG a 5%) para evitar um declínio precipitado no nível de glicemia. Podem ser usados expansores do plasma para corrigir a hipotensão grave que não responde ao tratamento com soluções IV.

Restauração dos eletrólitos

O potássio é o principal eletrólito objeto de preocupação no tratamento da CAD. O monitoramento frequente e a reposição criteriosa de potássio, porém no momento oportuno, são essenciais para evitar o desenvolvimento de arritmias cardíacas graves que podem ocorrer com a hipopotassemia.

> **Alerta de enfermagem | Qualidade e segurança**
>
> Como o nível sérico de potássio de um paciente pode cair rapidamente em consequência de reidratação e tratamento com insulina, a reposição de potássio deve começar quando os níveis estiverem caindo para o valor normal no paciente com CAD.

A síndrome hiperosmolar hiperglicêmica (SHH) é um distúrbio metabólico do diabetes tipo 2 resultante de uma deficiência relativa de insulina deflagrada por uma doença que aumenta a demanda de insulina. Trata-se de uma condição grave em que predominam a hiperosmolaridade e a hiperglicemia, com alterações do sensório (senso de consciência). Ao mesmo tempo, a cetose é geralmente mínima ou ausente. O defeito bioquímico básico é a falta de insulina eficaz (resistência à insulina).

Reversão da acidose

A acidose que ocorre na CAD é revertida com insulina, que inibe a degradação dos lipídios. A insulina (apenas insulina regular) é infundida de modo lento e contínuo (p. ex., 5 unidades por hora). A glicemia deve ser medida a cada hora. São administradas soluções IV com concentrações mais altas de glicose, com o soro fisiológico (p. ex., SG a 5%, NaCl a 0,45%) quando os níveis de glicemia alcançam 250 a 300 mg/dℓ (13,8 a 16,6 mmol/ℓ), a fim de evitar uma queda rápida do nível de glicemia. A insulina IV deve ser infundida continuamente até que a administração subcutânea de insulina possa ser retomada. No entanto, a insulina IV precisa ser continuada até obter melhora dos níveis séricos de bicarbonato e até que o paciente possa se alimentar.

> **Alerta de enfermagem | Qualidade e segurança**
>
> Quando se inicia a infusão de insulina, o enfermeiro precisa efetuar a irrigação de todo o equipo de infusão IV com solução de insulina, e descartar os primeiros 50 mℓ de líquido. As moléculas de insulina aderem à superfície interna do equipo de infusão de plástico; por conseguinte, o líquido inicial pode conter concentração diminuída de insulina.

Cetoacidose diabética **193**

PROCESSO DE ENFERMAGEM

Paciente com CAD

Avaliação
- Monitorar o eletrocardiograma (ECG) quanto à ocorrência de arritmias, indicando níveis anormais de potássio
- Avaliar os sinais vitais (particularmente a pressão arterial e a frequência de pulso), a gasometria arterial, os sons respiratórios e o estado mental a cada hora e registrar os resultados em um fluxograma
- Incluir verificações do estado neurológico como parte da avaliação realizada a cada hora, visto que o edema cerebral pode constituir uma complicação grave e, algumas vezes, fatal
- Verificar a glicemia a cada hora.

Diagnóstico

DIAGNÓSTICOS DE ENFERMAGEM
- Risco de volume de líquidos deficiente, relacionado com a poliúria e a desidratação
- Risco de desequilíbrio hidreletrolítico, relacionado com a perda ou os deslocamentos de líquido
- Conhecimento deficiente sobre as habilidades de autocuidado e informações sobre o diabetes
- Ansiedade relacionada com a perda de controle, o medo da incapacidade de tratar o diabetes melito, informações errôneas a respeito da doença, medo das complicações do diabetes melito.

PROBLEMAS COLABORATIVOS/COMPLICAÇÕES POTENCIAIS
- Sobrecarga hídrica, edema pulmonar e insuficiência cardíaca
- Hipopotassemia
- Hiperglicemia e cetoacidose
- Hipoglicemia
- Edema cerebral.

Planejamento e metas
As principais metas para o paciente podem incluir: manutenção do equilíbrio hidreletrolítico, controle ótimo dos níveis de glicemia, aumento do conhecimento acerca das habilidades de autocuidado do diabetes, diminuição da ansiedade e ausência de complicações.

Intervenções de enfermagem

MANUTENÇÃO DO EQUILÍBRIO HIDRELETROLÍTICO
- Medir o aporte e o débito (equilíbrio hídrico)
- Administrar soluções e eletrólitos por via IV, conforme prescrição; incentivar a ingestão de líquidos, se permitido

194 Cetoacidose diabética

- Monitorar os valores laboratoriais dos eletrólitos séricos (particularmente o sódio e o potássio)
- Monitorar a cada hora os sinais vitais à procura de desidratação (taquicardia, hipotensão ortostática), juntamente com avaliação dos sons respiratórios, nível de consciência, presença de edema e padrão de ritmo cardíaco (ECG).

Aumento do conhecimento sobre o manejo do diabetes melito

- Avaliar cuidadosamente a compreensão e a adesão do paciente ao plano de manejo do diabetes melito
- Explorar com o paciente e a sua família os fatores que podem ter levado ao desenvolvimento da CAD
- Se o automanejo do paciente diferir daquele identificado no plano de manejo do diabetes, discutir a sua relação com o desenvolvimento da CAD, juntamente com as manifestações iniciais da CAD
- Se outros fatores (p. ex., traumatismo, doença, cirurgia ou estresse) estiverem implicados, descrever estratégias apropriadas para responder a esses eventos e a situações semelhantes no futuro, de modo que o paciente possa evitar o desenvolvimento de complicações potencialmente fatais
- Fornecer novamente instruções sobre as habilidades de autocuidado a pacientes que possam não ser capazes de lembrá-las
- Se necessário, explorar os motivos que levaram o paciente a omitir a insulina ou os agentes antidiabéticos orais que foram prescritos, e considerar os problemas para evitar recidiva futura e readmissões para o tratamento dessas complicações
- Orientar (ou reforçar) o paciente sobre a necessidade de manter a glicemia em um nível normal, e aprender sobre o manejo do diabetes e as habilidades de sobrevivência.

Diminuição da ansiedade

Orientar o paciente sobre estratégias cognitivas que possam ser úteis para aliviar a tensão, dominar a ansiedade, diminuir o medo e conseguir relaxamento, incluindo visualização, distração ou meditação.

Monitoramento e manejo das complicações potenciais

- Sobrecarga hídrica: monitorar rigorosamente o paciente durante o tratamento, aferindo os sinais vitais e o equilíbrio hídrico a intervalos frequentes; iniciar o monitoramento da pressão venosa central e o monitoramento hemodinâmico para obter valores adicionais do estado hídrico; concentrar o exame físico na avaliação da frequência e ritmo cardíacos, sons respiratórios, distensão venosa, turgor da pele e débito urinário; monitorar o aporte de líquido e manter registros minuciosos do aporte de soluções IV e outros líquidos, juntamente com aferições do débito urinário

- Hipopotassemia: assegurar reposição cautelosa do potássio; no entanto, antes de sua administração, é importante assegurar que os rins do paciente estejam funcionando; em virtude dos efeitos adversos da hipopotassemia sobre a função cardíaca, monitorar a frequência e o ritmo cardíacos, o ECG e os níveis séricos de potássio
- Edema cerebral: acompanhar a redução gradual do nível de glicemia; utilizar um fluxograma a cada hora para possibilitar um monitoramento rigoroso do nível de glicemia, níveis séricos de eletrólitos, aporte de líquido, débito urinário, estado mental e sinais neurológicos. Tomar as devidas precauções para diminuir as atividades passíveis de aumentar a pressão intracraniana.

Orientação ao paciente sobre autocuidados
- Orientar o paciente sobre as habilidades de manejo da doença, incluindo as modalidades de tratamento (dieta, administração de insulina, monitoramento da glicemia e, para o diabetes tipo 1, monitoramento das cetonas urinárias), o reconhecimento, o tratamento e a prevenção da CAD
- O plano de orientação também deve abordar os fatores que predispõem à CAD
- Providenciar orientação de acompanhamento com um enfermeiro do serviço de atendimento domiciliar e nutricionista ou na atenção básica
- Reforçar a importância do automonitoramento e do monitoramento e acompanhamento por médicos; lembrar ao paciente da importância de manter consultas de acompanhamento.

Reavaliação

Resultados esperados
- Equilíbrio hidreletrolítico
- Conhecimento sobre a CAD
- Diminuição da ansiedade
- Ausência de complicações.

Para mais informações, ver o Capítulo 51 em Hinkle JL, Cheever KH. (2018). *Brunner and Suddarth's textbook of medical-surgical nursing* (14th ed.). Philadelphia, PA: Lippincott Williams & Wilkins.

Choque anafilático

O choque anafilático é causado por uma grave reação alérgica quando pacientes que já produziram anticorpos contra uma substância estranha (antígeno) são subsequentemente expostos ao antígeno e, em seguida, desenvolvem uma reação antígeno-anticorpo sistêmica: especificamente, uma resposta mediada por IgE.

Choque anafilático

Fatores de risco

- História pregressa de reação alérgica
- Reação adversa anterior a medicamentos
- Alergias conhecidas ao iodo ou a frutos do mar (risco aumentado para reações a meios de contraste).

Fisiopatologia

A reação antígeno-anticorpo provoca a liberação pelos mastócitos de substâncias vasoativas potentes, como a histamina e a bradicinina, e ativa as citocinas inflamatórias, causando vasodilatação disseminada e permeabilidade capilar. Os fatores desencadeantes mais comuns consistem em alimentos (particularmente amendoins), medicamentos e insetos.

Três características definem a anafilaxia:

- Início agudo dos sintomas
- Duas ou mais das seguintes condições: comprometimento respiratório, diminuição da PA, desconforto gastrintestinal e irritação da pele ou das mucosas
- Comprometimento cardiovascular.

Manifestações clínicas

Os sinais e sintomas surgem em 5 a 30 minutos após a exposição ao antígeno; no entanto, em certas ocasiões, as reações podem ser observadas várias horas mais tarde.

- Cefaleia
- Tontura
- Náuseas, vômitos, dor abdominal aguda ou desconforto
- Prurido
- Sensação de morte iminente
- Eritema difuso e rubor generalizado
- Dificuldade na respiração (edema de laringe), broncospasmo
- Arritmias cardíacas
- Hipotensão.

A anafilaxia grave inclui os seguintes achados:

- Início rápido da hipotensão
- Comprometimento neurológico
- Angústia respiratória
- Parada cardíaca.

Manejo clínico

- Identificar e remover o agente desencadeador (p. ex., antibiótico)
- Certificar-se da disponibilidade de acessos venosos adequados
- Administrar medicamentos prescritos para restaurar o tônus vascular
- Manejar a infusão de líquido em virtude de deslocamentos maciços de líquido
- Fornecer suporte de emergência para as funções vitais básicas
- Realizar a reanimação cardiopulmonar quando a parada cardíaca e/ou a parada respiratória forem iminentes ou já tiverem ocorrido
- A intubação endotraqueal pode ser necessária para estabelecer uma via respiratória adequada.

Terapia farmacológica

- Epinefrina (ação vasoconstritora) IM
- Difenidramina (anti-histamínico; reduz a permeabilidade capilar)
- Medicamentos administrados por nebulizador para reverter o broncospasmo induzido pela histamina (p. ex., salbutamol).

Manejo de enfermagem

- Ajudar na prevenção, avaliando as alergias e reações alérgicas prévias (p. ex., medicamentos, hemoderivados, alimentos, agentes de contraste, iodo, frutos do mar, látex)
- Observar o paciente quanto à ocorrência de sintomas quando administrar um novo medicamento, particularmente os seguintes: antibióticos, betabloqueadores, inibidores da angiotensina (inibidores da enzima conversora de angiotensina [I-ECA]), bloqueadores dos receptores de angiotensina (BRA), ácido acetilsalicílico (AAS) e agentes anti-inflamatórios não esteroides (AINE)
- Preparar-se para a administração intramuscular de epinefrina em caso de reação anafilática
- Ensinar ao paciente e à família como evitar uma futura exposição a antígenos, como reconhecer uma reação anafilática e como administrar medicamentos de emergência.

Para mais informações, ver o Capítulo 14 em Hinkle JL, Cheever KH. (2018). *Brunner and Suddarth's textbook of medical-surgical nursing* (14th ed.). Philadelphia, PA: Lippincott Williams & Wilkins.

Choque cardiogênico

Ocorre choque cardiogênico quando a capacidade do coração para se contrair e bombear o sangue encontra-se comprometida, e o suprimento de oxigênio é inadequado para o coração e para os tecidos. As causas do choque cardiogênico são conhecidas como coronárias ou não coronárias. O choque cardiogênico coronário é mais comum que o choque cardiogênico não coronário, e é observado com mais frequência em pacientes com infarto agudo do miocárdio (IM). As causas não coronárias de choque cardiogênico estão relacionadas com condições que provocam estresse do miocárdio (p. ex., hipoxemia grave, acidose, hipoglicemia, hipocalcemia e pneumotórax hipertensivo) e condições que resultam em função miocárdica ineficaz (p. ex., miocardiopatias, lesão valvar, tamponamento cardíaco, arritmias).

Manifestações clínicas

- Os sinais clássicos incluem pressão arterial (PA) baixa e pulso fraco e rápido
- As arritmias são comuns
- Pode-se observar a presença de angina
- Pode ocorrer instabilidade hemodinâmica
- O paciente queixa-se de fadiga e pode expressar sensação de morte iminente.

Manejo clínico

As metas do tratamento clínico consistem em limitar a lesão miocárdica adicional, preservar o miocárdio saudável e melhorar a função cardíaca, aumentando a contratilidade cardíaca, diminuindo a pós-carga ventricular ou ambas. Em geral, essas metas são alcançadas pelo aumento do suprimento de oxigênio ao músculo cardíaco, enquanto há redução nas demandas de oxigênio.

- A causa subjacente do choque cardiogênico deve ser corrigida
- O tratamento de primeira linha inclui a administração de oxigênio suplementar, controle da dor torácica, administração de soluções e administração de medicamentos vasoativos (p. ex., dobutamina, nitroglicerina, dopamina) e agentes antiarrítmicos
- O monitoramento inclui o monitoramento hemodinâmico (p. ex., linha arterial ou cateter de artéria pulmonar [AP] com múltiplos lumens) e monitoramento de marcadores laboratoriais para disfunção ventricular, como peptídio natriurético cerebral (BNP) e biomarcadores de lesão do

músculo cardíaco (p. ex., isoenzima da creatinoquinase com bandas MB [CK-MB] e troponina-I cardíaca [cTn-I]). É possível obter os níveis dos marcadores de citocinas inflamatórias (p. ex., níveis de proteína C reativa [PCR] e níveis de procalcitonina)
- Pode ser necessário um suporte cardíaco mecânico (p. ex., reanimação cardiopulmonar, terapia com bomba com balão intra-aórtico [BBIA] ou dispositivo de assistência ventricular esquerda [DAVE])
- O choque cardiogênico coronário pode ser tratado com terapia trombolítica/fibrinolítica, intervenção coronária percutânea, cirurgia de revascularização do miocárdio ou terapia com BBIA
- O choque cardiogênico não coronário pode ser tratado com substituição de valva cardíaca, correção da arritmia, correção da acidose e dos distúrbios eletrolíticos ou tratamento do pneumotórax hipertensivo
- Quando o choque cardiogênico está relacionado com parada cardíaca, pode-se utilizar o manejo da temperatura-alvo (hipotermia terapêutica), após reanimação para reduzir ativamente a temperatura central (p. ex., 32 a 36°C), a fim de preservar a função neurológica.

Manejo de enfermagem

Prevenção

- Identificar precocemente os pacientes que correm risco de choque cardiogênico
- Promover oxigenação adequada do músculo cardíaco e diminuir a carga de trabalho do coração (p. ex., conservar a energia, aliviar a dor, administrar oxigênio).

Monitoramento do estado hemodinâmico

- Monitorar os estados hemodinâmico e cardíaco do paciente: manter linhas arteriais, cateteres de AP e equipamento do eletrocardiograma (ECG)
- Antecipar a necessidade de medicamentos, soluções IV e outros equipamentos
- Documentar e notificar imediatamente a ocorrência de alterações nos estados hemodinâmico, cardíaco e pulmonar.

Administração de medicamentos e soluções

Realizar a administração segura de soluções IV e medicamentos (p. ex., agentes ionotrópicos-cronotrópicos e vasodilatadores).

> **Alerta de enfermagem | Qualidade e segurança**
>
> Um *bolus* de líquido nunca deve ser administrado rapidamente, visto que a administração rápida de soluções a pacientes com insuficiência cardíaca pode resultar em edema pulmonar agudo.

- Monitorar os efeitos desejados e efeitos colaterais (p. ex., diminuição da PA após a administração de morfina ou nitroglicerina, sangramento nos locais de punção arterial e venosa)
- Monitorar o débito urinário e os níveis de ureia e de creatinina sérica para detectar qualquer diminuição da função renal.

Contrapulsação por balão intra-aórtico

- Efetuar os ajustes continuados do dispositivo de assistência circulatória mecânica para maximizar a sua eficiência
- Efetuar verificações frequentes do estado neurovascular dos membros inferiores, particularmente da perna no local de inserção da BIA.

Segurança e conforto

Assumir um papel ativo para assegurar a segurança e o conforto do paciente e reduzir a ansiedade, incluindo a administração de medicamento prescrito para aliviar a dor torácica, evitar a infecção nos locais de inserção de cateteres e posicionamento adequado do paciente para promover a respiração efetiva.

Para mais informações, ver o Capítulo 14 em Hinkle JL, Cheever KH. (2018). *Brunner and Suddarth's textbook of medical-surgical nursing* (14th ed.). Philadelphia, PA: Lippincott Williams & Wilkins.

Choque hipovolêmico

O choque hipovolêmico, que é o tipo mais comum, caracteriza-se por volume intravascular diminuído. Pode ser causado por perdas hídricas internas, como na perda de sangue traumática, ou por deslocamento interno de líquido, como na desidratação grave, edema grave ou ascite. A diminuição do volume de sangue resulta em redução do retorno venoso e diminuição subsequente do enchimento ventricular, diminuição do volume sistólico e do débito cardíaco e hipoperfusão tissular.

🍂 Considerações gerontológicas

No paciente idoso, desidratação pode causar choque hipovolêmico.

Manifestações clínicas

- Queda da pressão venosa, elevação da resistência periférica, taquicardia
- Pele fria e úmida, palidez, sede e sudorese
- Alteração do sensório, oligúria, acidose metabólica e taquipneia
- Critério mais confiável: nível de pressão arterial (PA).

Manejo clínico

As metas do tratamento consistem em restaurar o volume intravascular, redistribuir o volume de líquido e corrigir a causa subjacente o mais rapidamente possível. Se o paciente apresentar hemorragia, o sangramento é interrompido pela aplicação de pressão ou por cirurgia. A diarreia e os vômitos são tratados com medicamentos.

Reposição de líquido e sangue

- Pelo menos dois acessos venosos de grande calibre são obtidos para a administração de líquidos, medicamentos e sangue. Se não for possível obter rapidamente um acesso venoso, pode-se utilizar um cateter intraósseo (IO) para acessar o esterno, as pernas, os braços ou a pelve, a fim de facilitar a rápida reposição de líquidos
- Para restaurar o volume intravascular, administrar solução de lactato de Ringer, coloides (p. ex., albumina, hetamido) ou solução de cloreto de sódio a 0,9% (soro fisiológico)
- Se a hipovolemia for principalmente causada pela perda de sangue, o American College of Surgeons recomenda a administração de 3 mℓ de solução cristaloide para cada mililitro de perda sanguínea estimada
- Os hemoderivados são infundidos apenas se não houver disponibilidade de alternativas, ou se a perda de sangue for significativa e rápida.

Redistribuição de líquidos

O posicionamento correto do paciente ajuda na redistribuição do líquido. Recomenda-se uma posição de Trendelenburg modificada (também conhecida como elevação passiva das pernas) no choque hipovolêmico. A elevação das pernas promove o retorno do sangue venoso.

 Alerta de enfermagem | Qualidade e segurança

A posição de Trendelenburg, quando feita completamente, dificulta a respiração e não aumenta a PA ou o débito cardíaco.

Terapia farmacológica

Se a administração de líquidos não conseguir reverter o choque hipovolêmico, são administrados medicamentos vasoativos para evitar a insuficiência cardíaca. São também administrados medicamentos para reverter a causa da desidratação (p. ex., insulina para o diabetes melito ou acetato de desmopressina [DDAVP] para o diabetes insípido).

Manejo de enfermagem

- Monitorar rigorosamente os pacientes que correm risco de déficits de líquido (menos de 1 ano de idade [lactentes] ou pessoas com mais de 65 anos)
- Ajudar na reposição hídrica antes da depleção do volume intravascular
- Garantir a administração segura dos líquidos e medicamentos prescritos e documentar os efeitos alcançados
- Reduzir o medo e a ansiedade sobre a necessidade de máscara para administração de oxigênio, fornecendo ao paciente explicações e tranquilização frequente
- Monitorar e notificar imediatamente a ocorrência de sinais de complicações e efeitos do tratamento. Monitorar rigorosamente o paciente quanto à ocorrência de efeitos adversos
- Monitorar o paciente quanto à ocorrência de sobrecarga cardiovascular, sinais de dificuldade respiratória e edema pulmonar: pressão hemodinâmica, sinais vitais, incluindo temperatura, gasometria arterial, níveis séricos de lactato, níveis de hemoglobina e hematócrito, monitoramento da pressão intravesical e equilíbrio hídrico
- Monitorar a ocorrência de alterações no estado respiratório: a síndrome coronariana aguda (SCA) também constitui uma complicação possível da reanimação excessiva de líquido, e pode inicialmente se manifestar com sintomas respiratórios.

Considerações gerontológicas

O risco dessas complicações aumenta em pacientes idosos e naqueles com doença cardíaca preexistente.

Para mais informações, ver o Capítulo 14 em Hinkle JL, Cheever KH. (2018). *Brunner and Suddarth's textbook of medical-surgical nursing* (14th ed.). Philadelphia, PA: Lippincott Williams & Wilkins.

Choque neurogênico

O choque neurogênico é consequente à perda do tônus simpático, causando hipovolemia relativa.

Fatores de risco

- Lesão da medula espinal
- Anestesia raquidiana
- Lesão do sistema nervoso
- Ação depressora dos medicamentos
- Hipoglicemia.

Fisiopatologia

A estimulação simpática provoca contração do músculo liso vascular, enquanto a estimulação parassimpática causa relaxamento ou dilatação do músculo liso vascular. Ocorre vasodilatação em consequência da perda do equilíbrio entre a estimulação parassimpática e a simpática. A estimulação parassimpática predominante que ocorre com o choque neurogênico provoca redução drástica da resistência vascular sistêmica do paciente e bradicardia. A PA inadequada, apesar de volume sanguíneo adequado, resulta em perfusão insuficiente dos tecidos e das células, que constitui uma característica comum a todos os estados de choque.

 Alerta de enfermagem | Qualidade e segurança

É importante elevar e manter a cabeceira da cama em pelo menos 30° para evitar o choque neurogênico quando o paciente recebe anestesia espinal ou peridural.

Manifestações clínicas

Os sintomas são consistentes com os sinais de estimulação parassimpática:

- Pele quente e seca
- Bradicardia.

Manejo clínico

- Restaurar o tônus simpático (p. ex., por meio de estabilização de uma lesão da medula espinal ou posicionamento correto do paciente com anestesia espinal)
- O tratamento específico depende da etiologia do choque.

Manejo de enfermagem

- Elevar a cabeceira do leito para pelo menos 30° para administração de anestesia espinal ou epidural
- Imobilizar o paciente se houver suspeita de lesão da medula espinal para evitar lesão adicional
- Avaliar a dor nos membros inferiores; o rubor, a hipersensibilidade ou o calor podem sugerir a formação de tromboembolia venosa
- Fornecer exercício passivo de amplitude de movimento para promover a circulação
- Utilizar dispositivos de compressão pneumática combinados com agentes antitrombóticos (p. ex., heparina de baixo peso molecular)
- Avaliar sinais de sangramento interno.

Para mais informações, ver o Capítulo 14 em Hinkle JL, Cheever KH. (2018). *Brunner and Suddarth's textbook of medical-surgical nursing* (14th ed.). Philadelphia, PA: Lippincott Williams & Wilkins.

Choque séptico

O choque séptico, que é o tipo mais comum de choque distributivo, é causado por infecção disseminada ou sepse e constitui a principal causa de morte em pacientes na UTI. As bactérias gram-negativas constituem os patógenos mais comuns. Outros agentes infecciosos, tais como bactérias gram-positivas (com frequência cada vez maior) e vírus e fungos, também podem causar choque séptico.

Fatores de risco

Os fatores de risco para o choque séptico incluem maior uso de procedimentos invasivos e dispositivos de demora; o número aumentado de microrganismos resistentes a antibióticos; e a população cada vez mais idosa. Outros pacientes que correm risco são aqueles com desnutrição ou imunossupressão, com doença crônica (p. ex., diabetes melito, hepatite) e aqueles submetidos a procedimentos cirúrgicos ou outros procedimentos invasivos, particularmente pacientes submetidos a cirurgia de emergência ou a múltiplas cirurgias.

Considerações gerontológicas

Os pacientes idosos correm maior risco de sepse, devido às reservas fisiológicas diminuídas e ao sistema imune envelhecido.

Fisiopatologia

Tradicionalmente, as bactérias gram-negativas têm sido os microrganismos mais comumente implicados no choque séptico. No entanto, as bactérias gram-positivas, os vírus e os fungos também podem causar choque séptico. A invasão dos microrganismos provoca uma resposta imune; esta ativa citocinas e mediadores bioquímicos associados a uma resposta inflamatória, e produz uma variedade de efeitos, levando ao choque. O aumento da permeabilidade capilar resulta em perda de líquido através dos capilares. A instabilidade capilar e a vasodilatação provocam perfusão inadequada de oxigênio e interferem no transporte de nutrientes para os tecidos e as células. As citocinas pró-inflamatórias e anti-inflamatórias liberadas durante a resposta inflamatória ativam o sistema da coagulação, que começa a formar coágulos, independentemente da ocorrência ou não de sangramento. Isso resulta em oclusão microvascular, que compromete ainda mais a perfusão celular, mas que também resulta em consumo inapropriado de fatores da coagulação. A sepse é um processo em evolução, sem sinais e sintomas clínicos claramente definíveis, nem progressão previsível.

Manifestações clínicas

No estágio inicial do choque:

- A PA possivelmente permanece dentro dos limites normais (ou o paciente pode estar hipotenso, porém responsivo à infusão de líquido)
- Aumento das frequências cardíaca e respiratória
- Débito cardíaco elevado com vasodilatação
- Hipertermia (paciente febril), com pele quente e ruborizada, pulso alternante
- Débito urinário normal ou diminuído
- Comprometimento do estado gastrintestinal (p. ex., náuseas, vômitos, diarreia ou motilidade gástrica diminuída)
- Alterações sutis no estado mental (p. ex., confusão ou agitação)
- Elevação das contagens de leucócitos, da proteína C reativa (PCR) e dos níveis de procalcitonina.

À medida que a sepse progride:

- Débito cardíaco baixo com vasoconstrição
- Queda da PA; paciente não responsivo aos líquidos ou aos medicamentos vasoativos
- Pele fria e pálida, com enchimento capilar tardio

- Temperatura normal ou abaixo do normal
- Frequências cardíaca e respiratória rápidas
- Anúria e disfunção múltipla de órgãos, progredindo para a falência.

Síndrome da resposta inflamatória sistêmica

A resposta inflamatória generalizada que ocorre em resposta à sepse é chamada de síndrome da resposta inflamatória sistêmica (SIRS). A SIRS resulta de um agravo clínico que inicia uma resposta inflamatória sistêmica, em vez de localizada no local do agravo.

Um paciente que apresenta manifestações de SIRS pode estar exibindo uma resposta inflamatória protetora ao agravo inicial ou uma resposta à infecção, o que pode levar a sepse. Os critérios clínicos usados para identificar a SIRS – que incluem temperatura > 38,3°C ou < 36°C; taquicardia; taquipneia; e contagem de leucócitos > 12.000 células/mm^3, < 4.000 células/mm^3 ou > 10% de leucócitos imaturos (bandas) – não foram, no entanto, úteis no diagnóstico de sepse.

Síndrome de disfunção múltipla de órgãos

A síndrome de disfunção múltipla de órgãos (MODS) é uma alteração na função de órgãos em pacientes com doença aguda, e a manutenção dessa função requer intervenção clínica. Trata-se de mais uma fase na progressão dos estados de choque. É difícil determinar sua incidência real, porque a MODS se desenvolve com doenças agudas que comprometem a perfusão tecidual. A MODS pode ser uma complicação de qualquer forma de choque, embora seja mais comum em pacientes com sepse, e decorre de perfusão tecidual inadequada. O mecanismo exato pelo qual a MODS ocorre permanece desconhecido. No entanto, a MODS costuma ocorrer no fim do processo de choque séptico, quando a perfusão tecidual não pode ser efetivamente restaurada. O plano geral de cuidados de enfermagem para pacientes com MODS é o mesmo para pacientes com choque. As intervenções de enfermagem primárias visam apoiar o paciente e monitorar a perfusão de órgãos até que os agravos primários dos órgãos sejam interrompidos.

🍂 Considerações gerontológicas

O choque séptico pode se manifestar por sinais clínicos atípicos ou confusos. Deve-se suspeitar de choque séptico sempre que um idoso apresenta quadro de confusão aguda inexplicável, taquipneia ou hipotensão.

Manejo clínico

- A avaliação e a identificação precoces da fonte ajudam a orientar as intervenções
- São coletadas amostras de sangue, escarro, urina, drenagem de feridas e extremidades de cateteres de demora, a fim de identificar e eliminar a causa da infecção antes de iniciar a antibioticoterapia
- As fontes potenciais de infecção são eliminadas (acessos venosos reinseridos, se necessário). Os abscessos são drenados, e as áreas necróticas são desbridadas
- Instituir a reposição de líquidos, incluindo reanimação agressiva com cristaloides ou coloides
- Monitorar a PA, a pressão venosa central (PVC), o débito urinário e os níveis séricos de lactato, para avaliar a eficácia da reposição volêmica.

Terapia farmacológica

- Os antibióticos de amplo espectro são iniciados idealmente na primeira hora de tratamento
- Pode ser necessária a administração de agentes vasopressores e/ou ionotrópicos para melhorar a perfusão tissular e proporcionar suporte para o miocárdio
- Os concentrados de hemácias fornecem suporte para a liberação e o transporte de oxigênio aos tecidos
- Os bloqueadores neuromusculares e os agentes sedativos reduzem as demandas metabólicas e proporcionam conforto ao paciente
- Deve-se iniciar a profilaxia da trombose venosa profunda com baixa dose de heparina não fracionada ou heparina de baixo peso molecular, em associação à profilaxia mecânica (p. ex., dispositivos de compressão sequencial [DCS)]
- Deve-se efetuar uma profilaxia para úlceras de estresse (p. ex., bloqueadores H_2, inibidores da bomba de prótons).

Terapia nutricional

- A suplementação nutricional agressiva (rica em proteínas) é usada em 24 a 48 horas após a admissão na UTI
- Prefere-se a alimentação enteral.

Manejo de enfermagem

Identificar pacientes que correm risco de sepse e choque séptico.

208 Cirrose hepática

> **Alerta de enfermagem | Qualidade e segurança**
>
> Os enfermeiros devem identificar os pacientes com maior risco de sepse e choque séptico (i. e., idosos e imunossuprimidos, bem como aqueles com traumatismo extenso, queimaduras ou diabetes melito), com a consciência de que esses pacientes de alto risco podem não desenvolver os sinais típicos ou clássicos de infecção e sepse. Por exemplo, a confusão pode ser o primeiro sinal de infecção e sepse em idosos.

- Realizar todos os procedimentos invasivos com técnica asséptica correta após cuidadosa higiene das mãos
- Monitorar os acessos venosos, os locais de punção arterial e venosa, as incisões cirúrgicas, as feridas traumáticas, os cateteres urinários e as úlceras de pressão, à procura de sinais de infecção
- Implantar intervenções para evitar a pneumonia associada ao respirador e úlceras de pressão
- Controlar a temperatura do paciente (temperatura > 38° ou < 36°C), conforme prescrição, monitorar rigorosamente o paciente para tremores
- Administrar os líquidos IV e medicamentos prescritos
- Monitorar e relatar os níveis sanguíneos (níveis máximos e mínimos de antibióticos, níveis de procalcitonina, proteína C reativa, ureia e creatinina; contagem de leucócitos; níveis de hemoglobina e hematócrito; contagem de plaquetas; coagulograma)
- Monitorar o estado hemodinâmico, o equilíbrio hídrico e o estado nutricional
- Controlar diariamente o peso e os níveis séricos de albumina e pré-albumina, para determinar as necessidades diárias de proteínas.

Para mais informações, ver o Capítulo 14 em Hinkle JL, Cheever KH. (2018). *Brunner and Suddarth's textbook of medical-surgical nursing* (14th ed.). Philadelphia, PA: Lippincott Williams & Wilkins.

Cirrose hepática

A cirrose é uma doença crônica, caracterizada pela substituição do tecido hepático normal por fibrose difusa, com comprometimento estrutural e funcional do fígado. A cirrose ou formação de tecido cicatricial do fígado é dividida em três tipos:

- Cirrose alcoólica, que é causada mais frequentemente por alcoolismo crônico e que constitui o tipo mais comum de cirrose
- Cirrose pós-necrótica, um resultado tardio de hepatite viral aguda prévia

- Cirrose biliar, decorrente de obstrução biliar crônica e infecção (o tipo menos comum de cirrose).

Os principais fatores etiológicos incluem deficiência nutricional com redução do aporte de proteínas e consumo excessivo de bebidas alcoólicas. Outros fatores podem desempenhar um papel, incluindo exposição a certas substâncias químicas (tetracloreto de carbono, naftaleno clorado, arsênico ou fósforo) ou esquistossomose infecciosa. Os pacientes têm, em sua maioria, entre 40 e 60 anos de idade, e os homens são duas vezes mais afetados que as mulheres.

Manifestações clínicas

A gravidade dos sinais e sintomas de cirrose aumenta à medida que a doença progride, e essa gravidade é usada para categorizar o distúrbio como cirrose compensada ou descompensada.

- Cirrose compensada: comumente descoberta em consequência de um exame físico de rotina; sinais e sintomas vagos, incluindo febre baixa intermitente, aranhas vasculares, eritema palmar, epistaxe sem causa aparente, edema maleolar, indigestão matinal vaga, dispepsia flatulenta, dor abdominal, esplenomegalia e fígado aumentado e de consistência firme
- Cirrose descompensada: sintomas de diminuição das proteínas, fatores da coagulação e outras substâncias e manifestações de hipertensão porta
- Aumento do fígado no início da evolução (esteatose hepática); posteriormente, o fígado diminui de tamanho em consequência do tecido cicatricial, ascite, icterícia, fraqueza, debilidade muscular, perda de peso, febre baixa e contínua, baqueteamento digital com unhas brancas (unhas de Terry – leuconiquia), púrpura, equimoses espontâneas, epistaxe, hipotensão, pelos corporais escassos e atrofia gonádica
- Obstrução porta e ascite: sinais tardios em que os órgãos sofrem congestão, causando indigestão, alteração da função intestinal e ascite
- Infecção e peritonite: os sinais clínicos podem estar ausentes, peritonite bacteriana espontânea ou formação de abscesso, exigindo paracentese para estabelecer o diagnóstico e podendo causar insuficiência hepatorrenal
- Varizes gastrintestinais: vasos sanguíneos abdominais proeminentes e distendidos; vasos sanguíneos distendidos em todo o trato GI; varizes ou hemorroidas; hemorragia do estômago

210 Cirrose hepática

- Edema generalizado, que afeta frequentemente os membros inferiores, os membros superiores e a área pré-sacral
- Deficiência de vitaminas (A, C e K) e anemia
- Deterioração mental, com encefalopatia hepática iminente e coma hepático.

Avaliação e achados diagnósticos

- Provas de função hepática (p. ex., níveis séricos de fosfatase alcalina, aspartato aminotransferase [AST], alanina aminotransferase [ALT], gamaglutamil transferase [GGT], colinesterase e bilirrubina), tempo de protrombina, gasometria arterial (GA), biopsia
- Ultrassonografia
- TC
- RM
- Cintigrafia hepática com radioisótopos.

Manejo clínico

O manejo clínico baseia-se nos sintomas de apresentação, visto que a biopsia constitui o único exame definitivo para confirmar a ocorrência de cirrose hepática.

- O tratamento inclui antiácidos, vitaminas e suplementos nutricionais, dieta adequada, diuréticos poupadores de potássio (para a ascite) e abstinência alcoólica
- A colchicina, os inibidores do sistema da angiotensina, as estatinas, os diuréticos, incluindo a espironolactona, os imunossupressores e as glitazonas apresentam atividade antifibrótica para tratamento
- Os pacientes que apresentam doença hepática terminal (DHT) com cirrose podem usar o fitoterápico hepatoprotetor cardo-mariano (*Silybum marianum*) para tratar a icterícia e outros sintomas
- A cirrose biliar primária tem sido tratada com ácido ursodesoxicólico para melhorar a função hepática.

Manejo de enfermagem

Promoção do repouso

- Posicionar a cabeça do paciente para eficiência respiratória máxima; fornecer oxigênio, se necessário
- Iniciar esforços para evitar distúrbios respiratórios, circulatórios e vasculares
- Incentivar o paciente a aumentar gradualmente a atividade e a planejar repouso com atividade e exercício leve.

Melhora do estado nutricional

- Fornecer dieta nutritiva e hiperproteica, suplementada com vitaminas do complexo B, bem como vitaminas A, C e K
- Incentivar o paciente a se alimentar: oferecer refeições pequenas e frequentes, considerar as preferências do paciente e fornecer suplementos proteicos, quando indicado
- Administrar nutrição enteral ou parenteral total, se necessário
- Para pacientes que eliminam fezes gordurosas (esteatorreia), fornecer formulações hidrossolúveis das vitaminas lipossolúveis A, D e E, e fornecer ácido fólico e ferro para evitar o desenvolvimento de anemia
- Oferecer temporariamente uma dieta pobre em proteína, caso o paciente apresente sinais de coma iminente ou em progressão; restringir o sódio, se necessário.

Realização do cuidado da pele

- Mudar frequentemente a posição do paciente
- Evitar o uso de sabões irritantes e esparadrapo
- Aplicar loção para suavizar a pele irritada; manter as unhas aparadas, tomar medidas para evitar que o paciente arranhe a pele.

Redução do risco de lesão

- Usar grades laterais acolchoadas se o paciente ficar agitado ou inquieto
- Orientar o paciente quanto ao tempo e espaço, e explicar os procedimentos para reduzir a agitação
- Instruir o paciente a pedir ajuda para levantar-se do leito
- Avaliar qualquer lesão, devido à possibilidade de sangramento interno
- Proporcionar medidas de segurança para evitar lesões ou cortes (barbeador elétrico, escova de dentes com cerdas macias)
- Aplicar pressão aos locais de punção venosa, a fim de minimizar o sangramento.

Monitoramento e manejo das complicações potenciais

- Monitorar, à procura de sangramento e hemorragia
- Monitorar rigorosamente o estado mental do paciente e relatar as alterações observadas, de modo que o tratamento da encefalopatia hepática possa ser iniciado imediatamente
- Monitorar os níveis séricos de eletrólitos e corrigi-los se houver alguma anormalidade

Cirrose hepática

- Administrar oxigênio se houver dessaturação de oxigênio; monitorar o aparecimento de febre ou de dor abdominal, que podem sinalizar o início de peritonite bacteriana ou outra infecção.

Excesso de volume de líquido

- Avaliar os estados cardiovascular e respiratório; administrar diuréticos, instituir a restrição de líquidos e melhorar o posicionamento do paciente, se necessário
- Monitorar o equilíbrio hídrico e as alterações diárias do peso corporal
- Avaliar alterações na circunferência abdominal e formação de edema
- Monitorar quanto à ocorrência de nictúria e, posteriormente, de oligúria, visto que esses estados indicam uma gravidade crescente da disfunção hepática
- Ver "Manejo de enfermagem" em Encefalopatia hepática e coma hepático, na seção E, para informações mais detalhadas.

Promoção dos cuidados domiciliar, comunitário e de transição

- Preparar o paciente para a alta, fornecendo instruções sobre a dieta, incluindo abstinência alcoólica
- Encaminhar aos grupos de apoio (Alcoólicos Anônimos [AA]), atendimento psiquiátrico, aconselhamento psicoterápico, quando indicado
- Continuar a restrição de sódio; ressaltar a necessidade de evitar o consumo de mariscos crus (aumentam o risco de infecção)
- Orientar o paciente e a família por meio de instruções por escrito, reforço e apoio
- Incentivar o repouso e, provavelmente, mudança no estilo de vida (aporte nutricional adequado e abstinência alcoólica)
- Instruir a família sobre os sintomas de encefalopatia iminente, possíveis tendências hemorrágicas e suscetibilidade à infecção
- Oferecer apoio e estímulo ao paciente e fornecer *feedback* positivo quando o paciente tiver sucesso
- Encaminhar o paciente ao serviço de atendimento domiciliar, e ajudá-lo na transição do hospital para o domicílio.

Para mais informações, ver o Capítulo 49 em Hinkle JL, Cheever KH. (2018). *Brunner and Suddarth's textbook of medical-surgical nursing* (14th ed.). Philadelphia, PA: Lippincott Williams & Wilkins.

Cistite | Infecção do trato urinário inferior

A cistite é uma inflamação da bexiga urinária; ocorre com mais frequência em mulheres, particularmente em mulheres sexualmente ativas. Nos homens, a cistite é secundária a outros fatores (p. ex., próstata infectada, epididimite ou cálculos vesicais).

Fisiopatologia

Para que ocorra infecção, as bactérias precisam ter acesso à bexiga, fixar-se ao epitélio do trato urinário e colonizá-lo para evitar a sua eliminação com a micção, escapar dos mecanismos de defesa do hospedeiro e iniciar a inflamação. As bactérias podem penetrar no trato urinário de três maneiras: por via transuretral (infecção ascendente), através da corrente sanguínea (disseminação hematogênica) ou por meio de uma fístula a partir do intestino (extensão direta). A via mais comum de infecção é a transuretral, frequentemente em consequência de contaminação fecal, refluxo ureterovesical e uso de cateter ou cistoscópio. Nas mulheres, a relação sexual força as bactérias da uretra para dentro da bexiga.

Manifestações clínicas

- Urgência, polaciúria, ardência e dor com a micção
- Nictúria; incontinência; dor na região lombar suprapúbica ou pélvica
- Hematúria
- Nas infecções urinárias (ITU) complicadas (p. ex., pacientes com cateteres de demora), os sintomas incluem desde bacteriúria assintomática até sepse por microrganismos gram-negativos com choque.

Considerações gerontológicas

A incidência de bacteriúria nos indivíduos idosos difere daquela de adultos mais jovens. A bacteriúria aumenta com a idade e a incapacidade, e as mulheres são afetadas mais frequentemente que os homens. A ITU constitui a causa mais comum de sepse bacteriana aguda em pacientes com mais de 65 anos de idade, nos quais a sepse por microrganismos gram-negativos está associada a uma taxa de mortalidade superior a 50%. Nos pacientes idosos que residem em clínicas geriátricas, 25 a 50% das mulheres e 15 a 40% dos homens apresentam bacteriúria crônica. Os indivíduos idosos correm risco aumentado de ITU devido a anormalidades estruturais relacionadas com o envelhecimento (p. ex., diminuição do tônus vesical, bexiga neurogênica, estenoses uretrais), uso de cateteres de demora, esvaziamento incompleto da bexiga, hiperplasia prostática e colonização e aderência aumentada das bactérias à vagina e uretra em mulheres na pós-menopausa. O sintoma de apresentação subjetivo mais comum de ITU em indivíduos idosos consiste em fadiga generalizada.

 Alerta de enfermagem | Qualidade e segurança

Os pacientes idosos frequentemente não apresentam os sintomas característicos de ITU e sepse. Embora possam ocorrer polaciúria e urgência, os únicos indícios podem consistir em sintomas inespecíficos, tais como alteração sensorial, letargia, anorexia, incontinência recente, hiperventilação e febre baixa.

Avaliação e achados diagnósticos

- Indica-se a realização de culturas de urina, contagens de colônias e estudos celulares
- O teste da esterase leucocitária e o teste para nitritos podem ser realizados
- É necessário efetuar exames para infecções sexualmente transmissíveis (IST)
- A TC e a ultrassonografia transretal (para avaliação da próstata e da bexiga) são úteis; a cistouretroscopia pode estar indicada para visualizar os ureteres e detectar estenoses, cálculos ou tumores.

Manejo clínico

O manejo das ITU geralmente envolve o uso de fármacos e a orientação ao paciente. O enfermeiro ensina o paciente sobre os esquemas de medicamentos prescritos e as medidas de prevenção da infecção.

Terapia farmacológica inicial

- O tratamento ideal consiste em um agente antibacteriano, capaz de erradicar as bactérias do trato urinário, com efeitos mínimos sobre a flora fecal e vaginal
- Os medicamentos podem incluir cefalexina, cotrimoxazol (TMP-SMZ), cefadroxila, nitrofurantoína, ciprofloxacino, levofloxacino e fenazopiridina
- Em certas ocasiões, prescreve-se o uso de ampicilina ou amoxicilina (contudo, a *Escherichia coli* desenvolveu resistência a esses fármacos).

Cistite | Infecção do trato urinário inferior **215**

Terapia farmacológica a longo prazo

- Cerca de 20% das mulheres tratadas para ITU não complicada sofrem recidiva; 90% das recidivas representam infecção por novas bactérias
- A infecção recorrente nos homens costuma ser causada pela persistência do mesmo microrganismo; uma avaliação adicional e tratamento estão indicados
- Quando a avaliação diagnóstica não revela nenhuma anormalidade estrutural, o paciente pode ser instruído a iniciar o tratamento por si próprio, testar a urina com fita reagente sempre que houver sintomas e entrar em contato com o médico somente em caso de persistência dos sintomas, ocorrência de febre ou se houver mais de quatro episódios de tratamento em um período de 6 meses
- O uso prolongado de agentes antimicrobianos diminui o risco de reinfecção.

PROCESSO DE ENFERMAGEM

Paciente com cistite

Avaliação

- Obter uma história cuidadosa de sinais e sintomas urinários
- Avaliar a ocorrência de dor, polaciúria, urgência e hesitação, e alterações na urina; documentar e relatar os resultados
- Determinar o padrão habitual de micção para detectar os fatores passíveis de predispor o paciente à infecção
- Avaliar a ocorrência de esvaziamento infrequente da bexiga, a associação dos sintomas de ITU com a relação sexual, as práticas contraceptivas e a higiene pessoal
- Avaliar o conhecimento do paciente sobre os medicamentos prescritos e as medidas de saúde preventivas
- Examinar a urina quanto ao volume, coloração, concentração, turvação e odor.

Diagnóstico

DIAGNÓSTICOS DE ENFERMAGEM

- Dor aguda relacionada com a infecção urinária
- Conhecimento deficiente sobre os fatores que predispõem o paciente a infecção e recidiva, sobre a detecção e prevenção da recidiva e a terapia farmacológica.

PROBLEMAS COLABORATIVOS/COMPLICAÇÕES POTENCIAIS

- Sepse (urossepse)
- Doença renal, que pode ocorrer como resultado a longo prazo de um processo infeccioso ou inflamatório extenso.

216 Cistite | Infecção do trato urinário inferior

Planejamento e metas
As metas para o paciente podem incluir alívio da dor e do desconforto, maior conhecimento das medidas de prevenção e modalidades de tratamento e ausência de complicações.

Intervenções de enfermagem

Alívio da dor
- Utilizar agente antiespasmódicos para aliviar a irritabilidade e a dor da bexiga
- Aliviar a dor e o espasmo com agentes analgésicos e aplicação de calor ao períneo
- Incentivar o paciente a ingerir quantidades liberadas de líquidos (a água é a melhor escolha)
- Instruir o paciente a evitar o consumo de irritantes do trato urinário (p. ex., café, chá, frutas cítricas, condimentos, refrigerantes do tipo cola, álcool etílico)
- Incentivar a micção frequente (a cada 2 a 3 horas).

Monitoramento e manejo das complicações
- Identificar e ensinar o paciente a identificar os sinais e sintomas precoces de ITU; iniciar imediatamente o tratamento
- Manejar as infecções urinárias com terapia antimicrobiana apropriada, ingestão liberal de líquido, micção frequente e medidas higiênicas
- Instruir o paciente a notificar o médico caso ocorram fadiga, náuseas, vômitos ou prurido
- Efetuar monitoramento periódico da função renal e avaliar, à procura de estenoses, obstruções ou cálculos
- Evitar os cateteres de demora, quando possível; utilizar um cateter de menor diâmetro possível e removê-lo na primeira oportunidade. Usar uma técnica asséptica estrita se houver necessidade de cateter de demora; manter um sistema fechado e efetuar diariamente um cuidado perineal meticuloso. A cada dia de uso de cateter urinário, aumenta-se o risco de infecção do trato urinário associada a cateter
- Verificar os sinais vitais e o nível de consciência, à procura de sepse iminente
- Relatar os resultados positivos de hemoculturas e as contagens elevadas de leucócitos.

Promoção dos cuidados domiciliar, comunitário e de transição
Orientação ao paciente sobre autocuidados
- Orientar o paciente sobre comportamentos relacionados com a saúde que ajudam a evitar ITU recorrentes, incluindo a prática de higiene pessoal cuidadosa, aumento do consumo de líquidos para promover a micção e diluir a urina, micção regular e com mais frequência e adesão ao esquema terapêutico

- As metas de ensino devem atender às necessidades individuais de cada paciente.

Reavaliação

Resultados esperados do paciente
- Alívio da dor
- Explicação das ITU e o seu tratamento
- Ausência de complicação.

Para mais informações, ver o Capítulo 55 em Hinkle JL, Cheever KH. (2018). *Brunner and Suddarth's textbook of medical-surgical nursing* (14th ed.). Philadelphia, PA: Lippincott Williams & Wilkins.

Coagulação intravascular disseminada

A coagulação intravascular disseminada (CID) constitui um sinal (e não uma doença propriamente dita) de um mecanismo patológico subjacente grave, que é potencialmente fatal. A CID pode ser deflagrada por sepse, traumatismo, câncer, choque, descolamento prematuro da placenta, toxinas, reações alérgicas e outras condições. A maioria (dois terços) dos casos de CID inicia-se por infecção ou malignidade. Sua gravidade é variável, porém comporta risco à vida potencial. As taxas de mortalidade podem ultrapassar 80% na CID grave com trombose isquêmica, hemorragia franca e síndrome de disfunção múltipla de órgãos (MODS).

Fisiopatologia

Na CID, ocorre alteração dos mecanismos hemostáticos normais, com consequente formação de minúsculos coágulos dentro da microcirculação do corpo. Esses coágulos consomem plaquetas e fatores da coagulação, causando finalmente uma falha da coagulação e consequente sangramento. Esse distúrbio hemorrágico caracteriza-se por baixos níveis de plaquetas e fibrinogênio; prolongamento do tempo de protrombina (TP); do tempo de tromboplastina parcial (TTP) e do tempo de trombina, e pela elevação dos produtos de degradação da fibrina (D-dímeros). O principal fator prognóstico consiste na capacidade de tratar o distúrbio subjacente que precipitou a CID.

Manifestações clínicas

As manifestações clínicas da CID refletem-se principalmente no comprometimento da função de órgãos ou falência, geralmente em consequência da formação excessiva de coágulos (com isquemia resultante em todo o órgão ou parte dele) ou, com menos frequência, sangramento.

- O paciente pode apresentar sangramento das mucosas, dos locais de punção venosa e dos tratos gastrintestinal e urinário
- O sangramento pode incluir desde sangramento interno oculto mínimo até hemorragia profusa de todos os orifícios
- Em geral, os pacientes desenvolvem a MODS e podem exibir lesão renal, bem como infartos pulmonares e do sistema nervoso central multifocais, em consequência de microtromboses, macrotromboses ou hemorragia
- Inicialmente, a única manifestação consiste em diminuição progressiva da contagem de plaquetas; em seguida, de modo progressivo, o paciente exibe sinais e sintomas de trombose nos órgãos acometidos. Por fim, ocorre sangramento (a princípio, sutil, evoluindo para a hemorragia franca). Os sinais e os sintomas dependem dos órgãos acometidos.

Avaliação e achados diagnósticos

- Clinicamente, o diagnóstico de CID é estabelecido com frequência pelos resultados dos exames laboratoriais, que refletem consumo das plaquetas e dos fatores da coagulação (i. e., queda da contagem de plaquetas, elevação dos produtos de degradação da fibrina, incluindo D-dímero, prolongamento do TP e do TTP e baixos níveis de fibrinogênio). Os níveis de D-dímeros são mais acurados que outros produtos de degradação da fibrina
- A International Society on Thrombosis and Haemostasis desenvolveu um sistema de escore altamente sensível e específico, que utiliza a contagem de plaquetas, os produtos de degradação da fibrina, o TP e o nível de fibrinogênio para estabelecer o diagnóstico de CID. Esse sistema também tem utilidade para prever a gravidade da doença com o passar do tempo e a mortalidade subsequente.

Manejo clínico

A questão mais importante no manejo da CID consiste em tratar a causa subjacente. Uma segunda meta é corrigir os efeitos secundários da isquemia tecidual ao melhorar a oxigenação, repor os líquidos, corrigir os desequilíbrios eletrolíticos e administrar medicamentos vasopressores. Caso ocorra hemorragia grave, os fatores da coagulação e as plaquetas que sofreram depleção podem ser substituídos com base na extensão da hemorragia (i. e., crioprecipitado para a reposição de fibrinogênio e dos fatores V e VII; plasma fresco congelado para a reposição de outros fatores da coagulação).

Para interromper o processo da trombose, pode-se utilizar uma infusão de heparina, que constitui um método de manejo controverso. Na ausência de sangramento franco, recomenda-se a administração de doses profiláticas de heparina não fracionada ou de heparina de baixo peso molecular (HBPM) para evitar a tromboembolia venosa (TEV).

Manejo de enfermagem

Manutenção do estado hemodinâmico

- Os valores laboratoriais devem ser monitorados com frequência para qualquer progressão observada com o passar do tempo, incluindo velocidade de progressão e resultados atuais
- Evitar os procedimentos e as atividades que possam aumentar a pressão intracraniana, como tosse e esforço para defecar
- Monitorar rigorosamente os sinais vitais, incluindo verificações neurológicas, e avaliar a quantidade de sangramento externo
- Evitar os medicamentos que interfiram na função plaquetária, se possível (p. ex., antibióticos betalactâmicos, ácido acetilsalicílico, agentes anti-inflamatórios não esteroides)
- Evitar o uso de cateter retal e administração de medicamentos por via retal ou por injeção intramuscular
- Usar baixa pressão para qualquer aspiração
- Efetuar cuidadosamente a higiene oral: usar *swabs* com esponja na ponta e enxágues de sal ou bicarbonato; evitar *swabs* de limão-glicerina, peróxido de hidrogênio e colutórios comerciais
- Evitar deslocar qualquer coágulo, incluindo aqueles ao redor de locais IV, locais de injeção etc.

Manutenção da integridade da pele

- Examinar a pele, com atenção particular para as proeminências ósseas e pregas cutâneas
- Reposicionar cuidadosamente o paciente; usar um colchão com redução de pressão e lã de carneiro entre os dedos das mãos e ao redor das orelhas, bem como material absorvente macio nas pregas cutâneas, quando necessário
- Efetuar o cuidado da pele a cada 2 horas; realizar com cautela a higiene oral
- Aplicar pressão prolongada (no mínimo 5 minutos) após injeções.

Monitoramento para desequilíbrio do volume de líquido

- Auscultar o murmúrio vesicular a cada 2 a 4 horas
- Monitorar a extensão do edema
- Monitorar o volume de medicamentos IV e hemoderivados; diminuir o volume dos medicamentos IV, quando possível
- Administrar agentes diuréticos, conforme prescrição.

Avaliação da perfusão tissular ineficaz relacionada com microtrombos

- Avaliar os sistemas neurológico, pulmonar e tegumentar
- Monitorar a resposta à terapia com heparina, por meio dos valores laboratoriais para anticoagulação
- Avaliar a extensão do sangramento
- Interromper a administração de ácido épsilon-aminocaproico caso haja sintomas de trombose.

Redução do medo e da ansiedade

- Identificar os mecanismos prévios de enfrentamento, se possível; incentivar o paciente a utilizá-los, quando apropriado
- Explicar todos os procedimentos e as justificativas, utilizando termos que o paciente e a sua família possam compreender
- Ajudar a família a apoiar o paciente
- Usar práticas integrativas e suporte para a espiritualidade, se o paciente assim o desejar.

Para mais informações, ver o Capítulo 33 em Hinkle JL, Cheever KH. (2018). *Brunner and Suddarth's textbook of medical-surgical nursing* (14th ed.). Philadelphia, PA: Lippincott Williams & Wilkins.

Colelitíase | Colecistite

Na colelitíase, os cálculos (ou cálculos biliares) geralmente se formam na vesícula biliar a partir de constituintes sólidos da bile e variam acentuadamente quanto a tamanho, formato e composição. Existem dois tipos principais de cálculos pigmentares: os cálculos de pigmento, que contêm um excesso de pigmento não conjugados na bile, e os cálculos de colesterol (a forma mais comum) que resultam da bile supersaturada com colesterol, devido a síntese aumentada de colesterol e síntese diminuída de ácidos biliares que dissolvem o colesterol. Os fatores de risco para os cálculos de pigmento incluem cirrose, hemólise e infecções do trato biliar. Esses cálculos não podem ser dissolvidos e devem ser removidos cirurgicamente. Os fatores de risco para os cálculos de colesterol incluem sexo (as mulheres têm duas a três vezes mais probabilidade que os homens de formar cálculos de colesterol); uso de contraceptivos orais, estrogênios e clofibrato; idade (em geral, acima dos 40 anos); múltiplas gestações; obesidade. Existe também um risco aumentado relacionado com diabetes melito, doença do trato GI, fístula com tubo T e ressecção ou *bypass* ileal.

A colecistite aguda, que é uma complicação da colelitíase, é uma infecção aguda da vesícula biliar. A maioria dos pacientes com colecistite apresenta cálculos biliares (colecistite calculosa). O fluxo biliar é obstruído por um cálculo biliar, e a bile existente na vesícula biliar inicia uma reação química, resultando em edema, comprometimento do suprimento vascular e gangrena. Na ausência de cálculos biliares, a colecistite (acalculosa) pode ocorrer após cirurgia, traumatismo grave ou queimaduras ou em caso de torção, obstrução do ducto cístico, múltiplas transfusões de sangue e infecções bacterianas primárias da vesícula biliar. A infecção provoca dor, hipersensibilidade e rigidez na parte direita superior do abdome e está associada a náuseas, vômitos e sinais habituais de inflamação. A presença de líquido purulento dentro da vesícula biliar indica empiema da vesícula. Ver "Processo de enfermagem" para informações mais detalhadas.

Manifestações clínicas

- Pode ser silenciosa, não produzindo dor e causando apenas sintomas GI leves
- Pode ser aguda ou crônica com desconforto epigástrico (plenitude, distensão abdominal e dor vaga no quadrante superior direito); o desconforto pode ocorrer após uma refeição rica em alimentos fritos ou gordurosos
- Se houver obstrução do ducto cístico, a vesícula biliar torna-se distendida, inflamada e, por fim, infectada, produzindo possivelmente febre e massa abdominal palpável; cólica biliar com dor abdominal excruciante na parte superior direita, que se irradia para as costas ou para o ombro direito, com náuseas e vômitos em várias horas após uma refeição pesada; inquietação; e dor constante ou em cólica
- A icterícia pode ser acompanhada de acentuado prurido, com obstrução do ducto colédoco, em um pequeno número de pacientes
- Urina muito escura e fezes acinzentadas ou com coloração de argila
- Podem ocorrer deficiências das vitaminas A, D, E e K (vitaminas lipossolúveis).

Avaliação e achados diagnósticos

Os cálculos biliares podem ser detectados incidentalmente durante uma cirurgia ou avaliação de problemas não relacionados.

- Radiografia de abdome
- Exame de imagem com radionuclídeos e colecintigrafia
- Colecistografia, colangiografia, arteriografia do eixo celíaco
- Laparoscopia
- Ultrassonografia; ultrassonografia endoscópica (USE)
- TC helicoidal e RM; colangiopancreatografia retrógrada endoscópica (CPRE) com fluoroscopia; colangiografia trans-hepática percutânea (CTP)
- Fosfatase alcalina sérica, gamaglutamil transferase (GGT), gamaglutamil transpeptidase (GGTP) e desidrogenase láctica (LDH)
- Níveis de colesterol.

Manejo clínico

Os principais objetivos da terapia clínica consistem em reduzir a incidência de episódios agudos de dor na vesícula biliar e de colecistite por meio de manejo de suporte e nutricional e, se possível, remover a causa mediante terapia farmacológica, procedimentos endoscópicos ou intervenção cirúrgica (colecistectomia laparoscópica).

Terapia nutricional e de suporte

- Obter uma remissão com repouso, líquidos IV, aspiração nasogástrica, analgesia e antibióticos
- A dieta imediatamente depois de um episódio geralmente consiste em líquidos com baixo conteúdo de gordura, ricos em proteína e carboidratos, seguidos de alimentos semissólidos, quando tolerados; evitar o consumo de ovos, creme, carne de porco, alimentos fritos, queijo, molhos, vegetais formadores de gases e álcool etílico.

Terapia farmacológica

- O ácido ursodesoxicólico (UDCA) e o ácido quenodesoxicólico (quenodiol ou CDCA) são efetivos para dissolver principalmente os cálculos de colesterol
- Os pacientes com sintomas frequentes e significativos, oclusão do ducto cístico ou cálculos pigmentares não são candidatos ao tratamento com UDCA.

Remoção não cirúrgica de cálculos biliares

Além da dissolução de cálculos biliares por meio de infusão de um solvente (mono-octanoína ou éter metil terciário butílico [MTBE]) na vesícula bilar, os cálculos podem ser removidos pelo uso de outra instrumentação (p. ex., cateter e instrumento com uma cesta acoplada, inseridos através do trajeto do tubo T ou fístula formada por ocasião da inserção do tubo T, endoscópio da CPRE), litotripsia intracorpórea (pulso de *laser*) ou terapia extracorpórea por ondas de choque (litotripsia ou litotripsia extracorpórea por ondas de choque [LEOC]).

Manejo cirúrgico

A meta da cirurgia consiste em aliviar os sintomas persistentes, remover a causa da cólica biliar e tratar a colecistite aguda.

- Colecistectomia laparoscópica: o procedimento é realizado por uma pequena incisão ou punção feita na parede abdominal, no umbigo
- Colecistectomia: a vesícula biliar é removida por uma incisão abdominal (geralmente subcostal direita) após a ligadura do ducto e da artéria cística
- Colecistectomia com pequena incisão: a vesícula biliar é removida por uma pequena incisão
- Coledocostomia: consiste na realização de uma incisão no ducto colédoco para remoção de cálculos
- Colecistostomia (cirúrgica ou percutânea): a vesícula é aberta, e os cálculos, a bile ou a drenagem purulenta são removidos.

Considerações gerontológicas

- A intervenção cirúrgica para doença do trato biliar constitui o procedimento operatório mais comum realizado em indivíduos idosos
- A doença biliar pode ser acompanhada ou precedida de sintomas de choque séptico: oligúria, hipotensão, alterações do estado mental, taquicardia e taquipneia
- A colecistectomia costuma ser bem tolerada e está associada a um baixo risco caso sejam realizados avaliação e cuidados experientes antes, no decorrer e depois da cirurgia
- A taxa de mortalidade mais alta resulta de complicações graves e de doenças associadas preexistentes; devido à permanência mais curta no hospital, é essencial que os pacientes idosos e seus familiares recebam informações específicas sobre os sinais e os sintomas das complicações, bem como sobre as medidas para evitá-las.

PROCESSO DE ENFERMAGEM

Paciente submetido à cirurgia para doença da vesícula biliar

Avaliação
- Completar os exames prévios 1 semana ou mais antes da admissão do paciente
- Obter uma história de saúde: registrar a história de tabagismo ou problemas respiratórios prévios
- Avaliar o estado respiratório: registrar a ocorrência de respirações superficiais, tosse persistente ou improdutiva, ou presença de sons respiratórios adventícios
- Avaliar o estado nutricional (história nutricional, exame geral e resultados dos exames laboratoriais).

Diagnóstico

DIAGNÓSTICOS DE ENFERMAGEM
- Dor aguda relacionada com a incisão cirúrgica
- Troca gasosa prejudicada, relacionada com a incisão cirúrgica abdominal alta
- Integridade da pele prejudicada, relacionada com a drenagem biliar alterada após a incisão cirúrgica
- Nutrição desequilibrada, menor que as necessidades corporais, relacionada com a secreção inadequada de bile
- Conhecimento deficiente sobre as atividades de autocuidado, relacionado com o cuidado da incisão, modificações nutricionais (quando necessárias), medicamentos, sinais ou sintomas que devem ser relatados (tais como febre, sangramento e vômitos).

PROBLEMAS COLABORATIVOS/COMPLICAÇÕES POTENCIAIS
- Sangramento
- Sintomas GI (possivelmente relacionados com o extravasamento biliar ou a lesão do intestino).

Planejamento e metas
As metas para o paciente consistem em alívio da dor, ventilação adequada, integridade da pele e melhora da drenagem biliar, aporte nutricional ótimo, ausência de complicações e compreensão das rotinas de autocuidado.

Intervenções de enfermagem
- Colocar o paciente na posição de Fowler baixa
- Administrar líquidos IV e efetuar a drenagem nasogástrica
- Fornecer água e outros líquidos e uma dieta branda após o retorno dos sons intestinais.

Colelitíase | Colecistite

Alívio da dor
- Administrar agentes analgésicos, conforme prescrição
- Ajudar o paciente a mudar de posição, tossir, respirar profundamente e deambular, quando indicado
- Instruir o paciente a usar um travesseiro ou uma cinta para imobilizar a incisão.

Melhora do padrão respiratório
- Incentivar o paciente a realizar respirações profundas e tossir a cada hora
- Instruir o paciente sobre o uso da espirometria de incentivo para expandir totalmente os pulmões e evitar o desenvolvimento de atelectasia; promover a deambulação precoce
- Monitorar mais rigorosamente os pacientes idosos e obesos e aqueles com doença pulmonar preexistente quanto à ocorrência de problemas respiratórios.

Manutenção da integridade da pele e promoção da drenagem biliar
- Conectar o dreno a um recipiente de drenagem e fixar o equipo para evitar que se dobre ou desloque
- Colocar a bolsa de drenagem no bolso do paciente ou presa abaixo da cintura quando o paciente estiver deambulando
- Observar se há indícios de infecção, extravasamento de bile e obstrução da drenagem biliar
- Mudar frequentemente o curativo, utilizando pomada ou *spray* para proteger a pele da irritação
- Observar à procura de icterícia (verificar as escleras)
- Observar e relatar a ocorrência de dor abdominal no quadrante superior direito, náuseas, vômitos, drenagem biliar ao redor de qualquer dreno, fezes com coloração de argila e alterações dos sinais vitais
- Medir a bile coletada a cada 24 horas; documentar seu volume, sua coloração e as características de drenagem
- Manter um cuidadoso registro do equilíbrio hídrico.

Melhora do estado nutricional
- Incentivar o paciente a consumir uma dieta com baixo teor de gordura e rica em carboidratos e proteínas imediatamente depois da cirurgia
- Por ocasião da alta hospitalar, instruir o paciente sobre uma dieta saudável e a necessidade de evitar gorduras em excesso; a restrição de gorduras é geralmente suspensa em 4 a 6 semanas.

Monitoramento e manejo das complicações
- Sangramento: avaliar periodicamente quanto a aumento da hipersensibilidade e rigidez do abdome e registrar; instruir o paciente e a sua família a

relatar qualquer mudança na coloração das fezes. Monitorar rigorosamente os sinais vitais. Inspecionar a incisão, à procura de sangramento
- Sintomas gastrintestinais: avaliar a ocorrência de perda do apetite, vômitos, dor, distensão abdominal e elevação da temperatura; relatar imediatamente a sua ocorrência e instruir o paciente e a sua família a relatar quaisquer sintomas; fornecer um reforço das instruções verbais por escrito.

PROMOÇÃO DOS CUIDADOS DOMICILIAR, COMUNITÁRIO E DE TRANSIÇÃO
Orientação ao paciente sobre autocuidados
- Instruir o paciente sobre os medicamentos utilizados e suas ações
- Informar o paciente sobre a necessidade de relatar ao médico o aparecimento de sintomas de icterícia, eliminação de urina escura, fezes de coloração pálida, prurido ou sinais de inflamação e infecção (p. ex., dor ou febre)
- Orientar o paciente, verbalmente ou por escrito, sobre o cuidado apropriado dos drenos e sobre a importância de relatar imediatamente ao médico quaisquer alterações na quantidade ou nas características da drenagem
- Encaminhar para o serviço de atendimento domiciliar, se necessário
- Reforçar a importância de manter as consultas de acompanhamento e de participar nas triagens de saúde.

Reavaliação

RESULTADOS ESPERADOS DO PACIENTE
- Diminuição da dor
- Função respiratória apropriada
- Integridade normal da pele ao redor dos locais de drenagem biliar
- Alívio da intolerância alimentar
- Ausência de complicações

Para mais informações, ver o Capítulo 50 em Hinkle JL, Cheever KH. (2018). *Brunner and Suddarth's textbook of medical-surgical nursing* (14th ed.). Philadelphia, PA: Lippincott Williams & Wilkins.

Colite ulcerativa

A colite ulcerativa é uma doença ulcerativa e inflamatória crônica das camadas mucosa e submucosa do cólon e do reto, caracterizada por períodos imprevisíveis de remissão e exacerbação com crises de cólicas abdominais e diarreia sanguinolenta ou purulenta. As alterações inflamatórias geralmente começam no reto e progridem através do cólon. A colite ulcerativa é uma das doenças que pertencem ao grupo de doenças coletivamente designadas como doença inflamatória intestinal (DII).

Pacientes com colite ulcerativa também têm risco aumentado de câncer de cólon. Estima-se que, 20 anos após o diagnóstico, aproximadamente 7 a 10% dos pacientes com colite ulcerativa extensa (ou seja, não contida no reto) terão câncer de cólon.

Fisiopatologia

A colite ulcerativa acomete a mucosa superficial do cólon e caracteriza-se por ulcerações múltiplas, inflamações difusas e descamação (ou desprendimento) do epitélio colônico, com períodos alternados de exacerbações e remissões. Ocorre sangramento em consequência das ulcerações, e a mucosa torna-se edemaciada e inflamada, com lesões e abscessos contínuos. O processo patológico geralmente começa no reto e dissemina-se proximalmente para acometer todo o cólon. Por fim, o intestino sofre estreitamento, encurtamento e espessamento, devido à hipertrofia muscular e aos depósitos de gordura. Como o processo inflamatório não é transmural (*i. e.*, só afeta o revestimento interno), as fístulas, a ocorrência de obstrução e as fissuras são incomuns na colite ulcerativa.

Manifestações clínicas

- Sintomas predominantes: diarreia, eliminação de muco, sangue e pus, dor abdominal no quadrante inferior esquerdo, tenesmo intermitente e sangramento retal
- Sangramento leve a grave, com consequente palidez, anemia e fadiga
- Anorexia, perda de peso, febre, vômitos, desidratação, cólica e sensação de necessidade urgente de defecar (o paciente pode ter 10 a 20 evacuações de fezes líquidas por dia)
- Possível ocorrência de hipocalcemia
- Hipersensibilidade de rebote no quadrante inferior direito
- Lesões cutâneas (p. ex., eritema nodoso), lesões oculares (uveíte) anormalidades articulares (p. ex., artrite) e doença hepática.

Avaliação e achados diagnósticos

- Avaliação para taquipneia, taquicardia, hipotensão, febre e palidez
- Avaliação do estado nutricional e do nível de hidratação
- Exame do abdome à procura de sons intestinais, distensão e hipersensibilidade
- Exame de fezes para parasitos e outros micróbios, a fim de excluir a possibilidade de disenteria; exame de fezes para sangue oculto
- Radiografias, TC, RM e ultrassonografia do abdome

Colite ulcerativa

- Sigmoidoscopia ou colonoscopia e enema baritado. Colonoscopia é o exame de rastreio definitivo que pode distinguir a colite ulcerativa de outras doenças do cólon com sintomas semelhantes
- Exames de sangue (baixo nível de hematócrito e hemoglobina, contagem elevada de leucócitos, nível diminuído de albumina, desequilíbrio eletrolítico); é comum observar níveis elevados do anticorpo anticitoplasma de neutrófilo (ANCA).

Manejo clínico

O tratamento clínico da doença de Crohn e da colite ulcerativa tem por objetivo reduzir a inflamação, suprimir as respostas imunes inapropriadas, fornecer repouso para o intestino doente, de modo que possa ocorrer cicatrização, melhorar a qualidade de vida do paciente e evitar ou minimizar as complicações. A maioria dos pacientes apresenta longos períodos de bem-estar intercalados com intervalos curtos de doença. O manejo depende da localização, da gravidade e das complicações da doença.

Terapia nutricional

- A terapia inicial consiste em manejo da dieta e dos líquidos, com líquidos orais; dieta pobre em resíduos e hiperproteica e hipercalórica; suplementação de vitaminas; e reposição de ferro
- O desequilíbrio hidreletrolítico pode ser corrigido com terapia IV
- Outras medidas de tratamento incluem abandonar o tabagismo e evitar o consumo de alimentos capazes de exacerbar os sintomas, tais como leite e alimentos frios
- A nutrição parenteral (NP) pode ser fornecida, quando indicada.

Terapia farmacológica

- Agentes sedativos, medicamentos antidiarreicos e antiperistálticos
- Aminossalicilatos: sulfassalazina; efetiva para a inflamação leve ou moderada
- Aminossalicilatos sem sulfa (p. ex., mesalazina: efetivos na prevenção e no tratamento das recidivas da inflamação)
- Antibióticos (p. ex., metronidazol): para as infecções secundárias, particularmente na presença de complicações purulentas, como abscessos, perfuração e peritonite
- Corticosteroides (p. ex., por via oral: prednisona; via parenteral: hidrocortisona; aplicação tópica: budesonida)

- Agentes imunomoduladores (p. ex., azatioprina, mercaptopurina [6-MP], metotrexato [MTX], ciclosporina)
- Agentes biológicos (p. ex., infliximabe, adalimumabe, certolizumabe pegol e natalizumabe)
- A falta de adesão do paciente constitui um importante problema associado ao tratamento farmacológico da doença inflamatória intestinal (DII).

Manejo cirúrgico

Quando as medidas não cirúrgicas não conseguem aliviar os sintomas graves da doença inflamatória intestinal, a cirurgia pode ser recomendada. Quase um terço dos pacientes com colite ulcerativa grave e 60 a 70% dos pacientes com doença de Crohn precisam de cirurgia. As indicações mais comuns para a cirurgia incluem doença clinicamente intratável, qualidade de vida precária ou complicações da doença ou de seu tratamento. Um procedimento comum realizado para as estenoses do intestino delgado é a estrituroplastia orientada por laparoscópio. Em alguns casos, realiza-se uma ressecção do intestino delgado. Nos casos de doença de Crohn grave do cólon, o procedimento de escolha pode consistir em colectomia total e ileostomia. Uma opção mais recente pode ser o transplante intestinal, particularmente para crianças e adultos jovens que perderam a função intestinal em consequência da doença. Pelo menos 25% dos pacientes com colite ulcerativa acabam se submetendo à colectomia total. Recomenda-se a proctocolectomia com ileostomia (i. e., excisão completa do cólon, reto e ânus) quando o reto está gravemente doente. Caso o reto possa ser preservado, o procedimento de escolha para a colite ulcerativa consiste em proctocolectomia restauradora com anastomose anal com reservatório ileal (IPAA); a IPAA também constitui o procedimento de escolha para a polipose adenomatosa familiar. Pode ser necessária a realização de desvios fecais.

PROCESSO DE ENFERMAGEM

Paciente com doença inflamatória intestinal

Tanto a enterite regional (doença de Crohn) quanto a colite ulcerativa são classificadas como doenças inflamatórias intestinais. O Boxe *Avaliação de enfermagem | Achados na colite ulcerativa e na enterite regional* fornece uma lista dos achados que ajudam a diferenciar ambas as doenças.

Avaliação de enfermagem | Achados na colite ulcerativa e na enterite regional

Colite ulcerativa
- O sangramento retal é o sinal dominante
- Pode-se observar a ocorrência de distensão abdominal com hipersensibilidade de rebote.

Enterite regional
- O sintoma mais proeminente consiste em dor intermitente associada à diarreia, que não diminui com a defecação
- A dor geralmente localiza-se no quadrante inferior direito
- Hipersensibilidade abdominal observada à palpação
- A dor regional periumbilical sugere comprometimento do íleo terminal.

Avaliação
- Determinar o início, a duração e as características da dor abdominal; a ocorrência de diarreia ou urgência fecal, necessidade de esforço para evacuar (tenesmo), náuseas, anorexia ou perda de peso; e história familiar
- Investigar o padrão nutricional, incluindo o volume consumido de bebidas alcoólicas, cafeína e produtos contendo nicotina, usados diária ou semanalmente
- Determinar os padrões de defecação, incluindo caráter, a frequência e a ocorrência de sangue, pus, gordura ou muco
- Pesquisar alergias ou intolerâncias alimentares, particularmente intolerância ao leite (lactose)
- Pesquisar transtornos no padrão do sono do paciente, se a diarreia ou a dor ocorrem à noite.

Diagnóstico

DIAGNÓSTICOS DE ENFERMAGEM
- Diarreia relacionada com o processo inflamatório
- Dor aguda relacionada com o aumento da peristalse e inflamação gastrintestinal
- Volume de líquidos deficiente, relacionado com anorexia, náuseas e diarreia
- Nutrição desequilibrada menor que as necessidades corporais, relacionada com restrições nutricionais, náuseas e má absorção
- Intolerância à atividade, relacionada com fraqueza generalizada
- Ansiedade relacionada com a cirurgia iminente
- Enfrentamento ineficaz, relacionado com episódios repetidos de diarreia
- Risco de integridade da pele prejudicada, relacionado com desnutrição e diarreia
- Manutenção ineficaz da saúde, relacionada com o conhecimento insuficiente do processo e do manejo da doença.

Problemas colaborativos/complicações potenciais
- Desequilíbrio eletrolítico
- Arritmias cardíacas, relacionadas com os desequilíbrios eletrolíticos
- Hemorragia digestiva com perda de volume de líquidos
- Perfuração do intestino

Planejamento e metas
As principais metas para o paciente podem consistir em obter padrões normais de evacuação; aliviar a dor e as cólicas abdominais; evitar o déficit de volume de líquidos; manter nutrição e peso ótimos; evitar a fadiga; reduzir a ansiedade; promover o enfrentamento efetivo; ausência de solução de continuidade na pele; maior conhecimento sobre o processo patológico e a manutenção da saúde; e evitar as complicações.

Intervenções de enfermagem

Manutenção dos padrões normais de evacuação
- Identificar qualquer relação entre a diarreia e certos alimentos, atividades ou estressores emocionais; identificar quaisquer fatores precipitantes
- Identificar as características e a frequência das defecações
- Proporcionar acesso rápido ao banheiro, cadeira higiênica ou comadre; manter o ambiente limpo e sem odor
- Administrar medicamentos antidiarreicos, conforme prescrição, e registrar a frequência e a consistência das fezes após o início do tratamento
- Incentivar o repouso no leito para diminuir a peristalse.

Alívio da dor
- Descrever o caráter da dor (difusa, em queimação ou em cólica) e seu início, padrão e alívio com medicamentos
- Administrar medicamentos anticolinérgicos 30 minutos antes de uma refeição, para diminuir a motilidade intestinal
- Administrar agentes analgésicos, conforme prescrição; reduzir a dor por meio de mudanças de posição, aplicação local de calor (conforme prescrito), distração e prevenção da fadiga.

Manutenção do aporte de líquidos
- Registrar o equilíbrio hídrico, incluindo drenagem de ferida ou de fístula
- Monitorar diariamente o peso
- Avaliar se há sinais de volume de líquidos deficiente: pele e mucosas secas, diminuição do turgor cutâneo, oligúria, fadiga, diminuição da temperatura, aumento do hematócrito, densidade elevada da urina e hipotensão
- Incentivar a ingestão; monitorar a velocidade do fluxo IV
- Iniciar medidas para diminuir a diarreia: restrições alimentares, redução do estresse e agentes antidiarreicos.

232 Colite ulcerativa

Manutenção de nutrição ótima

- Usar a NP quando os sintomas forem graves, e o paciente não tolerar a nutrição enteral; continuar o uso de NP quando houver previsão de que o paciente permaneça intolerante por mais 1 ou 2 semanas
- Registrar o equilíbrio hídrico, bem como o peso diário, durante a NP; determinar os níveis de glicose a cada 6 horas
- Administrar alimentação oral (rica em proteína e pobre em gorduras e resíduos) após terapia com NP; registrar qualquer intolerância (p. ex., vômitos, diarreia, distensão)
- Fornecer dieta em pequena quantidade, maior frequência, pobre em resíduos se os alimentos orais forem tolerados
- Restringir as atividades do paciente para conservar a energia, reduzir a peristalse e diminuir as necessidades calóricas.

Promoção do repouso

- Recomendar períodos de repouso intermitentes durante o dia; agendar ou restringir as atividades para conservar a energia e reduzir a taxa metabólica. Pode ser necessário modificar as restrições da atividade diariamente
- Incentivar a atividade dentro de limites de tolerância do paciente; aconselhar o repouso no leito com exercícios ativos ou passivos para o paciente que apresenta febre, evacuações frequentes ou sangramento
- Quando o paciente não puder realizar exercícios ativos, efetuar exercícios passivos e de amplitude de movimento articular.

Redução da ansiedade

O vínculo pode ser estabelecido demonstrando atenção e uma atitude calma e confiável; deixar tempo para que o paciente faça perguntas e expresse seus sentimentos. Individualizar as informações sobre a cirurgia iminente de acordo com o nível de compreensão do paciente e seu desejo de informações; figuras e ilustrações auxiliam a explicar o procedimento cirúrgico e também ajudam o paciente a visualizar o que vem a ser um estoma. É importante ouvir cuidadosamente e demonstrar sensibilidade a indicadores não verbais de ansiedade (p. ex., inquietação, expressão facial tensa).

Melhora das medidas de enfrentamento

- A compreensão e o apoio emocional do enfermeiro são essenciais; é preciso lembrar que os pacientes respondem ao estresse de variadas maneiras (p. ex., raiva, negação, isolamento), que podem afastar outras pessoas
- Desenvolver uma relação com o paciente que apoie todas as tentativas de enfrentar os estressores da ansiedade, desencorajamento e depressão
- Implantar medidas de redução do estresse, como técnicas de relaxamento, visualização, exercícios de respiração e *biofeedback*
- Encaminhar para aconselhamento profissional, se necessário.

Colite ulcerativa **233**

Prevenção da solução de continuidade da pele
- Examinar a pele, particularmente a pele perianal
- Fornecer cuidado perianal, incluindo o uso de uma barreira cutânea, depois de cada evacuação
- Fornecer cuidado imediato às áreas avermelhadas ou irritadas sobre proeminências ósseas
- Utilizar dispositivos de alívio da pressão para evitar a solução de continuidade da pele
- Consultar um enfermeiro estomatoterapeuta, quando indicado.

Monitoramento e manejo das complicações potenciais
- Monitorar os níveis séricos de eletrólitos; administrar as reposições necessárias
- Relatar imediatamente a ocorrência de arritmias ou alterações no nível de consciência (NC)
- Monitorar a ocorrência de sangramento retal e administrar sangue e expansores de volume como prescrito
- Monitorar a pressão arterial; obter exames de sangue; administrar vitamina K, conforme prescrição
- Monitorar, à procura de indicações de perfuração intestinal: aumento agudo da dor abdominal, abdome rígido, vômitos ou hipotensão
- Monitorar sinais de obstrução e megacólon tóxico: distensão abdominal; diminuição ou ausência dos sons intestinais; alteração do estado mental; febre; taquicardia; hipotensão; desidratação; desequilíbrios eletrolíticos.

Promoção dos cuidados domiciliar, comunitário e de transição
Orientação ao paciente sobre autocuidados
- Avaliar a necessidade de informações adicionais sobre o manejo clínico (medicamentos, dieta) e intervenções cirúrgicas
- Fornecer informações sobre o manejo nutricional (dieta branda, pobre em resíduos e rica em proteínas, calorias e vitaminas) durante a fase aguda
- Explicar a justificativa para o uso de corticosteroides, medicamentos anti-inflamatórios, antibacterianos, antidiarreicos e antiespasmódicos
- Ressaltar a importância de ingerir os medicamentos de acordo com a prescrição e de não interromper subitamente o esquema
- Rever os cuidados da ileostomia, quando necessário. Obter informações sobre a orientação ao paciente na Crohn's & Colitis Foundation of America; dispõe-se de um programa de orientação das habilidades do paciente no American College of Surgeons.[13]

---

[13] N.R.T.: No Brasil, temos a Associação Brasileira de Colite Ulcerativa e Doença de Crohn.

234 Colite ulcerativa

Cuidado continuado e de transição

- Encaminhar para o enfermeiro de cuidado domiciliar se o estado nutricional estiver comprometido, e o paciente estiver recebendo NP
- Explicar que a doença pode ser controlada, e que o paciente pode levar uma vida saudável entre os períodos de exacerbações
- Instruir sobre os medicamentos e a necessidade de ingeri-los em determinados horários em casa. Recomendar o uso de lembretes de medicamentos (recipientes que separam os comprimidos de acordo com o dia e a hora)
- Incentivar o paciente a repousar, quando necessário, e a modificar as atividades de acordo com o seu nível de energia durante uma exacerbação. Aconselhar o paciente a limitar as tarefas que imponham esforço sobre os músculos abdominais inferiores e a dormir em um quarto próximo ao banheiro, devido à diarreia frequente. Sugerir o uso de aromas de ambiente para controlar os odores
- Incentivar o paciente a manter um registro dos alimentos que irritem o intestino e a eliminá-los da dieta. Recomendar beber oito copos de água por dia
- Fornecer apoio para o enfrentamento da condição crônica, devido à carga sobre a vida familiar e os recursos financeiros. Providenciar aconselhamento individual e familiar, conforme indicado
- Fornecer tempo suficiente ao paciente para expressar seus medos e suas frustrações.

Reavaliação

Resultados esperados do paciente

- Diminuição na frequência de fezes diarreicas
- Menos dor
- Equilíbrio do volume de líquidos; tolerância de refeições pequenas e frequentes sem diarreia
- Nutrição ótima
- Controle para evitar a fadiga
- Alívio da ansiedade
- Enfrentamento com sucesso do diagnóstico
- Integridade da pele
- Compreensão do processo patológico
- Recuperação sem complicações.

Para mais informações, ver o Capítulo 48 em Hinkle JL, Cheever KH. (2014). *Brunner and Suddarth's textbook of medical-surgical nursing* (13th ed.). Philadelphia, PA: Lippincott Williams & Wilkins.

Constipação intestinal

Constipação intestinal é definida como menos de três evacuações por semana ou evacuações duras, secas, pequenas ou de difícil passagem. Aproximadamente 42 milhões de norte-americanos sofrem constipação intestinal, o que faz deste um distúrbio gastrintestinal muito comum. Pode ser causada por determinados medicamentos; distúrbios retais ou anais; obstrução; condições metabólicas, neurológicas e neuromusculares; distúrbios endócrinos; intoxicação por chumbo; distúrbios do tecido conjuntivo; e por várias doenças. Outras causas podem incluir fraqueza, imobilidade, debilidade, fadiga, aporte nutricional inadequado de fibras e líquido e incapacidade de aumentar a pressão intra-abdominal para a eliminação das fezes. Ocorre constipação intestinal quando o indivíduo não dedica o tempo necessário ou ignora a vontade de defecar, ou em consequência de hábitos alimentares (baixo consumo de fibras alimentares e ingestão inadequada de líquido), falta de exercício regular e vida cheia de estresse. A constipação intestinal percebida é um problema subjetivo que ocorre quando o padrão de eliminação intestinal do indivíduo não é compatível com o que ele percebe como normal; no entanto, pode indicar uma doença subjacente ou um distúrbio de motilidade do trato gastrintestinal (GI). O uso crônico de laxativos contribui para esse problema.

Fisiopatologia

A fisiopatologia da constipação intestinal não está bem elucidada; contudo, acredita-se que inclua a interferência em uma das três principais funções do cólon: o transporte na mucosa (*i. e.*, as secreções da mucosa facilitam o movimento do conteúdo do cólon), a atividade mioelétrica (*i. e.*, a mistura da massa retal e as ações propulsivas) ou o processo de defecação (p. ex., disfunção do assoalho pélvico). Qualquer um dos fatores etiológicos previamente identificados pode interferir em um desses três processos. Se todas as causas orgânicas forem eliminadas, estabelece-se o diagnóstico de constipação intestinal idiopática ou funcional.

Manifestações clínicas

- Menos de três defecações por semana, distensão abdominal, dor e pressão
- Apetite diminuído, cefaleia, fadiga, indigestão, sensação de defecação incompleta
- Esforço para defecar; eliminação de pequeno volume de fezes secas e duras

- Complicações, tais como hipertensão arterial, hemorroidas e fissuras, impactação fecal e megacólon
- Constipação intestinal crônica verdadeira: ocorrência dos sintomas previamente citados durante pelo menos 12 semanas dos 12 meses precedentes.

Avaliação e achados diagnósticos

O diagnóstico baseia-se na história, no exame físico, possivelmente nos resultados do enema baritado ou sigmoidoscopia, pesquisa de sangue oculto nas fezes, manometria anorretal (exames de pressão), defecografia e estudos do trânsito colônico. Os Critérios Diagnósticos de Roma são usados para categorizar os sintomas da constipação intestinal, com base em características específicas relacionadas com a defecação. Exames como RM do assoalho pélvico podem identificar defeitos ocultos do assoalho pélvico.

Considerações gerontológicas

As consultas médicas para tratamento da constipação intestinal são mais comuns em pessoas com 65 anos de idade ou mais; uma queixa comum é a necessidade de fazer esforço para defecar. O processo do envelhecimento provoca alterações no cólon; no entanto, a extensão e as implicações fisiológicas para a defecação permanecem incertas. Os fatores que contribuem para a constipação intestinal em indivíduos idosos incluem preferência por alimentos macios, processados e pobres em fibras, devido a dificuldades dentárias ou de mastigação, diminuição do consumo de alimentos, redução da mobilidade, uso excessivo de laxativos e fraqueza dos músculos abdominais. As doenças crônicas e a consequente polifarmácia, a depressão, a fraqueza e o repouso prolongado no leito também podem constituir fatores contribuintes. A constipação intestinal crônica compromete a qualidade de vida em graus comparáveis a alterações da qualidade de vida observadas em outras doenças crônicas, tais como diabetes melito, artrite reumatoide e osteoartrite.

Manejo clínico

- O tratamento deve visar à etiologia subjacente da constipação intestinal e tem por objetivo evitar a recidiva, incluindo orientação, exercício, treinamento dos hábitos intestinais, aumento do consumo de fibras alimentares e líquidos e uso criterioso de laxativos

- Instruir o paciente a sentar no vaso sanitário com as pernas apoiadas, depois de uma refeição que inclua uma bebida aquecida, para sustentar o reflexo gastrocólico que facilita a defecação
- Aumentar a ingestão de líquido; incluir fibras alimentares na dieta; tentar o *biofeedback* e uma rotina de exercícios para fortalecer os músculos abdominais
- Interromper o uso abusivo de laxativos; se houver necessidade de um laxativo, utilizar agentes formadores de massa, agentes salinos e osmóticos, lubrificantes, estimulantes ou emolientes fecais
- Pode-se utilizar medicamentos específicos para aumentar a função motora intrínseca (p. ex., agentes colinérgicos, inibidores da colinesterase ou agentes procinéticos); os agentes probióticos podem ajudar algumas pessoas, criando um melhor equilíbrio bacteriano
- As terapias alternativas ou complementares incluem massagem abdominal, aromaterapia, acupuntura e uso de fitoterápicos chineses; essas terapias somente devem ser usadas na constipação intestinal refratária.

Manejo de enfermagem

- Usar tato e respeito com o paciente quando conversar sobre o ritmo intestinal e obter a história de saúde. Registrar os seguintes dados:
  - Início e duração da constipação intestinal, padrões de eliminação atuais e pregressos, expectativa do paciente de eliminação intestinal normal e informações sobre o estilo de vida (p. ex., nível de exercício e atividade física, ocupação, consumo de alimentos e líquido e nível de estresse)
  - História patológica pregressa (clínica e cirúrgica), medicamentos atuais, história de uso de laxativos e enemas
- Registrar qualquer um dos seguintes sintomas: sensação de pressão ou plenitude retal, dor abdominal, esforço para defecar e flatulência
- Estabelecer metas específicas para a orientação ao paciente; as metas para o paciente consistem em restaurar ou manter um padrão regular de eliminação, respondendo à vontade de defecar, assegurar um consumo adequado de líquidos e alimentos ricos em fibras, ensinar métodos para evitar a constipação intestinal, aliviar a ansiedade sobre os padrões de eliminação intestinal e evitar complicações.

Para mais informações, ver o Capítulo 47 em Hinkle JL, Cheever KH. (2018). *Brunner and Suddarth's textbook of medical-surgical nursing* (14th ed.). Philadelphia, PA: Lippincott Williams & Wilkins.

Crises convulsivas

As convulsões são episódios de atividade motora, sensorial, autônoma ou psíquica anormal (ou uma combinação delas), que resultam da descarga súbita e excessiva dos neurônios cerebrais. Podem envolver parte do cérebro ou ele todo. A International League Against Epilepsy (ILAE) diferencia três tipos principais de convulsões: crises generalizadas, focais e desconhecidas. As *crises generalizadas* ocorrem em redes de distribuição bilateral e as envolvem rapidamente. Acredita-se que as *crises focais* se originem em um hemisfério do cérebro. As crises desconhecidas, que incluem espasmos epilépticos, são assim denominadas devido a dados incompletos, embora isso não seja considerado uma classificação.

Fisiopatologia

As causas específicas das convulsões são variadas e podem ser classificadas como de origem genética, devido a uma condição estrutural ou metabólica, ou a sua causa pode não ser conhecida. As causas das convulsões incluem:

- Doença vascular encefálica
- Hipoxemia de qualquer causa, incluindo insuficiência vascular
- Febre (infância)
- Traumatismo cranioencefálico
- Hipertensão arterial
- Infecções do sistema nervoso central
- Condições metabólicas e tóxicas (p. ex., doença renal, hiponatremia, hipocalcemia, hipoglicemia, exposição a pesticidas)
- Tumor cerebral
- Abstinência de substâncias psicoativas e álcool etílico
- Alergias.

Considerações gerontológicas

Idosos apresentam alta incidência de epilepsia de início recente. Doença cerebrovascular é a principal causa de crises convulsivas em idosos. O aumento da incidência também está associado a traumatismo craniano, demência, infecção, alcoolismo e envelhecimento.

Manifestações clínicas

- As convulsões generalizadas frequentemente envolvem ambos os hemisférios do cérebro, causando reação dos dois lados do corpo

- Crise tônico-clônica generalizada: intensa rigidez de todo o corpo, seguida por relaxamento e contração musculares alternados do diafragma; os músculos torácicos podem produzir um grito epiléptico característico; a língua frequentemente é mastigada; o paciente apresenta incontinência urinária e fecal; depois de 1 ou 2 minutos, os movimentos convulsivos começam a regredir; o paciente relaxa e permanece em coma profundo, respirando ruidosamente. As incursões respiratórias nesse ponto são principalmente abdominais. No estado pós-ictal (após a convulsão), o paciente está confuso e com dificuldade de despertar, e pode dormir durante várias horas; o paciente pode apresentar cefaleia, mialgia, fadiga e depressão
- As crises focais não têm nenhuma classificação natural. As manifestações clínicas incluem comprometimento do nível de consciência ou percepção ou outras características discognitivas, localização e progressão para eventos ictais.

Avaliação e achados diagnósticos

- Anamnese para determinar o tipo de convulsão, sua frequência e gravidade, bem como os fatores que a precipitam, incluindo os seguintes:
    - Circunstâncias antes da crise (estímulos visuais, auditivos ou olfatórios; estímulos táteis; transtornos emocionais ou psicológicos; sono; hiperventilação)
    - Ocorrência de aura (sensação premonitória ou de alerta, que pode ser visual, auditiva ou olfatória)
    - Movimentos iniciais do paciente na crise – onde o movimento ou a rigidez começou, a posição do olhar conjugado e a posição da cabeça no início da convulsão (essa informação pode fornecer indícios da origem da convulsão no cérebro)
    - Áreas do corpo envolvidas (levantar o lençol para expor o paciente)
    - Tamanho de ambas as pupilas, se os olhos estiverem abertos; se os olhos ou a cabeça estão virados para um dos lados
    - Ocorrência ou não de automatismos (atividade motora involuntária, como estalar dos lábios ou deglutição repetida); incontinência urinária ou fecal
    - Duração de cada fase da convulsão; inconsciência, se ocorrer, e sua duração; qualquer paralisia ou fraqueza evidente dos braços ou das pernas após a convulsão

- Incapacidade de falar após a convulsão; movimentos no final da convulsão
- Se o paciente dorme depois do evento; estado cognitivo (confuso ou não confuso) após a convulsão
- RM, eletroencefalografia (EEG) e TC por emissão de fóton único (SPECT cerebral: mostra-se útil para a identificação da zona epileptogênica, de modo que a área do cérebro que está dando origem às convulsões possa ser removida cirurgicamente)
- Registro em vídeo das convulsões, simultaneamente com telemetria por EEG; útil para determinar o tipo de convulsão, bem como a sua duração e magnitude.

Manejo de enfermagem

Durante uma convulsão

Uma importante responsabilidade do enfermeiro é observar e registrar a sequência de sinais. A natureza da convulsão geralmente indica o tipo de tratamento necessário. Evitar a ocorrência de lesão e dar apoio ao paciente, não apenas físico, mas também psicológico (p. ex., ansiedade, constrangimento, fadiga e depressão).

- Proporcionar privacidade e proteger o paciente dos curiosos
- Colocar o paciente no chão, se possível
- Proteger a cabeça com almofada para evitar qualquer batida em uma superfície dura
- Afrouxar as roupas apertadas
- Afastar qualquer móvel que possa causar lesão no paciente durante a convulsão
- Se o paciente estiver no leito, remover os travesseiros e elevar as grades laterais
- Se uma aura preceder a crise, inserir uma cânula oral para reduzir a possibilidade de o paciente morder a língua ou a bochecha
- Não tentar abrir a boca que está cerrada durante um espasmo, nem introduzir qualquer objeto nela. Esse tipo de ação pode resultar em dentes quebrados e lesão dos lábios e da língua
- Não tentar conter o paciente durante a convulsão, visto que as contrações musculares são fortes, e a contenção pode provocar lesões
- Se possível, colocar o paciente em decúbito lateral, com a cabeça flexionada para a frente, o que possibilita que a língua se mova para a frente, facilitando a drenagem de saliva e muco. Se disponível, aspirar as secreções.

Após uma crise convulsiva

- Documentar os eventos que levam à convulsão, durante e depois do episódio, e as ações implementadas para evitar complicações (p. ex., aspiração, lesão)
- Evitar a ocorrência de hipoxia, vômitos e aspiração pulmonar. Para evitar complicações, colocar o paciente em decúbito lateral para facilitar a drenagem das secreções orais; efetuar a aspiração, se necessário, para manter desobstruídas as vias respiratórias desobstruídas e evitar aspiração
- Manter as precauções das convulsões: manter o equipamento de aspiração disponível, com cateter de aspiração e cânula oral; colocar o leito em posição baixa, com grades laterais levantadas e acolchoadas
- Ajudar o paciente a se reorientar ao despertar
- Se o paciente ficar agitado após uma crise (período pós-ictal), usar persuasão e contenção delicada, para ajudá-lo a permanecer tranquilo.

Para mais informações, ver o Capítulo 66 em Hinkle JL, Cheever KH. (2018). *Brunner and Suddarth's textbook of medical-surgical nursing* (14th ed.). Philadelphia, PA: Lippincott Williams & Wilkins.

Dermatite de contato (irritativa)

A dermatite de contato (também denominada *eczema*) é uma reação inflamatória da pele a agentes físicos, químicos ou biológicos; pode ser alérgica ou provocada por irritante primário. A epiderme é lesionada por irritações físicas e químicas repetidas. As causas comuns de dermatite por irritante incluem sabões, detergentes, compostos abrasivos e substâncias químicas industriais. Os fatores predisponentes consistem em extremos de calor e de frio, uso frequente de sabão e água e doença cutânea preexistente. As mulheres tendem a ser afetadas mais comumente que os homens.

Manifestações clínicas
- As erupções ocorrem quando o agente etiológico entra em contato com a pele
- O prurido, a sensação de ardência e o eritema são seguidos de edema, pápulas, vesículas e exsudato ou transudato como reações iniciais
- Na fase subaguda, as alterações vesiculares são menos pronunciadas e alternam-se com a formação de crostas, ressecamento, formação de fissuras e descamação
- Quando ocorrem reações repetidas, ou se o paciente arranhar continuamente a pele, observa-se o aparecimento de liquenificação e pigmentação; em seguida, pode ocorrer invasão bacteriana secundária.

Manejo clínico
- O manejo tem por objetivo hidratar e cicatrizar a pele afetada e protegê-la de lesões adicionais
- O padrão de distribuição da reação precisa ser identificado para diferenciar a dermatite de contato de tipo alérgico do tipo irritante
- O irritante agressor deve ser identificado e removido; em geral, não se utiliza sabão até que ocorra cicatrização

- Um creme de barreira contendo ceramida ou dimeticona pode ser utilizado para pequenas placas de eritema; podem ser aplicados curativos úmidos e frios sobre pequenas áreas de dermatite vesicular; uma pomada de corticosteroides pode ser utilizada
- São prescritos banhos medicamentosos à temperatura ambiente para áreas maiores de dermatite
- Nas condições disseminadas e graves, pode-se prescrever um ciclo de curta duração de esteroides sistêmicos.

Manejo de enfermagem

- Obter uma história detalhada e solicitar ao paciente que pense sobre o que pode ter causado o problema
- Instruir o paciente a aderir às seguintes instruções durante pelo menos 4 meses até que a pele tenha uma aparência totalmente curada:
  - Evitar o contato com irritantes conhecidos ou, após a sua exposição, lavar imediatamente a pele
  - Evitar o calor, o uso de sabão ou esfregar a pele
  - Escolher sabonetes para banho, detergentes e cosméticos que não contenham fragrância; evitar o uso de amaciante de roupas
  - Evitar medicamentos tópicos, loções ou pomadas, exceto quando prescritos
  - Quando usar luvas (p. ex., para lavar pratos ou fazer a limpeza), certificar-se de que elas sejam revestidas com algodão; não usá-las por mais de 15 a 20 minutos por vez
- Orientar o paciente sobre as maneiras de tratar e evitar outros episódios de dermatite por irritante.

Para mais informações, ver o Capítulo 61 em Hinkle JL, Cheever KH. (2018). *Brunner and Suddarth's textbook of medical-surgical nursing* (14th ed.). Philadelphia, PA: Lippincott Williams & Wilkins.

Dermatite esfoliativa

A dermatite esfoliativa, também denominada eritrodermia, é uma condição grave, caracterizada por dermatite eritematosa descamativa, que pode acometer mais de 90% da pele. Essa condição começa de maneira aguda como uma erupção eritematosa em placas ou generalizada. A dermatite esfoliativa tem uma variedade de etiologias; é considerada como um processo secundário ou reativo a uma doença cutânea ou sistêmica subjacente. Pode aparecer como parte do grupo de doenças do linfoma e preceder o aparecimento do linfoma. Os distúrbios cutâneos preexistentes

Dermatite esfoliativa

implicados como causa incluem psoríase, dermatite atópica e dermatite de contato. Aparece também como reação grave a medicamentos, como penicilina e fenilbutazona. A etiologia é idiopática (*i. e.*, desconhecida) em aproximadamente 16% dos casos; a dermatite esfoliativa generalizada idiopática também é denominada *síndrome do homem vermelho*.

Manifestações clínicas

- Erupção eritematosa em placas ou generalizada, acompanhada de calafrios, febre, mal-estar, prostração, toxicidade grave, descamação pruriginosa da pele e, em certas ocasiões, sintomas gastrintestinais
- Perda profunda do estrato córneo (camada mais externa da pele), causando extravasamento capilar, hipoproteinemia e equilíbrio nitrogenado negativo
- Dilatação disseminada dos vasos cutâneos, resultando em grandes quantidades de calor corporal perdido
- A coloração da pele modifica-se de rosada para vermelho-escura; depois de 1 semana, a esfoliação (descamação) começa na forma de lâminas finas, que deixam a pele subjacente lisa e avermelhada, como formação de novas escamas à medida que as antigas se desprendem
- Possível perda dos pelos
- É comum a ocorrência de recidiva
- Efeitos sistêmicos: insuficiência cardíaca de alto débito, outras disfunções gastrintestinais, aumento das mamas, hiperuricemia, distúrbios da temperatura.

Avaliação e achados diagnósticos

- Ocorrência de dermatite eritematosa descamativa, particularmente quando advém juntamente com uma doença cutânea conhecida ou um medicamento recentemente prescrito, aumentando a suspeita de possível diagnóstico de dermatite esfoliativa generalizada
- Hipoalbuminemia, equilíbrio nitrogenado negativo e aumento da velocidade de hemossedimentação (VHS)
- Indica-se a biopsia da pele, visto que pode confirmar a causa subjacente e o diagnóstico.

Manejo clínico

- O manejo tem por objetivo evitar a infecção e fornecer suporte ao paciente por meio de tratamento individualizado, que deve ser iniciado tão logo o distúrbio seja diagnosticado
- O paciente deve ser hospitalizado e mantido em repouso no leito

- É necessário interromper todos os medicamentos que possam ser implicados
- Deve-se manter uma temperatura ambiente confortável, em virtude do controle termorregulador anormal do paciente
- O equilíbrio hidreletrolítico precisa ser mantido adequadamente, devido à ocorrência de considerável perda de água e de proteína da superfície da pele
- Podem ser administrados expansores do plasma.

 Alerta de enfermagem | Qualidade e segurança

Observar o paciente à procura de sinais e sintomas de insuficiência cardíaca de alto débito, devido a hiperemia e aumento do fluxo sanguíneo.

Manejo de enfermagem

- Efetuar avaliação de enfermagem contínua para detectar a existência de infecção
- Administrar os antibióticos prescritos com base nos resultados de cultura e do antibiograma
- Avaliar a ocorrência de hipotermia, visto que o aumento do fluxo sanguíneo na pele, associado à perda aumentada de calor e de água através da pele, leva a perda de calor por radiação, convulsão e evaporação
- Monitorar rigorosamente e notificar quaisquer alterações nos sinais vitais
- Usar terapia tópica prescrita para proporcionar alívio sintomático
- Recomendar banhos relaxantes, compressas e lubrificação com emolientes para o tratamento da dermatite extensa
- Administrar anti-histamínicos sedativos antes de deitar, conforme prescrição, para aliviar o prurido e promover o sono
- Administrar corticosteroides orais ou tópicos prescritos quando a doença não for controlada por meio de terapia mais conservadora
- Aconselhar o paciente a evitar todos os irritantes, particularmente medicamentos.

Para mais informações, ver o Capítulo 61 em Hinkle JL, Cheever KH. (2018). *Brunner and Suddarth's textbook of medical-surgical nursing* (14th ed.). Philadelphia, PA: Lippincott Williams & Wilkins.

Dermatoses seborreicas

A seborreia refere-se à produção excessiva de sebo (secreção das glândulas sebáceas). A dermatite seborreica tem predisposição genética; os hormônios, o estado nutricional, a presença de infecção e o estresse emocional têm influência em sua evolução. As remissões e as exacerbações dessa afecção são a regra; no entanto, a condição é crônica.

Fisiopatologia

A dermatite seborreica é uma doença inflamatória crônica da pele, com predileção por áreas que estão bem supridas por glândulas sebáceas ou que se localizam entre pregas cutâneas, em que a contagem de bactérias é alta. As áreas mais frequentemente afetadas são: face, couro cabeludo, bochechas, orelhas, axilas e várias pregas cutâneas.

Manifestações clínicas

Podem ocorrer duas formas de dermatite seborreica: uma oleosa e outra seca. Ambas podem começar na infância, com descamação fina do couro cabeludo ou de outras áreas, e continuar durante toda a vida.

Forma oleosa

- Placas úmidas ou gordurosas de pele amarelada, com ou sem descamação
- Eritema (vermelhidão) discreto, predominantemente na fronte, prega nasolabial, área da barba e couro cabeludo, bem como entre superfícies cutâneas adjacentes nas regiões das axilas, virilha e mamas
- Pequenas pústulas ou papulopústulas no tronco, lembrando acne.

Forma seca

- Descamação escamosa do couro cabeludo (caspa) com escamas finas, pulvurulentas e profusas
- Pode ser assintomática nas manifestações leves da doença
- A descamação é frequentemente acompanhada de prurido, levando a arranhaduras e infecções secundárias e escoriação.

Manejo clínico

Como não existe nenhuma cura conhecida para seborreia, a terapia tem por objetivo controlar o distúrbio e possibilitar o reparo da pele. As medidas de tratamento incluem:

- Aplicar creme de corticosteroide tópico ao corpo e à face; usar com cautela na região periorbital
- Manter a pele arejada, e limpar cuidadosamente pregas ou dobras para evitar a ocorrência de infecção por *Candida*; avaliar o paciente com candidíase de repetição para diabetes melito

- Lavagem diária dos cabelos (ou pelo menos 3 vezes/semana) com xampu medicamentoso (antisseborreico). São revezados dois ou três tipos diferentes de xampu, a fim de evitar que a seborreia se torne resistente a determinado produto; para ser efetivo, o xampu deve ser deixado durante pelo menos 5 a 10 minutos.

Manejo de enfermagem

- Aconselhar o paciente a evitar irritantes externos, calor excessivo e transpiração; esfregar e arranhar prolongam o distúrbio
- Instruir o paciente a evitar infecções secundárias, arejando a pele e mantendo as pregas cutâneas limpas e secas
- Reforçar as instruções sobre o uso de xampus medicamentosos; o uso frequente de xampu é contrário a algumas práticas culturais – respeitar essas diferenças quando instruir o paciente a respeito do cuidado domiciliar
- Avisar o paciente de que a dermatite seborreica é um problema crônico, que tende a reaparecer. A meta consiste em mantê-la sob controle
- Incentivar o paciente a aderir ao programa de tratamento
- Tratar os pacientes com sensibilidade e perceber suas necessidades de expressar seus sentimentos, particularmente quando ficam desmotivados em consequência do efeito do distúrbio sobre a imagem corporal.

Para mais informações, ver o Capítulo 61 em Hinkle JL, Cheever KH. (2018). *Brunner and Suddarth's textbook of medical-surgical nursing* (14th ed.). Philadelphia, PA: Lippincott Williams & Wilkins.

Derrame pleural

O derrame pleural (efusão pleural), que consiste em uma coleção de líquido no espaço pleural, é geralmente secundário a outras doenças (p. ex., insuficiência cardíaca, tuberculose, pneumonia, infecções pulmonares, síndrome nefrótica, doença do tecido conjuntivo, embolia pulmonar e tumores neoplásicos). O derrame pode consistir em um líquido relativamente transparente (transudato ou exsudato), ser sanguinolento ou purulento. O líquido pleural acumula-se devido a um desequilíbrio nas pressões hidrostática ou oncótica (transudato), ou em consequência de inflamação por produtos bacterianos ou tumores (exsudato).

Manifestações clínicas

Alguns sintomas são causados pela doença subjacente. A pneumonia provoca febre, calafrios e dor torácica pleurítica. O derrame maligno pode resultar em dispneia e tosse; o tamanho do derrame, a velocidade de sua formação e a doença pulmonar subjacente determinam a gravidade dos sintomas.

- Derrame pequeno a moderado: dispneia possivelmente ausente
- Derrame grande: dispneia devido à angústia respiratória aguda
- Sons respiratórios diminuídos ou ausentes, frêmito diminuído e som de macicez ou submacicez à percussão, sobre áreas de líquido e deslocamento da traqueia para longe do lado acometido.

Avaliação e achados diagnósticos

- Exame físico
- Radiografias de tórax (decúbito lateral)
- Tomografia computadorizada (TC) do tórax
- Toracocentese
- Análise do líquido pleural (cultura, coloração de Gram, coloração para bacilos acidorresistentes, contagens de eritrócitos e leucócitos, bioquímica, citologia e pH
- Biopsia pleural.

Manejo clínico

O tratamento tem por objetivo descobrir a causa subjacente; evitar o reacúmulo de líquido; aliviar o desconforto, a dispneia e o comprometimento respiratório. O tratamento específico é direcionado para causa subjacente.

- A toracocentese é realizada para remover o líquido, obter amostras para análise e aliviar a dispneia e o comprometimento respiratório
- A inserção de um dreno torácico conectado a um sistema de drenagem em selo d'água ou aspiração pode ser necessária para drenagem e reexpansão do pulmão
- Pleurodese química, com instilação dos medicamentos no espaço pleural. Isso promove a formação de aderências, obliterando essencialmente o espaço pleural e evitando o acúmulo adicional de água
- Outras modalidades de tratamento incluem pleurectomia cirúrgica (inserção de um pequeno cateter fixado a um frasco de drenagem) ou implante de *shunt* pleuroperitoneal.

Manejo de enfermagem

- Fornecer analgesia adequada prescrita antes do procedimento (trata-se de um procedimento muito doloroso)
- Dar suporte ao esquema clínico: preparar e posicionar o paciente para a toracocentese e oferecer apoio durante todo o procedimento
- Enviar o líquido de toracocentese para exame laboratorial, quando apropriado
- Monitorar o dreno torácico e o sistema em selo d'água; registrar a quantidade de drenagem nos intervalos prescritos
- Fornecer manejo de enfermagem relacionado com a causa subjacente do derrame pleural. Para informações mais detalhadas, ver "Processo de Enfermagem" ou "Manejo de Enfermagem" no distúrbio aplicável neste manual
- Ajudar o paciente a aliviar a dor, incluindo mudança do paciente para posições que sejam menos dolorosas, com mudança frequente de posição
- Administrar analgésicos, conforme prescrição, e avaliar o nível de dor
- Se o paciente for ambulatorial com cateter pleural para drenagem, instruir o paciente e a família sobre o manejo e o cuidado do cateter e do sistema de drenagem.

Para mais informações, ver o Capítulo 23 em Hinkle JL, Cheever KH. (2018). *Brunner and Suddarth's textbook of medical-surgical nursing* (14th ed.). Philadelphia, PA: Lippincott Williams & Wilkins.

Diabetes insípido

O diabetes insípido (DI) constitui o distúrbio mais comum da neuro-hipófise e caracteriza-se por deficiência de hormônio antidiurético (ADH), também denominado *vasopressina*.

Fisiopatologia

A ausência de ADH provoca sede excessiva (polidipsia) e grandes volumes de urina diluída (poliúria), que caracterizam o distúrbio. Pode ocorrer secundariamente a um traumatismo cranioencefálico, tumor cerebral ou ablação cirúrgica ou irradiação da hipófise. O DI também pode ocorrer na presença de infecções do sistema nervoso central (meningite, encefalite, tuberculose), condições que aumentem a pressão intracraniana, cirurgia nas proximidades da hipófise ou do hipotálamo (ou que cause edema de ambos) ou com tumores (p. ex., doença metastática,

Diabetes insípido

linfoma da mama ou do pulmão). A manipulação da hipófise durante a cirurgia pode causar DI transitório de vários dias de duração. Outra causa de DI é a incapacidade dos túbulos renais de responder ao ADH; essa forma nefrogênica pode estar relacionada com hipopotassemia, hipercalcemia e uma variedade de medicamentos (p. ex., lítio, demeclociclina).

Não é possível controlar a doença limitando-se o consumo de líquidos, visto que, mesmo sem reposição hídrica, a perda de grande volume de urina continua. As tentativas de restringir os líquidos fazem com que o paciente tenha um desejo insaciável de líquido e desenvolva hipernatremia e desidratação grave.

Manifestações clínicas

- Poliúria: alto débito diário de urina muito diluída (densidade específica de 1,001 a 1,005)
- Polidipsia: o paciente tem sede intensa, ingere 2 a 20 ℓ de líquidos diariamente e tem desejo compulsivo especial por água gelada
- Poliúria persistente, até mesmo na ausência de reposição hídrica
- No DI hereditário, os principais sintomas possivelmente começam por ocasião do nascimento; nos adultos, o início é possivelmente insidioso ou abrupto.

Avaliação e achados diagnósticos

- Densidade específica da urina
- Teste de privação de água: O consumo de líquidos é interrompido por 8 a 12 horas até que haja uma perda de 3 a 5% do peso corporal; a incapacidade de aumentar a densidade específica e a osmolalidade da urina durante o teste é característica do DI
- Outros procedimentos diagnósticos: determinações concomitantes dos níveis plasmáticos de ADH e osmolalidade do plasma e da urina, prova terapêutica com desmopressina (vasopressina sintética) e infusão IV de soro fisiológico hipertônico.

Manejo clínico

A terapia tem por objetivo (1) repor o ADH (que geralmente constitui um programa terapêutico a longo prazo), (2) assegurar reposição adequada de líquidos e (3) identificar e corrigir a patologia intracraniana subjacente. As causas nefrogênicas necessitam de abordagens com tratamentos diferentes.

Terapia farmacológica
- A desmopressina (DDAVP) é uma vasopressina sintética administrada por via intranasal, uma ou duas aplicações diárias, para controlar os sintomas
- A clorpropamida e os diuréticos tiazídicos também são utilizados nas formas leves da doença, uma vez que eles potencializam a ação da vasopressina
- Os diuréticos tiazídicos, a depleção leve de sal e os inibidores das prostaglandinas (ibuprofeno, indometacina e ácido acetilsalicílico) são usados para tratar a forma nefrogênica do DI.

Manejo de enfermagem
- Orientar o paciente e a sua família sobre o cuidado de acompanhamento, a prevenção das complicações e as medidas de emergência
- Fornecer instruções verbais e por escrito específicas, incluindo a dose, as ações e os efeitos adversos de todos os medicamentos; demonstrar a administração correta dos medicamentos e observar demonstrações de retorno. Orientar o paciente e a sua família a reconhecer os sinais e sintomas de hiponatremia
- Aconselhar o paciente a usar o tempo todo uma pulseira ou cartão de identificação médica e a portar informações dos medicamentos para esse distúrbio.

Para mais informações, ver o Capítulo 52 em Hinkle JL, Cheever KH. (2018). *Brunner and Suddarth's textbook of medical-surgical nursing* (14th ed.). Philadelphia, PA: Lippincott Williams & Wilkins.

Diabetes melito

O diabetes melito, comumente designado como diabetes, abrange um grupo de doenças metabólicas, caracterizadas por níveis elevados de glicose no sangue (hiperglicemia), devido a defeitos na secreção ou na ação da insulina ou em ambas. As principais classificações do diabetes são: diabetes tipo 1, diabetes tipo 2, diabetes gestacional e diabetes melito em associação a outras condições ou síndromes. O pré-diabetes é classificado como comprometimento da tolerância à glicose (CTG) ou comprometimento da glicose em jejum (CGJ) e refere-se a uma condição em que os níveis de glicemia estão entre os valores normais e aqueles considerados diagnósticos para o diabetes. As três principais complicações agudas do diabetes relacionadas com desequilíbrios a curto prazo nos níveis de glicemia são hipoglicemia, cetoacidose diabética

(CAD) e síndrome hiperosmolar hiperglicêmica (SHH). A hiperglicemia a longo prazo pode contribuir para complicações microvasculares crônicas (doença renal e ocular) e complicações neuropáticas. O diabetes também está associado à ocorrência aumentada de doenças macrovasculares, incluindo doença das artérias coronárias (infarto agudo do miocárdio), doença vascular cerebral (acidente vascular encefálico) e doença vascular periférica. O diabetes é prevalente em idosos; as populações minoritárias, incluindo pacientes de ascendência afro-americana, norte-americanos nativos e ascendência hispânica, são desproporcionalmente afetadas, em comparação com indivíduos brancos.

Fisiopatologia

A insulina é um hormônio secretado pelas células beta do pâncreas, que induz o movimento de glicose do sangue para o músculo, o fígado e as células adiposas. Nessas células, a insulina desempenha várias funções anabólicas, incluindo o transporte e o metabolismo da glicose para produzir energia, a estimulação do armazenamento de glicose no fígado, na forma de glicogênio, o aumento do armazenamento dos lipídios nutricionais no tecido adiposo e o transporte acelerado de aminoácidos para dentro das células. Durante os períodos de jejum (entre as refeições e durante a noite), o pâncreas libera continuamente uma pequena quantidade de insulina (insulina basal) e, juntamente com outro hormônio pancreático, denominado glucagon, estimula o fígado a liberar a glicose armazenada. A insulina e o glucagon em conjunto mantêm um nível constante de glicose no sangue. A CAD é um distúrbio metabólico que ocorre mais comumente em indivíduos com diabetes tipo 1. Deficiência ou déficit de insulina provoca a degradação da gordura (lipólise) em ácidos graxos livres e glicerol. Os ácidos graxos livres são convertidos em corpos cetônicos pelo fígado; tais corpos altamente ácidos acumulam-se, e, subsequentemente, ocorre acidose metabólica. As três principais alterações metabólicas observadas na CAD consistem em hiperglicemia, cetose e acidose metabólica.

Tipos de diabetes

Tipo 1 | Anteriormente denominado diabetes melito insulinodependente

- Cerca de 5 a 10% dos pacientes com diabetes apresentam diabetes tipo 1. Caracteriza-se pela destruição das células beta do pâncreas, devido a fatores genéticos, imunológicos e, possivelmente, ambientais (p. ex., virais). São necessárias injeções de insulina para controlar os níveis de glicemia

- As pessoas não herdam o diabetes tipo 1, e sim apresentam uma predisposição genética, ou tendência, para o desenvolvimento da doença
- A CAD é mais comum em indivíduos com diabetes tipo 1
- O diabetes tipo 1 tem início súbito, geralmente antes dos 30 anos de idade.

Tipo 2 | Anteriormente denominado diabetes melito não insulinodependente

- Cerca de 95% dos pacientes com diabetes apresentam diabetes tipo 2; resulta da diminuição da sensibilidade à insulina (resistência à insulina) ou da diminuição na quantidade de insulina secretada
- A resistência à insulina também pode levar ao desenvolvimento da síndrome metabólica, uma constelação de sintomas, incluindo hipertensão arterial, hipercolesterolemia, obesidade abdominal e outras anormalidades
- O diabetes tipo 2 é inicialmente tratado com dieta e exercícios físicos e, em seguida, com agentes antidiabéticos orais, quando necessário
- O diabetes tipo 2 tem início lento e progressivo e ocorre mais frequentemente em pacientes com mais de 30 anos de idade e naqueles com obesidade.

Diabetes gestacional

- O diabetes gestacional caracteriza-se por qualquer grau de intolerância à glicose, com início durante a gravidez (segundo ou terceiro trimestre)
- Os riscos para o diabetes gestacional incluem obesidade acentuada, história pessoal de diabetes gestacional ou teste de tolerância à glicose oral (TTGO) anormal, glicosúria ou forte história familiar de diabetes. Outros fatores de risco incluem idade do paciente acima de 25 anos, gestação prévia com recém-nascido com peso acima de 4 kg e natimorto prévio inexplicável
- Os grupos étnicos de alto risco incluem mulheres norte-americanas hispânicas, norte-americanas nativas, norte-americanas de origem asiática, afro-americanas e nativas das ilhas do Pacífico. As pacientes que pertencem a esses grupos étnicos correm risco aumentado de distúrbios hipertensivos da gravidez.

Manifestações clínicas

- Poliúria, polidipsia e polifagia
- Fadiga e fraqueza, alterações súbitas da visão, formigamento ou dormência das mãos ou dos pés, pele seca, lesões cutâneas ou feridas de cicatrização lenta e infecções recorrentes

254 Diabetes melito

- O início do diabetes tipo 1 está possivelmente associado a uma súbita perda de peso ou náuseas, vômitos ou dores abdominais
- Diabetes tipo 2 em consequência de intolerância à glicose lenta (no decorrer de anos) e progressiva, e como resultado de complicações a longo prazo se o diabetes não for diagnosticado durante muitos anos (p. ex., doença ocular, neuropatia periférica, doença vascular periférica); as complicações desenvolvem-se possivelmente antes do estabelecimento do diagnóstico
- Sinais e sintomas de CAD, incluindo dor abdominal, náuseas, vômitos, hiperventilação e hálito com odor de frutas; a CAD não tratada possivelmente resulta em alteração do nível de consciência, coma e morte.

Avaliação e achados diagnósticos

- Exame físico e história completa com foco nos fatores de risco relevantes e nos sintomas do diabetes
- Níveis elevados de glicemia (diagnósticos para o diabetes): nível plasmático de glicose em jejum de 126 mg/dℓ ou mais, ou níveis plasmáticos de glicose aleatórios ou 2 horas após uma ingestão de glicose de mais de 200 mg/dℓ
- Perfil dos lipídios em jejum, creatinina sérica
- Exame de urina, incluindo microalbuminúria
- Hemoglobina glicosilada (hemoglobina A_1C) usada como medida do controle da glicose com o decorrer do tempo, como avaliação continuada para pacientes com diabetes diagnosticado
- Eletrocardiograma
- Avaliação das complicações.

Prevenção

Para pacientes obesos (particularmente aqueles com diabetes tipo 2), a perda de peso e o exercício físico de intensidade moderada são essenciais para o tratamento, e constituem o principal fator preventivo para o desenvolvimento do diabetes.

Complicações do diabetes

As complicações associadas ao diabetes são classificadas em agudas e crônicas. As agudas ocorrem devido a desequilíbrios a curto prazo nos níveis de glicemia e incluem:

- Hipoglicemia
- CAD
- SHH.

Em geral, as complicações crônicas ocorrem dentro de 10 a 15 anos após o início do diabetes. As complicações incluem as seguintes:

- A doença macrovascular (dos vasos de grande calibre) afeta as circulações coronariana, vascular periférica e vascular cerebral
- A doença microvascular (de pequenos vasos) afeta os olhos (retinopatia) e os rins (nefropatia); é necessário controlar os níveis de glicemia para retardar ou evitar o início de ambas as complicações microvasculares e macrovasculares
- A doença neuropática afeta os nervos motores sensitivos e autônomos e contribui para problemas como disfunção erétil e úlceras de pé.

Considerações gerontológicas

O diabetes tipo 2 é a sétima causa principal de morte e afeta aproximadamente 20% dos indivíduos idosos. Observa-se alta prevalência entre afro-americanos e indivíduos idosos de 65 a 74 anos de idade. A detecção precoce é importante; no entanto, os sintomas podem ser inespecíficos ou estar ausentes. O teste de tolerância à glicose é mais efetivo para o diagnóstico em comparação com o teste de urina para glicose em pacientes idosos, devido ao maior limiar renal para a glicose.

Manejo clínico

A principal meta do tratamento do diabetes consiste em normalizar a atividade da insulina e os níveis de glicemia, a fim de reduzir o desenvolvimento de complicações vasculares e neuropáticas. A meta terapêutica em cada tipo de diabetes consiste em alcançar níveis de glicemia normais (euglicemia) sem hipoglicemia e sem interferir acentuadamente nas atividades habituais do paciente. Existem cinco componentes no tratamento do diabetes: nutrição, exercício físico, monitoramento dos níveis de glicose e das cetonas, tratamento farmacológico e orientação.

- O principal tratamento do diabetes tipo 1 consiste na administração de insulina
- Os principais tratamentos do diabetes tipo 2 consistem em redução do peso e modificações nutricionais. Uma perda ponderal de apenas 5 a 10% do peso total já pode melhorar significativamente os níveis de glicose no sangue
- Uma nova classe de medicamentos que reduzem os níveis de glicose em pessoas com diabetes tipo 2 também tem sido associada a perda de peso. Esses fármacos, chamados incretinas, mimetizam hormônios, reduzindo o apetite

- O exercício físico é importante para melhorar a efetividade da insulina
- Utilizar agentes antidiabéticos orais quando a dieta e o exercício não apresentarem sucesso no controle dos níveis de glicemia; injeções de insulina podem ser usadas em situações agudas
- Como o tratamento varia durante toda a evolução, devido a mudanças no estilo de vida e no estado físico e emocional e avanços no tratamento, é necessário avaliar e modificar continuamente o plano de tratamento e ajustes diários na terapia; a orientação é necessária tanto para o paciente quanto para a sua família.

Manejo nutricional

- Os objetivos mais importantes no manejo nutricional do diabetes consistem no controle do aporte calórico total para alcançar ou manter um peso corporal razoável, controle dos níveis de glicemia e normalização dos lipídios e da pressão arterial para evitar doença cardíaca
- O plano das refeições deve considerar as preferências alimentares, o estilo de vida, os horários habituais de alimentação e a origem étnica e cultural do paciente. Os planos devem manter o prazer de se alimentar, limitando as escolhas alimentares apenas quando indicado por evidências científicas
- Para os pacientes que necessitam de insulina para ajudar a controlar os níveis de glicemia, é essencial manter a maior consistência possível na quantidade de calorias e carboidratos consumidos em cada refeição; a consistência nos intervalos entre as refeições ajuda a evitar as reações hipoglicêmicas e a manter o controle global da glicemia
- A orientação inicial aborda a importância de hábitos alimentares consistentes, a relação entre o alimento e a insulina e o fornecimento de um plano de refeições individualizado. Em seguida, a orientação de acompanhamento aprofundada concentra-se nas habilidades de manejo, como alimentar-se em restaurantes, ler os rótulos dos alimentos e ajustar o plano de refeição ao exercício, à doença e a ocasiões especiais.

Necessidades calóricas

- Determinar as necessidades calóricas básicas, levando em consideração a idade, o sexo, o peso corporal e a altura, e fatorando o grau de atividade
- Pode-se obter uma redução de peso a longo prazo (500 g a 1 kg por semana), reduzindo-se a ingestão calórica diária em 500 a 1.000 cal das necessidades calóricas diárias calculadas

- A American Diabetes Association e a American Dietetic Association recomendam que, para todos os níveis de aporte calórico, 50 a 60% das calorias sejam derivados de carboidratos, 20 a 30% dos lipídios e os 10 a 20% restantes das proteínas. Pode ser útil usar combinações de alimentos para reduzir a resposta glicêmica (índice glicêmico). A contagem de carboidratos a partir dos rótulos dos alimentos e o MyPlate Food Guide podem constituir instrumentos úteis.[1]

Outras preocupações com a dieta

O consumo de bebidas alcoólicas pode ser permitido em moderação; no entanto, deve ser consumido com alimento para reduzir a absorção; o maior perigo do consumo de bebidas alcoólicas pelo paciente com diabetes é a hipoglicemia, particularmente em pacientes que fazem uso de secretagogos da insulina (medicamentos que aumentam a secreção de insulina pelo pâncreas).

Exercício físico

- O exercício físico diminui o nível de glicemia, melhora a utilização da insulina e também melhora a circulação e o tônus muscular
- O exercício físico ajuda os pacientes a perder peso, aliviar o estresse e manter uma sensação de bem-estar; além disso, altera as concentrações sanguíneas de lipídios, aumentando especificamente os níveis de lipoproteínas de alta densidade e diminuindo os níveis de colesterol total e triglicerídios
- Incentiva-se um aumento lento e gradual do exercício para iniciar o programa de atividade; o exercício físico regular é a meta
- Os pacientes com mais de 30 anos de idade e que apresentam dois ou mais fatores de risco para doença cardíaca devem efetuar uma prova de esforço antes de iniciar qualquer programa de exercício, sendo avaliados pelo médico
- Pode ser necessário modificar as doses de insulina e acrescentar lanches adicionais durante o exercício.

Manejo de enfermagem

O manejo de enfermagem para pacientes com diabetes melito pode envolver o tratamento de uma ampla variedade de distúrbios fisiológicos, dependendo do estado de saúde do paciente e de ele estar com

---

[1] N.R.T.: A Sociedade Brasileira de Diabetes disponibiliza diretrizes para todos os profissionais de saúde que se dedicam à atenção ao paciente com diabetes no Brasil. A diretriz é composta por capítulos que incluem, entre outros, princípios para orientação nutricional no diabetes melito.

diagnóstico recente ou procurando assistência médica devido a algum problema de saúde não relacionado. Como todos os pacientes com diabetes precisam dominar os conceitos e as habilidades necessários para um tratamento a longo prazo e evitar as complicações potenciais do diabetes, um foco contínuo do manejo de enfermagem consiste em uma sólida base educacional, que é necessária para o autocuidado competente.

Manejo do controle da glicose no ambiente hospitalar

Como a hiperglicemia pode prolongar o tempo de permanência no hospital e aumentar as taxas de infecção e mortalidade, o enfermeiro precisa abordar o manejo da glicose em todos os pacientes hospitalizados, incluindo os seguintes princípios:

- O alvo da glicemia é de 140 a 180 mg/dℓ
- A insulina (SC ou IV) é preferida aos agentes antidiabéticos orais para controlar a hiperglicemia
- Os protocolos de insulina ou a lista de prescrições devem minimizar a complexidade, assegurar um treinamento adequado da equipe, incluir o tratamento padronizado da hipoglicemia e tornar as diretrizes disponíveis para as metas de glicemia e a dose de insulina
- O momento apropriado para as verificações do nível de glicemia, refeições e dose de insulina é de importância crucial para controlar a glicose e evitar a hipoglicemia.

Orientação ao paciente

O diabetes melito é uma doença crônica que exige uma vida de comportamentos de automanejo especiais. Os enfermeiros desempenham um papel vital na identificação de pacientes com diabetes melito, na avaliação das habilidades de autocuidado, no fornecimento da orientação básica, no reforço da orientação por um especialista e no encaminhamento dos pacientes para cuidados de acompanhamento após a alta hospitalar.

Elaboração de um plano de orientação para o paciente diabético

- Determinar como organizar e priorizar a enorme quantidade de informações que devem ser fornecidas a pacientes com diabetes. Muitos hospitais e centros ambulatoriais de diabetes elaboraram orientações por escrito, planos de cuidados e formulários de documentação, que podem ser utilizados para documentar e avaliar a orientação fornecida
- A American Association of Diabetes Educators recomenda organizar o material de ensino utilizando estas sete dicas para tratar o diabetes:

ter uma alimentação saudável, ser ativo, efetuar o monitoramento, fazer uso dos medicamentos, solucionar os problemas, ter capacidade de enfrentamento saudável e reduzir os riscos
- Outra abordagem geral consiste em organizar as informações e habilidades em duas categorias principais: habilidades e informações básicas iniciais ("de sobrevivência") e orientação aprofundada (avançada ou continuada)
- A informação básica é o que os pacientes precisam saber para sobreviver (p. ex., evitar as complicações da hipoglicemia grave ou da hiperglicemia aguda depois da alta) e inclui: fisiopatologia simples; modalidades de tratamento; reconhecimento dos sinais de alerta, tratamento e prevenção das infecções agudas; e outra informação prática (p. ex., onde comprar e armazenar a insulina, como entrar em contato com o médico)
- A orientação aprofundada e continuada envolve fornecer informações mais detalhadas sobre as habilidades de sobrevivência e instruir o paciente a respeito das medidas preventivas para evitar as complicações a longo prazo do diabetes, tais como cuidado com os pés, cuidado com os olhos, higiene pessoal e manejo dos fatores de risco (p. ex., controle da pressão arterial e normalização dos níveis de glicemia). A orientação continuada mais avançada pode incluir métodos alternativos de administração da insulina, por exemplo.

Avaliação da disposição para aprender
- Avaliar a disposição do paciente (e da família) para aprender; avaliar as estratégias de enfrentamento do paciente; tranquilizar o paciente e sua família, afirmando que os sentimentos de depressão e de choque são normais
- Perguntar ao paciente e à família a respeito de suas principais preocupações ou medos para aprender sobre qualquer informação errônea que possa estar contribuindo para a ansiedade; fornecer informações simples e diretas para desfazer os conceitos equivocados
- Avaliar a situação social do paciente à procura de fatores que possam influenciar o tratamento do diabetes e o plano de orientação (p. ex., baixo nível de instrução, recursos financeiros limitados ou falta de plano de seguro de saúde, apoio familiar ou não, agenda diária, déficits neurológicos).

Orientação a pacientes experientes
- Continuar avaliando as habilidades e os comportamentos de autocuidado dos pacientes que têm diabetes há muitos anos, incluindo

observação direta das habilidades, e não apenas o autorrelato do paciente sobre seus comportamentos de autocuidado
- Assegurar que esses pacientes estejam totalmente cientes das medidas de prevenção relacionadas com o cuidado dos pés, o cuidado dos olhos e o manejo dos fatores de risco
- Incentivar o paciente a discutir seus sentimentos e medos relacionados com as complicações; fornecer informações apropriadas sobre as complicações do diabetes.

Determinação dos métodos de orientação

- Manter a flexibilidade com relação às abordagens de orientação; um método que funcionou para um paciente pode não servir para outro
- Se for conveniente, utilizar vários instrumentos para complementar a orientação (p. ex., livretos, vídeos)
- Os folhetos escritos devem atender às necessidades de aprendizado do paciente (incluindo em diferentes línguas, com informações para níveis de escolaridade mais baixos e em letras maiúsculas) e ao nível de leitura do paciente
- Incentivar o paciente a continuar aprendendo sobre o cuidado do diabetes, participando em atividades patrocinadas por hospitais locais e organizações sobre diabetes; informar ao paciente a respeito da disponibilidade de periódicos e *websites* com informações sobre o manejo do diabetes.

Orientação ao paciente sobre a autoadministração de insulina

As injeções de insulina são autoadministradas no tecido subcutâneo com o uso de seringas de insulina especiais. As informações básicas incluem explicações sobre o equipamento, tipos de insulinas e de seringas e como misturar a insulina (se necessário).

- Armazenagem da insulina: os frascos ou canetas de insulina não utilizados, incluindo os de reserva, devem ser refrigerados; os extremos de temperatura devem ser evitados; não se deve deixar a insulina congelar, e ela não deve ser mantida exposta à luz solar direta, nem em um carro aquecido; os frascos de insulina em uso devem ser mantidos à temperatura ambiente (por um período de até 1 mês). Instruir o paciente a sempre ter um frasco de reserva do tipo ou dos tipos de insulina de que ele necessita. Instruir também o paciente a misturar totalmente as insulinas turvas, invertendo delicadamente o frasco ou fazendo-o rolar entre as mãos antes de aspirar a solução dentro da seringa ou da caneta de insulina, e a descartar qualquer frasco de

insulina de ação intermediária, mostrando evidências de floculação (uma cobertura esbranquiçada congelada dentro do frasco). Incentivar o paciente a observar a data de vencimento na embalagem da insulina para verificar que esteja dentro do prazo de validade
- Escolha das seringas: as seringas devem estar de acordo com a concentração de insulina (100 U é o padrão nos EUA); na atualidade, dispõe-se de três tamanhos de seringa de insulina de 100 U (seringas de 1 mℓ com capacidade de 100 unidades, seringas de 0,5 mℓ com capacidade de 50 unidades, e seringas de 0,3 mℓ com capacidade de 30 unidades). As seringas pequenas possibilitam que os pacientes que precisam de pequenas quantidades de insulina possam medir e aspirar acuradamente a quantidade de insulina. Os pacientes que necessitam de grandes quantidades de insulina devem utilizar seringas maiores. As seringas menores (marcadas em incrementos de 1 unidade) podem ser mais fáceis de usar por pacientes portadores de déficits visuais. Os pacientes muito magros e as crianças podem necessitar de agulhas menores (p. ex., calibre 31, com 8 mm de comprimento)
- Mistura das insulinas: as questões mais importantes são (1) que os pacientes dominem a técnica, de modo a não aspirar equivocadamente a dose errada ou o tipo errado de insulina, e (2) que os pacientes não injetem um tipo de insulina no frasco contendo um tipo diferente de insulina. Os pacientes com dificuldade em misturar as insulinas podem usar uma insulina pré-misturada, ter seringas pré-carregadas ou tomar duas injeções
- Aspiração da insulina: a maioria dos (senão todos) materiais impressos disponíveis sobre a preparação da dose de insulina fornece instruções para que os pacientes injetem ar dentro do frasco de insulina equivalente ao número de unidades de insulina a serem retiradas; essa medida é para evitar a formação de um vácuo dentro do frasco, o que dificultaria a retirada da quantidade correta de insulina
- Seleção e revezamento do local de injeção: as quatro principais regiões para injeção são o abdome (absorção mais rápida), os braços (face posterior), as coxas (face anterior) e os quadris (absorção mais lenta). Recomenda-se o revezamento sistemático dos locais de injeção dentro de uma área anatômica; incentivar o paciente a usar todos os locais de injeção disponíveis dentro de uma área (esgotar a área) em vez de revezar aleatoriamente os locais de uma área para outra. O paciente não deve tentar utilizar o mesmo local mais de uma vez em 2 a 3 semanas

- Preparo da pele: não se recomenda o uso de álcool para limpar a pele; no entanto, os pacientes que aprenderam essa técnica frequentemente continuam a utilizá-la; avisar esses pacientes para deixar a pele secar após a limpeza com álcool para evitar transportá-lo para dentro dos tecidos, o que pode resultar em uma área de rubor localizado e sensação de ardência
- Inserção da agulha: a técnica correta baseia-se na necessidade de que a insulina seja injetada no tecido subcutâneo; a injeção, quando muito profunda ou muito superficial, pode afetar a velocidade de absorção da insulina; para a maioria dos pacientes, é melhor um ângulo de inserção de 90°. Em geral, não se recomenda a aspiração com a autoinjeção de insulina
- Descarte das seringas e das agulhas: as seringas e as canetas de insulina, as agulhas e as lancetas devem ser descartadas de acordo com os regulamentos locais. Se não houver programas comunitários de descarte disponíveis, os objetos cortantes devem ser colocados em um recipiente resistente à punção. Instruir o paciente a entrar em contato com as autoridades de coleta de lixo para instruções sobre o descarte apropriado dos recipientes cheios.

Promoção dos cuidados domiciliar e comunitário

Orientação ao paciente sobre autocuidados

- Quando existirem problemas com o controle da glicose ou se houver complicações evitáveis, o enfermeiro precisa avaliar os motivos para o manejo ineficaz do paciente no esquema de tratamento; não se deve pressupor que os problemas relativos ao manejo do diabetes estejam relacionados com a decisão do paciente de ignorar o autotratamento; o problema pode ser corrigido de maneira simples, fornecendo informações completas e certificando-se de que o paciente entenda as informações, ou o paciente pode ter crenças culturais ou religiosas que interfiram na adesão ao tratamento
- Avaliar certos fatores físicos (p. ex., diminuição da acuidade visual) ou emocionais (p. ex., negação, depressão) que possam estar comprometendo a capacidade do paciente de realizar as habilidades de autocuidado
- Ajudar o paciente a estabelecer prioridades quando problemas familiares, pessoais ou profissionais puderem apresentar maior prioridade que o autocuidado
- Avaliar o paciente à procura de infecção ou estresse emocional, que podem levar a níveis elevados de glicemia, apesar da adesão do paciente ao esquema de tratamento

- Promover as habilidades de manejo do autocuidado ao considerar quaisquer fatores subjacentes que possam afetar o controle do diabetes; ao simplificar e/ou ajustar o esquema de tratamento; ao estabelecer um plano específico ou contrato com o paciente; ao fornecer reforço positivo; ao ajudar o paciente a identificar fatores de motivação pessoal e ao incentivar o paciente a buscar metas e interesses na vida.

Promoção dos cuidados domiciliar, comunitário e de transição

- A idade, o nível socioeconômico, as complicações existentes, o tipo de diabetes e as condições comórbidas podem determinar a frequência das consultas de acompanhamento
- Além das consultas individualizadas de acompanhamento, lembrar ao paciente a necessidade de participar nas atividades recomendadas de promoção da saúde (p. ex., vacinações) e nas triagens de saúde apropriadas para a idade (p. ex., exames pélvicos, mamografias)
- Incentivar todos os pacientes com diabetes a participar em grupos de apoio.

Para mais informações, ver o Capítulo 52 em Hinkle JL, Cheever KH. (2018). *Brunner and Suddarth's textbook of medical-surgical nursing* (14th ed.). Philadelphia, PA: Lippincott Williams & Wilkins.

Diarreia

A **diarreia** é um aumento na frequência de evacuações (mais de 3 vezes/dia) com alteração da consistência (maior liquidez) das fezes. Pode estar associada a urgência, desconforto perianal, incontinência ou uma combinação desses fatores. A diarreia pode resultar de qualquer condição capaz de provocar aumento das secreções intestinais, diminuição da absorção pela mucosa ou alteração da motilidade (aumentada). Pode ser classificada como aguda, persistente ou crônica. A diarreia aguda é autolimitada, com duração de 1 ou 2 dias; a diarreia persistente dura normalmente 2 a 4 semanas; e a diarreia crônica persiste por mais de 4 semanas e pode retornar esporadicamente. As diarreias agudas e persistentes costumam ser causadas por infecções virais (p. ex., vírus Norwalk). Além disso, alguns fármacos podem causar diarreia aguda ou persistente, incluindo alguns antibióticos (p. ex., eritromicina) e antiácidos contendo magnésio (p. ex., hidróxido de magnésio [leite de magnésia]). A diarreia crônica pode ser causada por efeitos adversos de quimioterapia, agentes antiarrítmicos, agentes anti-hipertensivos, distúrbios metabólicos e endócrinos (p. ex., diabetes melito, doença de Addison, tireotoxicose), distúrbios disabsortivos (p. ex., intolerância a lactose, doença celíaca), defeito do esfíncter anal, síndrome de Zollinger-Ellison, síndrome da imunodeficiência adquirida (AIDS) e por infecções parasitárias ou por *Clostridium difficile*. O *C. difficile* é o agente mais identificado na diarreia associada a antibióticos em contexto hospitalar.

Fisiopatologia

As diarreias agudas e persistentes são classificadas como não inflamatórias (grande volume) ou inflamatórias (pequeno volume). Os patógenos entéricos não invasivos (p. ex., *S. aureus*, *Giardia*) não causam inflamação, mas secretam toxinas que interrompem o transporte de líquidos pelo cólon. Eles causam diarreia não inflamatória, caracterizada por grande volume de fezes aquosas e soltas. Outros patógenos que invadem a mucosa intestinal e causam alterações inflamatórias normalmente resultam em volumes menores de fezes, que são sanguinolentas (p. ex., disenteria). Organismos envolvidos podem incluir espécies de *Shigella*, *Salmonella* e *Yersinia* (Grossman & Porth, 2014).

Os tipos de diarreia crônica incluem as diarreias secretora, osmótica, mal-absortiva, infecciosa e exsudativa.

Manifestações clínicas

- Aumento da frequência e do conteúdo de líquido das fezes
- Cólicas abdominais, distensão, ruflar intestinal (borborigmo), anorexia e sede
- Contrações espasmódicas dolorosas do ânus e esforço ineficaz para defecar (tenesmo) com cada defecação.

Outros sintomas, que dependem da causa e da gravidade da diarreia e que estão relacionados com a desidratação e os desequilíbrios hidreletrolíticos, incluem:

- Fezes aquosas, que podem indicar doença do intestino delgado
- Fezes pastosas e semissólidas, que estão associadas a distúrbios do intestino grosso
- Fezes volumosas e gordurosas, que sugerem má absorção intestinal
- Presença de sangue, muco e pus nas fezes, que indicam enterite ou colite inflamatória
- Gotículas de óleo na água do vaso sanitário, que são diagnósticas de insuficiência pancreática

- Diarreia noturna, que pode constituir manifestação da neuropatia diabética
- Possibilidade de infecção por C. *difficile* em todos os pacientes com diarreia sem causa aparente que fazem ou fizeram uso recentemente de antibióticos.

Complicações

As complicações da diarreia incluem arritmias cardíacas, devido ao desequilíbrio hidreletrolítico (potássio), perda de bicarbonato (que pode levar à acidose metabólica), débito urinário inferior a 30 mℓ por hora, fraqueza muscular, parestesia, hipotensão, anorexia, sonolência (relatar se o nível de potássio for inferior a 3,5 mEq/ℓ), problemas cutâneos relacionados com a dermatite irritante e morte quando os desequilíbrios tornam-se graves.

Avaliação e achados diagnósticos

Quando a causa da diarreia não for evidente, é necessário obter um hemograma completo, bioquímica do soro, exame de urina, exame de fezes de rotina e exame de fezes para organismos infecciosos ou parasitários, toxinas bacterianas, sangue, gordura, eletrólitos e leucócitos. A endoscopia ou o enema baritado podem ajudar a identificar a causa.

Considerações gerontológicas

Em consequência da diarreia, os pacientes idosos podem sofrer rápida desidratação e desenvolver baixos níveis de potássio (i. e., hipopotassemia). O enfermeiro observa as manifestações clínicas de fraqueza muscular, arritmias ou diminuição da motilidade peristáltica que pode levar ao íleo paralítico. O paciente idoso em uso de digitálico (p. ex., digoxina) precisa estar ciente da velocidade com que a desidratação e a hipopotassemia podem ocorrer com a diarreia. O enfermeiro orienta o paciente a reconhecer os sintomas de hipopotassemia, visto que a ocorrência de baixos níveis de potássio potencializa a ação do digitálico, levando à toxicidade digitálica.

Manejo clínico

- O manejo clínico primário é direcionado para o controle dos sintomas, prevenção das complicações e eliminação ou tratamento da doença subjacente

- Medidas efetivas de controle da infecção podem limitar a transmissão de organismos infecciosos (p. ex., diarreia associada a C. *difficile*)
- Determinados medicamentos (p. ex., antibióticos, agentes anti-inflamatórios) e antidiarreicos (p. ex., loperamida, difenoxilato e atropina) podem reduzir a gravidade da diarreia e a doença. Os antidiarreicos não devem ser usados até que seja excluída a possibilidade de C. *difficile*
- Aumentar o consumo de líquidos orais; pode-se prescrever solução oral de glicose e eletrólitos
- São prescritos agentes antimicrobianos quando o agente infeccioso for identificado, ou a diarreia for grave
- A terapia IV é usada para rápida hidratação de pacientes muito jovens ou idosos
- Algumas pesquisas sustentam o uso de medicamentos probióticos (p. ex., *Saccharomyces boulardii* ou espécies de *Lactobacillus*) em alguns tipos de diarreia.

Manejo de enfermagem

- Obter uma história de saúde completa para identificar o caráter e o padrão da diarreia e os seguintes dados: quaisquer sinais e sintomas relacionados, terapia medicamentosa atual, padrões nutricionais diários e aporte nutricional, história clínica e cirúrgica pregressa e exposição recente a uma doença aguda ou viagem recente para outra região geográfica
- Efetuar uma avaliação física completa, dispensando atenção especial à ausculta (sons intestinais característicos), palpação do abdome à procura de hipersensibilidade e inspeção das fezes (obter uma amostra para exame)
- Inspecionar as mucosas e a pele para determinar o estado de hidratação e examinar a área perianal à procura de escoriação
- Incentivar o repouso no leito e o consumo de líquidos e alimentos pobres em massa, até a resolução do episódio agudo
- Recomendar uma dieta branda (alimentos semissólidos a sólidos) nos casos em que o paciente conseguir tolerar a ingestão de alimentos
- Incentivar o paciente a limitar o consumo de cafeína e bebidas carbonatadas e a evitar alimentos muito quentes e muito frios, visto que eles estimulam a motilidade intestinal
- Instruir o paciente a restringir o consumo de derivados do leite, gorduras, produtos integrais, frutas frescas e vegetais por vários dias
- Administrar medicamentos antidiarreicos, conforme prescrição

- Monitorar rigorosamente os níveis séricos de eletrólitos
- Relatar imediatamente qualquer evidência de arritmias ou alteração no nível de consciência
- Incentivar o paciente a seguir uma rotina de cuidados da pele perianal, para diminuir a irritação e a escoriação.

 Alerta de enfermagem | Qualidade e segurança

A pele dos pacientes idosos é sensível à rápida escoriação perianal, devido ao turgor diminuído e à redução das camadas de gordura subcutânea. Limpar delicadamente com uma solução de limpeza perianal (*i. e.*, método com lenço umedecido) e utilizar um creme de barreira ou um produto líquido de vedação da pele para evitar e/ou tratar a escoriação.

Para mais informações, ver o Capítulo 47 em Hinkle JL, Cheever KH. (2018). *Brunner and Suddarth's textbook of medical-surgical nursing* (14th ed.). Philadelphia, PA: Lippincott Williams & Wilkins.

Distrofias musculares

As distrofias musculares constituem um grupo de distúrbios musculares crônicos e incuráveis, que se caracterizam por enfraquecimento progressivo e debilidade dos músculos esqueléticos ou voluntários, com 30 diferentes tipos até o momento. Essas doenças são, em sua maioria, hereditárias. As características patológicas incluem degeneração e perda das fibras musculares, variação no tamanho, fagocitose e regeneração das fibras musculares e substituição do tecido muscular por tecido conjuntivo. As diferenças entre as doenças concentram-se no padrão genético de herança, nos músculos acometidos, na idade de início e na velocidade de progressão da doença.

Manifestações clínicas

- Os sintomas podem ser diversos e incluem rigidez ou fraqueza musculares, disfagia, déficits mentais, problemas de visão e infertilidade
- Problemas do sistema digestório: dilatação gástrica, prolapso retal e impactação fecal
- Miocardiopatia, uma complicação comum em todos os tipos de distrofia muscular.

Manejo clínico

O tratamento focaliza o cuidado de suporte e a prevenção das complicações. O tratamento de suporte tem por objetivo manter o paciente ativo com as atividades preservadas o mais normalmente possível, e minimizar a deterioração funcional. Prescreve-se um programa de exercícios terapêuticos individualizados para evitar a rigidez, as contraturas e a atrofia por desuso dos músculos. Talas noturnas e exercícios de alongamento são utilizados para retardar as contraturas das articulações (particularmente dos tornozelos, joelhos e quadris). Órteses podem ser usadas para compensar fraqueza muscular. O paciente pode utilizar um colete ortótico para melhorar a estabilidade na posição sentada, reduzir a deformidade do tronco e manter o estado cardiovascular. Pode-se realizar a fusão da coluna para manter a sua estabilidade. Todas as infecções das vias respiratórias superiores e as fraturas em consequência de quedas devem ser tratadas imediatamente, a fim de minimizar a imobilização e evitar as contraturas articulares. É necessário indicar a realização de aconselhamento genético, devido à natureza genética dessa doença, e fornecer informações sobre a Muscular Dystrophy Association.[2] Além disso, orientar o paciente a consultar odontólogo, fonoaudiólogo e gastrenterologista.

Manejo de enfermagem

As metas consistem em manter a função em níveis ótimos e melhorar a qualidade de vida.

- Considerar as necessidades físicas do paciente, bem como as necessidades emocionais e de desenvolvimento
- Envolver ativamente o paciente e a sua família na tomada de decisões, incluindo decisões de cuidados de fim de vida
- Durante a hospitalização para o tratamento das complicações, avaliar o conhecimento e a habilidade do paciente e dos familiares responsáveis pelos cuidados domiciliares. Ajudar o paciente e a sua família a manter estratégias de enfrentamento usadas em domicílio durante a hospitalização
- Fornecer ao paciente e à família informações sobre o distúrbio, sua evolução prevista e as estratégias de cuidado e de manejo que irão otimizar o crescimento e o desenvolvimento do paciente, bem como o estado físico e psicológico
- Comunicar as recomendações a todos os membros da equipe de saúde, de modo que possam trabalhar com metas comuns
- Incentivar o paciente a utilizar dispositivos de autoajuda para obter maior independência; ajudar os adolescentes a efetuar a transição

---

[2]N.R.T.: No Brasil, visite o *site* da ABDIM – Associação Brasileira de Distrofia Muscular (www.abdim.org.br).

para a vida adulta. Incentivar a orientação e a procura de ocupação, quando apropriado
- Ao orientar a família a monitorar o paciente quanto a problemas respiratórios, fornecer informações sobre suporte respiratório apropriado, como dispositivos de pressão negativa e respiradores com pressão positiva
- Incentivar os exercícios de amplitude de movimento para evitar as contraturas incapacitantes
- Ajudar a família a adaptar o ambiente domiciliar para maximizar a independência funcional; o paciente pode necessitar de uma cadeira de rodas manual ou elétrica, auxílios para a marcha, sistemas de assento, equipamentos de banheiro, levantadores, rampas e dispositivos para outras atividades da vida diária
- Avaliar a ocorrência de sinais de depressão, raiva prolongada, barganha ou negação e ajudar o paciente a enfrentar a doença crônica e a se adaptar a ela. Providenciar o encaminhamento a um enfermeiro especialista em saúde mental ou outro profissional desta área, quando indicado, para ajudar o paciente a enfrentar a doença e a adaptar-se a ela
- Proporcionar um ambiente acolhedor, de esperança e apoio.

Para mais informações, ver o Capítulo 70 em Hinkle JL, Cheever KH. (2018). *Brunner and Suddarth's textbook of medical-surgical nursing* (14th ed.). Philadelphia, PA: Lippincott Williams & Wilkins.

Distúrbios venosos | Tromboembolia venosa, tromboflebite, flebotrombose e trombose venosa profunda

Os distúrbios venosos causam redução do fluxo sanguíneo venoso, com consequente estase do sangue. Esse processo pode provocar, em seguida, uma série de alterações patológicas, incluindo defeitos da coagulação, formação de edema, deterioração tissular e aumento da suscetibilidade às infecções. Embora os distúrbios venosos descritos aqui não apresentem necessariamente uma patologia idêntica, esses termos, para fins clínicos, são frequentemente usados como sinônimos.

Trombose venosa profunda (TVP) e embolia pulmonar (EP) compõem a condição denominada tromboembolia venosa (TEV). A incidência anual de TEV é estimada em 1 a 2 por 1.000 habitantes. A incidência de TEV é de 10 a 20% em pacientes clínicos gerais e de até 80% em pacientes com doenças graves. Com frequência a TEV não é diagnosticada porque a TVP e a EP são, em geral, clinicamente silenciosas. Estima-se que até 30% dos pacientes hospitalizados com TEV desenvolvam complicações pós-trombóticas a longo prazo. A maioria das complicações tromboembólicas sintomáticas em pacientes cirúrgicos ocorre após a alta hospitalar devido a curtos períodos de permanência.

Fisiopatologia

A causa exata da TEV permanece incerta, embora se acredite que três fatores (tríade de Virchow) possam desempenhar um papel significativo no seu desenvolvimento: estase venosa, lesão endotelial e alteração da coagulação. Pode ocorrer trombose venosa em qualquer veia; no entanto, é observada com mais frequência nas veias dos membros inferiores. Tanto as veias superficiais quanto as veias profundas dos membros inferiores podem ser acometidas.

A formação de um trombo frequentemente acompanha flebite, que é uma inflamação das paredes venosas. Quando um trombo se forma inicialmente nas veias em consequência de estase ou de hipercoagulabilidade, porém sem inflamação, o processo é denominado flebotrombose. A trombose venosa pode ocorrer em qualquer veia, mas ocorre mais frequentemente nas veias dos membros inferiores. As veias superficiais e profundas das extremidades podem ser afetadas.

Fatores de risco

- História de veias varicosas, hipercoagulação, doença neoplásica, doença cardiovascular ou cirurgia de grande porte recente ou lesão
- Traumatismo direto das veias em consequência de fraturas ou luxação, doenças das veias e irritação química da veia por medicamentos ou soluções IV
- Obesidade, gravidez, idade avançada
- Uso de contraceptivos orais, níveis elevados de proteína C reativa, interrupção súbita de medicamentos anticoagulantes e várias discrasias sanguíneas.

Manifestações clínicas

- Os sinais e sintomas são inespecíficos
- No caso de obstrução das veias profundas, ocorrem edema e aumento do membro em consequência da obstrução do membro acometido; o aumento bilateral pode ser difícil de detectar (devido à falta de diferença de tamanho)

- O membro acometido pode estar mais quente; as veias superficiais podem tornar-se mais proeminentes (segmento venoso semelhante a uma corda)
- Ocorre hipersensibilidade posteriormente, detectada por meio de palpação suave do membro afetado
- Em alguns casos, os sinais de embolia pulmonar constituem a primeira indicação de TVP
- Os trombos de veias superficiais produzem dor ou hipersensibilidade, rubor e calor na região afetada
- Na trombose venosa iliofemoral maciça (flegmasia *cerulea dolens*), todo o membro sofre edema maciço, torna-se tenso, doloroso e frio ao toque.

Avaliação e achados diagnósticos

- Avaliação cuidadosa para a detecção dos sinais iniciais de distúrbios venosos dos membros inferiores
- História e revisão dos fatores de risco
- Medir a circunferência do membro acometido em vários níveis (p. ex., desde a coxa até o tornozelo) com fita métrica, e comparar um membro com o outro no mesmo nível para determinar diferenças de tamanho
- Ultrassonografia com Doppler, ultrassonografia dúplex, pletismografia a ar, flebografia (venografia) contrastada.

Prevenção

Pacientes com história prévia de TEV têm risco maior de um novo episódio; a taxa de recorrência pode chegar a 17,5% em 2 anos e a 24,6% em 5 anos. A prevenção depende da identificação dos fatores de risco para trombos e da orientação ao paciente a respeito das intervenções apropriadas. As medidas de prevenção incluem: aplicação de meias de compressão elástica, uso de dispositivos de compressão pneumática intermitente, incentivo para mobilização precoce e exercícios das pernas. Os pacientes cirúrgicos devem receber heparina não fracionada ou de baixo peso molecular (HBPM) por via subcutânea. Os pacientes devem ser avisados para efetuar mudanças no estilo de vida, quando apropriado, podendo incluir perda de peso, cessação do tabagismo e exercício físico regular.

Manejo clínico

Os objetivos do manejo consistem em evitar o crescimento e a fragmentação do trombo (e, por conseguinte, o risco de embolia pulmonar [EP], tromboembolia recorrente e síndrome pós-trombótica).

Terapia farmacológica

- A heparina não fracionada é administrada durante 5 dias por infusão IV intermitente ou contínua. A dose é regulada por meio de monitoramento do tempo de tromboplastina parcial ativada (TTPa), razão normalizada internacional (INR) e contagem de plaquetas. A HBPM é administrada em uma ou duas injeções diariamente; apresenta maior custo em comparação com a heparina não fracionada, porém é mais segura
- Os agentes anticoagulantes orais (p. ex., varfarina, um antagonista da vitamina K) são administrados com a heparinoterapia
- Inibidores do fator Xa (fator X ativado): o fondaparinux é administrado por via subcutânea para profilaxia durante uma cirurgia ortopédica de grande porte (p. ex., substituição de quadril). A dabigatrana, administrada por via oral, 2 vezes/dia, foi aprovada pela FDA para reduzir o risco de acidente vascular encefálico e embolia sistêmica em pacientes com fibrilação atrial não valvar e para a prevenção da TEV após cirurgia eletiva de joelho ou de quadril. A rivaroxabana é outro inibidor do fator Xa oral disponível para profilaxia da TVP, 1 vez/dia, com dose reduzida para pacientes com distúrbios renais
- A terapia trombolítica (fibrinolítica) (p. ex., alteplase) é administrada dentro dos primeiros 3 dias após a ocorrência de trombose aguda
- Durante todo o tratamento, são monitorados frequentemente o TTP, o tempo de protrombina (TP), os níveis de hemoglobina e hematócrito, a contagem de plaquetas e o nível de fibrinogênio. A terapia farmacológica é interrompida quando ocorre sangramento, e este não pode ser interrompido.

Manejo endovascular

O manejo endovascular é necessário para a TVP quando a terapia anticoagulante ou trombolítica está contraindicada, quando o perigo de EP é extremo ou quando a drenagem venosa está tão gravemente comprometida, que é provável a ocorrência de lesão permanente do membro. Pode ser necessária a realização de trombectomia. É possível colocar um filtro de veia cava por ocasião da trombectomia ou trombólise; esse filtro retém grandes êmbolos e impede a embolia pulmonar. Em pacientes com compressão crônica da veia ilíaca (p. ex., como aquela observada na síndrome de May-Thurner), a angioplastia por balão com colocação de *stent* pode tratar com sucesso os sintomas crônicos das pernas do paciente.

Manejo de enfermagem

Avaliação e monitoramento da terapia anticoagulante

- Evitar a infusão inadvertida de grandes volumes de heparina não fracionada, que poderia provocar hemorragia; administrar heparina não fracionada por infusão IV contínua, utilizando uma bomba de infusão
- Os cálculos das doses baseiam-se no peso do paciente, e quaisquer tendências hemorrágicas possíveis são detectadas por meio do perfil da coagulação obtido antes do tratamento; se houver insuficiência renal, são necessárias doses mais baixas de heparina
- Obter exames periódicos da coagulação e determinar os níveis do hematócrito: a heparina encontra-se na faixa efetiva ou terapêutica quando o TTPa é de 1,5 vez o valor de controle
- Monitorar os anticoagulantes orais, como a varfarina, pelo TP ou INR. Como o efeito anticoagulante total da varfarina é retardado em 3 a 5 dias, ela costuma ser administrada concomitantemente com a heparina, até que seja alcançada a anticoagulação desejada (*i. e.*, quando o TP é de 1,5 a 2 vezes o valor normal ou a INR alcança 2,0 a 3,0).

Monitoramento e manejo das complicações potenciais

- Avaliar os sinais iniciais de sangramento espontâneo (que constitui a principal complicação da terapia anticoagulante): sangue microscópico na urina, equimoses, sangramento nasal e gengivorragia. Administrar injeções IV de sulfato de protamina para reverter os efeitos da heparina e da HBPM (menos efetivo). Administrar vitamina K ou infundir plasma fresco congelado ou concentrado de protrombina, para reverter os efeitos da varfarina
- Monitorar a ocorrência de trombocitopenia induzida por heparina (TIH) por meio de verificação regular das contagens de plaquetas. Os sinais iniciais incluem diminuição da contagem de plaquetas; necessidade de aumentar as doses de heparina para manter o nível terapêutico; e complicações tromboembólicas ou hemorrágicas (aparecimento de necrose cutânea, alteração na coloração da pele, púrpura e formação de bolhas). Caso ocorra trombocitopenia, o enfermeiro deve realizar exames de agregação plaquetária, suspender a heparina e iniciar rapidamente uma terapia anticoagulante alternativa
- Monitorar rigorosamente os horários dos medicamentos, visto que os anticoagulantes interagem com muitos outros medicamentos e suplementos fitoterápicos e nutricionais.

Fornecimento de conforto

- Elevar o membro afetado e aplicar compressas úmidas e quentes para reduzir o desconforto
- Incentivar o paciente a deambular, uma vez instituída a terapia anticoagulante (melhor que ficar em pé ou sentado por longos períodos de tempo)
- Recomendar exercícios no leito, como dorsiflexão do pé contra um apoio para os pés
- Proporcionar alívio adicional da dor com analgésicos leves, conforme prescrição
- Iniciar a terapia de compressão, conforme prescrito, para ajudar a melhorar a circulação e aumentar o conforto: meias de compressão elástica, dispositivos de compressão externa e bandagens (p. ex., bandagens elásticas de estiramento curto, bota Unna, bota inelástica), dispositivos de compressão pneumática intermitente
- Com a terapia de compressão, avaliar o paciente quanto ao conforto, inspecionar a pele abaixo do dispositivo à procura de sinais de irritação ou hipersensibilidade e assegurar que as pressões prescritas não sejam ultrapassadas.

> **Alerta de enfermagem | Qualidade e segurança**
>
> Qualquer tipo de meia, se colocada de modo incorreto (*i. e.*, enrolada firmemente na parte superior), pode transformar-se inadvertidamente em um torniquete. Nesses casos, as meias provocam estase, em vez de evitá-la. Para os pacientes ambulatoriais, as meias de compressão elástica são removidas à noite e reaplicadas antes que as pernas sejam abaixadas do leito até o chão pela manhã.

 Considerações gerontológicas

Os pacientes idosos podem ser incapazes de colocar adequadamente as meias de compressão elástica. É preciso orientar um familiar a ajudar o paciente na colocação das meias, de modo que elas não causem pressão indevida sobre nenhuma parte dos pés ou das pernas.

Posicionamento do corpo e incentivo na realização de exercício

- Elevar periodicamente os pés e as pernas acima do nível do coração quando o paciente estiver em repouso no leito
- Realizar exercícios passivos e ativos com as pernas, particularmente os que envolvem os músculos da panturrilha, para aumentar o fluxo venoso no pré e no pós-operatório

- Providenciar deambulação precoce para ajudar a evitar a estase venosa
- Incentivar exercícios de respiração profunda, visto que eles produzem aumento da pressão negativa no tórax, o que ajuda a esvaziar as grandes veias
- Instruir o paciente que deambula a evitar permanecer sentado por mais de 1 hora de uma só vez; incentivar o paciente a caminhar pelo menos 10 minutos a cada 1 a 2 horas
- Orientar o paciente a realizar exercícios passivos e ativos com as pernas, tão frequentemente quanto necessário quando não for possível deambular (p. ex., durante longas viagens de carro, ônibus, trem ou avião).

Orientação ao paciente sobre autocuidados

- Orientar o paciente a colocar meias de compressão elástica e explicar a importância de elevar as pernas e exercitá-las adequadamente
- Orientar o paciente sobre o propósito e a importância da medicação (dose correta em horários específicos) e a necessidade de realizar exames de sangue periódicos para regular os medicamentos.

Para mais informações, ver o Capítulo 30 em Hinkle JL, Cheever KH. (2018). *Brunner and Suddarth's textbook of medical-surgical nursing* (14th ed.). Philadelphia, PA: Lippincott Williams & Wilkins.

Doença de Addison | Insuficiência adrenocortical

A doença de Addison ou insuficiência adrenocortical ocorre quando a função do córtex da suprarrenal é inadequada para suprir as necessidades de hormônios corticais do paciente. A atrofia autoimune ou idiopática das glândulas suprarrenais é responsável pela maioria dos casos. Outras causas incluem a remoção cirúrgica de ambas as glândulas suprarrenais ou a infecção (tuberculose ou histoplasmose) dessas glândulas. A secreção inadequada de hormônio adrenocorticotrófico (ACTH) pela hipófise também resulta em insuficiência suprarrenal. O uso terapêutico de corticosteroides constitui a causa mais comum de insuficiência adrenocortical. Os sintomas podem resultar da súbita interrupção da terapia com hormônio adrenocortical exógeno, que interfere nos mecanismos de retroalimentação normais.

Manifestações clínicas

A doença de Addison caracteriza-se por fraqueza muscular, anorexia, sintomas GI, fadiga, emaciação, pigmentação escura das mucosas e da

Doença de Addison | Insuficiência adrenocortical

pele, hipotensão, baixo nível de glicemia, baixos níveis séricos de sódio e níveis séricos elevados de potássio. O início geralmente ocorre com sintomas inespecíficos. Em 20 a 40% dos pacientes, observa-se a presença de alterações mentais (depressão, labilidade emocional, apatia e confusão). Nos casos graves, o distúrbio do metabolismo do sódio e do potássio pode se caracterizar pela depressão de sódio e de água e por grave desidratação crônica.

Crise addisoniana

Com a progressão da doença e a hipotensão aguda, observa-se o desenvolvimento da **crise addisoniana**, caracterizada pelos seguintes achados:

- Cianose e sinais clássicos de choque circulatório: palidez, apreensão, pulso rápido e fraco, taquipneia e hipotensão arterial
- Cefaleia, náuseas, dor abdominal, diarreia, confusão e inquietação
- O esforço leve, a exposição ao frio, as infecções agudas ou uma diminuição no aporte de sal possivelmente levam ao colapso circulatório, choque e morte
- O estresse da cirurgia ou a desidratação em decorrência da preparação para exames complementares ou cirurgia possivelmente deflagram uma crise addisoniana ou hipotensiva.

Avaliação e achados diagnósticos

- Níveis plasmáticos acentuadamente aumentados de ACTH (mais de 22,0 pmol/ℓ)
- Nível sérico de cortisol abaixo da faixa normal (inferior a 165 nmol/ℓ) ou dentro da faixa normal baixa
- Níveis diminuídos de glicemia (hipoglicemia) e de sódio (hiponatremia), aumento da concentração sérica de potássio (hiperpotassemia) e contagem elevada de leucócitos (leucocitose).

Manejo clínico

O tratamento imediato é direcionado para combater o choque circulatório:

- Restaurar a circulação sanguínea, administrar líquidos e corticosteroides, monitorar os sinais vitais e colocar o paciente em posição de decúbito com as pernas elevadas
- Administrar hidrocortisona IV, seguida de glicose a 5% em soro fisiológico

- Caso a hipertensão persista, podem ser necessárias aminas vasopressoras
- Podem ser administrados antibióticos se infecção tiver precipitado uma crise suprarrenal
- A ingestão oral pode ser iniciada assim que for tolerada
- Se a glândula suprarrenal não recuperar sua função, será necessária a reposição permanente de corticosteroides e mineralocorticoides
- O aporte nutricional deve ser suplementado com sal durante as perdas GI de líquidos causadas por vômitos e diarreia.

Manejo de enfermagem
Avaliação do paciente

- Focalizar a história de saúde e o exame à procura de sintomas de desequilíbrio hídrico e estresse
- Monitorar a pressão arterial e a frequência do pulso quando o paciente passar da posição deitada para a posição sentada e em pé, a fim de avaliar a existência de volume inadequado de líquidos
- Avaliar a coloração e o turgor da pele
- Avaliar a história de alterações do peso, ocorrência de fraqueza muscular e fadiga
- Perguntar ao paciente e à família a respeito do início da doença ou de qualquer aumento de estresse que possa ter precipitado a crise.

Monitoramento e manejo da crise addisoniana

- Monitorar quanto a sinais e sintomas indicadores de crise addisoniana, que podem incluir choque, hipotensão, pulso rápido e fraco, frequência respiratória rápida, palidez e fraqueza extrema
- Aconselhar o paciente a evitar estressores físicos e psicológicos, como exposição ao frio, esforço excessivo, infecção e transtorno emocional
- Tratar imediatamente o paciente com crise addisoniana com administração prescrita por via intravenosa de líquidos, glicose e eletrólitos, particularmente sódio; reposição dos hormônios esteroides ausentes e vasopressores
- Antecipar e suprir as necessidades do paciente para promover o retorno a um estado pré-crise.

Restauração do equilíbrio hídrico

- Incentivar o paciente a consumir alimentos e líquidos que ajudem a restaurar e manter o equilíbrio hidreletrolítico

278 Doença de Addison | Insuficiência adrenocortical

- Juntamente com o nutricionista, ajudar o paciente a selecionar alimentos ricos em sódio durante os distúrbios do trato GI e em clima muito quente
- Orientar o paciente e a sua família a administrar a reposição hormonal, conforme prescrição, e a modificar a dose durante a doença ou em outras situações estressantes
- Fornecer instruções verbais e por escrito sobre a administração de mineralocorticoides ou corticosteroides, conforme prescrição.

Melhora da tolerância à atividade

- Evitar atividades e situações de estresse desnecessárias, que poderiam precipitar um episódio hipotensivo
- Detectar sinais de infecção ou a presença de estressores que possam ter desencadeado a crise
- Explicar a justificativa de minimizar o estresse durante a crise aguda e o aumento da atividade.

Promoção dos cuidados domiciliar, comunitário e de transição

Orientação ao paciente sobre autocuidados

- Fornecer ao paciente e à família instruções verbais e por escrito explícitas sobre a justificativa para a terapia de reposição e a dose apropriada
- Instruir o paciente e a sua família sobre como modificar a dose dos medicamentos e aumentar o consumo de sal em ocasiões de doença, clima muito quente ou situações estressantes
- Modificar a dieta e o consumo de líquidos para manter o equilíbrio hidreletrolítico
- Fornecer ao paciente e à família seringas prontas de injeção única de corticosteroides, para uso em casos de emergência, e fornecer também instruções sobre como e quando utilizá-las
- Orientar o paciente no sentido de informar os profissionais de saúde (p. ex., dentistas) sobre o uso de esteroides
- Aconselhar o paciente a utilizar uma pulseira ou um cartão de alerta médico e carregar sempre informações sobre a necessidade de corticosteroides
- Instruir o paciente e a sua família sobre os sinais de reposição hormonal excessiva ou insuficiente.

Cuidado continuado e de transição

- Caso o paciente não possa retornar ao trabalho e reassumir as responsabilidades familiares após a alta hospitalar, encaminhá-lo para

cuidado domiciliar, a fim de assegurar um ambiente seguro; avaliar a recuperação do paciente; monitorar a reposição hormonal e avaliar o estresse em casa
- Investigar o conhecimento do paciente e da família sobre a adesão ao esquema terapêutico; ressaltar os efeitos colaterais dos medicamentos e as modificações nutricionais
- Avaliar os planos do paciente para acompanhamento médico regular à clínica ou ao consultório médico
- Incentivar o paciente a usar uma identificação médica para doença de Addison
- Lembrar ao paciente e à família a importância das atividades de promoção e triagem de saúde.

Reavaliação

Resultados esperados do paciente
- Menor risco de lesão
- Menor risco de infecção
- Maior participação nas atividades de autocuidado
- Manutenção da integridade da pele
- Melhora da imagem corporal
- Melhora da função mental
- Ausência de complicações.

Para mais informações, ver o Capítulo 52 em Hinkle JL, Cheever KH. (2018). *Brunner and Suddarth's textbook of medical-surgical nursing* (14th ed.). Philadelphia, PA: Lippincott Williams & Wilkins.

Doença de Alzheimer

A doença de Alzheimer (DA) é a sexta causa principal de morte de indivíduos idosos. A DA é um dos tipos mais comuns de demência, e trata-se de uma doença neurológica degenerativa progressiva e irreversível, que começa de modo insidioso e que se caracteriza por perdas graduais da função cognitiva e por distúrbios no comportamento e afeto. É importante assinalar que a DA não constitui parte normal do processo de envelhecimento.

Embora a maior situação de risco para a DA seja a idade crescente, muitos fatores ambientais, nutricionais e inflamatórios também podem determinar se uma pessoa irá sofrer essa doença cognitiva. A DA é um distúrbio cerebral complexo, causado por uma combinação de diversos fatores que podem incluir genética, alterações de neurotransmissores, anormalidades vasculares, hormônios do estresse, alterações circadianas, traumatismo cranioencefálico e presença de transtornos convulsivos.

A DA pode ser classificada em dois tipos: DA familiar ou de início precoce (que é rara e responde por menos de 10% dos casos) e a DA esporádica ou de início tardio.

Fisiopatologia

Em pacientes com DA, são observadas alterações neuropatológicas e bioquímicas específicas. Essas alterações incluem emaranhados neurofibrilares e placas senis ou neuríticas. Ocorre lesão neuronal principalmente no córtex cerebral, resultando em diminuição do tamanho do encéfalo. São encontradas alterações semelhantes no tecido cerebral normal de idosos, porém em menor grau. As células que utilizam o neurotransmissor acetilcolina são afetadas principalmente pela DA. Em nível bioquímico, observa-se diminuição da enzima ativa na produção de acetilcolina, que está especificamente envolvida no processamento da memória.

Manifestações clínicas

Os sintomas são altamente variáveis; alguns deles incluem:

- Nos estágios iniciais, podem ocorrer esquecimento e perda de memória sutil, como pequenas dificuldades nas atividades de trabalho ou sociais; os pacientes, no entanto, mantêm função cognitiva adequada para compensar a perda e continuam funcionando de maneira independente. O esquecimento manifesta-se em muitas ações diárias com a progressão da doença (p. ex., o paciente perde-se em um ambiente familiar ou repete as mesmas histórias)
- A conversa torna-se difícil, e ocorrem dificuldades em encontrar as palavras
- As capacidades de formular conceitos e de pensar de modo abstrato desaparecem
- O paciente pode exibir um comportamento impulsivo inapropriado
- Alterações da personalidade são evidentes; o paciente pode ficar deprimido, desconfiado, paranoide, hostil e combativo
- As habilidades da fala deterioram para sílabas sem sentido; a agitação e a atividade física aumentam

- Por fim, o paciente necessita de assistência para a maioria das atividades da vida diária (AVD), incluindo alimentação e higiene íntima, devido ao desenvolvimento de disfagia e incontinência
- O estágio terminal pode durar meses ou anos, durante os quais o paciente geralmente fica imóvel e necessita de cuidado total
- A morte costuma ocorrer em consequência das complicações de pneumonia, desnutrição ou desidratação.

Avaliação e achados diagnósticos

O diagnóstico definitivo de DA somente pode ser estabelecido na necropsia. No entanto, pode-se estabelecer um diagnóstico clínico acurado em cerca de 90% dos casos pela exclusão de outras causas de demência e causas reversíveis de confusão.

- Sintomas clínicos identificados pela obtenção da história de saúde (incluindo história clínica, história familiar e história social e cultural e história medicamentosa) e exame físico (incluindo estado de saúde funcional e mental; por exemplo, Escala de Depressão Geriátrica e Miniexame do Estado Mental)
- Eletroencefalografia (EEG)
- TC
- Ressonância magnética (RM)
- Exames complementares (hemograma completo, perfil bioquímico e níveis de vitamina B_{12} e hormônios tireoidianos) e exame do líquido cerebrospinal.

Manejo clínico

A principal meta consiste no controle dos sintomas cognitivos e comportamentais. Não existe nenhuma cura para a DA; contudo, vários medicamentos foram introduzidos para retardar a sua progressão. Para os sintomas leves a moderados, os inibidores da colinesterase (ICE), como cloridrato de donepezila, tartarato de rivastigmina, bromidrato de galantamina e tacrina, podem melhorar a capacidade cognitiva dentro de 6 a 12 meses de tratamento. Esses medicamentos aumentam a captação de acetilcolina no cérebro, mantendo as habilidades de memória por certo período de tempo. A combinação de ICE com memantina também pode ser útil para os sintomas cognitivos leves a moderados.

PROCESSO DE ENFERMAGEM

Paciente com DA

Avaliação

Obter uma história de saúde com exame do estado mental e exame físico, registrando os sintomas indicando demência (p. ex., fazer a mesma pergunta repetidamente ou perder-se). Relatar os achados ao médico. Quando indicado, ajudar na avaliação diagnóstica, promover um ambiente calmo para maximizar a segurança e a cooperação do paciente.

Diagnóstico

DIAGNÓSTICOS DE ENFERMAGEM

- Confusão crônica, relacionada com o declínio da função cognitiva
- Risco de lesão, relacionado com o declínio da função cognitiva
- Ansiedade, relacionada com os processos de pensamento confusos
- Nutrição desequilibrada, menor do que as necessidades corporais, relacionada com o declínio cognitivo
- Intolerância à atividade, relacionada com o desequilíbrio no padrão de atividade-repouso
- Déficit de autocuidado, banho e higiene íntima, alimentação, ação de vestir-se, relacionado com o declínio cognitivo
- Interação social prejudicada, relacionada com o declínio cognitivo
- Conhecimento deficiente, relacionado com o cuidado do paciente à medida que declina a função cognitiva
- Processos familiares interrompidos, relacionados com o declínio da função cognitiva do paciente.

Planejamento e metas

As metas consistem em promover as funções do paciente, a segurança física, a nutrição adequada e a independência (nas AVD e atividades de autocuidado) pelo maior tempo possível; reduzir a ansiedade e a agitação, melhorar a comunicação, equilibrar atividade e repouso; proporcionar socialização e intimidade; e apoio e orientação aos familiares cuidadores.

Intervenções de enfermagem

SUPORTE DA FUNÇÃO COGNITIVA

- Proporcionar um ambiente calmo e previsível para reduzir ao mínimo a confusão e a desorientação do paciente
- Limitar os estímulos ambientais e estabelecer uma rotina regular
- Ajudar o paciente a ter uma sensação de segurança, falando com ele de maneira calma e agradável e fornecendo explicações claras e simples
- Incentivar o uso de auxílios e indícios de memória, tais como relógios, calendários e uso de codificação com cores para indicar as entradas
- Incentivar a participação ativa, incluindo interação social e atividade física.

Doença de Alzheimer

Promoção da segurança física
- Proporcionar um ambiente seguro (seja em casa ou no hospital), que permita ao paciente se movimentar da maneira mais livre possível, e ajudar a aliviar a família da preocupação sobre a segurança do paciente
- Evitar quedas e outras lesões removendo perigos óbvios, providenciando uma iluminação adequada e instalando corrimãos na casa
- Proibir conduzir veículos automotores
- Orientar a cessação do tabagismo
- Reduzir o comportamento de perambulação por meio de persuasão gentil e distração ou colocando o paciente próximo ao posto de enfermagem. Supervisionar todas as atividades fora do domicílio para proteger o paciente. Trancar as portas de saída da casa, e assegurar que o paciente utilize uma pulseira ou cordão de identificação
- Evitar as contenções, visto que elas podem aumentar a agitação.

Promoção da nutrição adequada
- Manter o ambiente tranquilo durante o momento das refeições; evitar confrontações
- Cortar o alimento em pequenos pedaços para evitar a sufocação do paciente e converter os líquidos em gelatina para facilitar a deglutição; oferecer um prato de cada vez
- Evitar queimaduras ao servir os alimentos e as bebidas tipicamente quentes em temperatura morna
- Usar um equipamento de adaptação ou permitir ao paciente alimentar-se com uma colher ou com os dedos quando a falta de coordenação interferir na autoalimentação, juntamente com avental ou guardanapo.

Promoção da independência nas atividades de autocuidado
- Simplificar as atividades diárias ao dividi-las em etapas curtas e realizáveis, de modo que o paciente possa ter uma sensação de realização
- Os terapeutas ocupacionais podem sugerir maneiras para simplificar as tarefas ou recomendar equipamentos de adaptação
- Manter a dignidade pessoal e a autonomia do paciente
- Incentivar o paciente a fazer escolhas, quando apropriado, e a participar nas atividades de autocuidado o máximo possível.

Redução da ansiedade e agitação
- Fornecer apoio emocional constante para reforçar uma autoimagem positiva
- No caso de perda da habilidade, ajustar as metas para se adequarem à capacidade diminuída do paciente, e estruturar atividades para ajudar a evitar a agitação
- Manter o ambiente simples, familiar e sem ruído; limitar as mudanças

- Permanecer calmo e tranquilo, particularmente se o paciente apresentar um estado agitado e agressivo, conhecido como *reação catastrófica* (hiper-reação à estimulação excessiva).

Melhora da comunicação
- Reduzir os ruídos e as distrações
- Usar frases claras e de fácil compreensão para transmitir as mensagens
- Listas e instruções escritas, indicar um objeto apontando para ele ou a linguagem não verbal; dependendo do estágio da demência, estímulos táteis podem ser usados para a comunicação.

Promoção do equilíbrio entre atividade e repouso
- Avaliar e considerar qualquer necessidade física ou psicológica subjacente não satisfeita, que possa resultar em transtornos do sono, perambulação ou outros comportamentos inapropriados
- Certificar-se de que o paciente esteja realizando exercício físico adequado durante o dia
- Oferecer música, leite morno ou massagem nas costas para ajudar o paciente a relaxar e adormecer
- Para aumentar o sono noturno, providenciar oportunidades suficientes para o exercício durante o dia; evitar longos períodos de sono diurno.

Atendimento das necessidades de socialização e intimidade
- Incentivar as visitas, cartas e telefonemas da família e dos amigos (as visitas devem ser breves e não devem causar estresse, limitando-se a um ou dois visitantes por vez)
- Incentivar o paciente a participar em atividades simples ou passatempos
- Orientar o paciente no sentido de que a amizade sem julgamento de um animal de estimação ou o cuidado de plantas podem trazer estimulação, conforto e satisfação como atividade agradável e meio de usar a energia
- Incentivar o cônjuge a conversar sobre quaisquer preocupações sexuais e sugerir aconselhamento sexual, se necessário.

Apoio ao cuidado domiciliar, comunitário e de transição
- Demonstrar sensibilidade em relação às questões emocionais com as quais se confronta a família
- Notificar os serviços de proteção de adultos locais se houver suspeita de negligência ou abuso[3]
- Encaminhar a família à Alzheimer's Association[4] para assistência com grupos de apoio da família, cuidados paliativos e serviços e hospital-dia para adultos.

---

[3]N.R.T.: No Brasil, a Lei nº 12.461 de 26 de julho de 2011 estabelece a notificação compulsória dos atos de violência praticados contra o idoso atendido em serviço de saúde.

[4]N.R.T.: No Brasil, encaminhar à ABRAz – Associação Brasileira de Alzheimer.

Reavaliação

Resultados esperados do paciente
- Capacidades cognitivas, funcionais e de interação social pelo maior tempo possível
- Ausência de lesão
- Participação nas atividades de autocuidado o máximo possível
- Ansiedade e agitação mínimas
- Capacidade de se comunicar (verbalmente ou por meios não verbais)
- Necessidades de socialização e intimidade do paciente satisfatórias
- Nutrição, atividade e repouso adequados
- Compreensão sobre a doença e os esquemas de tratamento e cuidados, tanto por parte do paciente quanto dos familiares.

Para mais informações, ver o Capítulo 11 em Hinkle JL, Cheever KH. (2018). *Brunner and Suddarth's textbook of medical-surgical nursing* (14th ed.). Philadelphia, PA: Lippincott Williams & Wilkins.

Doença de Crohn | Enterite regional

A doença de Crohn (conhecida como enterite regional) é uma inflamação subaguda e crônica da parede do trato gastrintestinal (GI), que se estende por todas as camadas. Em geral, a doença de Crohn (DC) é diagnosticada pela primeira vez em adolescentes ou adultos jovens, mas também pode aparecer em qualquer momento da vida.

Fisiopatologia

A evolução clínica e os sintomas variam. Em alguns pacientes, ocorrem períodos de remissão e exacerbação; no entanto, em outros, a doença segue uma evolução fulminante. Embora as áreas mais comumente acometidas sejam o íleo distal e o cólon, a doença de Crohn pode ocorrer em qualquer parte ao longo do trato GI. De acordo com uma teoria, a DC é o resultado de defeitos do sistema imune em indivíduos geneticamente predispostos, que possibilitam a invasão da mucosa gástrica por bactérias, resultando em resposta imune hiperativa. Formam-se fístulas, fissuras e abscessos à medida que a inflamação se estende dentro do peritônio. Nos casos avançados, a mucosa intestinal assume uma aparência semelhante a "paralelepípedos". Conforme a doença progride, a parede intestinal sofre espessamento e torna-se fibrótica, com estreitamento do lúmen intestinal. Eventualmente, as alças intestinais enfermas aderem a outras alças que as circundam.

Manifestações clínicas

- O início dos sintomas costuma ser insidioso, com dor abdominal proeminente no quadrante inferior direito e diarreia que não é aliviada pela defecação
- Observa-se a ocorrência de hipersensibilidade abdominal e espasmos
- Ocorrem dores em cólica depois das refeições; o paciente tende a limitar a ingestão de alimentos, causando perda de peso, desnutrição e anemia secundária
- Pode ocorrer diarreia crônica, resultando em um paciente que se sente desconfortável, e torna-se emagrecido, devido à ingestão inadequada de alimentos e perda constante de líquidos. O intestino inflamado pode sofrer perfuração, levando à formação de abscessos intra-abdominais e anais
- Há febre e leucocitose
- Os abscessos, as fístulas e as fissuras são comuns
- Os sintomas estendem-se além do trato GI, incluindo distúrbios articulares (p. ex., artrite), lesões cutâneas (p. ex., eritema nodoso), distúrbios oculares (p. ex., conjuntivite) e úlceras orais.

Avaliação e achados diagnósticos

- O exame baritado do trato GI superior constitui o exame complementar mais conclusivo; revela o "sinal da corda" clássico do íleo terminal (constrição de segmento do intestino), bem como aparência de paralelepípedo, fístulas e fissuras. No entanto, esse exame caiu em desuso com a introdução de técnicas avançadas de TC e RM, que podem avaliar com mais precisão doenças intestinais e pélvicas
- A endoscopia, a colonoscopia e as biopsias intestinais podem ser utilizadas para confirmar o diagnóstico
- A videoendoscopia pode proporcionar uma avaliação extensa do intestino delgado
- Proctossigmoidoscopia, TC e RM são exames altamente sensíveis para fazer o diagnóstico e determinar a extensão do processo da doença
- O exame de fezes deve ser realizado para pesquisa de sangue oculto e esteatorreia
- São obtidos um hemograma completo (níveis diminuídos de Hb e do Hct), velocidade de hemossedimentação (elevada) e níveis de albumina e proteínas (geralmente diminuídos), devido à desnutrição.

Manejo clínico

Ver "Manejo clínico" em Colite ulcerativa na Seção C, para informações mais detalhadas.

Manejo de enfermagem

Ver "Processo de enfermagem | Paciente com doença inflamatória intestinal" em Colite ulcerativa na Seção C, para informações mais detalhadas.

Para mais informações, ver o Capítulo 47 em Hinkle JL, Cheever KH. (2018). *Brunner and Suddarth's textbook of medical-surgical nursing* (14th ed.). Philadelphia, PA: Lippincott Williams & Wilkins.

Doença de Huntington

A doença de Huntington (DH) é uma doença hereditária progressiva e crônica do sistema nervoso, que resulta em movimentos coreiformes (espasmódicos) involuntários progressivos e demência. A disfunção neuronal e, por fim, a morte celular resultam de mutação genética em certas áreas do cérebro. A DH afeta homens e mulheres de todas as raças. É transmitida como distúrbio genético autossômico dominante; por conseguinte, toda criança de um genitor com DH apresenta risco de 50% de herdar a doença.

Manifestações clínicas

- Uma tríade de sintomas caracteriza essa condição: (1) disfunção motora (a mais proeminente é coreia, ou movimentos rápidos, bruscos, involuntários e sem propósito); (2) comprometimento cognitivo (problemas de atenção e reconhecimento de emoções); e (3) características comportamentais, como apatia e embotamento afetivo
- Com a evolução da doença, ocorrem movimentos incontroláveis e constantes de contorção e torção de todo o corpo
- Os movimentos faciais produzem tiques e caretas; a fala torna-se pastosa, hesitante, frequentemente explosiva e, por fim, ininteligível
- A mastigação e a deglutição são difíceis, e existe o perigo de aspiração e sufocação
- A marcha torna-se desorganizada, e a deambulação fica eventualmente impossível; por fim, o paciente fica confinado a uma cadeira de rodas
- Ocorre perda do controle vesical e intestinal

- Ocorre comprometimento cognitivo progressivo, evoluindo finalmente para a demência
- As alterações da personalidade podem resultar em comportamentos nervosos, irritáveis ou impacientes. Os estágios iniciais da doença caracterizam-se por ataques incontroláveis de raiva; depressão profunda e frequentemente suicida; apatia; ansiedade; psicose ou euforia
- O aparecimento de movimentos descoordenados pode ser precedido de alucinações, delírios e pensamentos paranoides
- Os pacientes morrem dentro de 10 a 20 anos, por insuficiência cardíaca (IC), pneumonia ou infecção, ou em consequência de uma queda ou sufocação.

Avaliação e achados diagnósticos

- O diagnóstico é estabelecido com base na apresentação clínica dos sintomas característicos, na história familiar positiva e na identificação de repetições do marcador genético CAG no gene *HTT*
- TC ou RM mostram atrofia estriatal simétrica antes que os sintomas motores apareçam
- A DH origina-se de uma mutação genética no gene da proteína celular denominada *huntingtina*. A huntingtina mutante compromete a função neuronal e, por fim, leva à morte celular em determinadas áreas do cérebro. O teste genético define claramente quem irá ou não herdar a doença; contudo, não oferece nenhuma esperança de cura, nem a determinação específica do momento de início.

Manejo clínico

Não existe um tratamento capaz de interromper ou reverter o processo subjacente; portanto, o foco está na otimização da qualidade de vida com medicação disponível e tratamento de suporte.

- A tetrabenazina é o único medicamento aprovado para o tratamento da coreia, embora o haloperidol, que bloqueia predominantemente os receptores de dopamina, tenha sido usado no passado. Foi também relatado que os benzodiazepínicos e os agentes neurolépticos controlam a coreia
- Os sinais motores são observados e avaliados de modo contínuo. A acatisia (inquietação motora) no paciente excessivamente medicado pode passar despercebida e deve ser monitorada
- A psicoterapia direcionada para o alívio da ansiedade e a redução do estresse pode ser benéfica; são administrados inibidores seletivos da recaptação de serotonina e antidepressivos tricíclicos para a depressão

e os pensamentos suicidas; os sintomas psicóticos geralmente respondem a medicamentos antipsicóticos
- As necessidades e as capacidades do paciente constituem o foco do tratamento.

Manejo de enfermagem

- Orientar o paciente e a família a respeito dos medicamentos, incluindo sinais que indiquem a necessidade de mudança do medicamento ou da dose
- Considerar estratégias para o controle dos sintomas (coreia, problemas de deglutição e deambulação ou alteração da função intestinal ou vesical)
- Providenciar uma consulta com fonoaudiólogo, se necessário
- Fornecer cuidado de suporte, visto que a DH acarreta uma enorme sobrecarga emocional, física, social e financeira para cada um dos familiares do paciente
- Ressaltar a necessidade de acompanhamento regular
- Encaminhar para assistência de cuidados domiciliares, cuidados temporários de saúde, centros-dia e, por fim, cuidados prolongados especializados para ajudar o paciente e a família a enfrentar a situação
- Proporcionar informações sobre a Huntington's Disease Society of America, que fornece dados, encaminhamentos, orientação e apoio para pesquisa.[5]

Para mais informações, ver o Capítulo 70 em Hinkle JL, Cheever KH. (2018). *Brunner and Suddarth's textbook of medical-surgical nursing* (14th ed.). Philadelphia, PA: Lippincott Williams & Wilkins.

Doença de Ménière

A doença de Ménière caracteriza-se por um equilíbrio de líquido anormal da orelha interna (quantidade excessiva de endolinfa), causado por má absorção no saco endolinfático ou por um bloqueio do ducto. Ocorre desenvolvimento de hidropisia endolinfática, uma dilatação no espaço endolinfático; e aumento da pressão no sistema ou ruptura da membrana da orelha interna, produzindo os sintomas da doença. Embora tenha sido descrita em crianças, a doença de Ménière é mais comum nos adultos, com idade média de início na década dos 40 anos. Não há cura. Existem dois subgrupos possíveis da doença: coclear e vestibular.

---

[5]N.R.T.: No Brasil, a Associação Brasil Huntington (ABH) é filiada à International Huntington Association.

Doença coclear

A doença coclear é reconhecida como perda auditiva sensorineural progressiva e flutuante, associada a zumbido e sensação de pressão no ouvido, na ausência de sintomas ou achados vestibulares.

Doença vestibular

A doença vestibular caracteriza-se pela ocorrência de vertigem episódica associada à sensação de pressão no ouvido, porém sem sintomas cocleares.

Manifestações clínicas

Os sintomas da doença de Ménière incluem perda auditiva sensorineural progressiva e flutuante; zumbido ou som ribombante; sensação de pressão ou plenitude no ouvido; e vertigem episódica incapacitante, frequentemente acompanhada por náuseas e vômitos. No início da doença, apenas um ou dois sintomas podem se manifestar.

Avaliação e achados diagnósticos

- A doença somente é diagnosticada quando for constatada a existência dos quatro sintomas principais, conforme assinalado anteriormente; uma história cuidadosa de vertigem (bem como episódios de náuseas e vômitos) contribui para o diagnóstico
- Não existe nenhum exame diagnóstico absoluto para essa doença
- São utilizados procedimentos diagnósticos audiovestibulares, incluindo o teste de Weber e audiometria, para detectar a perda auditiva sensorineural no ouvido afetado
- A eletronistagmografia pode ser normal ou revelar redução da resposta vestibular
- A eletrococleografia (ECOG) é usada para avaliar as pressões da orelha interna.

Manejo clínico

As metas do tratamento incluem redução dos sintomas (p. ex., vertigem) e prevenção de episódios adicionais. Essas metas podem ser alcançadas por recomendação de dieta com restrição de sal, uso de diuréticos e esteroides. O tratamento tem por objetivo eliminar a vertigem ou interromper a progressão da doença ou estabilizá-la. É possível indicar uma avaliação psicológica se o paciente se mostrar ansioso, indeciso, com medo ou deprimido.

Manejo nutricional
- Manter baixa ingestão de sódio (1.000 a 1.500 mg/dia ou menos)
- Evitar consumo de bebidas alcoólicas, glutamato monossódico (MSG), ácido acetilsalicílico e medicamentos contendo ácido acetilsalicílico.

Terapia farmacológica
- Anti-histamínicos (como a meclizina), para reduzir o ataque; tranquilizantes (como o diazepam), para ajudar a controlar a vertigem; agentes antieméticos (como supositórios de prometazina), para controlar náuseas, vômitos e vertigem
- Diuréticos (hidroclorotiazida isoladamente ou com trianereno ou acetazolamida), para reduzir a pressão no sistema endolinfático
- Injeção intratimpânica de gentamicina, para provocar a ablação das células pilosas vestibulares, embora o risco de perda auditiva seja alto.

Manejo cirúrgico
Os procedimentos cirúrgicos incluem procedimentos do saco endolinfático e secção do nervo vestibular. No entanto, a perda da audição, os zumbidos e a plenitude no ouvido podem continuar, visto que o tratamento cirúrgico da doença de Ménière visa eliminar os episódios de vertigem.

PROCESSO DE ENFERMAGEM

Paciente com vertigem
Prevenção de lesão
- Avaliar quanto à ocorrência de vertigem
- Reforçar a terapia vestibular e de equilíbrio, conforme prescrição
- Administrar e ensinar ao paciente a administração de medicamentos antivertiginosos e sedação vestibular; instruir o paciente sobre os efeitos colaterais
- Incentivar o paciente a sentar-se quando estiver com tontura
- Recomendar que o paciente mantenha os olhos abertos e fixe o olhar diretamente para a frente quando deitar e sentir vertigem; colocar travesseiros em cada lado da cabeça, para restringir o movimento
- Ajudar o paciente a identificar a aura que sugere uma crise iminente.

Ajustes para diminuir a incapacidade
- Incentivar o paciente a identificar as forças pessoais e os papéis que pode desempenhar

- Oferecer informações sobre a vertigem e o que esperar
- Incluir a família e as pessoas significativas no processo de reabilitação
- Incentivar o paciente a tomar decisões e assumir maior responsabilidade pelo cuidado.

Manutenção do volume de líquidos
- Avaliar o equilíbrio hídrico; monitorar os valores laboratoriais
- Avaliar os indicadores de desidratação
- Incentivar os líquidos orais, quando tolerados; evitar o consumo de cafeína (estimulante vestibular)
- Orientar o paciente a respeito dos medicamentos antieméticos e antidiarreicos.

Alívio da ansiedade
- Avaliar o nível da ansiedade; ajudar o paciente a identificar as habilidades de enfrentamento bem-sucedido
- Informar sobre a vertigem e seu tratamento
- Incentivar o paciente a discutir a sua ansiedade e explorar as preocupações sobre a ocorrência de crises de vertigem
- Orientar o paciente o manejo do estresse; fornecer medidas de conforto.

Orientação ao paciente sobre autocuidados
- Mostrar ao paciente como administrar medicamentos antieméticos e outros medicamentos prescritos para aliviar náuseas e vômitos
- Incentivar o paciente a realizar o autocuidado com relação às necessidades corporais quando estiver sem vertigem
- Rever a dieta com o paciente e os cuidadores; oferecer líquidos, quando necessário.

Para mais informações, ver o Capítulo 57 em Hinkle JL, Cheever KH. (2018). *Brunner and Suddarth's textbook of medical-surgical nursing* (14th ed.). Philadelphia, PA: Lippincott Williams & Wilkins.

Doença de Parkinson

A doença de Parkinson é um distúrbio neurológico degenerativo e lentamente progressivo, que afeta os centros cerebrais responsáveis pelo controle e pela regulação do movimento. A forma degenerativa ou idiopática da doença de Parkinson é a mais comum; existe também uma forma secundária com causa conhecida ou suspeita. Na maioria dos casos, a etiologia da doença é desconhecida; no entanto, as pesquisas sugerem diversos fatores causais (p. ex., genética, aterosclerose, infecções virais e traumatismo cranioencefálico). A doença afeta mais frequentemente homens do que mulheres. Os sintomas geralmente aparecem pela primeira vez na quinta década de vida; entretanto, casos foram diagnosticados aos 30 anos de idade.

Fisiopatologia

A doença de Parkinson está associada a níveis diminuídos de dopamina, em consequência da destruição das células neuronais pigmentadas na substância *nigra* localizada na região dos núcleos da base do encéfalo. A perda das reservas de dopamina nessa área do encéfalo resulta em mais neurotransmissores excitatórios que inibitórios, levando a um desequilíbrio que afeta o movimento voluntário. A degeneração celular causa comprometimento dos tratos extrapiramidais que controlam as funções semiautomáticas e os movimentos coordenados; as células motoras do córtex motor e os tratos piramidais não são afetados. O estresse oxidativo e o acúmulo de proteínas podem contribuir para a morte neuronal.

Manifestações clínicas

Os principais sinais da doença de Parkinson consistem em tremores, rigidez, bradicinesia (movimentos anormalmente lentos) e instabilidade postural. Dois grandes subtipos da doença de Parkinson estão se desenvolvendo: com tremor dominante (a maioria dos outros sintomas está ausente) e sem tremor dominante (instabilidade acinético-rígida e postural).

- Os tremores em repouso manifestam-se como movimentos unilaterais e lentos do antebraço e da mão e movimento do polegar contra os dedos, como se o paciente estivesse rolando pílulas; os tremores em repouso aumentam com a concentração e a ansiedade
- A resistência ao movimento passivo dos membros caracteriza a rigidez muscular; o movimento passivo pode fazer com que o membro se mova em incrementos espasmódicos (movimentos em cano de chumbo ou roda dentada); a rigidez dos braços, das pernas, da face e da postura é comum; a rigidez involuntária do membro passivo aumenta quando o outro membro executa um movimento ativo voluntário
- Comprometimento do movimento: a bradicinesia refere-se à dificuldade em iniciar, manter e realizar atividades motoras
- Há perda dos reflexos posturais, marcha arrastada e perda do equilíbrio (dificuldade em girar em torno de um eixo); em virtude dos problemas posturais e de marcha, o paciente corre risco aumentado de quedas.

Doença de Parkinson

Outras características

- Os sintomas autônomos incluem sudorese excessiva e não controlada, rubor paroxístico, hipotensão ortostática, retenção gástrica e urinária, constipação intestinal e disfunção sexual
- A disfagia continua sendo um problema grave, uma vez que mais de 50% dos pacientes relatam asfixia, além de alterações visuais e olfatórias
- As alterações psiquiátricas podem consistir em depressão, demência, delírio e alucinações; as manifestações psiquiátricas podem incluir alterações da personalidade, psicose e confusão aguda
- Podem ocorrer alucinações auditivas e visuais
- É comum a ocorrência de hipocinesia (movimento anormalmente diminuído)
- Com a diminuição da destreza, surge a micrografia (escrita em tamanho pequeno)
- Observa-se expressão facial semelhante a uma máscara
- Ocorre disfonia (fala arrastada, pastosa, baixa e menos audível).

Avaliação e achados diagnósticos

- A história do paciente e a ocorrência de duas das quatro manifestações principais – tremores, rigidez, bradicinesia e alterações posturais – apontam para esse diagnóstico
- A tomografia por emissão de pósitrons (PET) e a tomografia computadorizada por emissão de fóton único (SPECT) têm sido úteis para a compreensão da doença e os avanços no tratamento
- A história clínica, os sintomas de apresentação, o exame neurológico e a resposta ao manejo farmacológico são cuidadosamente avaliados quando se estabelece o diagnóstico.

Manejo clínico

O tratamento tem por objetivo controlar os sintomas e manter a independência funcional. Não existe nenhuma abordagem capaz de impedir a evolução da doença.

Terapia farmacológica

- A levodopa constitui o agente mais efetivo e a base do tratamento; adiar o início da levodopa o máximo possível para evitar a síndrome de liga-desliga (forma avançada de flutuações motoras) e outros efeitos adversos

- Embora a levodopa seja o principal agente de tratamento, os enfermeiros que cuidam de pacientes com doença de Parkinson precisam ter uma compreensão clara dos outros medicamentos prescritos além da levodopa:
  - Agentes anticolinérgicos, para o controle dos tremores e da rigidez
  - Cloridrato de amantadina, um agente antiviral, para reduzir a rigidez, os tremores e a bradicinesia
  - Agonistas da dopamina (p. ex., pergolida, mesilato de bromocriptina, ropinirol e pramipexol), usados nos estágios iniciais da doença para adiar a instituição da terapia com carbidopa e levodopa, ou como tratamento secundário após a perda de eficácia destes últimos medicamentos
  - Inibidores da monoamina oxidase (IMAO), para amenizar a degradação da dopamina
  - Inibidores da catecol-O-metiltransferase (COMT), para reduzir as flutuações motoras
  - Medicamentos antidepressivos (antidepressivos tricíclicos, inibidores da recaptação de serotonina)
  - Anti-histamínicos, para reduzir os tremores.

Manejo cirúrgico

- A estimulação encefálica profunda (EEP) por meio de eletrodos implantados pode ajudar a estimular a liberação de dopamina e bloquear a produção de acetilcolina nas vias nervosas do encéfalo que causam tremores
- As cirurgias para destruir parte do tálamo (talamotomia e palidotomia estereotáxicas) para interromper vias nervosas são raramente utilizadas na prática atual
- O transplante de células neurais de tecido fetal de origem humana ou animal, a fim de restabelecer a liberação normal de dopamina, ainda está em fase de pesquisa.

PROCESSO DE ENFERMAGEM

Paciente com doença de Parkinson
Avaliação
Observar como a doença afeta as atividades da vida diária e as capacidades funcionais do paciente; notar também o grau de incapacidade e as alterações funcionais que ocorrem durante o dia, como respostas aos medicamentos. Observar o paciente quanto a qualidade da fala, perda da expressão facial,

296 Doença de Parkinson

déficits da deglutição (salivação, controle deficiente da cabeça, tosse) tremores, lentidão dos movimentos, fraqueza, postura para a frente, rigidez, evidências de lentidão mental e confusão. As seguintes perguntas podem facilitar as observações:
- Você tem rigidez nas pernas ou nos braços?
- Você já teve algum espasmo irregular nos braços ou nas pernas?
- Você, alguma vez, ficou "parado" ou cravado no chão e incapaz de se mover?
- A sua boca saliva excessivamente?
- Você (ou outras pessoas) já percebeu(ram) que você faz caretas ou tem cacoetes ou movimentos de mastigação?
- Quais atividades específicas você tem dificuldade em realizar?

Diagnóstico
- Mobilidade física prejudicada, relacionada com rigidez muscular e fraqueza motora
- Déficit de autocuidado (alimentar-se, beber, vestir-se, fazer higiene), relacionados com os tremores e o distúrbio motor
- Constipação intestinal, relacionada com a medicação e a redução da atividade
- Nutrição desequilibrada, menor do que as necessidades corporais, relacionada com os tremores, a lentidão durante a alimentação, a dificuldade de mastigação e a deglutição
- Comunicação verbal prejudicada, relacionada com a diminuição do volume da fala, lentidão da fala e incapacidade de mover os músculos faciais
- Enfrentamento ineficaz, relacionado com a depressão e a disfunção, devido à evolução da doença.

Outros diagnósticos de enfermagem podem incluir padrão de sono prejudicado, conhecimento deficiente, risco de lesão, risco de intolerância à atividade, alteração dos processos de pensamento e comprometimento do enfrentamento familiar.

Planejamento e metas
As metas para o paciente podem incluir melhorar a capacidade funcional, manter a independência nas atividades da vida diária (AVD), obter eliminação intestinal adequada, alcançar e manter estado nutricional aceitável, obter comunicação efetiva e desenvolver mecanismos de enfrentamento positivos.

Intervenções de enfermagem
MELHORA DA MOBILIDADE
- Ajudar o paciente a planejar um programa progressivo de exercícios diários para aumentar a força muscular, melhorar a coordenação e a destreza, reduzir a rigidez muscular e impedir as contraturas

- Incentivar exercícios para a mobilidade das articulações (p. ex., bicicleta ergométrica, caminhada)
- Instruir o paciente a respeito dos exercícios de alongamento e de amplitude de movimento para aumentar a flexibilidade articular
- Incentivar os exercícios posturais para combater a tendência da cabeça e do pescoço a ficar inclinados para a frente e para baixo. Ensinar o paciente a caminhar ereto, a olhar para o horizonte, a realizar marcha com base ampla, balançar os braços enquanto caminha, andar com apoio do calcanhar-dedos dos pés e praticar a marcha ao som de música. Incentivar também os exercícios respiratórios durante a marcha e frequentes períodos de repouso para evitar a fadiga e a frustração
- Orientar o paciente no sentido de que os banhos quentes e as massagens ajudam a relaxar os músculos.

Aumento das atividades de autocuidado

- Incentivar, orientar e apoiar o paciente durante as AVD
- Modificar o ambiente para compensar as incapacidades funcionais; pode ser útil usar dispositivos adaptativos
- Encaminhar para o acompanhamento de um terapeuta ocupacional, quando indicado.

Melhora da eliminação intestinal

- Estabelecer uma rotina de evacuação regular
- Aumentar o consumo de líquidos; consumir alimentos com conteúdo moderado de fibras
- Providenciar um assento de privada elevado para facilitar o uso do banheiro.

Melhora da deglutição e nutrição

- Promover a deglutição e evitar a aspiração, ensinando o paciente a sentar-se em posição ereta durante as refeições
- Fornecer uma dieta semissólida com líquidos espessos, que são mais fáceis de deglutir
- Orientar o paciente a colocar o alimento sobre a língua, fechar os lábios e os dentes, movimentar a língua para cima e, em seguida, para trás e deglutir; incentivar o paciente a mastigar inicialmente de um lado da boca e, em seguida, do outro lado
- Lembrar ao paciente para manter a cabeça ereta e fazer um esforço consciente para deglutir, a fim de controlar o acúmulo de saliva
- Monitorar semanalmente o peso do paciente
- Fornecer alimentação suplementar e, com a evolução da doença, alimentação por sonda
- Consultar um nutricionista sobre as necessidades nutricionais do paciente.

Incentivo ao uso de dispositivos auxiliares
- Um terapeuta ocupacional pode ajudar a identificar os dispositivos adaptativos apropriados
- Os dispositivos úteis podem incluir uma bandeja com aquecimento elétrico para manter os alimentos quentes e permitir ao paciente descansar durante o longo período de tempo que ele pode levar para se alimentar; utensílios especiais; prato estabilizado, um copo que não derrame e utensílios para se alimentar.

Melhora da comunicação
- Lembrar ao paciente para ficar de frente para o ouvinte, falar lentamente e de modo deliberado e exagerar a pronúncia das palavras; um pequeno amplificador elétrico é bastante útil o se o paciente tiver dificuldade em ser ouvido
- Instruir o paciente a falar com frases curtas e a respirar várias vezes antes de falar
- Solicitar o acompanhamento de um fonoaudiólogo para ajudar o paciente.

Apoio das capacidades de enfrentamento
- Incentivar a adesão a um programa de exercício físico e caminhada; enfatizar atividades que estão sendo mantidas durante a participação ativa
- Fornecer estímulo e tranquilização de modo contínuo
- Ajudar e incentivar o paciente a estabelecer metas possíveis de realização
- Incentivar o paciente a executar tarefas diárias para manter a independência.

Promoção dos cuidados domiciliar, comunitário e de transição

Orientação ao paciente sobre autocuidados

O plano de orientação deve incluir uma explicação clara da doença e a meta de ajudar o paciente a permanecer funcionalmente independente o máximo possível. Envidar todos os esforços para explicar a natureza da doença e o seu manejo, a fim de minimizar ansiedades e temores incapacitantes. O paciente e a sua família também precisam ser instruídos sobre os efeitos terapêuticos e colaterais dos medicamentos, bem como sobre a importância de relatar tais efeitos ao médico.

Cuidado continuado e de transição
- Reconhecer o estresse pelo qual a família está passando por estar vivendo com um familiar portador de incapacidade
- Incluir o cuidador no plano e aconselhá-lo a aprender técnicas de redução do estresse; lembrar ao cuidador para incluir outras pessoas no processo de cuidar, obter alívio periódico das responsabilidades e submeter-se a uma avaliação anual de saúde

- Permitir aos familiares expressar sentimentos de frustração, raiva e culpa
- Lembrar ao paciente e aos familiares sobre a importância de abordar as necessidades de promoção da saúde, como triagem para hipertensão e risco de acidente vascular encefálico.

Reavaliação

RESULTADOS ESPERADOS DO PACIENTE
- Esforço para obter melhora da mobilidade
- Evolução para o autocuidado
- Manutenção da função intestinal
- Melhora no estado nutricional
- Obtenção de um método de comunicação
- Enfrentamento das adversidades causadas pela doença de Parkinson.

Para mais informações, ver o Capítulo 70 em Hinkle JL, Cheever KH. (2018). *Brunner and Suddarth's textbook of medical-surgical nursing* (14th ed.). Philadelphia, PA: Lippincott Williams & Wilkins.

Doença diverticular

Um divertículo é uma herniação sacular do revestimento do intestino, que se estende através de um defeito na camada muscular. Ocorre diverticulose quando há múltiplos divertículos sem inflamação nem sintomas. A diverticulite é uma condição inflamatória causada por alimentos e bactérias retidos no divertículo.

Fisiopatologia

Os divertículos podem ocorrer em qualquer local do sistema digestório, do esôfago ao cólon, mas são observados mais comumente no cólon, em especial no cólon sigmoide. Ocorre diverticulose quando há múltiplos divertículos sem inflamação nem sintomas. Sua prevalência aumenta com a idade; na verdade, está presente em metade de todas as pessoas com mais de 65 anos e em quase todas com 90 anos. O baixo consumo de fibras alimentares é considerado um fator de risco, assim como obesidade, histórico de tabagismo, uso regular de anti-inflamatórios não esteroides (AINE) e paracetamol, e história familiar positiva. Ocorre diverticulite quando os alimentos e as bactérias retidos no divertículo provocam infecção e inflamação, que podem enfraquecer a parede do cólon. A inflamação da parede enfraquecida do cólon pode levar à perfuração, provocando irritabilidade e espasticidade do cólon. Além disso, pode haver formação de abscessos que, posteriormente, podem perfurar, levando à peritonite.

300 Doença diverticular

A diverticulite pode ocorrer em crises agudas ou persistir como infecção indolente e crônica. Existe a probabilidade de uma predisposição congênita quando o distúrbio é encontrado em indivíduos com menos de 40 anos de idade. Os sintomas da diverticulite geralmente resultam de suas complicações, que incluem abscesso, formação de fístula (trato anormal), obstrução, perfuração, peritonite e hemorragia.

Manifestações clínicas

Diverticulose

- Com frequência, não há nenhum sintoma grave; o seu desenvolvimento é frequentemente precedido de constipação intestinal crônica em muitos anos
- Irregularidade intestinal com intervalos de diarreia, náuseas, anorexia e distensão abdominal
- Cólicas, fezes de calibre estreito e aumento da constipação intestinal ou, algumas vezes, obstrução intestinal
- Fraqueza, fadiga e anorexia.

Diverticulite

- Início agudo de dor leve a intensa no quadrante inferior esquerdo
- Náuseas, vômitos, febre, calafrios e leucocitose
- Se não for tratada, ocorrência de peritonite e septicemia.

Avaliação e achados diagnósticos

- Colonoscopia e, possivelmente, enema baritado; no entanto, a colonoscopia está contraindicada para a diverticulite aguda, e o enema baritado está contraindicado se houver sintomas de irritação peritoneal
- TC com contraste
- Radiografia do abdome
- Exames laboratoriais: hemograma completo, que revela contagem elevada de leucócitos, e velocidade de hemossedimentação (VHS) elevada
- A urinálise e as culturas de urina devem ser analisadas em pacientes com suspeita de fístula colovesicular.

Considerações gerontológicas

A incidência de doença diverticular aumenta com a idade, devido à degeneração e às alterações estruturais das camadas musculares circulares do cólon e hipertrofia celular. Os sintomas são menos pronunciados nos idosos, que podem não apresentar dor abdominal até que ocorra infecção. Esses indivíduos podem adiar o relato dos sintomas, visto que temem a necessidade de cirurgia ou a presença de câncer. O sangue nas fezes frequentemente passa despercebido, visto que o indivíduo não examina as fezes ou é incapaz de identificar alterações, devido ao comprometimento da visão.

Manejo clínico

Manejo nutricional e terapia farmacológica

- Em geral, a diverticulite pode ser tratada em base ambulatorial com dieta e medicamentos; os sintomas são tratados com repouso, agentes analgésicos e antiespasmódicos
- O paciente é instruído a consumir líquidos claros até a resolução da inflamação; em seguida, deve consumir uma dieta rica em fibras e com baixo teor de gordura. São prescritos antibióticos por 7 a 10 dias, e prescreve-se também o uso de laxativo formador de massa
- Os pacientes com sintomas significativos e, com frequência, os indivíduos idosos e aqueles com imunocomprometimento ou em uso de corticosteroides são hospitalizados. Deve-se repousar o intestino por meio de suspensão da ingestão oral, administração de líquidos IV e sondagem nasogástrica em sifonagem
- São prescritos antibióticos de amplo espectro e analgésicos, e prescreve-se um opioide para alívio da dor. A ingestão oral é aumentada com a resolução dos sintomas. Pode ser necessária uma dieta pobre em fibras até a diminuição dos sinais de infecção
- Podem ser prescritos antiespasmódicos, como o brometo de propantelina e oxifenciclimina
- As fezes normais podem ser produzidas por meio da administração de preparações de massa (psílio), emolientes fecais (docusato), enemas de óleo aquecido e supositórios para evacuação (bisacodil)
- Foi sugerido o uso de agentes probióticos como maneira de evitar a recidiva, promovendo melhor equilíbrio dos micróbios no intestino e aumentando a competência imunológica.

Manejo cirúrgico

Em geral, a cirurgia (ressecção) é necessária apenas se houver complicações (p. ex., perfuração, peritonite, hemorragia, obstrução). O tipo de cirurgia realizada varia de acordo com a extensão das complicações (ressecção em um estágio ou procedimentos em múltiplos estágios). Em alguns casos, pode-se efetuar um desvio intestinal (colostomia).

302 Doença diverticular

A lavagem laparoscópica foi sugerida para evitar a ressecção intestinal e a criação de um estoma em pacientes mais jovens selecionados sem comorbidades.

PROCESSO DE ENFERMAGEM

Paciente com diverticulite

Avaliação
- Avaliar a história de saúde, incluindo o início e a duração da dor, hábitos alimentares (consumo de fibras) e padrões de eliminação pregressos e atuais (esforço para defecar, constipação intestinal com diarreia, tenesmo [espasmo do esfíncter anal com dor e necessidade persistente de defecar], edema e distensão abdominal)
- Auscultar para a existência e o caráter dos sons intestinais; palpar para a detecção de hipersensibilidade, dor ou presença de massa de consistência firme no quadrante inferior esquerdo
- Inspecionar as fezes quanto à presença de pus, muco ou sangue
- Monitorar a pressão arterial, a temperatura e o pulso, à procura de variações anormais.

Diagnóstico

DIAGNÓSTICOS DE ENFERMAGEM
- Constipação intestinal, relacionada com o estreitamento do cólon, secundária ao espessamento de segmentos musculares e estenoses
- Dor aguda, relacionada com a inflamação e a infecção.

PROBLEMAS COLABORATIVOS/COMPLICAÇÕES POTENCIAIS
- Peritonite
- Formação de abscesso
- Sangramento.

Planejamento e metas
As principais metas para o paciente podem incluir a obtenção e a manutenção de padrões normais de eliminação intestinal, alívio da dor e ausência de complicações.

Intervenções de enfermagem

MANUTENÇÃO DOS PADRÕES NORMAIS DE ELIMINAÇÃO INTESTINAL
- Aumentar o aporte de líquidos para 2 ℓ por dia, dentro dos limites das reservas cardíaca e renal do paciente
- Promover alimentos que sejam macios, mas que tenham conteúdo aumentado de fibras

- Incentivar um programa de exercício individualizado para melhorar o tônus da musculatura abdominal
- Rever a rotina do paciente, a fim de estabelecer um horário para as refeições e para a defecação
- Incentivar o uso diário de laxativos formadores de massa (p. ex., psílio); incentivar o uso de emolientes fecais, laxativos osmóticos (p. ex., polietilenoglicol 3350) ou enemas de retenção oleosos, se necessário ou conforme prescrição
- Incentivar os pacientes a tentar identificar deflagradores alimentares (p. ex., nozes e pipocas), que podem desencadear um episódio de diverticulite, e evitá-los.

Alívio da dor
- Administrar agentes analgésicos (geralmente analgésicos opioides) para alívio da dor e medicamentos antiespasmódicos
- Registrar e monitorar a intensidade, a duração e a localização da dor e o seu alívio.

Monitoramento e manejo das complicações potenciais
- Identificar os pacientes de risco e tratar seus sintomas, quando necessário
- Avaliar a presença de indicadores de perfuração: aumento da dor e hipersensibilidade abdominais, acompanhadas de rigidez abdominal, contagem elevada de leucócitos, elevação da VHS, aumento da temperatura, taquicardia e hipotensão arterial
- A perfuração constitui uma emergência cirúrgica. Monitorar os sinais vitais e o débito urinário e administrar líquidos IV, conforme prescrito.

Reavaliação

Resultados esperados do paciente
- Padrão normal de eliminação intestinal
- Diminuição da dor
- Recuperação sem nenhuma complicação.

Para mais informações, ver o Capítulo 47 em Hinkle JL, Cheever KH. (2018). *Brunner and Suddarth's textbook of medical-surgical nursing* (14th ed.). Philadelphia, PA: Lippincott Williams & Wilkins.

Doença oclusiva arterial periférica

A doença oclusiva arterial periférica (DAP) refere-se à insuficiência arterial dos membros; é observada mais frequentemente em homens e acomete predominantemente as pernas. A idade de início e a gravidade são influenciadas pelo tipo e pela quantidade de fatores de risco ateroscleróticos presentes. As lesões obstrutivas estão predominantemente confinadas a segmentos do sistema arterial que se estende da aorta, abaixo das artérias renais, até a artéria poplítea.

Manifestações clínicas

- A claudicação intermitente, que constitui a característica essencial da DAP, é insidiosa e descrita como dor difusa, cãibra, fadiga ou fraqueza, que é aliviada com repouso. O paciente pode relatar aumento da dor na deambulação; em geral, a dor ocorre distalmente à área de oclusão
- A claudicação intermitente pode ser acompanhada de sensação de frio ou dormência nos membros
- A dor em repouso é persistente, vaga ou incômoda, e geralmente ocorre nas extremidades distais com doença grave
- A elevação do membro ou a sua posição horizontal agravam a dor; a colocação do membro em posição pendente a diminui
- Os membros podem estar frios e exibir palidez com a elevação ou podem ter coloração rosada ou cianótica quando colocados em posição pendente
- É possível observar alterações da pele e das unhas, ulcerações, gangrena e atrofia muscular
- Sopros podem ser auscultados, e os pulsos periféricos podem estar diminuídos ou ausentes
- Os pulsos desiguais entre os membros ou ausência de um pulso normalmente palpável constituem um sinal de DAP
- As unhas podem estar espessadas e opacas, e a pele pode estar brilhante, atrófica e seca, com crescimento escasso de pelos.

Avaliação e achados diagnósticos

O diagnóstico de DAP pode ser estabelecido com o uso de Doppler de onda contínua (OC) e índice tornozelo-braquial (ITB), prova em esteira para claudicação, ultrassonografia dúplex ou outros exames de imagem previamente descritos.

Manejo clínico

- Os programas de deambulação ajudam a reduzir os sintomas e melhorar a duração da deambulação
- A redução do peso e a cessação do tabagismo melhoram ainda mais a tolerância à atividade
- O treinamento com exercício ergométrico de braço melhora efetivamente a aptidão física, a função cardiorrespiratória central e a

capacidade de deambulação em pacientes com sintomas de claudicação causados pela DAP.

Terapia farmacológica
- A pentoxifilina e o cilostazol foram aprovados para o tratamento da claudicação sintomática. No entanto, apesar de seus efeitos fisiológicos, não houve efeito positivo sobre o ITB em repouso ou pós-exercício em repetidos estudos; portanto, sua utilidade é questionável no tratamento da DAP
- São usados agentes antiplaquetários, como ácido acetilsalicílico ou clopidogrel, para evitar a formação de tromboêmbolos
- A terapia com estatinas pode ser usada em alguns pacientes para reduzir a incidência de novos sintomas de claudicação intermitente e também para ajudar a aumentar a distância percorrida na deambulação em pacientes com claudicação; contudo, esse tratamento não melhorou as taxas de mortalidade global em pacientes sem riscos vasculares conhecidos.

Manejo endovascular
- O manejo de intervenção radiológica (endovascular) pode incluir angioplastia com balão, *stent*, enxerto de *stent* ou aterectomia
- Esses procedimentos de revascularização são menos invasivos do que a cirurgia convencional; seu objetivo é estabelecer o influxo adequado para os vasos distais
- Os cuidados de enfermagem ao paciente submetido a procedimentos de revascularização endovascular são direcionados, principalmente, ao atendimento de pacientes submetidos a reparo endovascular de aneurismas aórticos. O paciente que passou por um procedimento endovascular recebe alta no dia do procedimento ou no dia seguinte.

Manejo cirúrgico
A cirurgia está reservada para o tratamento da claudicação grave ou incapacitante, ou quando o membro corre risco de amputação, devido à necrose tecidual; pode incluir endarterectomia, enxertos de *bypass* (sintéticos ou autólogos) e enxertos venosos.

Manejo de enfermagem
Manutenção da circulação no pós-operatório
No período pós-operatório, o principal objetivo em pacientes que foram submetidos a procedimentos vasculares consiste em manter a circulação adequada por meio do reparo arterial.

306 Doença oclusiva arterial periférica

- Verificar os pulsos, o exame com Doppler, a coloração e a temperatura, o enchimento capilar e as funções sensorial e motora do membro afetado e compará-los com os do outro membro; registrar os valores inicialmente a cada 15 minutos e, em seguida, a intervalos progressivamente mais longos
- Efetuar um exame com Doppler dos vasos distais ao enxerto de *bypass* em todos os pacientes após cirurgia vascular, visto que esse exame é mais sensível que a palpação dos pulsos
- Monitorar o ITB a cada 8 horas nas primeiras 24 horas e, em seguida, 1 vez/dia até o paciente receber alta
- Notificar imediatamente o cirurgião se houver desaparecimento de um pulso periférico; isso pode indicar oclusão trombótica do enxerto.

Monitoramento e manejo das complicações potenciais

- Monitorar o débito urinário (mais de 30 mℓ por hora), a pressão venosa central, o estado mental e a frequência e o volume do pulso, a fim de possibilitar o reconhecimento e o tratamento precoces dos desequilíbrios hídricos
- Monitorar a ocorrência de sangramento no local da cirurgia e na área da anastomose
- Instruir o paciente a evitar cruzar as pernas e manter os membros pendentes por um período prolongado de tempo
- Orientar o paciente a realizar a elevação das pernas e exercícios para os membros enquanto estiver no leito, para reduzir o edema
- Monitorar quanto à ocorrência de síndrome compartimental (edema grave do membro, dor e diminuição da sensação).

> **Alerta de enfermagem | Qualidade e segurança**
>
> Antes da cirurgia e 24 horas após a cirurgia, o braço do paciente é mantido ao nível do coração e protegido de frio, punções venosas ou arteriais, esparadrapos e ataduras apertadas.

Promoção dos cuidados domiciliar e comunitário

- Avaliar a capacidade do paciente de realizar as atividades diárias de modo independente ou, se necessário, a disponibilidade de uma rede de apoio (família e amigos) para ajudá-lo
- Determinar a motivação do paciente em realizar as mudanças no estilo de vida exigidas pela doença crônica

- Avaliar o conhecimento e a capacidade do paciente em avaliar qualquer complicação pós-operatória, tais como infecção, oclusão do enxerto e diminuição do fluxo sanguíneo
- Perguntar ao paciente se ele pretende abandonar o tabagismo, e incentivar todos os esforços para alcançar essa meta; fornecer recursos locais para ajudar o paciente na cessação do tabagismo.

Para mais informações, ver o Capítulo 30 em Hinkle JL, Cheever KH. (2018). *Brunner and Suddarth's textbook of medical-surgical nursing* (14th ed.). Philadelphia, PA: Lippincott Williams & Wilkins.

Doença pulmonar obstrutiva crônica

A doença pulmonar obstrutiva crônica (DPOC) é passível de prevenção e tratamento, com alguns efeitos extrapulmonares significativos. A DPOC caracteriza-se por limitação do fluxo de ar, que não é totalmente reversível, geralmente progressiva e associada à resposta inflamatória do pulmão a partículas ou gases nocivos. A limitação ao fluxo de ar resulta em estreitamento das vias respiratórias, hipersecreção de muco e alterações na vascularização pulmonar. Outras doenças, tais como fibrose cística, bronquiectasia e asma, que eram classificadas como tipos de DPOC, são atualmente classificadas como distúrbios pulmonares crônicos, embora possa haver sobreposição dos sintomas com aqueles observados na DPOC. O tabagismo, a poluição do ar ambiente e a exposição ocupacional (p. ex., carvão, algodão, grãos) constituem fatores de risco importantes que contribuem para o desenvolvimento da DPOC, que pode se estender por um período de 20 a 30 anos. As complicações da DPOC variam, mas incluem insuficiência e falência respiratórias (principais complicações) e pneumonia, atelectasia e pneumotórax. A DPOC e as condições associadas (doenças crônicas das vias respiratórias inferiores) constituem a terceira causa principal de morte nos EUA.

Fisiopatologia

Bronquite crônica

A bronquite crônica, uma doença das vias respiratórias, é definida como a presença de tosse e produção de escarro durante pelo menos 3 meses, a cada 2 anos consecutivos. A irritação constante da fumaça de cigarro ou irritantes ambientais provoca aumento no número de glândulas secretoras de muco e células caliciformes, levando à produção aumentada de muco. O tamponamento da via respiratória pelo muco diminui a função ciliar, e as paredes brônquicas tornam-se espessadas, com estreitamento do lúmen brônquico. Os alvéolos adjacentes aos bronquíolos podem sofrer lesão e fibrose, resultando em função alterada dos macrófagos alveolares; em consequência, o paciente torna-se mais suscetível à infecção respiratória.

Enfisema

No enfisema, o comprometimento na troca de oxigênio e de dióxido de carbono resulta da destruição das paredes dos alvéolos hiperdistendidos além dos bronquíolos terminais e destruição das paredes dos alvéolos. À medida que as paredes dos alvéolos são destruídas (um processo acelerado por infecções recorrentes), a área de superfície alveolar em contato direto com os capilares pulmonares diminui continuamente. Esse processo provoca aumento do espaço morto (área pulmonar em que não pode ocorrer nenhuma troca gasosa) e comprometimento da difusão de oxigênio, levando à hipoxemia. Nos estágios mais avançados da doença, a eliminação de dióxido de carbono fica comprometida, resultando em aumento da pressão de dióxido de carbono no sangue arterial (hipercapnia), com consequente acidose respiratória. À medida que as paredes capilares continuam o processo de destruição, o leito capilar pulmonar diminui de tamanho, aumentando, assim, a resistência ao fluxo sanguíneo pulmonar, forçando o ventrículo direito a manter pressão arterial mais elevada na artéria pulmonar. Por esse motivo, a insuficiência cardíaca direita (*cor pulmonale*) constitui uma das complicações do enfisema. Existem dois tipos principais de enfisema: o tipo panlobular (pan-acinar) (destruição do bronquíolo respiratório, ducto alveolar e alvéolo) e o tipo centrilobular (centroacinar) (alterações patológicas que ocorrem principalmente no centro do lóbulo secundário, preservando as porções periféricas do ácino). Ambos podem ocorrer em um único paciente.

Fatores de risco
- Fatores de risco ambientais (p. ex., tabagismo ativo e passivo) e exposição prolongada e intensa a poeiras e substâncias químicas ocupacionais e poluição do ar em ambientes fechados e do ar ambiente
- Fatores do hospedeiro envolvendo interação gene-ambiente (p. ex., deficiência de alfa$_1$-antitripsina, predispondo indivíduos jovens ao desenvolvimento de enfisema lobular rápido na ausência de tabagismo).

Manifestações clínicas
- A DPOC caracteriza-se por tosse crônica, produção de escarro e dispneia aos esforços e, com frequência, agrava-se com o passar do tempo

- A DPOC é classificada nos estágios I a IV, dependendo da gravidade, que é medida pelas provas de função pulmonar (razão VEF_1/CVF e VEF_1 do paciente *versus* o valor previsto), e da gravidade dos sintomas
- Perda de peso é comum
- A hiperinsuflação crônica observada no enfisema pode levar ao desenvolvimento de uma configuração de "tórax em barril"; pode-se observar o uso dos músculos acessórios durante a inspiração
- Os sintomas são específicos da doença. Ver "Manifestações clínicas" em Asma, na Seção A, e em Bronquiectasia, na Seção B.

Considerações gerontológicas

A DPOC acentua muitas das alterações fisiológicas associadas ao envelhecimento e manifesta-se na forma de obstrução das vias respiratórias (na bronquite) e perda excessiva da retração pulmonar elástica (no enfisema). Ocorrem alterações adicionais na razão de ventilação-perfusão. Recomenda-se a vacinação (incluindo pneumocócica e vacina anual contra *influenza*) para todos os pacientes com 65 anos de idade ou mais que apresentam DPOC.

Manejo clínico

- Cessação do tabagismo, quando apropriado
- Broncodilatadores, corticosteroides e outros medicamentos (p. ex., terapia de aumento da $alfa_1$-antitripsina, antibióticos, agentes mucolíticos, agentes antitussígenos, vasodilatadores e narcóticos); as vacinas são possivelmente efetivas para reduzir a morbidade grave devido a *influenza* e pneumonia
- Oxigenoterapia, incluindo oxigênio à noite.

> **Alerta de enfermagem | Qualidade e segurança**
>
> A oxigenoterapia é variável nos pacientes com DPOC; seu objetivo na DPOC consiste em obter um nível tolerável de oxigênio, sem queda do pH (hipercapnia crescente).

- Os tratamentos variados são específicos da doença. Ver "Manejo clínico" em Asma, na Seção A, e em Bronquiectasia, na Seção B.

Manejo cirúrgico

- Bulectomia para reduzir a dispneia; redução do volume pulmonar para melhorar elasticidade e função lobares

- Cirurgia de redução do volume pulmonar, uma opção cirúrgica paliativa para um subgrupo selecionado de pacientes (p. ex., estágio IV com doença homogênea ou doença que se concentra em uma área e não se dissemina para todo o pulmão); não é curativa e apenas proporciona alívio sintomático
- Transplante de pulmão.

Manejo de enfermagem

Avaliação

- Obter informações sobre os sintomas atuais e manifestações prévias da doença, particularmente a exposição e a história de tabagismo; rever os resultados dos exames complementares disponíveis
- Avaliar a compreensão do paciente sobre a anatomia e fisiologia normais do pulmão, a fisiopatologia da DPOC e as alterações esperadas
- Avaliar os déficits de informação sobre componentes da reabilitação pulmonar (p. ex., medicamentos e oxigenoterapia em domicílio, nutrição, tratamentos respiratórios, alívio dos sintomas); ressaltar a importância da cessação do tabagismo
- Avaliar a necessidade do paciente de discutir questões relacionadas com a qualidade de vida, como sexualidade e DPOC e capacidade de enfrentamento da doença crônica. Ressaltar a importância da comunicação do paciente com a equipe de cuidados de saúde
- Considerar a necessidade do paciente de planejar o futuro (diretivas antecipadas, testamento em vida, decisão informada sobre alternativas de cuidados de saúde).

Obtenção da desobstrução das vias respiratórias

- Monitorar o paciente quanto à presença de sibilos, sons respiratórios diminuídos, dispneia e hipoxemia
- Se forem prescritos broncodilatadores ou corticosteroides, administrar corretamente os medicamentos e ficar atento para os efeitos colaterais potenciais
- Confirmar o alívio do broncospasmo pela medida da melhora nas taxas e volumes do fluxo expiratório (a força da expiração, o tempo levado para expirar e a quantidade de ar expirado), bem como pela avaliação da dispneia e comprovação de que ela diminuiu
- Incentivar o paciente a eliminar ou reduzir todos os irritantes pulmonares, particularmente o fumo de cigarros
- Instruir o paciente na tosse dirigida ou controlada

- A fisioterapia respiratória com drenagem postural, a respiração com pressão positiva intermitente, o aumento do consumo de líquidos e nebulizações suaves (com soro fisiológico ou água) podem ser úteis para alguns pacientes com DPOC.

Melhora dos padrões respiratórios
- O treinamento da musculatura inspiratória e a reeducação respiratória podem ajudar a melhorar os padrões respiratórios ineficazes
- O treinamento na respiração diafragmática diminui a frequência respiratória, aumenta a ventilação alveolar e, eventualmente, ajuda a expelir a maior quantidade possível durante a expiração
- A respiração com os lábios franzidos ajuda a diminuir a velocidade da expiração, evitar o colapso das pequenas vias respiratórias e controlar a frequência e a profundidade da respiração; promove também o relaxamento.

Melhora da tolerância à atividade
- Avaliar a tolerância e as limitações do paciente quanto à atividade, e utilizar estratégias de ensino para promover as atividades independentes da vida diária e as maneiras de diminuir o gasto energético
- Determinar se o paciente pode ser candidato a um treinamento físico para fortalecer os músculos dos membros superiores e inferiores e melhorar a tolerância ao exercício e a resistência
- Recomendar o uso de auxílios para deambulação, quando apropriado, a fim de melhorar os níveis de atividade e a deambulação
- Consultar outros profissionais de saúde (p. ex., terapeuta de reabilitação, terapeuta ocupacional, fisioterapeuta), quando necessário.

Monitoramento e manejo das complicações
- Avaliar o paciente quanto à ocorrência de complicações (insuficiência e falência respiratórias, insuficiência respiratória e atelectasia crônica)
- Monitorar, à procura de alterações cognitivas, dispneia crescente, taquipneia e taquicardia
- Monitorar os valores da oximetria de pulso e administrar oxigênio, conforme prescrição
- Instruir o paciente e a família a respeito dos sinais e sintomas de infecção ou outras complicações, e notificar as alterações observadas no estado físico e cognitivo do paciente
- Incentivar o paciente a se vacinar contra a gripe e contra *Streptococcus pneumoniae*

312 Doença pulmonar obstrutiva crônica

- Avisar o paciente sobre a necessidade de evitar sair para a rua quando a contagem de pólen estiver elevada, ou se houver poluição significativa do ar, bem como evitar a exposição a altas temperaturas externas com umidade elevada
- Se houver início rápido de falta de ar, avaliar rapidamente o paciente quanto à presença de pneumotórax potencial, examinando a simetria do movimento torácico, as diferenças nos sons respiratórios e a oximetria de pulso.

Promoção dos cuidados domiciliar, comunitário e de transição

Orientação ao paciente sobre autocuidados

- Fornecer instruções com relação ao autocuidado, e verificar o conhecimento do paciente e dos familiares sobre o autocuidado e o esquema terapêutico
- Orientar o paciente e os familiares sobre os sinais e sintomas iniciais da infecção e de outras complicações, de modo que possam procurar imediatamente cuidados de saúde apropriados

> **Alerta de enfermagem | Qualidade e segurança**
>
> A orientação é essencial e deve ser individualizada para o estágio da DPOC.

- Ajudar o paciente a estabelecer e aceitar metas realistas a curto e a longo prazos, com base na gravidade da DPOC
- Instruir o paciente a evitar os extremos de calor e de frio, bem como os poluentes do ar (p. ex., vapores, fumaça, poeira, talco, fiapos e *sprays* de aerossol). As grandes altitudes agravam a hipoxemia
- Incentivar o paciente a adotar um estilo de vida com atividade moderada, idealmente em um clima com variações mínimas de temperatura e umidade; o paciente deve evitar transtornos emocionais e situações estressantes, e deve ser incentivado a abandonar o tabagismo
- Rever as informações educativas e fazer com que o paciente demonstre o uso correto do inalador dosimetrado antes de receber alta, durante as consultas de acompanhamento e durante as visitas no domicílio.

Cuidado continuado e de transição

- Encaminhar o paciente para o serviço de atendimento domiciliar, se necessário
- Orientar o paciente sobre recursos comunitários (p. ex., programas de reabilitação pulmonar e programas para cessação do tabagismo) e

relembrar ao paciente e à família da importância de participar nas atividades de promoção da saúde geral e triagem da saúde
- Considerar a qualidade de vida e as questões que envolvem o final da vida para pacientes com DPOC de estágio terminal (p. ex., controle dos sintomas, qualidade de vida, satisfação com o cuidado, informação/comunicação, recursos de diferentes profissionais de saúde, uso de instituições de assistência, admissão hospitalar e local de morte).

Para mais informações, ver o Capítulo 24 em Hinkle JL, Cheever KH. (2018). *Brunner and Suddarth's textbook of medical-surgical nursing* (14th ed.). Philadelphia, PA: Lippincott Williams & Wilkins.

Doença renal crônica | Doença renal em estágio terminal

Quando um paciente apresenta lesão renal sustentada o suficiente para exigir terapia de substituição renal em uma base permanente, isso significa que ele passou para o quinto ou derradeiro estágio da doença renal crônica, também designada como doença renal em estágio terminal (DRET).

A velocidade de declínio da função renal e da progressão da DRET está relacionada com o distúrbio subjacente, a excreção urinária de proteína e a existência de hipertensão arterial. A doença tende a progredir mais rapidamente nos pacientes que excretam quantidades significativas de proteína (ou que apresentam pressão arterial elevada), em comparação com aqueles sem essas condições.

Manifestações clínicas

- Cardiovasculares: neuropatia periférica, hipertensão arterial, edema depressível (pés, mãos, sacro), edema periorbital, atrito pericárdico, veias do pescoço ingurgitadas, pericardite, derrame pericárdico, tamponamento pericárdico, hiperpotassemia, hiperlipidemia
- Tegumentares: pele de coloração cinza-bronzeado; pele seca e escamosa; prurido intenso; equimoses; púrpura; unhas finas e quebradiças; pelos ásperos e finos
- Pulmonares: estertores; escarro espesso e viscoso; reflexo da tosse deprimido; dor pleurítica; dispneia; taquipneia; respirações do tipo Kussmaul; pneumonite urêmica
- GI: odor de amônia no hálito; gosto metálico; ulcerações e sangramento da boca; anorexia; náuseas e vômitos; soluços; constipação intestinal ou diarreia; sangramento do trato GI

- Neurológicas: fraqueza e fadiga, confusão, incapacidade de concentração, desorientação, tremores, convulsões, asterixe, inquietação das pernas, queimação das plantas dos pés, alterações do comportamento
- Musculoesqueléticas: cãibras musculares, perda da força muscular, osteodistrofia renal, dor óssea, fraturas ósseas, queda plantar
- Reprodutivas: amenorreia, atrofia testicular, infertilidade, diminuição da libido
- Hematológicas: anemia, trombocitopenia.

Avaliação e achados diagnósticos

Diminuição da taxa de filtração glomerular (TFG) e da depuração de creatinina; retenção de sódio e de água; acidose metabólica; anemia; níveis séricos elevados de fosfato e nível sérico diminuído de cálcio; elevação do paratormônio.

Complicações

Há certo número de complicações potenciais da DRET que exigem abordagem interdependente para o cuidado. Essas complicações incluem:

- Hiperpotassemia causada por excreção diminuída, acidose metabólica, catabolismo e aporte excessivo (dieta, medicamentos, líquidos)
- Pericardite, derrame pericárdico e tamponamento pericárdico ocasionados pela retenção dos produtos de degradação urêmicos e diálise inadequada
- Hipertensão arterial em consequência da retenção de sódio e de água e disfunção do sistema renina-angiotensina-aldosterona
- Anemia provocada por produção diminuída de eritropoetina, redução do tempo de sobrevida dos eritrócitos, sangramento do trato GI causado por toxinas irritantes e formação de úlceras, e perda de sangue durante a hemodiálise
- Doença óssea e calcificações metastáticas e vasculares ocasionadas por retenção de fósforo, baixos níveis séricos de cálcio, metabolismo anormal da vitamina D e níveis elevados de alumínio.

Considerações gerontológicas

O diabetes melito, a hipertensão arterial, a glomerulonefrite crônica, a nefrite intersticial e a obstrução do trato urinário constituem causas de DRET no indivíduo idoso. Os sintomas de outros distúrbios (insuficiência cardíaca, demência) podem mascarar os da doença renal e retardar ou impedir o diagnóstico e o tratamento. Frequentemente o paciente queixa-se de sinais e sintomas de síndrome nefrótica, como edema e proteinúria. O paciente idoso pode desenvolver sinais inespecíficos de distúrbio da função renal e desequilíbrio hidreletrolítico. A hemodiálise e a diálise peritoneal têm sido usadas, efetivamente, no tratamento de pacientes idosos. A presença de distúrbios concomitantes fez com que o transplante passasse a ser tratamento menos comum para o idoso. O tratamento conservador, incluindo terapia nutricional, controle dos líquidos e medicamentos (como agentes de ligação do fosfato), pode ser utilizado se a diálise ou o transplante não forem apropriados.

Manejo clínico

As metas do manejo consistem em manter a função renal e a homeostasia pelo maior tempo possível. Todos os fatores que contribuem para a DRET e aqueles que são reversíveis (p. ex., obstrução) são identificados e tratados. O manejo é realizado, principalmente, com medicamentos e dieta. A diálise pode ser necessária para diminuir o nível de produtos de degradação urêmicos no sangue e para controlar o equilíbrio eletrolítico.

Manejo farmacológico

As complicações podem ser evitadas ou retardadas pela administração de agentes de ligação de fosfato prescritos, suplementos de cálcio, medicamentos anti-hipertensivos e cardíacos, medicamentos anticonvulsivantes e eritropoetina.

- A hiperfosfatemia e a hipocalcemia são tratadas com medicamentos que se ligam ao fósforo da dieta no trato GI (p. ex., carbonato de cálcio, acetato de cálcio, cloridrato de sevelâmer); todos os agentes de ligação devem ser administrados com alimento
- A hipertensão arterial é tratada por meio de controle do volume intravascular e administração de medicamentos anti-hipertensivos
- A insuficiência cardíaca e o edema pulmonar são tratados com restrição hídrica, dieta com baixo teor de sódio, agentes diuréticos, agentes inotrópicos (p. ex., digoxina ou dobutamina) e diálise
- A acidose metabólica é tratada, se necessário, com suplementos de bicarbonato de sódio ou diálise
- O paciente é observado quanto ao aparecimento de evidências precoces de anormalidades neurológicas (p. ex., contrações leves, cefaleia, *delirium* ou atividade convulsiva); são administrados diazepam IV ou fenitoína para controlar as convulsões
- A anemia é tratada com eritropoetina humana recombinante; a hemoglobina e o hematócrito são monitorados com frequência

- A heparina é ajustada, quando necessário, para evitar a coagulação das linhas durante os tratamentos com hemodiálise
- Pode-se prescrever ferro suplementar
- Pressão arterial e níveis séricos de potássio são monitorados.

Terapia nutricional

- Intervenção nutricional é necessária, com regulação cuidadosa do aporte de proteína ou aporte de líquidos para equilibrar as perdas hídricas, e do aporte de sódio bem como restrição de potássio
- Assegurar um aporte adequado de calorias e vitaminas. As calorias são fornecidas com carboidratos e gorduras para evitar a debilitação
- A proteína é restrita; a proteína viabilizada precisa ser de alto valor biológico (derivados do leite, ovos, carne)
- A cota de líquido é de 500 a 600 mℓ, ou mais, do que o débito urinário de 24 horas do dia anterior
- São administrados suplementos de vitaminas.

Diálise

O paciente com sintomas crescentes de doença renal é encaminhado a um centro de diálise e de transplante, precocemente, na evolução da doença renal progressiva. Em geral, a diálise é iniciada quando o paciente é incapaz de manter um estilo de vida razoável com o tratamento conservador.

Manejo de enfermagem

- Avaliar o estado hídrico e identificar fontes potenciais de desequilíbrio
- Implementar programa nutricional para garantir aporte nutricional apropriado nos limites do esquema de tratamento
- Promover sentimentos positivos ao incentivar aumento do autocuidado e maior independência
- Fornecer explicações e informações ao paciente e à sua família sobre a DRET, as opções de tratamento e as complicações potenciais
- Fornecer apoio emocional.

Promoção dos cuidados domiciliar, comunitário e de transição

Orientação ao paciente sobre autocuidados

- Fornecer explicações e informações continuadas ao paciente e à sua família sobre a DRET, incluindo opções de tratamento e complicações potenciais; monitorar o progresso do paciente e sua adesão ao esquema de tratamento

- Encaminhar o paciente a um nutricionista e ajudar no planejamento nutricional
- Orientar o paciente a verificar o dispositivo de acesso vascular quanto a sinais de obstrução e/ou infecção no local e as precauções apropriadas, como evitar a punção venosa e as medições da pressão arterial no braço com o dispositivo de acesso
- Orientar o paciente e sua família sobre os problemas a serem relatados: sinais de agravamento da doença renal, hiperpotassemia, problemas relacionados com o acesso.

Cuidado continuado e de transição

- Ressaltar a importância dos exames de acompanhamento e do tratamento
- Encaminhar o paciente a um enfermeiro de serviço de atendimento domiciliar para monitoramento e suporte continuados
- Reforçar as restrições nutricionais necessárias, incluindo restrição de líquido, sódio, potássio e proteína
- Lembrar o paciente da necessidade de atividades de promoção da saúde e triagem de saúde.

Para mais informações, ver o Capítulo 54 em Hinkle JL, Cheever KH. (2018) *Brunner and Suddarth's textbook of medical-surgical nursing* (14th ed.). Philadelphia, PA: Lippincott Williams & Wilkins.

E

Edema pulmonar agudo

O edema pulmonar é definido como o acúmulo anormal de líquido nos espaços intersticiais dos pulmões, que se difunde para os alvéolos. Pode ser classificado, de acordo com a sua origem, em cardiogênico ou não cardiogênico. O edema pulmonar cardiogênico é um evento agudo, que resulta de insuficiência ventricular esquerda. Com o aumento da resistência ao enchimento ventricular esquerdo, ocorre refluxo de sangue na circulação pulmonar. O paciente desenvolve rapidamente edema pulmonar, algumas vezes denominado *edema pulmonar tipo flash*, devido à sobrecarga de volume sanguíneo nos pulmões. O edema pulmonar também pode ser causado por distúrbios não cardíacos, tais como insuficiência renal e outras condições que provocam retenção hídrica no corpo. O edema pulmonar não cardiogênico também ocorre em consequência de lesão do revestimento dos capilares pulmonares, devido a uma lesão direta dos pulmões (p. ex., traumatismo torácico, aspiração, inalação de fumaça), lesão hematogênica (p. ex., sepse, pancreatite, múltiplas transfusões, derivação cardiopulmonar) ou lesão com elevação da pressão hidrostática. A fisiopatologia assemelha-se àquela observada na insuficiência cardíaca (IC), em que o ventrículo esquerdo é incapaz de processar a sobrecarga de volume, com consequente aumento do volume sanguíneo e elevação da pressão no átrio esquerdo. A rápida elevação da pressão atrial resulta em aumento agudo da pressão venosa pulmonar, que produz elevação da pressão hidrostática, forçando a saída de líquido dos capilares pulmonares para dentro dos espaços intersticiais e alvéolos. A drenagem linfática do excesso de líquido é ineficaz.

Manifestações clínicas
- Em consequência da oxigenação cerebral diminuída, o paciente torna-se cada vez mais agitado e ansioso
- Em associação ao início súbito de dispneia e sensação de sufocação, as mãos do paciente ficam frias e úmidas, os leitos ungueais tornam-se cianóticos (azulados), e a pele adquire uma coloração cinzenta

- O pulso é fraco e rápido, e as veias do pescoço estão distendidas
- Pode ocorrer tosse incessante, com produção de quantidades crescentes de escarro espumoso
- Com a progressão do edema pulmonar, a ansiedade e a inquietação do paciente aumentam; o paciente torna-se confuso e, em seguida, torporoso
- A respiração é rápida, ruidosa e de ressonância úmida; a saturação de oxigênio do paciente está significativamente diminuída
- O paciente, quase sufocado pelo líquido espumoso e tingido de sangue que preenche os alvéolos, está literalmente se afogando nas secreções. A situação exige medida de emergência.

Avaliação e achados diagnósticos

- As vias respiratórias e a respiração são avaliadas para determinar a gravidade da angústia respiratória
- Pode ocorrer início súbito de sinais de IC esquerda (p. ex., estertores à ausculta pulmonar), sem qualquer evidência de IC direita (p. ex., ausência de distensão venosa jugular [DVJ], ausência de edema dependente)
- Os exames laboratoriais incluem eletrólitos, ureia sanguínea, creatinina e hemograma completo
- A radiografia de tórax revela aumento da camada intersticial e extensão do edema
- A oximetria de pulso é usada para avaliar a gasometria arterial (GA).

Manejo clínico

As metas do manejo clínico consistem em reduzir a sobrecarga de volume, melhorar a função ventricular e aumentar as trocas respiratórias utilizando uma combinação de oxigenoterapia e terapia farmacológica.

Oxigenação

- Oxigênio em concentrações adequadas para aliviar a hipoxia e a dispneia (p. ex., máscara de fluxo unidirecional)
- Oxigênio por pressão positiva intermitente ou contínua não invasiva, caso os sinais de hipoxemia persistam
- Intubação endotraqueal e ventilação mecânica, se ocorrer insuficiência respiratória
- Pressão expiratória final positiva (PEEP)
- Monitoramento da oximetria de pulso e GA.

Terapia farmacológica

- Agentes diuréticos (p. ex., furosemida), para obter rápido efeito diurético
- Agentes vasodilatadores, como nitroglicerina IV ou nitroprusseto, que podem intensificar o alívio dos sintomas.

Manejo de enfermagem

- Ajudar na administração de oxigênio; preparar o material para a intubação e a ventilação mecânica, se necessário
- Posicionar o paciente em decúbito dorsal (no leito, se necessário) com as pernas pendentes
- Fornecer apoio psicológico, tranquilizando o paciente; usar o toque para transmitir uma sensação de realidade concreta. Como o paciente se encontra em um estado instável, permanecer com ele
- Fornecer informações frequentes, simples e concisas sobre o que está sendo realizado para tratar a condição, e os resultados esperados
- Monitorar os efeitos dos medicamentos. Observar o paciente quanto à eliminação de grande quantidade de urina após a administração de diuréticos, depressão respiratória excessiva, hipotensão e vômitos. Dispor de um antagonista da morfina (p. ex., cloridrato de naloxona), caso esta seja administrada. Inserir e manter um cateter vesical de demora, quando indicado. Realizar equilíbrio hídrico rigoroso
- O paciente que recebe infusões IV contínuas de agentes vasoativos exige monitoramento do ECG e avaliação frequente dos sinais vitais.

Para mais informações, ver o Capítulo 23 em Hinkle JL, Cheever KH. (2018). *Brunner and Suddarth's textbook of medical-surgical nursing* (14th ed.). Philadelphia, PA: Lippincott Williams & Wilkins.

Embolia arterial e trombose arterial

A oclusão vascular aguda pode ser causada por um êmbolo ou por trombose aguda. Os êmbolos arteriais surgem mais comumente de trombos que se formam nas câmaras cardíacas, em consequência de fibrilação atrial, infarto agudo do miocárdio (IAM), endocardite infecciosa ou insuficiência cardíaca crônica. As oclusões arteriais agudas podem resultar de lesão iatrogênica, que pode ocorrer durante a inserção de cateteres invasivos, como aqueles usados para arteriografia, angioplastia coronária transluminal percutânea ou colocação de *stent*, ou bomba com balão intra-aórtico. Outras causas incluem uso abusivo de substâncias IV, traumatismo ocasionado por fratura, lesão por esmagamento e feridas penetrantes que rompem a túnica íntima arterial.

A trombose arterial consiste em um coágulo de desenvolvimento lento em um vaso sanguíneo lesionado, o que pode ocluir uma artéria. Os trombos também se desprendem e são transportados do lado esquerdo do coração para o sistema arterial, no qual causam obstrução. O efeito imediato consiste na interrupção do fluxo sanguíneo distal; o vasoespasmo secundário pode contribuir para a isquemia. Os êmbolos tendem a se alojar em bifurcações arteriais e áreas estreitadas por aterosclerose (artérias cerebral, mesentérica, renal e coronária). A trombose aguda ocorre frequentemente em pacientes com sintomas isquêmicos preexistentes.

Manifestações clínicas

Os sintomas de êmbolos arteriais agudos dependem principalmente do tamanho do êmbolo, do órgão acometido e do estado dos vasos colaterais.

- Em geral, os sintomas são: dor, palidez, ausência de pulso, parestesia, poiquilotermia (resfriamento) e paralisia
- A parte do membro distal à oclusão apresenta-se acentuadamente mais fria e mais pálida que a parte proximal em consequência da isquemia.

Os sintomas de oclusão arterial trombótica aguda assemelham-se aos descritos para a oclusão embólica. O tratamento é mais difícil com um trombo, visto que a oclusão arterial ocorre em um vaso lesionado, exigindo uma cirurgia reconstrutora mais extensa para restaurar o fluxo em comparação com aquela necessária para a correção de um evento embólico.

Avaliação e achados diagnósticos

- O início súbito dos sintomas e a fonte aparente do êmbolo confirmam o diagnóstico
- A ecocardiografia transtorácica bidimensional ou a ecocardiografia transesofágica, a radiografia de tórax e o eletrocardiograma podem revelar a existência de doença cardíaca subjacente
- A ultrassonografia dúplex e com Doppler não invasiva pode determinar a existência e a extensão da aterosclerose subjacente, e é possível realizar uma arteriografia.

Manejo clínico

- Nos casos de oclusão embólica aguda, o tratamento com heparina é iniciado imediatamente, seguido de tratamento minimamente invasivo, como embolectomia de emergência. A embolectomia constitui o procedimento cirúrgico de emergência apenas se o membro afetado for viável. O tratamento endovascular para a trombose aguda utiliza dispositivos de trombectomia percutânea, que exigem a inserção de um cateter na artéria obstruída, e um *stent* também pode ser colocado
- Quando a circulação colateral é adequada, administra-se anticoagulação IV com heparina. Os medicamentos trombolíticos intra-arteriais podem ser administrados para dissolver coágulo – como ativador do plasminogênio tecidual (p. ex., reteplase) ou um ativador do plasminogênio de tipo uroquinase. As contraindicações para a terapia trombolítica periférica incluem sangramento interno ativo, hemorragia vascular cerebral, cirurgia de grande porte recente, hipertensão não controlada e gravidez.

Manejo de enfermagem

- Manter o paciente em repouso no leito, com o membro afetado nivelado ou ligeiramente pendente (15°) antes de uma intervenção ou cirurgia
- Manter a parte acometida em temperatura ambiente e protegida contra traumatismos
- No pós-operatório, avaliar evidências de hemorragia local (incisão cirúrgica) e sistêmica, incluindo alterações do estado mental
- Incentivar o paciente a mover as pernas para estimular a circulação e evitar a estase
- Continuar a administração de anticoagulantes para evitar a trombose da artéria afetada e diminuir o desenvolvimento de trombos subsequentes
- Se o paciente for tratado com terapia trombolítica, assegurar o uso de uma dose com base no peso, e efetuar monitoramento contínuo, incluindo sinais vitais; monitorar quanto à ocorrência de sangramento. Reduzir ao mínimo o número de punções para acesso IV e obter amostras de sangue; evitar injeções IM; prevenir qualquer traumatismo tecidual possível. Aplicar pressão por um tempo pelo menos duas vezes maior que o recomendado após a realização de qualquer punção
- Avaliar os pulsos do paciente, sinais Doppler, índice tornozelo-braquial (ITB) e funções motora e sensitiva a cada hora, durante as

primeiras 24 horas, visto que a ocorrência de alterações significativas pode indicar reoclusão
- Avaliar o paciente quanto à ocorrência de irregularidades, tais como anormalidades metabólicas, doença renal e síndrome compartimental.

Para mais informações, ver o Capítulo 30 em Hinkle JL, Cheever KH. (2018). *Brunner and Suddarth's textbook of medical-surgical nursing* (14th ed.). Philadelphia, PA: Lippincott Williams & Wilkins.

Embolia pulmonar

A embolia pulmonar (EP) refere-se à obstrução da artéria pulmonar ou de um de seus ramos por um trombo (ou trombos), que se origina de algum local no sistema venoso ou no lado direito do coração. A trombose venosa profunda (TVP), uma condição relacionada, refere-se à formação de trombos nas veias profundas, geralmente na panturrilha ou na coxa, porém algumas vezes no braço, particularmente em pacientes com cateteres centrais de inserção periférica. A TVP é discutida de modo detalhado em Distúrbios venosos, na Seção D. *Tromboembolia venosa* (TEV) é um termo que engloba tanto a TVP quanto a EP. A EP é um distúrbio comum, que frequentemente está associada a traumatismo, cirurgia (ortopédica, abdominal de grande porte, pélvica, ginecológica), gravidez, insuficiência cardíaca, idade acima dos 50 anos, estados hipercoaguláveis e imobilidade prolongada; pode ocorrer também em indivíduos aparentemente saudáveis. O resultado na EP aguda depende da ocorrência de comorbidades preexistentes e da extensão do comprometimento hemodinâmico.

Fisiopatologia

A EP costuma ser causada por um coágulo sanguíneo ou trombo, e ocorre comprometimento da troca gasosa na massa pulmonar irrigada pelo vaso obstruído. Embora essa área continue sendo ventilada, ela recebe pouco ou nenhum fluxo sanguíneo. Isso resulta em vasoconstrição localizada e aumento da resistência vascular pulmonar, que compõe o desequilíbrio de ventilação-perfusão. A EP maciça é uma emergência potencialmente fatal; é comum a ocorrência de morte em 1 hora após o início dos sintomas.

Manifestações clínicas

Os sintomas dependem do tamanho do trombo e da área de oclusão da artéria pulmonar.

- A dispneia constitui o sintoma mais comum; a taquipneia é o sinal mais frequente

Embolia pulmonar

- A dor torácica é comum, habitualmente de início súbito e de natureza pleurítica; pode ser subesternal e pode simular a angina de peito ou um infarto agudo do miocárdio
- Podem ocorrer ansiedade, febre, taquicardia, apreensão, tosse, sudorese, hemoptise, síncope, choque e morte súbita
- O quadro clínico pode simular o da broncopneumonia ou IC
- Nos casos atípicos, a EP provoca poucos sinais e sintomas, ao passo que, em outros casos, simula vários outros distúrbios cardiopulmonares
- A obstrução da artéria pulmonar resulta em dispneia pronunciada, dor subesternal súbita, pulso rápido e fraco, choque, síncope e morte súbita.

Avaliação e achados diagnósticos

- A avaliação clínica inicial concentra-se na probabilidade clínica de risco, história clínica, sinais e sintomas e exames
- Como os sintomas de EP aguda podem variar desde poucos a graves, é necessário efetuar uma investigação diagnóstica para excluir a possibilidade de outras doenças
- A investigação diagnóstica inicial pode incluir radiografia de tórax, ECG, oximetria de pulso, análise da gasometria arterial (GA) e cintigrafia de ventilação-perfusão (V/Q)
- As anormalidades frequentes no ECG incluem taquicardia sinusal e inversões da onda T nas derivações V_1 a V_4
- A angiografia pulmonar é considerada o melhor método para o diagnóstico de EP; contudo, pode não ser viável nem efetiva quanto ao custo, e não facilmente realizada, sobretudo em pacientes em estado crítico
- A tomografia computadorizada (TC) helicoidal do pulmão, o ensaio do dímero D (exame de sangue à procura de evidências de coágulos sanguíneos) e a arteriografia pulmonar podem ser justificados.

Prevenção

- Deambulação e exercícios ativos das pernas em pacientes em repouso no leito para evitar a ocorrência de TVP
- Terapia anticoagulante para pacientes cuja hemostasia seja adequada e que estejam sendo submetidos a cirurgia abdominal eletiva de grande porte ou torácica.

Ver diretrizes adicionais para a prevenção e o tratamento da TEV em Distúrbios venosos, na Seção D.

Manejo clínico

O objetivo imediato consiste em estabilizar o sistema cardiopulmonar.

- Administra-se imediatamente oxigênio nasal para aliviar a hipoxemia, a angústia respiratória e a cianose central; a hipoxemia grave pode exigir intubação endotraqueal de emergência e ventilação mecânica
- São inseridos cateteres de infusão IV para estabelecer vias de administração dos medicamentos ou líquidos que serão necessários
- Para a hipotensão que não responde à administração de líquidos parenterais, recomenda-se a instituição imediata de terapia vasopressora (dobutamina, dopamina ou norepinefrina)
- São realizadas: cintigrafia de perfusão, medições hemodinâmicas e avaliação da hipoxemia (por meio de oximetria de pulso ou determinação da GA). É possível efetuar uma TC em espiral (helicoidal) ou angiografia pulmonar
- O ECG é monitorado continuamente para arritmias e insuficiência ventricular direita, que pode ocorrer subitamente
- Obtém-se uma amostra de sangue para determinação dos eletrólitos séricos, hemograma completo e coagulograma
- Caso o paciente tenha sofrido embolia maciça e esteja hipotenso, um cateter urinário de demora é inserido para monitorar o débito urinário
- São administradas pequenas doses de morfina ou sedativos IV para aliviar a ansiedade do paciente e o desconforto torácico, para melhorar a tolerância do tubo endotraqueal e facilitar a adaptação ao ventilador mecânico, se necessário.

Terapia farmacológica

O tratamento da EP não maciça apresenta três fases: fase inicial, fase de manutenção precoce e fase de prevenção secundária a longo prazo.

Terapia anticoagulante

- Em pacientes com EP comprovada e que estejam hemodinamicamente estáveis, a terapia anticoagulante inicial inclui uma heparina de baixo peso molecular (p. ex., enoxaparina), heparina não fracionada, ou um dos novos anticoagulantes orais (NOAC), como um inibidor direto da trombina (p. ex., dabigatrana), ou um inibidor do fator Xa (p. ex., fondaparinux, rivaroxabana, apixabana ou edoxabana)

- Recomenda-se heparina não fracionada em pacientes que estejam hemodinamicamente instáveis, em antecipação a uma possível necessidade de trombólise ou embolectomia
- Opções de tratamento a longo prazo incluem varfarina e NOAC. A heparina de baixo peso molecular também é indicada, mas geralmente não é prescrita para terapia a longo prazo, pois sua administração é feita por injeção subcutânea.

Terapia trombolítica (fibrinolítica)

- O uso de anticoagulantes é interrompido antes da administração de um agente trombolítico
- Antes de iniciar a terapia trombolítica, é necessário obter a razão normalizada internacional (INR), o tempo de tromboplastina parcial (TTP), o hematócrito e as contagens de plaquetas
- A terapia trombolítica (fibrinolítica) com ativador do plasminogênio tecidual (tPA) recombinante pode incluir uroquinase, estreptoquinase e alteplase. É reservada para a EP que acometa uma área significativa e provoque instabilidade hemodinâmica
- O sangramento constitui um efeito colateral significativo; evita-se a realização de procedimentos invasivos não essenciais.

Manejo cirúrgico

- A embolectomia pode ser realizada utilizando cateteres transvenosos ou remoção cirúrgica
- A embolectomia cirúrgica deve ser realizada por uma equipe de cirurgia cardiovascular, devido à necessidade de derivação cardiopulmonar
- Dispõe-se de múltiplas técnicas para remover o êmbolo por cateteres transvenosos, incluindo aspiração e embolectomias reolítica ou rotacional, com ou sem inserção de um filtro na veia cava inferior (VCI) (p. ex., filtro de Greenfield).

Manejo de enfermagem

Redução do risco de embolia pulmonar

O enfermeiro deve monitorar e instituir medidas de prevenção de EP em todos os pacientes, mas particularmente naqueles com condições que predisponham a uma redução da velocidade do retorno venoso.

Prevenção da formação de trombo

- Incentivar a deambulação precoce e exercícios passivos e ativos das pernas

- Instruir o paciente a mover as pernas em um exercício de "bombeamento"
- Orientar o paciente a evitar permanecer sentado por períodos prolongados, bem como evitar a imobilidade e roupas apertadas
- Impedir o paciente de balançar as pernas e os pés em posição pendente
- Instruir o paciente a colocar os pés no chão ou em uma cadeira e a evitar cruzar as pernas
- Não deixar cateteres IV nos acessos venosos por períodos prolongados.

Monitoramento da terapia anticoagulante e trombolítica (fibrinolítica)

- Aconselhar o repouso no leito, monitorar os sinais vitais a cada 2 horas e limitar os procedimentos invasivos
- Determinar a INR ou o TTP ativado a cada 3 a 4 horas após iniciar a infusão do agente trombolítico (fibrinolítico), a fim de confirmar a ativação dos sistemas fibrinolíticos
- Realizar apenas as determinações essenciais de GA nos membros superiores, com compressão manual do local de punção durante pelo menos 30 minutos.

> **Alerta de enfermagem | Qualidade e segurança**
>
> Devido ao tempo de coagulação prolongado, apenas as punções arteriais ou venosas essenciais são realizadas em pacientes que receberam agentes trombolíticos (fibrinolíticos); aplica-se uma pressão manual em qualquer local de punção durante pelo menos 30 minutos. A oximetria de pulso é utilizada para monitorar alterações na oxigenação. A infusão do agente trombolítico (fibrinolítico) é interrompida imediatamente caso ocorra sangramento descontrolado.

Como minimizar a dor torácica, pleurítica

- Colocar o paciente em posição semi-Fowler; mudar frequentemente a posição do paciente e reposicioná-lo
- Administrar medicamentos analgésicos, conforme prescrição, para a dor intensa.

Manejo da oxigenoterapia

- Avaliar o paciente com frequência à procura de sinais de hipoxemia e monitorar os valores da oximetria de pulso

Embolia pulmonar

- Ajudar o paciente na respiração profunda e espirometria de incentivo
- Se houver necessidade de manejo das secreções, utilizar a terapia com nebulizador ou a percussão e drenagem postural.

Alívio da ansiedade

- Incentivar o paciente a expressar seus sentimentos e preocupações
- Responder de maneira concisa e acurada às perguntas feitas
- Explicar o tratamento e descrever como reconhecer precocemente a ocorrência de efeitos adversos.

Monitoramento das complicações

É necessário estar alerta para a complicação potencial do choque cardiogênico ou da insuficiência ventricular direita após o efeito da EP sobre o sistema cardiovascular.

Promoção do cuidado de enfermagem pós-operatório

- Medir a pressão arterial pulmonar e o débito urinário
- Avaliar o local de inserção do cateter arterial quanto a formação de hematoma e ocorrência de infecção
- Manter a pressão arterial para assegurar a perfusão dos órgãos vitais; este cuidado é de importância crucial
- Incentivar exercícios isométricos, uso de meias de compressão elástica e deambulação quando o paciente tiver permissão para levantar do leito. Elevar os pés do leito quando o paciente estiver no período de repouso
- Desencorajar a posição sentada; a flexão do quadril comprime as grandes veias das pernas.

Promoção dos cuidados domiciliar, comunitário e de transição

Orientação ao paciente sobre autocuidados

- Antes da alta hospitalar e nas visitas de acompanhamento na clínica ou na residência do paciente, orientar o paciente sobre as maneiras de evitar a recidiva e sobre os sinais e sintomas que devem levá-lo a procurar atendimento na unidade de emergência médica
- Orientar o paciente a procurar o aparecimento de equimoses e a ocorrência de sangramento quando estiver tomando agentes anticoagulantes, além de evitar bater em objetos. Aconselhar o paciente a usar uma escova de dentes com cerdas macias, para que não ocorra sangramento gengival e a evitar o uso de objetos cortantes

(p. ex., lâminas de barbear, facas); os barbeadores elétricos são preferidos
- Enquanto o paciente estiver em uso de varfarina sódica, orientá-lo a não ingerir ácido acetilsalicílico (um medicamento anticoagulante) e outros agentes anti-inflamatórios não esteroides (AINE) ou anti-histamínicos
- Instruir o paciente a verificar com o médico qualquer medicamento, incluindo os de venda livre, antes de tomá-los
- Aconselhar o paciente a continuar o uso de meias de compressão elástica durante o tempo em que forem prescritas
- Instruir o paciente a evitar laxativos – eles afetam a absorção de vitamina K, a qual promove a coagulação. Orientar o paciente a evitar o consumo regular de alimentos ricos em vitamina K (p. ex., vegetais de folhas verdes e crucíferos)
- Instruir o paciente a evitar sentar com as pernas cruzadas ou por períodos prolongados de tempo
- Recomendar ao paciente mudar regularmente de posição quando estiver viajando, caminhar ocasionalmente e fazer exercícios ativos das pernas e dos tornozelos
- Aconselhar a ingestão de grande quantidade de líquidos
- Instruir o paciente a relatar imediatamente a evacuação de fezes escuras e alcatroadas
- Recomendar ao paciente a portar uma identificação indicando o uso de agentes anticoagulantes.

Para mais informações, ver o Capítulo 23 em Hinkle JL, Cheever KH. (2014). *Brunner and Suddarth's textbook of medical-surgical nursing* (13th ed.). Philadelphia: Lippincott Williams & Wilkins.

Empiema

O empiema refere-se a um acúmulo de líquido purulento e espesso no espaço pleural. A princípio, o líquido pleural é límpido, com baixa contagem de leucócitos; no entanto, com frequência, evolui para um estágio fibropurulento e, em seguida, para um estágio em que envolve o pulmão em uma membrana exsudativa espessa (empiema loculado).

Manifestações clínicas
- O paciente está gravemente doente, com sinais e sintomas semelhantes aos de uma infecção respiratória aguda ou pneumonia (p. ex., febre, sudorese noturna, dor pleural, tosse, dispneia, anorexia, perda de peso)

- Se o paciente estiver imunocomprometido, os sintomas podem ser vagos
- Os sintomas podem ser menos evidentes quando o paciente já tiver recebido terapia antimicrobiana.

Avaliação e achados diagnósticos
- A ausculta do tórax revela murmúrio vesicular diminuído ou ausente sobre a área afetada, macicez à percussão do tórax ou frêmito diminuído
- Realizar uma TC do tórax e toracocentese (sob orientação ultrassonográfica).

Manejo clínico
O tratamento tem por objetivo drenar a cavidade pleural e obter expansão completa do pulmão. O líquido é drenado, e são prescritos antibióticos apropriados (habitualmente IV) em grandes doses, durante 4 a 6 semanas, com base no microrganismo patogênico. A drenagem de líquido pleural depende do estágio da doença e é realizada por um dos seguintes métodos:
- Aspiração por agulha (toracocentese), quando o volume é pequeno e o líquido não é muito espesso
- Toracotomia com dreno, com instilação de agentes fibrinolíticos através do dreno torácico, quando indicado
- Drenagem torácica aberta através de toracotomia para remover a pleura espessada, o pus e os resíduos, bem como o tecido pulmonar doente subjacente
- Descorticação (remoção cirúrgica) do exsudato no caso de inflamação de longa duração
- O tubo de drenagem possivelmente deve permanecer por várias semanas a meses
- Monitoramento da drenagem e radiografias de tórax seriadas.

Manejo de enfermagem
- Fornecer cuidado específico para o método de drenagem do líquido pleural
- Ajudar o paciente a enfrentar a condição; ensinar exercícios respiratórios de expansão do pulmão para restaurar a função respiratória normal
- Instruir o paciente e a família sobre o cuidado com o sistema e o local de drenagem; medir e observar a drenagem

- Orientar o paciente e a família os sinais e sintomas de infecção, e como e quando entrar em contato com o médico.

Para mais informações, ver o Capítulo 23 em Hinkle JL, Cheever KH. (2018). *Brunner and Suddarth's textbook of medical-surgical nursing* (14th ed.). Philadelphia, PA: Lippincott Williams & Wilkins.

Encefalopatia hepática e coma hepático

A encefalopatia hepática ou encefalopatia portossistêmica (EPS) é uma complicação potencialmente fatal de doença hepática, que ocorre com insuficiência hepática profunda. A amônia é considerada o principal fator etiológico no desenvolvimento da encefalopatia. Os pacientes não apresentam sinais francos da doença, mas exibem anormalidades no exame neuropsicológico. A encefalopatia hepática constitui a manifestação neuropsiquiátrica da insuficiência hepática associada a hipertensão portal e derivação do sangue do sistema porta venoso para a circulação sistêmica. As circunstâncias que aumentam os níveis séricos de amônia precipitam ou agravam a encefalopatia hepática, como digestão de proteínas nutricionais e sanguíneas e ingestão de sais de amônio. Outros fatores que podem causar encefalopatia hepática incluem diurese excessiva, desidratação, infecções, febre, cirurgia, alguns medicamentos e, além disso, níveis séricos elevados de manganês e alterações nos tipos de aminoácidos circulantes, mercaptanos e níveis dos neurotransmissores dopamina e ácido gama-aminobutírico (GABA) no sistema nervoso central.

Manifestações clínicas

- Os sintomas mais precoces da encefalopatia hepática consistem em alterações mentais menores e distúrbios motores. Há confusão leve e alterações do humor; o paciente torna-se descuidado, apresenta padrões alterados do sono e tende a dormir durante o dia e apresentar inquietação e insônia à noite
- Com a progressão, o paciente pode ter dificuldade em acordar e ficar totalmente desorientado quanto ao tempo e espaço; com a progressão contínua da doença, o paciente entra em coma franco e pode apresentar crises convulsivas
- É possível observar asterixe (tremor adejante das mãos) na encefalopatia de estágio II. As tarefas simples (p. ex., escrever) tornam-se difíceis. A incapacidade de reproduzir uma figura simples é designada como *apraxia de construção*

Encefalopatia hepática e coma hepático

- Nos estágios iniciais, os reflexos profundos do paciente são hiperativos; com o agravamento da encefalopatia, os reflexos desaparecem, e os membros tornam-se flácidos
- Em certas ocasiões, pode-se observar hálito hepático, um odor característico semelhante à grama recentemente cortada, acetona ou vinho envelhecido.

Avaliação e achados diagnósticos

- O eletroencefalograma (EEG) revela alentecimento generalizado, aumento na amplitude das ondas cerebrais e ondas trifásicas características
- São determinados os níveis séricos de amônia
- Se houver suspeita de encefalopatia hepática, pode-se avaliar diariamente a capacidade de escrever ou fazer desenhos; a apraxia de construção revela progressão.

Manejo clínico

- Administra-se lactulose para reduzir os níveis séricos de amônia. O paciente deve ser observado quanto à evacuação de fezes diarreicas aquosas, que indicam superdosagem de lactulose, e também monitorado para hipopotassemia e desidratação
- Administra-se glicose IV para minimizar a degradação das proteínas, e são administradas vitaminas para corrigir deficiências e desequilíbrios eletrolíticos (particularmente potássio)
- Se necessário, são administrados antibióticos – neomicina, metronidazol e rifaximina –, a fim de reduzir os níveis de bactérias formadoras de amônia no cólon; nenhum benefício foi demonstrado com o tratamento a longo prazo com esses antibióticos
- Os pacientes que estão comatosos ou que apresentam encefalopatia refratária à lactulose e antibioticoterapia devem ter restrição moderada no consumo de proteínas; administra-se alimentação enteral a pacientes cuja encefalopatia persistir
- Os medicamentos passíveis de precipitar encefalopatia (p. ex., sedativos, tranquilizantes, analgésicos) devem ser interrompidos
- Podem ser administrados antagonistas benzodiazepínicos (flumazenil).

Manejo de enfermagem

- Manter um ambiente seguro, para evitar a ocorrência de sangramento, lesão e infecção

- Administrar os tratamentos prescritos e monitorar o paciente quanto às numerosas complicações potenciais
- Avaliar o estado neurológico e mental do paciente
- Registrar diariamente o equilíbrio hídrico e o peso corporal, bem como os sinais vitais a cada 4 horas
- Avaliar os locais potenciais de infecção (peritônio, pulmões); relatar imediatamente quaisquer achados anormais
- Monitorar diariamente os níveis séricos de amônia
- Incentivar a respiração profunda e as mudanças de decúbito, para evitar o desenvolvimento de atelectasia, pneumonia e outras complicações respiratórias
- Comunicar-se com a família do paciente para fornecer informações sobre o estado do paciente e apoiá-la, explicando os procedimentos e os tratamentos que fazem parte do cuidado ao paciente
- Instruir a família a observar o aparecimento de sinais sutis de encefalopatia recorrente; explicar que a reabilitação após a recuperação tende a ser prolongada
- Orientar o paciente sobre a ingestão calórica e proteica: 35 a 40 kcal/kg de peso corporal por dia e 1,0 a 1,5 g/kg de peso corporal por dia
- Instruir o paciente sobre maneiras de administrar a lactulose e monitorar os efeitos colaterais
- Encaminhar o paciente ao serviço de atendimento a domicílio, a fim de avaliar o ambiente domiciliar e identificar os riscos de quedas e outras lesões
- Reforçar as orientações prévias e lembrar o paciente e a família sobre a importância das restrições nutricionais, monitoramento rigoroso e acompanhamento
- Avaliar o estado físico e mental do paciente e a sua adesão ao esquema terapêutico prescrito
- Encaminhar a psicólogos, enfermeiros psiquiátricos, gerentes de casos, assistentes sociais, conselheiros espirituais ou terapeutas para ajudar os familiares a enfrentar o problema. Fornecer apoio e orientação caso o consumo de álcool tenha influência no desenvolvimento da doença hepática e encaminhar aos Alcoólicos Anônimos ou Al-Anon.

Para mais informações, ver o Capítulo 49 em Hinkle JL, Cheever KH. (2018). *Brunner and Suddarth's textbook of medical-surgical nursing* (14th ed.). Philadelphia, PA: Lippincott Williams & Wilkins.

Endocardite infecciosa

Trata-se de uma infecção microbiana da superfície endotelial do coração. Ocorre desenvolvimento de endocardite infecciosa nas seguintes populações de pacientes:

- Pacientes com próteses valvares, dispositivos cardíacos (marca-passo ou cardioversor desfibrilador implantável) ou defeitos cardíacos estruturais (p. ex., doenças valvares, miocardiopatia hipertrófica)
- Pacientes idosos com mais tendência a apresentar lesões valvares degenerativas ou calcificadas, resposta imunológica reduzida à infecção e alterações metabólicas associadas ao envelhecimento
- Usuários de drogas IV, que correm maior risco de desenvolver endocardite estafilocócica no lado direito do coração
- Pacientes com doença debilitante ou cateteres de demora e aqueles que estejam recebendo hemodiálise ou terapia prolongada com líquidos ou antibióticos IV, nos quais a endocardite hospitalar ocorre mais frequentemente
- Pacientes em uso de medicamentos imunossupressores ou corticosteroides, que são mais suscetíveis à endocardite fúngica
- Pacientes submetidos a procedimentos invasivos, particularmente os que envolvem superfícies de mucosa (p. ex., manipulação do tecido gengival ou regiões periapicais dos dentes) e pacientes com *piercings* corporais (particularmente orais, nasais e nos mamilos), *branding* (uso de ferro quente no corpo) e tatuagem
- Outros pacientes que podem estar predispostos à endocardite infecciosa incluem pessoas que recebem imunossupressão terapêutica ou que apresentam neutropenia, imunodeficiência ou malignidade.

Fisiopatologia

Uma deformidade ou lesão do endocárdio leva ao acúmulo de fibrina e plaquetas (formação de coágulo) no endocárdio. Microrganismos infecciosos, geralmente estafilococos, estreptococos, enterococos ou pneumococos, invadem o coágulo e a lesão endocárdica. Outros microrganismos etiológicos incluem fungos (p. ex., *Candida, Aspergillus*) e riquétsias. As vegetações podem embolizar para outros tecidos por todo o corpo. À medida que o coágulo sobre o endocárdio continua se expandindo, o microrganismo infectante é recoberto pelo novo coágulo e fica oculto das defesas normais do hospedeiro. A infecção pode provocar erosão do endocárdio e alcançar as estruturas subjacentes, causando lacerações ou outras deformidades dos folhetos valvares, deiscência das próteses valvares, deformidade das cordas tendíneas e abscessos murais.

Os sinais e sintomas da endocardite infecciosa desenvolvem-se em consequência dos efeitos tóxicos da infecção, destruição das valvas cardíacas e embolização de fragmentos dos crescimentos vegetativos no endocárdio. Embolia sistêmica é mais comum na endocardite infecciosa do lado esquerdo do coração quando as vegetações bacterianas têm mais de 10 mm de diâmetro (Josephson, 2014); na endocardite infecciosa direita, ocorre embolia pulmonar.

Manifestações clínicas

- Os principais sintomas de apresentação consistem em febre e sopro cardíaco. A febre pode ser intermitente ou ausente, particularmente em pacientes tratados com antibióticos ou corticosteroides, em pacientes idosos ou naqueles que apresentam insuficiência cardíaca ou insuficiência renal. Os sopros agravam-se com o passar do tempo
- Queixas vagas de mal-estar, anorexia, perda de peso, tosse e lombalgia e dor articular podem ocorrer
- É possível verificar a existência de pequenos nódulos dolorosos (nódulos de Osler) nas polpas dos dedos das mãos ou dos pés
- Pode-se observar a ocorrência de máculas irregulares, vermelhas ou púrpura, indolores e planas (lesões de Janeway) nas palmas das mãos, dedos, mãos, plantas dos pés e dedos dos pés
- Podem ocorrer hemorragias com centros pálidos (manchas de Roth), causadas por embolias no fundo dos olhos. É possível observar hemorragias subungueais (*i. e.*, linhas e estrias castanho-avermelhadas) sob as unhas das mãos e dos pés
- Podem aparecer petéquias nas conjuntivas e mucosas
- Cardiomegalia, insuficiência cardíaca, taquicardia ou esplenomegalia podem ocorrer
- As manifestações do sistema nervoso central consistem em cefaleia, isquemia cerebral temporária ou transitória e acidente vascular encefálico
- A embolização pode constituir um sintoma de apresentação e ocorrer a qualquer momento, podendo acometer outros sistemas orgânicos; há possibilidade de ocorrerem fenômenos embólicos
- As complicações cardíacas potenciais consistem em estenose ou regurgitação valvar, lesão miocárdica e aneurismas micóticos (fúngicos) e bloqueios atrioventriculares de primeiro, segundo e terceiro graus
- A embolia, as respostas imunológicas, o abscesso do baço, os aneurismas micóticos, a cerebrite e a deterioração hemodinâmica podem causar complicações em outros órgãos.

Avaliação e achados diagnósticos

O diagnóstico definitivo é estabelecido quando um microrganismo é encontrado em duas hemoculturas separadas ou em uma vegetação ou abscesso.

- Contagens elevadas de leucócitos, anemia, fator reumatoide positivo, elevação da velocidade de hemossedimentação (VHS) ou proteína C reativa e hematúria microscópica
- A ecocardiografia transesofágica fornece dados adicionais quando a imagem transtorácica não é diagnóstica; esse método de ecocardiografia é superior na avaliação de vegetações e complicações perivalvulares.

Prevenção

Uma estratégia fundamental consiste na prevenção primária em pacientes de alto risco com profilaxia antibiótica imediatamente antes e, algumas vezes, depois dos seguintes procedimentos:

- As diretrizes atuais não recomendam mais a profilaxia antibiótica para pacientes submetidos a procedimentos que não sejam odontológicos
- Tonsilectomia ou adenoidectomia
- Procedimentos cirúrgicos que envolvam a mucosa respiratória
- Broncoscopia com biopsia ou incisão da mucosa do sistema respiratório
- Cistoscopia ou manipulação do trato urinário no caso de infecções ou colonização enterocócica do trato urinário
- Cirurgia envolvendo a pele ou o tecido musculoesquelético infectados.

O tipo de antibióticos para profilaxia varia de acordo com o procedimento e o grau de risco. Os pacientes são instruídos a tomar 2 g de amoxicilina por via oral, 1 hora antes do procedimento. Se o paciente for alérgico à penicilina, é possível utilizar clindamicina, cefalexina, cefazolina, ceftriaxona, azitromicina ou claritromicina.

O cuidado oral regular por profissional em associação a uma boa higiene oral pode reduzir o risco de bacteriemia. O cuidado oral pessoal inclui o uso de uma escova de dentes com cerdas macias e creme dental para escovar os dentes, as gengivas, a língua e a mucosa pelo menos 2 vezes/dia, bem como enxaguar a boca com colutório antisséptico por 30 s, de modo intermitente, entre a escovação dos dentes. Os pacientes são aconselhados a:

- Evitar o uso de palitos ou outros objetos cortantes na cavidade oral
- Evitar roer as unhas
- Evitar *piercing, branding* e tatuagem corporais

- Minimizar os surtos de acne e psoríase
- Evitar o uso de dispositivos intrauterinos (DIU) em mulheres
- Relatar ao médico a ocorrência de qualquer febre de mais de 7 dias de duração.

Para ajudar na prevenção, recomenda-se vigilância aumentada com os cateteres IV durante procedimentos invasivos. Remover todos os cateteres, sondas, drenos e outros dispositivos tão logo não sejam mais necessários ou não tenham mais uma função.

Manejo clínico

O tratamento tem por objetivo erradicar o microrganismo invasor por meio de doses adequadas de um agente antimicrobiano apropriado (infusão IV contínua durante 2 a 6 semanas, a cada 4 horas, ou continuamente por infusão IV, ou 1 vez/dia durante injeção intramuscular em casa). As medidas de tratamento incluem:

- Monitorar os níveis séricos dos antibióticos e obter hemoculturas para avaliar a efetividade do tratamento
- Monitorar a temperatura do paciente a intervalos regulares para verificar a efetividade do tratamento.

Manejo cirúrgico

A intervenção cirúrgica pode ser necessária se a infecção não responder aos medicamentos; se o paciente tiver endocardite de prótese valvar, vegetação móvel, insuficiência cardíaca, bloqueio cardíaco; ou se houver desenvolvimento de complicações (p. ex., perfuração septal). As intervenções cirúrgicas incluem desbridamento ou excisão da valva da aorta ou valva mitral, desbridamento das vegetações, desbridamento e fechamento de um abscesso e fechamento de uma fístula em pacientes que:

- Desenvolvem insuficiência cardíaca congestiva, apesar do tratamento clínico adequado
- Apresentam mais de um episódio embólico sistêmico grave
- Desenvolvem obstrução valvar
- Desenvolvem abscesso perianular (valva cardíaca), miocárdico ou aórtico
- Apresentam infecção não controlada, infecção persistente ou recorrente ou endocardite fúngica.

Manejo de enfermagem

- Monitorar a temperatura do paciente; pode ocorrer febre durante várias semanas. Incentivar a ingestão de líquidos para manter a

coloração amarelo-clara da urina, usar um ventilador ou banhos tépidos ou compressas com camadas leves
- Administrar os antibióticos, antifúngicos ou agentes antivirais e anti-inflamatórios não esteroides prescritos
- Avaliar as bulhas cardíacas quanto à ocorrência de sopro recente ou que se agrava
- Monitorar os sinais e sintomas de embolização sistêmica ou, nos pacientes com endocardite do coração direito, os sinais e sintomas de infarto e infiltrados pulmonares
- Avaliar os sinais e sintomas de lesão orgânica, tais como acidente vascular encefálico, meningite, insuficiência cardíaca, infarto agudo do miocárdio, glomerulonefrite e esplenomegalia
- Instruir o paciente e a família sobre a necessidade de intervalos entre atividades e períodos planejados de repouso, uso dos medicamentos e sinais e sintomas de infecção
- Fornecer apoio psicossocial enquanto o paciente permanece hospitalizado ou confinado em casa com tratamento IV restritivo
- Reforçar que a profilaxia com antibióticos é recomendada para pacientes que tiveram endocardite infecciosa e que estejam sendo submetidos a procedimentos invasivos
- Caso o paciente tenha sido submetido a tratamento cirúrgico, fornecer orientação e cuidado pós-operatórios
- Encaminhar o paciente ao serviço de atendimento domiciliar para supervisionar e monitorar a antibioticoterapia IV administrada em domicílio.

Para intervenções de enfermagem adicionais, ver Manejo de enfermagem no período peroperatório, na Seção M.

Para mais informações, ver o Capítulo 28 em Hinkle JL, Cheever KH. (2018). *Brunner and Suddarth's textbook of medical-surgical nursing* (14th ed.). Philadelphia, PA: Lippincott Williams & Wilkins.

Endocardite reumática

A febre reumática aguda, que ocorre mais frequentemente em crianças de idade escolar, pode desenvolver-se depois de um episódio de faringite por estreptococos beta-hemolíticos do grupo A. Os pacientes com febre reumática podem desenvolver cardiopatia reumática, conforme evidenciado por um sopro cardíaco recente, cardiomegalia, pericardite e insuficiência cardíaca.

O *Streptococcus* dissemina-se por contato direto com as secreções orais ou respiratórias. Embora as bactérias sejam os agentes etiológicos, a desnutrição, as aglomerações, a higiene precária e o nível socioeconômico mais baixo podem predispor os indivíduos à febre reumática. Nos EUA e em outros países desenvolvidos, a incidência da febre reumática diminuiu de modo geral; no entanto, é difícil estabelecer a incidência exata, visto que a infecção pode passar despercebida, e os indivíduos podem não procurar tratamento. Os critérios diagnósticos clínicos não são padronizados; além disso, não são realizadas necropsias de modo rotineiro.

A prevenção da febre reumática aguda depende do tratamento antibiótico efetivo da faringite estreptocócica (ver Faringite aguda, na Seção F). A profilaxia antibiótica para a febre reumática recorrente com cardite reumática pode exigir uma cobertura antibiótica de 10 anos ou mais de duração (p. ex., penicilina G IM, a cada 4 semanas; penicilina V por via oral, 2 vezes/dia; sulfadiazina por via oral, diariamente; ou eritromicina por via oral, 2 vezes/dia). Informações mais detalhadas sobre a febre reumática e a endocardite reumática podem ser encontradas em literatura especializada na enfermagem pediátrica.

Para mais informações, ver o Capítulo 28 em Hinkle JL, Cheever KH. (2018). *Brunner and Suddarth's textbook of medical-surgical nursing* (14th ed.). Philadelphia, PA: Lippincott Williams & Wilkins.

Endometriose

A endometriose é uma doença crônica, caracterizada por lesões benignas com células semelhantes àquelas que revestem o útero, que crescem de maneira anormal na cavidade pélvica, fora do útero. Observa-se alta incidência entre pacientes que têm filhos em uma idade mais avançada e aquelas com menos filhos. Em geral, é encontrada em mulheres nulíparas, entre 25 e 35 anos de idade e em adolescentes, particularmente aquelas com dismenorreia que não responde aos anti-inflamatórios não esteroides (AINE) nem aos contraceptivos orais. Parece existir uma predisposição familiar à endometriose. Trata-se de uma importante causa de dor pélvica crônica e infertilidade.

Fisiopatologia

O tecido endometrial de localização imprópria responde à estimulação hormonal ovariana e depende dela. Durante a menstruação, esse tecido endometrial ectópico descama, em sua maior parte em áreas que não

Endometriose

têm saída, o que provoca dor e aderências. O tecido endometrial também pode ser disseminado pelos canais linfáticos ou venosos. A endometriose extensa causa poucos sintomas, enquanto uma lesão isolada pode provocar sintomas graves.

Manifestações clínicas

- Os sintomas variam, mas incluem dismenorreia, dispareunia e desconforto ou dor pélvica (algumas pacientes não apresentam nenhuma dor)
- Podem ocorrer disquezia (dor à evacuação) e irradiação da dor para as costas ou para as pernas
- Em consequência, podem ocorrer depressão, incapacidade de trabalhar devido à dor e dificuldades nos relacionamentos pessoais
- Pode ocorrer infertilidade.

Avaliação e achados diagnósticos

É necessário obter uma história de saúde, incluindo um relato do padrão menstrual, para identificar os sintomas específicos. No exame pélvico bimanual, nódulos hipersensíveis fixos são palpados eventualmente, e a mobilidade uterina pode ser limitada, indicando aderências. O exame laparoscópico confirma o diagnóstico e possibilita ao médico determinar o estágio da doença.

Manejo clínico

O tratamento depende dos sintomas, do desejo de engravidar da paciente e da extensão da doença. Nos casos assintomáticos, o exame de rotina pode ser suficiente. Outra terapia para graus variáveis de sintomas pode incluir AINE, contraceptivos orais, agonistas do hormônio de liberação das gonadotropinas (GnRH) ou cirurgia. Com frequência, a gravidez alivia os sintomas, visto que não há nem ovulação nem menstruação.

Terapia farmacológica

- É possível instituir medidas paliativas (p. ex., uso de medicamentos, como agentes analgésicos e inibidores das prostaglandinas) para a dor
- São utilizados contraceptivos orais
- O androgênio sintético, o danazol, provoca atrofia do endométrio e amenorreia subsequente (o danazol é de elevado custo e pode causar efeitos colaterais desagradáveis, tais como fadiga, depressão, ganho

de peso, pele oleosa, diminuição do tamanho das mamas, acne leve, ondas de calor e atrofia vaginal)
- Os agonistas do GnRH diminuem a produção de estrogênio e provocam amenorreia subsequente. Os efeitos colaterais estão relacionados com os baixos níveis de estrogênio (p. ex., ondas de calor e ressecção vaginal).

Manejo cirúrgico
- Laparoscopia para visualizar os implantes endometriais e liberar as aderências
- Cirurgia com *laser* para vaporizar ou coagular os implantes endometriais, destruindo, assim, o tecido
- Outros procedimentos cirúrgicos, incluindo endocoagulação e eletrocoagulação, laparotomia, histerectomia abdominal, ooferectomia, salpingo-ooforectomia bilateral e apendectomia; a histerectomia constitui uma opção possível para algumas mulheres.

Manejo de enfermagem
- Obter história de saúde e realizar exame físico, concentrando-se em estabelecer quando e por quanto tempo os sintomas específicos têm sido incômodos, o efeito dos medicamentos prescritos e os planos de engravidar da mulher
- Explicar os vários procedimentos diagnósticos, com o objetivo de aliviar a ansiedade
- Proporcionar apoio emocional à mulher e a seu parceiro que desejem ter filhos
- Respeitar e abordar o impacto psicossocial do reconhecimento de que a gravidez não é facilmente possível. Discutir alternativas, tais como fertilização *in vitro* (FIV) ou adoção
- Incentivar a paciente a procurar tratamento se houver dismenorreia ou padrões de sangramento anormais
- Orientar a paciente para a Endometriosis Association para obter mais informações e apoio.[1]

Para mais informações, ver o Capítulo 57 em Hinkle JL, Cheever KH. (2018). *Brunner and Suddarth's textbook of medical-surgical nursing* (14th ed.). Philadelphia, PA: Lippincott Williams & Wilkins.

[1] N.R.T.: No Brasil, buscar mais informações na Associação Brasileira de Endometriose (ABEND).

Epididimite

A epididimite é uma infecção do epidídimo, que geralmente se dissemina a partir da uretra, bexiga ou próstata infectadas. A incidência é de menos de 1 em cada 1.000 homens por ano; a prevalência é maior em homens de 19 a 35 anos de idade. Os fatores de risco incluem cirurgia recente ou instrumentação do trato urinário, práticas sexuais de alto risco, história pessoal de infecção sexualmente transmissível (IST), infecções prévias da próstata ou urinária (ITU), falta de circuncisão, história de próstata aumentada (hiperplasia) e existência, a longo prazo, de cateter urinário de demora.

Fisiopatologia

Nos homens pré-puberais, idosos e homossexuais, o microrganismo etiológico predominante é *Escherichia coli*, embora, nos idosos, a condição também possa resultar de obstrução urinária. Em homens sexualmente ativos de 35 anos ou menos, os patógenos costumam estar relacionados com as bactérias associadas à IST (p. ex., *Chlamydia trachomatis, Neisseria gonorrhoeae*). A infecção segue uma direção ascendente, através da uretra e do ducto ejaculatório e, em seguida, ao longo do ducto deferente até o epidídimo.

Manifestações clínicas

- Com frequência, a epididimite desenvolve-se lentamente no decorrer de 1 a 2 dias, começando com febre baixa, calafrios e sensação de peso no testículo acometido
- Dor unilateral e dolorimento no canal inguinal, ao longo do trajeto do ducto deferente
- Dor e edema na bolsa escrotal e virilha
- Possível secreção da uretra, presença de sangue no sêmen, pus (piúria) e bactérias (bacteriúria) na urina e dor durante a relação sexual e a ejaculação
- A polaciúria, a urgência ou disúria e a dor testicular são agravadas pela evacuação intestinal.

Avaliação e achados diagnósticos

- Exame de urina, coloração de Gram da drenagem uretral, cultura uretral ou sonda com DNA
- Hemograma completo
- Encaminhamento para exames de IST em pacientes sexualmente ativos (sífilis, clamídia, gonorreia e HIV).

Manejo clínico

Se a epididimite estiver associada a uma IST, a(o) parceira(o) também deve receber terapia antimicrobiana. A seleção do antibiótico depende dos resultados de cultura. Se o paciente for examinado nas primeiras 24 horas após o início da dor, o cordão espermático pode ser infiltrado com anestésico local para analgesia. Deve-se evitar a instrumentação da uretra. A epididimite crônica requer um ciclo de 4 a 6 semanas de antibióticos; a infertilidade pode resultar da incapacidade dos espermatozoides de passar através do epidídimo obstruído. A epididimectomia (excisão do epidídimo do testículo) pode ser realizada para pacientes que apresentem episódios recorrentes, refratários e incapacitantes dessa infecção.

Manejo de enfermagem

- Colocar o paciente em repouso no leito, com elevação da bolsa escrotal com um suspensório escrotal ou toalha dobrada, para evitar a tração sobre o cordão espermático, promover a drenagem venosa e aliviar a dor
- Administrar agentes antimicrobianos, conforme prescrição
- Providenciar compressas frias aplicadas de modo intermitente à bolsa escrotal para ajudar a aliviar a dor; posteriormente, é possível acelerar a resolução do processo inflamatório por meio de aplicação de calor local ou banhos de assento
- Administrar agentes analgésicos, conforme prescrição, para alívio da dor
- Instruir o paciente a evitar o esforço para defecção, o levantamento de peso e a estimulação sexual até que a infecção esteja sob controle
- Orientar o paciente a continuar tomando analgésicos e antibióticos, conforme prescrição, e a usar compressas frias, quando necessário, para aliviar o desconforto
- Explicar que, para a recuperação do epidídimo, podem ser necessárias 4 semanas ou mais.

Para mais informações, ver o Capítulo 59 em Hinkle JL, Cheever KH. (2018). *Brunner and Suddarth's textbook of medical-surgical nursing* (14th ed.). Philadelphia, PA: Lippincott Williams & Wilkins.

Epilepsias

Epilepsia é um grupo de síndromes caracterizadas por convulsões recorrentes e não provocadas. As síndromes epilépticas são classificadas por padrões específicos de características clínicas, incluindo idade de início, história familiar e tipo de crise. As epilepsias incluem síndromes eletroclínicas (um complexo de características clínicas, sinais e sintomas) e outros tipos. A epilepsia pode ser primária (idiopática) ou secundária (quando a causa é conhecida, e a epilepsia constitui um sintoma de outra condição subjacente, como tumor cerebral). A epilepsia afeta cerca de 3% das pessoas durante a vida, e a maioria das formas de epilepsia ocorre em crianças e idosos.

Fisiopatologia

O problema básico nas epilepsias consiste em distúrbio (disritmia) das células nervosas em uma parte do cérebro, causando descargas elétricas anormais, recorrentes e descontroladas. A crise epiléptica característica consiste na manifestação dessa descarga neuronal excessiva. Na maioria dos casos, a causa não é conhecida (idiopática); a suscetibilidade a alguns tipos pode ser herdada. As epilepsias frequentemente ocorrem após muitos distúrbios clínicos, traumatismos e intoxicações por substâncias ou álcool. Elas também estão associadas a tumores cerebrais, abscessos e malformações congênitas. A epilepsia não é sinônimo de deficiências cognitivas ou de desenvolvimento, mas muitas pessoas que têm esses tipos de deficiência, devido a sérios danos neurológicos, também têm epilepsia.

Manifestações clínicas

As epilepsias variam desde episódios simples de olhar fixo até movimentos convulsivos prolongados, com perda da consciência. As convulsões são classificadas em parciais, generalizadas e não classificadas, de acordo com a área acometida do cérebro; o padrão inicial da convulsão frequentemente indica a região do cérebro na qual se origina. A aura, uma sensação premonitória ou de alerta, pode ocorrer antes de uma convulsão (p. ex., ver uma luz intermitente, ouvir um som).

Crises parciais simples

- Apenas um dedo ou uma das mãos podem sofrer abalo; a boca pode tremer de modo incontrolável
- O paciente pode falar de maneira ininteligível, apresentar tontura ou experimentar visões, sons, odores ou paladares inusitados ou desagradáveis – sem perda da consciência.

Crises parciais complexas

- O paciente permanece imóvel, ou move-se automaticamente, mas de modo inapropriado para o momento e o local

- O paciente pode ter emoções excessivas de medo, raiva, euforia ou irritabilidade
- O paciente não se lembra do episódio quando tiver cessado.

Crises generalizadas | Convulsões tipo grande mal

As crises generalizadas envolvem ambos os hemisférios do cérebro.

- Intensa rigidez de todo o corpo, seguida de relaxamento e contração musculares alternadas (contração tônico-clônica generalizada)
- Contrações simultâneas do diafragma e dos músculos torácicos, produzindo o grito epiléptico característico
- Mastigação da língua; paciente com incontinência urinária e fecal
- Os movimentos convulsivos têm 1 ou 2 minutos de duração
- Relaxamento seguido de coma profundo e respiração ruidosa; respirações principalmente abdominais.

Estado pós-ictal

- Após a convulsão, o paciente frequentemente fica confuso e com dificuldade de despertar
- O paciente pode dormir por várias horas
- Muitos pacientes queixam-se de cefaleia, músculos doloridos, fadiga e depressão.

🍂 Considerações gerontológicas

Os indivíduos idosos apresentam alta incidência de epilepsia de início recente; a incidência aumentada também está associada a traumatismo cranioencefálico, demência, infecção, alcoolismo e envelhecimento. A doença vascular cerebral constitui a principal causa de convulsões no indivíduo idoso; o tratamento depende da causa subjacente. Como muitos indivíduos idosos têm problemas crônicos de saúde, é provável que eles façam uso de outros medicamentos que podem interagir com os prescritos para o controle das convulsões. Além disso, a absorção, a distribuição, o metabolismo e a excreção dos medicamentos estão modificados no indivíduo idoso, em consequência das alterações da função renal e hepática relacionadas com a idade. Por conseguinte, os pacientes idosos precisam ser rigorosamente monitorados quanto aos efeitos adversos e tóxicos dos medicamentos anticonvulsivantes e quanto à ocorrência de osteoporose. O custo dos medicamentos anticonvulsivantes pode levar a uma adesão deficiente ao esquema prescrito em pacientes idosos com rendimentos da aposentadoria.

Avaliação e achados diagnósticos

- Obtém-se uma história de desenvolvimento (incluindo gravidez e parto) para identificar qualquer lesão preexistente ou traumatismo cranioencefálico. É necessário realizar exame físico e exame neurológico para determinar o tipo, a frequência e a gravidade das convulsões; são incluídos exames bioquímicos, hematológicos e sorológicos
- A ressonância magnética (RM) é usada para detectar lesões estruturais, tais como anormalidades focais, anormalidades vasculares cerebrais e alterações degenerativas cerebrais
- O eletroencefalograma (EEG) ajuda a classificar o tipo de convulsão
- A TC por emissão de fóton único (SPECT) pode ser usada para identificar a zona epileptogênica.

Manejo clínico

O manejo da epilepsia é individualizado para atender às necessidades do paciente, e não apenas controlar e evitar as convulsões. O manejo difere de paciente para paciente, visto que alguns casos de epilepsia originam-se de lesão cerebral, enquanto outros resultam de alteração da química cerebral.

Terapia farmacológica

São utilizados medicamentos para controlar as convulsões; o objetivo é obter o controle com efeitos colaterais mínimos. O tratamento habitual começa com um único medicamento.

Manejo cirúrgico

- A cirurgia está indicada quando a epilepsia resulta de tumores intracranianos, abscessos, cistos ou anomalias vasculares
- A remoção cirúrgica do foco epileptogênico é realizada para convulsões que se originam em uma área bem circunscrita do cérebro, que possa ser excisada sem produzir déficits neurológicos significativos
- Para as convulsões que são refratárias aos medicamentos em adolescentes e adultos com crises focais, pode ser implantado um gerador de pulso com derivação fixada ao nervo vago para liberar sinais elétricos ao cérebro por meio do nervo vago, a fim de controlar e reduzir a atividade convulsiva.

PROCESSO DE ENFERMAGEM

Paciente com epilepsia

Avaliação

- Obter uma história completa de crises convulsivas. Perguntar sobre fatores ou eventos passíveis de precipitar as convulsões; documentar o consumo de bebidas alcoólicas
- Determinar se o paciente apresenta aura antes da convulsão epiléptica, o que pode indicar a origem da convulsão (p. ex., ver uma luz que pisca pode indicar que a convulsão teve a sua origem no lobo occipital)
- Observar e avaliar a condição neurológica durante e após a convulsão; avaliar continuamente os sinais vitais e neurológicos. O paciente pode morrer de comprometimento cardíaco ou depressão respiratória
- Avaliar os efeitos da epilepsia sobre o estilo de vida do paciente.

Diagnóstico

DIAGNÓSTICOS DE ENFERMAGEM

- Risco de lesão, relacionado com a atividade convulsiva
- Medo relacionado com a possibilidade de sofrer convulsões
- Enfrentamento ineficaz, relacionado com o estresse imposto pela epilepsia
- Conhecimento deficiente sobre a epilepsia e o seu controle.

PROBLEMAS COLABORATIVOS/COMPLICAÇÕES POTENCIAIS

As complicações potenciais incluem estado de mal epiléptico (ver *Estado de mal epiléptico*, no boxe) e toxicidade relacionada com os medicamentos.

Planejamento e metas

As principais metas incluem prevenção da lesão, controle das convulsões, obtenção de um ajuste psicossocial satisfatório, aquisição de conhecimento e compreensão sobre a condição e a ausência de complicações.

Intervenções de enfermagem

PREVENÇÃO DA LESÃO RELACIONADA COM A ATIVIDADE CONVULSIVA

- Proporcionar privacidade e proteger o paciente dos espectadores curiosos
- Colocar o paciente no chão, se possível
- Proteger a cabeça com uma almofada para evitar bater em uma superfície dura
- Afrouxar as roupas apertadas
- Afastar qualquer móvel que possa causar lesão do paciente durante uma crise
- Se o paciente estiver na cama, remover os travesseiros e elevar as grades laterais
- Não tentar abrir a boca que está cerrada durante um espasmo nem inserir qualquer objeto. Durante uma crise convulsiva, não tentar conter o paciente

348 Epilepsias

- Colocar o paciente em decúbito lateral com a cabeça flexionada para a frente, a fim de ajudar a drenar as secreções faríngeas
- Manter um aparelho de aspiração à disposição, se necessário, para eliminar as secreções.

Redução do medo das convulsões
- Reduzir o medo de que uma convulsão possa ocorrer de modo inesperado ao incentivar a adesão do paciente ao tratamento prescrito
- Ressaltar que os medicamentos anticonvulsivantes prescritos precisam ser tomados de modo contínuo e que eles não provocam dependência; o monitoramento periódico é necessário para garantir a adequação do tratamento
- Avaliar o estilo de vida e o ambiente para determinar os fatores que precipitam as crises, tais como transtornos emocionais, estressores ambientais, início da menstruação ou febre. Incentivar o paciente a evitar esses estímulos
- Incentivar o paciente a seguir uma rotina regular e moderada no estilo de vida, dieta (evitando o excesso de estimulantes), exercícios e repouso (padrões de sono regulares)
- Instruir o paciente a evitar a estimulação fótica (p. ex., luzes brilhantes que piscam, assistir à televisão); usar óculos escuros ou cobrir um dos olhos pode ajudar
- Incentivar o paciente a participar de aulas sobre o controle do estresse.

Melhora dos mecanismos de enfrentamento
- Compreender que a epilepsia impõe sentimentos de estigmatização, alienação, depressão e incerteza
- Fornecer aconselhamento ao paciente e à família, a fim de ajudá-los a compreender a condição e as limitações impostas
- Incentivar o paciente a participar de atividades sociais e recreativas
- Instruir o paciente e a família sobre os sintomas e o seu controle
- Encaminhar para psicoterapia, quando indicado.

Promoção dos cuidados domiciliar, comunitário e de transição

Orientação ao paciente sobre autocuidados
- Evitar ou controlar a hiperplasia gengival, um efeito colateral do tratamento com fenitoína, ensinando ao paciente a realizar higiene oral cuidadosa e massagem gengival e a realizar cuidados odontológicos regulares
- Orientar o paciente a notificar o médico caso seja incapaz de tomar os medicamentos devido à doença
- Instruir o paciente e a família sobre os efeitos colaterais e a toxicidade dos medicamentos
- Fornecer orientações específicas para avaliar e relatar sinais e sintomas de superdosagem do medicamento

- Incentivar o paciente a manter um registro de medicamentos e crises convulsivas, anotando quando os medicamentos são tomados e a ocorrência de qualquer atividade convulsiva
- Instruir o paciente a tomar banho de chuveiro, e não de banheira (para evitar afogamento) e a nunca nadar sozinho
- Incentivar uma atitude realista com relação à doença; fornecer fatos sobre a epilepsia
- Instruir o paciente a levar consigo um cartão ou pulseira de identificação de emergência médica
- Orientar o paciente a procurar aconselhamento pré-natal e genético, quando desejado (a transmissão hereditária da epilepsia não foi comprovada).

Cuidado continuado e de transição
- Considerações financeiras: nos EUA, a Epilepsy Foundation of America oferece um programa de solicitação por correio para a obtenção de medicamentos ao custo mínimo e acesso a seguro de vida, bem como informações sobre reabilitação vocacional e enfrentamento da epilepsia
- Reabilitação vocacional: a agência estadual de reabilitação vocacional, nos EUA, a Epilepsy Foundation of America, e órgãos federais e estaduais podem ajudar em casos de discriminação no trabalho.

Reavaliação

Resultados esperados do paciente
- Ausência de lesões em consequência da atividade convulsiva
- Diminuição do medo
- Enfrentamento individual efetivo
- Conhecimento e compreensão da epilepsia
- Ausência de complicações das crises convulsivas (lesão) e do estado de mal epiléptico.

Para mais informações, ver o Capítulo 66 em Hinkle JL, Cheever KH. (2018). *Brunner and Suddarth's textbook of medical-surgical nursing* (14th ed.). Philadelphia, PA: Lippincott Williams & Wilkins.

Estado de mal epiléptico

O estado de mal epiléptico (atividade convulsiva prolongada aguda) refere-se a uma série de crises generalizadas, que ocorrem sem recuperação completa da consciência entre as crises. A condição é uma emergência médica, caracterizada por convulsões clínicas ou elétricas contínuas de pelo menos 30 minutos de duração. Episódios repetidos de anoxia e edema cerebrais podem levar a uma lesão cerebral irreversível e fatal. Os fatores comuns que precipitam o estado de mal epiléptico incluem interrupção dos medicamentos anticonvulsivantes, febre e infecção concomitante.

Epistaxe | Sangramento nasal

A epistaxe, uma hemorragia nasal, é causada pela ruptura de minúsculos vasos distendidos na mucosa de qualquer área do nariz. O septo anterior constitui o local mais comum, em que três vasos sanguíneos principais entram na cavidade nasal: (1) a artéria etmoidal anterior, (2) a artéria esfenopalatina e (3) os ramos maxilares internos.

Os fatores de risco incluem infecções, baixa umidade, inalação nasal de drogas ilícitas, traumatismo (incluindo assoar o nariz vigorosamente e introduzir o dedo no nariz), arteriosclerose, hipertensão, tumores nasais, trombocitopenia, uso de ácido acetilsalicílico, doença hepática e síndromes hemorrágicas).

Manejo clínico

Para identificar o local de sangramento na cavidade nasal, é possível utilizar no espéculo nasal uma lanterna ou suporte de cabeça com fonte luminosa. O tratamento inicial pode consistir em apertar a parte externa macia do nariz contra o septo da linha média, exercendo uma pressão direta e contínua durante 5 ou 10 minutos, com o paciente sentado ereto com a cabeça inclinada para a frente, a fim de evitar a deglutição e a aspiração de sangue. Pode ser necessária a aplicação de agentes anestésicos e descongestionantes nasais (fenilefrina, um ou dois *sprays*) que atuam como vasoconstritores. Os locais visíveis de sangramento podem ser cauterizados com nitrato de prata ou eletrocautério (corrente elétrica de alta frequência). É possível utilizar um tampão suplementar de Surgicel® ou Gelfoam®.

De modo alternativo, pode-se utilizar um tampão de algodão para tentar interromper o sangramento. A aspiração pode ser utilizada para remover o excesso de sangue e coágulos do campo de inspeção. Se não for possível identificar a origem do sangramento, o nariz pode ser tampado com gaze impregnada com vaselina ou pomada antibiótica; é possível utilizar um *spray* anestésico tópico e um agente descongestionante antes de introduzir o tampão de gaze, ou usar um cateter com balão inflado. Ainda, pode-se utilizar uma esponja nasal comprimida; quando esta ficar saturada com sangue ou for umedecida com uma pequena quantidade de soro fisiológico, ela se expandirá e produzirá tamponamento, interrompendo o sangramento. O tampão pode permanecer no local por 3 a 4 dias, se necessário, a fim de controlar o sangramento. Podem ser prescritos antibióticos, devido ao risco de rinossinusite iatrogênica e síndrome do choque tóxico.

Manejo de enfermagem

- Monitorar os sinais vitais, as vias respiratórias e a respiração; ajudar a controlar o sangramento
- Fornecer lenços de papel e uma cuba para a expectoração de sangue
- Assegurar ao paciente, de maneira calma e eficiente, que o sangramento pode ser controlado
- Providenciar uma infusão IV de soro fisiológico prescrito, com monitoramento cardíaco e de oximetria de pulso para o paciente com hemorragia significativa.

Orientação ao paciente sobre autocuidados

- Uma vez controlado o sangramento, instruir o paciente a evitar a realização de exercícios vigorosos por vários dias e a abster-se de alimentos quentes ou temperados e de tabaco
- Orientar o paciente as maneiras de evitar a ocorrência de epistaxe: não assoar o nariz com força nem fazer esforço à defecação, evitar grandes altitudes e o traumatismo nasal (incluindo introduzir o dedo no nariz)
- Orientar o paciente a respeito da umidificação adequada para evitar o ressecamento das passagens nasais
- Orientar o paciente sobre as maneiras de aplicar pressão direta ao nariz com o polegar e o indicador durante 15 minutos, em caso de sangramento nasal recorrente
- Aconselhar o paciente a procurar assistência médica caso não seja possível interromper o sangramento recorrente.

Para mais informações, ver o Capítulo 22 em Hinkle JL, Cheever KH. (2018). *Brunner and Suddarth's textbook of medical-surgical nursing* (14th ed.). Philadelphia, PA: Lippincott Williams & Wilkins.

Esclerose lateral amiotrófica

A esclerose lateral amiotrófica (ELA) é uma doença de etiologia desconhecida, caracterizada por perda de neurônios motores (células nervosas que controlam os músculos) nos cornos anteriores da medula espinal e nos núcleos motores da parte inferior do tronco encefálico. É frequentemente designada como *doença de Lou Gehrig*. À medida que essas células vão morrendo, as fibras musculares que elas inervam sofrem alterações atróficas. Pode ocorrer degeneração neuronal nos sistemas de neurônios motores, tanto superior quanto inferior. Entre os vários fatores de risco identificados, estão tabagismo, infecções virais, doenças autoimunes e exposições a toxinas ambientais. Por exemplo, os veteranos que serviram na Guerra do Golfo em 1991 tiveram mais casos de ELA comparados àqueles que não serviram nessa região. No entanto, a causa exata ainda é desconhecida e requer mais investigações. A ELA ocorre com mais frequência entre os 40 e os 60 anos de idade, afeta todos os grupos sociais, raciais e étnicos, sendo os homens um pouco mais afetados do que as mulheres. A maioria dos casos de ELA surge esporadicamente, mas 5 a 10% dos casos são de ELA familiar resultante de um traço autossômico dominante carregado por um dos pais. Cerca de 30% dos pacientes com ELA vivem 5 anos após o diagnóstico, com 10 a 20% sobrevivendo por até 10 anos e 5% sobrevivendo mais de 20 anos após o diagnóstico. O óbito geralmente ocorre como resultado de infecção, insuficiência respiratória ou aspiração.

Manifestações clínicas

As manifestações clínicas da ELA dependem da localização dos neurônios motores acometidos, visto que neurônios específicos ativam fibras musculares específicas. Os principais sintomas consistem em fadiga, fraqueza muscular progressiva, cãibras, fasciculações (contrações espasmódicas) e falta de coordenação.

Perda de neurônios motores nos cornos anteriores da medula espinal

- Há fraqueza progressiva e atrofia dos músculos dos braços, do tronco ou das pernas
- Ocorre espasticidade; os reflexos tendinosos profundos são rápidos e hiperativos
- Em geral, a função dos esfíncteres anal e vesical permanece preservada.

Fraqueza dos músculos inervados por nervos cranianos (25% dos pacientes no estágio inicial)

- Dificuldade na fala, deglutição e, por fim, respiração
- Fraqueza do palato mole e da parte superior do esôfago, causando regurgitação do líquido pelo nariz
- Comprometimento na capacidade de rir, tossir ou assoar o nariz.

Comprometimento dos músculos bulbares
- Dificuldade progressiva na fala e deglutição e ocorrência de aspiração
- Voz com tom anasalado e fala ininteligível
- Labilidade emocional
- Por fim, comprometimento da função respiratória.

Avaliação e achados diagnósticos

O diagnóstico baseia-se nos sinais e sintomas, visto que não há exames clínicos ou laboratoriais específicos para essa doença. A eletromiografia e a biopsia dos músculos, a RM e o exame neuropsicológico podem ajudar na avaliação e no estabelecimento do diagnóstico.

Manejo clínico

Não existe um tratamento específico para a ELA. O tratamento sintomático consiste em:

- Riluzol, um antagonista do glutamato, por causa de seu efeito neuroprotetor nos estágios iniciais da ELA
- Baclofeno, dantroleno sódico ou diazepam, para a espasticidade
- Modafinila, possivelmente usada para a fadiga
- Ventilação mecânica (utilizando a ventilação com pressão negativa), para a hipoventilação alveolar; a ventilação com pressão positiva não invasiva é uma opção
- Alimentação enteral (gastrostomia endoscópica percutânea [GEP]), para pacientes com aspiração ou dificuldades na deglutição
- As decisões sobre as medidas de suporte da vida, que são tomadas pelo paciente e sua família, baseiam-se em uma compreensão profunda da doença, do prognóstico e das implicações na instituição dessa terapia
- Incentivar o paciente a preencher uma diretiva antecipada ou um "testamento em vida" para preservar a autonomia.

Manejo de enfermagem

O cuidado de enfermagem do paciente com ELA costuma ser igual ao plano de cuidado básico para pacientes com distúrbios neurológicos degenerativos (p. ex., ver Miastenia *gravis*, na Seção M). Incentivar o paciente e a sua família a entrar em contato com as associações para obter informações e apoio.

Para mais informações, ver o Capítulo 70 em Hinkle JL, Cheever KH. (2018). *Brunner and Suddarth's textbook of medical-surgical nursing* (14th ed.). Philadelphia, PA: Lippincott Williams & Wilkins.

Esclerose múltipla

A esclerose múltipla (EM) é uma doença imunomediada, progressiva e desmielinizante do sistema nervoso central (SNC). A desmielinização se refere à destruição da mielina – o material lipídico e proteico que envolve certas fibras nervosas no cérebro e na medula espinal; isso resulta em comprometimento da transmissão dos impulsos nervosos. A EM afeta cerca de 400.000 pessoas nos EUA e ocorre em qualquer idade, mas o início de pico é entre 25 e 35 anos; afeta mulheres com mais frequência do que homens.

Fisiopatologia

As pesquisas sobre as causas da EM estão em andamento. A atividade autoimune resulta em desmielinização, mas o antígeno sensibilizado não foi identificado. Diversos fatores contribuem para o início do processo imunológico. Na EM, células T sensibilizadas encontram-se no SNC e facilitam a infiltração de outros agentes que causam lesão do sistema imune. O ataque do sistema imune leva à inflamação, que destrói a mielina e as células da oligodendróglia que produzem a mielina no SNC. Aparecem placas de tecido esclerótico nos axônios desmielinizados, interrompendo ainda mais a transmissão dos impulsos.

A EM pode ocorrer em qualquer idade, mas geralmente manifesta-se em adultos jovens entre 20 e 40 anos de idade; afeta as mulheres com mais frequência que os homens. A prevalência geográfica é maior na Europa setentrional, na Nova Zelândia, no sul da Austrália, no norte dos EUA e no sul do Canadá. Considera-se que a EM tenha muitos riscos, incluindo fatores genéticos, mas não se constatou que seja transmitida geneticamente.

Evolução da doença

A EM apresenta vários padrões de evolução:

- Evolução benigna: os sintomas são tão discretos que o paciente não procura assistência médica nem tratamento
- Evolução com recidivas e remissões (RR) (85% dos casos): os pacientes apresentam recuperação completa entre as recidivas; 50% deles avançam para uma evolução progressiva secundária, em que ocorre desenvolvimento da doença com ou sem recidivas
- Evolução progressiva primária (15%): os sintomas incapacitantes aumentam de modo uniforme, com estabilização rara e melhora temporária; essa evolução pode resultar em tetraparesia, disfunção cognitiva, perda visual e síndromes do tronco encefálico

- Evolução recidivante progressiva (menos comum, em torno de 5%): caracteriza-se por recidivas, com progressão incapacitante contínua entre as exacerbações.

Considerações gerontológicas

A expectativa de vida para pacientes com EM é 5 a 7 anos mais curta do que para pacientes sem EM. Pessoas diagnosticadas com doença progressiva secundária vivem em média 38 anos após seu início. Idosos com EM têm desafios físicos e psicossociais específicos.

Manifestações clínicas

- Os sinais e os sintomas são variados e múltiplos, e refletem a localização da lesão (placa) ou de uma combinação de lesões
- Principais sintomas: fadiga, depressão, fraqueza, dormência, dificuldade de coordenação, perda do equilíbrio e dor
- Distúrbios visuais: visão turva, diplopia (visão dupla), cegueira parcial (escotomas) e cegueira total
- Fraqueza espástica dos membros e perda dos reflexos abdominais; ataxia e tremor
- Problemas cognitivos e psicossociais; depressão, labilidade emocional e euforia
- É possível a ocorrência de problemas vesicais, intestinais e sexuais.

Manifestações secundárias relacionadas com complicações

- Infecções urinárias, constipação intestinal
- Úlceras por pressão, deformidades em contratura, edema dos pés dependente
- Pneumonia
- Depressão reativa e osteoporose
- Problemas emocionais, sociais, conjugais, econômicos e profissionais.

Exacerbações e remissões

As recidivas podem estar associadas a períodos de estresse emocional e físico.

Avaliação e achados diagnósticos

- RM (principal exame complementar) para visualizar as placas
- Eletroforese do líquido cerebrospinal (LCS); anticorpo imunoglobulina G anormal (bandas oligoclonais)

356 Esclerose múltipla

- Estudos de potenciais evocados e exames urodinâmicos
- Testes neuropsicológicos, quando indicados, para avaliar o comprometimento cognitivo
- História sexual para identificar alterações da função sexual.

Manejo clínico

Como não há cura para a EM, as metas do tratamento consistem em retardar a progressão da doença, tratar os sintomas crônicos e as exacerbações agudas. Indica-se um programa de tratamento individualizado, a fim de aliviar os sintomas e proporcionar apoio. As estratégias de manejo visam aos vários sintomas motores e sensitivos e aos efeitos da imobilidade que podem ocorrer.

Terapia farmacológica

Modificação da doença

- São administradas interferona beta-1a e interferona beta-1b por via subcutânea. Outra preparação de interferona beta-1a é administrada por via intramuscular, 1 vez/semana
- O acetato de glatirâmer, que reduz a frequência das recidivas na EM com evolução RR, é administrado diariamente por via subcutânea. A teriflunomida, o fingolimode e o fumarato de dimetila são alternativas orais que podem ser mais bem toleradas pelo paciente com reações à injeção
- Administra-se metilprednisolona IV para tratamento da recidiva aguda na EM com evolução RR
- A mitoxantrona é administrada por infusão IV, a cada 3 meses, a pacientes com EM progressiva secundária ou EM com evolução RR que apresente agravamento.

Manejo dos sintomas

- O baclofeno constitui o medicamento de escolha para o tratamento da espasticidade; além disso, é possível usar benzodiazepínicos, tizanidina e dantroleno para o tratamento da espasticidade
- Para tratar a fadiga, é possível usar amantadina, pemolina ou dalfampridine
- São administrados bloqueadores beta-adrenérgicos, agentes anticonvulsivantes e benzodiazepínicos para o tratamento da ataxia.

Manejo dos problemas vesicais e intestinais relacionados

Para tratar problemas relacionados com a eliminação, é possível utilizar medicamentos anticolinérgicos, bloqueadores alfa-adrenérgicos ou agentes antiespasmódicos, e os pacientes também podem ser orientados a realizar autocateterismo intermitente. Outras medidas incluem avaliação para infecções urinárias, tratamento com ácido ascórbico para acidificar a urina e, quando apropriado, uso de antibióticos.

PROCESSO DE ENFERMAGEM

Paciente com esclerose múltipla

Avaliação

- Avaliar os problemas efetivos e potenciais associados à doença: problemas neurológicos, complicações secundárias e impacto da doença sobre o paciente e a sua família
- Avaliar a função do paciente, particularmente a deambulação, quando ele estiver bem descansado e fatigado; pesquisar a ocorrência de fraqueza, espasticidade, comprometimento visual, incontinência e distúrbios da deglutição e da fala
- Avaliar de que modo a EM afetou o estilo de vida do paciente, como o paciente está enfrentando a situação e o que ele gostaria de melhorar.

Diagnóstico

DIAGNÓSTICOS DE ENFERMAGEM

- Mobilidade física prejudicada, relacionada com fraqueza, paresia muscular e espasticidade
- Risco de lesão, relacionado com o comprometimento sensorial e visual
- Incontinência urinária e intestinal, relacionada com a disfunção do sistema nervoso
- Comunicação verbal prejudicada e risco de aspiração, relacionados com o comprometimento de nervos cranianos
- Confusão crônica, relacionada com disfunção cerebral
- Enfrentamento ineficaz, relacionado com a incerteza sobre a evolução da doença
- Desempenho de papel ineficaz, relacionado com os limites físicos, psicológicos e sociais impostos pela EM
- Disfunção sexual, relacionada com as lesões ou a reação psicológica.

Planejamento e metas

As principais metas para o tratamento podem incluir: promoção da mobilidade física, prevenção de lesões, obtenção de continência vesical e intestinal, promoção dos mecanismos da fala e da deglutição, melhora da função cognitiva, desenvolvimento das capacidades de enfrentamento, melhora do desempenho de papel e adaptação à disfunção sexual.

Intervenções de enfermagem
Promoção da mobilidade física
- Incentivar o relaxamento e os exercícios de coordenação, para promover a eficiência muscular
- Incentivar exercícios de resistência progressiva, para fortalecer os músculos fracos
- Incentivar exercícios de caminhada, para melhorar a marcha
- Aplicar compressas mornas aos músculos espásticos; evitar banhos quentes, devido à perda sensorial
- Estimular exercícios diários de alongamento muscular, para minimizar as contraturas articulares
- Incentivar a natação, a bicicleta ergométrica e o levantamento de peso progressivo, para aliviar a espasticidade nas pernas
- Evitar apressar o paciente em qualquer atividade, visto que a pressa aumenta a espasticidade
- Incentivar o paciente a se exercitar até quase chegar à fadiga
- Aconselhar o paciente a ter períodos de repouso curtos e frequentes, de preferência deitado, para evitar a fadiga extrema
- Evitar as complicações da imobilidade por meio de avaliação e manutenção da integridade da pele e exercícios de tosse e respiração profunda.

Prevenção de lesões
- Ensinar o paciente a caminhar com os pés separados, para aumentar a estabilidade da marcha (se a disfunção motora causar falta de coordenação)
- Ensinar o paciente a observar os pés enquanto caminha se houver perda do sentido de posição
- Providenciar uma cadeira de rodas ou um triciclo motorizado caso a marcha permaneça ineficiente após treinamento (andador, bengala, aparelhos, muletas, barras paralelas e fisioterapia)
- Examinar a pele à procura de úlceras de pressão, se o paciente estiver confinado a uma cadeira de rodas.

Aumento do controle vesical e intestinal
- Manter a comadre ou o urinol prontamente disponível, visto que a necessidade de urinar deve ser atendida imediatamente
- Estabelecer um horário de micções, com aumento gradual dos intervalos
- Instruir o paciente a beber uma determinada quantidade de líquido a cada 2 horas, e tentar urinar 30 minutos depois da ingestão
- Incentivar o paciente a tomar os medicamentos prescritos para a espasticidade vesical
- Ensinar ao paciente o autocateterismo intermitente, se necessário
- Fornecer líquidos e fibras alimentares em quantidades adequadas, bem como um programa de treinamento intestinal, para os problemas intestinais, incluindo constipação intestinal, impactação fecal e incontinência.

Esclerose múltipla

Manejo das dificuldades de fala e deglutição
- Providenciar uma avaliação do paciente por um fonoaudiólogo; reforçar essa instrução e incentivar o paciente e a família a aderir ao plano
- Reduzir o risco de aspiração por meio de alimentação cuidadosa, posicionamento correto durante a alimentação e disponibilidade de um aparelho de aspiração.

Nutrição
Assim como a população geral, muitos pacientes com EM têm sobrepeso ou obesidade. Entre os fatores contribuintes estão o uso de corticosteroides, que exacerbam os sintomas, e dificuldades de locomoção como resultado da doença. A promoção de alimentação saudável e perda de peso precisa levar em conta que a fadiga e as dificuldades de locomoção são barreiras que pessoas com EM precisam enfrentar para aderir a comportamentos nutricionais.

Alerta de enfermagem | Qualidade e segurança

Problemas de deglutição enfrentados pelo paciente aumentam o risco de aspiração. Para reduzir esse risco, o enfermeiro implementa estratégias como disponibilizar utensílios de sucção, garantindo uma alimentação cuidadosa, checando a correta consistência dos alimentos e dos líquidos, e posicionando adequadamente o paciente para a refeição.[2]

Melhora da função sensitiva e cognitiva
- Fornecer um tapa-olho ou óculos com uma das lentes coberta, para bloquear os impulsos visuais de um olho caso haja diplopia (visão dupla)
- Orientar o paciente sobre serviços gratuitos de livros falados
- Encaminhar o paciente e a família a um fonoaudiólogo, se houver comprometimento nos mecanismos da fala
- Demonstrar compaixão e fornecer apoio emocional ao paciente e à família, os quais estão se adaptando a uma nova autoimagem e enfrentamento de uma vida desorganizada
- Manter o ambiente organizado; utilizar listas e outros recursos de memória para ajudar o paciente a manter uma rotina diária.

Fortalecimento dos mecanismos de enfrentamento
- Avaliar o estresse e encaminhar o paciente para aconselhamento e apoio, a fim de minimizar os efeitos adversos do enfrentamento de uma doença crônica
- Fornecer informações sobre a doença ao paciente e à família
- Ajudar o paciente a definir problemas e desenvolver alternativas para o seu manejo.

---

[2]N.R.T.: O encaminhamento ao profissional especializado em fonoaudiologia também é indicado.

Melhora do manejo domiciliar
- Sugerir modificações para possibilitar independência do paciente nas atividades de autocuidado em domicílio (assento sanitário elevado, auxílios para banho, modificações no telefone, pentes com cabo longo, pinças, roupas modificadas)
- Manter temperatura ambiente moderada; o calor aumenta a fadiga e a fraqueza muscular, enquanto o frio extremo pode aumentar a espasticidade.

Promoção da função sexual
Sugerir um especialista para ajudar o(a) paciente e sua(seu) parceira(o) nos problemas de disfunção sexual (p. ex., distúrbios eréteis e ejaculatórios nos homens; disfunção orgásmica e espasmos adutores dos músculos da coxa nas mulheres; incontinência vesical e intestinal; infecções urinárias).

Promoção dos cuidados domiciliar, comunitário e de transição
Orientação ao paciente sobre autocuidados
- Instruir o paciente e a família no uso de dispositivos auxiliares, autocateterismo e administração de medicamentos
- Auxiliar o paciente e a família a enfrentar novas incapacidades e alterações com a evolução da doença.

Cuidado continuado e de transição
- Encaminhar o paciente a um enfermeiro de cuidados domiciliares, quando indicado
- Avaliar alterações no estado de saúde do paciente e estratégias de enfrentamento; fornecer cuidados físicos ao paciente, quando necessário; coordenar serviços ambulatoriais e recursos e incentivar a promoção da saúde, as triagens de saúde apropriadas e a adaptação
- Incentivar o paciente a entrar em contato com o médico caso observe alterações na doença ou na sua evolução
- Orientar o paciente a entrar em contato com a Associação Brasileira de Esclerose Múltipla (ABEM) e grupos de apoio.

Reavaliação
Resultados esperados do paciente
- Melhora na mobilidade física
- Ausência de lesões
- Melhor controle vesical e intestinal
- Participação de estratégias para melhorar a fala e a deglutição
- Compensação das alterações nos processos de pensamento
- Melhora nas estratégias de enfrentamento
- Adesão ao plano para tratamento de manutenção domiciliar
- Adaptação às alterações da função sexual.

Para mais informações, ver o Capítulo 69 em Hinkle JL, Cheever KH. (2018). *Brunner and Suddarth's textbook of medical-surgical nursing* (14th ed.). Philadelphia, PA: Lippincott Williams & Wilkins.

Estenose aórtica

A estenose da valva aórtica refere-se ao estreitamento do orifício entre o ventrículo esquerdo e a aorta. Idade, diabetes, hipercolesterolemia, hipertensão arterial, tabagismo e níveis elevados de LDL-colesterol podem ser fatores de risco para alterações degenerativas de calcificação da valva. Ocorre estreitamento progressivo do orifício valvar, no decorrer de um período de alguns anos a várias décadas.

Fatores de risco

Diabetes melito, hipercolesterolemia, hipertensão e baixos níveis de colesterol das lipoproteínas de alta densidade podem constituir fatores de risco para alterações degenerativas da valva. Pode haver envolvimento de malformações congênitas dos folhetos ou um número anormal de folhetos (*i. e.*, um ou dois em vez de três); a endocardite reumática também pode causar alterações estruturais.

Fisiopatologia

O estreitamento progressivo do orifício valvar provoca obstrução do esvaziamento do ventrículo esquerdo. A parede ventricular sofre espessamento em resposta (*i. e.*, sofre hipertrofia) e, quando esses mecanismos compensatórios do coração começam a falhar, surgem sinais e sintomas clínicos.

Manifestações clínicas

- Dispneia aos esforços
- Ortopneia, dispneia paroxística noturna (DPN) e edema pulmonar
- Tontura e síncope (desmaio)
- Angina de peito
- Paciente possivelmente hipotenso, embora seja habitualmente normotenso
- Pressão do pulso baixa (30 mmHg ou menos).

Avaliação e achados diagnósticos

- Exame físico: um sopro sistólico, alto e áspero pode ser ouvido sobre a área aórtica (segundo espaço intercostal direito) e pode irradiar para as artérias carótidas e para o ápice do ventrículo esquerdo; possível presença de bulha B_4
- Eletrocardiograma (ECG) de 12 derivações e ecocardiograma
- RM cardíaca e TC
- Cateterismo cardíaco esquerdo.

Estenose aórtica

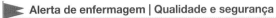
Alerta de enfermagem | Qualidade e segurança

Os exames com exercícios graduados (provas de esforço) para avaliar a capacidade física são realizados com cautela em pacientes com estenose aórtica, devido ao elevado risco de precipitar taquicardia ou fibrilação ventricular.

Prevenção

Controlar os fatores de risco modificáveis para minimizar qualquer resposta inflamatória proliferativa (p. ex., tratar diabetes melito, hipertensão e colesterol elevado, e ressaltar a importância de evitar produtos contendo tabaco).

Manejo clínico

São prescritos medicamentos para tratar arritmia ou insuficiência ventricular esquerda. Os pacientes que apresentem sintomas e que não sejam candidatos à cirurgia podem beneficiar-se de procedimentos de valvoplastia percutânea com um ou dois balões, com ou sem implante transcateter de prótese de valva aórtica (ITVA).

Manejo cirúrgico

O tratamento definitivo para a estenose aórtica é a substituição cirúrgica da valva da aorta. São também utilizados os seguintes procedimentos:

- Valvoplastia
- Comissurotomia (aberta ou fechada)
- Valvoplastia por balão
- Anuloplastia
- ITVA
- Substituição valvar com valvas mecânicas, valvas de tecido ou bioproteses (heteroenxertos [suínos, bovinos ou equinos], homoenxertos [humanos de cadáveres] ou autoenxertos [a própria valva pulmonar do paciente]).

Manejo de enfermagem

Ver Manejo de enfermagem no período peroperatório, na Seção M, para informações mais detalhadas.

Para mais informações, ver o Capítulo 28 em Hinkle JL, Cheever KH. (2018). *Brunner and Suddarth's textbook of medical-surgical nursing* (14th ed.). Philadelphia, PA: Lippincott Williams & Wilkins.

Estenose mitral

A estenose mitral refere-se a uma obstrução do fluxo sanguíneo do átrio esquerdo para o ventrículo esquerdo. Com mais frequência, é causada por endocardite reumática, que provoca espessamento progressivo dos folhetos da valva mitral (valva atrioventricular esquerda) e cordas tendíneas. Com frequência, ocorre fusão dos folhetos. Por fim, o orifício da valva mitral sofre estreitamento, causando obstrução progressiva do fluxo sanguíneo para o ventrículo.

Fisiopatologia

Em condições normais, o orifício da valva mitral apresenta uma largura que corresponde a aproximadamente três dedos. Nos casos de estenose acentuada, o orifício torna-se estreito, ficando da largura de um lápis. O átrio esquerdo tem dificuldade em mover o sangue para dentro do ventrículo, em decorrência da maior resistência imposta pelo orifício estreitado. O enchimento deficiente do ventrículo esquerdo pode causar diminuição do débito cardíaco. O aumento do volume sanguíneo no átrio esquerdo resulta em sua dilatação e hipertrofia. Como não há valva para proteger as veias pulmonares do fluxo retrógrado de sangue do átrio esquerdo, a circulação pulmonar torna-se congesta. Em consequência, o ventrículo direito precisa se contrair contra uma pressão arterial pulmonar anormalmente alta, ficando sujeito à tensão excessiva. O ventrículo direito sofre hipertrofia e, por fim, dilata-se e apresenta falência. Se a frequência cardíaca aumentar, a diástole é reduzida, resultando em menor tempo para o fluxo anterógrado de sangue, com fluxo retrógrado de sangue nas veias pulmonares. Por conseguinte, à medida que a frequência cardíaca aumenta, o débito cardíaco diminui, e as pressões pulmonares aumentam.

Manifestações clínicas

- Dispneia ao esforço (em consequência da hipertensão venosa pulmonar) constitui frequentemente o primeiro sintoma
- Fadiga progressiva e diminuição da tolerância ao exercício resultam do baixo débito cardíaco
- Tosse seca ou sibilância, hemoptise, palpitações, ortopneia, dispneia paroxística noturna (DPN) e infecções respiratórias repetidas são evidentes
- Ocorrem arritmias atriais (devido ao aumento do volume sanguíneo e da pressão, dilatando o átrio).

Avaliação e achados diagnósticos

- Pode-se observar também um pulso fraco e, com frequência, irregular (quando há fibrilação atrial)
- Ouve-se um sopro diastólico de tonalidade grave e ressoante no ápice
- Sinais e sintomas de insuficiência cardíaca podem estar presentes
- Utiliza-se ecocardiografia para diagnosticar e quantificar a gravidade da estenose mitral
- É possível utilizar eletrocardiograma (ECG), prova de esforço e cateterismo cardíaco com angiografia para ajudar a determinar a gravidade da estenose mitral.

Prevenção

A prevenção da estenose mitral baseia-se principalmente em evitar ou tratar as infecções bacterianas. Ver Endocardite reumática anteriormente, nesta Seção, para mais informações sobre prevenção.

Manejo clínico

As medidas de tratamento clínico incluem:

- Tratar a insuficiência cardíaca congestiva conforme descrito em Insuficiência cardíaca (ver Seção I)
- Administrar anticoagulantes prescritos para diminuir o risco de desenvolvimento de trombo atrial
- Auxiliar na aplicação de cardioversão, se houver desenvolvimento de fibrilação atrial
- Controlar a frequência ventricular com betabloqueadores, digoxina ou bloqueadores dos canais de cálcio
- Instruir o paciente a evitar atividades físicas vigorosas, esportes competitivos e, nas mulheres, gravidez.

Manejo cirúrgico

- A intervenção cirúrgica consiste em valvoplastia, geralmente comissurotomia para abrir ou romper as comissuras fundidas da valva mitral
- É possível realizar valvoplastia transluminal percutânea ou substituição da valva mitral.

Para mais informações, ver o Capítulo 28 em Hinkle JL, Cheever KH. (2018). *Brunner and Suddarth's textbook of medical-surgical nursing* (14th ed.). Philadelphia, PA: Lippincott Williams & Wilkins.

F

Faringite aguda

A faringite aguda, comumente designada como "dor de garganta", consiste em uma inflamação súbita e dolorosa da faringe, causada, na maioria dos casos, por infecções virais, enquanto as infecções bacterianas são responsáveis pelas demais ocorrências. Quando os estreptococos do grupo A causam faringite aguda, a condição é conhecida como *faringite estreptocócica*. A resposta inflamatória resulta em dor, febre, vasodilatação, edema e lesão tissular, que se manifesta por rubor e edema dos pilares tonsilares, úvula e palato mole. As infecções virais não complicadas regridem, em geral, em 3 a 10 dias. A faringite causada por bactérias mais virulentas é uma doença mais grave por causa da ocorrência de complicações perigosas (p. ex., sinusite, otite média, abscesso peritonsilar, mastoidite e adenite cervical). Em casos raros, a infecção pode levar a bacteriemia, pneumonia, meningite, febre reumática e nefrite.

Manifestações clínicas
- Membrana faríngea e tonsilas de cor vermelho-vivo
- Existência de folículos linfoides intumescidos e salpicados com exsudato branco-purpúreo
- Aumento e hipersensibilidade dos linfonodos cervicais
- Febre, mal-estar e dor de garganta
- Rouquidão.

Avaliação e achados diagnósticos
- São obtidas amostras com *swab* da parte posterior da faringe e tonsilas (sem incluir a língua)
- Teste de detecção rápida de antígeno (RADT) para estreptococo usado com avaliação clínica profissional
- Nova cultura do RADT negativo.

Manejo clínico

A faringite viral é tratada com medidas de suporte, enquanto são utilizados agentes antibióticos para o tratamento da faringite causada por bactérias: penicilina (durante 5 dias) para estreptococos do grupo A, e cefalosporinas e macrolídios (de 3 a 10 dias) para pacientes alérgicos à penicilina ou que apresentem resistência à eritromicina. Além disso, recomenda-se uma dieta líquida ou pastosa durante o estágio agudo. Nos casos graves são administrados líquidos IV quando o paciente não consegue deglutir. Se a deglutição for possível, o paciente é incentivado a ingerir pelo menos 2 a 3 ℓ de líquido diariamente.

Podem ser administrados analgésicos (p. ex., ácido acetilsalicílico ou paracetamol) a intervalos de 4 a 6 horas; se houver necessidade, o paracetamol com codeína pode ser administrado 3 ou 4 vezes/dia.

Manejo de enfermagem

- Incentivar o repouso ao leito durante o estágio febril da doença; estimular períodos frequentes de repouso quando o paciente estiver de pé e ativo
- Instruir o paciente acerca dos sinais e sintomas que justificam entrar em contato com o médico, incluindo dispneia, salivação, incapacidade de deglutir e de abrir totalmente a boca
- Instruir o paciente sobre precauções com as secreções (p. ex., descartar os lenços usados de modo apropriado) para evitar a disseminação da infecção e substituir a escova de dentes por outra nova
- Examinar a pele do paciente 1 ou 2 vezes/dia à procura da possível existência de exantema, visto que a faringite aguda pode preceder algumas outras doenças contagiosas (p. ex., rubéola)
- Administrar gargarejos de soro fisiológico morno ou irrigações (40,6°C a 43,3°C) para aliviar a dor. Instruir também o paciente acerca do propósito e da técnica dos gargarejos mornos (até a temperatura passível de ser tolerada pelo paciente) para promover máxima efetividade
- Aplicar um colar de gelo para alívio sintomático
- Realizar o cuidado bucal para evitar fissuras dos lábios e inflamação na boca
- Possibilitar retomada gradual da atividade
- Instruir o paciente sobre a importância de tomar o ciclo completo de tratamento com antibiótico
- Instruir o paciente e sua família acerca dos sintomas a serem observados, sinais que podem indicar o desenvolvimento de complicações, incluindo nefrite e febre reumática.

Para mais informações, ver o Capítulo 22 em Hinkle JL, Cheever KH. (2018). *Brunner and Suddarth's textbook of medical-surgical nursing* (14th ed.). Philadelphia, PA: Lippincott Williams & Wilkins.

Faringite crônica

A faringite crônica é uma inflamação persistente da faringe, que é comum em adultos que trabalham ou que residem em ambientes empoeirados, que usam a voz em excesso, que sofrem de tosse crônica e fazem uso habitual de bebidas alcoólicas e tabaco. São reconhecidos três tipos de faringite crônica: a faringite **hipertrófica**, que consiste em espessamento e congestão generalizados da mucosa faríngea; a faringite **atrófica**, que constitui um estágio tardio do tipo 1; e a faringite **granulosa crônica**, caracterizada por numerosos folículos linfáticos intumescidos da parede da faringe.

Manifestações clínicas

- Sensação constante de irritação e plenitude da garganta
- Muco que se acumula na garganta e que é expelido com a tosse
- Gotejamento pós-nasal intermitente
- Dificuldade na deglutição.

Manejo clínico

- O tratamento baseia-se no alívio dos sintomas, prevenção da exposição a irritantes e correção de qualquer distúrbio respiratório superior, pulmonar ou cardíaco passível de ser responsável pela tosse crônica
- São usados *sprays* nasais ou medicamentos contendo sulfato de efedrina ou fenilefrina para aliviar a congestão nasal
- Os descongestionantes anti-histamínicos, como a pseudoefedrina ou a bronfeniramina/pseudoefedrina, podem ser prescritos em caso de história de rinite alérgica
- Pode-se recomendar o uso de ácido acetilsalicílico (para pacientes com mais de 20 anos de idade) ou paracetamol para controlar a inflamação e aliviar o desconforto
- A tonsilectomia pode constituir uma opção efetiva, devendo-se considerar a morbidade e as complicações relacionadas com a cirurgia.

Manejo de enfermagem

- Recomendar ao paciente evitar o consumo de bebidas alcoólicas, o uso de tabaco, o tabagismo passivo e a exposição ao frio e a poluentes ambientais e ocupacionais. O uso de máscara descartável pode diminuir a exposição aos poluentes

- Incentivar o paciente a ingerir líquidos em grandes quantidades e a efetuar gargarejos com soro fisiológico morno para aliviar o desconforto da garganta. O uso de pastilhas pode ajudar a manter a garganta umedecida.

Para mais informações, ver o Capítulo 22 em Hinkle JL, Cheever KH. (2018). *Brunner and Suddarth's textbook of medical-surgical nursing* (14th ed.). Philadelphia, PA: Lippincott Williams & Wilkins.

Fenômeno de Raynaud e outras acrossíndromes

O fenômeno de Raynaud é um tipo de vasoconstrição arteriolar intermitente, que resulta em sensação de frio, dor e palidez das pontas dos dedos das mãos ou dos pés. O fenômeno de Raynaud primário ou idiopático (doença de Raynaud) ocorre na ausência de doença subjacente. O fenômeno de Raynaud secundário (síndrome de Raynaud) ocorre em associação a uma doença subjacente, quase sempre um distúrbio do tecido conjuntivo, como lúpus eritematoso sistêmico, artrite reumatoide, esclerodermia, traumatismo ou lesões arteriais obstrutivas. O fenômeno de Raynaud é 5 vezes mais comum em mulheres, com início normalmente antes dos 30 anos, e ocorre com mais frequência nos climas frios e durante o inverno. Antigamente acreditava-se que a acrocianose fosse uma variante do fenômeno de Raynaud, visto que ambos são agravados por climas frios e durante estresse emocional, e manifestam-se com coloração azulada dos dedos das mãos e hiper-hidrose (sudorese excessiva).

O prognóstico para pacientes com fenômeno de Raynaud varia; alguns melhoram lentamente, outros apresentam agravamento progressivo, e outros, ainda, não exibem nenhuma alteração. Os sintomas do fenômeno de Raynaud podem ser leves a ponto de não haver necessidade de tratamento. Entretanto, o fenômeno de Raynaud secundário caracteriza-se pela ocorrência de vasospasmo e obstrução fixa de vasos sanguíneos, podendo levar a isquemia, ulceração e gangrena. A acrocianose é um fenômeno pouco compreendido, que pode ser benigno, exigindo pouco ou nenhum tratamento, ou que pode resultar em dor crônica ou ulcerações.

Manifestações clínicas

- O fenômeno de Raynaud clássico revela palidez produzida pela vasoconstrição súbita, seguida de cianose, acompanhada de hiperemia (refluxo exagerado) causada pela vasodilatação, com consequente

coloração avermelhada (rubor); a progressão acompanha a alteração característica na coloração: branca, azul e vermelha
- Ocorrem dormência, formigamento e dor em queimação à medida que a coloração se altera
- O comprometimento tende a ser bilateral e simétrico e pode acometer os dedos dos pés e das mãos
- Na acrocianose, observam-se alterações persistentes na coloração da pele, simetria e ausência de palidez paroxística, pele acentuadamente pegajosa e hiper-hidrose das mãos e dos pés, que tendem a se agravar nos climas mais quentes, ocorrendo melhora das alterações da cor.

Manejo clínico

O principal fator no controle do fenômeno de Raynaud consiste em evitar os estímulos particulares (p. ex., frio, tabaco) que provocam vasoconstrição. Os bloqueadores dos canais de cálcio (nifedipino, anlodipino) podem ser efetivos no alívio dos sintomas. A simpatectomia (interrupção dos nervos simpáticos por meio da remoção dos gânglios simpáticos ou secção de seus ramos) pode ajudar alguns pacientes. O principal foco no tratamento da acrocianose consiste em evitar o frio e o traumatismo, além de implementar medidas para proteger as extremidades desses fatores desencadeadores.

Manejo de enfermagem

- Instruir o paciente a evitar situações que possam ser estressantes ou inseguras
- Aconselhar o paciente a minimizar a exposição ao frio, a permanecer em ambientes fechados o maior tempo possível e a usar roupas protetoras quando sair ao ar livre durante o frio
- Tranquilizar o paciente explicando que as complicações graves (p. ex., gangrena e amputação) não são habituais
- Ressaltar a importância de evitar todos os tipos de nicotina (abandono do tabagismo, sem o uso de adesivos de nicotina); ajudar o paciente a encontrar um grupo de apoio
- Avisar o paciente para manusear com cuidado os objetos pontudos, a fim de evitar lesões dos dedos das mãos
- Avisar o paciente sobre a possível ocorrência de hipotensão postural em consequência das medicações.

Para mais informações, ver o Capítulo 30 em Hinkle JL, Cheever KH. (2018). *Brunner and Suddarth's textbook of medical-surgical nursing* (14th ed.). Philadelphia, PA: Lippincott Williams & Wilkins.

Feocromocitoma

O feocromocitoma é um tumor (geralmente benigno) que se origina das células cromafins da medula suprarrenal. Em 90% dos pacientes o tumor tem sua origem na medula; nos casos remanescentes, ele ocorre em tecidos cromafins extrassuprarrenais localizados na aorta ou próximo a ela, nos ovários, no baço ou em outros órgãos. O tumor pode ocorrer em qualquer idade, mas a incidência máxima é observada entre 40 e 50 anos de idade; acomete, igualmente, ambos os sexos e exibe tendência familiar. Em 10% dos casos os tumores são bilaterais e 10% são malignos. Apesar de ser incomum, o feocromocitoma constitui uma causa de hipertensão arterial, que normalmente é curada por cirurgia; todavia, sem detecção e tratamento, quase sempre é fatal.

Manifestações clínicas

- A tríade de sintomas consiste em cefaleia, sudorese e palpitações no paciente com hipertensão arterial
- A hipertensão arterial (intermitente ou persistente) e outros distúrbios cardiovasculares são comuns
- Outros sintomas podem incluir tremores, cefaleia, rubor e ansiedade
- A hiperglicemia pode resultar da conversão do glicogênio hepático e muscular em glicose, em razão da secreção de epinefrina; a insulina pode ser necessária para manter os níveis normais de glicemia.

Sintomas da forma paroxística do feocromocitoma

- Crises agudas e imprevisíveis, de alguns segundos ou várias horas de duração, durante as quais o paciente fica extremamente ansioso, trêmulo e fraco; em geral os sintomas são de início abrupto e regridem lentamente
- Cefaleia, vertigem, visão turva, zumbidos, fome de ar e dispneia
- Poliúria, náuseas, vômitos, diarreia, dor abdominal e sensação de morte iminente
- Palpitações e taquicardia
- Elevação potencialmente fatal da pressão arterial (mais de 250/150 mmHg), o que pode causar complicações graves como arritmias cardíacas, aneurisma dissecante, acidente vascular encefálico e lesão renal aguda
- Hipotensão postural (diminuição da pressão arterial sistólica, tontura, vertigem na posição ortostática).

Avaliação e achados diagnósticos

- A tríade típica de sintomas é cefaleia, diaforese e palpitações no paciente com hipertensão
- Hipertensão e outros distúrbios cardiovasculares são comuns. A hipertensão pode ser intermitente ou persistente. Quando a hipertensão é sustentada, torna-se difícil fazer a distinção entre outras causas de hipertensão
- Deve-se investigar a existência de sinais de feocromocitoma – hipertensão, cefaleia, hiper-hidrose (sudorese excessiva), hipermetabolismo e hiperglicemia
- As determinações dos níveis urinários e plasmáticos das catecolaminas e da metanefrina ([MN], um metabólito das catecolaminas) e do ácido vanililmandélico (VMA) ou das catecolaminas livres constituem os exames mais diretos e conclusivos para a hiperatividade da medula suprarrenal
- A concentração plasmática total de catecolaminas (epinefrina e norepinefrina) é determinada com o paciente em decúbito dorsal e em repouso durante 30 minutos
- Pode-se realizar um teste de supressão com clonidina se os resultados dos exames das catecolaminas plasmáticas e urinárias não forem conclusivos
- São realizados exames de imagem (p. ex., tomografia computadorizada [TC] e ressonância magnética [RM], ultrassonografia, cintigrafia com I^{131}-metaiodobenzilguanidina [MBIG]) para localizar o feocromocitoma e determinar a existência de mais de um tumor
- Avalia-se a função de outras glândulas endócrinas.

Manejo clínico

- Recomenda-se o repouso ao leito com a cabeceira elevada
- O paciente pode ser transferido para a unidade de terapia intensiva para monitoramento rigoroso das alterações do ECG e administração cuidadosa de agentes bloqueadores alfa-adrenérgicos (p. ex., fentolamina), algumas vezes em associação a um bloqueador beta-adrenérgico (p. ex., propranolol). Relaxantes da musculatura lisa (p. ex., nitroprusseto de sódio) podem ser acrescentados para reduzir rapidamente a pressão arterial
- No pré-operatório o paciente pode iniciar o tratamento com uma dose baixa de um bloqueador alfa-adrenérgico (fenoxibenzamina) 10 a 14 dias (ou mais) antes da cirurgia
- O tratamento consiste na remoção cirúrgica do tumor, geralmente por meio de suprarrenalectomia; em geral, a hipertensão desaparece

com o tratamento. A preparação do paciente inclui o controle da pressão arterial e do volume sanguíneo, que, em geral, é realizada durante 4 a 7 dias
- O paciente é hidratado antes, no decorrer e depois da cirurgia
- No pós-operatório é necessária a reposição de corticosteroides como medicamento a longo prazo após suprarrenalectomia bilateral
- Uma atenção cuidadosa é dispensada ao monitoramento e tratamento da hipertensão e da hipoglicemia
- Vários dias após a cirurgia, os níveis urinários e plasmáticos das catecolaminas e seus metabólitos são medidos para determinar se a cirurgia foi bem-sucedida.

Manejo de enfermagem
- Monitorar as alterações do ECG, a pressão arterial, o equilíbrio hidreletrolítico e os níveis de glicemia
- Monitorar quanto à possível ocorrência de crise hipertensiva, que pode resultar da manipulação do tumor durante a excisão cirúrgica; isso causa a liberação de epinefrina e norepinefrina armazenadas, com acentuada elevação da pressão arterial e alterações da frequência cardíaca
- Incentivar o paciente a marcar consultas de acompanhamento para assegurar que o feocromocitoma não sofra recidiva sem ser detectado
- Instruir o paciente acerca do potencial dos efeitos adversos das medicações, que incluem hipotensão ortostática, obstrução nasal, aumento da fadiga e ejaculação retrógrada nos homens
- Orientar o paciente acerca do propósito dos agentes corticosteroides, dos horários dos medicamentos e dos riscos de omitir doses ou de interromper subitamente a administração das mesmas
- Orientar o paciente e sua família a medir a pressão arterial e quando notificar o médico sobre suas alterações
- Incentivar o paciente a iniciar uma dieta rica em sódio no segundo ou terceiro dia após a introdução de um agente bloqueador alfa-adrenérgico
- Fornecer instruções verbais e por escrito sobre o procedimento de coleta de amostras de urina de 24 horas
- Encaminhar ao serviço de atendimento domiciliar, quando indicado
- Estimular e apoiar o paciente, visto que ele pode ter medo de crises repetidas

- Orientar o paciente sobre a importância de verificações periódicas em decorrência do alto risco de recidiva da hipertensão, particularmente em pacientes jovens.

Para mais informações, ver o Capítulo 52 em Hinkle JL, Cheever KH. (2018). *Brunner and Suddarth's textbook of medical-surgical nursing* (14th ed.). Philadelphia, PA: Lippincott Williams & Wilkins.

Fraturas

Uma fratura é uma ruptura completa ou incompleta na continuidade da estrutura óssea e é definida de acordo com seu tipo e sua extensão.

Fisiopatologia

Ocorrem fraturas quando o osso fica sujeito a um estresse maior do que a sua capacidade de absorção. As fraturas podem ser causadas por pancadas diretas, por forças de esmagamento, por movimentos súbitos de torção, ou até mesmo por contrações musculares extremas. Quando o osso é fraturado, as estruturas adjacentes também são afetadas, resultando em edema dos tecidos moles, hemorragia nos músculos e nas articulações, luxações articulares, ruptura de tendões e de nervos e lesão dos vasos sanguíneos. Os órgãos do corpo podem ser lesionados pela força que causou a fratura ou por fragmentos da fratura. As fraturas são classificadas de acordo com sua localização (p. ex., proximal, média ou distal) e seu tipo. Também são descritas de acordo com o grau da ruptura (p. ex., *fratura em galho verde* refere-se a uma ruptura parcial) ou com as características dos fragmentos do osso fraturado (p. ex., uma *fratura cominutiva* tem mais de dois fragmentos).

Tipos de fratura

- Fratura completa: ruptura em toda a secção transversal do osso, que frequentemente é deslocado de sua posição normal
- Fratura incompleta, também denominada *fratura em galho verde*: ruptura que ocorre apenas em parte da secção transversal do osso
- Fratura cominutiva: ruptura com vários fragmentos ósseos
- Fratura fechada ou fratura simples: não produz ruptura da pele
- Fratura exposta ou fratura composta ou complexa: ruptura em que a ferida na pele ou nas mucosas se estende até o osso fraturado; graduada da seguinte maneira:
  - Grau I: ferida limpa com menos de 1 cm de comprimento
  - Grau II: ferida maior sem lesão extensa dos tecidos moles

- Grau III: ferida altamente contaminada com extensa lesão dos tecidos moles (trata-se do tipo mais grave)
- As fraturas também são descritas de acordo com a localização anatômica dos fragmentos, particularmente se houver ou não luxação
- Fratura intra-articular: estende-se dentro da face articular de um osso.

Manifestações clínicas

Nem todas essas manifestações são observadas em todas as fraturas; os sintomas podem ser específicos de acordo com a área de lesão:

- Dor aguda e perda da função
- Deformidade, encurtamento do membro
- Crepitação
- Edema e equimose localizados.

> **Alerta de enfermagem | Qualidade e segurança**
>
> Evitar a avaliação da existência de crepitação, visto que o teste pode causar maior lesão tissular. Alterações sutis da personalidade, inquietação, irritabilidade ou confusão em um paciente que sofreu fratura constituem indicações de gasometria imediata.

Avaliação e achados diagnósticos

O diagnóstico de fratura depende dos sintomas, dos sinais físicos e do exame radiográfico. Em geral o paciente relata ocorrência de lesão da área acometida. A RM e a artroscopia podem ser realizadas para identificar fratura e confirmar o diagnóstico.

Manejo clínico

Manejo de emergência

- A parte do corpo afetada deve ser imobilizada imediatamente após a lesão, antes de mover o paciente
- Deve-se colocar uma tala na área lesionada, incluindo articulações proximais e distais à fratura, a fim de evitar o movimento dos fragmentos da fratura
- A imobilização dos ossos longos dos membros inferiores é comumente realizada unindo-se as pernas com bandagens em que o membro não afetado serve de tala para o membro lesionado
- Em uma lesão do membro superior, o braço pode ser unido por bandagens ao tórax, ou o antebraço lesionado pode ser colocado em uma tipoia

- O estado neurovascular distalmente à lesão é avaliado tanto antes quanto depois da colocação da tala, a fim de determinar a adequação da perfusão tissular periférica e função nervosa
- A ferida de uma fratura exposta é coberta com curativo estéril para evitar a contaminação dos tecidos mais profundos.

Redução de fraturas

A fratura é reduzida tão logo seja possível, após a lesão; a redução torna-se mais difícil quando a lesão se consolida.

Redução fechada

- Os fragmentos ósseos são posicionados em alinhamento anatômico por meio de manipulação e tração manual; o membro é mantido na posição alinhada, enquanto se aplica um gesso, uma tala ou outro dispositivo de imobilização
- O dispositivo de imobilização mantém a redução e estabiliza o osso para sua consolidação
- A tração pode ser usada para manter a redução antes da fixação cirúrgica.

Redução aberta

- Os fragmentos de fratura são alinhados por meio de abordagem cirúrgica
- Podem ser utilizados dispositivos de fixação internos (pinos, fios, parafusos, placas, pregos ou hastes metálicas) para manter os fragmentos ósseos em posição
- Os dispositivos podem ser fixados na parte lateral do osso ou inseridos através dos fragmentos ósseos, ou diretamente na cavidade medular do osso.

Imobilização

Após redução da fratura, a imobilização mantém o osso na posição e alinhamento corretos até que ocorra a união. A imobilização é obtida por fixação externa (bandagens, aparelhos de gesso, talas, tração contínua e fixadores externos) ou interna.

Manutenção e restauração da função

- A função é mantida e restaurada com controle do edema pela elevação do membro lesionado e aplicação de gelo, conforme prescrição

- O estado neurovascular (circulação, movimento e sensação) é monitorado, com frequência, distalmente à lesão; pode ocorrer comprometimento em decorrência de edema e tumefação
- A inquietação, a ansiedade e o desconforto são controlados com uma variedade de abordagens (p. ex., tranquilização, mudanças de posição e estratégias de alívio da dor, incluindo o uso de analgésicos)
- Os exercícios isométricos e estáticos são incentivados para minimizar a atrofia e para promover a circulação. Com fixação interna, o cirurgião determina o grau de movimento e de estresse de sustentação de peso que o membro pode suportar e prescreve o nível de atividade.

Manifestações clínicas e complicações

As complicações precoces das fraturas incluem choque, síndrome de embolia gordurosa (SEG), síndrome compartimental, coagulação intravascular disseminada (CID) e tromboembolia venosa (trombose venosa profunda [TVP], embolia pulmonar [EP]). As complicações tardias consistem em união tardia, união defeituosa, não união, necrose avascular (NAV) do osso, reação aos dispositivos internos de fixação, síndrome dolorosa regional complexa (SDRC), anteriormente denominada *distrofia simpática reflexa* (DSR), e ossificação heterotópica.

Choque hipovolêmico

O choque hipovolêmico, que ocorre em consequência de hemorragia, é mais frequentemente observado em pacientes traumatizados com fraturas pélvicas, bem como em pacientes com fratura de fêmur luxada ou exposta, em que ocorre ruptura da artéria femoral pelos fragmentos ósseos. Os sintomas iniciais do choque hipovolêmico consistem em ansiedade, respiração rápida, aumento do pulso, diminuição da pressão sistólica e redução ou estreitamento da pressão do pulso. Ver Choque hipovolêmico, na Seção C, para informações mais detalhadas.

Síndrome de embolia gordurosa

Se ocorrer SEG com bloqueio dos pequenos vasos sanguíneos que irrigam o cérebro, os pulmões, os rins e outros órgãos (de início súbito, observado em 12 a 72 horas), podem-se observar as seguintes manifestações: hipoxia, taquipneia, taquicardia e pirexia; dispneia, estertores, sibilos, dor torácica precordial, tosse, grandes quantidades de escarro espesso e branco; valores da gasometria com Pa_{O_2} abaixo de 60 mmHg, com alcalose respiratória inicial e, posteriormente, acidose respiratória; alterações do estado mental, que variam desde cefaleia e agitação leve até *delirium* e coma. A tríade clássica de manifestações clínicas da SEG é composta por hipoxemia, comprometimento neurológico e erupção petequial. A radiografia de tórax revela um infiltrado típico em "tempestade de neve". Por fim, pode haver desenvolvimento de edema pulmonar agudo, síndrome de angústia respiratória aguda (SARA) e insuficiência cardíaca.

Em caso de embolização sistêmica, o paciente apresenta-se pálido. Aparecem petéquias nas membranas da cavidade oral e sacos conjuntivais, no palato duro e sobre o tórax e pregas axilares anteriores. Ocorre febre (temperatura acima de 39,5°C). Pode-se verificar a existência de gordura livre na urina quando os êmbolos alcançam os rins. Pode ocorrer desenvolvimento de necrose tubular aguda e insuficiência renal.

Síndrome compartimental

A síndrome compartimental refere-se à diminuição súbita e grave do fluxo sanguíneo para os tecidos distais à lesão. A síndrome compartimental aguda pode provocar dor profunda, latejante e incessante, que não é controlada por medicamentos opioides (pode ser causada por um aparelho gessado ou curativo constritivo, ou por aumento no conteúdo do compartimento muscular em razão da ocorrência de edema ou hemorragia). São observados leitos ungueais cianóticos (de coloração azulada) ou dedos das mãos ou dos pés pálidos, escuros e frios; o tempo de enchimento capilar dos leitos ungueais é prolongado (mais de 3 segundos); o pulso pode estar diminuído (Doppler) ou ausente; e podem ocorrer fraqueza motora, paralisia e parestesia.

Coagulação intravascular disseminada

As manifestações da CID consistem em sangramento inesperado após a cirurgia e sangramento das mucosas, dos locais de punção venosa e do trato gastrintestinal e urinário. Ver Coagulação intravascular disseminada, na Seção C, para informações mais detalhadas.

Outras complicações

- Os sintomas de infecção podem incluir hipersensibilidade, dor, vermelhidão, edema, calor local, temperatura elevada e drenagem purulenta
- A união tardia manifesta-se quando não ocorre consolidação dentro do período de tempo esperado para a localização e o tipo de fratura, mas a fratura finalmente se consolida
- A não união manifesta-se por desconforto persistente e movimento anormal no local da fratura. Alguns fatores de risco incluem infecção

no local da fratura, interposição de tecido entre as extremidades ósseas, imobilização ou manipulação inadequadas, que rompem a formação do calo, espaço excessivo entre os fragmentos ósseos, contato ósseo limitado e comprometimento do suprimento sanguíneo, resultando em NAV
- A *união defeituosa* consiste na consolidação de ossos fraturados em posição inadequadamente alinhada
- NAV do osso ocorre quando este perde seu suprimento sanguíneo e morre
- SDRC manifesta-se como um problema infrequente e doloroso do sistema nervoso simpático, que se caracteriza por dor intensa em queimação, edema local, hiperestesia, rigidez, alteração da coloração, alterações cutâneas vasomotoras (*i. e.*, calor, vermelhidão, ressecamento, frio, sudorese e cianose) e alterações tróficas, que podem incluir pele brilhante e lustrosa e crescimento aumentado dos pelos e das unhas
- Podem-se observar manifestações de outras complicações (TVP, tromboembolia, EP). Ver distúrbios específicos para informações mais detalhadas.

Manejo das complicações

Complicações precoces

- O tratamento do choque hipovolêmico consiste em estabilizar a fratura para evitar qualquer hemorragia adicional, em restaurar o volume e a circulação sanguínea, em aliviar a dor do paciente, em realizar a imobilização correta e em proteger o paciente de qualquer lesão adicional e outras complicações. Ver "Manejo de enfermagem" em Choque hipovolêmico, na Seção C, para informações mais detalhadas
- A prevenção e o manejo da SEG envolvem a imobilização imediata das fraturas, incluindo fixação cirúrgica precoce, manipulação mínima da fratura, suporte adequado para os ossos fraturados durante a mudança de posição e o posicionamento do paciente e manutenção do equilíbrio hidreletrolítico. O início imediato do suporte respiratório é essencial, com prevenção da acidose respiratória e metabólica e correção dos distúrbios homeostáticos. Podem ser administrados corticosteroides e medicamentos vasopressores.

> **Alerta de enfermagem | Qualidade e segurança**
>
> Alterações sutis da personalidade, inquietação, irritabilidade ou confusão mental em um paciente que sofreu uma fratura constituem indicações para a realização imediata de gasometria arterial.

- A síndrome compartimental é tratada com manutenção do membro em nível do coração (*e não acima do nível do coração*) e abertura e divisão em duas partes do gesso ou abertura da tala, se um ou outro estiver presente
- Pode ser necessária uma fasciotomia (descompressão cirúrgica com excisão da fáscia) para aliviar a fáscia muscular constritiva. A ferida permanece aberta e coberta com curativos úmidos de soro fisiológico estéril por 3 a 5 dias. O membro é imobilizado em tala e elevado até o nível do coração. Podem ser realizados exercícios passivos de amplitude de movimento (ADM) prescritos a cada 4 a 6 horas
- Outras complicações são tratadas conforme prescrito (ver distúrbios específicos para informações mais detalhadas).

Complicações tardias

- A união tardia (falta de união das extremidades de um osso fraturado) é tratada com fixação interna, enxerto ósseo (osteogênese, osteocondução, osteoindução), estimulação óssea elétrica ou combinação dessas terapias
- O manejo da SDRC envolve elevação do membro; alívio da dor; realização de exercícios de ADM; e ajudar pacientes com dor crônica, atrofia por desuso e osteoporose. As medidas de pressão arterial ou as punções venosas devem ser evitadas no membro acometido
- Outras complicações são tratadas conforme prescrição (ver distúrbios específicos para informações mais detalhadas).

Manejo de enfermagem

Manejo de fraturas fechadas

- Instruir o paciente sobre os métodos corretos para controlar o edema e a dor (p. ex., elevar o membro até o nível do coração, ingerir os analgésicos conforme prescrição)
- Ensinar ao paciente exercícios para manter a saúde dos músculos não afetados e fortalecer os músculos necessários para transferência e para uso de dispositivos auxiliares (p. ex., muletas, andadores)
- Instruir o paciente sobre como usar os dispositivos auxiliares com segurança
- Ajudar o paciente a modificar o ambiente doméstico, quando necessário, e assegurar assistência pessoal, se necessário
- Fornecer instruções ao paciente, incluindo autocuidado, informações sobre medicamentos, monitoramento para complicações potenciais e necessidade de supervisão contínua dos cuidados de saúde.

Manejo de fraturas expostas

- Os objetivos do manejo consistem em evitar a infecção da ferida, dos tecidos moles e do osso, e em promover a consolidação do osso e cicatrização dos tecidos moles. Na fratura exposta existe o risco de osteomielite, tétano e gangrena gasosa
- Administrar, imediatamente, antibióticos IV no momento da admissão do paciente ao hospital, juntamente com toxoide tetânico, se necessário; obter uma cultura da ferida, quando indicado
- A irrigação e o desbridamento da ferida devem ser realizados no centro cirúrgico precocemente
- Elevar o membro para minimizar o edema
- Avaliar, com frequência, o estado neurovascular
- Medir a temperatura do paciente a intervalos regulares e verificar, periodicamente, sinais de infecção.

Manejo de fraturas em locais específicos

As fraturas podem necessitar de várias semanas a meses para sua consolidação; o objetivo do manejo é a recuperação máxima da função. É essencial proceder a uma avaliação neurovascular contínua do membro distal à fratura para avaliar a extensão da lesão e o possível comprometimento dos nervos e vasos sanguíneos.

Clavícula

- A fratura de clavícula é uma lesão comum que resulta de queda ou pancada direta no ombro
- Monitorar a circulação e a função dos nervos do braço afetado e comparar com o braço não afetado para determinar variações, que podem indicar distúrbios do estado neurovascular
- A imobilização do ombro é obtida pela colocação do braço do lado afetado em uma tipoia
- Advertir o paciente para não elevar o braço acima do nível do ombro até que a fratura esteja consolidada (cerca de 6 semanas)
- Incentivar o paciente a realizar exercícios para o cotovelo, punho e dedos das mãos o mais cedo possível e, quando prescritos, exercícios para o ombro; a atividade vigorosa é limitada por 3 meses.

Colo do úmero

- As fraturas impactadas do colo do úmero são observadas com mais frequência em mulheres idosas após uma queda sobre o braço superestendido

- Pacientes ativos de meia-idade que sofrem lesão em uma queda podem apresentar fraturas do colo do úmero gravemente luxadas, com lesão associada do manguito rotador
- Os sintomas consistem na posição do braço afetado pendendo flacidamente ao lado do corpo ou sustentado pela mão não lesionada
- Instruir o paciente a sustentar o braço e imobilizá-lo com uma tipoia e faixa para prender o braço sustentado ao tronco; as fraturas necessitam de aproximadamente 4 a 10 semanas para sua consolidação
- Iniciar exercícios pendulares tão logo o paciente possa tolerá-los. Instruir o paciente a evitar a atividade vigorosa por mais 4 semanas após a consolidação do osso
- Avisar o paciente de que a rigidez residual, a dor e alguma limitação de ADM podem persistir por 6 meses ou mais. Quando uma fratura de colo do úmero é deslocada com fixação necessária, os exercícios são iniciados somente depois de um período prescrito de imobilização
- Usar talas bem acolchoadas para imobilizar, inicialmente, o braço e sustentá-lo em 90° de flexão no cotovelo; usar uma tipoia ou colar e bainha para sustentar o antebraço; e usar fixadores externos para tratar fraturas expostas da diáfise do úmero. Os suportes funcionais também podem ser usados para essas fraturas
- Incentivar o paciente a realizar exercícios isométricos, conforme prescrito.

Cotovelo

- As fraturas de cotovelo (parte distal do úmero) podem resultar em lesão dos nervos mediano, radial ou ulnar em consequência de acidentes com veículos automotores, quedas sobre o cotovelo ou pancadas diretas
- Monitorar rigorosamente o estado neurovascular e avaliar sinais de contratura de Volkmann (uma síndrome compartimental aguda), bem como de hemartrose (sangue na articulação)
- Reforçar as informações sobre a redução e fixação da fratura e movimento ativo planejado após resolução da tumefação e início da consolidação
- Explicar o cuidado se o braço estiver imobilizado em um aparelho gessado ou tala posterior e tipoia
- Incentivar os exercícios ativos dos dedos das mãos; fazer demonstrações e incentivar o paciente a realizar exercícios suaves de ADM da articulação lesionada cerca de 1 semana após a fixação interna.

Cabeça do rádio

- As fraturas de cabeça do rádio são comuns e quase sempre produzidas por uma queda sobre a mão hiperestendida, com o cotovelo em extensão
- Se não houver luxação da fratura, instruir o paciente a usar uma tala para imobilização; instruir também o paciente a não levantar objetos com o braço afetado por aproximadamente 4 semanas
- Se a fratura apresentar luxação, a cirurgia pode ser necessária. Reforçar a necessidade de imobilização pós-operatória do braço com suporte de gesso posterior e tipoia
- Incentivar o paciente a realizar um programa de exercício ativo do cotovelo e do antebraço, quando prescrito.

Diáfises do rádio e da ulna

- As fraturas da diáfise do rádio e da ulna ocorrem mais frequentemente em crianças do que em adultos; ocorre luxação quando ambos os ossos são fraturados
- Se os fragmentos não apresentarem luxação, a fratura é tratada com redução fechada e gesso longo do braço; a avaliação neurovascular é essencial após a aplicação do gesso
- Instruir o paciente a elevar o braço e a realizar exercícios frequentes de flexão dos dedos das mãos para reduzir o edema; a ADM ativa do ombro afetado é essencial
- A fratura é imobilizada durante cerca de 12 semanas; nas últimas 6 semanas, o braço pode ser posicionado em um suporte funcional para o antebraço que possibilite o movimento do punho. Instruir o paciente a evitar o levantamento de objetos e a fazer movimentos de torção
- As fraturas que apresentam luxação são tratadas por cirurgia com redução aberta com fixação interna (RAFI) e são imobilizadas no pós-operatório com tala de gesso. O braço é elevado para controlar o edema; as avaliações regulares do estado neurovascular são essenciais.

Punho

- As fraturas de punho (parte distal do rádio [fratura de Colles]) resultam, em geral, de uma queda sobre a mão aberta em dorsiflexão; ocorrem, frequentemente, em mulheres idosas com ossos osteoporóticos e tecidos moles fracos que não dissipam a energia de uma queda
- O tratamento consiste em redução fechada e imobilização; reforçar o cuidado com o gesso ou, no caso de fraturas mais graves exigindo

RAFI com inserção de fio, instruir o paciente acerca do cuidado com a incisão
- Instruir o paciente a manter o punho e o antebraço elevados durante 48 horas após a redução
- Iniciar exercícios ativos de ADM dos dedos das mãos e do ombro para reduzir o edema e evitar a rigidez, com a mão mantida em nível do coração
- Estimular o uso da mão nas atividades funcionais
- Exercitar ativamente o ombro e o cotovelo, incluindo exercícios de ADM completa de ambas as articulações
- Avaliar a função sensitiva do nervo mediano espetando uma agulha na face distal do dedo indicador; avaliar a função motora testando a capacidade do paciente de tocar o polegar com o dedo mínimo. Se a circulação e a função nervosa estiverem diminuídas, o paciente deve ser tratado imediatamente.

Mão e dedos

- O tipo mais comum de fratura do metacarpo em adultos é "fratura do boxeador", que ocorre quando o indivíduo com o punho cerrado bate contra uma superfície dura, fraturando o colo do quinto metacarpo; as quedas e lesões ocupacionais (p. ex., lesões por máquinas, esmagamento) constituem a causa mais comum de lesão das falanges em adultos
- O objetivo do tratamento é sempre recuperar a função máxima da mão e minimizar deformidades estéticas
- No caso de fratura sem luxação, o dedo é imobilizado por 3 a 4 semanas para aliviar a dor e proteger a ponta do dedo de qualquer traumatismo adicional; a imobilização pode consistir em "prender" o dedo fraturado a um dedo adjacente não fraturado
- As fraturas que apresentam luxação e fraturas expostas podem necessitar de RAFI
- Avaliar o estado neurovascular da mão lesionada. Ensinar o paciente a controlar o edema elevando a mão. Estimular o uso funcional das partes não afetadas da mão.

Pelve

- As fraturas pélvicas podem ser causadas por quedas, acidentes com veículos automotores ou lesões por esmagamento e são mais comumente observadas em adultos mais jovens e de meia-idade
- As fraturas pélvicas são classificadas em estáveis ou instáveis; o tratamento é determinado pelo tipo de fratura pélvica

- Monitorar os sintomas, incluindo equimose; hipersensibilidade sobre a sínfise púbica, espinhas ilíacas anteriores, crista ilíaca, sacro, ou cóccix; edema local; dormência ou formigamento do púbis, genitais e parte proximal das coxas; e incapacidade de sustentar o peso sem desconforto
- Completar a avaliação neurovascular dos membros inferiores para detectar qualquer lesão dos vasos sanguíneos e nervos pélvicos
- Monitorar a ocorrência de hemorragia e choque, duas das consequências mais graves que podem ocorrer. Palpar ambos os membros inferiores à procura de ausência dos pulsos periféricos, o que pode indicar uma laceração da artéria ilíaca ou de um de seus ramos
- Avaliar a ocorrência de lesões da bexiga, reto, intestino, outros órgãos abdominais e vasos e nervos pélvicos. Examinar a urina quanto à existência de sangue para avaliar a ocorrência de lesão do trato urinário. Em pacientes do sexo masculino, não inserir um cateter até que seja avaliado o estado da uretra
- Monitorar a ocorrência de dor abdominal difusa e intensa, sons intestinais hiperativos ou ausentes, e rigidez abdominal e ressonância (ar livre) ou submacicez à percussão (sangue), que sugerem a ocorrência de lesão do intestino ou sangramento abdominal
- Se o paciente tiver uma fratura pélvica estável, mantê-lo em repouso no leito por alguns dias e fornecer manejo sintomático até que a dor e o desconforto sejam controlados. O tratamento das fraturas instáveis geralmente envolve fixação externa ou RAFI após o paciente alcançar estabilidade hemodinâmica
- Providenciar líquidos, dieta rica em fibras, exercícios para o tornozelo e a perna, meias elásticas compressivas para ajudar o retorno venoso, técnica de rolamento em bloco, respiração profunda e cuidados da pele para reduzir o risco de complicações e aumentar o conforto do paciente
- Monitorar os sons intestinais. Se o paciente tiver uma fratura do cóccix e sentir dor ao sentar ou na defecação, ajudar com banhos de assento, conforme prescrição, para aliviar a dor, e administrar emolientes fecais para evitar a necessidade de esforço à defecação
- Após a resolução da dor, instruir o paciente a retomar gradualmente as atividades, utilizando dispositivos auxiliares de mobilidade para a sustentação protegida de peso
- Promover a estabilidade hemodinâmica e o conforto e incentivar a mobilização precoce.

Acetábulo
- Trata-se de um tipo de fratura intra-articular, cujo mecanismo típico de lesão consiste em uma força externa que propele a diáfise do fêmur na articulação do quadril, fraturando o acetábulo

- O manejo depende do padrão de fratura
- As fraturas estáveis e sem luxação podem ser tratadas com tração e sustentação de peso protetora; as fraturas instáveis e com luxação são tratadas com RAFI, desbridamento da articulação ou artroplastia.

Quadril

- Ocorrem dois tipos principais de fraturas de quadril: as fraturas intracapsulares (fraturas do colo do fêmur) e extracapsulares (fraturas das regiões trocantérica e subtrocantérica)
- Nos casos de fraturas do colo do fêmur, a perna fica encurtada, em adução e rotação lateral. O paciente relata dor no quadril e na virilha ou na face medial do joelho
- As fraturas são tratadas com tração em extensão de Buck, um tipo de tração cutânea temporária. O tratamento cirúrgico consiste em RAFI ou redução fechada da fratura, substituição da cabeça do fêmur com uma prótese (hemiartroplastia), ou redução fechada com estabilização percutânea para uma fratura intracapsular
- A fratura do colo do fêmur com luxação constitui uma emergência e precisa ser tratada em 24 horas
- As metas do tratamento consistem em controle da dor, prevenção de problemas clínicos secundários e mobilização precoce do paciente, de modo que o funcionamento independente possa ser restaurado
- As complicações precoces potenciais incluem complicações neurovasculares, tromboembolia venosa, complicações pulmonares (p. ex., atelectasia, pneumonia), solução de continuidade da pele e perda do controle vesical (incontinência ou retenção). As complicações tardias incluem infecção, não união e NAV.

Considerações gerontológicas

Os adultos idosos (particularmente mulheres) que apresentam baixa densidade óssea causada por osteoporose e que tendem a sofrer quedas frequentes exibem alta incidência de fratura do quadril. O estresse e a imobilidade relacionados com o traumatismo predispõem o idoso a atelectasia, pneumonia, sepse, tromboembolia venosa, úlceras de pressão e redução da capacidade de enfrentar outros problemas de saúde. Muitos indivíduos idosos hospitalizados com fraturas de quadril apresentam *delirium* em consequência do estresse do traumatismo, ambientes não familiares, privação do sono e medicamentos. Além disso, o *delirium* que se desenvolve em alguns pacientes idosos pode ser causado por isquemia cerebral ou hipoxemia leves. Outros fatores associados ao *delirium* incluem respostas aos medicamentos e anestesia, desnutrição, desidratação, processos infecciosos, transtornos do humor e perda sanguínea. Os mesmos fatores que podem causar *delirium* podem exacerbar as manifestações da demência no indivíduo idoso com fratura de quadril.

Diáfise do fêmur

- As fraturas da diáfise do fêmur são observadas mais frequentemente em adultos jovens envolvidos em um acidente com veículos automotivos ou que sofrem uma queda de um lugar alto. Com frequência, esses pacientes apresentam múltiplas lesões associadas e desenvolvem choque, visto que é comum a ocorrência de uma perda de 1.000 mℓ de sangue com essas fraturas
- Os sintomas consistem em coxa dolorida, edemaciada e deformada e na incapacidade de o paciente mover o quadril ou o joelho; as fraturas podem ser transversas, oblíquas, em espiral ou cominutivas
- Avaliar o estado neurovascular do membro, particularmente a perfusão circulatória da perna e do pé (pulsos poplíteo, tibial posterior e pedioso e tempo de enchimento capilar dos dedos dos pés, bem como monitoramento por ultrassonografia com Doppler)
- Observar sinais de luxação do quadril e do joelho, bem como derrame articular, que pode sugerir lesão ligamentar e possível instabilidade da articulação do joelho
- Aplicar e manter uma tração óssea ou tala para imobilizar os fragmentos de fraturas e obter o relaxamento muscular e alinhamento dos fragmentos de fratura antes dos procedimentos de RAFI e, posteriormente, aparelho gessado. A fixação interna possibilita a mobilização precoce, que está associada a melhores resultados e recuperação
- Ajudar o paciente na sustentação de peso parcial prescrita, quando indicado, e progredir para a sustentação total do peso, quando tolerado
- Instruir e incentivar o paciente a realizar exercícios de ADM da perna, pés e dedos dos pés de modo regular. Ajudar o paciente na realização de exercícios passivos e ativos do joelho precocemente, dependendo da abordagem de cuidado e da estabilidade da fratura e ligamentos do joelho
- As complicações a longo prazo podem incluir má rotação, união defeituosa, união tardia e não união.

Tíbia e fíbula

- As fraturas de tíbia e fíbula (as fraturas mais comuns abaixo do joelho) tendem a resultar de pancada direta, quedas com o pé em posição flexionada ou movimento de torção violento. Os sintomas

consistem em dor, deformidade, hematoma evidente e edema considerável
- As fraturas fechadas sem luxação que não envolvem a articulação do tornozelo são tratadas com redução fechada e imobilização e, em geral, consolidam-se em 4 a 6 semanas. As fraturas com luxação, expostas ou articulares são tratadas com tração, RAFI ou fixação externa e, tipicamente, consolidam-se em 6 a 10 semanas
- Instruir o paciente sobre o cuidado da tração óssea, quando aplicável. Incentivar o paciente a realizar exercícios para o quadril, o pé e o joelho dentro dos limites do dispositivo de imobilização
- Instruir o paciente a iniciar a sustentação de peso, quando prescrita (em cerca de 4 a 8 semanas)
- Instruir o paciente a elevar o membro para controlar o edema
- Efetuar uma avaliação neurovascular contínua e avaliar a ocorrência de síndrome compartimental aguda.

Costela
- As fraturas de costelas ocorrem, frequentemente, em adultos e, em geral, não resultam em comprometimento da função, mas produzem respiração dolorosa
- Ajudar o paciente a tossir e a efetuar respirações profundas, imobilizando o tórax com as mãos ou com travesseiro durante a tosse
- Tranquilizar o paciente de que a dor associada à fratura de costelas diminui significativamente em 3 ou 4 dias, ocorrendo consolidação da fratura em 6 semanas; medicamentos anti-inflamatórios não esteroides podem ser prescritos para alívio da dor
- Monitorar as complicações, que podem incluir atelectasia, pneumonia, tórax instável, pneumotórax e hemotórax. (Ver distúrbios específicos para manejo de enfermagem.)

Região toracolombar da coluna vertebral
- As fraturas da região toracolombar podem envolver o corpo vertebral, as lâminas e processos articulares e os processos espinhosos ou processos transversos; as vértebras T XII a L II são as mais vulneráveis a fraturas. A osteoporose contribui para o colapso vertebral
- As fraturas podem ser estáveis (ruptura das colunas estruturais anterior ou posterior) ou instáveis (ruptura das colunas estruturais tanto anterior quanto posterior)
- Os sintomas consistem em hipersensibilidade aguda (que se agrava com a movimentação, a tosse ou a sustentação de peso), edema,

espasmo dos músculos paravertebrais e alteração das curvas normais ou dos espaços entre os processos espinhosos
- A imobilização é essencial antes do diagnóstico. As fraturas estáveis da coluna são tratadas com repouso ao leito e analgésicos; pode-se utilizar uma órtese para suporte durante a deambulação, e as atividades são restritas por 6 meses. As fraturas instáveis são inicialmente tratadas com repouso ao leito seguido de RAFI em 24 horas após a lesão
- Monitorar rigorosamente o estado neurológico durante os períodos pré- e pós-operatório.

Para mais informações, ver o Capítulo 42 em Hinkle JL, Cheever KH. (2018). *Brunner and Suddarth's textbook of medical-surgical nursing* (14th ed.). Philadelphia, PA: Lippincott Williams & Wilkins.

Gastrite

A gastrite é uma inflamação da mucosa gástrica e um distúrbio gastrintestinal (GI) comum. Acomete de forma praticamente igual homens e mulheres e é mais frequente em indivíduos idosos. A gastrite pode ser aguda ou crônica e pode ser, ainda, classificada em erosiva ou não erosiva, com base nos sinais patológicos observados na parede do estômago. A gastrite aguda, cuja duração é de várias horas a alguns dias, frequentemente é causada por imprudência alimentar (consumo de alimento irritante, que é excessivamente temperado ou de alimento contaminado). Observa-se, também, o desenvolvimento de gastrite aguda nas doenças agudas (p. ex., lesões traumáticas importantes; queimaduras; infecção grave; insuficiência hepática, renal ou respiratória; ou cirurgia de grande porte). Outras causas incluem uso excessivo de ácido acetilsalicílico e de outros agentes anti-inflamatórios não esteroides (AINE), consumo excessivo de bebidas alcoólicas, refluxo biliar e radioterapia. Um tipo mais grave de gastrite aguda é causado pela ingestão de ácidos ou álcalis fortes, que podem fazer com que a mucosa se torne gangrenosa ou sofra perfuração. A gastrite também pode constituir o primeiro sinal de infecção sistêmica aguda. A gastrite aguda também pode se desenvolver em doenças agudas, especialmente quando o paciente teve grandes lesões traumáticas; queimaduras; infecção grave; insuficiência hepática, renal ou respiratória; ou passou por cirurgia de grande porte. Esse tipo de gastrite aguda é frequentemente chamado de gastrite relacionada ao estresse.

A gastrite crônica consiste em inflamação prolongada do estômago, que pode ser causada por úlceras benignas ou malignas do estômago ou por bactérias, como *Helicobacter pylori* (*H. pylori*). A gastrite crônica causada pela infecção por *H. pylori* está implicada no desenvolvimento de úlceras pépticas, câncer gástrico e linfoma de tecido linfoide associado à mucosa (MALT). A gastrite crônica pode estar associada a doenças autoimunes, como anemia perniciosa.

A gastrite não erosiva (aguda e crônica) é mais frequentemente causada pela infecção por *H. pylori*. A gastrite erosiva é causada, com mais frequência, pelo uso prolongado de AINE; o uso abusivo de bebidas alcoólicas e a exposição recente à radiação também estão implicados.

Fisiopatologia

A gastrite se caracteriza pelo rompimento da barreira mucosa que normalmente protege o tecido do estômago dos sucos gástricos (p. ex., ácido clorídrico [HCl] e pepsina). A barreira mucosa danificada permite que o HCl corrosivo, a pepsina e outros agentes irritantes (p. ex., AINE e *H. pylori*) entrem em contato com a mucosa gástrica, resultando em inflamação. Na gastrite aguda, essa inflamação é geralmente transitória e autolimitada por natureza. A inflamação faz com que a mucosa gástrica se torne edemaciada e hiperemiada (congesta com líquido e sangue) e sofra erosão superficial. Pode haver ulceração superficial em consequência de doença erosiva, podendo levar à ocorrência de hemorragia.

Manifestações clínicas

Gastrite aguda
- Pode exibir início rápido dos sintomas
- Queixas de desconforto abdominal, cefaleia, cansaço, náuseas, anorexia, vômitos e soluços, que podem persistir por poucas horas a alguns dias
- Gastrite erosiva que, possivelmente, provoca sangramento manifestado por fezes escuras alcatroadas (melena) ou fezes sanguinolentas de coloração vermelho-vivo (hematoquezia).

Gastrite crônica
- Pode ser assintomática
- Queixas de anorexia, pirose após a alimentação, eructação, sabor amargo na boca ou náuseas e vômitos
- Podem ocorrer desconforto epigástrico discreto, intolerância a alimentos condimentados ou gordurosos, ou dor que é aliviada pelo consumo de alimento
- O paciente pode não ser capaz de absorver a vitamina B_{12} e geralmente apresenta evidências de má absorção dessa vitamina; pode levar à anemia perniciosa.

Avaliação e achados diagnósticos
- A gastrite algumas vezes está associada a acloridria ou hipocloridria (ausência ou baixos níveis de ácido clorídrico), ou a níveis elevados de secreção do ácido

- A seriografia gastrintestinal superior (GIS) e a endoscopia alta são indicadas
- A biopsia com exame histológico é realizada
- Podem ser efetuados testes (sorologia, teste respiratório ou pesquisa do antígeno fecal) para anticorpos dirigidos contra o antígeno de *H. pylori*
- Pode-se solicitar hemograma completo para avaliar se há anemia como resultado de hemorragia ou anemia perniciosa.

Manejo clínico

Gastrite aguda

A mucosa gástrica tem a capacidade de autorreparo depois de um episódio de gastrite. Em regra, o paciente recupera-se em cerca de 1 dia, embora o apetite possa estar diminuído por mais 2 ou 3 dias. O paciente deve abster-se de bebidas alcoólicas e alimentos até o desaparecimento dos sintomas. Em seguida pode progredir para uma dieta com alimentos não irritantes. Se os sintomas persistirem, pode ser necessária a administração de líquidos intravenosos. Havendo sangramento, o tratamento assemelha-se ao da hemorragia do trato GI superior. A terapia de suporte pode consistir em antiácidos e antagonista do receptor de histamina-2 (bloqueadores H_2; por exemplo, famotidina, ranitidina, inibidores da bomba de prótons, como lansoprazol); sondagem nasogástrica (NG) e líquidos IV podem ser necessários.

Se a gastrite for causada pela ingestão de ácidos ou álcalis fortes, diluir e neutralizar o ácido com antiácidos comuns (p. ex., hidróxido de alumínio) e neutralizar o álcali com suco de limão diluído ou vinagre diluído. Se a corrosão for extensa ou grave, evitar os eméticos e a lavagem em razão do perigo de perfuração.

Pode-se necessitar de endoscopia de fibra óptica; a cirurgia de emergência pode ser necessária para remover o tecido gangrenoso ou perfurado; a ressecção gástrica (gastrojejunostomia) pode ser necessária para tratar a obstrução pilórica.

Gastrite crônica

As medidas essenciais ao tratamento consistem em modificação da dieta, repouso, redução do estresse, cessação do consumo de bebidas alcoólicas e de AINE e farmacoterapia de suporte incluindo antiácidos, bloqueadores H_2 ou inibidores da bomba de prótons. A gastrite relacionada com a infecção pelo *H. pylori* é tratada com combinações de medicamentos selecionados, que podem incluir vários antibióticos e um inibidor da bomba de prótons.

Manejo de enfermagem

Redução da ansiedade

- Implementar as medidas de emergência nos casos de ingestão de ácidos ou álcalis fortes
- Oferecer terapia de suporte ao paciente e à sua família durante o tratamento e após a neutralização ou diluição do ácido ou álcali ingerido
- Avaliar o estado mental para determinar se a ingestão pode ter sido intencional
- Preparar o paciente para outros exames complementares (endoscopia) ou cirurgia
- Ouvir calmamente e responder a todas as perguntas da maneira mais completa possível; explicar todos os procedimentos e tratamentos.

Promoção da nutrição ideal

- Fornecer apoio físico e emocional a pacientes com gastrite aguda
- Ajudar o paciente a tratar os sintomas (p. ex., náuseas, vômitos, pirose e fadiga)
- Evitar alimentos e líquidos VO durante várias horas ou dias, até o desaparecimento dos sintomas agudos
- Oferecer ao paciente lascas de gelo e líquidos claros após a resolução dos sintomas
- Incentivar o paciente a relatar quaisquer sintomas que possam sugerir um episódio repetido de gastrite com a introdução do alimento
- Desencorajar o consumo de bebidas cafeinadas (a cafeína aumenta a atividade gástrica e a secreção de pepsina), de bebidas alcoólicas e fumo de cigarros (a nicotina inibe a neutralização do ácido gástrico no duodeno)
- Encaminhar o paciente para aconselhamento sobre redução de danos quanto ao uso abusivo de bebidas alcoólicas e cessação do tabagismo, quando apropriado.

Promoção do equilíbrio hídrico

- Monitorar diariamente o equilíbrio hídrico à procura de desidratação (aporte mínimo de 1,5 ℓ por dia e débito urinário de 0,5 mℓ/kg por hora). Infundir líquidos intravenosos, conforme prescrição
- Avaliar os valores laboratoriais dos eletrólitos a cada 24 horas para detectar a existência de desequilíbrio hídrico

- Estar atento a sinais de hemorragia gástrica (hematêmese, taquicardia, hipotensão arterial) e, caso existam, notificar o médico imediatamente
- Examinar todas as fezes evacuadas quanto à existência de sangue visível ou oculto.

Alívio da dor

- Instruir o paciente a evitar alimentos e bebidas que possam ser irritantes para a mucosa gástrica
- Orientar o paciente sobre o uso correto dos medicamentos para aliviar a gastrite crônica
- Avaliar o nível de dor e a obtenção de conforto com o uso de medicamentos e prevenção das substâncias irritantes.

Promoção dos cuidados domiciliar, comunitário e de transição

Orientação ao paciente sobre autocuidados

- Avaliar o conhecimento do paciente sobre a gastrite e desenvolver um plano de orientação individualizado que inclua o padrão de alimentação, as necessidades calóricas diárias e as preferências alimentares do paciente
- Fornecer uma lista de substâncias a evitar (p. ex., cafeína, nicotina, alimentos condimentados, alimentos irritantes ou extremamente temperados, bebidas alcoólicas); consultar um nutricionista, quando indicado
- Fornecer informações sobre antibióticos, antiácidos, bloqueadores H_2, inibidores da bomba de prótons, sais de bismuto, agentes sedativos ou agentes anticolinérgicos que possam ser prescritos
- Quando necessário, reforçar a importância de completar o esquema terapêutico, conforme prescrição, para erradicar a infecção pelo *H. pylori*.

Cuidado continuado e de transição

- Reforçar as instruções anteriores e realizar uma avaliação continuada dos sintomas e da evolução do paciente
- Se a má absorção de vitamina B_{12} for um problema, instruir o paciente e a sua família sobre a técnica correta de injeção para tratamento com vitamina B_{12} ou fornecer um encaminhamento apropriado para cuidados domiciliares.

Para mais informações, ver o Capítulo 46 em Hinkle JL, Cheever KH (2018) *Brunner and Suddarth's textbook of medical-surgical nursing* (14th ed.). Philadelphia, PA: Lippincott Williams & Wilkins.

Glaucoma

O termo *glaucoma* é utilizado para se referir a um grupo de patologias oculares caracterizadas por lesão do nervo óptico. Os casos são, em sua maioria, assintomáticos até a ocorrência de lesão extensa e irreversível. O glaucoma acomete pessoas de todas as idades, porém, é mais prevalente com o avanço da idade (mais de 40 anos). Outros indivíduos com risco são os pacientes com diabetes melito, afro-americanos, indivíduos com história familiar de glaucoma e indivíduos com traumatismo ocular prévio ou que foram submetidos à cirurgia, ou aqueles que tiveram tratamento prolongado com esteroides. Não existe cura para o glaucoma, mas a doença pode ser controlada. O glaucoma é a segunda causa principal de cegueira em adultos.

Fisiopatologia

O humor aquoso flui entre a íris e a lente, nutrindo a córnea e a lente. A pressão intraocular (PIO) é determinada pela velocidade de produção do humor aquoso, pela resistência encontrada pelo humor aquoso quando ele sai pelas passagens e pela pressão venosa das veias episclerais que drenam na veia ciliar anterior. Quando o fluxo de líquido aquoso é inibido, a pressão aumenta no olho. A PIO elevada causa lesão do nervo óptico e da camada de fibras nervosas, mas o grau da lesão é altamente variável. O grau de lesão do nervo óptico está relacionado com as elevações da PIO causadas pela congestão do humor aquoso no olho.

Classificação do glaucoma

Existem vários tipos de glaucoma. As formas clínicas atuais de glaucoma são identificadas como glaucoma de ângulo aberto, glaucoma de ângulo fechado (também denominado *bloqueio pupilar*), glaucoma congênito e glaucoma associado a outras condições. O glaucoma pode ser primário ou secundário, dependendo da contribuição ou não de fatores associados à elevação da PIO. As duas formas clínicas comuns de glaucoma encontradas em adultos são o glaucoma de ângulo aberto primário (GAAP) e o glaucoma de ângulo fechado, que são diferenciados pelos mecanismos que causam o efluxo aquoso comprometido.

Manifestações clínicas

- Na maioria dos casos os pacientes não percebem que têm a doença até apresentarem alterações visuais e perda da visão

- Os sintomas podem incluir visão turva ou "halos" ao redor de luzes, dificuldade de focalização, dificuldade em ajustar os olhos na iluminação baixa, perda da visão periférica, dor ou desconforto ao redor dos olhos e cefaleia
- Observa-se a ocorrência de palidez e escavação do disco óptico; com o aumento da lesão do nervo óptico, há perda da percepção visual na área.

Avaliação e achados diagnósticos

- História clínica e oftalmológica (para investigar os fatores predisponentes)
- Exames complementares: tonometria (para medir a PIO), oftalmoscopia (para inspecionar o nervo óptico), gonioscopia (exame para avaliar o ângulo da câmara anterior) e perimetria (para avaliação dos campos visuais).

Manejo clínico

A meta de todo tratamento para glaucoma consiste na prevenção da lesão do nervo óptico. A terapia a longo prazo é quase sempre necessária, visto que o glaucoma não pode ser curado. O tratamento consiste em terapia farmacológica, procedimentos a *laser*, cirurgia ou uma combinação dessas abordagens, todas apresentando complicações potenciais e efeitos colaterais. O objetivo é alcançar o maior benefício com o menor risco, custo e inconveniência para o paciente. Embora o tratamento não possa reverter a lesão do nervo óptico, o dano adicional pode ser controlado. A meta é manter a PIO na faixa que tenha pouca probabilidade de causar lesão adicional. Exames periódicos de acompanhamento são essenciais para monitorar a PIO, a aparência do nervo óptico, os campos visuais e os efeitos colaterais dos medicamentos. A terapia leva em consideração a condição de saúde e o estágio do glaucoma do paciente.

Terapia farmacológica

O manejo clínico do glaucoma baseia-se em medicamentos sistêmicos e oculares tópicos que reduzem a PIO.

- Em geral inicia-se o tratamento com a dose mais baixa de medicação tópica e, em seguida, são administradas concentrações aumentadas até alcançar e manter o nível desejado da PIO
- Um olho é tratado em primeiro lugar enquanto o outro olho é utilizado como controle para determinar a eficácia do medicamento. Se a PIO estiver elevada em ambos os olhos, ambos são tratados

- São usados vários tipos de medicamentos oculares para tratar o glaucoma, incluindo agentes mióticos (medicamentos que provocam constrição pupilar), agonistas adrenérgicos (i. e., agentes simpaticomiméticos), betabloqueadores (medicamentos tópicos iniciais preferidos), alfa$_2$-agonistas (i. e., agentes adrenérgicos), inibidores da anidrase carbônica (que diminuem a produção de humor aquoso) e prostaglandinas (que aumentam o efluxo de humor aquoso).

Manejo cirúrgico
- A trabeculoplastia a *laser* ou a iridotomia estão indicadas quando a PIO não é adequadamente controlada pelos medicamentos
- Os procedimentos de filtração criam uma abertura ou fístula na rede trabecular; a trabeculectomia constitui a técnica padrão
- A cirurgia com implantes ou com *shunt* de drenagem pode ser realizada
- A cirurgia de trabeculotomia é reservada a pacientes em que o tratamento farmacológico e/ou a trabeculoplastia a *laser* não controlam a PIO o suficiente.

Manejo de enfermagem

Promoção dos cuidados domiciliar, comunitário e de transição

Orientação ao paciente sobre autocuidados
- Orientar o paciente acerca da natureza da doença e da importância da adesão estrita ao esquema medicamentoso para ajudar a assegurar o tratamento
- Rever o programa de medicamentos do paciente, incluindo as técnicas de administração das gotas oftálmicas, particularmente as interações dos medicamentos do controle de glaucoma com outros medicamentos
- Explicar os efeitos dos medicamentos de controle do glaucoma sobre a visão (p. ex., os mióticos e os agentes simpaticomiméticos resultam em alteração do foco; por conseguinte, os pacientes precisam ter cautela nos deslocamentos).

Cuidado continuado e de transição
- Orientar o paciente quanto à necessidade de auxílio na realização das atividades da vida diária, se necessário
- Encaminhar os pacientes com mobilidade reduzida a serviços de apoio e acompanhamento para pessoas com déficit visual para reabilitação; quando indicado, os pacientes devem ser encaminhados ao serviço social para as orientações quanto a benefícios sociais

- Fornecer tranquilização e apoio emocional
- Integrar a família do paciente no plano de cuidado e, como a doença tem uma tendência familiar, incentivar os familiares a realizar exames pelo menos uma vez a cada 2 anos para possibilitar a detecção precoce de glaucoma.

Para mais informações, ver o Capítulo 63 em Hinkle JL, Cheever KH (2018) *Brunner and Suddarth's textbook of medical-surgical nursing* (14th ed.). Philadelphia, PA: Lippincott Williams & Wilkins.

Glomerulonefrite aguda

A síndrome nefrítica aguda é a manifestação clínica da inflamação glomerular. A glomerulonefrite refere-se a uma inflamação dos capilares glomerulares, que pode ocorrer nas formas aguda e crônica. As doenças glomerulares primárias incluem a glomerulonefrite pós-infecciosa, a glomerulonefrite rapidamente progressiva, a glomerulonefrite membranoproliferativa e a glomerulonefrite membranosa. As causas pós-infecciosas consistem em infecção da faringe por estreptococos beta-hemolíticos do grupo A, impetigo (infecção da pele) e infecções virais agudas (infecções das vias respiratórias superiores, caxumba, vírus varicela-zóster, vírus Epstein-Barr, hepatite B e infecção pelo HIV). Antígenos externos ao corpo, como medicamentos ou soro estranho, podem desencadear o processo em alguns pacientes. Em outros casos, o próprio tecido renal atua como antígeno desencadeante.

Manifestações clínicas

As principais características de apresentação da inflamação glomerular aguda incluem:

- Hematúria, edema, azotemia, que consiste em concentração anormal de produtos de degradação nitrogenados no sangue, e proteinúria ou excesso de proteína na urina; colúria (urina com cor escura) provocada pela existência de eritrócitos e tampões ou cilindros de proteína
- Possível aumento dos níveis de ureia sanguínea e creatinina sérica com a diminuição do débito urinário
- Anemia
- Cefaleia, mal-estar e dor no flanco
- Em pacientes idosos, possível ocorrência de sobrecarga circulatória com dispneia, veias ingurgitadas no pescoço, cardiomegalia e edema pulmonar.

Glomerulonefrite aguda

Avaliação e achados diagnósticos

- Os rins tornam-se aumentados, edemaciados e congestos. Todos os tecidos renais, incluindo os glomérulos, os túbulos e os vasos sanguíneos, são acometidos em graus variáveis
- Os exames de sangue relacionados com a progressão para insuficiência renal evidenciam hiperpotassemia, acidose metabólica, anemia, hipoalbuminemia, diminuição dos níveis séricos de cálcio, aumento dos níveis séricos de fósforo e hipermagnesemia
- A microscopia eletrônica e a análise por imunofluorescência ajudam a identificar a natureza da lesão; todavia, pode ser necessária a realização de biopsia renal para estabelecer o diagnóstico definitivo.

Manejo clínico

- Os sintomas são tratados na tentativa de preservar a função renal e quaisquer complicações devem ser tratadas imediatamente
- Se o tratamento for efetivo, observa-se o início de diurese, resultando em diminuição do edema e da pressão arterial
- São prescritos corticosteroides para ajudar a tratar a hipertensão e controlar a proteinúria
- Se houver suspeita de infecção estreptocócica residual, a penicilina constitui o fármaco de escolha; todavia, outros antibióticos podem ser prescritos
- A ingestão de proteína nutricional é restrita se houver desenvolvimento de insuficiência renal e retenção de nitrogênio (ureia elevada). O sódio é restrito quando o paciente apresenta hipertensão, edema e insuficiência cardíaca.

Manejo de enfermagem

- Medir e registrar diariamente o equilíbrio hídrico e o peso do paciente; fornecer líquidos com base nas perdas hídricas e no peso corporal diário do paciente. A perda hídrica insensível pelos pulmões (300 mℓ) e da pele (600 mℓ) é considerada quando se estima a perda de líquidos
- Monitorar quanto a proteinúria e hematúria microscópica, que podem persistir durante muitos meses
- Orientar o paciente sobre o processo patológico, o tratamento dos sintomas e o monitoramento das complicações
- Explicar os exames laboratoriais e outros exames complementares e preparar o paciente para autocuidado domiciliar seguro e efetivo

- Orientar o paciente sobre o manejo dos sintomas e o monitoramento de complicações
- Rever as restrições hídricas e nutricionais com o paciente para evitar o agravamento do edema e da hipertensão
- Instruir o paciente verbalmente e por escrito sobre a necessidade de notificar o médico se surgirem sinais de insuficiência renal (p. ex., fadiga, náuseas, vômitos, diminuição do débito urinário) ou ao primeiro sinal de qualquer infecção
- Encaminhar ao serviço de atendimento domiciliar e para avaliação do progresso do paciente e ensino continuado sobre problemas a serem notificados ao médico
- Ressaltar ao paciente e à sua família a importância da participação em atividades de promoção da saúde, incluindo triagem de saúde
- Instruir o paciente a informar o diagnóstico de glomerulonefrite a todos os profissionais de saúde.

Promoção dos cuidados domiciliar, comunitário e de transição

- A educação do paciente é direcionada para gerenciar sintomas e monitorar complicações
- As restrições de líquidos e alimentos devem ser revistas com o paciente para evitar o agravamento do edema e da hipertensão
- O paciente é instruído verbalmente e por escrito a notificar o médico em caso de sintomas de insuficiência renal (p. ex., fadiga, náuseas, vômito, diminuição da produção de urina) ou ao primeiro sinal de qualquer infecção.

Para mais informações, ver o Capítulo 54 em Hinkle JL, Cheever KH. (2018) *Brunner and Suddarth's textbook of medical-surgical nursing* (14th ed.). Philadelphia, PA: Lippincott Williams & Wilkins.

Glomerulonefrite crônica

A glomerulonefrite crônica pode ser causada por episódios repetidos de síndrome nefrítica aguda, nefrosclerose hipertensiva, hiperlipidemia, lesão tubulointersticial crônica ou esclerose glomerular hemodinamicamente mediada. As doenças glomerulares secundárias que podem ter efeitos sistêmicos incluem lúpus eritematoso, síndrome de Goodpasture (causada por anticorpos dirigidos contra a membrana basal glomerular), glomerulosclerose diabética e amiloidose. Os rins estão reduzidos quanto ao tamanho até um quinto de seu tamanho normal e consistem, em grande parte, em tecido fibroso. A camada do córtex fica reduzida a

1 a 2 mm de espessura ou menos, ocorre cicatrização e observa-se espessamento dos ramos da artéria renal. A lesão glomerular grave resultante pode evoluir para a doença renal crônica (DRC) de estágio 5, exigindo terapia de substituição renal.

Manifestações clínicas

Os sintomas são variáveis. Alguns pacientes com doença grave permanecem assintomáticos durante muitos anos.

- Hipertensão arterial ou níveis elevados de ureia sanguínea e creatinina sérica
- Sintomas gerais: perda de peso e da força, irritabilidade crescente e maior necessidade de urinar à noite (nictúria); é também comum a ocorrência de cefaleias, tonturas e distúrbios digestivos.

Sinais e sintomas de doença renal crônica

- O paciente parece estar desnutrido, com pigmentação amarelo-acinzentada da pele, edema periorbital e periférico e mucosas pálidas
- A pressão arterial está normal ou gravemente elevada
- Os achados da retina incluem hemorragia, exsudato, arteríolas sinuosas e estreitadas e papiledema
- A anemia provoca palidez das mucosas
- Pode-se verificar a ocorrência de cardiomegalia, ritmo de galope, dilatação das veias do pescoço e outros sinais de insuficiência cardíaca
- Estertores são audíveis nos pulmões
- Possivelmente, a neuropatia periférica com diminuição dos reflexos tendíneos profundos é evidente
- Ocorrem alterações neurossensoriais no estágio avançado da doença, resultando em confusão e tempo limitado de atenção. Outros sinais tardios incluem pericardite com atrito pericárdico e pulso paradoxal.

Avaliação e achados diagnósticos

Nos exames laboratoriais, podem ser encontradas as seguintes anormalidades:

- Exame de urina: densidade específica fixa de 1,010, proteinúria variável e cilindros urinários
- Exames de sangue relacionados com a progressão da insuficiência renal: hiperpotassemia, acidose metabólica, anemia, hipoalbuminemia, diminuição do nível sérico de potássio e aumento do nível sérico de fósforo e hipermagnesemia

- Comprometimento da condução nervosa; alterações do estado mental
- Cardiomegalia e edema pulmonar na radiografia de tórax
- Eletrocardiograma (ECG): normal ou pode refletir hipertrofia ventricular esquerda
- Na tomografia computadorizada (TC) ou ressonância magnética (RM), diminuição no tamanho do córtex renal.

Manejo clínico

O tratamento dos pacientes ambulatoriais é orientado pelos sintomas.

- Na hipertensão arterial, a pressão arterial é reduzida por meio de restrição de sódio e de água, agentes anti-hipertensivos ou ambos
- O peso é monitorado diariamente e são prescritos medicamentos diuréticos para tratar a sobrecarga hídrica
- São fornecidas proteínas de alto valor biológico para sustentar o padrão nutricional (derivados do leite, ovos, carnes)
- As infecções urinárias são tratadas imediatamente
- A diálise é iniciada precocemente na evolução da doença, a fim de manter o paciente em ótima condição física, evitar desequilíbrios hidreletrolíticos e minimizar o risco de complicações da insuficiência renal.

Manejo de enfermagem

- Observar a ocorrência de distúrbios hidreletrolíticos comuns na doença renal; relatar as alterações no estado hidreletrolítico e nos estados cardíaco e neurológico
- Fornecer apoio emocional durante toda a doença e o tratamento, criando oportunidades para o paciente e sua família verbalizarem suas preocupações. Responder às perguntas e discutir as opções
- Orientar ao paciente e à sua família o plano de tratamento prescrito e o risco associado à não adesão ao tratamento. Explicar a necessidade de avaliações de acompanhamento da pressão arterial, exame de urina para pesquisa de proteína e cilindros, exame de sangue para avaliar a ureia e creatinina
- Se houver necessidade de diálise a longo prazo, instruir o paciente e sua família sobre o procedimento, como cuidar do local de acesso, restrições nutricionais e outras modificações necessárias no estilo de vida
- Orientar o paciente sobre as modificações recomendadas na dieta, ingestão de líquidos e sobre os medicamentos (finalidade, efeitos desejados, efeitos adversos, dose e horário de administração)

- Encaminhar ao serviço de atendimento domiciliar para avaliação do progresso do paciente e educação continuada acerca dos problemas a serem notificados ao médico
- Lembrar ao paciente e à sua família da importância de sua participação nas atividades de promoção da saúde, incluindo triagem de saúde
- Instruir o paciente a informar todos os profissionais de saúde sobre o diagnóstico de glomerulonefrite.

Promoção dos cuidados domiciliar, comunitário e de transição

- As instruções ao paciente incluem explicações e agendamento para reavaliações de acompanhamento: pressão arterial, exame de urina quanto à presença de proteínas e cilindros, e exames laboratoriais dos níveis de ureia sanguínea e creatinina sérica
- Se for preciso diálise a longo prazo, o enfermeiro deve instruir o paciente e sua família sobre o procedimento, sobre como cuidar do local de acesso, e esclarecer as restrições alimentares e outras modificações necessárias no estilo de vida.

Para mais informações, ver o Capítulo 54 em Hinkle JL, Cheever KH. (2018) *Brunner and Suddarth's textbook of medical-surgical nursing* (14th ed.). Philadelphia, PA: Lippincott Williams & Wilkins.

Gota

A gota é a forma mais comum de artrite inflamatória. Trata-se de um grupo heterogêneo de artrite inflamatória em que cristais, denominados *urato monossódico*, são depositados nas articulações e nos tecidos. A gota resulta da ocorrência de hiperuricemia.

Fisiopatologia

Na gota, ocorre aumento dos níveis séricos de ácido úrico, particularmente acima de 6,8 mg/dℓ. O ácido úrico é um subproduto do metabolismo das purinas; as purinas são compostos químicos básicos encontrados em altas concentrações em produtos à base de carne. Os níveis de urato são afetados pela dieta, por certos medicamentos, por produção excessiva no corpo e pela sua excreção inadequada nos rins. Ocorrem crises de gota quando macrófagos no espaço articular fagocitam cristais de urato. Por meio de uma série de etapas imunológicas, a interleucina-1 beta (IL-1β) é secretada, aumentando a inflamação, e é exacerbada pela existência de ácidos graxos livres. Tanto o consumo de bebidas alcoólicas quanto o consumo de uma refeição em grande quantidade, particularmente com carne vermelha, podem levar a aumentos nas concentrações de ácidos graxos livres, e ambos constituem fatores que desencadeiam crises agudas de gota. A gota é mais comum em homens e o risco de ser adquirida aumenta com a idade, o índice de massa corporal, o consumo de bebidas alcoólicas e bebidas ricas em frutose, hipertensão arterial e uso de diuréticos.

A hiperuricemia primária pode ser causada por dieta de emagrecimento intensa ou inanição, consumo excessivo de alimentos ricos em purinas (frutos do mar, miúdos) ou hereditariedade. Na hiperuricemia secundária, a gota constitui uma característica clínica secundária a um de vários processos genéticos ou adquiridos, incluindo condições com aumento da divisão celular (leucemias, mieloma múltiplo, psoríase, algumas anemias) e aumento da degradação celular.

Manifestações clínicas

A gota caracteriza-se por depósitos de ácido úrico em várias articulações. Podem ser identificados quatro estágios da gota: hiperuricemia assintomática, artrite gotosa aguda, gota intercrítica e gota tofácea crônica.

- A artrite aguda da gota constitui o sinal precoce mais comum
- A articulação metatarsofalângica do hálux é a articulação mais comumente acometida; a área do tarso, o tornozelo ou o joelho também podem ser afetados
- A crise aguda pode ser desencadeada por traumatismo, consumo de bebidas alcoólicas, dieta, determinados medicamentos, estresse cirúrgico ou existência de doença
- O início abrupto é observado à noite e provoca dor intensa, rubor, edema e calor da articulação acometida
- As crises iniciais tendem a desaparecer espontaneamente no decorrer de 3 a 10 dias sem tratamento
- A próxima crise pode não ocorrer durante meses ou anos; com o passar do tempo, as crises tendem a ocorrer com mais frequência, a acometer maior número de articulações e apresentar duração prolongada
- Em geral, os tofos estão associados a episódios inflamatórios frequentes e graves
- As concentrações séricas mais elevadas de ácido úrico estão associadas à formação de tofos
- Os tofos ocorrem na sinóvia, na bolsa do olécrano, no osso subcondral, tendões infrapatelar e do calcâneo, tecido subcutâneo e articulações suprajacentes

- Foram também encontrados tofos nas paredes da aorta, valvas cardíacas, cartilagem nasal e da orelha, pálpebras, córnea e escleras
- O aumento da articulação pode causar perda do movimento articular
- Os depósitos de ácido úrico podem levar à formação de cálculos renais e causar lesão renal.

Avaliação e achados diagnósticos

O diagnóstico definitivo de artrite gotosa é estabelecido por meio de microscopia com luz polarizada do líquido sinovial da articulação acometida. São observados cristais de ácido úrico em leucócitos polimorfonucleares no líquido.

Manejo clínico

- A colchicina (VO ou parenteral), um agente AINE como a indometacina, ou um corticosteroide são prescritos para aliviar a crise aguda de gota
- A hiperuricemia, os tofos, a destruição articular e os problemas renais são tratados após a resolução do processo inflamatório agudo
- Agentes uricosúricos, como a probenecida, podem ser utilizados para corrigir a hiperuricemia, aumentando a excreção de ácido úrico
- O alopurinol mostra-se efetivo quando a insuficiência renal ou a formação de cálculos renais constituem um risco
- Podem ser utilizados corticosteroides em pacientes que não respondem a outra terapia
- Os pacientes com gota devem evitar alimentos ricos em purina, considerar a perda de peso, diminuir o consumo de bebidas alcoólicas e evitar certos medicamentos
- A anacinra, um antagonista dos receptores de IL-1, também é sugerida no tratamento da gota aguda
- Deve-se considerar o tratamento profilático se o paciente tiver vários episódios agudos ou se houver evidências de formação de tofos
- Para a gota crônica refratária, que não é controlada com os esquemas precedentes, pode-se utilizar a pegloticase, um agente de redução do urato.

Manejo de enfermagem

- Incentivar a restrição nutricional de alimentos ricos em purinas, particularmente vísceras, e restringir o consumo de bebidas alcoólicas

- Incentivar o paciente a manter um peso corporal normal. Em episódio agudo de artrite gotosa, é essencial controlar a dor
- Rever os medicamentos com o paciente e a sua família, ressaltando a importância de continuar o uso dos medicamentos para manter a efetividade e evitar episódios agudos. Ver "Manejo de enfermagem" em Artrite reumatoide, na Seção A, para informações mais detalhadas
- Rever os fatores que aumentam a dor e a inflamação, como traumatismo, estresse e consumo de bebidas alcoólicas.

Para mais informações, ver o Capítulo 38 em Hinkle JL, Cheever KH. (2018) *Brunner and Suddarth's textbook of medical-surgical nursing* (14th ed.). Philadelphia, PA: Lippincott Williams & Wilkins.

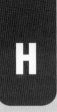

Hemofilia

Hemofilia é uma doença relativamente rara. Dois distúrbios hemorrágicos hereditários – a hemofilia A e a hemofilia B – são clinicamente indistinguíveis, embora possam ser diferenciados por exames laboratoriais. A hemofilia A é causada por um defeito genético, que resulta em deficiência ou defeito do fator VIII. A hemofilia B (também denominada *doença de Christmas*) deve-se a um defeito genético que provoca deficiência ou defeito do fator IX. A hemofilia A é mais comum; é quatro vezes mais frequente que a hemofilia B. Ambos os tipos de hemofilia são herdados como traços ligados ao X, de modo que quase todos os indivíduos afetados são do sexo masculino; as mulheres podem ser portadoras, mas quase sempre são assintomáticas. A doença é observada em todos os grupos étnicos. A hemofilia, em geral, é identificada no início da infância, normalmente em crianças de idade pré-escolar. A hemofilia leve pode não ser diagnosticada até que o indivíduo sofra algum traumatismo ou cirurgia.

Manifestações clínicas

A hemofilia se manifesta por hemorragias em várias partes do corpo; essas hemorragias podem ser graves e ocorrer mesmo após um traumatismo mínimo. A frequência e a gravidade do sangramento dependem do grau de deficiência do fator, bem como da intensidade do traumatismo precipitante.

- Na maioria dos casos, o sangramento ocorre em articulações (mais frequentemente nos joelhos, cotovelos, tornozelos, ombros, punhos e quadris); a dor nas articulações pode aparecer antes que o edema e a limitação do movimento sejam evidentes
- Nas hemorragias recorrentes podem ocorrer dor crônica, ancilose (fixação) ou artropatia da articulação; muitos pacientes tornam-se incapacitados por lesão articular antes de alcançar a idade adulta
- Podem ocorrer hematúria espontânea e sangramento gastrintestinal. Os hematomas no músculo podem causar compressão de nervos periféricos, com diminuição da sensação, fraqueza e atrofia da área

- O sangramento também pode ocorrer nos músculos, nas mucosas e nos tecidos moles
- O local mais perigoso de hemorragia é o crânio (intra ou extracraniana); qualquer traumatismo cranioencefálico exige avaliação e tratamento imediatos
- Geralmente os procedimentos cirúrgicos resultam em sangramento excessivo no local da cirurgia; sangramento está mais comumente associado à extração dentária. A cicatrização de feridas também é deficiente.

Avaliação e achados diagnósticos

Os exames laboratoriais incluem determinação dos fatores de coagulação e hemograma completo.

Manejo clínico

- Dispõe-se de modo recombinante dos concentrados dos fatores VIII e IX, diminuindo a necessidade de usar concentrados de fatores. São administrados quando ocorre sangramento ativo ou como medida de prevenção antes de procedimentos traumáticos (p. ex., punção lombar, extração dentária, cirurgia)
- A plasmaférese ou a terapia imunossupressora concomitante podem ser necessárias para pacientes que desenvolvem anticorpos (inibidores) dirigidos contra os concentrados de fatores
- O ácido aminocaproico inibe a fibrinólise e pode diminuir a dissolução dos coágulos sanguíneos; o acetato de desmopressina (DDAVP) induz uma elevação transitória nos níveis de fator VIII
- A desmopressina mostra-se útil para pacientes com tipos leves de hemofilia A; entretanto, não é efetiva na deficiência grave de fator VIII.

Manejo de enfermagem

- Fornecer assistência ao paciente e à sua família para lidar com a doença, visto que ela é crônica, impõe restrições nas atividades diárias e é um distúrbio herdado, que pode ser transmitido às gerações futuras
- Desde a infância, ajudar os pacientes a enfrentar a doença e a identificar os aspectos positivos de suas vidas
- Incentivar os pacientes a serem independentes e a manterem o controle da sua doença, evitando a ocorrência de traumatismo desnecessário

Hemofilia

- Os pacientes com deficiência leve de fator, que não foram diagnosticados até a vida adulta, necessitam de instruções extensas sobre as restrições de atividade e as medidas de autocuidado para diminuir a possibilidade de hemorragia e as complicações do sangramento; deve-se ressaltar a importância da segurança em domicílio e no local de trabalho
- Instruir os pacientes a evitarem quaisquer agentes capazes de interferir na agregação plaquetária, como ácido acetilsalicílico, anti-inflamatórios não esteroides (AINE), alguns suplementos fitoterápicos e nutricionais (p. ex., camomila, urtiga, alfafa) e bebidas alcoólicas (essa restrição aplica-se aos medicamentos de venda livre, como remédios para resfriado)
- Instruir o paciente e os familiares sobre as maneiras de administrar concentrados de fatores em domicílio ao primeiro sinal de sangramento; o uso profilático pode ser efetivo para reduzir a morbidade associada ao sangramento repetido
- Promover uma boa higiene dentária como medida preventiva, visto que as extrações dentárias são perigosas
- Instruir o paciente sobre o fato de que a aplicação de pressão sobre uma pequena ferida pode ser suficiente para controlar o sangramento se a deficiência de fator não for grave; evitar o tamponamento nasal
- Talas e outros aparelhos ortopédicos que auxiliam a imobilização podem ser úteis para pacientes que apresentam hemorragias articulares ou musculares
- Evitar todas as injeções parenterais; reduzir ao mínimo os procedimentos invasivos (p. ex., endoscopia, punção lombar) ou realizá-los após a administração da reposição do fator apropriado
- Avaliar cuidadosamente o sangramento durante episódios hemorrágicos; os pacientes que correm risco de comprometimento significativo (p. ex., sangramento no trato respiratório ou no cérebro) exigem observação rigorosa e avaliação sistemática para complicações potenciais (p. ex., angústia respiratória, alteração do nível de consciência)
- Se o paciente foi submetido a cirurgia recente, avaliar com frequência e cuidadosamente o local da cirurgia à procura de sangramento; é necessário o monitoramento frequente dos sinais vitais até que o enfermeiro esteja certo de que não há sangramento excessivo pós-operatório
- Administrar analgésicos, quando necessário; permitir banhos quentes, mas evitá-los durante episódios de sangramento
- Os pacientes que foram expostos a infecções (p. ex., infecção pelo HIV, hepatite) por meio de transfusões prévias podem necessitar de assistência para enfrentar o diagnóstico e as consequências

- Recomendar a realização de testes genéticos e aconselhamento às mulheres portadoras, fazendo com que possam tomar decisões informadas sobre a possibilidade de ter filhos e controlar a gravidez
- Incentivar os pacientes a carregarem ou usarem uma identificação médica. Os pacientes e suas famílias devem ter um plano de emergência por escrito, incluindo o que fazer em situações específicas, bem como informações importantes de contato em caso de emergência.

Considerações gerontológicas

O paciente idoso com hemofilia provavelmente foi tratado com transfusão de componentes sanguíneos, pelo menos no início da vida. Por conseguinte, as hepatites B e C são muito comuns nessa população, particularmente a hepatite C, e o HIV também é comum. Os pacientes com HIV ou hepatite C correm risco aumentado de doença hepática, que pode ser fatal. A hemorragia intracraniana constitui a terceira causa mais comum de morte depois da infecção pelo HIV e da hepatite e pode não resultar de traumatismo. A principal causa de morbidade nesses pacientes é a doença articular; a ocorrência de artropatia é, frequentemente, comum em quatro ou mais articulações. O controle da dor pode ser difícil, visto que o uso de AINE está contraindicado em razão do risco aumentado de sangramento. A probabilidade de adquirir inibidores (anticorpos contra o FVIII ou FIX), particularmente inibidores da hemofilia A, aumenta com o avanço da idade. Por esse motivo, esses pacientes correm risco aumentado não apenas de sangramento, mas também de trombose. Embora pacientes com hemofilia tenham, menos frequentemente, doença cardiovascular concomitante, é difícil tratá-la quando presente, visto que os tratamentos tanto clínicos quanto cirúrgicos para doença cardiovascular aumentam o risco de sangramento; a coordenação do cuidado com um hematologista pode melhorar os resultados.

Para mais informações, ver o Capítulo 33 em Hinkle JL, Cheever KH. (2018) *Brunner and Suddarth's textbook of medical-surgical nursing* (14th ed.). Philadelphia, PA: Lippincott Williams & Wilkins.

Hepatites virais | Tipos A, B, C, D, E e G

A hepatite viral é uma infecção viral sistêmica na qual a necrose e a inflamação das células do fígado produzem um conjunto característico de alterações clínicas, bioquímicas e celulares. Até o momento, foram identificados cinco tipos definitivos de hepatite viral que causam hepatopatia: hepatites A, B, C, D e E. As hepatites A e E são semelhantes no modo de transmissão (rota fecal-oral), enquanto as hepatites B, C e D compartilham muitas outras características.

Vírus da hepatite A

A hepatite A (HAV) é causada por um vírus de RNA da família enterovírus. Essa forma de hepatite é transmitida, principalmente, por via fecal-oral, pelo consumo de alimentos ou líquidos infectados pelo vírus. O vírus é encontrado nas fezes de pacientes infectados antes do aparecimento dos sintomas e durante os primeiros dias da doença. O período de incubação é estimado entre 2 e 6 semanas, com média de aproximadamente 4 semanas. A evolução da doença pode ter uma duração de 4 a 8 semanas. O vírus é encontrado no soro apenas por um breve período de tempo; por ocasião do desenvolvimento da icterícia, o paciente tende a não ser infeccioso. Uma pessoa imune à hepatite A pode contrair outras formas de hepatite. A recuperação desse tipo de hepatite é habitual; ela raramente progride para necrose hepática aguda e para hepatite fulminante. Não existe nenhum estado de portador e a hepatite A não está associada a qualquer hepatite crônica.

Manifestações clínicas

- Muitos pacientes são anictéricos (sem icterícia) e assintomáticos
- Quando aparecem sintomas, eles se assemelham aos de uma infecção discreta das vias respiratórias superiores de tipo gripal, com febre baixa
- A anorexia, que é frequentemente grave, constitui um sintoma inicial
- Posteriormente, a icterícia e a eliminação de urina escura podem ser evidentes
- Ocorre indigestão em graus variáveis, caracterizada por desconforto epigástrico vago, náuseas, pirose e flatulência
- Com frequência, o fígado e o baço estão moderadamente aumentados durante alguns dias após o início
- O paciente pode ter forte aversão pela fumaça de cigarro e odores fortes; esses sintomas tendem a desaparecer quando a icterícia alcança seu pico
- Os sintomas podem ser discretos em crianças; nos adultos, podem ser mais graves e a evolução da doença é prolongada.

Avaliação e achados diagnósticos

- Exame de fezes para o antígeno da hepatite A
- Anticorpos séricos contra o vírus da hepatite A; imunoglobulina.

Prevenção

- Lavagem rigorosa das mãos, consumo seguro de água e tratamento adequado do esgoto
- Vacina contra hepatite
- Administração de imunoglobulina, se o paciente não foi previamente vacinado para prevenção da hepatite A (quando administrada dentro de 2 semanas após a exposição)
- A imunoglobulina é recomendada para os familiares e contatos sexuais de indivíduos com hepatite A
- Recomenda-se a profilaxia pré-exposição para aqueles que viajam para países em desenvolvimento, para ambientes com condições sanitárias precárias ou incertas, ou para aqueles que não têm tempo suficiente para adquirir proteção pela administração da vacina contra hepatite A.

Manejo de enfermagem

- Incentivar uma dieta nutritiva, bem como repouso no leito durante o estágio agudo
- Fornecer refeições em pequenas quantidades e frequentes, suplementadas com glicose IV, se necessário, durante o período de anorexia
- Promover a deambulação gradual, porém progressiva, para acelerar a recuperação
- Ajudar o paciente e a família a enfrentarem incapacidade e fadiga temporárias, que constituem problemas comuns associados à hepatite
- Educar o paciente e sua família para que procurem cuidados de saúde adicionais se houver persistência ou agravamento dos sintomas
- Instruir o paciente e sua família sobre dieta, repouso, exames de sangue para acompanhamento, importância de evitar o consumo de bebidas alcoólicas e medidas sanitárias e de higiene (lavagem das mãos) para evitar a disseminação da doença
- Orientar o paciente e sua família para que reduzam o risco de contrair a hepatite A: boa higiene pessoal, com lavagem cuidadosa das mãos; saneamento ambiental com suprimento seguro de alimentos e água e rede de esgoto.

Vírus da hepatite B

O vírus da hepatite B (HBV) é um vírus de DNA transmitido, principalmente, pelo sangue (por via percutânea e permucosa), sêmen e secreções vaginais. Pode ser transmitido pelas mucosas e soluções de continuidade da pele. O HBV tem longo período de incubação (1 a 6 meses).

Hepatites virais | Tipos A, B, C, D, E e G

Esse vírus replica-se no fígado e permanece no soro por longos períodos, possibilitando sua transmissão. Os indivíduos que correm risco incluem todos os profissionais de saúde, pacientes em hemodiálise ou em unidades de oncologia, homens homossexuais e bissexuais sexualmente ativos e usuários de substâncias IV. Cerca de 10% dos pacientes evoluem para um estado de portador ou desenvolvem hepatite crônica. A hepatite B continua sendo uma importante causa mundial de cirrose e de carcinoma hepatocelular.

Considerações gerontológicas

O sistema imune apresenta-se alterado no indivíduo idoso, podendo ser responsável pela incidência aumentada e gravidade da hepatite B entre indivíduos idosos e pela incidência aumentada de abscessos hepáticos em consequência da fagocitose diminuída pelas células de Kupffer. O paciente idoso com hepatite B corre importante risco de desenvolver necrose hepatocelular grave ou insuficiência hepática fulminante, particularmente na presença de outras doenças.

Manifestações clínicas

- Os sintomas podem ser insidiosos e variáveis; frequentemente ocorrem episódios subclínicos, porém, febre e sintomas respiratórios são raros; alguns pacientes apresentam artralgias e exantemas
- Podem ocorrer perda do apetite, dispepsia, dor abdominal, dor generalizada, mal-estar e fraqueza
- A icterícia pode ou não ser evidente. Quando ocorre icterícia, observa-se a eliminação de fezes de coloração clara (acolia fecal) e urina escura (colúria)
- O fígado pode estar hipersensível e aumentado; o baço está aumentado e palpável em alguns pacientes. Os linfonodos cervicais posteriores também podem estar aumentados.

Avaliação e achados diagnósticos

O HBV é um vírus de DNA composto das seguintes partículas antigênicas:

- HBcAg: antígeno do cerne da hepatite B (material antigênico no cerne interno)
- HBsAg: antígeno de superfície da hepatite B (material antigênico na superfície viral, um marcador de replicação ativa e infecção)
- HBeAg: proteína independente, que circula no sangue

- HBxAg: produto gênico do gene X do DNA do HBV
- Cada antígeno induz a produção de seu anticorpo específico e representa um marcador para os diferentes estágios do processo patológico:
  - anti-HBc: anticorpo dirigido contra o antígeno do cerne do HBV; persiste durante a fase aguda da doença; pode indicar continuação do HBV no fígado
  - anti-HBs: anticorpo dirigido contra determinantes de superfície do HBV; detectado durante a fase tardia da convalescença; em geral indica recuperação e desenvolvimento de imunidade
  - anti-HBe: anticorpo contra o antígeno e da hepatite B; em geral indica uma infectividade reduzida
  - anti-HBxAg: anticorpo dirigido contra o antígeno x da hepatite B; pode indicar replicação contínua do HBV.

O HBsAg aparece no sangue de 80 a 90% dos pacientes. Antígenos adicionais ajudam a confirmar o diagnóstico.

Prevenção

- Triagem dos doadores de sangue
- Uso de seringas, agulhas e lancetas descartáveis; introdução de sistemas sem agulhas para acesso à administração por via intravenosa
- Usar luvas quando manipular sangue e líquidos corporais
- Boa higiene pessoal
- Orientação
- Vacina contra hepatite B.

Manejo clínico

- A alfainterferona demonstrou resultados promissores
- A lamivudina e o adefovir são agentes úteis
- O repouso no leito e a restrição das atividades são recomendados até a resolução da hepatomegalia e dos níveis elevados de albumina sérica e enzimas hepáticas
- Deve-se manter uma nutrição adequada; restringir as proteínas quando houver comprometimento na capacidade de o fígado metabolizar os subprodutos das proteínas
- Administrar antiácidos e agentes antieméticos para a dispepsia e o mal-estar generalizado; evitar todos os medicamentos se o paciente apresentar vômitos
- Providenciar hospitalização e terapia com líquidos se os vômitos persistirem.

414 Hepatites virais | Tipos A, B, C, D, E e G

Manejo de enfermagem

- A convalescença pode ser prolongada e a recuperação pode levar de 3 a 4 meses; incentivar a atividade gradual após o desaparecimento completo da icterícia
- Identificar problemas e preocupações psicossociais, particularmente os efeitos da separação da família e dos amigos quando o paciente é hospitalizado; se não for hospitalizado, o paciente é incapaz de trabalhar e deve evitar qualquer contato sexual
- Incluir a família no planejamento para ajudar a reduzir seus medos e ansiedades sobre a disseminação da doença
- Orientar o paciente e sua família sobre o cuidado domiciliar e a convalescença
- Instruir o paciente e sua família sobre a necessidade de repouso e de nutrição adequados
- Informar aos familiares e amigos íntimos sobre os riscos de contrair a hepatite B
- Providenciar para que a família e os amigos íntimos recebam a vacina contra a hepatite B ou a imunoglobulina anti-hepatite B, conforme prescrição
- Avisar o paciente sobre a necessidade de evitar o consumo de bebidas alcoólicas e de mariscos crus
- Orientar a família sobre a indicação de visitas de acompanhamento por enfermeiros de cuidado domiciliar para avaliar o progresso e a compreensão, reforçar o ensino e responder às perguntas
- Incentivar o paciente a usar estratégias para evitar a contaminação por líquidos corporais, como abstinência sexual ou uso de preservativos
- Ressaltar a importância de manter as consultas de acompanhamento e de participar em outras atividades de promoção e triagem da saúde recomendadas.

Vírus da hepatite C

Entre as pessoas com risco particular de contrair o vírus da hepatite C estão os usuários de substâncias injetáveis, pessoas com múltiplos parceiros sexuais, pessoas que recebem transfusões sanguíneas frequentes ou que necessitam de grandes volumes de sangue, e profissionais da área da saúde. O período de incubação é variável e pode estender-se de 15 a 160 dias. A evolução clínica da hepatite C assemelha-se àquela da hepatite B; os sintomas quase sempre são discretos. Frequentemente ocorre um estado de portador crônico. Existe risco aumentado de cirrose e câncer de fígado após contrair a hepatite C. Os inibidores de protease, telaprevir e boceprevir, são usados para o tratamento da hepatite C de genótipo 1, em associação a interferona alfa-2b peguilada e ribavirina. Nenhum inibidor de protease pode ser usado como monoterapia para doença. Esse tratamento tríplice de inibidor de protease, interferona alfa-2b peguilada e ribavirina é recomendado como tratamento padrão para a hepatite C pela American Association for the Study of Liver Diseases.

Vírus da hepatite D

Ocorre hepatite D (agente delta) em alguns casos de hepatite B. Como o vírus necessita do antígeno de superfície da hepatite B para sua replicação, apenas os pacientes com hepatite B correm risco. A hepatite D é comum entre usuários de drogas IV, pacientes submetidos à hemodiálise e politransfundidos. O contato sexual constitui importante modo de transmissão das hepatites B e D. O período de incubação varia de 30 a 150 dias. Os sintomas assemelham-se aos da hepatite B, exceto pelo fato de que os pacientes têm mais tendência a desenvolver hepatite fulminante e a evoluir para hepatite ativa crônica e cirrose. O tratamento assemelha-se àquele de outras formas de hepatite. Na atualidade, a alfainterferona é o único medicamento aprovado para o tratamento da infecção pelo vírus da hepatite D. A taxa de recidiva é alta e a eficácia da interferona está relacionada com a dose e a duração do tratamento. Recomenda-se um tratamento com altas doses e de longa duração, de pelo menos 1 ano.

Vírus da hepatite E

O vírus da hepatite E (HEV) é transmitido por via fecal-oral, principalmente por meio de água contaminada e condições sanitárias precárias. O período de incubação é variável e estimado entre 15 e 65 dias. Em geral, a hepatite E assemelha-se à hepatite A. Apresenta evolução autolimitada, com início abrupto. A icterícia quase sempre está presente. Não há desenvolvimento de formas crônicas. O principal método de prevenção consiste em evitar o contato com o vírus por meio de boa higiene (lavagem das mãos). A eficiência da imunoglobulina na proteção contra o vírus da hepatite E é incerta.

Vírus da hepatite G e vírus GB-C

O vírus da hepatite G (HGV) e o vírus GB-C (GBV-C) são vírus da hepatite pós-transfusão, com período de incubação de 14 a 145 dias.

Não há autoanticorpos. Os fatores de risco assemelham-se aos da hepatite C. Não existe uma relação bem definida entre a infecção pelo HGV/GBV-C e a doença hepática progressiva. Ocorre infecção persistente, porém ela não afeta a evolução clínica.

Para mais informações, ver o Capítulo 49 em Hinkle JL, Cheever KH. (2018). *Brunner and Suddarth's textbook of medical-surgical nursing* (14th ed.). Philadelphia, PA: Lippincott Williams & Wilkins.

Hérnia de hiato

Na hérnia de hiato (ou hiatal), a abertura no diafragma pela qual o esôfago passa torna-se aumentada e parte da porção superior do estômago tende a mover-se para cima, dentro da parte inferior do tórax. Existem dois tipos de hérnia de hiato: por deslizamento e paraesofágica. A hérnia de hiato por deslizamento ou tipo I ocorre quando a parte superior do estômago e a junção gastresofágica são projetadas para cima e deslizam para dentro do tórax; isso ocorre em cerca de 95% dos pacientes com hérnia de hiato esofágica. As hérnias paraesofágicas, menos frequentes, ainda são classificadas com base na extensão da herniação (tipos II, III ou IV) e ocorrem quando todo o estômago ou parte dele atravessa o diafragma ao lado do esôfago. A hérnia de hiato ocorre mais frequentemente nas mulheres do que nos homens.

Manifestações clínicas

Hérnia por deslizamento

- Pirose, regurgitação e disfagia; pelo menos 50% dos pacientes são assintomáticos
- Frequentemente implicada no refluxo.

Hérnia paraesofágica

- Ocorrência de sensação de plenitude ou dor torácica depois da alimentação, ou pode ser assintomática
- Em geral, não ocorre refluxo
- É possível a ocorrência de complicações como hemorragia, obstrução e estrangulamento.

Avaliação e achados diagnósticos

O diagnóstico é confirmado por exames radiográficos, exame baritado e tomografia computadorizada (TC).

Manejo clínico

- Fornecer refeições frequentes e em pequenas quantidades, que possam atravessar facilmente o esôfago
- Aconselhar o paciente a não se deitar por 1 hora após a alimentação (para evitar o refluxo ou o movimento da hérnia)
- Elevar a cabeceira do leito sobre blocos de 10 a 20 cm para evitar o deslizamento da hérnia para cima
- A cirurgia está indicada para pacientes sintomáticos, embora a principal razão para a cirurgia normalmente seja o alívio dos sintomas da doença do refluxo gastresofágico (DRGE), e não o reparo da hérnia
- O manejo clínico e cirúrgico das hérnias paraesofágicas assemelha-se ao do refluxo gastresofágico: antiácidos, bloqueadores da histamina, inibidores da bomba de prótons ou agentes procinéticos (metoclopramida).

PROCESSO DE ENFERMAGEM

Paciente com distúrbio esofágico e refluxo

Avaliação

- Obter uma história da saúde completa, incluindo avaliação da dor e nutrição
- Determinar se o paciente parece abaixo do peso
- Auscultar o tórax para determinar a presença de complicações pulmonares.

Diagnóstico

DIAGNÓSTICOS DE ENFERMAGEM

- Nutrição desequilibrada: ingestão menor do que as necessidades corporais, relacionada com a dificuldade de deglutição
- Risco de aspiração relacionado com a dificuldade de deglutição ou alimentação por sonda
- Dor aguda relacionada com a dificuldade de deglutição, ingestão de agente abrasivo, tumor ou refluxo
- Conhecimento deficiente relacionado com distúrbio esofágico, exames complementares, tratamentos e reabilitação.

Planejamento e metas

As principais metas podem incluir aporte nutricional adequado, prevenção de comprometimento respiratório em consequência de aspiração, alívio da dor e aumento do nível de conhecimento.

Intervenções de enfermagem

Incentivo ao aporte nutricional adequado
- Incentivar o paciente a ingerir lentamente e a mastigar por completo todos os alimentos
- Recomendar refeições em pequenas quantidades e frequentes com alimentos não irritantes; algumas vezes a ingestão de líquido com o alimento ajuda a sua passagem
- Preparar o alimento de maneira atraente para ajudar a estimular o apetite; evitar irritantes (tabaco, bebidas alcoólicas)
- Obter o peso basal e registrar, diariamente, o peso; avaliar o aporte de nutrientes.

Diminuição do risco de aspiração
- Quando o paciente tiver dificuldade na deglutição ou no processamento das secreções, mantê-lo em posição ereta, pelo menos na posição semi-Fowler
- Instruir o paciente sobre o uso de aspiração oral para diminuir o risco de aspiração.

Alívio da dor
- Orientar o paciente no sentido de fazer refeições em pequenas quantidades e frequentes (6 a 8 por dia)
- Aconselhar o paciente a evitar quaisquer atividades passíveis de aumentar a dor e a permanecer em posição ereta por 1 a 4 horas após cada refeição, a fim de evitar a ocorrência de refluxo
- Elevar a cabeceira do leito sobre blocos de 10 a 20 cm; desencorajar a alimentação antes da hora de deitar
- Alertar o paciente quanto ao uso de antiácidos de venda livre, em razão da possível acidez de rebote
- Instruir o paciente sobre o uso de antiácidos prescritos, IBP ou antagonistas da histamina.

Promoção dos cuidados domiciliar, comunitário e de transição
Orientação ao paciente sobre autocuidados
- Ajudar o paciente a planejar as adaptações necessárias e o cuidado de acompanhamento, se a condição for crônica
- Orientar o paciente e sua família sobre o uso de equipamento especial (dispositivos de alimentação enteral ou parenteral, aspiração)
- Ajudar no planejamento das refeições, uso dos medicamentos, conforme prescrição, e retomada das atividades
- Educar sobre as necessidades nutricionais e as maneiras de medir a adequação da nutrição (particularmente nos pacientes idosos e debilitados). Ver "Processo de enfermagem | Paciente hospitalizado no período pós-operatório" em Manejo de enfermagem no período peroperatório, na Seção M, para informações mais detalhadas.

Cuidado continuado e de transição
- Providenciar suporte e avaliação do serviço de atendimento domiciliar, quando indicado
- Ensinar o paciente a preparar alimentos pastosos (p. ex., com um liquidificador), quando indicado
- Ajudar o paciente a ajustar o horário dos medicamentos com suas atividades diárias, quando possível
- Providenciar nutricionista, assistente social ou cuidados paliativos, quando indicado.

Reavaliação

RESULTADOS ESPERADOS DO PACIENTE
- Conseguir um aporte nutricional adequado
- Não aspirar nem desenvolver pneumonia
- Não ter dor ou conseguir controlá-la dentro de um nível tolerável
- Aumentar o nível de conhecimento sobre o distúrbio esofágico, o tratamento e o prognóstico.

Para mais informações, ver o Capítulo 45 em Hinkle JL, Cheever KH. (2018). *Brunner and Suddarth's textbook of medical-surgical nursing* (14th ed.). Philadelphia, PA: Lippincott Williams & Wilkins.

Hiperplasia prostática benigna e prostatectomia

A hiperplasia prostática benigna (HPB) consiste em aumento de tamanho não neoplásico ou hipertrofia da próstata. Trata-se de uma doença das mais comuns em homens. Normalmente ocorre em homens com mais de 40 anos. Aos 60 anos de idade, 50% dos homens têm HPB. Acomete até 90% da população masculina em torno dos 85 anos de idade. Trata-se da segunda causa mais comum de intervenção cirúrgica em homens com mais de 60 anos. Os fatores de risco para a HPB consistem em tabagismo, consumo excessivo de bebidas alcoólicas, obesidade, redução do nível de atividade, hipertensão arterial, cardiopatia, diabetes melito e dieta ocidental (rica em gordura e proteínas animais e carboidratos refinados, pobre em fibras).

Fisiopatologia

A causa da HPB não é totalmente conhecida, mas sabe-se que os andrógenos testiculares estão implicados. A di-hidrotestosterona (DHT), um metabólito da testosterona, é um mediador crítico do crescimento prostático. Os estrogênios também contribuem para sua causa; a HPB geralmente ocorre quando os homens têm níveis elevados de estrogênio e quando o tecido prostático se torna mais sensível aos estrogênios e menos responsivo à DHT. A próstata aumenta de tamanho, estendendo-se até dentro da bexiga e causando obstrução ao fluxo de urina. O esvaziamento incompleto da bexiga e a retenção urinária levam à estase urinária, podendo resultar em hidronefrose, hidroureter e infecções urinárias (ITU). A HPB desenvolve-se ao longo de um período prolongado de tempo, as alterações no trato urinário são lentas e insidiosas. A causa não está bem elucidada, mas as evidências sugerem atuação hormonal.

Manifestações clínicas

- Os sintomas variam de leves a graves; a gravidade tende a aumentar com a idade
- A próstata está aumentada, de consistência elástica e não sensível ao toque retal (TR). Observa-se a ocorrência de prostatismo (complexo de sintomas obstrutivos e irritativos)
- Hesitação no início da micção, polaciúria, nictúria, urgência e força abdominal para urinar
- Pode-se observar a ocorrência de diminuição no volume e na força do jato urinário, interrupção do jato urinário e gotejamento
- Ocorrem sensação de esvaziamento incompleto da bexiga, retenção urinária aguda (mais de 50 mℓ em adultos de meia-idade, mais de 100 mℓ em idosos) e ITU recorrentes; por fim, observa-se o desenvolvimento de azotemia e doença renal, com retenção urinária crônica e grande volume residual
- Relata-se, também, presença de fadiga, anorexia, náuseas, vômitos e desconforto pélvico.

Avaliação e achados diagnósticos

- A história da saúde deve focalizar o trato urinário, incluindo procedimentos cirúrgicos anteriores, história familiar de doença prostática e problemas de saúde em geral. Um diário de micção do paciente pode ser útil para avaliar a frequência de micção e sintomas relacionados
- Realizar um exame físico, incluindo toque retal
- O exame de urina é usado para triagem de hematúria e ITU
- Obtém-se o nível de antígeno prostático específico (PSA) se o paciente tiver uma expectativa de vida de pelo menos 10 anos e

naquele em que o reconhecimento da presença de câncer de próstata mudaria o manejo
- São avaliados o registro do fluxo urinário e a medida da urina residual pós-miccional (RPM)
- Podem ser realizados estudos urodinâmicos, uretrocistoscopia e ultrassonografia
- São obtidos exames de sangue completos, incluindo exame da coagulação
- O estado cardíaco e a função respiratória são avaliados de acordo com o grupo etário acometido.

Manejo clínico

O plano de tratamento depende da causa, da gravidade dos sintomas e obstrução, e da condição do paciente. As medidas de tratamento incluem as seguintes:

- Cateterismo imediato se o paciente for incapaz de urinar (com supervisão de urologista se não for possível inserir um cateter comum); algumas vezes é necessária a realização de cistostomia suprapúbica
- "Espera expectante" para monitorar a evolução da doença.

Manejo farmacológico

- Os bloqueadores alfa-adrenérgicos (p. ex., alfuzosina, terazosina, doxazosina, tansulosina) relaxam a musculatura lisa do colo da bexiga e da próstata
- A manipulação hormonal com inibidores da 5-alfarredutase e agentes antiandrogênicos (finasterida e dutasterida) impede a conversão da testosterona em di-hidrotestosterona (DHT) e diminui o tamanho da próstata
- Não se recomenda o uso de agentes fitoterápicos e outros suplementos nutricionais (*Serenoa repens* [baga da palmeira-anã] e *Pygeum africanum* [ameixeira-africana]), embora sejam comumente utilizados. Esses agentes não devem ser administrados com finasterida, dutasterida ou medicamentos contendo estrogênio.

Manejo cirúrgico

- Terapia minimamente invasiva: termoterapia transuretral por microondas (TUMT; aplicação de calor ao tecido prostático); ablação transuretral por agulha (TUNA; por agulhas finas colocadas na próstata);

stents prostáticos (mas apenas para pacientes com retenção urinária e naqueles que apresentam alto risco cirúrgico
- Ressecção cirúrgica: ressecção transuretral da próstata (RTUP; referência do tratamento cirúrgico); incisão transuretral da próstata (TUIP); eletrovaporização transuretral; terapia com *laser*; e prostatectomia aberta.

Manejo de enfermagem

Ver "Processo de enfermagem | Paciente submetido à prostatectomia" em Câncer de próstata, na Seção C, para informações mais detalhadas.

Para mais informações, ver o Capítulo 59 em Hinkle JL, Cheever KH. (2018) *Brunner and Suddarth's textbook of medical-surgical nursing* (14th ed.). Philadelphia, PA: Lippincott Williams & Wilkins.

Hipertensão arterial | Crise hipertensiva

A hipertensão arterial é definida como pressão arterial sistólica superior a 140 mmHg e pressão diastólica superior a 90 mmHg, com base na média de duas ou mais medidas. A hipertensão primária (também denominada *essencial*) (mais comum) refere-se à hipertensão em que não existe nenhuma causa identificável; a *hipertensão secundária* descreve a hipertensão cuja causa é identificada (p. ex., doença parenquimatosa renal, feocromocitoma, determinados medicamentos, gravidez). A hipertensão pode ser classificada da seguinte maneira:

- Normal: pressão sistólica inferior a 120 mmHg; pressão diastólica inferior a 80 mmHg
- Limítrofe: pressão sistólica de 120 a 139 mmHg; pressão diastólica de 80 a 89 mmHg
- Estágio 1: pressão sistólica de 140 a 159 mmHg; pressão diastólica de 90 a 99 mmHg
- Estágio 2: pressão sistólica ≥ 160 mmHg; pressão diastólica ≥ 100 mmHg.

A hipertensão arterial constitui importante fator de risco para doença cardiovascular aterosclerótica, insuficiência cardíaca (IC), acidente vascular encefálico e insuficiência renal. A hipertensão arterial está associada a risco de morbidade ou mortalidade prematuras, que aumenta à medida que as pressões sistólica e diastólica se elevam. A elevação prolongada da pressão arterial provoca lesão dos vasos sanguíneos nos órgãos-alvo (coração, rins, cérebro e olhos). A **emergência hipertensiva** e a **urgência hipertensiva** são condições que exigem intervenção imediata (ver o boxe *Emergência! Crise hipertensiva*).

Emergência! Crise hipertensiva

A **emergência hipertensiva** e a **urgência hipertensiva** (pressão sistólica acima de 180 mmHg ou pressão diastólica acima de 120 mmHg) exigem intervenção imediata e podem ocorrer em pacientes cuja hipertensão arterial tem sido mal controlada ou não diagnosticada, ou naqueles que interromperam subitamente os medicamentos. A **emergência hipertensiva** é uma situação aguda e potencialmente fatal, em que a pressão arterial está extremamente elevada e deve ser reduzida imediatamente (mas não necessariamente para menos de 140/90 mmHg), a fim de interromper ou evitar a lesão dos órgãos-alvo; esses pacientes necessitam de vasodilatadores intravenosos em um ambiente de terapia intensiva. A **urgência hipertensiva** descreve uma situação em que a pressão arterial está muito elevada, porém não há evidências de lesão iminente ou progressiva dos órgãos-alvo. As pressões arteriais elevadas associadas a cefaleia intensa, sangramento nasal ou ansiedade são classificadas como urgências. Nessas situações podem ser administrados agentes orais com o objetivo de normalizar a pressão arterial em 24 a 48 horas. É necessário monitoramento hemodinâmico extremamente rigoroso da pressão arterial e do estado cardiovascular do paciente durante o tratamento das emergências e das urgências hipertensivas. A frequência exata do monitoramento constitui objeto de julgamento clínico e varia de acordo com a condição do paciente.

Fisiopatologia

A pressão arterial é o produto do débito cardíaco (DC) pela resistência periférica. A hipertensão arterial pode resultar de aumento do DC, aumento da resistência periférica (constrição dos vasos sanguíneos) ou ambos. Os aumentos do DC estão frequentemente relacionados com uma expansão do volume vascular. Embora não se possa identificar nenhuma etiologia precisa para a maioria dos casos de hipertensão, ela é considerada como condição multifatorial. Uma vez que a hipertensão arterial pode ser um sinal, é mais provável que ela tenha muitas causas. Para que ocorra hipertensão arterial deve haver alteração em um ou mais fatores que afetam a resistência periférica ou o DC. A tendência ao desenvolvimento de hipertensão é hereditária; entretanto, os perfis genéticos por si sós são incapazes de prever quem irá ou não desenvolver hipertensão. As causas sugeridas incluem aumento do tônus simpático, relacionado com a disfunção do sistema nervoso autônomo; aumento da absorção renal de sódio, cloreto e água, causado por variações genéticas; aumento da atividade do sistema de renina-angiotensina-aldosterona: diminuição da vasodilatação das arteríolas relacionada com a disfunção do endotélio vascular; resistência à ação da insulina; e ativação de resposta imune que pode contribuir para inflamação e disfunção renais.

Hipertensão arterial | Crise hipertensiva

🍂 Considerações gerontológicas

As alterações estruturais e funcionais no coração, nos vasos sanguíneos e nos rins contribuem para a elevação da pressão arterial que ocorre com a idade. Essas alterações incluem acúmulo de placa aterosclerótica, fragmentação das elastinas arteriais, depósitos aumentados de colágeno, comprometimento da vasodilatação e disfunção renal. O resultado dessas alterações consiste em diminuição da elasticidade dos principais vasos sanguíneos e expansão do volume. Em consequência, a aorta e as grandes artérias têm menos capacidade de acomodar o volume de sangue bombeado pelo coração (volume sistólico), e a energia que teria distendido os vasos acaba elevando a pressão arterial sistólica. Isso resulta em pressão sistólica elevada, sem alteração da pressão diastólica. Essa condição, conhecida como *hipertensão sistólica isolada*, é mais comum em indivíduos idosos e está associada a morbidade e mortalidade cardiovasculares e vasculares cerebrais significativas.

Manifestações clínicas

- O exame físico pode não revelar nenhuma anormalidade, a não ser a pressão arterial elevada
- Na hipertensão arterial grave, podem-se observar alterações na retina com hemorragias, exsudatos, estreitamento das arteríolas, manchas algodonosas (pequenos infartos) e papiledema
- Em geral, os sintomas indicam lesão vascular relacionada com os órgãos supridos pelos vasos acometidos
- A doença arterial coronariana com angina e o infarto do miocárdio constituem consequências comuns
- Pode ocorrer hipertrofia ventricular esquerda; pode-se observar o desenvolvimento de IC
- Podem ocorrer alterações patológicas nos rins (nictúria e níveis aumentados de ureia sanguínea e creatinina)
- O comprometimento vascular encefálico pode levar a doença cerebrovascular (acidente vascular encefálico, ou ataque cerebral), ataque isquêmico transitório (AIT), com sintomas de alterações na visão ou na fala, tontura, fraqueza, queda súbita ou hemiplegia transitória ou permanente.

Avaliação e achados diagnósticos

- História e exame físico, incluindo exame da retina
- Exames laboratoriais para avaliar a lesão dos órgãos, incluindo exame de urina, bioquímica do sangue (sódio, potássio, creatinina, glicose

em jejum e colesterol total e colesterol das lipoproteínas de alta densidade)
- Eletrocardiograma e ecocardiografia para avaliar hipertrofia ventricular esquerda
- Outros exames, como depuração da creatinina, nível de renina, exames de urina e proteína urinária de 24 horas
- Avaliação dos fatores de risco, conforme defendido pelo *Seventh Report of the Joint National Committee on Prevention, Detection, Evaluation, and Treatment of High Blood Pressure* (JNC 7).

Manejo clínico

A meta de qualquer programa consiste em evitar as complicações e a morte, alcançando e mantendo, sempre que possível, a pressão arterial em 140/90 mmHg ou menos (130/80 mmHg para indivíduos com diabetes melito ou com doença renal crônica). As abordagens não farmacológicas incluem modificações no estilo de vida, como redução do peso, redução do consumo de bebidas alcoólicas e de sódio e exercício físico regular. Foi constatado que uma dieta DASH (*Dietary Approaches to Stop Hypertension*) rica em frutas e vegetais e derivados do leite com baixo teor de gordura diminui as pressões elevadas.

Terapia farmacológica

Os medicamentos usados para o tratamento da hipertensão arterial diminuem a resistência periférica, o volume sanguíneo ou a força e a frequência da contração do miocárdio.

- Os medicamentos de primeira linha incluem diuréticos, betabloqueadores ou ambos, iniciando com doses baixas; as doses são aumentadas de modo gradual até que a hipertensão arterial seja controlada. Outros medicamentos podem ser acrescentados
- Se a pressão arterial permanecer abaixo de 140/90 mmHg durante pelo menos 1 ano, pode-se considerar uma redução das doses dos medicamentos
- Promover a adesão do paciente ao tratamento, evitando esquemas de medicamentos complicados; um só agente ou múltiplos agentes podem ser combinados em um único comprimido.

Considerações gerontológicas

A hipertensão arterial, particularmente a pressão arterial sistólica elevada, aumenta o risco de morte, de acidente vascular encefálico e de IC em indivíduos com mais de 50 anos de idade, e o tratamento reduz esse risco. À semelhança dos pacientes mais jovens, os pacientes idosos devem começar o tratamento com modificações no estilo de vida. Se houver necessidade de medicamentos para alcançar a meta da pressão arterial inferior a 140/90 mmHg, a dose inicial deve ser a menor disponível e, em seguida, deve ser aumentada gradualmente com um segundo medicamento de uma classe diferente (acrescentado se houver dificuldade em obter o controle). Recomenda-se a inclusão de um agente diurético como tratamento de primeira ou de segunda escolha. Como os pacientes idosos frequentemente apresentam outras comorbidades, é de grande importância estar atento a possíveis interações medicamentosas. Além disso, os pacientes idosos correm risco aumentado dos efeitos colaterais de hiperpotassemia e hipotensão ortostática, com consequente risco aumentado de quedas e fraturas.

PROCESSO DE ENFERMAGEM

Paciente com hipertensão arterial

Avaliação
- Medir a pressão arterial a intervalos frequentes para determinar o tratamento; conhecer o nível basal de referência. Assinalar alterações da pressão que possam exigir mudança na medicação
- Usar técnicas padrão e um manguito de tamanho adequado para medir a pressão arterial
- Avaliar os sinais e sintomas que indicam lesão dos órgãos-alvo (p. ex., angina; dispneia; alterações na fala, visão ou equilíbrio; epistaxe; cefaleias; tontura; ou nictúria)
- Investigar a ocorrência de qualquer apneia obstrutiva do sono com o cônjuge
- Observar a frequência, o ritmo e a característica da pulsação apical e periférica
- Avaliar a extensão com que a hipertensão afetou o paciente em nível pessoal, social ou financeiro.

Diagnóstico

DIAGNÓSTICOS DE ENFERMAGEM
- Conhecimento deficiente associado à relação entre o esquema de tratamento e o controle do processo mórbido
- Manutenção ineficaz da saúde relacionada com os efeitos colaterais da terapia prescrita e com a não adesão ao tratamento.

PROBLEMAS COLABORATIVOS/COMPLICAÇÕES POTENCIAIS
- Hipertrofia ventricular esquerda
- Infarto do miocárdio
- IC

Hipertensão arterial | Crise hipertensiva

- AIT
- AVE
- Insuficiência e falência renais
- Hemorragia retiniana.

Planejamento e metas

As principais metas para o paciente incluem a compreensão do processo patológico e seu tratamento, a participação em um programa de autocuidado e a ausência de complicações.

Intervenções de enfermagem

PROMOÇÃO DO CONHECIMENTO

- Ressaltar o conceito de controlar a hipertensão (com modificações no estilo de vida e medicamentos), em lugar de curá-la
- Providenciar uma consulta com um nutricionista para ajudar a desenvolver um plano visando melhorar o aporte de nutrientes ou perda de peso
- Aconselhar o paciente a limitar o consumo de bebidas alcoólicas e a evitar o uso de tabaco.

PROMOÇÃO DA ADESÃO AO ESQUEMA TERAPÊUTICO

- A adesão ao esquema terapêutico aumenta quando o paciente tem participação ativa no autocuidado (incluindo automonitoramento da pressão arterial e dieta), possivelmente porque o paciente recebe *feedback* imediato e adquire maior senso de controle
- A orientação e o estímulo continuados geralmente são necessários para que os pacientes sejam capazes de formular um plano aceitável
- Apoiar o paciente na realização de pequenas mudanças a cada consulta, apoiar os pacientes em cada consulta na realização de pequenas mudanças direcionadas para alcançar as metas; avaliar os progressos em cada consulta
- Recomendar a participação em grupos de apoio para controle do peso, abandono do tabagismo e redução do estresse
- Ajudar o paciente a desenvolver e a seguir um esquema apropriado de exercícios.

PROMOÇÃO DOS CUIDADOS DOMICILIAR, COMUNITÁRIO E DE TRANSIÇÃO

Orientação ao paciente sobre autocuidados

- Ajudar o paciente a alcançar o controle da pressão arterial por meio de orientação sobre o manejo da pressão arterial, estabelecimento de metas da pressão arterial e assistência com apoio social; incentivar os familiares a apoiar os esforços do paciente no controle da hipertensão
- Fornecer informações por escrito sobre os efeitos esperados e os efeitos colaterais dos medicamentos; certificar-se de que o paciente compreenda a importância de relatar os efeitos colaterais ao profissional de saúde apropriado, caso ocorram

428 Hipertensão arterial | Crise hipertensiva

- Informar o paciente sobre a possível ocorrência de hipertensão de rebote se os medicamentos anti-hipertensivos forem interrompidos de repente; aconselhar o paciente a ter um suprimento adequado de medicamentos. Discutir a embalagem dos medicamentos para viagem em uma bagagem de mão
- Informar os pacientes de que alguns medicamentos, como os betabloqueadores, podem causar disfunção sexual e que existem outros medicamentos disponíveis caso ocorra algum problema
- Fornecer orientação e incentivo aos pacientes para medir corretamente a pressão arterial em domicílio; informar o paciente de que a pressão arterial varia continuamente e que é necessário monitorar a variação de sua pressão arterial.

Considerações gerontológicas

A adesão ao esquema terapêutico pode ser mais difícil para os indivíduos idosos. Pode ser difícil lembrar o esquema medicamentoso, e o custo do tratamento também pode representar um problema. A monoterapia (tratamento com único agente), quando apropriada, pode simplificar o esquema medicamentoso e torná-lo menos dispendioso. Assegurar que o paciente idoso compreenda o esquema e possa enxergar e ler as instruções, abrir o frasco do medicamento e ter a sua prescrição revalidada. Incluir os familiares ou os cuidadores no programa de ensino, de modo que possam (1) compreender as necessidades do paciente, (2) incentivar a adesão ao plano de tratamento e (3) saber quando e quem chamar se surgirem problemas ou se houver necessidade de informações.

Cuidado continuado e de transição para reforçar a importância do cuidado de acompanhamento regular

- Atualizar a história do paciente e realizar exame físico em cada visita clínica
- Avaliar os problemas relacionados com os medicamentos (hipotensão ortostática)
- Fornecer educação contínua e estímulo para que os pacientes possam formular um plano aceitável que os ajude a conviver com sua hipertensão e aderir ao plano de tratamento.

Alerta de enfermagem | Qualidade e segurança

O paciente e os cuidadores devem ser advertidos de que os medicamentos anti-hipertensivos podem provocar hipertensão arterial. A hipotensão ortostática deve ser relatada imediatamente. Os indivíduos idosos apresentam reflexos cardiovasculares comprometidos e, portanto, são mais sensíveis à depleção do volume extracelular causada por diuréticos e à inibição simpática provocada por antagonistas adrenérgicos. O enfermeiro orienta os pacientes a mudar lentamente de posição quando passam de uma posição deitada ou sentada para uma posição em pé. O enfermeiro também aconselha os pacientes idosos a usarem dispositivos de suporte, como corrimãos e andadores, a fim de evitar quedas que poderiam ocorrer em consequência de tontura.

Monitoramento e manejo das complicações potenciais
- Avaliar todos os sistemas corporais quando o paciente retorna para o cuidado de acompanhamento, a fim de detectar qualquer evidência de lesão vascular ou dos órgãos-alvo
- Questionar o paciente sobre a presença de visão turva, manchas ou diminuição da acuidade visual
- Relatar qualquer achado significativo imediatamente para determinar a necessidade de outros exames ou modificações nos medicamentos.

Reavaliação

Resultados esperados do paciente
- Relata conhecimento do manejo da doença suficiente para manter perfusão tissular adequada
- Adere ao programa de autocuidado
- Não apresenta nenhuma complicação.

Para mais informações, ver o Capítulo 31 em Hinkle JL, Cheever KH. (2018) *Brunner and Suddarth's textbook of medical-surgical nursing* (14th ed.). Philadelphia, PA: Lippincott Williams & Wilkins.

Hipertensão pulmonar

Hipertensão pulmonar é um termo geral usado para descrever um estado hemodinâmico definido por pressão média na artéria pulmonar igual ou superior a 25 mmHg. A hipertensão pulmonar (HP) caracteriza-se por pressão arterial pulmonar elevada e insuficiência ventricular direita secundária. Pode-se suspeitar de HP em um paciente com dispneia ao esforço; todavia, é difícil efetuar a medição não invasiva das pressões pulmonares. Anteriormente, os pacientes eram classificados como portadores de HP primária ou secundária; entretanto, os pacientes atualmente são classificados pela Organização Mundial da Saúde (OMS) em cinco grupos, com base no mecanismo envolvido. Determinadas condições, como doença vascular do colágeno, cardiopatia congênita, medicamentos anorexígenos (depressores específicos do apetite), uso crônico de estimulantes, hipertensão portal e infecção pelo HIV aumentam o risco de HP em pacientes suscetíveis.

Fisiopatologia

Ocorre lesão vascular com a disfunção endotelial e disfunção do músculo liso vascular, levando à progressão da doença (hipertrofia do músculo liso vascular, proliferação da camada adventícia e da íntima [espessamento da parede] e formação de lesão vascular avançada). Quando o leito vascular pulmonar é lesionado ou obstruído, sua capacidade de processar o volume de sangue torna-se comprometida. O fluxo sanguíneo aumentado provoca elevação da pressão arterial pulmonar e aumento da resistência e pressão vascular pulmonar (hipertensão). Isso aumenta a carga de trabalho do ventrículo direito, levando a hipertrofia (aumento e dilatação) ventricular direita e, por fim, insuficiência ventricular direita.

Manifestações clínicas

- Dispneia, que constitui o principal sintoma, é observada, inicialmente, com o esforço e, por fim, em repouso
- Dor torácica subesternal é comum
- Podem ocorrer fraqueza, fatigabilidade, síncope e hemoptise ocasional
- São observados sinais de insuficiência cardíaca direita (edema periférico, ascite, distensão das veias do pescoço, ingurgitação hepática, estertores, sopro cardíaco)
- Podem ocorrer, também, anorexia e dor abdominal no quadrante superior direito
- A Pa_{O_2} está diminuída (hipoxemia)
- São observadas alterações do ECG (hipertrofia ventricular direita), com desvio do eixo para a direita; ondas P apiculadas altas nas derivações inferiores; ondas R anteriores altas; e depressão do segmento ST ou inversão da onda T anteriormente.

Avaliação e achados diagnósticos

A avaliação diagnóstica completa inclui história da saúde, exame físico, radiografia de tórax, prova de função pulmonar, ECG, ecocardiograma (para estimar a pressão sistólica arterial pulmonar, bem como para avaliar o tamanho, a espessura e a função dos átrios e ventrículos), cintigrafia de ventilação-perfusão, estudos do sono, testes para autoanticorpos (para identificar doenças de origem no colágeno vascular), teste para HIV, provas de função hepática e cateterismo cardíaco. O cateterismo cardíaco do lado direito do coração é necessário para confirmar o diagnóstico de HP e avaliar acuradamente as anormalidades hemodinâmicas: a HP é confirmada com pressão média na artéria pulmonar superior a 25 mmHg.

Manejo clínico

O tratamento tem por objetivo tratar a condição subjacente relacionada com a HP de etiologia conhecida. A maioria dos pacientes com HP não apresenta hipoxemia em repouso, mas necessita de oxigênio suplementar com o exercício. Os tratamentos são individualizados para a situação específica do paciente, a classe funcional da New York Heart Association e as necessidades específicas, e incluem diuréticos, oxigênio, anticoagulação, digitálicos e treinamento com exercício. A oxigenoterapia reverte a vasoconstrição e reduz a HP dentro de um período de tempo relativamente curto.

Terapia farmacológica

- Deve-se considerar o uso de anticoagulação em pacientes com risco de trombose intrapulmonar
- O glicosídio cardiotônico pode melhorar a fração de ejeção ventricular direita em alguns pacientes e pode ajudar a controlar a frequência cardíaca; entretanto, os pacientes precisam ser rigorosamente monitorados quanto a complicações potenciais
- São utilizadas diferentes classes de medicamentos para o tratamento da hipertensão pulmonar, incluindo bloqueadores dos canais de cálcio, inibidores da fosfodiesterase-5 (p. ex., sildenafila), antagonistas da endotelina (p. ex., bosentana) e prostanoides (p. ex., epoprostenol, treprostinila e iloprosta). A escolha dos agentes terapêuticos baseia-se na gravidade da doença
- Um pequeno número de pacientes com hipertensão pulmonar responde de modo favorável à vasodilatação aguda e evolui bem com um agente bloqueador dos canais de cálcio. Os bloqueadores dos canais de cálcio apresentam uma vantagem significativa sobre outros medicamentos usados no tratamento da HP, visto que podem ser administrados por via oral e, em geral, são de menor custo
- Os medicamentos orais sildenafila, tadalafila e vardenafila são potentes inibidores específicos da fosfodiesterase-5, que degradam o monofosfato de 3′,5′-guanosina cíclico (cGMP), promovendo a vasodilatação pulmonar
- Os antagonistas dos receptores de endotelina, como a bosentana, são potentes vasodilatadores e melhoram a capacidade de realizar exercícios. Outros antagonistas seletivos dos receptores de endotelina incluem a sitaxentana e a ambrisentana
- Os prostanoides simulam os efeitos das prostaglandinas e relaxam a musculatura lisa vascular. Os prostanoides usados no tratamento da HP incluem o epoprostenol, a treprostinila e a iloprosta; todavia, esses medicamentos têm limitações, em virtude de sua meia-vida curta.

Manejo cirúrgico

O transplante de pulmão continua sendo uma opção para todos os pacientes elegíveis que apresentam doença refratária ao tratamento clínico. O transplante bilateral de pulmão ou o transplante de coração-pulmão constituem procedimento de escolha. Pode-se considerar a septostomia atrial para pacientes selecionados.

Manejo de enfermagem

- Identificar os pacientes com alto risco de desenvolver hipertensão pulmonar (p. ex., pacientes com doença pulmonar obstrutiva crônica, embolia pulmonar, cardiopatia congênita e doença da valva mitral)
- Estar alerta aos sinais e sintomas de HP
- Administrar oxigenoterapia de modo apropriado
- Informar e instruir o paciente e a sua família sobre a suplementação de oxigênio em domicílio
- Para pacientes tratados com prostanoides, instruir o paciente e sua família sobre a necessidade de acesso venoso central (epoprostenol) e infusão subcutânea (treprostinila), bem como administração e dosagem adequadas da medicação, dor no local de injeção e efeitos colaterais graves potenciais
- Considerar os aspectos emocionais e psicossociais dessa doença com o paciente.

Para mais informações, ver o Capítulo 23 em Hinkle JL, Cheever KH. (2018) *Brunner and Suddarth's textbook of medical-surgical nursing* (14th ed.). Philadelphia, PA: Lippincott Williams & Wilkins.

Hipertireoidismo | Doença de Graves

O hipertireoidismo, um distúrbio endócrino comum, é uma forma de tireotoxicose, que resulta em síntese e secreção excessivas de hormônios tireoidianos endógenos ou exógenos pela tireoide. A causa mais comum é a doença de Graves, um distúrbio autoimune que resulta de débito excessivo de hormônios tireoidianos, causado pela estimulação anormal da glândula tireoide por imunoglobulinas circulantes. O distúrbio afeta as mulheres com frequência oito vezes maior que os homens, com início geralmente entre a 2ª e a 4ª década de vida. O distúrbio pode aparecer depois de um choque emocional, estresse ou infecção, porém, o significado exato dessas relações ainda não está elucidado. Outras causas comuns incluem tireoidite e ingestão excessiva de hormônio tireoidiano (p. ex., como resultado do tratamento do hipotireoidismo).

Manifestações clínicas

O hipertireoidismo manifesta-se como um grupo característico de sinais e sintomas (tireotoxicose).

- Nervosismo (paciente emocionalmente hiperexcitável), irritabilidade, apreensão; incapacidade de permanecer sentado tranquilamente; ocorrência de palpitações; pulso rápido em repouso e aos esforços
- Pouca tolerância ao calor; sudorese excessiva; pele ruborizada, com coloração de salmão típica; tende a estar quente, macia e úmida
- Pele seca e prurido difuso
- Tremor fino das mãos
- Exoftalmia (protrusão dos olhos em alguns pacientes)
- Aumento do apetite e aporte nutricional, perda de peso progressiva, fatigabilidade muscular anormal, fraqueza, amenorreia e alterações da função intestinal (constipação intestinal ou diarreia)
- Osteoporose e fratura
- Efeitos cardíacos: fibrilação atrial, taquicardia sinusal ou arritmias, aumento da pressão do pulso e palpitações; hipertrofia miocárdica e insuficiência cardíaca (IC) (particularmente em pacientes idosos, que podem ocorrer se o hipertireoidismo for grave e não for tratado
- Possível ocorrência de remissões e exacerbações, terminando com a recuperação espontânea em alguns meses ou anos
- Pode evoluir de modo inexorável, causando emagrecimento excessivo, nervosismo intenso, *delirium*, desorientação e, por fim, IC.

Avaliação e achados diagnósticos

- A glândula tireoide está aumentada; apresenta-se macia e pode pulsar; pode-se perceber um frêmito, e um sopro é ouvido sobre as artérias tireóideas
- Os exames laboratoriais revelam diminuição do nível sérico de hormônio tireoestimulante (TSH), aumento da T_4 livre e aumento na captação de iodo radioativo.

Manejo clínico

O tratamento é direcionado para reduzir a hiperatividade da tireoide a fim de aliviar os sintomas e evitar as complicações. Existem quatro modos de tratamento primário:

- Terapia com iodo radioativo para efeitos destrutivos sobre a glândula tireoide
- Medicamentos antitireóideos
- Remoção cirúrgica da maior parte da glândula tireoide

Hipertireoidismo | Doença de Graves

- Agentes bloqueadores beta-adrenérgicos (p. ex., propranolol, atenolol, metoprolol) como terapia adjuvante para alívio sintomático, particularmente na tireoidite transitória.

Iodo radioativo (I^{131})

- Administra-se I^{131} para destruir as células hiperativas da tireoide (tratamento mais comum em pacientes idosos)
- O I^{131} está contraindicado na gravidez e para mães durante a amamentação, visto que o iodo radioativo atravessa a placenta e é secretado no leite materno.

Medicamentos antitireóideos

- A farmacoterapia tem por objetivo inibir a síntese ou a liberação dos hormônios tireoidianos e reduzir a quantidade de tecido da tireoide
- O uso de uma dose ablativa de iodo radioativo causa, inicialmente, liberação aguda de hormônio tireoidiano pela glândula tireoide e pode provocar aumento dos sintomas. O paciente é observado quanto à ocorrência de sinais de tempestade tireoidiana (uma condição potencialmente fatal, manifestada por arritmias cardíacas, febre e comprometimento neurológico). Ver Tempestade tireoidiana, na Seção T, para informações mais detalhadas
- Os medicamentos mais comumente usados são a propiltiouracila (PTU) e o metimazol, até que o paciente esteja eutireóideo
- A dose de manutenção é estabelecida, seguida de retirada gradual do medicamento no decorrer dos próximos vários dias
- Os medicamentos antitireóideos estão contraindicados no final da gravidez, em razão do risco de bócio e cretinismo no feto
- Pode-se administrar hormônio tireoidiano para colocar a glândula tireoide em repouso.

Terapia adjuvante

- O iodeto de potássio (KI), a solução de Lugol e a solução saturada de iodeto de potássio (SSKI) podem ser acrescentados
- Os agentes beta-adrenérgicos podem ser usados para controlar os efeitos sobre o sistema nervoso simpático que ocorrem no hipertireoidismo; por exemplo, o propranolol é utilizado para controlar o nervosismo, a taquicardia, os tremores, a ansiedade e a intolerância ao calor.

Intervenção cirúrgica

- A intervenção cirúrgica (reservada para circunstâncias especiais) remove cerca de 83% do tecido tireóideo

Hipertireoidismo | Doença de Graves

- A cirurgia para o tratamento do hipertireoidismo é realizada após a normalização da função tireóidea (4 a 6 semanas)
- Antes da cirurgia, o paciente recebe propiltiouracila até o desaparecimento dos sinais de hipertireoidismo
- O iodo é prescrito para reduzir a perda sanguínea e o tamanho e a vascularização da tireoide. O paciente é cuidadosamente monitorado quanto a evidências de intoxicação pelo iodo (edema da mucosa bucal, salivação excessiva, erupções cutâneas)
- O risco de recidiva e de complicações exige acompanhamento a longo prazo do paciente tratado para hipertireoidismo.

Considerações gerontológicas

Os pacientes idosos apresentam, comumente, sinais e sintomas atípicos, vagos e inespecíficos. As únicas manifestações de apresentação podem consistir em anorexia, perda de peso, ausência de sinais oculares ou fibrilação atrial isolada. (IC ou angina recentes ou que sofrem agravamento têm mais tendência a ocorrer em pacientes idosos do que nos pacientes mais jovens.) Esses sinais e sintomas podem mascarar a doença tireóidea subjacente. A remissão espontânea do hipertireoidismo é rara em indivíduos idosos. A determinação da captação de TSH está indicada para pacientes idosos que sofrem deterioração física ou mental inexplicada. Em geral, recomenda-se o uso de iodo radioativo para o tratamento da tireotoxicose, em lugar da cirurgia, a não ser que a glândula tireoide aumentada esteja exercendo pressão sobre a via respiratória. A tireotoxicose precisa ser controlada com medicamentos antes da administração de iodo radioativo, visto que a radiação pode precipitar uma tempestade tireoidiana, que apresenta taxa de mortalidade de 10% em pacientes idosos. Os agentes bloqueadores beta-adrenérgicos podem estar indicados. Utilizar esses agentes com extrema cautela e monitorar rigorosamente a ocorrência de granulocitopenia. Modificar as doses de outros medicamentos em razão da alterada taxa do metabolismo no hipertireoidismo.

PROCESSO DE ENFERMAGEM

Paciente com hipertireoidismo

Avaliação
- Obter uma história da saúde e exame, incluindo história familiar de hipertireoidismo, e incluir os relatos de irritabilidade ou reação emocional aumentada; observar o impacto dessas alterações sobre a interação do paciente com a família, os amigos e colegas de trabalho

Hipertireoidismo | Doença de Graves

- Avaliar os estressores e a capacidade de o paciente lidar com o estresse
- Avaliar o estado nutricional e a existência de sintomas; observar a ocorrência de nervosismo excessivo, alterações da visão e aparência dos olhos
- Avaliar e monitorar, periodicamente, o estado cardíaco do paciente (frequência cardíaca, pressão arterial, bulhas cardíacas e pulsos periféricos)
- Avaliar o estado emocional e o estado psicológico.

Diagnóstico

Diagnósticos de enfermagem
- Nutrição desequilibrada: menor do que as necessidades corporais, relacionada com taxa metabólica exagerada, apetite excessivo e aumento da atividade gastrintestinal
- Enfrentamento ineficaz relacionado com irritabilidade, hiperexcitabilidade, apreensão e instabilidade emocional
- Baixa autoestima situacional, relacionada com alterações na aparência, excesso de apetite e perda de peso
- Risco de desequilíbrio na temperatura corporal.

Problemas colaborativos/complicações potenciais
- Tireotoxicose ou tempestade tireoidiana
- Hipotireoidismo.

Planejamento e metas
As metas para o paciente podem consistir em melhora do estado nutricional, maior capacidade de enfrentamento, melhora da autoestima, manutenção da temperatura corporal normal e ausência de complicações.

Intervenções de enfermagem

Melhora do estado nutricional
- Fornecer várias refeições em pequenas quantidades e bem balanceadas (até 6 refeições por dia) para satisfazer o maior apetite do paciente
- Repor os alimentos e líquidos perdidos nos episódios de diarreia e sudorese e controlar a diarreia que resulta da peristalse aumentada
- Reduzir a diarreia evitando alimentos excessivamente condimentados e estimulantes, como café, chá, refrigerante à base de cola e álcool; incentivar o consumo de alimentos hipercalóricos e hiperproteicos
- Proporcionar uma atmosfera tranquila na hora das refeições para ajudar a digestão
- Registrar diariamente o peso e o aporte nutricional.

Promoção das medidas de enfrentamento
- Tranquilizar o paciente quanto ao fato de que as reações emocionais que está apresentando constituem uma consequência do distúrbio e que, mediante tratamento efetivo, esses sintomas serão controlados

Hipertireoidismo | Doença de Graves

- Tranquilizar a família e os amigos quanto ao fato de que se espera que os sintomas desapareçam com o tratamento
- Manter uma abordagem calma e sem pressa e minimizar as experiências estressantes
- Manter o ambiente tranquilo e sem obstáculos
- Fornecer informações sobre a tireoidectomia e a terapia farmacológica de preparação para aliviar a ansiedade
- Ajudar o paciente a tomar os medicamentos conforme prescrição, e incentivar sua adesão ao esquema terapêutico
- Repetir com frequência as informações e fornecer instruções por escrito, quando indicado, devido ao curto tempo de atenção.

Melhora da autoestima

- Transmitir ao paciente a compreensão de suas preocupações sobre problemas com a aparência, o apetite e o peso, e ajudá-lo a desenvolver estratégias de enfrentamento
- Fornecer proteção dos olhos se o paciente tiver alterações oculares secundárias ao hipertireoidismo; instruir o paciente sobre a instilação correta de colírios ou pomadas para lubrificar os olhos e proteger a córnea exposta. Desencorajar o tabagismo
- Providenciar para que o paciente se alimente sozinho, quando desejado, e se estiver constrangido pela grande quantidade de refeições consumidas, em decorrência da taxa metabólica aumentada. Evitar comentar sobre sua ingestão.

Manutenção da temperatura corporal normal

- Providenciar ambiente frio e confortável e roupas de cama e roupas pessoais limpas, quando necessário
- Dar banhos frios e oferecer líquidos frios; monitorar a temperatura corporal.

Monitoramento e manejo das complicações potenciais

- Monitorar rigorosamente à procura de sinais e sintomas indicadores de tempestade tireoidiana
- Avaliar as funções cardíaca e respiratória: sinais vitais, débito cardíaco, monitoramento eletrocardiográfico (ECG), gasometria arterial (GA), oximetria de pulso
- Administrar oxigênio para evitar hipoxia, melhorar a oxigenação tecidual e suprir as demandas metabólicas elevadas
- Administrar líquidos IV para manter os níveis de glicemia e repor os líquidos perdidos
- Administrar medicamentos antitireoidianos para reduzir os níveis dos hormônios tireoidianos
- Administrar, se prescrito, propranolol e um digitálico para o tratamento dos sintomas cardíacos
- Implementar estratégias para o tratamento do choque, se necessário

438 Hipertireoidismo | Doença de Graves

- Monitorar a ocorrência de hipotireoidismo; incentivar terapia continuada
- Educar o paciente e sua família sobre a importância do tratamento continuado depois da alta, bem como sobre as consequências de deixar de tomar os medicamentos.

Promoção dos cuidados domiciliar e comunitário

Orientação ao paciente sobre autocuidados

- Ensinar ao paciente como e quando fazer uso dos medicamentos prescritos
- Fornecer instruções ao paciente sobre o modo pelo qual o esquema de medicamentos se encaixa no plano terapêutico mais amplo
- Fornecer ao paciente um plano de cuidado individualizado por escrito para uso em domicilio
- Instruir o paciente e sua família sobre os efeitos desejados e os efeitos colaterais dos medicamentos
- Ensinar ao paciente e sua família os efeitos adversos que devem ser relatados ao profissional de saúde
- Instruir o paciente sobre o que ele deve esperar da tireoidectomia, se esta for realizada
- Ensinar o paciente a evitar situações que tenham potencial de desencadear uma tempestade tireóidea.

Promoção dos cuidados domiciliar, comunitário e de transição

- Encaminhar o paciente para o serviço de atendimento domiciliar a fim de que sejam avaliados o ambiente domiciliar e familiar
- Reforçar a importância do acompanhamento a longo prazo, em decorrência da possibilidade de hipotireoidismo após tireoidectomia ou tratamento com medicamentos antitireoidianos ou iodo radioativo
- Avaliar a ocorrência de alterações que possam indicar retorno da função tireóidea normal; avaliar o aparecimento de sinais físicos de hiper e hipotireoidismo
- Lembrar ao paciente e sua família sobre a importância das atividades de promoção da saúde e triagem de saúde recomendada.

Reavaliação

Resultados esperados do paciente

- Melhora do estado nutricional
- Demonstra métodos efetivos de enfrentamento ao lidar com a família, os amigos e os colegas de trabalho
- Consegue aumentar a autoestima
- Mantém a temperatura corporal normal
- Ausência de complicações.

Para mais informações, ver o Capítulo 52 em Hinkle JL, Cheever KH. (2018). *Brunner and Suddarth's textbook of medical-surgical nursing* (14th ed.). Philadelphia, PA: Lippincott Williams & Wilkins.

Hipoglicemia | Reação à insulina

A hipoglicemia é definida como a existência de baixos níveis de glicemia, sendo eles inferiores a 70 mg/dℓ; ocorre hipoglicemia grave quando os níveis de glicemia são inferiores a 40 mg/dℓ.

Fisiopatologia

A hipoglicemia pode ser causada por excesso de insulina ou de agentes hipoglicemiantes orais, pelo consumo insuficiente de alimento ou pela atividade física excessiva, ou pode surgir a qualquer momento. Frequentemente ocorre antes das refeições, em geral quando as refeições são retardadas ou quando os lanches são omitidos. Pode ocorrer hipoglicemia no meio da manhã, quando a insulina regular matinal atinge seu pico, enquanto a hipoglicemia que ocorre no final da tarde coincide com o pico da insulina NPH ou lenta administrada pela manhã. Pode ocorrer hipoglicemia no meio da noite devido a um pico noturno da insulina NPH ou lenta, particularmente em pacientes que não ingeriram um lanche ao deitar.

Considerações gerontológicas

Com frequência, indivíduos idosos vivem sozinhos e podem não reconhecer os sintomas de hipoglicemia. Com o declínio da função renal, é necessário mais tempo para que os agentes hipoglicemiantes orais sejam excretados pelos rins. Instruir pacientes idosos a evitar a omissão de refeições devido ao apetite diminuído ou a limitações financeiras. A acuidade visual diminuída pode levar a erros na administração de insulina.

Manifestações clínicas

Os sintomas da hipoglicemia podem ser divididos em duas categorias: sintomas adrenérgicos e sintomas do sistema nervoso central (SNC); esses sintomas podem ocorrer de maneira súbita e inesperada, e variam de pessoa para pessoa.

Hipoglicemia leve

O sistema nervoso simpático é estimulado, produzindo sintomas adrenérgicos, incluindo sudorese, tremor, taquicardia, palpitações, nervosismo e fome.

Hipoglicemia moderada

A hipoglicemia moderada provoca comprometimento da função do SNC, incluindo incapacidade de concentração, cefaleia, tontura, confusão mental, lapsos de memória, dormência dos lábios e da língua, fala arrastada, coordenação comprometida, alterações emocionais, comportamento irracional ou combativo, diplopia e sonolência, ou qualquer combinação desses sintomas.

Hipoglicemia grave

Na hipoglicemia grave, a função do SNC está ainda mais comprometida. O paciente necessita da assistência de outra pessoa para o tratamento. Os sintomas podem incluir comportamento desorientado, convulsões, dificuldade em despertar do sono ou perda da consciência.

Avaliação e achados diagnósticos

Determinação dos níveis séricos de glicose; a resposta hormonal (adrenérgica) diminuída à hipoglicemia pode contribuir para ausência de sintomas de hipoglicemia, apesar dos baixos níveis de glicemia.

Manejo clínico

Manejo da hipoglicemia no paciente consciente

Deve-se instituir um tratamento imediato quando ocorre hipoglicemia. A recomendação habitual para o tratamento inicial consiste em 15 g de uma fonte concentrada de carboidratos de ação rápida VO (p. ex., um sachê de mel, 120 a 180 mℓ de suco de frutas), seguida de um lanche, incluindo um carboidrato e uma proteína (p. ex., um sanduíche com queijo ou uma barra de cereal e um queijo processado, ou uma fruta com cereal). O paciente deve evitar acrescentar açúcar ao suco, mesmo ao suco "não adoçado", visto que isso pode provocar elevação rápida da glicose, resultando em hiperglicemia dentro de algumas horas. Indica-se o monitoramento rigoroso durante 24 horas após o episódio hipoglicêmico, visto que o paciente corre risco aumentado de outro episódio.

Manejo da hipoglicemia no paciente inconsciente

- Administrar glucagon, 1 mg SC ou intramuscular, a pacientes que não conseguem deglutir ou que recusam o tratamento; o paciente pode levar até 20 minutos para recuperar a consciência. Fornecer uma fonte concentrada de carboidrato, seguida de um lanche, quando o paciente estiver acordado

- São administrados 25 a 50 mℓ de glicose hipertônica a 50% IV a pacientes que estiverem inconscientes ou que não sejam capazes de deglutir (no ambiente hospitalar).

Manejo de enfermagem

- Ensinar o paciente a evitar a hipoglicemia seguindo um padrão consistente e regular de alimentação, administração de insulina e exercício. Aconselhar o paciente a consumir lanches entre as refeições e na hora de deitar para neutralizar o efeito máximo da insulina
- Ressaltar a necessidade de realizar exames rotineiros de glicemia, de modo que qualquer mudança nas necessidades de insulina possa ser antecipada, ajustando-se a dose de acordo com a necessidade
- Incentivar os pacientes que fazem uso da insulina a usar uma pulseira ou cartão de identificação, indicando que apresentam diabetes melito
- Instruir o paciente a notificar o médico após a ocorrência de hipoglicemia grave
- Instruir os pacientes e suas famílias sobre os sintomas de hipoglicemia e o uso de glucagon; incentivar os pacientes a compartilhar informações sobre o reconhecimento dos sintomas de hipoglicemia com colaboradores
- Instruir a família sobre o fato de que a hipoglicemia pode causar comportamento irracional e não intencional
- Reforçar com o paciente a importância de efetuar automonitoramento da glicemia de modo frequente e regular
- Instruir os pacientes que apresentam diabetes melito e que fazem uso das sulfonilureias orais sobre o possível desenvolvimento de sintomas de hipoglicemia
- Os pacientes com diabetes melito devem carregar consigo algum tipo de açúcar simples para rápida absorção
- Os pacientes são aconselhados a evitar o consumo de sobremesas hipercalóricas e ricas em gordura para tratar a hipoglicemia, visto que os lanches ricos em gordura podem diminuir a velocidade de absorção da glicose.

Para mais informações, ver o Capítulo 52 em Hinkle JL, Cheever KH. (2018). *Brunner and Suddarth's textbook of medical-surgical nursing* (14th ed.). Philadelphia, PA: Lippincott Williams & Wilkins.

Hipoparatireoidismo

As causas mais comuns de hipoparatireoidismo consistem na secreção inadequada de paratormônio após a interrupção da irrigação sanguínea ou na remoção cirúrgica no tecido da glândula paratireoide durante a tireoidectomia, paratireoidectomia ou dissecção radical do pescoço. A atrofia das glândulas paratireoides de etiologia desconhecida constitui uma causa menos comum. Os sintomas são provocados por deficiência de paratormônio, que resulta em elevação do nível sanguíneo de fosfato (hiperfosfatemia) e diminuição dos níveis sanguíneos de cálcio (hipocalcemia).

Manifestações clínicas

- O principal sintoma consiste em tetania causada por hipocalcemia
- A tetania latente caracteriza-se por dormência, formigamento e cãibras nos membros; ocorre rigidez nas mãos e nos pés
- A tetania franca caracteriza-se por broncospasmo, espasmo laríngeo, espasmo carpopedal, disfagia, fotofobia, arritmias cardíacas e convulsões
- Outros sintomas incluem ansiedade, irritabilidade, depressão e *delirium*. Podem ocorrer, também, alterações no eletrocardiograma (ECG) e hipotensão arterial.

Avaliação e achados diagnósticos

- A tetania latente é sugerida por um sinal de Trousseau positivo (quando o espasmo carpopedal é induzido pela interrupção do fluxo sanguíneo para o braço durante 3 minutos com um manguito de pressão arterial) ou por um sinal de Chvostek positivo (quando a percussão aguda sobre o nervo facial, imediatamente na frente da glândula parótida e anteriormente à orelha, provoca espasmo ou contratura da boca, do nariz e do olho)
- É difícil estabelecer o diagnóstico em razão dos sintomas vagos, como mialgias e dores; os exames laboratoriais revelam níveis séricos aumentados de fosfato, com nível sérico de cálcio de 5 a 6 mg/dℓ (1,2 a 1,5 mmol/ℓ) ou menos; as radiografias ósseas revelam aumento da densidade e calcificação dos núcleos da base subcutâneos ou paraespinais cerebrais.

Manejo clínico

- Elevar o nível sérico de cálcio para 9 a 10 mg/dℓ (2,2 a 2,5 mmol/ℓ)
- Quando ocorrem hipocalcemia e tetania após a tireoidectomia, administra-se, imediatamente, gliconato de cálcio IV. Podem ser

administrados agentes sedativos (pentobarbital). O paratormônio parenteral pode ser administrado, mas é necessário monitorar a ocorrência de reação alérgica e alterações nos níveis séricos de cálcio
- A irritabilidade neuromuscular é reduzida ao proporcionar um ambiente sem ruídos, correntes de ar, luzes intensas ou movimento súbito
- Pode haver necessidade de traqueostomia ou ventilação mecânica e medicamentos broncodilatadores se o paciente desenvolver angústia respiratória
- O hipoparatireoidismo crônico é tratado com dieta rica em cálcio e com baixo teor de fósforo. O paciente deve evitar o consumo de leite, derivados do leite, gema de ovo e espinafre
- Fornecer combinações de calcitriol, cálcio, magnésio e vitamina D_2 (ergocalciferol) ou vitamina D_3 (colecalciferol), sendo esta última a preferida. Administrar um diurético tiazídico (p. ex., hidroclorotiazida) para ajudar a diminuir a excreção urinária de cálcio. Depois das refeições, podem ser administrados comprimidos orais de cálcio e preparações de vitamina D, bem como gel de hidróxido de alumínio ou carbonato de alumínio.

Manejo de enfermagem

- Detectar sinais precoces de hipocalcemia e antecipar sinais de tetania, convulsões e dificuldades respiratórias
- Manter o gliconato de cálcio à cabeceira do leito; se o paciente tiver um distúrbio cardíaco, for sujeito a arritmias ou estiver recebendo digitálicos, o gliconato de cálcio é administrado lentamente e com cautela
- Realizar monitoramento cardíaco contínuo e avaliação cuidadosa; o cálcio e os digitálicos aumentam a contração sistólica e também potencializam um ao outro; isso pode provocar arritmias potencialmente fatais
- Ensinar ao paciente os medicamentos e a terapia nutricional, o motivo para o consumo de uma dieta rica em cálcio e com baixo teor de fosfato, bem como os sintomas de hipocalcemia e hipercalcemia
- Orientar o paciente a entrar em contato com o médico caso apareçam sintomas.

Para mais informações, ver o Capítulo 52 em Hinkle JL, Cheever KH. (2018). *Brunner and Suddarth's textbook of medical-surgical nursing* (14th ed.). Philadelphia, PA: Lippincott Williams & Wilkins.

Hipopituitarismo

As anormalidades da função hipofisária são causadas pela secreção excessiva ou deficiente de qualquer um dos hormônios produzidos ou liberados pela glândula. As anormalidades dos lobos anterior e posterior da glândula podem ocorrer de maneira independente. O hipopituitarismo, que se refere à hipofunção da hipófise, pode resultar de doença da própria glândula ou de doença do hipotálamo; o resultado é essencialmente o mesmo. O hipopituitarismo também pode resultar da destruição do lobo anterior da hipófise ou de radioterapia na área da cabeça e do pescoço. A destruição total da hipófise por traumatismo, tumor ou lesão vascular remove todos os estímulos que normalmente são recebidos pela tireoide, pelas gônadas e pelas glândulas suprarrenais. O resultado consiste em extrema perda de peso, desnutrição, atrofia de todas as glândulas endócrinas e órgãos, queda dos pelos, disfunção sexual, amenorreia, hipometabolismo e hipoglicemia. Ocorrem coma e morte se os hormônios ausentes não forem repostos.

Para mais informações, ver o Capítulo 52 em Hinkle JL, Cheever KH. (2018) *Brunner and Suddarth's textbook of medical-surgical nursing* (14th ed.). Philadelphia, PA: Lippincott Williams & Wilkins.

Hipotireoidismo e mixedema

O hipotireoidismo resulta de níveis diminuídos de hormônio tireoidiano. Afeta mulheres com 5 a 8 vezes mais frequência do que homens e é mais comum ocorrer entre 40 e 70 anos de idade. Os tipos de hipotireoidismo incluem o hipotireoidismo **primário**, que se refere à disfunção da glândula tireoide (mais de 95% dos casos); o hipotireoidismo **central**, devido à falência da hipófise, do hipotálamo ou de ambos; o hipotireoidismo **secundário** (ou hipofisário), que é totalmente provocado por um distúrbio da hipófise; e o hipotireoidismo **hipotalâmico** (ou terciário), ocasionado por um distúrbio do hipotálamo, resultando em secreção inadequada de hormônio tireoestimulante (TSH) em consequência da estimulação diminuída pelo hormônio de liberação do hormônio tireoidiano (TRH). O hipotireoidismo ocorre com mais frequência em mulheres de idade mais avançada. As causas incluem tireoidite autoimune (tireoidite de Hashimoto, que é o tipo mais comum em adultos); tratamento para o hipertireoidismo (iodo radioativo, cirurgia ou medicamentos antitireoidianos); radioterapia para câncer de cabeça e pescoço; doenças infiltrativas da tireoide (amiloidose e esclerodermia);

deficiência de iodo; e excesso de iodo. Quando a deficiência da tireoide ocorre por ocasião do nascimento, a condição é denominada *cretinismo*. O termo *mixedema* refere-se ao acúmulo de mucopolissacarídios no tecido subcutâneo e em outros tecidos intersticiais, e esse termo só é utilizado para descrever os sintomas extremos de hipotireoidismo grave.

Manifestações clínicas

- Fadiga extrema
- Queda dos cabelos, unhas quebradiças, pele seca, dormência e formigamento dos dedos das mãos
- Voz rouca
- Distúrbios menstruais (p. ex., menorragia ou amenorreia); perda da libido
- Hipotireoidismo grave: temperatura e frequência do pulso subnormais; ganho de peso sem aumento concomitante no consumo de alimentos; caquexia; nível sérico elevado de colesterol; aterosclerose; doença arterial coronariana; deficiência da função ventricular esquerda
- Espessamento da pele, adelgaçamento dos cabelos ou alopecia; face sem expressão e semelhante a uma máscara
- Sensação de frio em ambiente aquecido
- Respostas emocionais reprimidas com a evolução do distúrbio; processos mentais embotados e apatia
- Fala lenta; aumento da língua, das mãos e dos pés; constipação intestinal; possivelmente surdez
- Hipotireoidismo avançado: alterações da personalidade e cognitivas, derrame pleural, derrame pericárdico e fraqueza dos músculos respiratórios
- Hipotermia: sensibilidade anormal aos sedativos, opioides e agentes anestésicos (devem ser administrados com extrema cautela)
- Coma mixedematoso (raro): sinais iniciais de depressão, diminuição do estado cognitivo, letargia e sonolência; progressão, resultando em depressão respiratória, hiponatremia, hipoglicemia, hipoventilação, hipotensão arterial, bradicardia e hipotermia.

Considerações gerontológicas

A maior prevalência do hipotireoidismo em indivíduos idosos pode estar relacionada com alterações da função imune com a idade. Depressão, apatia ou diminuição da mobilidade ou atividade podem constituir os principais sintomas iniciais. Em todos os pacientes com hipotireoidismo, os efeitos dos analgésicos, sedativos e agentes anestésicos são prolongados; é necessário ter cautela especial na administração desses agentes a

446 Hipotireoidismo e mixedema

pacientes idosos devido à ocorrência de alterações concomitantes nas funções hepática e renal. A reposição de hormônio tireoidiano deve ser iniciada com doses baixas e gradualmente aumentada para evitar a ocorrência de efeitos colaterais cardiovasculares e neurológicos graves, como angina. Recomenda-se a determinação regular dos níveis séricos de TSH para pessoas com mais de 60 anos de idade. O mixedema e o coma mixedematoso em geral ocorrem em pacientes com mais de 50 anos de idade.

> **Alerta de enfermagem | Qualidade e segurança**
>
> Monitorar os pacientes quanto ao aparecimento de sinais e sintomas de síndrome coronariana aguda (SCA), que pode ocorrer em resposta ao tratamento em pacientes com hipotireoidismo grave crônico ou coma mixedematoso, particularmente durante a fase inicial do tratamento. A SCA deve ser tratada de modo agressivo para evitar as complicações mórbidas (p. ex., infarto agudo do miocárdio [IAM]).

Manejo clínico

O principal objetivo consiste em restaurar um estado metabólico normal por reposição do hormônio tireoidiano. Outros tratamentos no hipotireoidismo grave consistem em manter as funções vitais, monitorar os valores da gasometria (GA) e administrar líquidos com cautela, devido ao risco de intoxicação hídrica.

Terapia farmacológica

- A levotiroxina sintética constitui o tratamento comum para o hipotireoidismo e para suprimir o bócio atóxico
- Recomenda-se a administração de glicocorticoides (hidrocortisona) em altas doses, a cada 8 a 12 horas, durante 24 horas, seguida de tratamento em doses baixas até que se exclua a possibilidade de insuficiência suprarrenal coexistente
- Pode-se administrar glicose hipertônica se a hipoglicemia for evidente
- Existindo coma mixedematoso, o hormônio tireoidiano é administrado por via intravenosa até a restauração da consciência.

Prevenção das interações medicamentosas

- A absorção de hormônio tireoidiano diminui quando são administrados antiácidos contendo magnésio
- Os hormônios tireoidianos aumentam os níveis de glicemia, podendo exigir ajuste na dose de insulina ou dos agentes hipoglicemiantes orais

Hipotireoidismo e mixedema **447**

- Os hormônios tireoidianos podem aumentar o efeito farmacológico dos glicosídios digitálicos, medicamentos anticoagulantes e indometacina, exigindo observação cuidadosa e avaliação quanto aos efeitos colaterais desses medicamentos
- Os efeitos do hormônio tireoidiano podem ser aumentados pela administração de fenitoína e antidepressivos tricíclicos.

> **Alerta de enfermagem | Qualidade e segurança**
>
> Os medicamentos são administrados com extrema cautela ao paciente com hipotireoidismo em razão do potencial de alteração do metabolismo e da excreção, bem como depressão da taxa metabólica e do estado respiratório.

Manejo de enfermagem

Promoção dos cuidados domiciliar, comunitário e de transição

Orientação ao paciente sobre autocuidados

São fornecidas instruções verbais e por escrito sobre os seguintes aspectos:

- Ações desejadas e efeitos colaterais dos medicamentos
- Administração correta dos medicamentos
- Importância de continuar fazendo uso dos medicamentos conforme prescrição, mesmo após melhora dos sintomas
- Momento fundamental para procurar um médico
- Importância da nutrição e da dieta para promover perda de peso e padrões intestinais normais
- Importância de exames periódicos de acompanhamento.

O paciente e sua família devem ser informados de que muitos dos sintomas observados durante a evolução do distúrbio desaparecerão com o tratamento efetivo.

Cuidado continuado e de transição

- Antes da alta hospitalar, monitorar a recuperação do paciente e sua capacidade de enfrentar as alterações recentes, juntamente com o estado físico e cognitivo do paciente. Certificar-se de que a família compreenda as instruções fornecidas
- Documentar e relatar ao médico do paciente sinais e sintomas sutis que podem indicar a existência de hormônio tireoidiano inadequado ou em excesso.

Para mais informações, ver o Capítulo 52 em Hinkle JL, Cheever KH. (2018) *Brunner and Suddarth's textbook of medical-surgical nursing* (14th ed.). Philadelphia, PA: Lippincott Williams & Wilkins.

Impetigo

O impetigo é uma infecção superficial da pele causada por estafilococos, estreptococos ou múltiplas bactérias. As áreas expostas do corpo, como a face, as mãos, o pescoço e os membros, são mais frequentemente acometidas. O impetigo é contagioso e pode espalhar-se para outras partes da pele; além disso, pode disseminar-se para outros membros da família que entrem em contato físico com o paciente ou que usem toalhas ou pentes contaminados com exsudato das lesões. O impetigo é observado em indivíduos de todas as raças e idades. É particularmente comum em crianças que vivem em condições precárias de higiene. Problemas de saúde crônicos, higiene deficiente e desnutrição podem predispor os adultos ao impetigo. É mais prevalente em climas quentes e úmidos (i. e., mais comum no sudeste dos EUA do que em climas do norte).

Fisiopatologia

A ruptura da integridade da pele possibilita a colonização de bactérias abaixo da superfície cutânea. Os sintomas resultantes consistem em manifestações da infecção bacteriana. As bactérias podem disseminar-se na pele por autoinoculação (por arranhadura da própria pessoa e disseminação das bactérias da lesão original para uma área diferente). Os fatores de risco incluem imunossupressão (em consequência do uso de medicamentos ou presença de doença sistêmica), traumatismo, picadas de insetos ou qualquer circunstância que cause ruptura da integridade da pele.

Manifestações clínicas

- As lesões começam como pequenas máculas avermelhadas, que se transformam em vesículas separadas e de paredes finas. Essas vesículas sofrem ruptura e ficam cobertas por uma crosta melicérica (cor de mel)
- Essas crostas, quando removidas, revelam superfícies úmidas, avermelhadas e lisas sobre as quais formam-se novas crostas

- O impetigo bolhoso, que é uma infecção da pele de localização profunda causada pelo *Staphylococcus aureus*, caracteriza-se pela formação de bolhas a partir das vesículas originais. As bolhas se rompem, deixando uma área desnuda e hiperemiada.

Manejo clínico

Terapia farmacológica

- A terapia antibacteriana tópica (p. ex., mupirocina, retapamulina) constitui o tratamento habitual para o impetigo que se limita a uma pequena área. A preparação tópica é aplicada às lesões várias vezes por dia, durante 1 semana. As lesões são embebidas ou lavadas com solução de sabão antibacteriano para remover o local central de crescimento bacteriano, dando ao antibiótico tópico a oportunidade de alcançar o local infectado
- Podem ser prescritos antibióticos sistêmicos, como amoxicilina-clavulanato, cloxacilina ou dicloxacilina, para tratar as infecções disseminadas ou para os casos em que existam manifestações sistêmicas (p. ex., presença de febre). Esses antibióticos são efetivos para reduzir a disseminação contagiosa, bem como para tratar as infecções profundas e evitar a glomerulonefrite aguda (infecção renal), que pode ocorrer em consequência de doenças cutâneas estreptocócicas
- Nos casos em que o microrganismo é o *Staphylococcus aureus* resistente à meticilina (MRSA), os antibióticos podem incluir clindamicina, sulfametoxazol-trimetoprima ou vancomicina.

Manejo de enfermagem

- Usar luvas durante a assistência a pacientes com impetigo
- Usar soluções antissépticas (clorexidina) para limpar a pele pelo menos 1 vez/dia, a fim de reduzir o número de bactérias e evitar a disseminação
- Orientar o paciente e os familiares a praticarem higiene meticulosa das mãos quando entrarem em contato com uma lesão, até que as lesões estejam totalmente cicatrizadas, a fim de evitar a disseminação da lesão de uma área da pele para outra e de uma pessoa para outra. Cada membro da família deve ter uma toalha de banho e uma toalha de rosto separadas.

Para mais informações, ver o Capítulo 61 em Hinkle JL, Cheever KH. (2018) *Brunner and Suddarth's textbook of medical-surgical nursing* (14th ed.). Philadelphia, PA: Lippincott Williams & Wilkins.

Infecção pélvica | Doença inflamatória pélvica

Doença inflamatória pélvica (DIP) é uma condição inflamatória da cavidade pélvica que pode começar com cervicite e pode acometer o útero (endometrite), as tubas uterinas (salpingite), os ovários (ooforite), o peritônio pélvico ou o sistema vascular pélvico. A cada ano, estima-se a ocorrência de 750.000 casos de DIP; a verdadeira incidência não é conhecida, visto que alguns casos são assintomáticos. Os fatores de risco consistem em idade precoce por ocasião da primeira relação sexual, múltiplos parceiros sexuais, relações sexuais frequentes, relação sexual sem preservativo, sexo com um parceiro portador de infecção sexualmente transmissível (IST), história de IST ou infecção pélvica prévia.

Fisiopatologia

A infecção pode ser aguda, subaguda, recorrente ou crônica, e localizada ou disseminada, em geral é causada por bactérias, mas pode ser atribuída a um vírus, fungo ou parasito. Os microrganismos patogênicos penetram no corpo pela vagina, passam pelo canal cervical e penetram no útero, podendo prosseguir o seu trajeto para uma ou ambas as tubas uterinas, os ovários e a pelve. A infecção ocorre mais comumente por meio de transmissão sexual, mas também pode ser causada por procedimentos invasivos, como biopsia endometrial, aborto cirúrgico, histeroscopia ou inserção de dispositivo intrauterino (DIU). Os microrganismos mais comumente envolvidos são gonorreia e clamídias. A infecção normalmente é bilateral.

Manifestações clínicas

Os sintomas podem ser agudos e graves ou de baixo grau e leves.

- Pode-se observar a existência de secreção vaginal, dispareunia, dor pélvica e hipersensibilidade que ocorrem após a menstruação; a dor pode aumentar durante a micção ou a defecação
- Os sintomas sistêmicos consistem em febre, mal-estar generalizado, anorexia, náuseas, cefaleia, e, possivelmente, vômitos
- Observa-se hipersensibilidade intensa à palpação do útero ou movimento do colo do útero (hipersensibilidade à mobilização cervical) durante o exame pélvico.

Complicações

- Peritonite pélvica ou generalizada, abscessos, estenoses e obstrução das tubas uterinas, podendo resultar em gravidez ectópica

- Aderências que finalmente podem exigir remoção do útero, das tubas uterinas e dos ovários
- Bacteriemia com choque séptico
- Dor pélvica ou abdominal crônica ou DIP recorrente.

Manejo clínico

Antibioticoterapia de amplo espectro é instituída e as infecções leves a moderadas são tratadas de modo ambulatorial. Se a paciente estiver agudamente enferma, pode haver necessidade de hospitalização. As indicações para hospitalização incluem emergências cirúrgicas, gravidez, ausência de resposta clínica ao tratamento antimicrobiano oral, incapacidade de seguir ou tolerar um esquema oral ambulatorial, existência de doença grave (i. e., náuseas, vômitos ou febre alta) e abscesso tubo-ovariano. Uma vez hospitalizada, a paciente é submetida a um esquema de repouso no leito, líquidos IV e antibioticoterapia IV; os sinais vitais são monitorados. É necessário tratamento dos parceiros sexuais para evitar a reinfecção.

Manejo de enfermagem

As medidas de enfermagem incluem suporte nutricional da paciente e administração da antibioticoterapia, conforme prescrição. Os sinais vitais são avaliados, bem como as características do distúrbio e a quantidade de secreção vaginal.

O enfermeiro administra agentes analgésicos, conforme prescrição, para alívio da dor. O repouso adequado e uma dieta saudável são incentivados. Outra intervenção de enfermagem é a prevenção da transmissão da infecção para outras pessoas por meio de higiene meticulosa das mãos e uso de precauções de barreira e diretrizes de biossegurança.

Promoção dos cuidados domiciliar, comunitário e de transição

Orientação à paciente sobre autocuidados

Antes de receber alta, as pacientes recebem instruções sobre as medidas de autocuidado:

- Informar e incentivar a paciente a participar dos procedimentos para evitar infectar outras pessoas e se proteger de uma reinfecção. O uso de preservativos é essencial para evitar a infecção e suas sequelas

- Qualquer discussão sobre infecções vulvovaginais e IST deve incluir o tema HIV e síndrome da imunodeficiência adquirida (AIDS)
- Explicar como as infecções pélvicas ocorrem, como elas podem ser controladas e evitadas, assim como os sinais e sintomas: dor abdominal, náuseas, vômitos, febre, mal-estar, secreção vaginal purulenta com odor fétido e leucocitose
- Avaliar qualquer dor pélvica ou secreção anormal, particularmente após exposição sexual, parto ou cirurgia pélvica
- Informar a paciente que o uso de dispositivos intrauterinos (DIU) pode aumentar o risco de infecção e que antibióticos podem ser prescritos após a inserção do DIU
- Orientar a paciente sobre a realização de cuidados perineais apropriados (higiene da região anterior para a posterior)
- Orientar a paciente a evitar duchas que possam reduzir a flora natural
- Orientar a paciente sobre a necessidade de consultar um médico se ela observar a ocorrência de secreção ou odor vaginal incomum
- Orientar a paciente a manter um estado de saúde ótimo com nutrição apropriada, exercício, controle do peso e práticas sexuais mais seguras (*i. e.*, usar sempre preservativos antes de qualquer relação sexual ou contato do pênis com a vagina, evitar múltiplos parceiros sexuais)
- Aconselhar a paciente a efetuar exame ginecológico pelo menos uma vez por ano
- Fornecer informações sobre os sinais e sintomas de gravidez ectópica (dor, sangramento anormal, desmaio, tontura e dor no ombro).

Para mais informações, ver o Capítulo 57 em Hinkle JL, Cheever KH. (2018) *Brunner and Suddarth's textbook of medical-surgical nursing* (14th ed.). Philadelphia, PA: Lippincott Williams & Wilkins.

Infecções sexualmente transmissíveis

Doença sexualmente transmissível, ou infecção sexualmente transmissível (IST), é uma expressão usada para descrever doenças adquiridas por meio de contato sexual com uma pessoa infectada. Infecções causadas por organismos e que geralmente não são consideradas IST também podem ser transmitidas durante o contato sexual – por exemplo, a infecção por *Giardia lamblia*, geralmente associada a água contaminada, pode ser transmitida sexualmente. As IST constituem as doenças infecciosas mais comuns nos EUA e são epidêmicas na maior parte do mundo.

Aproximadamente 20 milhões de norte-americanos são infectados anualmente por IST.[1] Elas têm graves consequências para a saúde. Além disso, representam ônus financeiro estimado em até 16 bilhões de dólares por ano.

Ver a tabela Infecções sexualmente transmissíveis e suas vias de transmissão.

Infecções sexualmente transmissíveis e suas vias de transmissão.	
Doença	Via(s) de transmissão
Cancroide, linfogranuloma venéreo, e granuloma inguinal	Sexual
Chlamydia	Sexual
Citomegalovírus (CMV)	Sexual, contato menos íntimo
Gonorreia	Sexual, perinatal
Hepatite B (HBV)	Sexual, percutânea, perinatal
Hepatite C (HBC)	Percutânea, provavelmente sexual, provavelmente perinatal
Herpes simples	Sexual
Infecção pelo HIV/AIDS	Sexual, percutânea, perinatal
Papilomavírus humano (HPV)	Sexual
Sífilis	Sexual, perinatal

Fisiopatologia

As portas de entrada dos microrganismos que causam IST e os locais de infecção incluem a pele e o revestimento mucoso da uretra, colo do útero, vagina, reto e orofaringe. As IST podem ser adquiridas *in utero*, a partir da mãe infectada. Os sintomas são variáveis, dependendo do microrganismo infectante, e podem simular outros diagnósticos; os Centers for Disease Control and Prevention (CDC) recomendam a triagem diagnóstica para pacientes que pertençam a grupos de riscos específicos.

Prevenção

A orientação sobre prevenção das IST inclui a discussão dos fatores de risco e dos comportamentos que podem levar à infecção. As estratégias de orientação mais recomendadas envolvem uma linguagem direta e grupos de orientação em saúde para públicos-alvo em diferentes cenários. O uso de preservativos para proporcionar uma barreira protetora

---

[1] N.R.T.: No Brasil, as estatísticas demonstram que o número vem crescendo, em especial entre os jovens.

contra transmissão de microrganismos relacionados com as IST tem sido amplamente divulgado; todavia, constatou-se que o uso de preservativos reduz, mas não elimina o risco de transmissão do HIV e de outras IST. Por conseguinte, o termo sexo mais seguro (em lugar de *sexo seguro*) é mais apropriado quando se promove o uso de preservativos.

Sífilis

A sífilis é uma doença infecciosa aguda e crônica causada pelo espiroqueta *Treponema pallidum*. Os estágios primário, secundário e terciário refletem o intervalo de tempo entre a infecção e as manifestações clínicas observadas nesse período; esses estágios constituem a base para as decisões de tratamento.

- A *sífilis primária* ocorre em 2 a 3 semanas após a inoculação inicial. Surge uma lesão indolor no local de infecção, denominada *cancro*, que habitualmente desaparece em 3 a 12 semanas
- A *sífilis secundária* ocorre quando a disseminação hematogênica dos microrganismos a partir do cancro original leva a uma infecção generalizada. O exantema da sífilis secundária surge cerca de 2 a 8 semanas após o cancro e acomete o tronco e os membros, incluindo as palmas das mãos e as plantas dos pés. Os sinais generalizados de infecção podem incluir linfadenopatia, artrite, meningite, queda dos cabelos, febre, mal-estar e perda de peso
- A *sífilis terciária* é o estágio final da história natural da doença; entre 20 e 40% dos indivíduos acometidos não apresentam sintomas. A sífilis terciária manifesta-se na forma de uma doença inflamatória lentamente progressiva, com potencial de acometer múltiplos órgãos. As manifestações mais comuns nesse nível consistem em aortite e neurossífilis, conforme evidenciado pela ocorrência de demência, psicose, paresia, acidente vascular encefálico ou meningite.

Avaliação e achados diagnósticos

- História clínica e exame físico
- Avaliações laboratoriais: são importantes, uma vez que a sífilis pode simular outras doenças
- Identificação direta do espiroqueta obtido de um cancro
- Testes sorológicos, como testes não treponêmicos ou de reagina (p. ex., *Venereal Disease Research Laboratory* [VDRL] ou o teste em cartão da reagina plasmática rápida [RPR-CT]); testes treponêmicos, como o teste do anticorpo antitreponêmico fluorescente (FTA-ABS) e o teste de micro-hemaglutinação (MHA-TP).

Manejo clínico

O tratamento clínico inclui tratar com antibióticos tanto o paciente quanto os contatos sexuais do paciente. Como a sífilis é uma doença contagiosa notificável, é necessário comunicar os pacientes com diagnóstico de sífilis ao serviço de saúde pública estadual ou municipal para garantir acompanhamento na comunidade. As diretrizes de tratamento estabelecidas pelo CDC são atualizadas em uma base regular. As recomendações fornecem diretrizes especiais para o tratamento em situações de gravidez, alergia, infecção pelo HIV, infecção pediátrica, infecção congênita e neurossífilis.

Terapia farmacológica

- São utilizados antibióticos para o tratamento de todos os estágios da sífilis
- A penicilina G benzatina por via intramuscular em dose única constitui o medicamento de escolha para sífilis inicial ou sífilis latente inicial com menos de 1 ano de duração; pode ser substituída pela doxiciclina se o paciente for alérgico à penicilina
- A sífilis latente tardia ou a sífilis latente de duração desconhecida deve ser tratada com três injeções de antibiótico, a intervalos de 1 semana.

Manejo de enfermagem

Em qualquer instituição de assistência à saúde, é preciso haver um mecanismo para assegurar a notificação de todos os pacientes diagnosticados com uma IST notificável ao serviço de saúde pública estadual ou municipal, a fim de garantir o acompanhamento na comunidade. O serviço de saúde pública é responsável pela identificação, notificação e triagem dos contatos sexuais. As lesões da sífilis primária e da sífilis secundária podem ser altamente infecciosas. São utilizadas luvas quando existir a probabilidade de contato direto com as lesões, e efetua-se higiene das mãos após remoção das luvas.

Infecção por *Chlamydia* e gonorreia

Chlamydia trachomatis e *Neisseria gonorrhoeae* constituem as doenças infecciosas mais comumente relatadas nos EUA. Pacientes infectados por *N. gonorrhoeae* frequentemente tornam-se infectados por *C. trachomatis*. A infecção por *Chlamydia* é mais comumente observada em indivíduos jovens e sexualmente ativos com mais de um parceiro e é transmitida por relação sexual. Maior risco de infecção por *C. trachomatis* é

Infecções sexualmente transmissíveis

observado em mulheres jovens entre 15 e 24 anos de idade e pode resultar em graves complicações, incluindo infecção pélvica, risco aumentado de gravidez ectópica e infertilidade. A gonorreia também constitui importante causa de doença inflamatória pélvica (DIP), infertilidade tubária, gravidez ectópica e dor pélvica crônica.

Manifestações clínicas

- O paciente pode ser assintomático
- Os sintomas mais frequentes de infecção por *Chlamydia* em mulheres incluem cervicite mucopurulenta com exsudatos no canal endocervical; além disso, podem apresentar dispareunia, disúria, sangramento ou sintomas de infecção urinária ou vaginite
- Quando acomete homens, os sintomas podem consistir em secreção peniana e sensação de ardência durante a micção; o paciente também pode relatar testículos dolorosos e edemaciados na ocorrência de infecção por *N. gonorrhoeae*.

Complicações

- Nas mulheres, podem ocorrer DIP, gravidez ectópica, endometrite e infertilidade; o colo do útero inflamado por *Chlamydia* pode tornar a mulher mais vulnerável à transmissão do HIV por um parceiro infectado. Outras complicações incluem conjuntivite e peri-hepatite. Se uma mulher grávida for infectada por *Chlamydia*, podem ocorrer natimorto, morte neonatal e trabalho de parto prematuro
- Nos homens, a epididimite, uma doença dolorosa que pode levar à infertilidade, pode resultar de infecção por qualquer uma dessas bactérias
- Em indivíduos de ambos os sexos, a artrite e a infecção da corrente sanguínea podem ser causadas por *N. gonorrhoeae*.

Avaliação e achados diagnósticos

Avaliar o paciente quanto à ocorrência de febre, secreção (uretral, vaginal ou retal) e sinais de artrite.

- Para *N. gonorrhoeae*: coloração pelo gram (apenas apropriada para amostras de uretra masculina), cultura e testes de amplificação de ácido nucleico (NAT)
- Para *C. trachomatis*: são obtidas amostras do canal anal e faringe de ambos os sexos, amostras endocervicais nas mulheres e amostras uretrais nos homens; coloração de Gram, teste do anticorpo fluorescente direto e NAT

- Recomendação do CDC: teste anual para Chlamydia em todas as mulheres grávidas, sexualmente ativas com menos de 25 anos de idade e mulheres de mais idade com novo parceiro sexual ou com múltiplos parceiros.

Manejo clínico

Como os pacientes frequentemente estão coinfectados por N. gonorrhoeae e C. trachomatis, o CDC recomenda terapia dupla, mesmo se apenas a gonorreia foi comprovada nos exames laboratoriais. As diretrizes do CDC devem ser usadas para determinar uma terapia alternativa para a paciente grávida ou pacientes com alergia ou que apresentem infecção complicada por Chlamydia. O CDC atualiza, regularmente, as recomendações para tratamento das IST, em razão dos problemas crescentes de padrões de resistência bacteriana aos antibióticos e escassez de medicamentos. Os testes sorológicos para sífilis e HIV devem ser oferecidos a pacientes com gonorreia e infecção por Chlamydia, visto que qualquer IST aumenta o risco de outras IST.

Manejo de enfermagem

- Assegurar que os pacientes com diagnóstico de gonorreia e infecção por Chlamydia sejam notificados ao serviço de saúde pública apropriado; orientar o paciente sobre a necessidade de tratar todos os parceiros sexuais
- Orientar adolescentes e adultos jovens sobre a saúde sexual, reforçando a importância da abstinência sexual, limitando o número de parceiros sexuais e utilizando preservativos para proteção por barreira.

PROCESSO DE ENFERMAGEM

Paciente com infecção sexualmente transmissível

Avaliação

- Pedir ao paciente que descreva o início e a progressão dos sintomas, incluindo a localização de qualquer lesão e a descrição da drenagem, quando presente. Esclarecer por que essas informações são necessárias
- Esclarecer quaisquer termos não familiares empregados pelo paciente ou pelo enfermeiro
- A confidencialidade como modo de proteção é importante quando se discutem questões sexuais; efetuar a coleta sistemática de dados: parceiros, prevenção da gravidez, proteção das IST, práticas, história pregressa de IST

458 Infecções sexualmente transmissíveis

- Descrever o processo de notificação compulsória e os recursos disponíveis para ajudar os parceiros sexuais ou lactentes e crianças
- O exame físico inclui inspeção à procura de exantemas, lesões, drenagem, secreção ou edema; palpar os linfonodos inguinais para verificar a existência de hipersensibilidade e edema; inspecionar a boca (com o uso de luvas) quanto a sinais de inflamação ou exsudato; as mulheres são examinadas à procura de hipersensibilidade abdominal ou uterina.

Diagnóstico

DIAGNÓSTICOS DE ENFERMAGEM
- Conhecimento deficiente sobre a doença e o risco de disseminação da infecção
- Ansiedade relacionada com a estigmatização antecipada e com o prognóstico e as complicações
- Comportamento de saúde propenso a risco.

PROBLEMAS COLABORATIVOS/COMPLICAÇÕES POTENCIAIS
Com base nos dados de avaliação, as complicações potenciais que podem desenvolver-se incluem as seguintes:

- Gravidez ectópica
- Infertilidade
- Transmissão da infecção ao feto, resultando em anormalidades congênitas e outros resultados
- Neurossífilis
- Meningite gonocócica
- Artrite gonocócica
- Aortite sifilítica
- Complicações relacionadas com o HIV.

Planejamento e metas
As principais metas consistem em maior compreensão do paciente sobre a história da doença e o tratamento da infecção, redução da ansiedade, maior adesão às metas terapêuticas e preventivas e ausência de complicações.

Intervenções de enfermagem

AUMENTO DO CONHECIMENTO E PREVENÇÃO DA DISSEMINAÇÃO DA DOENÇA
- Fornecer orientação sobre IST, agentes etiológicos, modo de transmissão e prevenção da disseminação das IST para outras pessoas
- Ressaltar a importância de concluir o tratamento, conforme prescrição, e a necessidade de relatar quaisquer efeitos colaterais ou progressão dos sintomas. Reiterar que a exposição sexual contínua à mesma pessoa pode levar a uma reinfecção, a não ser que o parceiro seja tratado

- Incentivar o paciente a discutir quaisquer motivos para a resistência ao uso de preservativos.

Redução da ansiedade
- Incentivar o paciente a discutir as ansiedades e os medos associados ao diagnóstico, tratamento ou prognóstico
- Fornecer um plano de ensino individualizado que inclua a tranquilização do paciente; ajudá-lo a planejar uma conversa franca com o parceiro
- Quando indicado, considerar o encaminhamento a um assistente social para ajudar o paciente com discussões difíceis.

Aumento da adesão ao tratamento
- Uma discussão aberta sobre informações relativas às IST em ambientes de grupos (p. ex., clínica obstétrica ambulatorial) ou em um contexto individual facilita a orientação ao paciente
- A explicação concreta das causas, consequências, tratamentos, prevenção e responsabilidades pode reduzir o desconforto e eliminar informações incorretas
- O encaminhamento a serviços apropriados pode complementar os esforços de orientação individuais e assegurar que as dúvidas ou incertezas posteriores possam ser abordadas por especialistas.

Monitoramento e manejo das complicações potenciais

Infertilidade e risco aumentado de gravidez ectópica
As IST podem levar à DIP e, subsequentemente, a um risco aumentado de gravidez ectópica e infertilidade.

Infecções congênitas
Todas as IST podem ser transmitidas ao feto *in utero* ou por ocasião do nascimento. As complicações da infecção congênita podem incluir desde infecção localizada (p. ex., faringite por *N. gonorrhoeae*) até anormalidades congênitas (p. ex., cessação do crescimento ou surdez causadas por sífilis congênita) e doença potencialmente fatal (p. ex., infecção congênita por herpes-vírus simples).

Neurossífilis, meningite gonocócica, artrite gonocócica e aortite sifilítica
As IST podem provocar infecção disseminada. O sistema nervoso central pode ser infectado, conforme observado nos casos de neurossífilis ou de meningite gonocócica. A gonorreia que infecta o sistema esquelético pode resultar em artrite gonocócica. A sífilis pode infectar o sistema cardiovascular por meio da formação de lesões vegetativas sobre as valvas mitral ou aórtica.

Complicações relacionadas com o vírus da imunodeficiência humana
A infecção pelo HIV leva à imunossupressão profunda, característica da AIDS. Entre as complicações da infecção pelo HIV, destacam-se muitas infecções

oportunistas, incluindo aquelas causadas por *Pneumocystis jiroveci*, *Cryptococcus neoformans*, citomegalovírus e *Mycobacterium avium*. Ver Síndrome de imunodeficiência adquirida | Infecção pelo HIV, na Seção S, para informações mais detalhadas.

Reavaliação

Resultados esperados do paciente
- Tem conhecimento sobre as IST e seu modo de transmissão
- Demonstra um comportamento menos ansioso
- Adere ao tratamento
- Realiza o tratamento efetivo
- Realiza exames de acompanhamento, quando necessário
- Não apresenta complicações.

Para mais informações, ver o Capítulo 71 em Hinkle JL, Cheever KH. (2018) *Brunner and Suddarth's textbook of medical-surgical nursing* (14th ed.). Philadelphia, PA: Lippincott Williams & Wilkins.

Influenza

A *influenza* é uma doença viral aguda que causa epidemias mundiais a cada 2 a 3 anos e que apresenta um grau de gravidade altamente variável. O termo *infecção das vias respiratórias superiores* (IVRS) é usado quando o agente etiológico é o vírus influenza (a gripe). O vírus dissemina-se facilmente de um hospedeiro para outro por meio de exposição a gotículas por intermédio de tosse, espirro ou secreções nasais. O vírus é eliminado por cerca de 2 dias antes do aparecimento dos sintomas e durante a primeira parte da fase sintomática. A infecção prévia pelo vírus influenza não garante nenhuma proteção contra uma exposição futura. A mortalidade é, provavelmente, atribuível à pneumonia associada (pneumonia viral ou bacteriana sobreposta) e às exacerbações da doença pulmonar obstrutiva crônica (DPOC) e redução da função pulmonar.

Prevenção

Recomendam-se vacinas anuais contra *influenza* para todas as pessoas a partir de 6 meses de idade, particularmente indivíduos com alto risco de complicações da *influenza*. Incluem pessoas com 65 anos de idade ou mais, crianças de 6 a 59 meses de idade, mulheres grávidas, residentes de casas de repouso ou outras instituições de cuidados prolongados e aqueles com doenças clínicas ou incapacidades crônicas. Além disso, os profissionais de saúde e contatos domiciliares de indivíduos de alto risco também devem receber a vacina.[2]

Manejo

As metas do tratamento clínico e do manejo de enfermagem consistem em aliviar os sintomas, tratar as complicações e evitar a transmissão. Ver "Manejo clínico" e "Manejo de enfermagem" em Faringite e Pneumonia, nas Seções F e P, para informações mais detalhadas.

Para mais informações, ver os Capítulos 22 e 23 em Hinkle JL, Cheever KH. (2018) *Brunner and Suddarth's textbook of medical-surgical nursing* (14th ed.). Philadelphia, PA: Lippincott Williams & Wilkins.

Insuficiência aórtica | Regurgitação

Regurgitação aórtica refere-se ao fluxo retrógrado de sangue da aorta para o ventrículo esquerdo durante a diástole. Pode ser causada por lesões inflamatórias que deformam os folhetos da valva aórtica ou pela dilatação da aorta, impedindo o fechamento completo da valva aórtica, ou pode resultar de endocardite infecciosa ou reumática, anormalidades congênitas, doenças como a sífilis, aneurisma dissecante, que provoca dilatação ou laceração da parte ascendente da aorta, traumatismo torácico fechado ou deterioração de uma substituição da valva aórtica cirurgicamente colocada.

Fisiopatologia

Além do sangue normalmente liberado pelo átrio esquerdo, o sangue da aorta retorna ao ventrículo esquerdo durante a diástole. Isso provoca dilatação do ventrículo esquerdo e, por fim, a sua hipertrofia, resultando em elevação da pressão sistólica. As artérias tentam compensar as pressões mais elevadas por meio de vasodilatação reflexa; as arteríolas periféricas relaxam, reduzindo a resistência periférica e a pressão arterial diastólica.

---

[2]N.R.T.: No Brasil, a indicação para a vacinação contra *influenza* inclui adultos e crianças com 6 meses de idade ou mais, com doença pulmonar ou cardiovascular crônicas e graves, insuficiência renal crônica, diabetes melito insulinodependente, cirrose hepática e hemoglobinopatias; imunocomprometidos ou HIV-positivos; pacientes submetidos a transplantes; profissionais de saúde e familiares que estejam em contato com os pacientes nestas condições de saúde. Pessoas de 60 anos ou mais, por ocasião das campanhas anuais.

Manifestações clínicas

- A insuficiência aórtica desenvolve-se de modo assintomático na maioria dos pacientes
- Manifestações mais iniciais: aumento da força dos batimentos cardíacos – isto é, pulsações visíveis ou palpáveis nas artérias temporais (cabeça) e no pescoço (artéria carótida)
- Dispneia aos esforços e fadiga
- Sinais e sintomas de insuficiência ventricular esquerda progressiva (p. ex., ortopneia, dispneia paroxística noturna).

Avaliação e achados diagnósticos

- Sopro diastólico aspirativo e agudo auscultado no terceiro ou quarto espaço intercostal
- Pressão do pulso alargada
- Pulso em martelo d'água (pulso de Corrigan) (o pulso colide com o dedo que faz a palpação com pancadas rápidas e agudas e, em seguida, colaba subitamente)
- O diagnóstico pode ser confirmado por ecocardiografia (de preferência transesofágica), ressonância magnética (RM) cardíaca e cateterismo cardíaco
- Pacientes com sintomas geralmente fazem ecocardiograma a cada 6 meses, e os que não apresentam sintomas fazem ecocardiograma a cada 2 a 5 anos.

Prevenção

A prevenção e o tratamento das infecções bacterianas são essenciais. (Ver Endocardite reumática na Seção E.)

Manejo clínico

- Aconselhar o paciente a evitar esforços físicos, esportes competitivos e exercício isométrico
- Tratar as arritmias e a insuficiência cardíaca.

Terapia farmacológica

Não há forte indicação para terapia farmacológica com base nos achados de ensaios clínicos. Pacientes com regurgitação aórtica e hipertensão devem ser tratados com bloqueadores dos canais de cálcio di-hidropiridínicos (p. ex., felodipino, nifedipino) ou inibidores da ECA (p. ex., captopril, enalapril, lisinopril e ramipril) para fornecer redução de pós-carga.

> **Alerta de enfermagem | Qualidade e segurança**
>
> Os bloqueadores dos canais de cálcio, diltiazem e verapamil, estão contraindicados para pacientes com regurgitação aórtica, visto que eles diminuem a contratilidade ventricular e podem causar bradicardia.

Manejo cirúrgico

O tratamento de escolha consiste em substituição da valva aórtica ou valvoplastia, realizada, de preferência, antes que ocorra insuficiência ventricular esquerda. A cirurgia é recomendada para qualquer paciente com hipertrofia ventricular esquerda, independentemente da existência ou não de sintomas.

Manejo de enfermagem

Ver Manejo de enfermagem no período peroperatório, na Seção M, para informações mais detalhadas.

- Orientar o paciente sobre o cuidado da ferida, dieta, atividade, medicamentos e autocuidado
- Orientar o paciente sobre a importância da profilaxia com antibióticos para prevenção da endocardite
- Reforçar todas as novas informações e instruções de autocuidado durante 4 a 8 semanas após o procedimento.

Para mais informações, ver o Capítulo 28 em Hinkle JL, Cheever KH. (2018) *Brunner and Suddarth's textbook of medical-surgical nursing* (14th ed.). Philadelphia, PA: Lippincott Williams & Wilkins.

Insuficiência cardíaca

Insuficiência cardíaca (IC), algumas vezes designada como IC *congestiva*, resulta de distúrbios cardíacos estruturais ou funcionais que comprometem a capacidade de enchimento ou de ejeção de sangue dos ventrículos. A IC é uma síndrome clínica caracterizada por sinais e sintomas de sobrecarga hídrica ou de perfusão tissular inadequada. O mecanismo subjacente da IC envolve o comprometimento das propriedades contráteis do coração (disfunção sistólica) ou de seu enchimento (disfunção diastólica), que leva a um débito cardíaco inferior ao normal. O baixo débito cardíaco pode levar a mecanismos compensatórios, que causam elevação da carga de trabalho sobre o coração e resistência ao enchimento do coração.

A IC é uma condição progressiva e permanente, cujo manejo consiste em mudanças no estilo de vida e uso de medicamentos com o objetivo de evitar episódios de IC descompensada aguda. Esses episódios caracterizam-se por aumento dos sintomas, diminuição do débito cardíaco (DC) e baixa perfusão. A IC resulta de uma variedade de condições cardiovasculares, incluindo hipertensão arterial crônica, doença arterial coronariana e doença valvar. Essas condições podem resultar em insuficiência cardíaca sistólica, insuficiência cardíaca diastólica ou ambas. Várias condições sistêmicas (p. ex., insuficiência renal progressiva e hipertensão arterial não controlada) podem contribuir para o desenvolvimento da insuficiência cardíaca e sua gravidade.

Manifestações clínicas

Os sinais e os sintomas de IC podem estar relacionados com o ventrículo afetado. A IC *esquerda* (insuficiência ventricular esquerda) causa manifestações diferentes da IC *direita* (insuficiência ventricular direita). Na IC crônica, os pacientes podem apresentar sinais e sintomas de insuficiência ventricular tanto esquerda quanto direita.

IC esquerda

- Precede, mais frequentemente, a insuficiência cardíaca direita
- Congestão pulmonar: dispneia, tosse, estertores pulmonares e baixos níveis de saturação de oxigênio; uma bulha cardíaca extra, a B_3, ou "galope ventricular" é, possivelmente, detectada à ausculta
- Dispneia aos esforços (DE), ortopneia, dispneia paroxística noturna (DPN)
- Tosse, inicialmente seca e não produtiva; pode tornar-se úmida com o passar do tempo
- Grandes quantidades de escarro espumoso, que algumas vezes é rosado (tinto de sangue)
- Estertores bibasilares que progridem para estertores difusos em todos os campos pulmonares
- Perfusão tissular inadequada
- Oligúria e nictúria
- Com a progressão da IC: alteração da digestão; tontura, vertigem, confusão, inquietação e ansiedade; a pele é pálida ou acinzentada e fria e pegajosa
- Taquicardia; pulso fraco e filiforme; fadiga.

IC direita

- Congestão das vísceras e tecidos periféricos
- Edema dos membros inferiores (edema dependente), hepatomegalia (aumento do fígado), ascite (acúmulo de líquido na cavidade peritoneal), anorexia, náuseas, fraqueza e ganho de peso provocados por retenção de líquido.

Avaliação e achados diagnósticos

- Sinais e sintomas de edema pulmonar e periférico
- Avaliação da função ventricular
- Ecocardiograma, radiografia de tórax, eletrocardiograma (ECG)
- Exames laboratoriais: eletrólitos séricos, ureia, creatinina, hormônio tireoestimulante (TSH), hemograma completo, peptídio natriurético cerebral (BNP) e exame de urina de rotina
- Prova de esforço, cateterismo cardíaco.

Manejo clínico

As metas globais do manejo da IC consistem em aliviar os sintomas do paciente, melhorar o estado funcional e a qualidade de vida, e prolongar a sobrevida. As opções de tratamento variam de acordo com a gravidade da condição do paciente e podem incluir medicamentos orais e IV, mudanças importantes no estilo de vida, oxigênio suplementar, implante de dispositivos de assistência e abordagens cirúrgicas (incluindo transplante cardíaco). As recomendações relativas ao estilo de vida incluem restrição do sódio na dieta; evitar o consumo excessivo de líquidos, bebida alcoólica e tabagismo; redução do peso, quando indicado; e exercício regular.

Terapia farmacológica

- Isoladamente ou em combinação: terapia vasodilatadora (inibidores da enzima conversora de angiotensina [ECA]), bloqueadores dos receptores de angiotensina II (BRA), betabloqueadores selecionados, bloqueadores dos canais de cálcio, terapia com diuréticos, glicosídios cardíacos (digitálicos) e outros medicamentos
- Infusões IV
- Medicamentos para disfunção diastólica
- Possivelmente anticoagulantes, medicamentos que controlem a hiperlipidemia (estatinas).

Manejo cirúrgico

A IC pode ser tratada com cirurgia de revascularização da artéria coronária, angioplastia coronária transluminal percutânea (ACTP) ou outras terapias inovadoras, quando indicado (p. ex., dispositivos mecânicos de assistência, transplante).

Considerações gerontológicas

Diversas alterações normais relacionadas à idade aumentam a frequência da IC: aumento da pressão arterial sistólica, aumento da espessura da parede ventricular e aumento da fibrose miocárdica. Nem sempre os idosos conseguem detectar ou interpretar com precisão os sintomas comuns da IC, como dispneia, além de poderem apresentar sintomas atípicos, como fraqueza e sonolência. Diminuição da função renal pode fazer com que o paciente idoso se torne resistente a diuréticos e mais sensível a alterações de volume.

PROCESSO DE ENFERMAGEM

Paciente com insuficiência cardíaca

Avaliação

A avaliação de enfermagem para o paciente com IC enfoca o acompanhamento da efetividade do tratamento e a capacidade de o paciente compreender e implementar as estratégias de manejo. Os sinais e sintomas de sobrecarga hídrica pulmonar e sistêmica são registrados e relatados imediatamente.

- Registrar distúrbios do sono em decorrência de dispneia, bem como o número de travesseiros usados para dormir
- Perguntar ao paciente sobre a ocorrência de edemas, sintomas abdominais, alteração do estado mental, atividades da vida diária e atividades que produzem fadiga
- Avaliação respiratória: auscultar os pulmões para detectar estertores e sibilos. Documentar a frequência e a profundidade das respirações
- Avaliação cardíaca: auscultar à procura de uma bulha cardíaca B_3 (sinal de que o coração está começando a falhar); documentar a frequência e o ritmo cardíacos
- Avaliar o sensório e o nível de consciência (NC)
- Extremidades: examinar as partes dependentes do corpo do paciente quanto a perfusão e existência de edema; avaliar o fígado quanto ao refluxo hepatojugular; avaliar distensão venosa jugular
- Medir o equilíbrio hídrico para detectar a existência de oligúria ou anúria; pesar diariamente o paciente.

Insuficiência cardíaca **467**

Diagnóstico

Diagnósticos de enfermagem
- Intolerância à atividade e fadiga relacionada com a diminuição do débito cardíaco
- Volume de líquidos excessivo relacionado com a síndrome de insuficiência cardíaca
- Ansiedade relacionada com a falta de ar provocada pela oxigenação inadequada
- Impotência relacionada com a doença crônica e as hospitalizações
- Manutenção ineficaz da saúde relacionada com a falta de conhecimento.

Problemas colaborativos/complicações potenciais
- Hipotensão arterial, perfusão deficiente e choque cardiogênico
- Arritmias
- Tromboembolia
- Derrame pericárdico e tamponamento cardíaco.

Planejamento e metas

As principais metas para o paciente podem consistir em promover a atividade e reduzir a fadiga; aliviar os sintomas de sobrecarga hídrica; diminuir a ansiedade ou aumentar a capacidade do paciente em controlá-la; incentivar o paciente a verbalizar sua capacidade de tomar decisões e influenciar os resultados; e orientar o paciente sobre o programa de autocuidado.

Intervenções de enfermagem

Promoção da tolerância à atividade
- Monitorar a resposta do paciente às atividades. Orientá-lo a evitar o repouso prolongado no leito; ele deve repousar se os sintomas forem graves, mas deve, de outro modo, assumir uma atividade regular
- Incentivar o paciente a realizar uma atividade de modo mais lento que o habitual, com menor duração ou com ajuda, inicialmente
- Identificar as barreiras passíveis de limitar a capacidade de o paciente realizar uma atividade e discutir os métodos para ajustar o ritmo dessa atividade (p. ex., cortar ou descascar vegetais enquanto o paciente fica sentado à mesa da cozinha, em vez de permanecer em pé na bancada da cozinha)
- Monitorar os sinais vitais, particularmente o pulso, antes, no decorrer e imediatamente depois de uma atividade para identificar se eles estão dentro da faixa predeterminada; a frequência cardíaca deve retornar a seu valor basal em 3 minutos. Se o paciente tolerar a atividade, desenvolver metas de curto e longo prazos para aumentar gradualmente a intensidade, a duração e a frequência da atividade
- Encaminhar o paciente a um programa de reabilitação cardíaca, se necessário, particularmente para pacientes com infarto agudo do miocárdio recente, cirurgia cardíaca aberta recente ou aumento da ansiedade.

468 Insuficiência cardíaca

Redução da fadiga
- Colaborar com o paciente para desenvolver um horário que promova o ritmo e a priorização das atividades. Incentivar o paciente a alternar as atividades com períodos de repouso e evitar ter duas atividades que consumam energia significativa no mesmo dia ou sucessivamente
- Explicar que as refeições em pequenas quantidades e frequentes tendem a diminuir a quantidade de energia necessária à digestão, enquanto proporcionam nutrição adequada
- Ajudar o paciente a desenvolver uma perspectiva positiva em relação a suas forças, capacidades e interesses.

Controle do volume de líquidos
- Administrar diuréticos prescritos no início da manhã, de modo que a diurese não interfira no repouso noturno
- Monitorar rigorosamente o estado hídrico: auscultar os pulmões, comparar diariamente o peso corporal e monitorar o equilíbrio hídrico
- Orientar o paciente a aderir a uma dieta com baixo teor de sódio, lendo os rótulos dos alimentos e evitando alimentos comercialmente preparados
- Ajudar o paciente a aderir à restrição hídrica, planejando o consumo de líquido durante todo o dia, enquanto mantém as preferências nutricionais
- Monitorar rigorosamente os líquidos IV; entrar em contato com o médico ou o farmacêutico para verificar a possibilidade de interação de qualquer medicamento
- Colocar o paciente em uma posição que facilite a respiração (aumentar o número de travesseiros, elevar a cabeceira do leito) ou ensiná-lo a assumir essa posição; de modo alternativo, o paciente pode preferir sentar em uma poltrona confortável para dormir
- Avaliar a existência de solução de continuidade da pele e instituir medidas preventivas (mudanças frequentes de posição, posicionamento para evitar a pressão, exercícios das pernas).

Controle da ansiedade
- Diminuir a ansiedade para reduzir também o trabalho cardíaco do paciente
- Administrar oxigênio durante o estágio agudo para diminuir o trabalho da respiração e aumentar o conforto do paciente
- Quando o paciente apresentar ansiedade, promover o conforto físico e fornecer apoio psicológico; a presença de um familiar pode tranquilizar o paciente; a visitação de um animal de estimação ou a terapia assistida com animais (se possível) também pode ser benéfica
- Quando o paciente estiver confortável, ensinar medidas para controlar a ansiedade e evitar situações ansiogênicas (técnicas de relaxamento)
- Ajudar a identificar os fatores que possam contribuir para a ansiedade

Insuficiência cardíaca

- Efetuar uma triagem para a depressão, que frequentemente acompanha ou resulta da ansiedade.

> **Alerta de enfermagem | Qualidade e segurança**
>
> Nos casos de confusão e reações de ansiedade que afetem a segurança do paciente, deve-se evitar o uso de contenções físicas. O paciente tende a resistir às contenções e essa resistência aumenta, inevitavelmente, a carga de trabalho cardíaco.

Redução do sentimento de impotência

- Avaliar os fatores que contribuem para uma sensação de impotência e intervir de acordo com a necessidade
- Ouvir atentamente o paciente; incentivá-lo a expressar suas preocupações e a fazer perguntas
- Fornecer ao paciente oportunidades de tomada de decisões com frequência crescente, promovendo a autonomia; incentivar e elogiar o paciente ao identificar seu progresso; ajudá-lo a diferenciar os fatores que podem dos que não podem ser controlados.

Monitoramento e manejo das complicações potenciais

Muitos problemas potenciais associados à terapia da IC estão relacionados com o uso de diuréticos:

- Monitorar a ocorrência de hipopotassemia causada pela diurese (depleção de potássio). Os sinais consistem em arritmias ventriculares, hipotensão arterial, fraqueza muscular e fraqueza generalizada
- Monitorar a ocorrência de hiperpotassemia, particularmente com o uso de inibidores da ECA, BRA ou espironolactona
- Pode ocorrer hiponatremia (deficiência de sódio no sangue), resultando em desorientação, apreensão, fraqueza, fadiga, mal-estar e cãibras musculares
- A depleção de volume em consequência da perda excessiva de líquidos pode levar a desidratação e hipotensão arterial (os inibidores da ECA e os betabloqueadores podem contribuir para a hipotensão arterial)
- Outros problemas associados à administração de diuréticos incluem elevação dos níveis séricos de creatinina e hiperuricemia (existência de ácido úrico em excesso no sangue), levando ao desenvolvimento da doença conhecida como gota.

Promoção dos cuidados domiciliar, comunitário e de transição

Orientação ao paciente sobre autocuidados

- Fornecer orientação e envolver o paciente na implementação do esquema terapêutico para promover sua compreensão e adesão ao tratamento
- Apoiar o paciente e a sua família e incentivá-los a fazer perguntas, de modo que as informações possam ser esclarecidas

- Adaptar o plano de ensino de acordo com os fatores culturais
- Orientar os pacientes e suas famílias sobre como a progressão da doença é influenciada pela adesão do paciente ao plano de tratamento.

Cuidado continuado e de transição
- O manejo bem-sucedido da IC requer a adesão a um regime clínico complexo que inclui diversas mudanças no estilo de vida para a maioria dos pacientes. A assistência pode ser fornecida mediante várias opções que otimizam as recomendações baseadas em evidências para o manejo eficaz da IC
- Encaminhar o paciente para cuidado domiciliar, quando indicado (pacientes idosos ou aqueles que apresentam cardiopatia de longa duração, com comprometimento da força física). O enfermeiro do serviço de atendimento domiciliar avalia o ambiente físico do domicílio e o sistema de apoio do paciente; em seguida, sugere adaptações no ambiente para atender às limitações de atividade do paciente
- Reforçar e esclarecer as informações sobre as orientações nutricionais e restrições de líquidos, a necessidade de monitorar os sintomas e o peso diário, assim como a importância de obter o cuidado de saúde de acompanhamento
- Incentivar o paciente a aumentar seu autocuidado e a responsabilidade pela execução diária do esquema terapêutico
- Encaminhar o paciente para uma clínica de IC, se houver necessidade.

Reavaliação

Resultados esperados do paciente
- Demonstra tolerância para a atividade desejada
- Mantém o equilíbrio hídrico
- Apresenta redução da ansiedade
- Toma decisões apropriadas em relação ao cuidado e ao tratamento
- Adere ao esquema de autocuidado.

Para mais informações, ver o Capítulo 29 em Hinkle JL, Cheever KH. (2018) *Brunner and Suddarth's textbook of medical-surgical nursing* (14th ed.). Philadelphia, PA: Lippincott Williams & Wilkins.

Insuficiência hepática fulminante

Insuficiência hepática fulminante é a síndrome clínica de comprometimento súbito e grave da função hepática em um indivíduo previamente saudável. A insuficiência hepática fulminante desenvolve-se em 8 semanas após os primeiros sintomas de icterícia, com padrões de progressão para a encefalopatia, de acordo com classificações com base no tempo. Três categorias são frequentemente citadas: a insuficiência hepática hiperaguda (0 a 7 dias), a aguda (8 a 28 dias) e a subaguda (28 a 72 dias). A lesão hepática é potencialmente reversível e as taxas de sobrevida são de aproximadamente 20 a 50%, dependendo, em grande parte, da etiologia da insuficiência hepática. Os pacientes que não sobrevivem morrem de lesão hepatocelular maciça e necrose. A hepatite viral constitui uma causa comum; outras causas incluem medicamentos e substâncias químicas, distúrbios metabólicos e alterações estruturais.

Manifestações clínicas

- Icterícia e anorexia profunda
- Frequentemente acompanhada de defeitos da coagulação, insuficiência renal e distúrbios eletrolíticos, anormalidades cardiovasculares, infecção, hipoglicemia, encefalopatia e edema cerebral.

Manejo clínico

- O transplante de fígado constitui o tratamento de escolha
- Até que o transplante seja possível, podem ser utilizados sistemas de suporte hepático, como hepatócitos dentro de colunas de fibra sintética, dispositivos extracorpóreos de assistência hepática e fígado bioartificial
- O uso de antídotos para determinadas condições pode estar indicado – como N-acetilcisteína para intoxicação pelo paracetamol e penicilina para envenenamento por cogumelos
- A troca terapêutica de plasma (plasmaférese) e a terapia com prostaglandinas podem estar indicadas.

Manejo de enfermagem

- Monitorar a pressão intracraniana, o equilíbrio hídrico e as avaliações hemodinâmicas; proporcionar ambiente tranquilo
- Administrar manitol, um agente diurético osmótico, conforme prescrição; pode ser necessário o uso de anestesia com barbitúricos ou paralisia farmacológica e sedação
- Monitoramento e tratamento da hipoglicemia, coagulopatias e infecção.

Para mais informações, ver o Capítulo 49 em Hinkle JL, Cheever KH. (2018) *Brunner and Suddarth's textbook of medical-surgical nursing* (14th ed.). Philadelphia, PA: Lippincott Williams & Wilkins.

Lesão raquimedular

A lesão raquimedular (LRM) – uma lesão na medula espinal, na coluna vertebral, no tecido mole de suporte ou nos discos intervertebrais causada por traumatismo – é um importante distúrbio de saúde. Nos EUA, em 2014, aproximadamente 276.000 pessoas estavam vivendo com alguma incapacidade derivada de LRM. Estima-se que 17.000 novos casos ocorram anualmente; causas comuns são acidentes automobilísticos, quedas, violência (principalmente ferimentos por arma de fogo) e lesões relacionadas ao esporte. Os homens representam 80% dos pacientes com LRM. A idade média da lesão aumentou de 29 anos na década de 1970 para 42 anos em 2010. Entre os fatores de risco predominantes para LRM estão idade pouco avançada, sexo masculino e uso de bebidas alcoólicas e substâncias psicoativas. A frequência com que esses fatores de risco estão associados à LRM serve para enfatizar a importância da prevenção primária. As vértebras mais frequentemente acometidas na LRM são a 5ª, 6ª e 7ª vértebras cervicais (C5-C7), a 12ª vértebra torácica (T12) e a 1ª vértebra lombar (L1). Essas vértebras são as mais suscetíveis, visto que existe maior amplitude de mobilidade da coluna vertebral nessas áreas. A lesão da medula espinal pode ter a seguinte variação: (1) concussão transitória (em que o paciente se recupera por completo); (2) contusão, laceração e compressão da substância da medula espinal (isoladamente ou em combinação); e (3) transecção completa da medula espinal (paralisia abaixo do nível de lesão). As lesões podem ser classificadas em duas categorias: primárias (habitualmente permanentes) ou secundárias (as fibras nervosas intumescem e se desintegram em consequência de isquemia, hipoxia, edema e lesões hemorrágicas). Enquanto uma lesão primária é permanente, a lesão secundária pode ser reversível quando tratada em 4 a 6 horas após a lesão inicial. O tipo de lesão refere-se à extensão da lesão da própria medula espinal.

As lesões incompletas da medula espinal são classificadas de acordo com a área de lesão: central, lateral, anterior ou periférica. LRM completa pode resultar em paraplegia (paralisia da parte inferior do corpo) ou tetraplegia (paralisia dos quatro membros).

Manifestações clínicas

As consequências da LRM dependem do tipo e do nível da lesão da medula espinal. A American Spinal Injury Association (ASIA) fornece uma classificação de LRM de acordo com o grau de função sensorimotora após a lesão.

Nível neurológico

O nível neurológico refere-se ao menor nível em que as funções sensoriais e motoras estão normais. Os sinais e sintomas incluem os seguintes:

- Paralisia sensorial e motora total abaixo do nível neurológico
- Perda do controle vesical e intestinal (habitualmente com retenção urinária e distensão da bexiga)
- Perda da sudorese e do tônus vasomotor
- Redução acentuada da PA em consequência da perda da resistência vascular periférica
- Dor aguda nas costas ou no pescoço (se o paciente está consciente e pode relatar a sua ocorrência); possível medo de ter fraturado a coluna vertebral.

Problemas respiratórios

- Estão relacionados com o comprometimento da função respiratória; a gravidade depende do nível de lesão
- Insuficiência respiratória aguda: constitui a principal causa de morte na lesão da medula óssea cervical alta.

Avaliação e achados diagnósticos

O exame neurológico detalhado, as radiografias (de região cervical lateral), a tomografia computadorizada (TC) e a ressonância magnética (RM) constituem os instrumentos comuns de avaliação e diagnóstico. O ECG também é comumente utilizado, visto que bradicardia e assistolia constituem achados frequentes nas lesões agudas da medula espinal.

Complicações

O choque espinal, que constitui uma complicação grave da LRM, consiste em súbita depressão da atividade reflexa na medula espinal (arreflexia) abaixo do nível da lesão. Os músculos inervados pelo segmento da medula espinal, situado abaixo do nível da lesão, tornam-se totalmente paralisados e flácidos e os reflexos estão ausentes. A PA e a frequência

Lesão raquimedular

cardíaca caem à medida que os órgãos vitais são acometidos. Partes do corpo abaixo do nível da lesão espinal estão paralisadas e sem sensação.

Manejo de emergência

- O manejo imediato do paciente na cena do acidente é fundamental. O manuseio incorreto pode causar maior dano e perda da função neurológica
- Toda vítima de um acidente com veículo motorizado, lesão causada por mergulho ou esportes de contato, queda ou traumatismo direto da cabeça e do pescoço deve ser considerada como tendo sofrido LRM, até que ela seja descartada
- Os cuidados iniciais incluem rápida avaliação, imobilização, retirada, estabilização ou controle das lesões que comportam risco à vida e transporte até uma instituição de saúde apropriada
- Manter o paciente em uma posição estendida (não sentada); nenhuma parte do corpo deve ser torcida ou virada
- O padrão de cuidados consiste no encaminhamento do paciente a uma unidade de traumatismo para tratamento nas primeiras 24 horas.

Manejo clínico

Fase aguda

As metas do manejo consistem em evitar maior LRM e em observar os sintomas de déficits neurológicos progressivos. O paciente é reanimado, quando necessário, e oxigenação e estabilidade cardiovascular são mantidas. Podem ser administrados corticosteroides (metilprednisolona) em altas doses para controlar o edema da medula espinal, embora essa conduta não seja mais o padrão de cuidado, visto que os estudos realizados sugerem que essa prática ofereça apenas um leve benefício.

O oxigênio é administrado para manter alta Pa_{O_2} arterial. É preciso ter extremo cuidado para evitar a flexão ou a extensão do pescoço se houver necessidade de intubação endotraqueal. A estimulação do diafragma (estimulação elétrica do nervo frênico) pode ser considerada para pacientes com lesões altas da região cervical. Podem ser usadas técnicas de estimulação diafragmática intramuscular com implantação cirúrgica.

LRM requer imobilização, redução das luxações e estabilização da coluna vertebral. A fratura cervical é reduzida e a região cervical da coluna vertebral é alinhada com algum tipo de tração óssea (utilizando tenaz óssea, calibradores ou o dispositivo de halo-veste). São utilizados pesos que pendem livremente, não interferindo, assim, na tração.

Cirurgia precoce reduz a necessidade de tração. As metas do tratamento cirúrgico consistem em preservar a função neurológica ao remover a pressão da medula espinal e ao proporcionar estabilidade.[1]

Manejo das complicações

Choque espinal e neurogênico

- Utiliza-se a descompressão intestinal para tratar a distensão intestinal e o íleo paralítico causado pela depressão dos reflexos. Essa perda da inervação simpática provoca uma variedade de outras manifestações clínicas, incluindo choque neurogênico indicado por diminuição do débito cardíaco, acúmulo venoso nas extremidades e vasodilatação periférica
- O paciente que não transpira na parte paralisada do corpo necessita de observação rigorosa para a detecção precoce de início abrupto de febre
- Deve-se dispensar atenção especial ao sistema respiratório (pode não haver uma pressão intratorácica suficiente para o paciente tossir efetivamente). Os problemas especiais incluem diminuição da capacidade vital, redução dos níveis de oxigênio e edema pulmonar
- A fisioterapia respiratória e a aspiração são realizadas para ajudar a eliminação das secreções pulmonares. O paciente é monitorado à procura de complicações respiratórias (insuficiência respiratória, pneumonia).

> **Alerta de enfermagem | Qualidade e segurança**
>
> As funções dos órgãos vitais e as defesas do paciente precisam receber suporte e devem ser mantidas até que o choque espinal e neurogênico diminua e o sistema neurológico se recupere da agressão traumática; isso pode levar até 4 meses.

Trombose venosa profunda e outras complicações

- O paciente é observado quanto à ocorrência de trombose venosa profunda (TVP), que é uma complicação da imobilidade (p. ex., embolia pulmonar [EP]). Os sintomas consistem em dor torácica pleurítica, ansiedade, dispneia e valores anormais da gasometria
- Terapia com anticoagulante em baixas doses é iniciada para evitar o desenvolvimento de TVP e EP, juntamente com o uso de meias

---
[1] N.R.T.: No Brasil, o Ministério da Saúde publicou, em 2013, as Diretrizes de Atenção à Pessoa com Lesão Medular.

compressivas elásticas ou dispositivos de compressão pneumática. Um filtro fixo permanente pode ser colocado na veia cava para evitar a migração de coágulos deslocados (êmbolos) para os pulmões, causando EP
- O paciente é monitorado quanto à ocorrência de hiper-reflexia autônoma (caracterizada por cefaleia pulsátil, sudorese profusa, congestão nasal, piloereção [pele arrepiada], bradicardia e hipertensão arterial)
- Vigilância constante é mantida à procura de sinais e sintomas de úlceras por pressão e infecção (urinária, respiratória, infecção nos locais de inserção dos pinos).

> **Alerta de enfermagem | Qualidade e segurança**
>
> Panturrilhas ou coxas nunca devem ser massageadas em razão do risco de desprender um trombo não detectado.

PROCESSO DE ENFERMAGEM

Paciente com LRM aguda

Avaliação
- Observar o padrão respiratório; avaliar a força da tosse; auscultar os pulmões
- Monitorar rigorosamente o paciente à procura de quaisquer alterações na função motora ou sensorial e existência de sintomas de dano neurológico progressivo
- Avaliar a capacidade motora solicitando ao paciente que abra os dedos das mãos, aperte a mão do examinador e mova os dedos dos pés ou vire os pés
- Avaliar a sensação beliscando de leve a pele ou tocando-a levemente com um abaixador de língua, começando no ombro e descendo por ambos os lados; os olhos do paciente devem estar fechados. Perguntar ao paciente onde a sensação é percebida
- Avaliar a ocorrência de choque espinal
- Palpar a parte inferior do abdome à procura de sinais de retenção urinária e hiperdistensão da bexiga
- Avaliar a existência de dilatação gástrica e íleo paralítico, em decorrência de intestino atônico
- Monitorar a temperatura; pode ocorrer hipertermia em consequência da ruptura autônoma.

Lesão raquimedular **477**

Diagnóstico

Diagnósticos de enfermagem
- Padrões respiratórios ineficazes relacionados com a fraqueza (ou paralisia) dos músculos abdominais e intercostais e com a incapacidade de eliminar as secreções
- Mobilidade física prejudicada, relacionada com os comprometimentos motor e sensorial
- Risco de perfusão tissular periférica ineficaz relacionado com traumatismo
- Risco de integridade da pele prejudicada relacionado com imobilidade e perda sensorial
- Incontinência urinária funcional relacionada com a incapacidade de o paciente urinar espontaneamente
- Constipação intestinal relacionada com a existência de intestino atônico em razão de ruptura autônoma
- Dor aguda relacionada com o tratamento e a imobilidade prolongados
- Disreflexia autônomica relacionada com a resposta simpática não inibida do sistema nervoso após a ocorrência de LRM.

Problemas colaborativos/complicações potenciais
- Tromboembolia venosa (TVP, EP)
- Hipotensão ortostática
- Hiper-reflexia autônoma.

Planejamento e metas
As principais metas para o paciente podem incluir melhora do padrão respiratório e desobstrução das vias respiratórias; melhora da mobilidade; melhora da capacidade perceptiva; manutenção da integridade da pele; alívio da retenção urinária; melhora da função intestinal; promoção do conforto e ausência de complicações.

Intervenções de enfermagem

Promoção da respiração adequada e da desobstrução das vias respiratórias
- Detectar possível ocorrência de insuficiência respiratória pela observação do paciente, medição da capacidade vital e monitoramento da saturação de oxigênio por meio de oximetria de pulso e valores da gasometria arterial
- Evitar a retenção das secreções e o consequente desenvolvimento de atelectasia, dispensando atenção precoce e vigorosa à eliminação das secreções brônquicas e faríngeas
- Efetuar aspiração com cautela, visto que esse procedimento pode estimular o nervo vago, provocando bradicardia e parada cardíaca
- Iniciar fisioterapia respiratória e tosse assistida para mobilizar as secreções nos casos em que o paciente não conseguir tossir de modo efetivo

478 Lesão raquimedular

- Supervisionar os exercícios respiratórios para aumentar a força e a resistência dos músculos inspiratórios, particularmente o diafragma
- Assegurar umidificação e hidratação apropriadas para manter as secreções fluidas
- Avaliar a existência de sinais de infecção respiratória: tosse, febre e dispneia
- Monitorar o estado respiratório do paciente com frequência.

Melhora da mobilidade
- Manter o alinhamento corporal correto durante todo o tempo
- Reposicionar o paciente com frequência e ajudá-lo a levantar do leito tão logo a coluna vertebral esteja estabilizada
- Aplicar talas (de vários tipos) para impedir a queda plantar, e aplicar rolos ao trocanter para impedir a rotação lateral da articulação do quadril; reaplicar sempre que necessário, após avaliação
- Pacientes com lesões acima do nível torácico médio podem tolerar mal as mudanças de posição; monitorar a PA durante essas mudanças
- Não lateralizar o paciente se ele não estiver em um leito rotatório especial, a não ser que o médico tenha indicado que é seguro fazê-lo
- Realizar exercícios passivos de amplitude de movimento precocemente, depois da lesão, a fim de evitar complicações como contraturas e atrofia
- Efetuar exercícios de amplitude total de movimento pelo menos 4 a 5 vezes/dia para os dedos dos pés, metatarsos, tornozelos, joelhos e quadris
- Para pacientes que apresentam fratura cervical sem déficit neurológico, a redução na tração, seguida de imobilização rígida por 6 a 8 semanas, restaura a integridade do esqueleto. Esses pacientes têm permissão para se mover gradualmente até a posição ereta. Aplicar um suporte ao pescoço ou um colar moldado quando o paciente for mobilizado após remoção da tração.

Promoção da adaptação à alteração da percepção sensorial
- Estimular a área acima do nível da lesão por meio de toque, aromas, alimentos e bebidas com sabor, conversas e música
- Fornecer um espelho prismático para que o paciente possa se ver na posição de decúbito dorsal
- Incentivar o uso de aparelho de audição, quando indicado
- Fornecer apoio emocional; ensinar ao paciente estratégias para compensar ou enfrentar os déficits sensoriais.

Manutenção da integridade da pele
- Mudar a posição do paciente, sempre que necessário, após avaliação, e inspecionar a pele, particularmente sob o colar cervical
- Avaliar a pele sobre os pontos de pressão quanto à ocorrência de rubor ou rupturas; verificar o períneo quanto à existência de sujeira, observar o

cateter quanto à drenagem adequada e avaliar o alinhamento geral do corpo e o conforto do paciente
- Lavar a pele a intervalos de poucas horas com sabão suave, enxaguar e secar bem. Manter as áreas sensíveis de pressão bem hidratadas e macias utilizando loção
- Orientar o paciente sobre as úlceras de pressão e incentivar sua participação nas medidas preventivas.

Manutenção da diurese
- Efetuar um cateterismo intermitente para evitar a distensão excessiva da bexiga e a infecção. Se isso não for possível, inserir um cateter de demora
- Mostrar aos familiares como efetuar o cateterismo e incentivá-los a participar nesse aspecto dos cuidados
- Orientar o paciente a registrar a ingestão de líquidos, o padrão de micção, a quantidade de urina residual após o cateterismo, as características da urina e quaisquer sensações diferentes.

Melhora da função intestinal
- Monitorar as reações à sondagem gástrica
- Fornecer uma dieta com alto teor calórico, rica em proteínas e em fibras. A quantidade de alimento pode ser gradualmente aumentada após o retorno dos sons intestinais
- Administrar o emoliente fecal prescrito para combater os efeitos da imobilidade e dos agentes analgésicos e instituir um programa intestinal o mais cedo possível.

Promoção das medidas de conforto
- Tranquilizar o paciente submetido à tração com halo, afirmando que ele irá se adaptar à estrutura de aço inoxidável (*i. e.*, vai sentir-se engaiolado e ouvindo ruídos)
- Limpar diariamente os locais de inserção dos pinos e observar a ocorrência de hiperemia, drenagem e dor; observar se há afrouxamento. Se um dos pinos se soltar, estabilizar a cabeça do paciente em uma posição neutra e pedir a uma pessoa que notifique o neurocirurgião; manter uma chave torquímetro prontamente disponível
- Inspecionar a pele sob o halo-veste à procura de transpiração excessiva, rubor e bolhas cutâneas, particularmente nas proeminências ósseas. A veste é aberta dos lados para possibilitar a lavagem do tronco. Não deixar a veste permanecer úmida; não utilizar talco no interior da veste.

Monitoramento e manejo das complicações potenciais

Tromboflebite

Consultar "Manejo clínico" em Distúrbios venosos, na Seção D.

Lesão raquimedular

Hipotensão ortostática

Reduzir a frequência dos episódios hipotensivos pela administração de medicamentos vasopressores prescritos. Fornecer meias de compressão elástica e cintas abdominais; reservar tempo suficiente para mudança lenta de posição e utilizar mesas inclinadas, quando apropriado. É essencial efetuar rigoroso monitoramento dos sinais vitais antes e durante as mudanças de posição.

Hiper-reflexia autônoma
- Efetuar uma avaliação rápida para identificar e aliviar a causa da hiper-reflexia autônoma e remover o fator desencadeante estimulador
- Colocar o paciente imediatamente na posição sentada para reduzir a PA
- Efetuar um cateterismo para esvaziar imediatamente a bexiga
- Examinar o reto à procura de massa fecal. Aplicar anestésico tópico prescrito 10 a 15 minutos antes da remoção da massa fecal
- Examinar a pele à procura de áreas de pressão, irritação ou rupturas
- Administrar um agente bloqueador ganglionar, como cloridrato de hidralazina, conforme prescrição, se as medidas anteriores não produzirem alívio da hipertensão arterial e da cefaleia excruciante
- Rotular claramente e de modo visível o prontuário, assinalando o risco de hiper-reflexia autônoma
- Orientar o paciente sobre as medidas de prevenção e de tratamento. Informar ao paciente com lesão acima de T6 sobre a possível ocorrência de um episódio de hiper-reflexia dentro de vários anos após a lesão inicial.

Promoção dos cuidados domiciliar, comunitário e de transição

Orientação ao paciente sobre autocuidados
- Desviar a ênfase assegurando que o paciente está estável e livre de complicações para uma avaliação específica e planejamento de independência e das habilidades necessárias às atividades da vida diária
- Inicialmente, concentrar-se na orientação ao paciente sobre a lesão e seus efeitos sobre a mobilidade, a capacidade de se vestir e as funções intestinal, vesical e sexual. À medida que o paciente e sua família reconhecerem as consequências da lesão e da incapacidade resultante, ampliar o foco do ensino para abordar questões necessárias para que o paciente possa realizar as atividades da vida diária e possa assumir o controle de sua vida.

Cuidado continuado e de transição
- Fornecer apoio e ajudar o paciente e sua família a assumir a responsabilidade por um cuidado cada vez maior; fornecer assistência no enfrentamento do impacto psicológico da LRM e suas consequências
- Coordenar a equipe de tratamento e atuar como agente de ligação com os centros de reabilitação e as agências de cuidados domiciliares

- Tranquilizar as pacientes que sofreram LRM de que a gravidez não está contraindicada e que a fertilidade permanece relativamente inalterada, mas que as mulheres grávidas com LRM aguda ou crônica representam desafios singulares para o manejo
- Encaminhar o paciente ao serviço de atendimento domiciliar, conforme indicado ou desejado
- Encaminhar o paciente à psicoterapia, quando indicado.

Reavaliação

Resultados esperados do paciente

- Demonstra melhora na troca gasosa e na eliminação das secreções
- Move-se dentro dos limites da disfunção e demonstra completar os exercícios dentro das limitações funcionais
- Demonstra adaptação às alterações sensoriais e perceptivas
- Apresenta integridade ótima da pele
- Readquire função vesical normal
- Recupera a função intestinal
- Relata ausência de dor e de desconforto
- Não apresenta nenhuma complicação.

Para mais informações, ver o Capítulo 68 em Hinkle JL, Cheever KH. (2018) *Brunner and Suddarth's textbook of medical-surgical nursing* (14th ed.). Philadelphia, PA: Lippincott Williams & Wilkins.

Lesão renal aguda

Ocorre doença renal quando os rins são incapazes de remover os produtos de degradação metabólicos e de desempenhar suas funções reguladoras. A lesão renal aguda (LRA) refere-se a uma rápida perda da função renal ocasionada pela lesão dos rins. Os critérios de classificação para LRA incluem avaliação de três graus de gravidade e duas classificações no nível do resultado. Esse sistema de 5 pontos é conhecido como sistema de classificação RIFLE. A sigla RIFLE significa risco (*risk*), lesão (*injury*), insuficiência (*failure*), perda (*loss*) e doença renal em estágio terminal (*end-stage kidney disease*). Risco, lesão e insuficiência são considerados graus de gravidade da LRA, enquanto perda e doença renal em estágio terminal (DRET) são resultados de perda que requerem alguma forma de terapia de substituição renal, pelo menos temporariamente. As três principais categorias de LRA são as seguintes:

- Pré-renal: hipoperfusão (como, por exemplo, em consequência de distúrbios de depleção de volume), vasodilatação extrema ou comprometimento do desempenho cardíaco

Lesão renal aguda

- Intrarrenal: lesão parenquimatosa dos glomérulos ou túbulos renais, como a que ocorre em consequência de queimaduras, lesões por esmagamento, infecções, reações transfusionais ou nefrotoxicidade (que pode levar à necrose tubular aguda [NTA])
- Pós-renal: obstrução do trato urinário, como a que ocorre em consequência de cálculos, tumores, estenoses, hiperplasia prostática ou coágulos sanguíneos.

A LRA caracteriza-se por elevação no nível sérico de creatinina de 50% ou mais nos valores de referência (o nível normal de creatinina é inferior a 1 mg/dℓ).

Estágios clínicos

Existem quatro fases de LRA: início, oligúria, diurese e recuperação.

- Fase de início: ocorrem agressão inicial e oligúria
- Fase de oligúria (volume de urina inferior a 400 mℓ/dia): os sintomas urêmicos são os primeiros a aparecer e pode haver desenvolvimento de hiperpotassemia
- Fase de diurese: o débito urinário aumenta gradualmente, indicando o início da recuperação da filtração glomerular. Os valores laboratoriais se estabilizam e começam a diminuir
- Fase de recuperação: observa-se melhora da função renal (que pode levar 3 a 12 meses).

Manifestações clínicas

- Observa-se a ocorrência de doença grave e letargia, com náuseas, vômitos e diarreia persistentes
- A pele e as mucosas estão secas
- As manifestações do sistema nervoso central consistem em sonolência, cefaleia, contrações musculares e convulsões
- O débito urinário varia de escasso a normal; a urina pode apresentar sangue com densidade específica baixa
- Pode ocorrer elevação uniforme do nível sanguíneo de ureia, dependendo do grau de catabolismo; os níveis séricos de creatinina aumentam (acima de 1 mg/dℓ) com a evolução da doença
- A hiperpotassemia pode levar a arritmias e parada cardíaca
- Podem-se observar a ocorrência de acidose progressiva, elevação nas concentrações séricas de fosfato e baixos níveis séricos de cálcio
- Ocorre anemia em consequência da perda de sangue provocada por lesões GI urêmicas, redução do tempo de sobrevida dos eritrócitos e produção diminuída de eritropoetina.

Avaliação e achados diagnósticos

- Medições do débito urinário (oligúria: inferior a 0,5 mℓ/kg por hora; sem oligúria: acima de 800 mℓ/dia; ou anúria: menos de 50 mℓ/dia)
- Possível ocorrência de hematúria; baixa densidade específica da urina (em comparação com um valor normal de 1,010 a 1,025)
- Classificação utilizando os critérios para LRA do grupo Acute Dialysis Quality Initiative (risco, lesão, falência, perda e doença renal terminal)
- Azotemia pré-renal: quantidade diminuída de sódio na urina (menos de 20 mEq/ℓ) e sedimento urinário normal
- Azotemia intrarrenal: em geral níveis urinários de sódio acima de 40 mEq/ℓ, com cilindros urinários e outros restos celulares
- Ultrassonografia, TC e RM dos rins
- Análises dos níveis de ureia, creatinina e eletrólitos, incluindo hiperpotassemia e acidose metabólica.

Considerações gerontológicas

Cerca de 50% de todos os pacientes que desenvolvem LRA durante a hospitalização têm mais de 60 anos de idade. A etiologia da LRA em indivíduos idosos inclui causas pré-renais, como desidratação; causas intrarrenais, como agentes nefrotóxicos (p. ex., medicamentos, agentes de contraste); e complicações de cirurgia de grande porte. A supressão da sede, o repouso forçado no leito, a falta de acesso à água potável e a confusão contribuem para a incapacidade de o paciente idoso ingerir líquidos em quantidades adequadas, o que pode levar à desidratação e comprometer ainda mais a função renal já diminuída.

A LRA no indivíduo idoso é frequentemente observada no ambiente comunitário. Os enfermeiros no ambiente ambulatorial também precisam estar atentos para o risco. Todos os medicamentos precisam ser monitorados quanto aos efeitos colaterais potenciais que podem resultar em lesão dos rins, seja por meio de redução da circulação ou por nefrotoxicidade. Os procedimentos ambulatoriais que exigem jejum ou preparação intestinal podem causar desidratação e, portanto, exigem monitoramento cuidadoso.

Prevenção

A LRA apresenta elevada taxa de mortalidade, que varia de 40 a 90%, sendo a mortalidade influenciada pelos seguintes fatores: idade avançada, comorbidades, doenças renais e vasculares preexistentes e

484 Lesão renal aguda

insuficiência respiratória. Por conseguinte, para adesão aos procedimentos de prevenção da LRA é essencial:

- Fornecer hidratação adequada aos pacientes com risco de desidratação
- Evitar e tratar imediatamente o choque, com reposição de sangue e líquidos
- Monitorar as pressões arterial e venosa central, bem como o débito urinário a cada hora
- Tratar imediatamente a hipotensão arterial
- Avaliar continuamente a função renal (débito urinário, valores laboratoriais), quando apropriado
- Adotar precauções para garantir a administração segura de hemoderivados prescritos
- Evitar e tratar imediatamente as infecções
- Dispensar atenção especial às feridas, queimaduras ou outros precursores da sepse
- Para evitar que as infecções ascendam no trato urinário, fornecer cuidado meticuloso aos pacientes com cateteres de demora. Remover os cateteres tão logo seja possível
- Para evitar os efeitos tóxicos dos medicamentos, monitorar rigorosamente a dose, a duração do uso e os níveis séricos de todos os medicamentos metabolizados ou excretados pelos rins.

Manejo clínico

O tratamento tem por objetivo restaurar o equilíbrio químico normal e evitar as complicações até que possam ocorrer o reparo dos tecidos renais e a restauração da função renal. As possíveis causas de lesão são identificadas e tratadas.

- O equilíbrio hídrico é tratado com base no peso corporal diário, medições seriadas da pressão venosa central, concentrações séricas e urinárias, perdas hídricas, pressão arterial e estado clínico do paciente. A existência de excesso de líquidos é tratada com manitol, furosemida ou ácido etacrínico para iniciar a diurese e evitar ou minimizar o desenvolvimento subsequente de doença renal
- O fluxo sanguíneo é restaurado para os rins com o uso de líquidos IV, albumina ou transfusões de hemoderivados
- A diálise (hemodiálise, hemofiltração ou diálise peritoneal) é iniciada para evitar as complicações, incluindo hiperpotassemia, acidose metabólica, pericardite e edema pulmonar
- Resinas de troca catiônica, como sulfonato de poliestireno sódico, são administradas por via oral ou por enema de retenção

- Glicose a 50% por via IV, insulina e reposição de cálcio são administradas ao paciente que está hemodinamicamente instável (hipotensão arterial, alterações do estado mental, arritmia)
- O choque e a infecção são tratados, quando presentes
- A gasometria arterial é monitorada na existência de acidose grave
- O bicarbonato de sódio é administrado para elevar o pH do plasma
- Se houver desenvolvimento de problemas respiratórios, são instituídas medidas de suporte ventilatório
- São administrados agentes de ligação do fosfato para controlar as concentrações séricas elevadas de fosfato
- A reposição de proteínas nutricionais é individualizada para proporcionar o máximo benefício e minimizar os sintomas urêmicos
- As necessidades calóricas são supridas com refeições ricas em carboidratos ou com nutrição parenteral (NP)
- Os alimentos e líquidos contendo potássio e fósforo são restringidos
- Os exames de bioquímica do sangue são realizados para determinar a quantidade de reposição de sódio, potássio e água durante a fase de oligúria
- Após a fase diurética, uma dieta hiperproteica e hipercalórica é fornecida ao paciente, com retomada gradual das atividades.

Manejo de enfermagem

- Monitorar as complicações; ajudar no tratamento de emergência dos distúrbios hidreletrolíticos
- Avaliar a evolução e a resposta do paciente ao tratamento; fornecer apoios físico e emocional
- Manter a família informada a respeito da condição do paciente; isso ajuda a família a compreender os tratamentos e fornece apoio psicológico
- Continuar fornecendo o cuidado de enfermagem indicado para o distúrbio primário (p. ex., queimaduras, choque, traumatismo, obstrução do trato urinário).

Monitoramento do equilíbrio hidreletrolítico

- Monitorar os níveis séricos dos eletrólitos, bem como os indicadores físicos dessas complicações, durante todas as fases do distúrbio
- Triagem dos líquidos parenterais, toda a ingestão oral e todos os medicamentos à procura de fontes ocultas de potássio
- Monitorar a função cardíaca e o estado musculoesquelético à procura de sinais de hiperpotassemia

Lesão renal aguda

- Atentar para aporte de líquidos (os medicamentos IV devem ser administrados com o menor volume possível), débito urinário, edema aparente, distensão das veias jugulares, alterações das bulhas cardíacas e sons respiratórios, e dificuldade crescente na respiração
- Manter registros precisos do equilíbrio hídrico e peso diário
- Relatar, imediatamente, os indicadores de deterioração do estado hidreletrolítico. Preparar o paciente para o tratamento de emergência da hiperpotassemia e para diálise, quando indicada, para corrigir os desequilíbrios hidreletrolíticos.

> **Alerta de enfermagem | Qualidade e segurança**
>
> A hiperpotassemia constitui o distúrbio potencialmente fatal mais imediato observado na LRA. Os líquidos parenterais, toda a ingestão oral e todos os medicamentos são cuidadosamente rastreados para garantir que fontes de potássio não sejam inadvertidamente administradas ou consumidas.

Redução da taxa metabólica

- Reduzir o esforço e a taxa metabólica com repouso no leito durante o estágio mais agudo
- Evitar ou tratar imediatamente a febre e a infecção.

Promoção da função pulmonar

- Ajudar o paciente durante a mobilização, mudar de decúbito, tossir e realizar respirações profundas com frequência
- Incentivar e ajudar o paciente a se mover e a mudar de posição.

Prevenção da infecção

- Praticar assepsia quando estiver trabalhando com linhas invasivas e cateteres
- Evitar o uso de cateter de demora, se possível.

Cuidados da pele

- Realizar meticuloso cuidado da pele
- Banhar o paciente com água fria, efetuar mudanças frequentes de decúbito, manter a pele limpa e bem umidificada e as unhas das mãos cortadas; isso proporciona conforto ao paciente e evita a solução de continuidade da pele.

Apoio psicossocial

- Proporcionar apoio ao paciente e à sua família durante a hemodiálise, a diálise peritoneal (DP) ou a terapia de substituição renal contínua (TSRC); não omitir as necessidades psicológicas e as preocupações
- Explicar a finalidade do tratamento ao paciente e à sua família. Repetir as explicações e esclarecer as perguntas, quando necessário
- Incentivar a família a tocar o paciente e a conversar com ele durante a diálise
- Avaliar continuamente o paciente à procura de complicações da LRA e suas causas precipitantes.

Para mais informações, ver o Capítulo 54 em Hinkle JL, Cheever KH. (2018) *Brunner and Suddarth's textbook of medical-surgical nursing* (14th ed.). Philadelphia, PA: Lippincott Williams & Wilkins.

Leucemia

A leucemia é a proliferação neoplásica de um tipo celular específico (granulócitos, monócitos, linfócitos [tipo de leucócito envolvido em funções imunes] ou, raramente, eritrócitos ou megacariócitos). As leucemias são comumente classificadas, de acordo com a linhagem de células-tronco envolvida, em leucemias linfoides (que se referem a células-tronco que produzem linfócitos) ou mieloides (que se referem a células-tronco que produzem células sanguíneas não linfoides). A leucemia também é classificada em aguda (de início abrupto) ou crônica (com evolução no decorrer de vários meses ou anos). Sua causa não é conhecida. Há algumas evidências de que a influência genética e a patogenia viral possam estar envolvidas.

Fisiopatologia

A hematopoese caracteriza-se por rápida e contínua renovação das células sanguíneas. Em condições normais, a produção de células sanguíneas específicas a partir de suas células-tronco precursoras é cuidadosamente regulada de acordo com as necessidades do organismo. Se os mecanismos que controlam a produção dessas células sofrerem alguma ruptura, as células podem proliferar de modo excessivo, conforme observado no desenvolvimento de neoplasias malignas hematológicas. A característica comum das leucemias consiste na proliferação desregulada dos leucócitos na medula óssea, deixando pouco espaço para a produção de células normais. Observa-se, também, proliferação de leucócitos no fígado e no baço, bem como a invasão de outros órgãos, como as meninges, os linfonodos, as gengivas e a pele. Há algumas evidências de que a influência genética e a patogenia viral possam estar envolvidas. A lesão da medula óssea em decorrência de exposição à radiação ou de substâncias químicas, como o benzeno e os agentes alquilantes, também pode provocar leucemia.

Manifestações clínicas

Os sinais e sintomas essenciais podem variar, com base na leucemia específica, e podem consistir em fraqueza, palidez, fadiga, tendência hemorrágica, petéquias e equimoses, dor, cefaleia, vômitos, febre, infecção, linfadenopatia ou esplenomegalia e dor óssea.

Avaliação e achados diagnósticos

Os exames de sangue e da medula óssea confirmam a proliferação de leucócitos na medula óssea.

PROCESSO DE ENFERMAGEM

Paciente com leucemia

Avaliação

Na leucemia aguda, o início dos sintomas é abrupto, geralmente ocorrendo em poucas semanas. A leucemia aguda pode progredir rapidamente, resultando em óbito dentro de semanas a meses sem tratamento agressivo. Na leucemia crônica, os sintomas evoluem ao longo de meses a anos, e a maioria dos leucócitos produzidos é do tipo maduro. A leucemia crônica progride mais lentamente; a trajetória da doença pode se estender por anos.

- Identificar a gravidade e a duração dos sinais e sintomas relatados pelo paciente na história de enfermagem e exame físico
- Avaliar os resultados dos exames de sangue e relatar a ocorrência de alterações nos leucócitos, contagem absoluta de neutrófilos (CAN), hematócrito, contagem de plaquetas, níveis de creatinina e eletrólitos, provas de função hepática e resultados de cultura.

Diagnóstico

DIAGNÓSTICOS DE ENFERMAGEM
- Risco de infecção
- Risco de integridade da pele prejudicada relacionado com os efeitos tóxicos da quimioterapia, alteração da nutrição e comprometimento da mobilidade
- Troca gasosa prejudicada

- Mucosa oral prejudicada relacionada com a lesão das mucosas em razão das alterações no revestimento epitelial, secundárias à quimioterapia ou aos medicamentos antimicrobianos
- Nutrição desequilibrada: inferior às necessidades corporais, relacionada com o estado hipermetabólico, anorexia, mucosite, dor e náuseas
- Conforto alterado relacionado com mucosite, infiltração leucocitária sistêmica, febre e infecção
- Hipertermia relacionada com lise tumoral e infecção
- Intolerância à atividade relacionada com anemia, infecção e descondicionamento
- Mobilidade física prejudicada, relacionada com anemia, mal-estar, desconforto e isolamento protetor
- Risco de excesso de volume de líquidos relacionado com disfunção renal, hipoproteinemia, infusão de múltiplos medicamentos IV e hemoderivados
- Diarreia relacionada com alteração da flora GI, desnudamento da mucosa, uso prolongado de antibióticos de amplo espectro
- Risco de volume de líquidos deficiente relacionado com a possibilidade de diarreia, sangramento, infecção e aumento da taxa metabólica
- Déficit no autocuidado relacionado com fadiga, mal-estar e isolamento protetor ou hospitalização prolongada
- Ansiedade, relacionada com conhecimento deficiente e incerteza sobre o futuro
- Distúrbio na imagem corporal relacionado com alteração no aspecto, função e papéis desempenhados
- Risco de pesar complicado relacionado com perda antecipada e alteração no desempenho dos papéis
- Risco de religiosidade prejudicada
- Conhecimento deficiente relacionado com processo patológico, tratamento, o manejo das complicações e medidas de autocuidado.

PROBLEMAS COLABORATIVOS/COMPLICAÇÕES POTENCIAIS
- Infecção
- Sangramento, coagulação intravascular disseminada (CID)
- Disfunção renal
- Síndrome de lise tumoral
- Depleção nutricional
- Mucosite
- Depressão e ansiedade.

Planejamento e metas

As principais metas para o paciente podem consistir em ausência de complicações e dor; obtenção e manutenção de nutrição adequada; tolerância às atividades; capacidade de realizar o autocuidado e enfrentar o diagnóstico e

Leucemia

o prognóstico; imagem corporal positiva; e compreensão do processo patológico e seu tratamento.

Intervenções de enfermagem

Prevenção ou manejo do sangramento

- Avaliar a existência de trombocitopenia, granulocitopenia e anemia
- Relatar qualquer aumento das petéquias, melena, hematúria ou epistaxe
- Evitar qualquer traumatismo e injeções; utilizar agulhas de pequeno calibre quando forem administrados agentes analgésicos por via parenteral e aplicar pressão nos locais de injeção para evitar a ocorrência de sangramento
- Usar paracetamol em lugar de ácido acetilsalicílico para analgesia
- Administrar terapia hormonal prescrita para evitar menstruação
- Controlar hemorragia com repouso no leito e transfusão de hemácias e plaquetas, conforme prescrição.

Prevenção da infecção

- Avaliar os sinais vitais à procura de elevação da temperatura, aspecto ruborizado, calafrios, taquicardia e surgimento de placas brancas na boca; monitorar a contagem de leucócitos
- Verificar a existência de rubor, edema, calor ou dor nos olhos, nas orelhas, garganta, pele, articulações, abdome e áreas retal e perineal
- Verificar a ocorrência de tosse e alterações nas características ou na cor do escarro
- Efetuar higiene oral frequente
- Usar luvas estéreis para manusear infusões
- Realizar, diariamente, o cuidado do acesso venoso; inspecionar todas as portas de entrada quanto a sinais de infecção; trocar todos os curativos dos cateteres e equipo de infusão intravenosa de acordo com o protocolo da instituição
- Obter culturas antes de iniciar o tratamento com agentes antimicrobianos
- Assegurar o padrão de eliminação intestinal; usar emolientes fecais para evitar constipação intestinal; evitar o uso de termômetros retais, enemas e traumatismo retal; evitar o uso de tampões vaginais
- Evitar cateterismo, a não ser que ele seja essencial. Efetuar assepsia rigorosa se houver necessidade de cateterismo
- Orientar o paciente e sua família sobre higiene e manuseio seguro dos alimentos.

> **Alerta de enfermagem | Qualidade e segurança**
>
> Manifestações habituais da infecção estão alteradas em pacientes com leucemia. Terapia com corticosteroides pode atenuar as respostas febril e inflamatória normais à infecção.

Manejo da mucosite

- A mucosa oral deve ser avaliada por completo e diariamente, utilizando a mesma escala de avaliação; identificar e descrever as lesões; assinalar a cor e a umidade (remover, em primeiro lugar, as próteses dentárias)
- Incentivar o paciente a relatar quaisquer sintomas orais, incluindo diminuição da tolerância aos alimentos
- Ajudar o paciente na higiene oral, utilizando uma escova de dentes macia
- Evitar agentes que ressequem, como *swabs* de limão-glicerina e colutórios comerciais (utilizar soro fisiológico ou bicarbonato de sódio)
- Ressaltar a importância de medicações de enxágue oral para evitar as infecções fúngicas
- Usar lubrificantes hidrossolúveis para proteger os lábios
- Orientar o paciente a limpar a área perirretal depois de cada evacuação; monitorar a frequência das evacuações e interromper o emoliente fecal na existência de fezes semissólidas.

Melhora do aporte nutricional

- Realizar, com frequência, higiene oral (antes e depois das refeições) para promover o apetite; se forem usados agentes anestésicos orais, alertar o paciente para evitar a autolesão e para mastigar com cuidado
- Considerar uma consulta com nutricionista para coordenar a nutrição domiciliar e na instituição
- Manter a nutrição com refeições em pequenas quantidades, maior frequência e saborosas, com alimentos macios e não irritantes; fornecer suplementos nutricionais, conforme prescrição; promover o relaxamento do paciente durante as refeições
- Evitar alimentos muito temperados, de mastigação difícil ou nos extremos de temperatura
- Avaliar a existência de desidratação nos casos graves; consultar o médico para a administração de agentes anestésicos orais ou tópicos, se a ingestão estiver prejudicada
- Administrar antieméticos, sedativos e corticosteroides prescritos antes e depois da quimioterapia, quando necessário
- Avaliar e considerar outros fatores que estejam contribuindo para náuseas e vômitos
- Registrar diariamente o peso, a ingestão e o débito para monitorar o estado hídrico
- Efetuar contagens de calorias e outras avaliações nutricionais
- Fornecer nutrição parenteral, se necessário
- Incentivar os níveis de atividade de acordo com a tolerância do paciente a fim de promover o apetite.

492 Leucemia

Alívio da dor e do desconforto
- Administrar paracetamol, em lugar de ácido acetilsalicílico, para redução da febre e analgesia
- Prover banhos de esponja com água fria para a febre; evitar água fria ou bolsas de gelo; trocar, frequentemente, as roupas de cama; efetuar massagem suave nas costas e nos ombros
- Efetuar higiene oral (para a mucosite) e ajudar o paciente no uso da analgesia controlada pelo paciente (ACP) para alívio da dor
- Usar estratégias criativas que permitam sono ininterrupto (durante pelo menos algumas horas). Ajudar o paciente, quando desperto, a equilibrar o repouso com a atividade para evitar a fadiga
- Escutar ativamente o paciente que sofre de dor.

Diminuição da fadiga e do descondicionamento
- Ajudar o paciente a evitar a fadiga, proporcionando assistência na escolha das atividades; ajudar o paciente a estabelecer equilíbrio entre atividade e repouso; sugerir uma bicicleta ergométrica e sentar em uma cadeira
- Ajudar o paciente com o uso de uma máscara com filtro de ar particulado de alta eficiência (HEPA) para deambular fora do quarto
- Incentivar o paciente a sentar em uma poltrona enquanto estiver acordado (em lugar de permanecer deitado no leito)
- Providenciar fisioterapia, quando indicado.

Manutenção do equilíbrio hidreletrolítico
- Medir o equilíbrio hídrico de modo acurado; pesar diariamente o paciente
- Avaliar o paciente quanto a sinais de sobrecarga hídrica ou desidratação
- Monitorar os resultados dos exames laboratoriais (eletrólitos, ureia, creatinina e hematócrito) e efetuar reposição de componentes sanguíneos, líquidos e eletrólitos, conforme prescrito e indicado
- Tratamento com anfotericina aumenta o risco de desidratação.

Melhora do autocuidado
- Incentivar o paciente a realizar o máximo possível; entretanto, o enfermeiro deve realizar as medidas de higiene se o paciente for incapaz de fazê-lo
- Ouvir o paciente de maneira empática
- Incentivar o paciente e ajudá-lo a retomar mais o autocuidado durante a recuperação do tratamento
- Coordenar serviços apropriados de cuidados domiciliares, quando necessário.

Manejo da ansiedade e do pesar
- Fornecer apoio emocional e discutir o impacto de um futuro incerto

- Avaliar a quantidade de informações que o paciente deseja obter sobre a doença, seu tratamento e as complicações potenciais; reavaliar as necessidades de informação a intervalos regulares
- Ajudar o paciente a identificar a origem do pesar e incentivá-lo a dar tempo para se ajustar às mudanças importantes da vida provocadas pela doença
- Proporcionar comunicação entre os enfermeiros nos ambientes de cuidado para tranquilizar o paciente de que ele não foi abandonado.

Incentivo do bem-estar espiritual
- Avaliar as práticas espirituais e religiosas do paciente e oferecer serviços relevantes
- Ajudar o paciente a manter esperança realista durante a evolução da doença (inicialmente, para a remissão completa; nos estágios avançados, para a morte tranquila e digna).

Promoção dos cuidados domiciliar, comunitário e de transição
Orientação ao paciente sobre autocuidados
- Assegurar que os pacientes e suas famílias tenham uma compreensão clara da doença e das complicações (risco de infecção e sangramento)
- Orientar os familiares sobre o cuidado domiciliar enquanto o paciente ainda está no hospital, particularmente a manutenção do dispositivo de acesso vascular, quando aplicável.

Cuidado continuado e de transição
- Manter comunicação entre o paciente e os enfermeiros dos ambientes de cuidado
- Fornecer instruções específicas sobre quando e como procurar assistência médica
- Identificar qual cuidador tratará de quais problemas
- Respeitar as escolhas do paciente sobre o tratamento, incluindo medidas para prolongar a vida e outras medidas de fim de vida. As diretrizes antecipadas, incluindo testamentos, proporcionam aos pacientes alguma medida de controle durante a fase terminal da doença
- Apoiar a família e coordenar os serviços de cuidado domiciliar para aliviar a ansiedade sobre o manejo do cuidado do paciente em casa
- Proporcionar tempo de repouso para os cuidadores e paciente com voluntários de cuidados paliativos
- Fornecer ao paciente e aos cuidadores assistência para lidar com as alterações nos seus papéis e responsabilidades (*i. e.*, luto antecipado)
- Fornecer informações sobre programas paliativos hospitalares para pacientes que recebem cuidado paliativo no hospital, quando o cuidado em domicílio não for mais possível.

Reavaliação

RESULTADOS ESPERADOS DO PACIENTE
- Não apresenta nenhuma evidência de infecção
- Não apresenta sangramento
- As mucosas orais estão preservadas
- Obtém nível ótimo de nutrição
- Relata satisfação com os níveis de dor e desconforto
- Sente menos fadiga e aumenta sua atividade
- Mantém o equilíbrio hidreletrolítico
- Participa no autocuidado
- Enfrenta a ansiedade e o pesar
- Não apresenta nenhuma complicação.

Para mais informações, ver o Capítulo 34 em Hinkle JL, Cheever KH. (2018) *Brunner and Suddarth's textbook of medical-surgical nursing* (14th ed.). Philadelphia, PA: Lippincott Williams & Wilkins.

Leucemia linfocítica aguda

A leucemia linfocítica aguda (LLA) resulta da proliferação descontrolada de células imaturas (linfoblastos) que se originam da célula-tronco linfoide. É mais comum em crianças pequenas, e os meninos são afetados mais frequentemente do que as meninas, com incidência máxima aos 4 anos de idade. O aumento da idade está associado a sobrevida diminuída. Depois dos 15 anos de idade, a LLA torna-se incomum até os 50 anos, quando a incidência volta a aumentar. A LLA é muito responsiva ao tratamento; em adultos, as taxas completas de remissão ou resposta são de aproximadamente 85%. O aumento da idade parece estar relacionado a menor sobrevida; em crianças, a taxa de sobrevida livre de eventos em 5 anos é superior a 85%, enquanto, em adultos, a taxa de sobrevida livre de eventos em 3 anos cai para menos de 45%.

Fisiopatologia

Na LLA, a célula de origem é o precursor do linfócito B em aproximadamente 75% dos casos; ocorre nos linfócitos T nos 25% de casos restantes. Os linfócitos imaturos proliferam na medula óssea e impedem o desenvolvimento das células mieloides normais. Em consequência, a hematopoese normal é inibida, resultando em números reduzidos de granulócitos, eritrócitos e plaquetas.

Manifestações clínicas

- As contagens de leucócitos estão baixas ou altas, mas sempre incluem a existência de células imaturas (linfoblastos)
- Ocorrem febre (alta e baixa), fadiga, petéquias e palidez
- As manifestações da infiltração de células leucêmicas em outros órgãos são mais comuns na LLA do que em outras formas de leucemia e consistem em dor causada pelo aumento de tamanho do fígado ou do baço e dor óssea
- O sistema nervoso central frequentemente constitui um local para as células leucêmicas; por conseguinte, os pacientes podem apresentar cefaleia e vômitos em razão do comprometimento das meninges
- Outros locais extranodais incluem os testículos e as mamas.

Avaliação e achados diagnósticos

- Hemograma completo, contagem das plaquetas, perfil metabólico (incluindo ácido úrico), eletrólitos, fósforo e nível sérico de desidrogenase láctica (LDH)
- Imunofenotipagem para determinar a linhagem (células B *versus* células T)
- Aspirado de medula óssea e punção lombar
- Eletrocardiograma e ecocardiograma basais (se for antecipado o uso de antraciclinas)
- Ultrassonografia dos testículos (para avaliar aumento de tamanho dos testículos).

Manejo clínico

Como a LLA invade, frequentemente, o sistema nervoso central, a prevenção com quimioterapia intratecal (p. ex., metotrexato) também constitui uma parte fundamental do plano de tratamento. A quimioterapia de indução inicial inclui corticosteroides (dexametasona) e alcaloides da vinca como parte integral da terapia de indução inicial. Tipicamente, inclui-se antraciclina, algumas vezes com asparaginase. Uma vez obtida a remissão, efetua-se um teste especial para avaliar a doença residual mínima (DRM) como indicador prognóstico útil, possibilitando a tomada de decisão para terapia de consolidação. Quando o paciente está em remissão, a quimioterapia de consolidação é instituída. No adulto com LLA, o transplante alogênico pode ser realizado para terapia de intensificação. Quando o transplante não for uma opção (ou for reservado à ocorrência de recidiva), sobrevém uma fase de manutenção prolongada, durante a qual são administradas doses mais baixas dos medicamentos por um período de até 3 anos. O tratamento clínico também inclui o controle dos efeitos adversos relacionados com o tratamento, incluindo aumento da suscetibilidade às infecções, em decorrência da imunossupressão e da hepatotoxicidade.

Manejo de enfermagem

Ver "Processo de enfermagem" em "Leucemia", para informações mais detalhadas.

Para mais informações, ver o Capítulo 34 em Hinkle JL, Cheever KH. (2018) *Brunner and Suddarth's textbook of medical-surgical nursing* (14th ed.). Philadelphia, PA: Lippincott Williams & Wilkins.

Leucemia linfocítica crônica

Leucemia linfocítica crônica (LLC) é um câncer comum de indivíduos idosos que se caracteriza por excesso de linfócitos; no estágio inicial, a contagem elevada de linfócitos pode ultrapassar 100.000/mm^3. A idade média por ocasião do diagnóstico é de 72 anos. A LLC constitui a forma mais comum de leucemia nos EUA e na Europa; raramente é observada em indivíduos de origem asiática e em norte-americanos nativos. História familiar de LLC pode constituir o fator de risco mais importante para o desenvolvimento da doença. A doença é classificada em três ou quatro estágios, e são utilizados dois sistemas de classificação. A doença é diagnosticada durante exame físico ou tratamento para outra doença. Em média, a maioria dos pacientes com LLC sobrevive durante 20 anos, embora alguns pacientes possam sobreviver por um período de tempo mais curto (p. ex., 2 a 4 anos).

Fisiopatologia

A LLC deriva de um clone maligno de linfócitos B. Um possível mecanismo para explicar essa oncogênese é a capacidade de estas células escaparem da apoptose (morte celular programada), resultando em acúmulo excessivo das células na medula óssea e na circulação. As células leucêmicas na LLC são, em sua maioria, totalmente maduras, de modo que tende a ser um distúrbio leve em comparação com a forma aguda. Os marcadores prognósticos, como a beta$_2$-microglobulina, a imunofenotipagem e outras análises citogenéticas especiais (p. ex., hibridização *in situ* com fluorescência [FISH]) são utilizadas para orientar o prognóstico e a terapia. Podem ocorrer complicações autoimunes em qualquer estágio, como anemia hemolítica autoimune ou púrpura trombocitopênica. Os pacientes com LLC também correm maior risco de desenvolver outros cânceres, geralmente ósseo, pulmonar e da pele. Pequena minoria de pacientes pode sofrer transformação gradual, em que a doença torna-se refratária à quimioterapia; outros podem apresentar uma transformação súbita em linfoma muito agressivo (linfoma de Richter).

Manifestações clínicas

Muitos pacientes são assintomáticos e acabam sendo diagnosticados incidentalmente durante exames físicos de rotina ou durante o tratamento de outra doença.

- Muitos casos são assintomáticos
- Verifica-se sempre a existência de linfocitose
- As contagens de eritrócitos e de plaquetas podem estar normais ou, nos estágios mais avançados, diminuídas
- É comum a ocorrência de linfadenopatia (aumento dos linfonodos), que algumas vezes é grave e dolorosa e pode-se observar a existência de esplenomegalia (aumento de tamanho do baço)
- Os pacientes com LLC podem desenvolver "sintomas B": febre, sudorese (particularmente sudorese noturna) e perda de peso não intencional. As infecções são comuns.

Manejo clínico

Para pacientes sem sintomas no momento do diagnóstico, ainda se usa a abordagem tradicional de "observar e esperar", mesmo diante de marcadores genéticos associados a mau prognóstico. No entanto, houve importante mudança de paradigma na terapia da LLC. Durante anos parecia não existir nenhuma vantagem no tratamento da LLC em seus estágios iniciais para a sobrevida do indivíduo. Todavia, com o advento de meios mais sensíveis para avaliar a resposta terapêutica, demonstrou-se que a obtenção de remissão completa – e a erradicação até mesmo da doença residual mínima – resulta em melhora da sobrevida. Em consequência, o tratamento pode ser iniciado mais precocemente na evolução da doença; existem ensaios clínicos em andamento para avaliar uma vantagem dessa abordagem na sobrevida dos pacientes.

Terapia farmacológica

- Os agentes quimioterápicos, fludarabina e ciclofosfamida, são frequentemente administrados em combinação com o anticorpo monoclonal, o rituximabe

- Outro agente alquilante, a bendamustina, também é efetivo, particularmente quando associado ao rituximabe
- O anticorpo monoclonal alentuzumabe frequentemente é usado em combinação com outros agentes quimioterápicos quando (1) a doença é refratária à fludarabina, (2) quando o paciente apresenta marcadores de prognóstico muito reservado, ou (3) quando há necessidade de erradicar a doença residual após o tratamento inicial
- Recomenda-se uso profilático de agentes virais e antibióticos (p. ex., sulfametoxazol/trimetoprima) para pacientes em uso de alentuzumabe que correm risco aumentado de infecção em razão do anticorpo monoclonal
- A imunoglobulina IV pode evitar infecções bacterianas recorrentes em pacientes selecionados.

Manejo de enfermagem

Ver "Processo de enfermagem" em "Leucemia" para informações mais detalhadas.

Para mais informações, ver o Capítulo 34 em Hinkle JL, Cheever KH. (2018) *Brunner and Suddarth's textbook of medical-surgical nursing* (14th ed.). Philadelphia, PA: Lippincott Williams & Wilkins.

Leucemia mieloide aguda

A leucemia mieloide aguda (LMA) constitui a leucemia não linfocítica mais comum. A LMA pode ser, ainda, classificada em sete subgrupos diferentes, com base em citogenética, histologia e morfologia (aspecto) dos blastos. Todos os grupos etários são afetados; a incidência aumenta com a idade e torna-se máxima aos 67 anos. O prognóstico é altamente variável; a idade do paciente constitui um fator significativo, visto que os pacientes mais jovens apresentam maiores taxas de sobrevida de 5 anos. O desenvolvimento de LMA em indivíduos com síndrome mielodisplásica (SMD) preexistente ou com distúrbios mieloproliferativos, ou naqueles anteriormente tratados com agentes alquilantes para o câncer está associado a um prognóstico muito mais reservado. A LMA secundária tende a ser mais resistente ao tratamento, resultando em remissão de duração muito mais curta. Em geral, a morte ocorre em consequência de infecção ou hemorragia.

Fisiopatologia

A LMA resulta de um defeito na célula-tronco hematopoética, que se diferencia em todas as células mieloides: monócitos, granulócitos

(p. ex., neutrófilos, basófilos, eosinófilos), eritrócitos e plaquetas. As células-tronco hematopoéticas têm seu desenvolvimento interrompido em um estágio inicial e, portanto, não amadurecem, e essas células são designadas como *blastos*. A existência de blastos limita a capacidade de a medula óssea produzir a população normal de células sanguíneas (p. ex., eritrócitos, plaquetas, leucócitos).

Manifestações clínicas

- A LMA desenvolve-se sem qualquer sinal de alerta, e os sintomas geralmente aparecem no decorrer de um período de semanas
- Os sinais e sintomas resultam, em sua maior parte, da produção insuficiente de células sanguíneas normais: febre e infecção (neutropenia); fraqueza, dispneia ao esforço, palidez e fadiga (anemia); petéquias, equimoses e tendência hemorrágica (trombocitopenia)
- A proliferação de células leucêmicas nos órgãos leva a uma variedade de sintomas adicionais: dor causada pelo aumento do fígado ou do baço, hiperplasia das gengivas e dor óssea em consequência da expansão da medula
- As células leucêmicas também podem infiltrar-se nas gengivas e nos espaços sinoviais das articulações.

Avaliação e achados diagnósticos

- Hemograma completo (diminuição das contagens de plaquetas e de eritrócitos)
- A contagem de leucócitos pode estar baixa, normal ou elevada; o percentual de células normais está, em geral, acentuadamente reduzido
- Amostra de medula óssea (excesso de células blásticas imaturas)
- Citogenética, exame histológico e morfológico para classificar os tipos de blastos.

Manejo clínico

O objetivo consiste em obter remissão completa, geralmente com quimioterapia (terapia de indução) que, em alguns casos, resulta em remissões de 1 ano ou mais de duração.

Terapia farmacológica

A quimioterapia consiste em fases de terapia de indução e terapia de consolidação.

Leucemia mieloide aguda

Indução

- Citarabina (Ara-C) e daunorrubicina
- Mitoxantrona ou idarrubicina
- Algumas vezes, acrescenta-se etoposídeo (VP-16)
- Em pacientes idosos (especialmente com mais de 70 anos), o tratamento padrão frequentemente não é bem tolerado; possivelmente será necessário administrar uma terapia de menor intensidade (p. ex., doses baixas de citarabina)
- Erradica tanto as células leucêmicas quanto as células normais; pode resultar em neutropenia grave.

Consolidação

- A terapia após a remissão consiste em múltiplos ciclos de tratamento com agentes quimioterápicos; os tratamentos de indução podem ser repetidos, mas em doses mais baixas
- Em geral inclui-se a citarabina.

Cuidado de suporte

- Administração de hemoderivados (concentrados de hemácias e plaquetas)
- Tratamento imediato das infecções
- Fator de estimulação de colônias de granulócitos (G-CSF) (filgrastim) ou fator de estimulação de colônias de granulócitos-macrófagos (GM-CSF) (sargramostim) para diminuir a neutropenia
- Terapia antimicrobiana e transfusões, quando necessário
- Em certas ocasiões, a hidroxiureia ou a citarabina em doses baixas são usadas por breve período de tempo para controlar o aumento das células blásticas.

Transplante de células-tronco hematopoéticas | Transplante de medula óssea

O transplante de células-tronco hematopoéticas (TCTH) é usado quando é possível obter matriz tissular. A função hematopoética da medula óssea do paciente é destruída com quimioterapia agressiva e, possivelmente, radiação. Em seguida, o paciente é "resgatado" com infusão de células-tronco de um doador tipado para reconstituir a função hematopoética normal. Os pacientes que se submetem ao TCTH correm risco significativo de infecção, doença de enxerto-*versus*-hospedeiro (DEVH – em que os linfócitos do doador [enxerto] reconhecem o corpo do paciente como estranho e desencadeiam reações para atacar o hospedeiro estranho) e outras complicações. Os pacientes com prognóstico mais reservado podem beneficiar-se do TCTH precoce; os que apresentam prognóstico satisfatório podem não necessitar de transplante.

Manejo de enfermagem

Ver "Processo de enfermagem" em "Leucemia" para informações mais detalhadas.

Para mais informações, ver o Capítulo 34 em Hinkle JL, Cheever KH. (2018) *Brunner and Suddarth's textbook of medical-surgical nursing* (14th ed.). Philadelphia, PA: Lippincott Williams & Wilkins.

Leucemia mieloide crônica

A leucemia mieloide crônica (LMC) é um distúrbio proliferativo que se caracteriza pela produção aumentada de células da linhagem granulocítica, sem perda da capacidade de diferenciação. A LMC representa 10 a 15% de todas as leucemias. A LMC é incomum antes dos 20 anos de idade, mas a incidência aumenta com a idade (a idade média é de 65 anos). A LMC é dividida em três estágios: (1) crônica, (2) transformação e (3) crise acelerada ou blástica.

Fisiopatologia

A LMC origina-se de mutação nas células-tronco mieloides. As células mieloides normais continuam sendo produzidas, mas existe aumento patológico na produção de formas de células blásticas. A medula óssea sofre expansão nas cavidades dos ossos longos e observa-se a formação de células no fígado e no baço, resultando em aumento doloroso. Uma anormalidade citogenética, denominada *cromossomo Filadélfia*, é encontrada em 90 a 95% dos pacientes. Os pacientes com diagnóstico de LMC na fase crônica apresentam poucos sintomas e complicações, com uma expectativa de vida mediana global bem acima de 5 anos. A fase de transformação pode ser insidiosa ou rápida; marca o processo de evolução (ou transformação) para a forma aguda da leucemia (crise blástica). Quando a doença se transforma para a fase aguda (crise blástica), ela passa a ser difícil de tratar. A infecção e o sangramento são raros até que a doença passe para a fase aguda.

Manifestações clínicas

- Muitos pacientes são assintomáticos e detecta-se a existência de leucocitose no hemograma completo realizado por algum outro motivo

Leucemia mieloide crônica

- A contagem de leucócitos comumente ultrapassa 100.000/mm³
- Os pacientes com contagens de leucócitos extremamente altas podem ter alguma falta de ar ou uma discreta confusão provocadas pela leucoestase
- Esplenomegalia com hipersensibilidade e hepatomegalia são comuns; a linfadenopatia é rara
- Alguns pacientes apresentam sintomas insidiosos, como mal-estar, anorexia e perda de peso.

Manejo clínico

Terapia farmacológica

- Prescreve-se um protocolo oral de um inibidor da tirosinoquinase, o mesilato de imatinibe; esse medicamento é mais útil nos estágios crônicos
- Outros inibidores da tirosinoquinase (dasatinibe ou nilotinibe) também estão aprovados para tratamento primário; cada um desses medicamentos exibe um perfil de toxicidade ligeiramente diferente (mas importante)
- Nos casos em que o imatinibe (em doses convencionais) não produz remissão molecular, ou quando a remissão não é mantida, podem ser consideradas outras opções de tratamento
- Transplante de células-tronco hematopoéticas (TCTH) é uma estratégia adicional de tratamento para pacientes com menos de 65 anos de idade. A LMC pode ser curada com o TCTH em pacientes saudáveis com idade inferior a 65 anos
- Na forma aguda da LMC (crise blástica), o tratamento pode assemelhar-se à terapia de indução para leucemia aguda, utilizando os mesmos medicamentos administrados na LMA ou na LLA
- Podem ser usados agentes quimioterápicos orais, geralmente hidroxiureia ou bussulfano, assim como leucoférese (para contagens de leucócitos acima de 300.000/mm³). Pode ser prescrito um agente quimioterápico da antraciclina (p. ex., daunomicina) para uma abordagem puramente paliativa (rara).

Manejo de enfermagem

O manejo de enfermagem assemelha-se ao da LLC. Ver "Processo de enfermagem" em "Leucemia" para informações mais detalhadas.

Para mais informações, ver o Capítulo 34 em Hinkle JL, Cheever KH. (2018) *Brunner and Suddarth's textbook of medical-surgical nursing* (14th ed.). Philadelphia, PA: Lippincott Williams & Wilkins.

Linfedema e elefantíase

O linfedema é classificado como primário (malformações congênitas) ou secundário (obstrução adquirida). O tipo mais comum é o linfedema congênito (linfedema precoce), que é causado por hiperplasia do sistema linfático dos membros inferiores. É observado em mulheres e surge pela primeira vez entre 15 e 25 anos de idade.

Fisiopatologia

Ocorre edema nos tecidos dos membros em razão da quantidade aumentada de linfa que resulta da obstrução dos vasos linfáticos. O edema é particularmente pronunciado quando o membro está em uma posição pendente. No início, o edema é macio e depressível. À medida que a condição progride, o edema torna-se firme, não depressível e não responde ao tratamento. A obstrução pode ocorrer nos linfonodos e nos vasos linfáticos; algumas vezes, é observada no braço, após mastectomia radical, e na perna, em associação a veias varicosas ou tromboflebite crônica (em consequência de linfangite). Na ocorrência de edema crônico, podem ser observados surtos frequentes de infecção (febre alta e calafrios) e edema residual aumentado após a resolução da inflamação. Estes levam a fibrose crônica, espessamento dos tecidos subcutâneos e hipertrofia da pele. A obstrução linfática causada por um parasito (filária) é observada, mais frequentemente, nos trópicos; a infecção provoca edema extremo dos membros inferiores. A condição em que o edema crônico do membro regride apenas ligeiramente com a elevação é designada como elefantíase.

Manejo clínico

- Objetivo da terapia: reduzir e controlar o edema e evitar a infecção
- Exercícios ativos e passivos para ajudar na mobilização do líquido linfático para dentro da corrente sanguínea; além disso, drenagem linfática manual (uma técnica de massagem)
- Dispositivos de compressão externa; meias elásticas feitas sob medida quando o paciente está deambulando
- Repouso estrito no leito com elevação da perna ajuda na mobilização dos líquidos
- Drenagem linfática manual em associação a bandagens compressivas de múltiplas camadas, exercícios, cuidados da pele e bombas pneumáticas (dependendo da gravidade e do estágio do linfedema).

Terapia farmacológica

- Terapia com diuréticos, inicialmente com furosemida, para evitar a sobrecarga de líquido, bem como terapia paliativa com diurético para o linfedema
- Antibioticoterapia quando ocorrer linfangite ou celulite.

Manejo cirúrgico

- Excisão do tecido subcutâneo e da fáscia acometidos, com enxerto de pele para cobrir a alteração
- Recolocação cirúrgica de vasos linfáticos superficiais no sistema linfático profundo por meio de um retalho dérmico introduzido para proporcionar um conduto para drenagem linfática.

Manejo de enfermagem

- Quando o paciente se submete à cirurgia, deve-se fornecer o cuidado pós-operatório padrão dos enxertos cutâneos e retalhos, elevar o membro afetado e observar, continuamente, quanto à ocorrência de complicações (p. ex., necrose do retalho, hematoma ou abscesso sob o retalho, celulite)
- Orientar o paciente ou o cuidador a inspecionar diariamente o curativo; qualquer drenagem incomum ou qualquer inflamação ao redor da margem da ferida devem ser relatadas ao cirurgião
- Informar o paciente de que pode haver alguma perda de sensação na área do enxerto cutâneo
- O linfedema acarreta um aumento de 71 vezes no risco de celulite; portanto, deve-se orientar o paciente a inspecionar a pele em busca de evidências de infecção
- Orientar o paciente a evitar a aplicação de almofadas térmicas ou exposição ao sol para evitar queimaduras ou traumatismo da área.

Para mais informações, ver o Capítulo 30 em Hinkle JL, Cheever KH. (2018) *Brunner and Suddarth's textbook of medical-surgical nursing* (14th ed.). Philadelphia, PA: Lippincott Williams & Wilkins.

Linfoma de Hodgkin

O linfoma de Hodgkin (doença de Hodgkin) é um câncer raro de causa desconhecida, que se dissemina ao longo do sistema linfático. A ocorrência da doença exibe um padrão familiar. É um pouco mais comum nos homens do que nas mulheres e tem dois picos de incidência: dos 15 aos 34 anos de idade, e após os 60 anos. É observado mais comumente em pacientes submetidos à terapia imunossupressora crônica (p. ex., para transplante renal), em militares veteranos que foram expostos ao herbicida Agente Laranja e em pacientes com deficiência de IgA ou de certos tipos de IgG. A taxa de sobrevida em 5 anos é de 90% em caso de doença mais limitada (estádio I ou II) e de 65% em doença mais extensiva (estádio IV).

Fisiopatologia

Diferentemente de outros linfomas, o linfoma de Hodgkin é de origem unicêntrica, visto que ele se inicia em um único linfonodo. A doença dissemina-se por extensão contígua ao longo do sistema linfático. A célula de Reed-Sternberg, uma célula tumoral gigante morfologicamente singular, que se acredita ser de origem linfoide imatura, constitui a característica patológica e o critério diagnóstico essencial do linfoma de Hodgkin. A causa de linfoma de Hodgkin não é conhecida, mas há suspeita de etiologia viral. Embora fragmentos do vírus Epstein-Barr tenham sido encontrados em algumas células de Reed-Sternberg, o papel preciso desse vírus no desenvolvimento do linfoma de Hodgkin permanece desconhecido. O linfoma de Hodgkin costuma ser classificado em cinco subgrupos, com base em análises patológicas que refletem a história natural da neoplasia maligna e sugerem o prognóstico. A maioria dos pacientes com linfoma de Hodgkin apresenta os tipos atualmente designados como *esclerose nodular* ou *celularidade mista*. O tipo de esclerose nodular tende a ocorrer, mais frequentemente, em mulheres jovens (em um estágio mais precoce), mas apresenta prognóstico mais reservado do que o subgrupo de celularidade mista, que ocorre mais comumente em homens e provoca mais sintomas constitucionais.

Manifestações clínicas

- Ocorre aumento indolor dos linfonodos em um lado do pescoço. Os linfonodos individuais são de consistência firme; os locais comuns incluem os linfonodos cervicais, supraclaviculares e mediastinais
- Os linfonodos mediastinais podem ser visíveis em radiografias e são grandes o suficiente para comprimir a traqueia e provocar dispneia
- O prurido é comum e pode ser desconfortável; a causa não é conhecida. É comum a ocorrência de infecção por herpes-zóster
- Alguns pacientes sentem dor breve, porém intensa, após o consumo de bebidas alcoólicas, geralmente no local do tumor
- Os sintomas podem resultar da compressão de outros órgãos pelo tumor, causando tosse e derrame pulmonar (devido a infiltrados

Linfoma de Hodgkin

pulmonares), icterícia (em consequência do comprometimento hepático ou da obstrução dos ductos biliares), dor abdominal (causada por esplenomegalia ou adenopatia retroperitoneal) ou dor óssea (provocada pelo comprometimento esquelético)
- São encontrados sintomas constitucionais, designados como *sintomas B* para fins prognósticos, em 40% dos pacientes; esses sintomas são mais comuns na doença avançada e incluem febre (sem calafrios), sudorese profusa (particularmente à noite) e perda de peso não intencional de mais de 10% do peso corporal
- Observa-se o desenvolvimento de anemia leve; a contagem de leucócitos pode estar elevada ou diminuída; geralmente a contagem de plaquetas está normal, a não ser que o tumor tenha invadido a medula óssea, suprimindo a hematopoese
- Pode-se observar a ocorrência de comprometimento da imunidade celular (conforme evidenciado pela ausência ou diminuição da resposta a testes de sensibilidade cutânea, como infecção por *Candida*, caxumba)
- A velocidade de hemossedimentação (VHS) e o nível sérico de cobre são, algumas vezes, utilizados para avaliar a atividade da doença.

Avaliação e achados diagnósticos

- Como muitas manifestações assemelham-se às que ocorrem na infecção, são realizados exames complementares para excluir uma origem infecciosa da doença
- O diagnóstico é confirmado por meio de biopsia excisional de linfonodos e achado da célula de Reed-Sternberg
- Avaliar a existência de sintomas B; realizar exame físico para avaliação das cadeias de linfonodos, bem como do tamanho do baço e do fígado
- São realizadas radiografia de tórax e TC do tórax, abdome e pelve; a tomografia por emissão de pósitrons (PET) pode identificar a existência de doença residual
- Os exames laboratoriais incluem hemograma completo, contagem de plaquetas, VHS e provas de função hepática e renal
- Biopsia de medula óssea e, algumas vezes, biopsias bilaterais podem ser realizadas
- Podem-se efetuar cintigrafias ósseas.

Manejo clínico

A meta do tratamento do linfoma de Hodgkin é a cura. O tratamento é determinado pelo estádio da doença, e não pelo tipo histológico.

O tratamento do linfoma de Hodgkin de estádio limitado envolve, comumente, um ciclo de curta duração (2 a 4 meses) de quimioterapia, seguido de radioterapia na área específica acometida. A quimioterapia de combinação com doxorrubicina, bleomicina, vimblastina e dacarbazina (DTIC) é designada como *ABVD* e é considerada como tratamento padrão para a doença mais avançada (estádios III e IV, e todos os estádios com sintomas B). Outras combinações de quimioterapia podem produzir maiores taxas de resposta, porém, resultam em mais toxicidade. A quimioterapia é frequentemente bem-sucedida na obtenção de remissão, mesmo quando ocorre recidiva. O transplante é realizado para a doença avançada ou refratária. A ocorrência de complicações em consequência do tratamento pode não ser observada durante anos, de modo que a vigilância a longo prazo é de importância crucial. Em estudos populacionais de grande porte de sobreviventes do linfoma de Hodgkin, o risco estimado de desenvolver um segundo câncer foi de 18 a 26%. As neoplasias malignas hematológicas são as mais comuns; além disso, podem ocorrer tumores sólidos. A toxicidade cardiovascular constitui a segunda causa principal de morte depois das neoplasias malignas.

Manejo de enfermagem

Ver "Manejo de enfermagem" em Câncer, na Seção C, para informações mais detalhadas sobre as intervenções de enfermagem para pacientes submetidos a quimioterapia e radioterapia.

- Considerar o desenvolvimento potencial de uma segunda neoplasia maligna no paciente quando são tomadas as decisões sobre o tratamento; é importante, também, dizer aos pacientes que o linfoma de Hodgkin frequentemente é curável
- Incentivar os pacientes a reduzirem outros fatores que aumentam o risco de desenvolver segundos cânceres, como tabagismo e consumo de bebidas alcoólicas, bem como a exposição a carcinógenos ambientais e luz solar excessiva
- Efetuar uma triagem para os efeitos tardios do tratamento (p. ex., disfunção imune, infecções por herpes [zóster e varicela]; sepse pneumocócica)
- Fornecer instruções sobre as estratégias de autocuidados relevantes e o manejo da doença.

Para mais informações, ver o Capítulo 34 em Hinkle JL, Cheever KH. (2018) *Brunner and Suddarth's textbook of medical-surgical nursing* (14th ed.). Philadelphia, PA: Lippincott Williams & Wilkins.

Linfomas não Hodgkin

Os linfomas não Hodgkin (LNH) compreendem um grupo heterogêneo de cânceres que se originam do crescimento neoplásico do tecido linfoide. O LNH é o sexto tipo mais comum de câncer diagnosticado nos EUA; as taxas de incidência quase duplicaram nos últimos 35 anos. A incidência aumenta a cada década de vida; a idade média ao diagnóstico é de 66 anos. A incidência do LNH tem aumentado nos seguintes grupos: indivíduos com imunodeficiências ou com distúrbios autoimunes; indivíduos que receberam tratamento prévio para o câncer; receptores de transplante de órgão; e aqueles que tiveram infecções virais (incluindo o vírus Epstein-Barr e HIV). O prognóstico varia de acordo com o subtipo: por exemplo, o linfoma difuso de células B grandes, que é o tipo mais comum, apresenta taxas de sobrevida de 5 anos de 26 a 30%, enquanto o linfoma folicular menos comum tem uma taxa de sobrevida de 5 anos de 70%. Outros fatores associados a um prognóstico mais reservado incluem consumo excessivo de bebidas alcoólicas, obesidade e tabagismo.

Fisiopatologia

Os LNH envolvem, em sua maioria, linfócitos B malignos; apenas 5% envolvem linfócitos T. Diferentemente do linfoma de Hodgkin, os tecidos linfoides acometidos no LNH estão, em grande parte, infiltrados por células. A disseminação dessas células linfoides malignas ocorre de modo imprevisível, e é incomum a ocorrência de doença localizada verdadeira. Os linfonodos de múltiplos locais podem estar infiltrados, bem como em locais fora do sistema linfoide (tecido extranodal).

Manifestações clínicas

- No início da doença, os sintomas podem estar ausentes ou ser mínimos; os sintomas tendem a aparecer em estádios mais avançados
- A linfadenopatia é mais comum e pode aparecer e desaparecer
- Podem ser observados sintomas B (febre, sudorese noturna profusa e perda de peso não intencional) em um terço dos pacientes
- As massas linfomatosas podem comprometer a função orgânica (p. ex., a existência de massa no mediastino pode provocar angústia respiratória)
- O comprometimento do sistema nervoso central pelo linfoma está se tornando cada vez mais comum.

Avaliação e achados diagnósticos

- A doença é classificada com base na histopatologia, imunofenotipagem e análise citogenética das células malignas. A classificação tem implicações para o prognóstico
- Em determinado paciente, o LNH é classificado em um de quatro estádios por ocasião do diagnóstico. O estadiamento é realizado com TC e tomografia por emissão de pósitrons (PET), biopsia de medula óssea e, em certas ocasiões, análise do líquido cerebrospinal
- Foram desenvolvidos dois sistemas de classificação de prognóstico, que são particularmente úteis na população de pacientes idosos: o Índice de Prognóstico Internacional (IPI) e, para os linfomas foliculares, o Índice de Prognóstico Internacional para Linfoma Folicular (FLIPI).

Manejo clínico

O tratamento é determinado pela classificação da doença, seu estádio, tratamento prévio (se foi realizado) e capacidade de o paciente tolerar a terapia, conforme determinado pelas funções renal, hepática e cardíaca; pela existência de doenças concomitantes; pelo estado funcional; e pela idade. Não existe nenhuma terapia padrão para o linfoma folicular; com frequência, a "espera vigilante", em que o tratamento é adiado até o desenvolvimento de sintomas, tem sido usada em pacientes com doença indolente. A radiação, isoladamente, pode ser usada para doença localizada que não pertence a um tipo celular agressivo; na existência de tipos agressivos de LNH, são utilizadas combinações agressivas de agentes quimioterápicos. A radiação craniana ou a quimioterapia intratecal são utilizadas, além da quimioterapia sistêmica para o comprometimento do sistema nervoso central. A imunoterapia e a quimioterapia convencional, juntamente com agentes radiofarmacêuticos, são usadas para os linfomas foliculares. O tratamento depois da recidiva é controverso; pode-se considerar o transplante de células-tronco hematopoéticas (TCTH) para pacientes com menos de 60 anos de idade.

Terapia farmacológica

- Na existência de tipos agressivos de linfoma, o tratamento padrão para linfomas comuns consiste na combinação do anticorpo monoclonal, o rituximabe, com protocolos de quimioterapia convencionais, designados como *R-CHOP* (que inclui ciclofosfamida, doxorrubicina, vincristina e prednisona)
- Nos linfomas foliculares, a imunoterapia (p. ex., rituximabe) frequentemente é utilizada em associação à quimioterapia convencional

- Os agentes radiofarmacêuticos (p. ex., ibritumomabe tiuxetana ou tositumomabe/iodo-131) também são utilizados, embora esses agentes causem dificuldades técnicas com a sua administração, em razão da radioatividade do agente
- O tratamento mais agressivo (frequentemente R-CHOP ou R-bendamustina) pode propiciar maior duração da remissão, durante a qual não há necessidade de tratamento adicional.

Manejo de enfermagem

Ver "Manejo de enfermagem" em Câncer, na Seção C, para informações mais detalhadas sobre intervenções de enfermagem para pacientes submetidos a quimioterapia e radioterapia.

- Quando se cuida de pacientes com linfoma, é de suma importância saber o tipo específico da doença, seu estádio, história de tratamento e o plano atual de tratamento. Grande parte dos cuidados ocorre no ambiente ambulatorial
- Outras complicações dependem da localização do linfoma. Por conseguinte, é importante que o enfermeiro conheça a localização do tumor, de modo que as avaliações possam ser direcionadas de maneira apropriada
- Orientar os pacientes e suas famílias sobre o fato de que muitos linfomas podem ser curados, e que os sobreviventes devem ser submetidos à triagem regular para o desenvolvimento de novas neoplasias malignas.

Para mais informações, ver o Capítulo 34 em Hinkle JL, Cheever KH. (2018) *Brunner and Suddarth's textbook of medical-surgical nursing* (14th ed.). Philadelphia, PA: Lippincott Williams & Wilkins.

Lombalgia

A lombalgia é causada, na maioria dos casos, por um dentre numerosos problemas musculoesqueléticos, incluindo distensão lombossacral aguda, ligamentos lombossacrais instáveis e músculos fracos, problemas de discos intervertebrais e comprimento desigual das pernas. A depressão, o tabagismo, o uso abusivo de bebidas alcoólicas, a obesidade e o estresse constituem comorbidades frequentes. Em geral, a lombalgia causada por distúrbios musculoesqueléticos é agravada pela atividade, o que não ocorre com a dor ocasionada por outras condições.

Considerações gerontológicas

Os pacientes idosos podem apresentar lombalgia associada a fraturas vertebrais osteoporóticas, osteoartrite da coluna vertebral, estenose espinal e espondilolistese, entre outras condições.

Fisiopatologia

A coluna vertebral pode ser considerada como uma haste elástica, construída por unidades rígidas (vértebras) e unidades flexíveis (discos intervertebrais), mantidas unidas por complexas articulações dos processos articulares, múltiplos ligamentos e músculos paravertebrais. O desuso enfraquece essas estruturas musculares de sustentação. Os discos intervertebrais tornam-se mais densos e de forma irregular à medida que a pessoa envelhece, diminuindo, assim, o amortecimento entre as vértebras e estruturas nervosas associadas. A protrusão do disco ou as alterações das articulações dos processos articulares podem causar pressão sobre as raízes nervosas em sua saída do canal espinal, resultando em dor que se irradia ao longo do nervo.

Manifestações clínicas

- Lombalgia aguda ou crônica (com duração de mais de 3 meses, sem melhora) e fadiga
- Pode ocorrer dor que se irradia até a perna (radiculopatia, ciática); a existência desse sintoma sugere comprometimento da raiz nervosa
- A marcha, a mobilidade da coluna vertebral, os reflexos, o comprimento das pernas, a força motora das pernas e a percepção sensorial podem ser afetados
- Ocorre espasmo dos músculos paravertebrais (aumento acentuado do tônus muscular dos músculos posturais das costas), com perda da curva lombar normal e possível deformidade espinal
- Os sintomas "de perigo" que podem levar à realização de exames complementares adicionais incluem suspeita de infecção espinal, grave perda sensorial, incontinência urinária ou fecal e início recente de dor lombar em um paciente com câncer.

Avaliação e achados diagnósticos

- História da saúde e exame físico focalizados (exame das costas, avaliação da marcha e exame neurológico)
- Radiografia da coluna vertebral
- Cintigrafia óssea e exames de sangue

- TC
- RM
- Eletromiograma (EMG) e estudos de condução nervosa
- Mielograma
- Ultrassonografia.

Manejo clínico

Na maioria dos casos, a lombalgia é autolimitada e desaparece em 4 a 6 semanas com agentes analgésicos, repouso e evitando-se todo esforço. O tratamento concentra-se no alívio da dor e do desconforto, modificação das atividades e orientação ao paciente. A ocorrência de outros problemas clínicos complica o quadro e resulta em maior custo, desfechos menos favoráveis e mais incapacidade a longo prazo. Intervenções não farmacológicas efetivas incluem a aplicação de calor superficial e a manipulação da coluna vertebral (p. ex., quiropraxia). Terapia cognitivo-comportamental (p. ex., *biofeedback*), programas de exercício, fisioterapia, acupuntura, massagem e ioga constituem intervenções não farmacológicas efetivas para o tratamento da lombalgia crônica. A maioria dos pacientes precisa alterar seus padrões de atividade para evitar o agravamento da dor. Devem evitar torcer o corpo, inclinar-se, levantar pesos e esticar-se, visto que todas essas atividades estressam as costas; a posição sentada deve limitar-se a intervalos de 20 a 50 minutos, com base no nível de conforto. Recomenda-se rápido retorno às atividades normais, bem como um programa de exercícios aeróbicos de baixo impacto; os exercícios de condicionamento para os músculos das costas e do tronco podem começar depois de 2 semanas para evitar a recidiva da dor.

Terapia farmacológica

- Lombalgia aguda: agentes analgésicos de venda livre (p. ex., paracetamol), anti-inflamatórios não esteroides (AINE; por exemplo, ibuprofeno) e relaxantes musculares com prescrição a curto prazo (p. ex., ciclobenzaprina)
- Lombalgia crônica: agentes antidepressivos tricíclicos (p. ex., amitriptilina), inibidores da recaptação de serotonina-norepinefrina (p. ex., duloxetina) e medicamentos anticonvulsivantes atípicos (gabapentina)
- Opioides para a dor aguda moderada a intensa a curto prazo (p. ex., morfina).

Manejo de enfermagem

Avaliação

- Incentivar o paciente a descrever o desconforto (localização, intensidade, duração, características, irradiação, fraqueza nas pernas)
- Obter uma história da origem da dor e seu controle prévio; avaliar as variáveis ambientais, as situações de trabalho e as relações familiares
- Observar a postura, as mudanças de posição e a marcha do paciente
- Avaliar as curvas da coluna vertebral, a altura das cristas ilíacas, a discrepância no comprimento das pernas e a simetria do ombro
- Palpar os músculos paraespinais e verificar a existência de espasmo e hipersensibilidade; os espasmos podem desaparecer quando o paciente está em decúbito ventral
- Observar a ocorrência de desconforto e limitações no movimento quando o paciente inclina-se para frente e lateralmente; avaliar o impacto dessas limitações na realização das AVD
- Avaliar o comprometimento dos nervos examinando os reflexos tendinosos profundos, as sensações e a força muscular; a lombalgia e a dor nas pernas com a elevação da perna em extensão (com o paciente em decúbito dorsal, a perna é elevada com o joelho em extensão) sugerem comprometimento de raízes nervosas
- Avaliar a resposta do paciente aos agentes analgésicos; avaliar e observar a resposta do paciente a várias modalidades de manejo da dor.

Intervenções

- Ocorrendo dor intensa, desencorajar períodos extensos de inatividade em repouso no leito
- Aconselhar o paciente a repousar em um colchão médio a firme, que não ceda
- Ajudar o paciente a aumentar a flexão lombar elevando a cabeça e o tórax a 30° com o uso de travesseiros ou de uma cunha de espuma e flexionando levemente os joelhos sobre um travesseiro; evitar o decúbito ventral. De modo alternativo, o paciente pode assumir uma posição lateral com os joelhos e quadris flexionados (posição de caracol) com um travesseiro entre os joelhos e as pernas e outro travesseiro sustentando a cabeça
- Orientar o paciente a levantar-se da cama rolando para um lado e colocando as pernas para baixo enquanto ergue o tronco, mantendo as costas eretas

Lombalgia

- Quando o paciente obtém conforto, ajudá-lo a retomar gradualmente às atividades e a iniciar um programa de exercício; começar com exercícios aeróbicos com baixo nível de estresse. Começar os exercícios de condicionamento sob a coordenação de um fisioterapeuta; cada período de exercício diário de 30 minutos deve começar e terminar com relaxamento
- Incentivar o paciente a aderir ao programa de exercícios prescrito; alternar atividades pode facilitar a adesão ao esquema
- Incentivar o paciente a melhorar sua postura e a usar uma boa mecânica corporal, evitando sobrecarga lombar excessiva, torção ou desconforto (p. ex., evitar atividades como andar a cavalo e levantar pesos)
- Ensinar o paciente a ficar de pé, sentar, deitar e levantar objetos de modo correto:
  - Deslocar o peso frequentemente quando estiver de pé e descansar um dos pés em um banquinho baixo; usar salto baixo
  - Sentar com os joelhos e quadris flexionados e os joelhos no mesmo nível do quadril ou mais altos. Manter os pés retos no solo. Evitar sentar em bancos ou cadeiras que não proporcionem um apoio firme para as costas
  - Dormir em decúbito lateral com os joelhos e quadris flexionados, ou em decúbito dorsal com os joelhos flexionados e apoiados; evitar dormir em decúbito ventral
  - Levantar objetos usando os músculos da coxa, e não os das costas. Colocar os pés à distância do quadril para proporcionar ampla base de apoio, flexionar os joelhos, retesar os músculos do abdome e levantar o objeto próximo ao corpo com um movimento uniforme. Evitar movimentos de torção e com sacudidas
- Ajudar o paciente a assumir as antigas responsabilidades relacionadas com os papéis, quando apropriado, ou efetuar modificações, se necessário
- Encaminhar o paciente para psicoterapia ou aconselhamento, se houver necessidade
- Se o paciente for obeso, ajudar na redução do peso por meio de modificação da dieta; observar os resultados e fornecer incentivo e reforço positivo para facilitar a adesão do paciente.

Para mais informações, ver o Capítulo 41 em Hinkle JL, Cheever KH. (2018) *Brunner and Suddarth's textbook of medical-surgical nursing* (14th ed.). Philadelphia, PA: Lippincott Williams & Wilkins.

Lúpus eritematoso sistêmico

Lúpus eritematoso sistêmico (LES) é uma doença do colágeno autoimune inflamatória, que acomete quase todos os órgãos do corpo. Ocorre 6 a 10 vezes mais em mulheres do que em homens, e 3 vezes mais na população afro-americana do que em caucasianos. O LES resulta de um distúrbio da regulação imune, que leva à produção exagerada de autoanticorpos.

Fisiopatologia

Esse distúrbio é produzido por alguma combinação de fatores genéticos, hormonais (conforme evidenciado pelo início habitual durante os anos reprodutivos) e ambientais (exposição a um vírus, luz solar, estresse ou dieta). Determinados medicamentos, como hidralazina, procainamida, isoniazida ou INH, clorpromazina e alguns medicamentos anticonvulsivantes foram implicados no LES induzido por substâncias químicas ou medicamentos. Especificamente, tanto as células B quanto as células T contribuem para a resposta imune no LES. As células B são primordiais na promoção do início e das exacerbações da doença.

Manifestações clínicas

O início é insidioso ou agudo. O LES pode não ser diagnosticado durante muitos anos. A evolução clínica caracteriza-se por exacerbações e remissões.

- Os sintomas sistêmicos incluem febre, fadiga, perda de peso e, possivelmente, artrite e pleurite
- Sistema musculoesquelético: as artralgias e a artrite (sinovite) constituem manifestações de apresentação usuais; é comum a ocorrência de edema articular, hipersensibilidade e dor com o movimento, acompanhados de rigidez matinal
- Sistema tegumentar: são observados vários tipos diferentes (p. ex., lúpus eritematoso cutâneo subagudo [LECS], lúpus eritematoso discoide [LED]). Ocorre exantema em forma de borboleta que se estende pelo nariz e pelas bochechas em mais da metade dos pacientes, podendo constituir um precursor do comprometimento sistêmico. As lesões agravam-se durante as exacerbações e podem ser provocadas pela luz solar ou luz ultravioleta artificial. As úlceras orais podem acometer a mucosa bucal ou o palato duro; podem ocorrer lesões papulares, eritematosas e purpúricas nas pontas dos dedos das mãos, cotovelos, dedos dos pés e superfícies extensoras dos

antebraços (ou nas partes laterais das mãos), podendo progredir para necrose
- Sistema cardiovascular: pericardite constitui a manifestação cardíaca clínica mais comum. Mulheres portadoras de LES também correm risco de aterosclerose precoce
- Sistema renal: ocorre nefrite, designada como *nefrite lúpica*; são observados níveis séricos elevados de creatinina e hipertensão arterial
- Manifestações neurológicas: as apresentações neuropsiquiátricas são variadas e frequentes e, em geral, são demonstradas por alterações sutis no comportamento ou na capacidade cognitiva.

Avaliação e achados diagnósticos

O diagnóstico baseia-se em uma história completa, exame físico e exames de sangue. Nenhum exame laboratorial, isoladamente, confirma a existência de LES. Os exames de sangue revelam anemia moderada grave, trombocitopenia, leucocitose ou leucopenia e anticorpos antinucleares positivos. Outros testes imunológicos diagnósticos sustentam o diagnóstico, mas não o confirmam. Inspecionar a pele à procura de exantema eritematoso, hiperpigmentação ou despigmentação. Auscultar a existência de artrite pericárdica e avaliar sons pulmonares anormais. O teste do anticorpo antinuclear (ANA) é positivo em mais de 95% dos pacientes com LES.

Manejo clínico

O tratamento inclui o manejo da doença aguda e crônica. As metas de tratamento consistem em evitar perda progressiva da função orgânica, reduzir a probabilidade de doença aguda, minimizar as incapacidades relacionadas com a doença e evitar as complicações decorrentes da terapia. Efetua-se um monitoramento para avaliar a atividade da doença e a efetividade terapêutica.

Terapia farmacológica

- São utilizados agentes anti-inflamatórios não esteroides (AINE) com corticosteroides para minimizar as necessidades de corticosteroides
- Os corticosteroides são utilizados, topicamente, para as manifestações cutâneas
- A administração por via intravenosa de corticosteroides constitui uma alternativa para o uso oral tradicional de altas doses
- Os medicamentos antimaláricos são usados no manejo das manifestações cutâneas, musculoesqueléticas e sistêmicas leves do LES

- Em geral, os agentes imunossupressores são reservados às formas mais graves de LES, que não responderam às terapias conservadoras
- O belimumabe, um anticorpo humano que reconhece e liga-se especificamente ao estimulador dos linfócitos B, é administrado para reduzir a atividade e as exacerbações da doença.

Manejo de enfermagem

O cuidado de enfermagem ao paciente com LES geralmente é igual ao do paciente com doença reumática (ver "Manejo de enfermagem" em Artrite reumatoide). Os principais diagnósticos de enfermagem incluem fadiga, comprometimento da integridade da pele e conhecimento deficiente.

- Demonstrar sensibilidade diante das reações psicológicas do paciente às alterações e à evolução imprevisível do LES; incentivar a participação do paciente em grupos de apoio, os quais podem fornecer informações sobre a doença, sobre manejo diário e apoio social
- Orientar o paciente a evitar a exposição ao sol e à luz ultravioleta e a usar filtro solar ou roupas protetoras
- Em razão do risco aumentado de comprometimento de múltiplos sistemas orgânicos, orientar os pacientes sobre a importância das triagens periódicas de rotina e atividades de promoção da saúde
- Encaminhar o paciente a um nutricionista, se necessário
- Orientar o paciente sobre a importância de continuar os medicamentos prescritos e abordar as alterações e os efeitos colaterais potenciais que tendem a ocorrer com sua utilização
- Lembrar o paciente da importância do monitoramento em razão do risco aumentado de comprometimento sistêmico, incluindo efeitos renais e cardiovasculares.

Para mais informações, ver o Capítulo 38 em Hinkle JL, Cheever KH. (2018) *Brunner and Suddarth's textbook of medical-surgical nursing* (14th ed.). Philadelphia, PA: Lippincott Williams & Wilkins.

Manejo de enfermagem no período peroperatório

À medida que as técnicas de cirurgia vão-se modificando como resultado dos avanços tecnológicos e das especializações médicas, algumas cirurgias tornaram-se menos invasivas e, portanto, menos agressivas. Em decorrência do uso crescente da cirurgia minimamente invasiva – isto é, procedimentos cirúrgicos que utilizam instrumentos especializados introduzidos no corpo por meio de orifícios naturais ou pequenas incisões –, muitas cirurgias podem ser realizadas em base ambulatorial. A cirurgia, seja ela eletiva ou de emergência, continua sendo uma experiência estressante e complexa. Mesmo pacientes saudáveis submetidos a cirurgia ambulatorial podem apresentar complicações inesperadas durante procedimentos relativamente simples nos demais aspectos.

Os padrões relacionados com o período peroperatório abrangem os domínios da resposta comportamental, resposta fisiológica e segurança do paciente e são usados como diretrizes para o desenvolvimento dos diagnósticos, das intervenções e dos planos de enfermagem, assegurando os melhores resultados. A enfermagem peroperatória, que se estende por toda a experiência cirúrgica, consiste em três fases: a fase **pré-operatória** (que começa quando se toma a decisão de realizar uma intervenção cirúrgica até o momento de transferência do paciente para o centro cirúrgico [CC]), a fase **intraoperatória** (que começa quando o paciente é transferido para o centro cirúrgico até a sua admissão na unidade de cuidados pós-anestésicos [UCPA]), e a fase **pós-operatória** (que começa com a admissão do paciente na UCPA até a alta e o acompanhamento).

Considerações pré-operatórias

Muitos pacientes chegam ao hospital 90 minutos antes da cirurgia e realizam as avaliações clínicas e análises necessárias que precedem a intervenção cirúrgica. O período operatório é seguido de um período de recuperação, que geralmente dura algumas horas na UCPA, e o paciente pode, então, retornar para o domicílio no mesmo dia, após se recuperar. No caso de procedimentos mais invasivos, ou quando existem comorbidades, pode ser necessário que o paciente complete os exames laboratoriais antes da admissão e permaneça no hospital por vários dias durante o pós-operatório para fisioterapia, monitoramento e avaliação.

As cirurgias nos casos de traumatismo e de emergência resultam, com mais frequência, em permanência hospitalar prolongada. Os pacientes agudamente doentes ou submetidos a uma cirurgia de grande porte, e aqueles com distúrbios clínicos concomitantes podem necessitar de cuidado de suporte suplementar e de acompanhamento de outras especialidades médicas no ambiente hospitalar. Independente do ambiente cirúrgico, todos os pacientes necessitam de uma avaliação de enfermagem pré-operatória abrangente, instruções e intervenções de enfermagem na sua preparação para a cirurgia.

Considerações gerontológicas

Os perigos da cirurgia para o indivíduo idoso são proporcionais ao número e à gravidade de morbidades coexistentes e à natureza e à duração do procedimento cirúrgico. O princípio subjacente que norteia a avaliação pré-operatória, os cuidados cirúrgicos e os cuidados pós-operatórios é que os pacientes idosos apresentam menor reserva fisiológica (*i. e.*, a capacidade de um órgão de retornar ao normal após um distúrbio em seu equilíbrio) do que os pacientes mais jovens. As limitações sensoriais, como comprometimento da visão ou da audição e redução da sensibilidade tátil, frequentemente interagem com o ambiente pós-operatório.

Pacientes bariátricos

A **cirurgia bariátrica** está relacionada com pacientes obesos. Assim como a idade, a obesidade aumenta o risco e a gravidade das complicações associadas à cirurgia. Os tecidos adiposos são particularmente suscetíveis à infecção, e as infecções da ferida são mais comuns no paciente obeso. Esses pacientes tendem a apresentar respirações superficiais quando em decúbito dorsal, aumentando o risco de hipoventilação e complicações pulmonares pós-operatórias.

Pacientes com incapacidades

As considerações especiais para pacientes com incapacidades mentais ou físicas incluem a necessidade de dispositivos de assistência apropriados, modificações nas instruções pré-operatórias e assistência adicional e atenção para o posicionamento ou a transferência do paciente. Também é importante garantir a segurança dos dispositivos de assistência, visto que esses dispositivos são de alto custo e a sua substituição leva tempo se forem danificados.

PROCESSO DE ENFERMAGEM

Paciente pré-operatório

Avaliação

AVALIAÇÃO PRÉ-OPERATÓRIA

- Obter a história da saúde, incluindo condições clínicas crônicas, uso de produtos à base de tabaco, consumo de bebidas alcoólicas e uso de drogas ilícitas
- Realizar exame físico para estabelecer os sinais vitais e obter uma base de dados para futuras comparações
- Determinar a existência de quaisquer alergias, reações alérgicas prévias, quaisquer sensibilidades a medicamentos ou alimentos e reações adversas anteriores a esses agentes; relatar ao anestesiologista história de alergias, particularmente asma brônquica
- Avaliar alergias ao látex perguntando ao paciente sobre a ocorrência de alergias ou reações adversas ao *kiwi*, abacate, bananas ou inflar balões (qualquer um pode sugerir alergia ao látex).

> **Alerta de enfermagem | Qualidade e segurança**
>
> A alergia ao látex pode manifestar-se na forma de exantema, asma ou choque anafilático completo.

- Durante o exame físico, registrar quaisquer achados físicos significativos, como sinais de abuso físico, úlceras por pressão, edema ou sons respiratórios anormais, que descrevam o estado global do paciente
- Obter e documentar a história de medicamentos; incluir as doses e a frequência dos medicamentos prescritos e de venda livre, incluindo suplementos e fitoterápicos.

> **Alerta de enfermagem | Qualidade e segurança**
>
> Em razão das possíveis interações adversas de alguns medicamentos, o enfermeiro precisa avaliar e documentar o uso de medicamentos prescritos, medicamentos de venda livre (particularmente o ácido acetilsalicílico) e agentes fitoterápicos, bem como a frequência com que esses medicamentos são usados. O enfermeiro deve comunicar, claramente, essa informação ao anestesiologista.

Manejo de enfermagem no período peroperatório **521**

- Avaliar o nível de atividade habitual do paciente, incluindo atividade aeróbica regular
- Determinar as necessidades nutricionais, com base na altura e no peso, índice de massa corporal (IMC) e circunferência da cintura do paciente. As deficiências nutricionais devem ser corrigidas antes da cirurgia; avaliar o estado de hidratação
- Examinar a cavidade oral à procura de cáries dentárias, próteses fixas e próteses parciais. Os dentes deteriorados ou as próteses podem ser deslocados durante a intubação para administração do anestésico, com consequente oclusão das vias respiratórias
- Ocorrência de quaisquer condições crônicas (p. ex., asma, doença pulmonar restritiva, diabetes melito, terapia recente com corticosteroides, distúrbios da tireoide não controlados, distúrbios imunes), que possam constituir fatores de risco adicionais
- Determinar a extensão e o papel dos sistemas de suporte do paciente
- Avaliar a disposição do paciente em aprender; identificar as preocupações do paciente que possam ter influência sobre a experiência cirúrgica
- Identificar os grupos étnicos ou religiosos aos quais o paciente esteja vinculado, bem como os hábitos e as crenças que ele tem sobre a doença e os profissionais de saúde
- Monitorar os pacientes obesos quanto à ocorrência de distensão abdominal, flebite e doenças cardiovasculares, endócrinas, hepáticas e biliares, que acometem mais facilmente o indivíduo obeso
- Estar alerta à história de abuso de drogas ou bebidas alcoólicas quando obtiver a história do paciente; manter o foco de atenção no paciente, fazer perguntas francas e manter uma atitude não crítica
- Investigar quaisquer anormalidades dos sinais vitais em condições basais.

Avaliação | Cirurgia ambulatorial
- Obter a história da saúde do paciente ambulatorial ou de cirurgia ambulatorial por entrevista telefônica, no exame pré-admissional ou na admissão na unidade pré-operatória
- Fazer perguntas sobre a história da saúde, alergias, uso de medicamentos (incluindo medicamentos de venda livre ou suplementos), cuidados realizados na preparação pré-operatória e fatores psicossociais ou demográficos
- Completar a avaliação física no dia da cirurgia.

Considerações gerontológicas sobre a avaliação
Como os indivíduos idosos apresentam menos reserva fisiológica (função cardíaca, renal e hepática e atividade GI) do que pacientes mais jovens, monitorar o paciente idoso que se submete a cirurgia à procura de indícios sutis que possam indicar problemas subjacentes. Assegurar que os pacientes idosos tenham seus óculos e qualquer outro dispositivo de assistência para sustentar

os déficits sensoriais. Além disso, deve-se monitorar o paciente idoso quanto à ocorrência de desidratação, hipovolemia e distúrbios eletrolíticos, que podem constituir um problema significativo nessa população. A depleção de líquidos e eletrólitos após a preparação intestinal pode resultar em desidratação e desequilíbrios químicos, até mesmo entre pacientes cirúrgicos saudáveis.

Diagnóstico

DIAGNÓSTICOS DE ENFERMAGEM

- Ansiedade relacionada com a experiência cirúrgica (anestesia, dor) e o resultado da cirurgia
- Risco de síndrome do estresse por mudança relacionado com o processo cirúrgico
- Medo relacionado com a ameaça percebida do procedimento cirúrgico e a separação do sistema de suporte
- Conhecimento deficiente relacionado com o processo cirúrgico.

Planejamento e metas

As principais metas para o paciente cirúrgico no pré-operatório podem consistir em alívio da ansiedade pré-operatória, nutrição e líquidos adequados, ótimo estado respiratório cardiovascular, ótimas funções hepática e renal, mobilidade e movimentos corporais ativos, conforto espiritual e conhecimento sobre a preparação pré-operatória e as expectativas do pós-operatório.

Intervenções de enfermagem

FORNECIMENTO DE INSTRUÇÕES AO PACIENTE NO PRÉ-OPERATÓRIO

- Fornecer instruções a cada paciente como um indivíduo, com consideração para quaisquer preocupações ou necessidades de aprendizado únicas; utilizar instruções por escrito, recursos audiovisuais e números de telefone para informações de acompanhamento
- Iniciar as instruções precocemente, começando no consultório e continuando durante o exame pré-admissional e na chegada ao centro cirúrgico
- Durante a visita pré-admissional, providenciar para que o paciente faça perguntas, assista a audiovisuais e faça uma revisão dos materiais por escrito. Incluir descrições dos procedimentos e explicações das sensações que o paciente terá. Fornecer ao paciente um número de telefone para entrar em contato se qualquer dúvida surgir próximo à data da cirurgia
- Reforçar as informações sobre a existência de drenos ou outros tipos de equipamento para ajudar o paciente a se ajustar durante o período pós-operatório. Se houver possibilidade de ventilação mecânica, discutir esse assunto antes da cirurgia
- Informar ao paciente quando a família e os amigos irão visitá-lo depois da cirurgia, e que haverá um conselheiro espiritual disponível, se assim o desejar.

Manejo de enfermagem no período peroperatório **523**

ORIENTAÇÃO AO PACIENTE QUE SE SUBMETERÁ A CIRURGIA AMBULATORIAL
- Os conceitos fornecidos nas instruções, apresentados em seções anteriores, devem ser incluídos quando relevantes ao paciente
- Avaliar as necessidades de orientação pré-operatória e orientar o paciente se houver déficits. Para o paciente de hospital-dia ou ambulatorial, discutir a alta e o cuidado domiciliar de acompanhamento
- Identificar a pessoa que retornará com o paciente para o domicílio
- Fazer perguntas e descrever o que esperar
- Dizer ao paciente quando e onde fazer o relato, o que trazer (p. ex., cartão do seguro de saúde, lista de medicamentos e alergias), o que deixar em casa (p. ex., joias, relógio, medicamentos, lentes de contato) e o que usar (p. ex., roupas largas e confortáveis, calçados baixos)
- Durante a última ligação telefônica pré-operatória, lembrar ao paciente para não comer nem beber, conforme orientação; é permitido escovar os dentes, mas nenhum líquido deve ser deglutido.

OBTENÇÃO DO CONSENTIMENTO INFORMADO
- Reforçar as informações fornecidas pelo cirurgião
- Pedir ao paciente que descreva a cirurgia planejada com suas próprias palavras a fim de verificar a compreensão do paciente
- Notificar ao médico se o paciente precisa de informações adicionais para tomar sua decisão
- Certificar-se de que o formulário de consentimento informado tenha sido assinado antes da administração de medicamentos psicoativos
- Procurar um membro da família responsável ou tutor legal para fornecer o consentimento quando o paciente for menor ou estiver inconsciente ou incompetente legalmente; um menor emancipado (casado ou financeiramente independente) pode assinar seu próprio formulário de consentimento informado.

 Alerta de enfermagem | Qualidade e segurança

O formulário de consentimento informado é colocado no registro médico do paciente e o acompanha até o centro cirúrgico.

REDUÇÃO DA ANSIEDADE E DO MEDO | PROPORCIONAMENTO
DE SUPORTE PSICOSSOCIAL
- Ser um bom ouvinte, demonstrar empatia e fornecer informações que ajudem a aliviar as preocupações
- Durante os contatos preliminares, dar ao paciente oportunidades de fazer perguntas e se familiarizar com os profissionais que poderão fornecer cuidados durante e após a cirurgia

- Reconhecer as preocupações do paciente sobre a cirurgia iminente, ouvindo e comunicando-se terapeuticamente
- Explorar quaisquer temores com o paciente e providenciar a assistência de outros profissionais de saúde, se necessário
- Orientar o paciente sobre estratégias cognitivas que possam ser úteis para aliviar a tensão, diminuir a ansiedade e obter relaxamento, incluindo visualização orientada, distração e afirmações otimistas
- Avaliar a qualidade e a confiabilidade dos sistemas de suporte disponíveis.

Manutenção da segurança do paciente
- Proteger os pacientes contra lesão constitui um dos principais papéis do enfermeiro no período peroperatório
- A adesão às práticas recomendadas e metas de segurança do paciente, conforme estabelecido pela Association of Perioperative Registered Nurses (AORN) e pela Joint Commission, é de importância crucial.

Manejo da nutrição e dos líquidos
- Fornecer suporte nutricional, conforme prescrito, para corrigir qualquer deficiência de nutrientes antes da cirurgia, assegurando que o paciente tenha uma quantidade suficiente de proteínas para o reparo tissular
- Orientar o paciente sobre a suspensão da ingestão oral de alimentos ou água 8 a 10 horas antes da cirurgia (mais comum), a não ser que o médico autorize o consumo de líquidos leves até 3 a 4 horas antes da cirurgia. Rever as necessidades nutricionais específicas, com base na circunstância individual do paciente
- Em pacientes desidratados e, particularmente, em indivíduos idosos, incentivar o consumo de líquidos, conforme permitido, antes da cirurgia, e administrar líquidos IV, conforme prescrição
- Monitorar o paciente com história de alcoolismo crônico quanto à desnutrição e outros problemas sistêmicos que aumentem o risco cirúrgico, bem como abstinência de bebidas alcoólicas (*delirium tremens*, que ocorre em até 72 horas após a abstinência de bebidas alcoólicas).

> **Alerta de enfermagem | Qualidade e segurança**
>
> Pesquisas sugerem que pacientes que tenham ingerido mais de 2 doses de álcool por dia nas 2 semanas anteriores à cirurgia têm mais complicações, mais tempo de internação e mais dias na UTI no pós-operatório.

Promoção do ótimo estado respiratório e cardiovascular
- Recomendar ao paciente cessar o tabagismo 30 dias antes da cirurgia (ou, pelo menos 24 horas antes)

- Orientar o paciente sobre exercícios efetivos de tosse e respiração profunda e como utilizar um espirômetro de incentivo, quando indicado. Demonstrar como imobilizar adequadamente a área cirúrgica durante a tosse
- No paciente com doença cardiovascular, evitar mudanças súbitas de posição, imobilização prolongada, ocorrência de hipotensão arterial ou hipoxia e sobrecarga do sistema circulatório com líquidos ou sangue.

Suporte da função hepática, endócrina e renal
- Se o paciente tiver algum distúrbio hepático, avaliar cuidadosamente várias provas de função hepática e o estado acidobásico
- Monitorar frequentemente os níveis de glicemia do paciente com diabetes melito antes, no decorrer e depois da cirurgia
- Relatar ao anestesiologista e ao cirurgião o uso de medicamentos esteroides para qualquer finalidade durante o ano precedente; monitorar o paciente à procura de sinais de insuficiência suprarrenal.

 Alerta de enfermagem | Qualidade e segurança

O paciente com diabetes melito que seja submetido a cirurgia tem risco de apresentar tanto hipoglicemia quanto hiperglicemia. A hipoglicemia pode se desenvolver durante a anestesia ou no pós-operatório devido a carboidratos inadequados ou administração excessiva de insulina.

Suporte da função imune
- Uma importante função da avaliação pré-operatória é determinar a ocorrência de infecção ou alergias
- Testes laboratoriais de rotina utilizados para detectar infecção incluem hemograma e urinálise
- A cirurgia pode ser adiada em caso de infecção.

Promoção da mobilidade e do movimento corporal ativo
- Explicar a razão das mudanças frequentes de posição após a cirurgia (para melhorar a circulação, evitar a estase venosa e promover a função respiratória ótima) e mostrar ao paciente como virar de um lado para outro e como assumir o decúbito lateral sem produzir dor nem interromper os acessos venosos, os drenos ou outros equipamentos
- Discutir qualquer posição especial que o paciente precise manter após a cirurgia (p. ex., adução ou elevação de um membro), bem como a importância de manter a maior mobilidade possível, apesar das restrições
- Orientar o paciente sobre exercícios dos membros, incluindo extensão e flexão do joelho e do quadril (semelhante a andar de bicicleta, enquanto deitado em decúbito lateral); rotação do pé (traçando o maior círculo possível com o hálux); e exercício de amplitude de movimento do cotovelo e do ombro

- Utilizar a mecânica corporal apropriada e orientar o paciente a fazer o mesmo. Manter o corpo do paciente em alinhamento adequado quando o paciente for colocado em qualquer posição.

Introdução do manejo da dor e das estratégias cognitivas de enfrentamento

- Introduzir o conceito de escala de intensidade da dor e incentivar o paciente a tomar os analgésicos prescritos, quando necessário
- Orientar os pacientes sobre estratégias cognitivas que possam ser úteis para aliviar a tensão, superar a ansiedade, diminuir o medo e obter o relaxamento, incluindo visualização orientada, distração, autorrecitação otimista ou música
- Incentivar o paciente a tomar os medicamentos na frequência prescrita durante o período pós-operatório inicial para alívio da dor
- Antes da cirurgia, discutir com o paciente o uso de agentes analgésicos orais e avaliar o interesse e a vontade do paciente de participar nos métodos de alívio da dor.

Respeito às crenças espirituais e culturais

- Ajudar o paciente a obter ajuda espiritual, se solicitado; respeitar e apoiar as crenças de cada paciente
- Perguntar se o conselheiro espiritual do paciente sabe a respeito da cirurgia iminente
- Quando avaliar a dor, é importante lembrar que alguns grupos culturais não estão acostumados a expressar abertamente seus sentimentos. Os indivíduos de alguns grupos culturais podem não fazer contato visual direto com outras pessoas; essa falta de contato visual não representa uma esquiva nem falta de interesse, mas um sinal de respeito
- Ouvir cuidadosamente o paciente, particularmente quando obtiver o histórico. O uso correto das habilidades de comunicação e entrevista pode ajudar o enfermeiro a adquirir informações e dados valiosos. Manter um estado de tranquilidade e demonstrar compreensão e atenção.

Preparo intestinal para a cirurgia

- Quando prescrito no pré-operatório, administrar ou orientar o paciente a fazer uso do antibiótico e administrar um enema de limpeza ou laxativo na noite anterior à cirurgia e repeti-lo na manhã da cirurgia
- O paciente deve utilizar o sanitário ou a cadeira higiênica, em lugar da comadre, para evacuar o enema, a não ser que a condição do paciente apresente alguma contraindicação.

Preparo da pele para a cirurgia

- Orientar o paciente a usar sabão germicida por vários dias em casa (se a cirurgia não for de emergência)

- Geralmente os pelos não são removidos no pré-operatório, a menos que os pelos no local da incisão ou em volta dele possam interferir no procedimento cirúrgico
- Se houver necessidade de remover os pelos, fazê-lo imediatamente antes da cirurgia utilizando cortadores elétricos
- Vestir o paciente com avental hospitalar, que não é amarrado e permanece aberto nas costas
- Para assegurar o local correto, o sítio cirúrgico geralmente é confirmado e assinalado pelo paciente e pelo cirurgião antes do procedimento.

Intervenções de enfermagem pré-operatórias imediatas

- Verificar a identidade do paciente e a compreensão sobre o procedimento cirúrgico esperado
- Cobrir por completo a cabeça do paciente com um gorro descartável; se o paciente tiver cabelos longos, pode ser trançado; remover os grampos
- Inspecionar a boca do paciente e remover as próteses dentárias
- Remover as joias, incluindo alianças; se o paciente se opuser, prender o anel com esparadrapo
- Entregar todos os objetos de valor, incluindo próteses dentárias, joias e outras próteses, aos familiares ou, se necessário, rotular claramente todos os objetos com o nome do paciente e guardá-los em lugar seguro, de acordo com a política da instituição
- Ajudar os pacientes (exceto aqueles com distúrbios urológicos) a urinar imediatamente antes de ser encaminhado ao centro cirúrgico
- Administrar medicação pré-anestésica, conforme prescrição, e manter o paciente no leito, com as grades laterais elevadas. Observar o paciente quanto à ocorrência de qualquer reação adversa aos medicamentos. Manter o ambiente tranquilo para promover relaxamento

> **Alerta de enfermagem | Qualidade e segurança**
>
> A segurança do paciente durante todo o período pré-operatório é uma prioridade, porém, particularmente, quando são administrados os medicamentos pré-anestésicos prescritos. Os medicamentos pré-anestésicos podem afetar o sistema nervoso central, causando alterações no nível de consciência e, assim, colocando o paciente em risco de lesão.

- Verificar todos os elementos críticos na lista de verificação pré-operatória.

Transporte do paciente para a área pré-cirúrgica

- Enviar a lista de verificação pré-operatória e o prontuário completo com o paciente até o centro cirúrgico; anexar o formulário de consentimento cirúrgico assinado e todos os relatórios laboratoriais e registros dos enfermeiros, anotando, na frente do prontuário, em um local de fácil visualização,

quaisquer observações incomuns de último minuto que possam ter influência sobre a anestesia ou a cirurgia
- Transferir o paciente para a área de espera pré-operatória, cumprimentá-lo pelo nome e posicioná-lo confortavelmente na maca ou no leito. Manter o ambiente tranquilo, evitar ruídos desagradáveis ou conversa
- O uso de um processo ou procedimento padronizado para verificar a identificação do paciente, o procedimento cirúrgico e o sítio cirúrgico são imperativos para maximizar a segurança do paciente.

Alerta de enfermagem | Qualidade e segurança

Uma pessoa deve acompanhar o tempo todo o paciente no pré-operatório para garantir a segurança e tranquilizá-lo (verbalmente, bem como de modo não verbal, por meio de expressão facial, gestos ou segurando calorosamente uma das mãos).

Considerações gerontológicas

Manter um ambiente seguro para o paciente idoso com limitações sensoriais, como comprometimento da visão ou da audição e redução da sensibilidade tátil. Iniciar medidas protetoras para o paciente idoso com artrite, que pode afetar a mobilidade e o conforto. Usar um acolchoamento adequado para as áreas sensíveis. Mover o paciente lentamente e proteger as proeminências ósseas em relação à pressão prolongada. Efetuar massagem delicada para promover a circulação. Tomar precauções adicionais quando for mobilizar um paciente idoso, visto que a transpiração diminuída resulta em ressecamento, prurido e fragilidade da pele, que fica facilmente sujeita a abrasões. Usar um cobertor de algodão leve como coberta quando o paciente idoso é transferido para o centro cirúrgico ou sai dele, visto que a diminuição da gordura subcutânea torna os indivíduos idosos mais suscetíveis a mudanças de temperatura. Dar ao paciente idoso a oportunidade de expressar seus medos; isso proporciona ao paciente alguma paz de espírito e uma sensação de ser compreendido.

Atendimento às necessidades da família

- Dar assistência à família na sala de espera, onde o cirurgião pode encontrar a família depois da cirurgia
- Tranquilizar os familiares quanto ao fato de que eles não devem julgar a gravidade de uma cirurgia pelo tempo de permanência do paciente no centro cirúrgico
- Informar às pessoas que esperam para ver o paciente depois da cirurgia que ele pode ter determinados equipamentos ou aparelhos em posição (p. ex., acesso venoso, cateter urinário de demora, sonda nasogástrica [NG],

recipientes de aspiração, cateter ou máscara de oxigênio, equipamento de monitoramento e equipos de transfusão sanguínea)
- Quando o paciente voltar para o quarto, fornecer explicações sobre as observações pós-operatórias frequentes.

Reavaliação
RESULTADOS ESPERADOS DO PACIENTE
- Relata diminuição do medo e da ansiedade
- Demonstra compreensão da intervenção cirúrgica
- Não apresenta nenhuma evidência de complicações pré-operatórias.

Manejo de enfermagem no período pós-operatório

O período pós-operatório estende-se desde o momento em que o paciente deixa o centro cirúrgico até a última visita de acompanhamento com o cirurgião (pode ser de apenas 1 dia ou dois ou pode estender-se por vários meses). Durante o período pós-operatório, os cuidados de enfermagem enfocam o restabelecimento do equilíbrio fisiológico do paciente, o alívio da dor, a prevenção de complicações e as instruções ao paciente sobre o autocuidado. A avaliação cuidadosa e a intervenção imediata ajudam o paciente a retornar rapidamente à sua função ótima, com segurança e o máximo de conforto possível. O cuidado continuado na comunidade por meio de cuidados domiciliares, o acompanhamento por telefone e as consultas na clínica ou no consultório promovem recuperação sem complicações.

O cuidado pós-anestésico em alguns hospitais e centros cirúrgicos ambulatoriais é dividido em três fases. A fase I, isto é, a fase de recuperação imediata, exige cuidados intensivos de enfermagem. Na fase II o paciente é preparado para o autocuidado ou cuidado hospitalar, ou em ambiente de cuidados prolongados. Na fase III o paciente é preparado para alta.

Manejo de enfermagem na unidade de cuidados pós-anestésicos

Os pacientes que ainda se encontram sob os efeitos da anestesia ou recuperando-se dela são encaminhados à UCPA, antigamente denominada *sala de recuperação pós-anestésica*, localizada adjacente ao centro cirúrgico. Os pacientes podem permanecer na UCPA por até 4 a 6 horas, ou por apenas 1 a 2 horas. Em alguns casos, o paciente recebe alta para casa diretamente dessa unidade. A documentação das informações e eventos pertinentes para admissão à UCPA inclui os seguintes dados:

- Diagnóstico clínico, tipo de cirurgia realizada e localização do sítio cirúrgico
- Idade e condição geral do paciente, desobstrução das vias respiratórias, sinais vitais
- Anestésico e outros medicamentos usados (p. ex., opioides e outros analgésicos, relaxantes musculares, antibióticos)
- Quaisquer problemas que tenham ocorrido no centro cirúrgico que possam influenciar o cuidado pós-operatório (p. ex., hemorragia extensa, choque, parada cardíaca)
- Líquidos administrados, perda estimada de sangue e reposição
- Sondas, drenos, cateteres e outros dispositivos auxiliares de suporte
- Informações específicas que o cirurgião ou o anestesiologista desejam receber
- Patologia encontrada (em caso de neoplasia maligna, saber se o paciente ou a família foram informados).

Os objetivos do manejo de enfermagem para o paciente na UCPA consistem em fornecer os cuidados até que o paciente tenha se recuperado dos efeitos da anestesia (*i. e.*, até o retorno das funções motora e sensorial), e esteja orientado, tenha sinais vitais estáveis e não mostre nenhuma evidência de hemorragia.

Papel do enfermeiro da UCPA

Avaliação inicial do paciente admitido na UCPA

O enfermeiro que admite o paciente na UCPA revê as informações essenciais com o anestesiologista e com qualquer outro membro da equipe do centro cirúrgico. Administra-se oxigênio, coloca-se o equipamento de monitoramento e realiza-se uma avaliação fisiológica imediata como base de referência.

Manutenção das vias respiratórias

- Obter avaliações frequentes da saturação de oxigênio do paciente, volume e regularidade do pulso, profundidade e natureza das respirações, coloração da pele, nível de consciência e capacidade do paciente de responder a comandos; em alguns casos os pacientes também são monitorados pela capnografia
- Avaliar as vias respiratórias, administrar oxigênio suplementar e avaliar a frequência e a profundidade respiratórias, a facilidade das respirações, a saturação de oxigênio e os sons respiratórios

- A anestesia prolongada pode resultar em relaxamento, que se estende aos músculos da faringe, de modo que, quando o paciente está em decúbito dorsal, a mandíbula e a língua caem para trás, resultando em obstrução das passagens de ar. Isso é denominado *obstrução hipofaríngea*. Pode causar diminuição dos escores de saturação de oxigênio e, em poucos minutos, uma coloração azulada escura (cianose).

> **Alerta de enfermagem | Qualidade e segurança**
>
> O tratamento da obstrução hipofaríngea envolve inclinar a cabeça para trás e empurrar para a frente o ângulo da mandíbula, como se fosse empurrar os dentes inferiores para a frente dos dentes superiores. Essa manobra puxa a língua para a frente e abre as vias respiratórias.

Manutenção da estabilidade cardiovascular

- Verificar o local cirúrgico quanto à ocorrência de drenagem ou hemorragia; assegurar as conexões de todos os drenos e as linhas de monitoramento
- Observar os líquidos IV ou medicamentos que estão sendo infundidos e verificar as prescrições
- Monitorar os sinais vitais e avaliar o estado físico geral do paciente pelo menos a cada 15 minutos, incluindo avaliação da função cardiovascular com os dados precedentes
- Promover a estabilidade cardiovascular com prevenção, reconhecimento imediato e tratamento de hemorragia, hipertensão arterial, arritmias, hipotensão arterial e choque
- O choque hipovolêmico pode ser evitado em grande parte pela administração oportuna de fluidos IV, sangue, hemoderivados e medicamentos que elevem a pressão arterial
- Inspecionar o sítio cirúrgico quanto à ocorrência de sangramento; quando o sangramento for evidente, uma compressa de gaze esterilizada e um curativo compressivo são aplicados, e a presença do cirurgião deve ser solicitada imediatamente.

> **Alerta de enfermagem | Qualidade e segurança**
>
> A pressão arterial sistólica inferior a 90 mmHg é, em geral, imediatamente notificada. Entretanto, a pressão arterial pré-operatória ou basal do paciente é utilizada para fazer comparações pós-operatórias informadas. Uma pressão arterial previamente estável, que demonstra tendência de queda de 5 mmHg a cada leitura de 15 minutos, também deve ser relatada.

Alívio da ansiedade e da dor

- Com base no estado fisiológico do paciente, controlar a dor e proporcionar apoio psicológico em um esforço para aliviar os medos e as preocupações do paciente
- São administrados medicamentos analgésicos opioides, principalmente, por via IV na UCPA
- As intervenções para o controle das náuseas e dos vômitos no pós-operatório (NVPO) devem ser implementadas na primeira queixa do paciente

> **Alerta de enfermagem | Qualidade e segurança**
>
> Na mais leve indicação de náuseas, o paciente é colocado em decúbito lateral completo para promover a drenagem da boca e evitar a aspiração do vômito, que pode provocar asfixia e morte.

- Identificar os fatores que aumentam o risco de NVPO (anestesia geral, sexo feminino, não tabagista, história de NVPO e história de cinetose).

Considerações gerontológicas para UCPA

Uma atenção especial é dispensada para manter o paciente idoso aquecido, visto que os indivíduos idosos são mais suscetíveis à hipotermia. A posição do paciente é alterada com frequência para estimular as respirações e para promover a circulação e o conforto. As alterações associadas ao processo do envelhecimento, a prevalência de doenças crônicas, a alteração no estado hídrico e nutricional e o maior uso de medicamentos levam à necessidade de vigilância pós-operatória. A recuperação mais lenta da anestesia no paciente idoso é comum em razão do tempo prolongado necessário para eliminar os sedativos e agentes anestésicos.

Podem ocorrer confusão e *delirium* pós-operatórios em até metade de todos os pacientes idosos. A confusão mental aguda pode ser causada por dor, farmacocinética alterada dos agentes analgésicos, hipotensão arterial, febre, hipoglicemia, perda de líquidos, impactação fecal, retenção urinária, anemia, hipoxia, perda de sangue e desequilíbrio eletrolítico; deve ser evitada por meio de hidratação adequada, reorientação ao paciente em relação ao ambiente e avaliação e titulação cuidadosa da sedação e analgesia.

Determinação da disposição do paciente para alta da UCPA

Em geral são utilizadas as seguintes medidas para determinar a disposição do paciente para alta da UCPA:

- Função respiratória adequada
- Nível adequado de saturação de oxigênio, em comparação com os valores de referência
- Pressão arterial estável
- Náuseas e vômitos controlados
- Controle adequado da dor.

Manejo de enfermagem | Alta da cirurgia-dia

Como os pacientes em um centro cirúrgico ambulatorial mais frequentemente recebem alta direta para o domicílio, são necessárias instruções especiais ao paciente, incluindo plano da alta.

- Verificar se o paciente pode ser transportado com segurança até a sua residência por uma pessoa responsável
- Informar ao paciente e ao cuidador (*i. e.*, membro da família ou amigo) acerca dos resultados esperados e das alterações pós-operatórias imediatas previstas na capacidade de autocuidado do paciente
- Fornecer instruções por escrito sobre o cuidado da ferida, recomendações nutricionais e de atividade, medicamentos e consultas de acompanhamento na unidade de cirurgia-dia ou com o cirurgião. Fornecer ao cuidador instruções verbais e por escrito sobre o que observar no paciente e sobre as ações a tomar se houver complicações
- Fornecer prescrições ao paciente, fornecer o número de telefone do enfermeiro ou do cirurgião e incentivar o paciente e o cuidador a telefonarem se surgir qualquer dúvida. O enfermeiro ou o cirurgião podem efetuar telefonemas de acompanhamento para avaliar a evolução do paciente e responder a quaisquer perguntas
- Orientar o paciente a limitar a atividade por 24 a 48 horas (o paciente não deve dirigir veículos nem consumir bebidas alcoólicas ou realizar tarefas que exijam energia ou habilidade); consumir líquidos conforme desejado; e consumir menores porções de alimentos do que o habitual
- Avisar o paciente para não tomar decisões importantes durante esse período, visto que os medicamentos, a anestesia e a cirurgia podem afetar a capacidade cognitiva
- Encaminhar o paciente para cuidados domiciliares, quando indicado (pacientes idosos ou frágeis, os que vivem sozinhos e pacientes com outros problemas de saúde passíveis de interferir no autocuidado ou na retomada das atividades habituais).

Promoção dos cuidados domiciliar, comunitário e de transição

- O enfermeiro de cuidados domiciliares avalia o estado físico do paciente (p. ex., estado respiratório e cardiovascular, adequação do manejo da dor, incisão cirúrgica) e a capacidade de o paciente e a família aderirem às recomendações fornecidas no momento da alta. As instruções prévias, incluindo a necessidade de acompanhamento, são reforçadas, quando necessário
- O enfermeiro de cuidados domiciliares pode avaliar o sítio cirúrgico; trocar os curativos cirúrgicos ou cateteres e ensinar o paciente ou a sua família sobre como fazê-lo; monitorar a perviedade do sistema de drenagem; administrar medicamentos ou ensinar ao paciente e à sua família sobre como fazê-lo; e avaliar a ocorrência de complicações cirúrgicas
- Alguns pacientes necessitam de encaminhamento para cuidados continuados ou de transição, e o enfermeiro de cuidados domiciliares ajuda o paciente e sua família a obtê-los (suprimentos necessários, recursos ou grupos de apoio com os quais o paciente deseja entrar em contato).

PROCESSO DE ENFERMAGEM

Paciente hospitalizado no período pós-operatório

O enfermeiro antecipa a chegada do paciente pós-operatório na unidade hospitalar e prepara a unidade do paciente reunindo equipamento e suprimentos necessários: suporte de soro, prendedor do recipiente de drenagem, cuba-rim, compressas, absorventes descartáveis, cobertores e formulários de registro pós-operatório.

Avaliação

- Receber o relatório do enfermeiro da UCPA contendo dados basais, incluindo dados demográficos, diagnóstico clínico, procedimento realizado, condições comórbidas, eventos intraoperatórios inesperados, perda sanguínea estimada, tipo e quantidade de líquidos recebidos, medicamentos administrados para controle da dor, débito urinário, informações recebidas pelo paciente e família acerca da condição do paciente, e informações específicas que precisem ser notificadas ao cirurgião ou anestesiologista
- Rever as prescrições pós-operatórias, admitir o paciente na unidade, realizar avaliação inicial e atender às necessidades imediatas do paciente
- Durante as primeiras horas após a cirurgia, as intervenções consistem em ajudar o paciente a se recuperar dos efeitos da anestesia, realizar avaliações frequentes, monitorar a ocorrência de complicações, controlar a dor e

implementar medidas para promover o autocuidado, o manejo bem-sucedido do esquema terapêutico, a alta para o domicílio e a recuperação completa
- Nas primeiras horas após a admissão à unidade clínica, as principais preocupações consistem em ventilação adequada, estabilidade hemodinâmica, dor da incisão, integridade do local cirúrgico, náuseas e vômitos, estado neurológico e micção espontânea.

Alerta de enfermagem | Qualidade e segurança

A não ser que seja indicado um registro mais frequente, registrar a frequência do pulso, a pressão arterial e as respirações a cada 15 minutos, durante a primeira hora, e a cada 30 minutos, nas 2 horas seguintes. A partir desse momento elas são medidas com menos frequência se permanecerem estáveis. Monitorar a temperatura do paciente a cada 4 horas durante as primeiras 24 horas.

Diagnóstico

Diagnósticos de enfermagem

Com base nos dados de avaliação, os principais diagnósticos de enfermagem podem incluir:

- Desobstrução ineficaz das vias respiratórias relacionada com função respiratória deprimida, dor e repouso no leito
- Débito cardíaco diminuído relacionado com choque, hemorragia ou hipovolemia
- Dor aguda relacionada com incisão cirúrgica
- Integridade da pele prejudicada relacionada com a incisão cirúrgica e os drenos
- Termorregulação ineficaz relacionada com o ambiente cirúrgico e os agentes anestésicos
- Nutrição desequilibrada menor do que as necessidades corporais – relacionada com a diminuição da ingestão e a necessidade aumentada de nutrientes em consequência da cirurgia
- Risco de constipação intestinal relacionado com os efeitos dos medicamentos, da cirurgia, das mudanças nutricionais e da imobilidade
- Retenção urinária relacionada com os agentes anestésicos
- Intolerância à atividade relacionada com a fraqueza generalizada em consequência da cirurgia
- Risco de lesão por posicionamento peroperatório relacionado com procedimento cirúrgico ou posicionamento ou com os agentes anestésicos
- Risco de quedas associado ao nível diminuído de consciência ou comprometimento da mobilidade
- Ansiedade relacionada com o procedimento cirúrgico

- Conhecimento deficiente relacionado com esquema terapêutico após a alta (cuidados, restrições nutricionais, recomendações de atividades, medicamentos, cuidados de acompanhamento ou sinais e sintomas de complicações).

Problemas colaborativos/complicações potenciais
Com base nos dados de avaliação, as complicações potenciais podem incluir:

- Tromboembolia venosa (incluindo trombose venosa profunda [TVP] ou embolia pulmonar)
- Hematoma ou hemorragia
- Infecção (sepse da ferida)
- Deiscência da ferida ou evisceração.

Planejamento e metas
As principais metas para o paciente consistem em ótima função respiratória, alívio da dor, ótima função cardiovascular, maior tolerância à atividade, cicatrização da ferida, manutenção da temperatura corporal e manutenção do equilíbrio nutricional. Outras metas incluem o reinício do padrão habitual de evacuação e micção, identificação de qualquer lesão peroperatória de posicionamento, aquisição de conhecimento suficiente para manejar o autocuidado após a alta e ausência de complicações.

Intervenções de enfermagem

Prevenção das complicações respiratórias
- Verificar as prescrições e administrar oxigênio suplementar. Avaliar a frequência e a profundidade respiratórias, a facilidade das respirações, a saturação de oxigênio e os sons respiratórios
- O risco de hipoxemia está aumentado em pacientes que foram submetidos a uma cirurgia de grande porte (particularmente abdominal), obesos ou com problemas pulmonares preexistentes. A hipoxemia é detectada pela oximetria de pulso, que mede a saturação de oxigênio do sangue
- Incentivar o paciente a mudar de decúbito com frequência, a realizar respirações profundas e tossir, e a utilizar o espirômetro de incentivo pelo menos a cada 2 horas
- Auxiliar cuidadosamente o paciente a imobilizar o local de incisão abdominal ou torácica para ajudá-lo a superar o medo de que o esforço da tosse possa abrir a incisão.

> **Alerta de enfermagem | Qualidade e segurança**
>
> A tosse está contraindicada para pacientes que sofreram traumatismo cranioencefálico ou que foram submetidos a cirurgia intracraniana, cirurgia oftalmológica ou cirurgia plástica.

Manejo de enfermagem no período peroperatório **537**

- Administrar agentes analgésicos para possibilitar tosse mais efetiva e respiração profunda; efetuar uma aspiração, quando necessário
- Incentivar a deambulação precoce o mais cedo possível.

Promoção do débito cardíaco

- Por ocasião da chegada do paciente na unidade clínica, observar o sítio cirúrgico quanto à ocorrência de sangramento, tipo e integridade de curativo e drenos (p. ex., Penrose, Hemovac e Jackson-Pratt)
- Monitorar a estabilidade cardiovascular por meio da avaliação do estado mental do paciente, sinais vitais, ritmo cardíaco, temperatura, coloração e umidade da pele e débito urinário
- Avaliar os acessos venosos e assegurar a administração dos líquidos corretos na velocidade prescrita
- Avaliar, com frequência, o débito dos sistemas de drenagem da ferida e a quantidade de drenagem sanguinolenta no curativo cirúrgico. Marcar e registrar o horário de ocorrência de manchas de drenagem nos curativos; relatar imediatamente o excesso de drenagem ou a existência de sangue vivo ao cirurgião
- Reforçar o curativo com bandagens de gaze estéril e registrar a hora. Não trocar o curativo inicial; o cirurgião geralmente deseja estar presente
- Monitorar os níveis de eletrólitos, hemoglobina e hematócrito.

Avaliação e manejo da dor

- Avaliar o nível de dor utilizando uma escala visual analógica ou verbal e avaliar as características da dor dentro do contexto da situação específica do paciente (p. ex., a tolerância do paciente à dor pode depender do local de incisão, da natureza do procedimento cirúrgico, da extensão do traumatismo cirúrgico, do tipo de anestesia e da via de administração)
- Discutir as opções de alívio da dor com o paciente para determinar o melhor medicamento. Avaliar periodicamente a efetividade da medicação, começando 30 minutos após a sua administração (mais cedo, se o medicamento for administrado por via intravenosa)
- Administrar o medicamento nos intervalos prescritos ou, se for prescrito quando necessário, antes de a dor se tornar intensa ou intolerável. O risco de dependência é insignificante com o uso de agentes opioides para controle da dor a curto prazo
- Orientar o paciente e sua família sobre a administração de analgesia controlada pelo paciente
- Oferecer outras medidas de alívio da dor (p. ex., mudar a posição do paciente, utilizar a distração, aplicar compressas frias na face e massagear as costas com loção hidratante) para alívio temporário do desconforto geral.

Cuidado das feridas
- Inspeção do sítio cirúrgico para aproximação das bordas da ferida, integridade das suturas ou grampos, rubor, alteração da coloração, calor, edema, hipersensibilidade incomum ou drenagem
- Inspecionar a área ao redor da ferida à procura de reação localizada ao esparadrapo ou traumatismo provocado por bandagens apertadas
- Manter registros adequados do débito dos drenos e curativos
- Em geral, a troca do primeiro curativo é realizada pela equipe cirúrgica. As trocas de curativo devem ser realizadas em momentos adequados para minimizar o desconforto do paciente (p. ex., longe dos horários das refeições e na ausência de visitas)
- A higiene das mãos é essencial antes de qualquer troca de curativo. Reunir os suprimentos necessários e, em seguida, realizar a troca do curativo utilizando técnica asséptica
- Remover o esparadrapo e curativo. Descartar o curativo antigo e os materiais de limpeza em um recipiente de descarte de resíduos hospitalares. Lavar as mãos. Calçar luvas estéreis. Limpar o sítio cirúrgico com produto indicado para limpeza
- Observar o sítio cirúrgico quanto à existência de qualquer drenagem, rubor, edema ou equimose
- Aplicar novo curativo com esparadrapo apropriado ou material oclusivo para manter o curativo na posição
- Orientar o paciente revendo as etapas da troca de curativo e respondendo a quaisquer perguntas.

Manutenção da temperatura corporal normal
- Monitorar a função dos sistemas orgânicos e os sinais vitais com a temperatura a cada 4 horas, nas primeiras 24 horas e de acordo com a rotina da instituição, posteriormente
- Relatar ao médico os sinais de hipertermia ou hipotermia. A hipotermia constitui um risco particular em pacientes idosos e naqueles submetidos a cirurgias prolongadas
- Manter o quarto em uma temperatura confortável e fornecer cobertores para evitar calafrios
- Monitorar o paciente quanto à ocorrência de arritmias cardíacas
- Empenhar-se para identificar a ocorrência de hipertermia maligna e tratá-la precocemente.

Avaliação do estado mental
- Avaliar o estado mental (nível de consciência, fala e orientação) e comparar com os dados de referência pré-operatórios; alterações podem estar relacionadas com a ansiedade, a dor, os medicamentos, a deficiência de oxigênio ou a ocorrência de hemorragia

- Avaliar causas possíveis de desconforto, como bandagens apertadas e saturadas de drenagem ou distensão da bexiga
- Considerar fontes de desconforto e relatar ao cirurgião os sinais de complicações para tratamento imediato
- Avaliar o estado neurovascular; pedir ao paciente que mova a mão ou o pé distalmente ao sítio cirúrgico em toda sua amplitude de movimento, assegurando a integridade de todas as superfícies quanto à sensação e avaliar os pulsos periféricos.

Manejo da função GI e reinício da alimentação

- Manter a sonda NG na posição e monitorar sua desobstrução e drenagem
- Fornecer terapia sintomática, incluindo medicamentos antieméticos para náuseas e vômitos
- Administrar medicamentos fenotiazínicos conforme prescrição para os soluços graves e persistentes
- Ajudar o paciente a retornar gradualmente à ingestão nutricional normal, no ritmo estabelecido pelo paciente (líquidos em primeiro lugar, seguidos de alimentos pastosos como gelatina, cremes, leite e sopas cremosas, acrescentados de modo gradual; em seguida, alimentos pastosos e sólidos)
- Auscultar à procura dos sons intestinais. O íleo paralítico e a obstrução intestinal constituem complicações pós-operatórias potenciais que ocorrem mais frequentemente em pacientes submetidos a cirurgia intestinal ou abdominal. Ver os distúrbios GI específicos para a discussão do tratamento
- Incentivar o paciente a mudar frequentemente de posição e a deambular o mais cedo possível para minimizar a distensão abdominal pós-operatória. A deambulação precoce, a melhora do aporte nutricional e o uso de um emoliente fecal (quando prescrito) promovem a eliminação intestinal, diminuindo, assim, o risco de constipação intestinal
- Marcar uma consulta com o nutricionista para planejar refeições agradáveis e ricas em proteínas, que forneçam fibras, calorias e vitaminas em quantidades suficientes. Pode-se recomendar o uso de suplementos nutricionais
- Orientar o paciente a tomar suplementos multivitamínicos, de ferro e vitamina C no pós-operatório, quando prescrito
- A constipação intestinal é comum depois da cirurgia em razão de mobilidade diminuída, ingestão oral diminuída e uso de analgésicos opioides. A deambulação precoce, a melhora progressiva da ingestão nutricional e o uso de um emoliente fecal (quando prescrito) promovem a eliminação intestinal. Se não houver nenhuma evacuação no segundo ou terceiro dia do pós-operatório, o médico deve ser notificado para intervenções adicionais (p. ex., laxativo ou outros exames ou intervenção).

Manejo da micção

- Avaliar a distensão vesical e a necessidade de o paciente urinar no momento de sua chegada à unidade e frequentemente, daí em diante (o paciente deve urinar em 8 horas após a cirurgia)
- Obter um pedido de cateterismo antes do final do prazo de 8 horas quando o paciente tiver necessidade de urinar e não conseguir fazê-lo, ou quando a bexiga estiver distendida e nenhuma urgência for sentida, ou o paciente não conseguir urinar
- Utilizar métodos para estimular o paciente a urinar (p. ex., abrir a torneira e deixar a água correr, aplicar calor ao períneo)
- Aquecer a comadre para reduzir o desconforto e a tensão automática dos músculos e do esfíncter uretral
- Para o paciente que se queixa de não conseguir urinar na comadre, ajudá-lo no uso de cadeira higiênica ou ficar em pé ou sentado para urinar (homens), a não ser que haja alguma contraindicação
- Tomar as devidas precauções para impedir que o paciente sofra queda ou desmaie, devido à perda da coordenação em consequência dos medicamentos ou da hipotensão ortostática
- Anotar o volume de urina eliminado (relatar a eliminação inferior a 30 mℓ por hora) e palpar a área suprapúbica à procura de distensão ou hipersensibilidade e utilizar um aparelho portátil de ultrassom para avaliar o volume residual
- O cateterismo intermitente pode ser prescrito a cada 4 a 6 horas até que o paciente possa urinar espontaneamente, e que o resíduo pós-miccional seja inferior a 100 mℓ.

Incentivo à atividade

- Fazer com que o paciente realize o máximo possível de higiene de rotina no primeiro dia pós-operatório (preparar o paciente para o banho no leito ou, se possível, ajudar o paciente a ir ao banheiro e sentar em uma cadeira higiênica)
- Incentivar a maioria dos pacientes cirúrgicos a deambular o mais cedo possível
- Lembrar ao paciente a importância da mobilidade precoce na prevenção de complicações (ajuda a vencer o medo)
- Antecipar e evitar a hipotensão ortostática (hipotensão postural: queda de 20 mmHg na pressão arterial sistólica ou queda de 10 mmHg na pressão arterial diastólica; fraqueza, tontura e desmaio)
- Avaliar a sensação de tontura do paciente e medir a pressão arterial inicialmente em decúbito dorsal, depois de o paciente sentar-se, novamente depois de ficar em pé e 2 a 3 minutos depois
- Ajudar o paciente a mudar gradualmente de posição; incentivar o paciente a imobilizar a incisão, quando aplicável. Quando o paciente ficar tonto,

Manejo de enfermagem no período peroperatório **541**

deve-se retornar à posição de decúbito dorsal e a deambulação é adiada por várias horas
- Quando o paciente se levantar do leito, deve-se permanecer ao lado do paciente para fornecer apoio físico e incentivo
- Evitar o cansaço do paciente
- Iniciar e incentivar a realização de exercícios no leito para melhorar a circulação (amplitude de movimento de braços, mãos e dedos das mãos, pés e pernas; flexão e elevação da perna; contração abdominal e glútea)
- Incentivar mudanças frequentes de posição no início do período pós-operatório para estimular a circulação. Evitar posições que possam comprometer o retorno venoso (elevar a angulação do leito na altura do joelho ou colocar um travesseiro sob os joelhos, permanecer sentado por longos períodos de tempo e balançar as pernas com pressão atrás dos joelhos)
- Usar meias de compressão elástica e ajudar o paciente na deambulação precoce. Verificar as prescrições de atividade no pós-operatório antes de o paciente levantar-se do leito. Em seguida, fazer o paciente sentar-se, inicialmente, na beira do leito por alguns minutos, passar para a deambulação, quando tolerada.

Incentivo à atividade em indivíduos idosos
Atentar para o fato de que os indivíduos idosos correm risco aumentado de hipotensão ortostática em consequência das alterações do tônus vascular relacionadas com a idade.

Manutenção de um ambiente seguro
- Inicialmente, o paciente que se recupera da anestesia deve ter o leito na posição baixa, com três grades laterais elevadas
- Avaliar o nível de consciência e a orientação do paciente; fornecer dispositivos de assistência (p. ex., óculos ou aparelho auditivo) o mais cedo possível
- Fornecer instruções ao paciente e à sua família sobre o sistema de chamada e assegurar que este esteja ao alcance do paciente. O paciente é instruído a chamar para solicitar ajuda
- Deve-se evitar o uso de contenções; a política da instituição sobre o uso de contenções deve ser consultada e seguida
- Se o paciente foi submetido a uma cirurgia dos membros inferiores, ou se houver necessidade de auxílio para a sua mobilidade (*i. e.*, andador, muletas) em domicílio, um fisioterapeuta pode ser chamado na ocasião em que o paciente levantar-se pela primeira vez do leito.

Fornecimento de apoio emocional ao paciente e à sua família
- Proporcionar tranquilização e fornecer informações sobre o diagnóstico e a cirurgia do paciente e explicar as rotinas hospitalares e o que é esperado no

período antes da alta. Dedicar tempo para ouvir e abordar as preocupações do paciente e da família
- Informar aos pacientes quando estarão aptos a ingerir líquidos ou alimentar-se, quando terão permissão para se levantar do leito e quando os tubos e os drenos serão retirados os ajuda a adquirir uma sensação de controle e participação na recuperação e a se engajar no plano de cuidados
- Modificar o ambiente, quando necessário, para promover o repouso e o relaxamento, proporcionando a privacidade do paciente, reduzindo os ruídos, ajustando a iluminação, fornecendo poltronas aos familiares e incentivando uma atmosfera de apoio.

Monitoramento e prevenção das complicações pós-operatórias

Tromboembolia venosa (TEV). Monitorar o surgimento de sintomas de TEV, que podem consistir em dor ou cãibra nas panturrilhas, desencadeadas pela dorsiflexão do tornozelo (sinal de Homans); a dor e a hipersensibilidade podem ser seguidas de edema doloroso de toda a perna e podem ser acompanhadas de febre baixa e, algumas vezes, calafrios e sudorese. A embolia pulmonar (EP) é outra complicação potencial ocasionada pela TEV. Evitar usar rolos de cobertores, travesseiros ou qualquer modo de elevação que possa causar constrição dos vasos sob os joelhos. Mesmo o "balançar" prolongado das pernas (estando o paciente sentado na beira do leito com as pernas pendentes na parte lateral) pode ser perigoso e não é recomendado em pacientes suscetíveis. Incentivar a deambulação precoce e a hidratação adequada (oferecer sucos e água durante todo o dia).

Hematoma. Um hematoma consiste em sangramento oculto que ocorre abaixo da pele, no sítio cirúrgico, e que cessa de maneira espontânea, com a formação de coágulo. Se for pequeno, o coágulo é absorvido e não precisa ser tratado. Se o coágulo for grande, a ferida geralmente fica um tanto abaulada e a cicatrização é retardada, a não ser que o coágulo seja removido. O sítio cirúrgico pode ser reaberto e o coágulo drenado, podendo a ferida ser preenchida com gaze e cicatrizar por granulação, ou pode-se realizar um fechamento secundário.

Infecção (sepse da ferida). A infecção (sepse da ferida) é uma infecção localizada do sítio cirúrgico. A infecção pode não ser evidente até o quinto dia pós-operatório; os sinais e sintomas de infecção da ferida consistem em aumento da frequência do pulso e da temperatura; contagem elevada de leucócitos; edema, calor, hipersensibilidade ou secreção da ferida; e dor incisional. O *Staphylococcus aureus* é responsável por muitas infecções de feridas no pós-operatório. As infecções são tratadas com medicamentos antibióticos e o cirurgião pode remover uma ou mais suturas ou grampos na incisão para inserir um dreno.

Deiscência da ferida e evisceração. A deiscência da ferida (ruptura da incisão cirúrgica ou ferida) e a evisceração (protrusão do conteúdo da ferida) são complicações cirúrgicas graves, particularmente quando envolvem incisões ou feridas abdominais. Essas complicações resultam de suturas que cedem, de infecção ou, com mais frequência, de distensão acentuada ou tosse extenuante. Além disso, podem ocorrer em virtude de idade avançada, anemia, estado nutricional deficiente, obesidade, neoplasia maligna, icterícia, diabetes melito, uso de esteroides e outros fatores.

 Alerta de enfermagem | Qualidade e segurança

Se ocorrer a deiscência de uma ferida, o paciente é colocado na posição de Fowler baixa e instruído a permanecer imóvel. Essas ações minimizam a protrusão dos tecidos corporais. As alças intestinais que fazem protrusão são cobertas com curativos estéreis umedecidos com soro fisiológico estéril, e o cirurgião é notificado imediatamente.

 Considerações gerontológicas

Os pacientes idosos recuperam-se mais lentamente, apresentam internações mais prolongadas e correm maior risco de desenvolvimento de complicações pós-operatórias. As ameaças à recuperação do paciente idoso incluem *delirium*, pneumonia, declínio na capacidade funcional, exacerbação das condições de comorbidade, úlceras por pressão, ingestão oral diminuída, distúrbio GI e quedas. Outros problemas com os quais se confronta o paciente idoso no pós-operatório, como pneumonia, alteração da função intestinal, TEV, fraqueza e declínio funcional, frequentemente podem ser evitados com a deambulação precoce e progressiva. É preciso evitar a posição sentada prolongada, visto que ela promove a estase venosa nos membros inferiores. Além do monitoramento e do manejo da recuperação fisiológica do paciente idoso, o enfermeiro identifica e aborda as necessidades psicossociais. O indivíduo idoso pode necessitar de muito incentivo e apoio para retomar as atividades, e seu ritmo pode ser lento. Os déficits sensoriais podem exigir repetição frequente das instruções e a reserva fisiológica diminuída pode exigir períodos de repouso frequentes. O paciente idoso pode necessitar de extenso planejamento da alta para coordenar tanto os profissionais de saúde quanto os cuidadores na família.

Promoção dos cuidados domiciliar, comunitário e de transição

Cuidado continuado

Os serviços comunitários frequentemente são necessários após a cirurgia. Os pacientes idosos, os que vivem sozinhos, aqueles que não têm apoio familiar e aqueles com doença crônica preexistente ou incapacidades são os que geralmente têm maiores necessidades. O planejamento para alta envolve providenciar precocemente, durante o cuidado agudo na hospitalização, os serviços necessários ao cuidado da ferida, o manejo dos drenos, o cuidado com os cateteres, a terapia com a infusão e a fisioterapia ou terapia ocupacional. Durante as visitas de cuidados domiciliares, o enfermeiro avalia a incisão cirúrgica do paciente, o estado respiratório e cardiovascular, a adequação do manejo da dor, o estado hídrico e nutricional e o progresso para retornar ao estado pré-operatório; avalia também a capacidade de o paciente e a família manejarem todos os componentes do cuidado domiciliar. O paciente e a família são instruídos sobre os sinais e sintomas a serem relatados ao cirurgião. Além disso, o enfermeiro fornece informações sobre como obter os suprimentos necessários e sugere recursos ou grupos de apoio.

Reavaliação

Resultados esperados do paciente

- Mantém ótima função respiratória
- Indica diminuição da intensidade da dor
- Aumenta a atividade, conforme prescrição
- Mantém o processo de cicatrização da ferida, sem complicação
- Mantém a temperatura corporal dentro dos limites normais
- Reinicia a ingestão oral
- Relata o reinício do padrão habitual de evacuação e micção
- Não apresenta lesões
- Relata diminuição da ansiedade
- Adquire o conhecimento e as habilidades necessários para manejar o esquema terapêutico
- Não apresenta nenhuma complicação.

Para mais informações, ver os Capítulos 17, 18 e 19 em Hinkle JL, Cheever KH. (2018). *Brunner and Suddarth's textbook of medical-surgical nursing* (14th ed.). Philadelphia, PA: Lippincott Williams & Wilkins.

Mastoidite e cirurgia de mastoide

Mastoidite é uma inflamação do processo mastoide, em consequência de infecção da orelha média (otite média). Desde a descoberta dos antibióticos, a mastoidite aguda tornou-se rara. Otite média crônica pode causar mastoidite crônica. A mastoidite pode levar à formação de colesteatoma (uma lesão semelhante a um cisto na orelha média), que pode exigir remoção cirúrgica.

Manifestações clínicas

- Dor e hipersensibilidade atrás da orelha (pós-auricular)
- Secreção de odor fétido da orelha média (otorreia)
- Área mastóidea torna-se hiperemiada e edematosa.

Manejo clínico

Os sintomas gerais são tratados com sucesso com antibióticos; em certas ocasiões é necessária a realização de miringotomia.

Manejo cirúrgico

Se houver hipersensibilidade recorrente ou persistente, febre, cefaleia e secreção do ouvido, a mastoidectomia pode ser necessária para remover o colesteatoma e ter acesso às estruturas acometidas.

PROCESSO DE ENFERMAGEM

Paciente que se submete a cirurgia de mastoide
Avaliação
- Durante a história da saúde, coletar dados sobre o problema auditivo, incluindo infecção, otalgia, otorreia, perda da audição e vertigem, duração e intensidade, etiologia, tratamentos prévios, problemas de saúde, medicamentos de uso atual, história familiar e alergias medicamentosas
- Durante o exame físico, observar a ocorrência de eritema, edema, otorreia, lesões e odor, e coloração da secreção
- Rever os resultados do audiograma.

Diagnóstico
Diagnósticos de enfermagem
- Ansiedade relacionada com o procedimento cirúrgico, a perda potencial da audição, o distúrbio potencial do paladar e a perda potencial do movimento da face
- Dor aguda relacionada com a cirurgia de mastoide
- Risco de infecção relacionado com mastoidectomia, colocação de enxertos, próteses ou eletrodos; traumatismo cirúrgico dos tecidos e estruturas adjacentes
- Risco de lesão relacionado com o procedimento cirúrgico
- Risco de trauma relacionado com o comprometimento do equilíbrio ou a vertigem durante o período pós-operatório imediato, ou em decorrência do deslocamento do enxerto ou da prótese
- Percepção sensorial alterada relacionada com a lesão potencial do nervo facial (nervo craniano VII) e corda do tímpano
- Conhecimento deficiente sobre a doença do processo mastoide, o procedimento cirúrgico e o cuidado e as expectativas do pós-operatório.

Planejamento e metas
As principais metas para o paciente submetido a mastoidectomia incluem redução da ansiedade; ausência de dor e desconforto; prevenção da infecção;

audição e comunicação estáveis ou melhoradas; ausência de vertigem e lesão relacionada; ausência de alterações sensoriais ou perceptivas, ou ajuste à sua ocorrência; e melhor conhecimento sobre a doença, o procedimento cirúrgico e o cuidado pós-operatório.

Intervenções de enfermagem

Redução da ansiedade
- Reforçar as informações discutidas pelo cirurgião otológico: anestesia, localização da inserção (pós-auricular) e resultados cirúrgicos esperados (audição, equilíbrio, paladar e movimento facial)
- Incentivar o paciente a discutir qualquer ansiedade ou preocupação.

Alívio da dor
- Administrar o medicamento analgésico prescrito durante as primeiras 24 horas do pós-operatório e, em seguida, apenas quando necessário
- Se também for realizada uma timpanoplastia, informar o paciente de que poderá ter um tampão ou chumaço de algodão no meato auditivo externo e que poderá sentir dores agudas e lancinantes no ouvido durante 2 a 3 semanas após a cirurgia
- Informar ao paciente que a dor latejante acompanhada de febre pode indicar infecção, devendo sua ocorrência ser relatada ao médico.

Prevenção da infecção
- Explicar ao paciente o esquema prescrito de antibióticos profiláticos; o tampão no ouvido pode conter antibiótico
- Orientar o paciente a evitar a entrada de água no ouvido durante 6 semanas, devendo manter a incisão pós-auricular seca por 2 dias; uma bola de algodão recoberta com uma substância insolúvel em água (p. ex., vaselina) e colocada frouxamente no meato auditivo impede a contaminação pela água durante a exposição
- Observar e relatar o surgimento de sinais de infecção (febre, drenagem purulenta)
- Informar ao paciente que a ocorrência de alguma drenagem serossanguinolenta é normal no período pós-operatório.

Melhora da audição e da comunicação
- Iniciar medidas para melhorar a audição e a comunicação: reduzir os ruídos ambientais, ficar de frente para o paciente enquanto falar e falar de maneira clara e distinta, sem gritar. Proporcionar boa iluminação se o paciente tiver de fazer uma leitura labial e usar pistas não verbais
- Orientar a família de que o paciente apresentará redução temporária da audição após a cirurgia em consequência de edema, tamponamento e líquido na orelha média; orientar a família sobre as maneiras de melhorar a comunicação com o paciente.

Mastoidite e cirurgia de mastoide **547**

Prevenção de lesão
- Administrar medicamentos antieméticos ou antivertiginosos (p. ex., anti-histamínicos), conforme prescrição, se houver distúrbio do equilíbrio ou vertigem
- Ajudar o paciente na deambulação para evitar quedas e lesões
- Orientar o paciente a evitar levantar peso, fazer esforço ao defecar, fazer força e assoar o nariz durante 2 a 3 semanas depois da cirurgia; essas medidas ajudam a evitar o deslocamento do enxerto da membrana timpânica ou da prótese ossicular.

Prevenção da percepção sensorial alterada
- Reforçar ao paciente que ele pode esperar uma alteração do paladar e boca seca no lado operado durante vários meses, até haver regeneração dos nervos
- Orientar o paciente a relatar imediatamente qualquer evidência de fraqueza do nervo facial (VII par de nervo craniano), como queda da comissura labial no lado operado.

Promoção dos cuidados domiciliar e comunitário
- Fornecer instruções sobre os medicamentos prescritos: agentes analgésicos, medicamentos antivertiginosos e anti-histamínicos para o distúrbio do equilíbrio
- Fornecer informações ao paciente sobre os efeitos esperados e os potenciais efeitos colaterais dos medicamentos
- Orientar o paciente acerca de qualquer restrição de atividade
- Orientar o paciente a monitorar as possíveis complicações, como infecção, fraqueza do nervo facial ou distúrbios do paladar, inclusive sinais e sintomas específicos; relatá-los imediatamente ao cirurgião
- Encaminhar o paciente, particularmente o paciente idoso, para acompanhamento do serviço de atendimento domiciliar com um enfermeiro de cuidados domiciliares
- Avisar o cuidador e o paciente de que este poderá experimentar alguma vertigem e que, portanto, haverá necessidade de ajuda na deambulação para evitar quedas
- Ressaltar a importância de agendar e manter as consultas de acompanhamento.

Reavaliação

Resultados esperados do paciente
- Demonstra ansiedade reduzida sobre o procedimento cirúrgico
- Permanece livre de desconforto ou dor
- Não demonstra nenhum sinal ou sintoma de infecção

- Apresenta sinais de que a audição se estabilizou ou melhorou
- Não apresenta lesão nem traumatismo
- Ajusta-se ou permanece sem alteração da percepção sensorial
- Verbaliza os motivos e os métodos de cuidado e tratamento.

Para mais informações, ver o Capítulo 64 em Hinkle JL, Cheever KH. (2018). *Brunner and Suddarth's textbook of medical-surgical nursing* (14th ed.). Philadelphia, PA: Lippincott Williams & Wilkins.

Meningite

Meningite é uma inflamação das meninges (revestimento existente em torno do encéfalo e da medula espinal) causada por infecções por bactérias, vírus ou fungos. A meningite é classificada em asséptica ou séptica. A forma asséptica pode ser viral ou secundária ao comprometimento do sistema imune, como linfoma, leucemia ou vírus da imunodeficiência humana (HIV). A forma séptica é causada por bactérias, como *Streptococcus pneumoniae* e *Neisseria meningitidis*. Os surtos de infecção por *N. meningitidis* têm tendência a ocorrer em grupos comunitários densos, como *campi* universitários e instalações militares; a incidência máxima é observada no inverno e no início da primavera. O risco aumentado de meningite bacteriana está associado ao uso de tabaco, infecções virais das vias respiratórias superiores, otite média, mastoidite e deficiência do sistema imune.

Fisiopatologia

Em geral, as infecções meníngeas originam-se de duas maneiras: através da corrente sanguínea, em consequência de infecções (celulite) ou por extensão direta (após lesão traumática dos ossos faciais). O microrganismo causador entra na corrente sanguínea, atravessa a barreira hematencefálica e desencadeia uma reação inflamatória nas meninges. Independentemente do agente etiológico, ocorre inflamação do espaço subaracnóideo e da pia-máter. Em consequência, ocorre elevação da pressão intracraniana (PIC). A meningite bacteriana, ou meningocócica, também ocorre com infecção oportunista em pacientes com síndrome de imunodeficiência adquirida (AIDS) e como complicação da doença de Lyme. A meningite bacteriana é a forma mais significativa. As bactérias patogênicas mais comuns consistem em *N. meningitidis* (meningite meningocócica) e *S. pneumoniae*, respondendo por 80% dos casos de meningite nos adultos. *Haemophilus influenzae* era, antigamente, uma causa comum de meningite em crianças;

todavia, devido à vacinação, a infecção por esse microrganismo tornou-se, atualmente, rara nos países desenvolvidos.

Manifestações clínicas

- Cefaleia e febre constituem, com frequência, os sintomas iniciais; a febre tende a permanecer alta durante toda a evolução da doença; a cefaleia é constante, pulsátil e muito intensa, em consequência da irritação meníngea
- A irritação meníngea resulta em vários outros sinais bem conhecidos, que são comuns a todos os tipos de meningite:
  - Rigidez de nuca (pescoço rígido) constitui um sinal precoce
  - Sinal de Kernig positivo: quando o paciente está deitado com a coxa em flexão sobre o abdome, ele não consegue estender a perna por completo
  - Sinal de Brudzinski positivo (um indicador mais sensível de irritação meníngea do que o sinal de Kernig): a flexão do pescoço do paciente produz flexão dos joelhos e dos quadris; a flexão passiva do membro inferior de um lado produz um movimento semelhante no membro oposto
- Fotofobia (sensibilidade extrema à luz) é comum
- Exantema (*N. meningitidis*): varia desde uma erupção petequial com lesões purpúricas, até grandes áreas de equimose
- Desorientação e comprometimento da memória; as manifestações comportamentais também são comuns. Com a evolução da doença, pode-se verificar o desenvolvimento de letargia, ausência de resposta e coma
- Podem ocorrer convulsões, que resultam de áreas de irritabilidade no cérebro; a PIC aumenta secundariamente ao edema cerebral difuso ou hidrocefalia; os sinais iniciais de elevação da PIC incluem nível diminuído de consciência e déficits motores focais
- Ocorre infecção fulminante aguda em cerca de 10% dos pacientes com meningite meningocócica, produzindo sinais de septicemia fulminante: início abrupto de febre alta, lesões purpúricas extensas (na face e nos membros), choque e sinais de coagulação intravascular disseminada (CID); pode ocorrer morte em poucas horas após o início da infecção.

Avaliação e achados diagnósticos

- A tomografia computadorizada (TC) ou a ressonância magnética (RM) devem ser realizadas para detectar um deslocamento do

conteúdo cerebral (que pode levar à herniação) antes de uma punção lombar
- Os exames complementares essenciais incluem cultura bacteriana e coloração de Gram do líquido cerebrospinal (LCS) e sangue.

Prevenção

O Advisory Committee on Immunization Practices dos Centers for Disease Control and Prevention (CDC) (2016) recomenda a administração da vacina conjugada meningocócica a crianças de 11 a 12 anos, com reforço administrado aos 16 anos. Calouros universitários e membros das forças armadas que não foram vacinados correm maior risco.

Os indivíduos em contato íntimo com pacientes portadores de meningite meningocócica devem ser tratados com quimioprofilaxia antimicrobiana, usando rifampicina, cloridrato de ciprofloxacino ou ceftriaxona sódica. A terapia deve ser iniciada em 24 horas após a exposição, visto que qualquer demora limita a eficácia da profilaxia. A vacinação também deve ser considerada um complemento à quimioprofilaxia com antibióticos para quem vive com uma pessoa que desenvolve infecção meningocócica. A vacinação contra *Haemophilus influenzae* e *S. pneumoniae* deve ser recomendada a crianças e adultos em risco (CDC, 2016).

Manejo clínico

A administração precoce de antibióticos (idealmente em 30 minutos após a chegada do paciente ao hospital) que atravessam a barreira hematencefálica interrompe a multiplicação das bactérias. A desidratação e o choque são tratados com expansores do volume de líquidos. As convulsões, que podem ocorrer precocemente na evolução da doença, são controladas com fenitoína. A PIC aumentada é tratada, quando necessário.

Terapia farmacológica

A escolha do antibiótico baseia-se no antibiograma; todavia, pode-se instituir um tratamento empírico inicial antes da obtenção dos resultados de cultura, incluindo:

- Penicilina G em combinação com uma das cefalosporinas (p. ex., ceftriaxona sódica, cefotaxima sódica) é em geral administrada por via intravenosa (IV), de preferência dentro de 30 minutos após a chegada no hospital

- Dexametasona, que demonstrou ser benéfica como terapia adjuvante no tratamento da meningite bacteriana aguda e meningite pneumocócica
- Desidratação e choque são tratados com expansores do volume de líquidos
- As convulsões, que podem ocorrer precocemente na evolução da doença, são controladas com fenitoína.

Manejo de enfermagem

O paciente com meningite está gravemente doente; portanto, muitas das intervenções de enfermagem são colaborativas com a equipe multiprofissional. O prognóstico depende, em grande parte, do cuidado de suporte fornecido. As intervenções de enfermagem relacionadas incluem as seguintes:

- Instituir precauções para o controle das infecções até 24 horas após o início da antibioticoterapia (as secreções oral e nasal são consideradas infecciosas)
- Avaliar constantemente o estado neurológico e os sinais vitais. Determinar a oxigenação a partir dos valores da gasometria arterial e oximetria de pulso
- Auxiliar na inserção de um tubo endotraqueal com bainha (ou traqueostomia) e posicionar o paciente na ventilação mecânica, conforme prescrição
- Avaliar a pressão arterial (habitualmente monitorada utilizando uma linha arterial) quanto à ocorrência de choque, que precede a insuficiência cardíaca ou respiratória
- Pode-se prescrever rápida reposição de líquidos IV, mas é preciso ter cuidado para não hiper-hidratar o paciente em razão do risco de edema cerebral
- Reduzir a febre alta para diminuir a carga das demandas de oxigênio sobre o coração e o cérebro
- Proteger o paciente de lesão secundária à atividade convulsivante ou alteração do nível de consciência (NC)
- Proporcionar analgesia para manejo da dor
- Promover repouso ao providenciar quarto tranquilo e escuro
- Monitorar diariamente o peso corporal; os eletrólitos séricos; e o volume, a densidade específica e a osmolalidade da urina, particularmente se houver suspeita da síndrome de secreção inapropriada de hormônio antidiurético (SIADH)
- Evitar as complicações associadas à imobilidade, como úlceras de pressão e pneumonia

- Informar a família sobre a condição do paciente e promover a visita dos familiares a intervalos apropriados.

Para mais informações, ver o Capítulo 69 em Hinkle JL, Cheever KH (2018). *Brunner and Suddarth's textbook of medical-surgical nursing* (14th ed.). Philadelphia, PA: Lippincott Williams & Wilkins.

Miastenia *gravis*

Miastenia *gravis* (MG) é um distúrbio autoimune que afeta a junção mioneural. Anticorpos dirigidos contra os sítios receptores de acetilcolina comprometem a transmissão dos impulsos através da junção mioneural. Por conseguinte, há menor número de receptores disponíveis para a estimulação, resultando em fraqueza do músculo voluntário, que aumenta com a atividade continuada. Mulheres são mais afetadas do que homens, normalmente na segunda e na terceira década de vida; no entanto, após os 50 anos, a distribuição por sexo é mais igual.

Manifestações clínicas

A MG é um distúrbio motor, sem efeito sobre a sensação ou a coordenação.

- Os músculos oculares (p. ex., diplopia e ptose) são acometidos como manifestação inicial
- Fraqueza dos músculos da face (resultando em expressão facial inexpressiva) e da garganta (sintomas bulbares) e fraqueza generalizada
- Comprometimento da laringe: disfonia (alteração da voz); risco aumentado de sufocação e aspiração
- Fraqueza generalizada que afeta todos os membros e os músculos intercostais, resultando em diminuição da capacidade vital e insuficiência respiratória.

Avaliação e achados diagnósticos

- A injeção de edrofônio é usada para confirmar o diagnóstico. (Deve-se dispor de atropina para controlar os efeitos colaterais.) A observação de melhora da força muscular representa um resultado positivo e confirma o diagnóstico
- A RM pode demonstrar aumento do timo
- Os exames incluem: (1) análise sérica para a existência de anticorpos contra os receptores de acetilcolina e (2) eletromiografia (EMG) para medir o potencial elétrico das células musculares

- O teste do gelo é indicado em pacientes com problemas cardíacos ou asma. Nesse teste, uma compressa de gelo é mantida sobre os olhos do paciente por 1 minuto; em um paciente com miastenia *gravis*, a ptose retrocede temporariamente.

Complicações

A crise miastênica é uma exacerbação do processo mórbido, caracterizada por fraqueza muscular generalizada grave e fraqueza respiratória e bulbar, podendo levar ao desenvolvimento de insuficiência respiratória. A crise pode resultar de exacerbação da doença ou de um evento precipitante específico. O precipitante mais comum é a infecção respiratória; outros eventos incluem mudança do medicamento, cirurgia, gravidez e medicamentos que exacerbam a miastenia. A crise colinérgica causada por medicação excessiva com inibidores da colinesterase é rara; deve-se ter à mão sulfato de atropina para tratar a bradicardia e a angústia respiratória. A insuficiência respiratória neuromuscular constitui uma complicação importante nas crises miastênica e colinérgica.

Manejo clínico

O manejo da MG é direcionado para melhorar a função e reduzir e remover os anticorpos circulantes. As modalidades terapêuticas incluem a administração de medicamentos anticolinesterásicos e terapia imunossupressora, plasmaférese e timectomia. Não existe nenhuma cura para a MG; os tratamentos não interrompem a produção de anticorpos dirigidos contra os receptores de acetilcolina.

Terapia farmacológica

O brometo de piridostigmina constitui o tratamento de primeira linha. Proporciona alívio sintomático ao inibir a degradação da acetilcolina e aumentar a concentração relativa de acetilcolina disponível na junção neuromuscular.

Se o brometo de piridostigmina não melhorar a força muscular nem controlar a fadiga, os próximos agentes utilizados consistem em medicamentos imunomoduladores. A terapia imunossupressora tem por objetivo reduzir a produção dos anticorpos antirreceptores ou removê-los diretamente por plasmaférese. Os corticosteroides são administrados para suprimir a resposta imune, diminuindo a quantidade de anticorpos bloqueadores. Se a resposta for inadequada, a azatioprina pode inibir a proliferação de células imunes e reduzir os níveis de anticorpos. A leucopenia e a hepatotoxicidade constituem efeitos adversos graves, tornando necessária uma avaliação mensal das enzimas hepáticas e da contagem de leucócitos.

A imunoglobulina intravenosa (IGIV) também é utilizada para tratar as exacerbações. Diversos medicamentos estão contraindicados para pacientes com miastenia *gravis*, visto que eles exacerbam os sintomas. Deve-se evitar o uso de procaína.

Troca plasmática terapêutica

Uma técnica chamada troca plasmática terapêutica (TPT), anteriormente denominada plasmaférese, é usada para tratar exacerbações. O plasma e os componentes do plasma do paciente são removidos através de um cateter de lúmen duplo e de grande diâmetro posicionado centralmente. As células sanguíneas e o plasma contendo anticorpos são separados; em seguida, as células e um substituto do plasma são reinfundidos. A redução temporária do nível de anticorpos circulantes é fornecida com TPT.

Manejo cirúrgico

A timectomia (remoção cirúrgica do timo) pode produzir imunossupressão antígeno-específica e resultar em melhora clínica. Essa cirurgia é frequentemente realizada em pacientes com menos de 65 anos de idade que tiveram diagnóstico de miastenia *gravis* nos 3 anos anteriores. É o único tratamento que pode resultar em remissão completa, o que ocorre em aproximadamente 35% dos pacientes.

Complicações

Uma crise miastênica é uma exacerbação do processo da doença, caracterizada por fraqueza muscular generalizada e grave e por fraqueza respiratória e bulbar, que podem resultar em insuficiência respiratória. A crise pode resultar de exacerbação da doença ou de um evento precipitante específico. O precipitante mais comum é a infecção respiratória; outros precipitantes incluem mudança de medicação, cirurgia, gravidez e medicamentos que exacerbam a miastenia.

Manejo de enfermagem

- Orientar o paciente sobre o autocuidado, incluindo manejo dos medicamentos, conservação da energia, estratégias para ajudar nas manifestações oculares e prevenção de manejo das complicações
- Certificar-se de que o paciente compreenda as ações dos medicamentos e ressaltar a importância de ingeri-los nos horários estabelecidos,

assim como as consequências de atrasar a medicação; ressaltar também os sinais e sintomas das crises miastênica e colinérgica
- Incentivar o paciente a determinar os melhores horários para a administração diária, mantendo um diário para registrar flutuações dos sintomas e aprender quando o efeito da medicação está desaparecendo

Alerta de enfermagem | Qualidade e segurança

A manutenção dos níveis sanguíneos estáveis dos medicamentos anticolinesterásicos é imperativa para estabilizar a força muscular. Por conseguinte, os medicamentos anticolinesterásicos devem ser administrados na hora certa. Qualquer atraso na administração dos medicamentos pode exacerbar a fraqueza muscular e impossibilitar o paciente de tomar os medicamentos por via oral.

- Orientar o paciente sobre as estratégias para conservar a energia (p. ex., se o paciente estiver morando em uma casa de dois andares, sugerir que os artigos de uso frequente, como produtos de higiene, produtos de limpeza e lanches, sejam mantidos em cada andar para minimizar o deslocamento do paciente entre os andares)
- Ajudar o paciente a identificar os horários ideais para repousar durante o dia
- Incentivar o paciente a solicitar uma placa de licença para pessoas com necessidades especiais, a fim de reduzir ao máximo a caminhada nos estacionamentos, e a agendar as atividades de modo a coincidir com os níveis máximos de energia e força
- Orientar o paciente a fazer coincidir os horários das refeições com os efeitos máximos de medicamento anticolinesterásico; incentivar o repouso antes das refeições para diminuir a fadiga muscular; aconselhar o paciente a sentar-se ereto durante as refeições, com o pescoço em ligeira flexão para facilitar a deglutição
- Incentivar refeições com alimentos de consistência mole em molhos; se ocorrer sufocação com frequência, sugerir alimentos pastosos, com consistência semelhante à de um pudim. Podem ser necessários alimentos suplementares para alguns pacientes, a fim de assegurar nutrição adequada
- Certificar-se de que o equipamento de aspiração esteja disponível em casa, e orientar o paciente e sua família sobre seu uso
- Orientar o paciente a cobrir os olhos com fita adesiva por curtos intervalos de tempo e a instilar regularmente solução oftálmica lubrificante; os pacientes que usam óculos podem ter "sustentáculos"

fixados a eles para ajudar a elevar as pálpebras; o uso de um tapa-olho pode ajudar na visão dupla
- Lembrar o paciente sobre a importância de manter as práticas de promoção da saúde e seguir as recomendações de triagem de cuidado de saúde
- Incentivar o paciente a anotar e evitar os fatores que exacerbam os sintomas e que causam, potencialmente, uma crise: estresse emocional, infecções (particularmente infecções respiratórias), atividade física vigorosa, alguns medicamentos e temperatura ambiente elevada
- Encaminhar o paciente à Myasthenia Gravis Foundation of America, que pode oferecer grupos de apoio, serviços de materiais educativos aos pacientes e suas famílias.[1]

Para mais informações, ver o Capítulo 69 em Hinkle JL, Cheever KH (2018). *Brunner and Suddarth's textbook of medical-surgical nursing* (14th ed.). Philadelphia, PA: Lippincott Williams & Wilkins.

Mieloma múltiplo

O mieloma múltiplo é uma doença maligna da forma mais madura do linfócito B e constitui o segundo câncer hematológico mais comum nos EUA.[2] A incidência do mieloma múltiplo aumenta com a idade; a média de idade ao diagnóstico é 70 anos. A taxa de sobrevida relativa em 5 anos para pacientes recém-diagnosticados aumentou de 26,5% em 1975 para 46,6% em 2012. O estadiamento é baseado em quatro critérios: albumina sérica (supostamente um reagente negativo de fase aguda), lactato desidrogenase sérica (uma enzima que, quando elevada, está associada a pior prognóstico), beta-2 microglobulina sérica (supostamente uma medida indireta da carga tumoral) e achados citogenéticos (em que certas anormalidades estão associadas a mau prognóstico). Usando esse sistema, a taxa de sobrevida global em 5 anos para pacientes com doença em estádio inicial (estádio I) é de 82%; a taxa diminui para 40% naqueles com doença em estádio III.

Fisiopatologia

Os plasmócitos secretam imunoglobulinas, proteínas necessárias à produção de anticorpos no combate à infecção. Os plasmócitos malignos

[1] N.R.T.: No Brasil, a Associação Brasileira de Miastenia (ABRAMI) fornece informações quanto à doença e ao suporte social.

[2] N.R.T.: No Brasil, segundo o Instituto Oncoguia, estima-se que 7.600 brasileiros recebam o diagnóstico da doença por ano.

produzem quantidades aumentadas de uma globulina específica, designada como proteína M, que pode ser detectada no sangue ou na urina e que não é funcional. Os tipos funcionais de imunoglobulinas continuam sendo produzidos pelos plasmócitos não malignos, mas em quantidades menores do que o normal. Os plasmócitos malignos também secretam certas substâncias para estimular a formação de novos vasos sanguíneos (*i. e.*, angiogênese) a fim de aumentar o crescimento desses grupos de plasmócitos. Em certas ocasiões, os plasmócitos infiltram outros tecidos e, nesses casos, são designados como *plasmocitomas*.

Manifestações clínicas

- O sintoma clássico de apresentação do mieloma múltiplo consiste em dor óssea, que ocorre, geralmente, nas costas ou nas costelas; a dor aumenta com o movimento e diminui durante o repouso; os pacientes podem relatar que eles apresentam menos dor ao despertar, porém, a dor torna-se mais intensa durante o dia
- A destruição óssea grave resulta de substâncias secretadas pelo mieloma, causando colapso e fraturas vertebrais (incluindo fraturas espinais), que podem comprimir a medula espinal, resultando em sua compressão
- Pode-se observar o desenvolvimento de hipercalcemia em consequência da destruição óssea extensa; além disso, podem ocorrer comprometimento e insuficiência renais

Alerta de enfermagem | Qualidade e segurança

Qualquer paciente idoso cuja queixa principal consista em dor lombar e que apresente nível de proteína total elevado deve ser avaliado para a possibilidade de mieloma.

- Anemia e um número reduzido de leucócitos e plaquetas (estágio avançado) são sinais presentes
- A infecção é uma preocupação (ocorre mais comumente dentro dos primeiros 2 meses após o início da terapia e na doença refratária avançada) e constitui uma causa frequente de morte
- Podem ocorrer manifestações neurológicas (p. ex., compressão da medula espinal, neuropatia periférica)
- Com o uso de corticosteroides em altas doses, podem ocorrer hiperviscosidade (manifestada na forma de sangramento do nariz ou da boca), cefaleia, visão turva, parestesias, insuficiência cardíaca e eventos tromboembólicos.

Avaliação e achados diagnósticos

- Um pico elevado de proteína monoclonal no soro (por meio de eletroforese das proteínas séricas), na urina (eletroforese das proteínas urinárias) ou a existência de cadeias leves (por meio da análise das cadeias leves livres no soro) são considerados importantes critérios no diagnóstico do mieloma múltiplo
- São necessárias evidências de lesão dos órgãos-alvo para o estabelecimento do diagnóstico, manifestado em quatro partes: cálcio elevado, insuficiência renal, anemia e lesões ósseas
- O diagnóstico de mieloma múltiplo é confirmado por biopsia da medula óssea; a presença de mais de 10% de células plasmáticas é a marca de critério de diagnóstico.[3]

Considerações gerontológicas

A incidência do mieloma múltiplo aumenta com a idade. A doença raramente ocorre antes dos 40 anos de idade. Investigar rigorosamente qualquer dor lombar, que constitui uma queixa de apresentação comum. O transplante de células-tronco hematopoéticas (TCTH) em geral não está disponível para pacientes idosos; entretanto, opções mais recentes de tratamento podem ser usadas com sucesso no paciente idoso, mas podem exigir um ajuste da dose para diminuir a toxicidade relacionada com o tratamento.

Manejo clínico

Não existe nenhuma cura para o mieloma múltiplo. Até mesmo o TCTH autólogo é considerado um procedimento para estender a remissão, e não para produzir cura. Todavia, para muitos pacientes, é possível controlar a doença e manter muito bem seu nível de funcionamento por vários anos ou mais. Para aqueles que não são candidatos ao TCTH, a quimioterapia constitui o principal tratamento. Os avanços farmacoterapêuticos resultaram em melhora significativa nas taxas de resposta. A radioterapia é muito útil para fortalecer o osso em uma lesão específica, particularmente quando houver risco de fratura óssea ou de compressão da medula espinal; a radioterapia alivia a dor óssea e diminui o tamanho dos tumores de plasmócitos que ocorrem fora do sistema esquelético. A vertebroplastia frequentemente é realizada para controlar as fraturas por compressão vertebral, juntamente com cifoplastia. A plasmaférese é utilizada quando os pacientes apresentam sinais e sintomas de hiperviscosidade.

---

[3]N.R.T.: Para a avaliação diagnóstica correta do mieloma, é essencial associar os achados clínicos, a biopsia de medula óssea, os exames laboratoriais e os métodos de imagem.

Mieloma múltiplo

Terapia farmacológica
- Para os pacientes que não são candidatos ao transplante, a quimioterapia constitui o principal tratamento
- Os corticosteroides, particularmente a dexametasona, são frequentemente associados a outros agentes (p. ex., melfalana, talidomida, lenalidomida e bortezomibe)
- A terapia concomitante com agentes anticoagulantes (p. ex., ácido acetilsalicílico em baixa dose ou varfarina) ou heparinas de baixo peso molecular (p. ex., enoxaparina), para evitar a trombose venosa profunda, é necessária associada ao uso da talidomida e do bortezomibe
- Foi constatado que alguns bifosfonatos, como o pamidronato e o ácido zoledrônico, fortalecem o osso no mieloma múltiplo ao diminuir a sobrevida dos osteoclastos
- Podem ser utilizados analgésicos narcóticos, talidomida e bortezomibe para doença refratária e dor intensa.

Manejo de enfermagem
- Administrar os medicamentos, conforme recomendado, para alívio da dor (p. ex., anti-inflamatórios não esteroides [AINE], isoladamente ou em associação a agentes opioides)
- Monitorar cuidadosamente a função renal e avaliar a ocorrência de gastrite se forem usados AINE.

Promoção dos cuidados domiciliar e comunitário

Orientação ao paciente sobre autocuidados
- Orientar o paciente sobre as restrições das atividades (p. ex., não levantar mais do que 4,5 kg, uso da mecânica corporal apropriada); em certas ocasiões, são necessários aparelhos para sustentar a coluna vertebral
- Orientar o paciente a reconhecer e a relatar sinais e sintomas de hipercalcemia
- Incentivar o paciente a manter um débito urinário alto (3 ℓ por dia), o que pode ser muito útil na prevenção ou limitação da doença renal
- Observar quanto à ocorrência de infecções bacterianas (pneumonia); orientar o paciente nas medidas de prevenção adequadas contra a infecção, incluindo vacinas pneumocócicas e contra a gripe.

Cuidado continuado
- Manter a mobilidade e usar estratégias que aumentem o retorno venoso (p. ex., meias de compressão, evitar cruzar as pernas)

- Orientar o paciente e sua família a reconhecerem os sintomas relacionados com a neuropatia periférica; deve-se efetuar uma avaliação quanto à segurança em domicílio.

Para mais informações, ver o Capítulo 34 em Hinkle JL, Cheever KH. (2018). *Brunner and Suddarth's textbook of medical-surgical nursing* (14th ed.). Philadelphia, PA: Lippincott Williams & Wilkins.

Miocardiopatias

A miocardiopatia é uma doença do músculo cardíaco associada à disfunção cardíaca. É classificada de acordo com as anormalidades estruturais e funcionais do músculo cardíaco: miocardiopatia dilatada (MCD), miocardiopatia hipertrófica (MCH), miocardiopatia restritiva ou constritiva (MCR), miocardiopatia/displasia ventricular direita arritmogênica (MCVDA ou DVDA) e miocardiopatia não classificada. A *miocardiopatia isquêmica* é um termo frequentemente empregado para descrever aumento do coração causado por doença arterial coronariana, que geralmente é acompanhada de insuficiência cardíaca. O sistema de *Classificações Contemporâneas* da American Heart Association, de 2006, para as miocardiopatias, divide-as em dois grupos principais, com base no comprometimento orgânico predominante. Esses dois grupos incluem as miocardiopatias *primárias* (genéticas, não genéticas e adquiridas), que afetam principalmente o músculo cardíaco, e as miocardiopatias *secundárias*, que apresentam comprometimento do miocárdio secundário à influência de uma vasta diversidade de processos patológicos.

Fisiopatologia

A fisiopatologia de todas as miocardiopatias consiste em uma série de eventos que culminam em comprometimento do débito cardíaco. O volume sistólico diminuído estimula o sistema nervoso simpático e a resposta de renina-angiotensina-aldosterona, resultando em aumento da resistência vascular sistêmica e retenção aumentada de sódio e de líquido, impondo ao coração uma carga de trabalho aumentada. Essas alterações podem levar à insuficiência cardíaca.

Miocardiopatia dilatada

A miocardiopatia dilatada (MCD) é o tipo mais comum de miocardiopatia, com uma incidência de 5 a 8 casos por 100.000 indivíduos por ano. A MCD caracteriza-se pela dilatação significativa dos ventrículos, sem hipertrofia simultânea e disfunção sistólica. Os ventrículos apresentam volumes sistólico e diastólico elevados, porém com fração de ejeção diminuída.

A MCD é causada por múltiplas condições e doenças, incluindo gravidez, consumo abusivo de bebidas alcoólicas, infecção viral, medicamentos quimioterápicos e doença de Chagas. Quando não for possível identificar o fator etiológico, o diagnóstico é de MCD idiopática, que responde pelo maior subgrupo de pacientes com MCD. Cerca de 20 a 30% de todos os casos de MCD idiopática podem ser ligados a uma genética familiar, e a ecocardiografia e o ECG devem ser usados para a triagem de todos os parentes em primeiro grau. O diagnóstico e o tratamento precoces podem evitar ou retardar o surgimento de sintomas significativos e a ocorrência de morte súbita.

Miocardiopatia restritiva

A miocardiopatia restritiva (MCR) caracteriza-se por disfunção diastólica causada por paredes ventriculares rígidas que comprometem o enchimento diastólico e o estiramento ventricular. A função sistólica em geral está normal. A MCR pode estar associada à amiloidose e a outras doenças infiltrativas. Todavia, a etiologia é desconhecida na maioria dos casos. Os sinais e os sintomas assemelham-se aos da pericardite constritiva e consistem em dispneia, tosse improdutiva e dor torácica. A ecocardiografia é utilizada para diferenciar as duas condições, assim como a medição da pressão sistólica em artéria pulmonar (PSAP), a pressão da artéria pulmonar em cunha (PAPC) e a pressão venosa central (PVC).

Miocardiopatia hipertrófica

A miocardiopatia hipertrófica (MCH) é uma condição autossômica dominante rara, que é frequentemente detectada depois da puberdade, com uma taxa de prevalência estimada de 0,2% da população nos EUA. Pode-se realizar um ecocardiograma a cada ano, dos 12 aos 18 anos de idade e, em seguida, a cada 5 anos, dos 18 aos 70 anos, particularmente em indivíduos com história familiar de MCH. A ecocardiografia com Doppler também pode ser usada para detectar a MCH e alterações do fluxo sanguíneo. A MCH também pode ser idiopática.

Na MCH, o músculo cardíaco aumenta de modo assimétrico tanto de tamanho quanto de massa, particularmente ao longo do septo. O aumento da espessura do músculo cardíaco reduz o tamanho das cavidades ventriculares e faz com que os ventrículos levem mais tempo para relaxar depois da sístole. Durante a primeira parte da diástole, o enchimento dos ventrículos com sangue é mais difícil. A contração atrial no final da diástole torna-se fundamental para o enchimento ventricular e a contração sistólica. Além disso, ocorre espessamento das paredes das arteríolas coronarianas, o que diminui o diâmetro interno dessas arteríolas. As arteríolas estreitas restringem a irrigação sanguínea para o miocárdio, provocando numerosas áreas pequenas de isquemia e necrose. Por fim, as áreas necróticas do miocárdio sofrem fibrose e formam cicatrizes, impedindo ainda mais a contração ventricular.

Miocardiopatia/displasia ventricular direita arritmogênica

A MCVDA ocorre quando o miocárdio do ventrículo direito é progressivamente infiltrado e substituído por tecido fibroso e tecido adiposo. No início, apenas áreas localizadas do ventrículo direito são afetadas; todavia, à medida que a doença progride, todo o coração é acometido. Por fim, o ventrículo direito dilata-se e apresenta contratilidade deficiente, anormalidades da parede ventricular direita e arritmias. A MCVDA é uma forma incomum de doença hereditária do músculo cardíaco, que frequentemente não é reconhecida. Por conseguinte, a prevalência é, em grande parte, desconhecida, embora as estimativas sejam de cerca de 1:5.000. Pode-se verificar o desenvolvimento de palpitações ou síncope entre 15 e 40 anos de idade. A MCVDA deve ser considerada em pacientes com taquicardia ventricular ou bloqueio de ramo esquerdo que se origina no ventrículo direito, ou em pacientes que sofrem morte súbita, particularmente entre atletas jovens. A MCVDA é genética e ocorre de modo autossômico dominante, de modo que os parentes consanguíneos em primeiro grau devem ser submetidos à triagem da doença com ECG de 12 derivações, monitor Holter e ecocardiografia. A RM cardíaca (RMC) também é mais frequentemente usada como uma ferramenta diagnóstica mais conclusiva.

Miocardiopatias não classificadas

Miocardiopatias não classificadas são diferentes ou apresentam características de mais de um dos tipos anteriormente descritos. São causadas por fibroelastose, miocárdio não compactado, disfunção sistólica com dilatação mínima e doenças mitocondriais. Exemplos de miocardiopatias não classificadas incluem a não compactação ventricular esquerda e a miocardiopatia induzida por estresse (síndrome de Takotsubo).

Manifestações clínicas

- Os pacientes apresentam, inicialmente, sinais e sintomas de insuficiência cardíaca (p. ex., dispneia aos esforços [DE], fadiga), que pode se tornar grave (arritmias letais e morte)
- O paciente também pode relatar a ocorrência de dispneia paroxística noturna (DPN), tosse com o esforço e ortopneia
- Outros sintomas incluem retenção de líquidos, edema periférico, náuseas, dor torácica, palpitações, tontura e síncope com o esforço
- Na MCH, a parada cardíaca (*i. e.*, morte cardíaca súbita) pode constituir a manifestação inicial em indivíduos jovens.

Avaliação e achados diagnósticos

- Taquicardia, bulhas cardíacas extras, estertores à ausculta pulmonar, distensão da veia jugular, edema depressível de partes dependentes do corpo e aumento do fígado no exame físico
- História do paciente; exclusão de outras causas de insuficiência cardíaca
- Ecocardiograma, ressonância magnética cardiovascular (RMC), ECG, radiografia de tórax, cateterismo cardíaco e, possivelmente, biopsia endomiocárdica. A RM cardíaca também pode ser usada, particularmente para auxiliar no diagnóstico de miocardiopatia hipertrófica.

Manejo clínico

O manejo clínico é direcionado para a identificação e o manejo das possíveis causas subjacentes ou precipitantes e para a correção da insuficiência cardíaca. O tratamento inclui betabloqueadores, dieta pobre em sódio com restrição de líquido para 2 ℓ por dia e esquema de exercício e repouso. As arritmias podem ser controladas com medicamentos antiarrítmicos, como amiodarona e, possivelmente, com dispositivo eletrônico implantado, como cardioversor desfibrilador implantável (CDI).

Manejo cirúrgico

A intervenção cirúrgica é considerada quando a insuficiência cardíaca progride e o tratamento clínico não é mais efetivo. O manejo cirúrgico pode incluir o seguinte:

- Cirurgia do trato de efluxo ventricular esquerdo: quando pacientes com MCH tornam-se sintomáticos, a despeito da terapia clínica, e

564 Miocardiopatias

existe uma diferença na pressão de 50 mmHg ou mais entre o ventrículo esquerdo e a aorta, deve-se considerar a realização de miectomia septal, miotomia-miectomia ou valvoplastia mitral. A principal complicação desses procedimentos consiste em arritmia e as complicações cirúrgicas pós-operatórias incluem dor, desobstrução ineficaz das vias respiratórias, trombose venosa profunda, risco de infecção e recuperação cirúrgica tardia

- Transplante cardíaco: os candidatos típicos apresentam sintomas graves que não são controlados pela terapia clínica, por nenhuma outra opção cirúrgica e cujo prognóstico é inferior a 2 anos de vida. A rejeição do coração do doador constitui o risco mais significativo; entretanto, o risco de infecção apresenta-se aumentado em razão do uso de agentes imunossupressores para evitar a rejeição, fazendo com que os pacientes precisem aderir a um complexo esquema de dieta, medicamentos, atividade, exames laboratoriais de acompanhamento, biopsias do coração transplantado (para diagnóstico de rejeição) e consultas clínicas
- Em alguns casos um dispositivo de assistência ventricular ou um coração artificial total é implantado. Esses dispositivos de assistência ventricular (DAV) mais sofisticados podem circular tanto sangue por minuto quanto o coração. Corações artificiais totais são projetados para substituir ambos os ventrículos. Alguns exigem a remoção do coração do paciente para implantar o coração artificial total, enquanto outros, não.

PROCESSO DE ENFERMAGEM

Paciente com miocardiopatia

Avaliação

- Obter uma história dos sinais e sintomas de apresentação, bem como fatores etiológicos possíveis, como consumo abusivo de bebidas alcoólicas, doença recente ou gravidez ou história da doença em familiares próximos
- Rever os sistemas, incluindo queixas de dor torácica com fatores precipitantes, existência de ortopneia, com necessidade de vários travesseiros para dormir, DPN, síncope ou dispneia ao esforço, peso habitual juntamente com qualquer alteração do peso e limitações nas atividades da vida diária. Avaliar a dieta habitual para determinar o aporte de sódio, melhorar a nutrição e suplementar com vitaminas. Determinar a classificação da New York Heart Association para insuficiência cardíaca
- Conduzir uma avaliação psicossocial com enfoque no papel do paciente dentro da família e comunidade, sistema de apoio do paciente, identificação dos estressores e estado emocional

Miocardiopatias **565**

- Realizar um exame físico focalizado nos sinais e sintomas de insuficiência cardíaca. Avaliar os sinais vitais, a pressão do pulso, pulso paradoxal, peso atual e qualquer ganho ou perda de peso, palpação à procura de deslocamento do ponto de impulso máximo para a esquerda, ausculta cardíaca de sopro sistólico e bulhas cardíacas B_3 e B_4, ausculta pulmonar de estertores, medida da distensão venosa jugular e existência de edema.

Diagnóstico

Diagnósticos de enfermagem
- Débito cardíaco diminuído relacionado com distúrbios estruturais causados pela miocardiopatia ou arritmia em decorrência do processo patológico e dos tratamentos clínicos
- Risco de perfusão tissular cardíaca diminuída, relacionada com a diminuição do fluxo sanguíneo periférico
- Troca de gases prejudicada relacionada com a congestão pulmonar em decorrência da insuficiência miocárdica
- Intolerância à atividade relacionada com o débito cardíaco diminuído ou excesso de volume de líquidos, ou ambos
- Ansiedade relacionada com a mudança do estado de saúde e do desempenho de papel
- Sentimento de impotência relacionado com a doença
- Autocontrole ineficaz da saúde relacionado com o tratamento medicamentoso e a dieta.

Problemas colaborativos/complicações potenciais
- Insuficiência cardíaca
- Arritmias ventriculares e atriais
- Defeitos da condução cardíaca
- Embolia pulmonar ou cerebral
- Disfunção valvar.

Planejamento e metas

As metas para o paciente consistem em melhorar ou manter o débito cardíaco, aumentar a tolerância à atividade, reduzir a ansiedade, aderir ao programa de autocuidado, empoderamento na tomada de decisões e ausência de complicações.

Intervenções de enfermagem

Melhora do débito cardíaco e do fluxo sanguíneo periférico
- Ajudar o paciente a assumir uma posição de repouso (geralmente sentado com as pernas pendentes) durante um episódio sintomático
- Administrar oxigênio, quando indicado
- Administrar os medicamentos prescritos no horário estabelecido
- Ajudar o paciente no planejamento dos horários para uso dos medicamentos
- Assegurar dieta pobre em sódio e consumo adequado de líquidos

Miocardiopatias

- Monitorar diariamente o peso, anotando qualquer mudança significativa
- Manter o paciente aquecido e mudar frequentemente de posição para estimular a circulação e reduzir a solução de continuidade da pele.

Aumento da tolerância à atividade e melhora da troca gasosa
- Planejar as atividades do paciente de modo que ocorram em ciclos, alternando o repouso com períodos de atividade
- Verificar se o paciente reconhece os sintomas que indicam a necessidade de repouso, bem como as ações a empreender caso ocorram os sintomas.

Redução da ansiedade
- Pode-se indicar apoio espiritual, psicológico e emocional para os pacientes, suas famílias e outros entes queridos
- Fornecer ao paciente informações apropriadas sobre a miocardiopatia e as atividades de automanejo
- Proporcionar uma atmosfera em que o paciente sinta-se livre para verbalizar suas preocupações e receber apoio de que suas preocupações são legítimas
- Fornecer tempo necessário para que o paciente discuta suas preocupações se estiver na fase final da doença ou aguardando um transplante; fornecer uma esperança realista
- Ajudar o paciente, sua família e outros entes queridos no luto antecipado.

Diminuição do sentimento de impotência
- Ajudar o paciente a identificar as adaptações que foram necessárias (p. ex., mudanças nos hábitos e nas atividades de vida diária)
- Ajudar o paciente a identificar as respostas emocionais à perda (p. ex., raiva e sentimento de tristeza)
- Ajudar o paciente a identificar o grau de controle que ele ainda tem (p. ex., fazer escolhas alimentares, tomada de decisões, diretrizes antecipadas).

Promoção dos cuidados domiciliar, comunitário e de transição
Orientação ao paciente sobre autocuidados
- Orientar ao paciente sobre o esquema medicamentoso, o monitoramento dos sintomas e seu manejo
- Ajudar o paciente a equilibrar seu estilo de vida e trabalho enquanto realiza atividades terapêuticas
- Ajudar o paciente a enfrentar sua doença; ajudá-lo a ajustar seu estilo de vida e a implementar um programa de autocuidado em domicílio
- Promover sensação de bem-estar no paciente.

Cuidado continuado e de transição
- Reforçar a orientação prévia e efetuar avaliação contínua dos sintomas e da evolução do paciente

- Ajudar o paciente e sua família a ajustarem-se às mudanças no estilo de vida; orientar o paciente a ler os rótulos dos alimentos, a manter um registro diário do peso e dos sintomas e a organizar as atividades diárias
- Avaliar a resposta do paciente a dieta, ingestão de líquidos e esquema medicamentoso
- Ressaltar os sinais e sintomas que devem ser relatados ao médico; ensinar à família do paciente os sinais que indicam a necessidade de reanimação cardiopulmonar (RCP), bem como a técnica e o uso de desfibrilador externo automático (DEA)
- Avaliar as necessidades psicossociais do paciente e da família de modo contínuo
- Estabelecer confiança com o paciente e sua família e fornecer apoio durante as decisões da fase terminal da doença
- Encaminhar o paciente para cuidado domiciliar e apoio, se necessário.

Reavaliação

Resultados esperados do paciente
- Mantém ou melhora a função cardíaca
- Mantém ou aumenta a tolerância à atividade
- Sente-se menos ansioso
- O sentimento de impotência diminui
- Adere ao programa de autocuidado.

Para mais informações, ver o Capítulo 28 em Hinkle JL, Cheever KH. (2018). *Brunner and Suddarth's textbook of medical-surgical nursing* (14th ed.). Philadelphia, PA: Lippincott Williams & Wilkins.

Miocardite

A miocardite é um processo inflamatório que acomete o miocárdio. Quando as fibras musculares do coração são danificadas, a vida é ameaçada. A miocardite é causada por um processo infeccioso (p. ex., infecção viral, bacteriana, por riquétsias, fúngica, parasitária, por metazoários, protozoários ou espiroquetas); todavia, pode estar relacionada com processos imunes e pode desenvolver-se em pacientes que recebem terapia imunossupressora ou naqueles com endocardite infecciosa, doença de Crohn ou lúpus eritematoso sistêmico. A miocardite pode causar dilatação cardíaca, trombos na parede cardíaca (trombos murais), infiltração de células sanguíneas circulantes ao redor dos vasos coronários e entre as fibras musculares, e degeneração das próprias fibras musculares.

Miocardite

Manifestações clínicas

- Os sintomas podem ser moderados, leves ou ausentes
- Os sintomas dependem do tipo de infecção, do grau de lesão miocárdica e da capacidade de recuperação do miocárdio
- Pode-se observar a ocorrência de fadiga e dispneia, palpitações e desconforto ocasional no tórax e na parte superior do abdome
- Os sintomas mais comuns são semelhantes aos da gripe
- O paciente pode desenvolver insuficiência cardíaca congestiva grave ou pode sofrer morte cardíaca súbita.

Avaliação e achados diagnósticos

O exame clínico pode revelar aumento da área cardíaca, bulhas cardíacas fracas (particularmente B_1), ritmo de galope ou sopro sistólico. O cateterismo cardíaco demonstra artérias coronárias normais. A RM cardíaca com contraste pode ser diagnóstica e pode orientar o médico sobre os locais para biopsias endocárdicas. A contagem de leucócitos e a velocidade de hemossedimentação (VHS) podem estar elevadas.

Manejo clínico

- Os pacientes recebem tratamento específico para a causa subjacente quando esta é conhecida (p. ex., penicilina para estreptococos hemolíticos) e são mantidos em repouso no leito para diminuir a carga de trabalho cardíaco, a lesão miocárdica e as complicações
- Nos pacientes jovens, as atividades, particularmente as atléticas, devem ser limitadas por um período de 6 meses ou, pelo menos, até que o tamanho e a função do coração retornem ao normal; a atividade física é aumentada lentamente
- Se houver desenvolvimento de insuficiência cardíaca ou arritmia, o manejo é essencialmente idêntico àquele para todas as causas de insuficiência cardíaca e arritmias; deve-se evitar o uso de betabloqueadores.

> **Alerta de enfermagem | Qualidade e segurança**
>
> Os agentes anti-inflamatórios não esteroides (AINE) não devem ser usados para o controle da dor, visto que não apenas foi demonstrado a sua ineficácia no alívio do processo inflamatório, como também foram associados a certo agravamento da inflamação do miocárdio. Isso também pode contribuir para o aumento da mortalidade em consequência da virulência aumentada do patógeno.

Manejo de enfermagem

- Avaliar a ocorrência de resolução da taquicardia, febre e qualquer outra manifestação clínica
- Focalizar a avaliação cardiovascular para os sinais e sintomas de insuficiência cardíaca e arritmias; os pacientes com arritmias devem ter monitoramento cardíaco contínuo, com profissionais e equipamento prontamente disponíveis para tratar as arritmias potencialmente fatais.

> **Alerta de enfermagem | Qualidade e segurança**
>
> Os pacientes com miocardite são sensíveis aos digitálicos. Os enfermeiros precisam monitorar rigorosamente esses pacientes quanto à intoxicação digitálica, que se manifesta por arritmia, anorexia, náuseas, vômitos, cefaleia e mal-estar.

Usar meias de compressão elástica e realizar exercícios passivos e ativos, visto que pode ocorrer embolização causada por trombose venosa e trombos murais, particularmente nos pacientes em repouso no leito.

Para mais informações, ver o Capítulo 28 em Hinkle JL, Cheever KH. (2018). *Brunner and Suddarth's textbook of medical-surgical nursing* (14th ed.). Philadelphia, PA: Lippincott Williams & Wilkins.

Necrólise epidérmica tóxica e síndrome de Stevens-Johnson

A necrólise epidérmica tóxica (NET) e a síndrome de Stevens-Johnson (SSJ), distúrbios cutâneos agudos potencialmente fatais, constituem os tipos mais graves de eritema multiforme. Até 75% dos casos de NET e SSJ são desencadeados por uma reação a medicamentos, frequentemente antibióticos (em especial as sulfonamidas), anticonvulsivantes, anti-inflamatórios não esteroides (AINE), alopurinol e AINE do tipo oxicam (p. ex., meloxicam) (Kellen & Berlin, 2016). NET e SSJ ocorrem em todas as idades e em ambos os sexos, com leve predominância em mulheres. Estima-se que a média de idade dos pacientes com NET e SSJ seja de 46 a 63 anos. No entanto, idosos que tomam vários medicamentos podem estar em maior risco. Parece haver um componente genético para o desenvolvimento de NET e SSJ.

Fisiopatologia

O mecanismo que leva à NET parece ser uma reação citotóxica mediada por células. A NET e a SSJ caracterizam-se por eritema disseminado e formação de máculas, com surgimento de bolhas, resultando em desprendimento da epiderme, descamação e erosão. Acredita-se que essas doenças sejam uma única e mesma doença, mas que se manifesta ao longo de um espectro de reações, em que a NET é a mais grave. Ambas as condições são mais comumente desencadeadas por medicamentos em adultos, enquanto as infecções constituem o fator precipitante mais comum em crianças. Os medicamentos mais comumente implicados consistem em antibióticos, agentes anticonvulsivantes, AINE e alopurinol. Toda a superfície do corpo pode ser acometida, com áreas disseminadas de eritema e bolhas. A sepse e a ceratoconjuntivite constituem complicações potenciais.

Manifestações clínicas

- Os sinais iniciais consistem em sensação de ardência ou prurido conjuntival, hipersensibilidade cutânea, febre, tosse, faringite, mal-estar extremo e mialgias (p. ex., dores)
- Esses sinais são seguidos de rápido início do eritema, que acomete grande parte da superfície da pele e mucosas; em algumas áreas, aparecem grandes bolhas flácidas; em outras áreas, grandes lâminas de epiderme são descamadas, expondo a derme subjacente; as unhas dos dedos das mãos e dos pés, as sobrancelhas e os cílios podem desprender-se juntamente com a epiderme adjacente
- A pele extremamente hipersensível e a sua perda resultam em uma superfície exsudativa, semelhante àquela de uma queimadura corporal total de espessura parcial; essa condição era anteriormente designada como *síndrome da pele escaldada*
- Nos casos graves de comprometimento da mucosa, pode haver risco de lesão da laringe, brônquios e esôfago por ulcerações.

Complicações

- As complicações potenciais consistem em ceratoconjuntivite, sepse e síndrome de disfunção múltipla de órgãos (SDMO)
- A ceratoconjuntivite pode comprometer a visão e resultar em retração conjuntival, cicatrização e lesões da córnea
- A sepse e a SDMO podem ser potencialmente fatais.

Avaliação e achados diagnósticos

- Exame físico cuidadoso, focalizado na pele
- História de uso de medicamentos, com atenção particular para aqueles conhecidos pela sua capacidade de precipitar NET ou SSJ, utilizados nos 4 meses que antecederam o início da doença
- Hemograma completo (pode revelar leucopenia e anemia normocítica normocrômica)
- Biopsia da pele para confirmar o diagnóstico.

Manejo clínico

As metas do tratamento consistem em controle do equilíbrio hidreletrolítico, prevenção da sepse e prevenção das complicações oftalmológicas. As medidas de suporte constituem a base do tratamento.

- Todos os medicamentos implicados como fatores precipitantes da NET ou da SSJ são suspensos imediatamente

572 Necrólise epidérmica tóxica e síndrome de Stevens-Johnson

- Quando possível, o paciente é tratado em um centro de queimados
- O desbridamento cirúrgico ou a hidroterapia são inicialmente realizados para remover a pele afetada
- São obtidas amostras de tecido da nasofaringe, olhos, orelhas, sangue, urina, pele e bolhas intactas para a identificação dos patógenos
- São prescritos líquidos cristaloides por via intravenosa para manter o equilíbrio hidreletrolítico, utilizando parâmetros semelhantes aos empregados para pacientes queimados
- Diretrizes de termorregulação, cuidado das feridas e manejo da dor para pacientes queimados são implementadas
- São administrados corticosteroides sistêmicos (p. ex., metilprednisolona) no início do processo patológico, embora essa terapia seja um tanto controversa
- A administração de imunoglobulina intravenosa (IGIV) pode proporcionar rápido alívio e cicatrização da pele; os agentes imunossupressores, a ciclosporina ou a ciclofosfamida também podem ser efetivos
- A pele é protegida com agentes tópicos; são utilizados agentes antibacterianos e anestésicos tópicos para evitar a sepse da ferida
- São aplicados curativos biológicos substitutos temporários de pele (pele de porco, membrana amniótica) ou curativos semipermeáveis de plástico
- O cuidado orofaríngeo e ocular meticuloso é essencial quando há comprometimento grave das mucosas e dos olhos.

PROCESSO DE ENFERMAGEM

Paciente com necrólise epidérmica tóxica
Avaliação
- Inspecionar o aspecto e a extensão do comprometimento da pele. Monitorar a drenagem das bolhas quanto a quantidade, coloração e odor
- Inspecionar diariamente a cavidade oral à procura de bolhas e lesões erosivas. Determinar a capacidade de o paciente deglutir e ingerir líquidos, bem como de falar normalmente
- Examinar diariamente os olhos quanto à existência de prurido, sensação de ardência e ressecamento
- Monitorar os sinais vitais, dispensando uma atenção especial para a ocorrência de febre, o estado respiratório e as secreções
- Avaliar a ocorrência de febre alta, taquicardia e fraqueza e fadiga extremas. Indicar o processo de necrose epidérmica, o aumento das necessidades metabólicas e a possível descamação da mucosa gastrintestinal e respiratória

Necrólise epidérmica tóxica e síndrome de Stevens-Johnson

- Monitorar o volume, a densidade específica e a coloração da urina
- Inspecionar os locais de punção para terapia intravenosa à procura de sinais de infecção local
- Registrar diariamente o peso corporal
- Perguntar ao paciente sobre os níveis de fadiga e dor
- Avaliar o nível de ansiedade do paciente e os mecanismos de enfrentamento; identificar novas habilidades de enfrentamento efetivo.

Diagnóstico

Diagnósticos de enfermagem
- Integridade da pele prejudicada (oral, ocular e cutânea) relacionada com o desprendimento da epiderme
- Volume de líquidos deficiente e perdas de eletrólitos relacionados com a perda de líquido da pele exposta
- Termorregulação ineficaz (hipotermia) relacionada com perda de calor secundária à perda da pele
- Dor aguda associada à pele exposta e às lesões orais
- Ansiedade relacionada com a aparência física do paciente e o prognóstico.

Problemas colaborativos/complicações potenciais
- Sepse
- Retração conjuntival, cicatrizes e lesões da córnea.

Planejamento e metas
A principais metas podem incluir cicatrização da pele e da mucosa oral, equilíbrio hídrico, prevenção da perda de calor, alívio da dor, redução da ansiedade e ausência de complicações.

Intervenções de enfermagem

Manutenção da integridade da pele e das mucosas
- Ter cuidado especial para evitar qualquer atrito com a pele quando mover o paciente no leito; inspecionar a pele depois de cada mudança de posição para assegurar que não tenha aparecido nenhuma área desnuda nova
- Aplicar os agentes tópicos prescritos para reduzir o crescimento bacteriano nas feridas
- Aplicar delicadamente compressas mornas, quando prescritas, às áreas expostas
- Utilizar um agente antibacteriano tópico juntamente com a hidroterapia; monitorar o tratamento e incentivar o paciente a exercitar os membros durante a hidroterapia
- Realizar cuidadosamente a higiene oral. Usar, com frequência, colutórios de clorexidina prescritos, anestésicos ou agentes de revestimento para retirar

resíduos da boca, acalmar as áreas ulceradas e controlar o odor. Inspecionar com frequência a cavidade oral e registrar quaisquer alterações. Aplicar vaselina aos lábios.

Promoção do equilíbrio hidreletrolítico
- Observar os sinais vitais, o débito urinário e o estado mental; avaliar sinais de hipovolemia
- Avaliar os resultados dos exames laboratoriais e relatar os resultados anormais
- Pesar diariamente o paciente
- Fornecer alimentação enteral ou, se necessário, nutrição parenteral
- Registrar o equilíbrio hídrico e efetuar contagem diária das calorias.

Prevenção da hipotermia
- Manter o conforto e a temperatura corporal do paciente com cobertores de algodão e lâmpadas de aquecimento
- Realizar a troca de curativos, banhos e outros procedimentos rapidamente e de modo eficiente quando grandes feridas estiverem expostas, a fim de reduzir os tremores e a perda de calor
- Monitorar cuidadosamente e com frequência a temperatura do paciente.

Alívio da dor
- Avaliar a dor do paciente, suas características, os fatores que a influenciam e as respostas comportamentais do paciente
- Administrar agentes analgésicos prescritos e observar o alívio da dor e quaisquer efeitos colaterais
- Administrar analgésicos antes da realização de tratamentos dolorosos
- Fornecer explicações e falar calmamente com o paciente durante os tratamentos para aliviar a ansiedade, visto que esta pode intensificar a dor
- Fornecer medidas para promover o repouso e o sono; oferecer apoio emocional e tranquilização e obter o controle da dor
- Ensinar técnicas de automanejo para alívio da dor, como relaxamento muscular progressivo e visualização orientada.

Redução da ansiedade
- Avaliar o estado emocional (ansiedade, medo de morrer e depressão); tranquilizar o paciente afirmando que essas reações são normais
- Fornecer apoio, ser honesta e proporcionar esperança realista. Ouvir as preocupações do paciente
- Incentivar o paciente a expressar seus sentimentos a uma pessoa em que confie
- Fornecer apoio emocional durante o longo período de recuperação, encaminhando o paciente à psicoterapia.

Monitoramento e manejo das complicações potenciais

- Sepse: monitorar os sinais vitais e observar quaisquer alterações para possibilitar a detecção precoce de infecção. Manter a assepsia estrita. Usar luvas estéreis e praticar a higiene ideal das mãos para a realização dos procedimentos. Quando grande parte do corpo estiver acometida, colocar o paciente em um quarto particular para isolamento reverso. As pessoas sabidamente portadoras de infecção não devem visitar o paciente
- Retração conjuntival, cicatrizes e lesões da córnea: inspecionar os olhos à procura de progressão da doença para a ceratoconjuntivite (prurido, queimação e ressecamento). A aplicação de uma compressa úmida e fria sobre os olhos pode aliviar a sensação de queimação. Administrar lubrificante ocular. Usar tapa-olho. Incentivar o paciente a evitar esfregar os olhos. Documentar e relatar qualquer progressão dos sintomas.

Promoção dos cuidados domiciliar, comunitário e de transição

Orientação ao paciente sobre autocuidados

- Envolver o paciente e a família durante os procedimentos, como cuidado das feridas e trocas de curativo, que precisam continuar em casa
- Orientar o paciente e sua família sobre o manejo da dor, a nutrição, as medidas para aumentar a mobilidade e a prevenção de complicações (incluindo prevenção da infecção)
- Fornecer instruções por escrito sobre os procedimentos necessários e as técnicas utilizadas
- Ajudar a família a obter os suprimentos necessários para cuidado domiciliar (p. ex., curativos estéreis).

Cuidado continuado e de transição

- Alguns pacientes podem necessitar de cuidados em um centro de reabilitação antes de retornar para casa
- Os enfermeiros de cuidados domiciliares podem coordenar serviços da equipe de saúde ambulatorial (p. ex., fisioterapeuta e terapeuta ocupacional); realizar uma avaliação contínua para identificar as complicações; monitorar a adesão do paciente ao plano de tratamento; e avaliar a adaptação do paciente ao ambiente de cuidados domiciliares
- Efetuar o encaminhamento do paciente a serviços comunitários, quando apropriado.

Reavaliação

Resultados esperados do paciente

- Mantém cicatrização crescente da pele e do tecido oral
- Obtém o equilíbrio hidreletrolítico
- Obtém a termorregulação

- Obtém alívio da dor
- Relata menos ansiedade
- Ausência de complicações, como sepse e comprometimento da visão.

Para mais informações, ver o Capítulo 61 em Hinkle JL, Cheever KH. (2018). *Brunner and Suddarth's textbook of medical-surgical nursing* (14th ed.). Philadelphia, PA: Lippincott Williams & Wilkins.

Neuralgia do trigêmeo

A neuralgia do trigêmeo (*tic douloureux*), uma condição que acomete o quinto nervo craniano, caracteriza-se por paroxismos unilaterais de dor fulgurante, em pontada ou em queimação, na área inervada por qualquer um dos três ramos do nervo trigêmeo (porém, mais comumente, pelo segundo e terceiro ramos). A dor termina tão abruptamente quanto começou e é descrita como uma sensação fulgurante e em pontada unilateral. A natureza unilateral da dor constitui uma característica importante. A contração involuntária associada dos músculos da face pode causar o fechamento súbito do olho ou contrações da boca – daí sua denominação antiga de *tic douloureux* (tique doloroso). A neuralgia do trigêmeo ocorre, mais frequentemente, em torno da quinta e da sexta década de vida. Os pacientes nos quais se estabelece o diagnóstico em uma idade mais precoce devem ser avaliados para a esclerose múltipla (EM). Os intervalos sem dor podem durar minutos, horas ou dias ou podem se estender por mais tempo. Com o passar dos anos, os episódios dolorosos tendem a se tornar mais frequentes e agonizantes. O paciente vive com constante medo de um ataque.

Fisiopatologia

Embora a etiologia não esteja certa, a compressão vascular e a pressão constituem causas sugeridas. O distúrbio ocorre mais comumente em mulheres e em indivíduos portadores de EM, em comparação com a população geral.

Manifestações clínicas

- Os paroxismos são desencadeados por qualquer estimulação das terminações dos ramos nervosos afetados (como, por exemplo, lavar o rosto, fazer a barba, escovar os dentes, comer e beber). Os pacientes podem evitar essas atividades (o comportamento fornece uma pista para o diagnóstico)

- As correntes de ar frio e a pressão direta exercida contra o tronco nervoso podem causar dor
- Os pontos de gatilho são áreas onde o mais leve toque desencadeia, imediatamente, um paroxismo.

Avaliação e achados diagnósticos

O diagnóstico baseia-se no comportamento característico: evitar a estimulação de áreas onde se encontram pontos de gatilho (p. ex., o paciente procura não tocar ou lavar a face, fazer barba, mastigar ou fazer qualquer outra coisa que possa provocar um ataque).

Manejo clínico

Terapia farmacológica

Os agentes anticonvulsivantes, como a carbamazepina, reduzem a transmissão dos impulsos em determinadas terminações nervosas e aliviam a dor na maioria dos pacientes. A carbamazepina é tomada com as refeições. O paciente é observado quanto à ocorrência de efeitos colaterais, incluindo náuseas, tontura, sonolência e anemia aplásica. As reações medicamentosas graves são mais comuns em pacientes de ancestralidade asiática. O paciente é monitorado quanto à depressão da medula óssea durante a terapia a longo prazo. A gabapentina e o baclofeno também são utilizados para controlar a dor. Se o controle da dor ainda não tiver sido obtido, pode-se utilizar a fenitoína como terapia adjuvante.

Manejo cirúrgico

Para a descompressão microvascular do nervo trigêmeo, utiliza-se uma abordagem intracraniana (craniotomia). A radiofrequência percutânea produz uma lesão térmica no nervo trigêmeo. Embora haja alívio imediato da dor, podem ocorrer disestesia da face de perda do reflexo corneano. A ressonância magnética (RM) estereotáxica para a identificação do nervo trigêmeo, seguida de radiocirurgia com bisturi gama, está sendo usada em alguns centros médicos. A microcompressão percutânea por balão rompe as grandes fibras mielinizadas em todos os três ramos do nervo trigêmeo.

Manejo de enfermagem

- Ajudar o paciente a reconhecer os fatores que desencadeiam a dor facial excruciante (p. ex., alimentos ou água quentes ou frios, movimentos bruscos). Instruir o paciente sobre maneiras de reduzir esse

desconforto, utilizando chumaços de algodão e água à temperatura ambiente para lavar o rosto
- Instruir o paciente a enxaguar a boca após alimentar-se, se a escovação dos dentes causar dor, e a realizar a sua higiene pessoal durante os intervalos sem dor
- Aconselhar o paciente a ingerir alimentos e líquidos à temperatura ambiente, a mastigar do lado não afetado e a consumir alimentos de consistência macia
- Reconhecer que a ansiedade, a depressão e a insônia frequentemente acompanham condições dolorosas crônicas, e utilizar intervenções e encaminhamentos apropriados
- Fornecer cuidados pós-operatórios acompanhando os exames neurológicos para avaliar os déficits motores e sensoriais faciais
  - Instruir o paciente a não esfregar o olho se a cirurgia resultar em déficits sensoriais no lado afetado da face, visto que o paciente não sentirá dor se ocorrer uma lesão. Examinar o olho à procura de irritação ou vermelhidão. Utilizar lágrimas artificiais, conforme prescrição, para evitar o ressecamento do olho afetado
  - Aconselhar o paciente a não mastigar do lado afetado até que a dormência tenha diminuído. Observar cuidadosamente o paciente à procura de qualquer dificuldade na ingestão e deglutição de alimentos de consistência diferente.

Para mais informações, ver o Capítulo 69 em Hinkle JL, Cheever KH. (2018). *Brunner and Suddarth's textbook of medical-surgical nursing* (14th ed.). Philadelphia, PA: Lippincott Williams & Wilkins.

Obesidade

A obesidade é definida como um acúmulo anormal ou excessivo de gordura que pode prejudicar a saúde. Em todo o mundo, mais de 600 milhões de adultos têm obesidade e 1,4 bilhão têm sobrepeso. A prevalência da obesidade mais do que duplicou desde 1975. Em particular, 3% dos homens e 6% das mulheres em todo o mundo tinham obesidade em 1975; em 2014, essas taxas aumentaram para 11% dos homens e 15% das mulheres. O ônus da obesidade é significativo tanto em países desenvolvidos quanto em países em desenvolvimento. As causas da obesidade são complexas e multifatoriais, incluindo fatores comportamentais, ambientais, fisiológicos e genéticos. A cirurgia bariátrica ou cirurgia para a obesidade é realizada somente após a ausência de resposta a outras tentativas não cirúrgicas de controle de peso. A maioria das instituições de saúde só realiza a cirurgia bariátrica depois que um paciente obeso se submete a um regime clinicamente supervisionado de 6 a 18 meses, que não tem êxito em alcançar a meta de perda de peso. A seleção dos pacientes é criteriosa; por conseguinte, os pacientes precisam se submeter a aconselhamento e acompanhamento antes e depois da cirurgia. Ver também Obesidade extrema e cirurgia bariátrica.

Fisiopatologia

A obesidade é uma doença crônica e recidivante, caracterizada por um acúmulo excessivo de gordura corporal e ganho de peso. Esses aumentos na gordura corporal causam adiposopatia (i. e., disfunção do tecido adiposo), o que promove o desenvolvimento de doenças e distúrbios metabólicos, biomecânicos e psicossociais. Células disfuncionais do tecido adiposo liberam mediadores bioquímicos que causam alterações inflamatórias crônicas, que podem levar a inúmeras doenças, incluindo cardiopatias, hipertensão e diabetes tipo 2. No nível mais fundamental, a obesidade resulta de um desequilíbrio metabólico, caracterizado por um excesso de consumo calórico em relação aos gastos calóricos. Ou seja, alimentos são consumidos em grande quantidade enquanto se realiza pouca atividade física a longo prazo, o que resulta em ganho de peso.

Avaliação e achados diagnósticos

- Sinais vitais, incluindo medições seriadas do peso, da altura e do IMC
- História nutricional e de exercício físico
- Avaliação dos estressores da vida que possam induzir hábitos nutricionais (p. ex., autoestima baixa, transtorno da imagem corporal, depressão e diminuição da qualidade de vida)
- Avaliação quanto à ocorrência de comorbidades (p. ex., diabetes melito, hipertensão arterial, apneia do sono e dislipidemia).

Manejo clínico

O tratamento da obesidade geralmente inclui modificação do estilo de vida, manejo farmacológico e intervenções cirúrgicas ou não cirúrgicas.

Modificação do estilo de vida

- Definir metas de perda de peso
- Melhorar os hábitos alimentares
- Aumentar a atividade física
- Lidar com barreiras que dificultem a mudança
- Automonitorar-se e traçar estratégias de modificação do estilo de vida atual objetivando um peso saudável.

Manejo farmacológico

- Existem cinco medicamentos antiobesidade que podem ser prescritos a longo prazo para ajudar a diminuir e, em seguida, manter um menor IMC. Destes, apenas um, orlistate, foi aprovado pela FDA antes de 2012
- A depressão pode contribuir para o ganho de peso e o tratamento da depressão com um agente antidepressivo pode ser útil.

Intervenções não cirúrgicas

- Os pacientes podem optar por intervenções minimamente invasivas que foram aprovadas pela FDA em 2015. Esses tipos de intervenções incluem bloqueio vagal (ou seja, modulação neurometabólica) ou terapia com balão intragástrico.

Manejo cirúrgico

- A cirurgia bariátrica (cirurgia para obesidade extrema, também denominada obesidade grave; anteriormente chamada de obesidade mórbida) só é considerada após falha no manejo clínico
- Os procedimentos de restrição gástrica incluem *bypass* gástrico e gastroplastia vertical com banda (realizadas por técnica laparoscópica ou cirurgia aberta)
- A definição do contorno do corpo após a perda de peso envolve lipoplastia para remover depósitos de gordura ou paniculectomia para remover o excesso de pregas cutâneas abdominais
- Ver também Obesidade extrema e cirurgia bariátrica.

Manejo de enfermagem

- Incentivar e apoiar o cliente na elaboração de planos para modificações do estilo de vida visando à redução do peso
- Coordenar recursos adicionais (p. ex., nutricionista ou profissional de saúde mental) para ajudar o cliente a alcançar as metas de modificação do estilo de vida
- Quando o cliente necessita de cirurgia bariátrica, o cuidado de enfermagem geral no pós-operatório assemelha-se ao de um cliente que se recupera de uma ressecção gástrica, porém com maior atenção para os riscos de complicações associadas à obesidade mórbida. Ver "processo de enfermagem" em Obesidade extrema e cirurgia bariátrica.

Para mais informações, ver o Capítulo 48 em Hinkle JL, Cheever KH. (2018). *Brunner and Suddarth's textbook of medical-surgical nursing* (14th ed.). Philadelphia, PA: Lippincott Williams & Wilkins.

Obesidade extrema e cirurgia bariátrica

A obesidade não é meramente uma condição; na verdade, trata-se de uma doença metabólica caracterizada pelo acúmulo de gordura a ponto de comprometer a saúde. Os pacientes identificados como apresentando sobrepeso têm índice de massa corporal (IMC) de 25 a 29,9 kg/m^2, enquanto aqueles considerados como obesos apresentam um IMC que ultrapassa 30 kg/m^2. *Obesidade extrema* (também denominada *obesidade grave*; anteriormente chamada de *obesidade mórbida*) é o termo empregado para descrever indivíduos cujo IMC ultrapassa 40 kg/m^2. O IMC é o peso do paciente em quilogramas dividido pela altura em metros quadrados.

As taxas de mortalidade relacionadas com a obesidade são 30% maiores para cada ganho de 5 kg/m^2 de massa corporal acima de um IMC de 25 kg/m^2. Além disso, o tempo de sobrevida médio para indivíduos cujo

IMC ultrapassa 30 kg/m² é de 3 anos a menos do que o de indivíduos com IMC de 25 kg/m² ou menos. Os pacientes com obesidade extrema correm maior risco de complicações da saúde, como diabetes melito, cardiopatia, acidente vascular encefálico, hipertensão arterial, doença da vesícula biliar, osteoartrite (OA), apneia do sono e outros problemas respiratórios, bem como alguns tipos de câncer (de útero, mama, colorretal, renal e de vesícula biliar). Com frequência, esses pacientes sofrem de baixa autoestima, transtorno da imagem corporal e depressão.

Fisiopatologia

Embora determinados comportamentos que estão relacionados com a obesidade, como hábitos alimentares inadequados e estilo de vida sedentário, possam causar ganho de peso, acredita-se que vários fatores ambientais, genéticos, metabólicos, culturais e socioeconômicos estejam interconectados em uma complexa relação – ainda pouco elucidada – que leva à obesidade. As abordagens gerais para o tratamento da obesidade são: modificação do estilo de vida, farmacoterapia, intervenções não cirúrgicas e cirurgia bariátrica. A cirurgia bariátrica, ou cirurgia para obesidade, é realizada somente depois que outras tentativas não cirúrgicas de controle de peso tenham falhado. A maioria das companhias de seguro somente autoriza a cirurgia bariátrica depois que um paciente obeso tenta atingir sua meta de perda de peso por 6 a 18 meses com uma dieta supervisionada por um médico, sem sucesso. A seleção dos pacientes é crítica; portanto, eles precisam de aconselhamento antes e depois da cirurgia. Os procedimentos cirúrgicos bariátricos funcionam (1) restringindo a capacidade de comer do paciente (procedimento restritivo), (2) interferindo na absorção dos nutrientes ingeridos (procedimentos disabsortivos), ou de ambas as formas.

Avaliação e achados diagnósticos

- Sinais vitais, incluindo determinações seriadas do peso, da circunferência da cintura e do IMC
- Documentação nutricional e história de exercício físico
- Avaliação dos estressores da vida que possam induzir hábitos nutricionais
- Pacientes com obesidade ou sobrepeso devem fazer outros exames laboratoriais de diagnóstico para rastrear doenças cardiovasculares.

Manejo clínico

A cirurgia bariátrica envolve mudança radical no funcionamento do sistema digestório. Diferentes procedimentos de cirurgia bariátrica envolvem diferentes modificações do estilo de vida e os pacientes precisam estar bem informados sobre as alterações específicas no estilo de vida, hábitos alimentares e hábitos intestinais que possam resultar de determinado procedimento. O *bypass* gástrico em Y de Roux, a banda gástrica, a gastroplastia vertical com banda, a gastrectomia em manga (*sleeve*) e o desvio biliopancreático com derivação duodenal constituem os procedimentos bariátricos atuais de escolha. O *bypass* gástrico em Y de Roux é um procedimento restritivo e disabsortivo combinado. A gastrectomia em manga (*sleeve*), a banda gástrica e a gastroplastia vertical com banda são procedimentos restritivos, enquanto o desvio biliopancreático com derivação duodenal combina a restrição gástrica com má absorção intestinal. Esses procedimentos podem ser realizados por laparoscopia ou por uma técnica cirúrgica aberta.

PROCESSO DE ENFERMAGEM

Paciente submetido à cirurgia bariátrica

Avaliação

- Avaliar a existência de contraindicações para cirurgia abdominal de grande porte
- Incentivar e apoiar o paciente na elaboração de planos para mudanças do estilo de vida a fim de reduzir o peso
- Coordenar recursos adicionais (p. ex., nutricionista ou profissional de saúde mental) para ajudar o paciente a alcançar as metas de modificação do estilo de vida
- Certificar-se de que o paciente tenha sido submetido à triagem para transtornos mentais e comportamentais passíveis de interferir nos resultados pós-operatórios
- O cuidado de enfermagem geral no pós-operatório assemelha-se àquele do paciente que se recupera de uma ressecção gástrica, com maior atenção para os riscos de complicações associadas à obesidade extrema.

Diagnóstico

DIAGNÓSTICOS DE ENFERMAGEM

- Conhecimento deficiente relacionado com as limitações nutricionais durante os períodos pré- e pós-operatório imediatos
- Ansiedade relacionada com a cirurgia iminente
- Dor aguda relacionada com o procedimento cirúrgico
- Risco de volume de líquidos deficiente relacionado com náuseas, irritação gástrica e dor
- Risco de infecção relacionado com o vazamento anastomótico
- Nutrição desequilibrada menor do que as necessidades corporais relacionada com as restrições nutricionais

- Distúrbio na imagem corporal relacionado com as alterações corporais decorrentes da cirurgia bariátrica
- Risco de constipação intestinal relacionado com a irritação gástrica e as alterações cirúrgicas nas estruturas anatômicas como resultado da cirurgia bariátrica.

Problemas colaborativos/complicações potenciais
As complicações potenciais que podem surgir incluem as seguintes:
- Hemorragia
- Refluxo de bile
- Síndrome do esvaziamento rápido
- Disfagia
- Obstrução intestinal ou pilórica
- Tromboembolia venosa.

Planejamento e metas

Planejamento e metas do pré-operatório
- Maior conhecimento sobre a rotina nutricional e as restrições no pré- e no pós-operatório
- Diminuição da ansiedade relacionada com a cirurgia bariátrica.

Planejamento e metas do pós-operatório
- Alívio da dor
- Manutenção do equilíbrio hídrico homeostático
- Ausência de infecção
- Adesão do paciente ao esquema nutricional prescrito, com progressão da ingestão de alimentos e líquidos (de acordo com o plano)
- Maior conhecimento sobre a necessidade de suplementos vitamínicos e necessidade de acompanhamento durante toda a vida
- Manutenção de padrões de eliminações intestinais normais.

Intervenções de enfermagem

Asseguramento das restrições nutricionais
- Aconselhar o paciente que irá se submeter à cirurgia bariátrica a não ingerir nenhum alimento, exceto líquidos claros durante o período de tempo especificado do pré-operatório (geralmente cerca de 48 horas)
- Orientar o paciente e sua família sobre as limitações nutricionais no pós-operatório.

Redução da ansiedade
- Orientar o paciente e sua família sobre as expectativas durante o preparo e após a cirurgia
- Incentivar o paciente a participar de um grupo de apoio de cirurgia bariátrica.

Obesidade extrema e cirurgia bariátrica **585**

Alívio da dor
- Administrar agentes analgésicos, conforme prescrição; orientar o paciente acerca do uso da analgesia controlada pelo paciente e monitorar sua efetividade
- Assegurar analgesia adequada, de modo que o paciente possa realizar as atividades do cuidado respiratório (respiração profunda e tosse) e exercícios das pernas, mudança de decúbito lateral e deambulação
- O posicionamento do paciente em posição de Fowler baixa proporciona conforto e promove o esvaziamento do estômago depois de qualquer tipo de cirurgia gástrica, incluindo procedimentos bariátricos.

Obtenção do equilíbrio hídrico e de volume
- No pós-operatório, introduzir lentamente a alimentação oral, começando com pequenos volumes (30 mℓ) de líquidos orais sem açúcar, a cada 15 minutos
- Incentivar o paciente a interromper a ingestão de líquido se apresentar náuseas ou sensação de plenitude
- Medicamentos antieméticos podem ser prescritos para aliviar náuseas e evitar a ocorrência de vômitos, que podem causar tensão no local cirúrgico.

 Alerta de enfermagem | Qualidade e segurança

A inserção de sonda nasogástrica está contraindicada para o paciente após cirurgia bariátrica. Esse procedimento pode causar ruptura da linha de sutura e provocar vazamento anastomótico ou hemorragia.

Prevenção da infecção e vazamento anastomótico
- A ruptura no local da anastomose (*i. e.*, local de ressecção cirúrgica) pode causar vazamento do conteúdo gástrico na cavidade peritoneal, provocando infecção e, possivelmente, sepse; os homens idosos com maior massa corporal correm alto risco
- Os sinais e sintomas de vazamento anastomótico geralmente são inespecíficos – febre, dor abdominal, taquicardia e leucocitose – e podem evoluir para sepse
- Se houver suspeita de vazamento anastomótico, o paciente pode ser submetido a seriografia gastrintestinal superior e tomografia computadorizada (TC) contrastada de acompanhamento.

Obtenção do estado nutricional adequado
- Após o retorno dos sons intestinais e a retomada da ingestão oral, são fornecidas seis refeições pequenas, consistindo em um total de 600 a 800 calorias por dia; o consumo de líquidos entre as refeições é incentivado para evitar a desidratação
- Orientar o paciente a alimentar-se lentamente e a interromper a ingestão quando sentir plenitude, a fim de minimizar a ocorrência de vômitos ou a distensão dolorosa do esôfago

Obesidade extrema e cirurgia bariátrica

- As deficiências nutricionais comuns incluem má absorção de ferro orgânico (podendo exigir uma suplementação com ferro oral ou parenteral) e baixos níveis séricos de vitamina B_{12}; injeções intramusculares de vitamina B_{12} podem ser prescritas mensalmente para evitar o desenvolvimento de anemia perniciosa.

Apoio ao paciente para as alterações da imagem corporal

- Orientar o paciente sobre o fato de que a maior parte da perda de peso ocorrerá nos primeiros 6 meses; entretanto, alguns pacientes relatam insatisfação persistente com a imagem corporal (p. ex., pregas cutâneas flácidas)
- Apoiar o paciente que relata insatisfação com a imagem corporal, reconhecendo seus sentimentos como verdadeiros, declarando que essas percepções não são incomuns e proporcionando encaminhamento para grupos de apoio ou acompanhamento psicoterápico.

Manutenção dos hábitos intestinais

- A diarreia ocorre mais comumente do que a constipação intestinal após cirurgia bariátrica, particularmente após procedimentos de má absorção. Todavia, alguns pacientes relatam ocorrência de constipação intestinal
- Incentivar o consumo de uma dieta nutritiva rica em fibras, particularmente se a constipação intestinal for um problema
- A esteatorreia também pode ocorrer em consequência do esvaziamento gástrico rápido, que impede a mistura adequada com as secreções pancreáticas e biliares
- A diarreia persistente ou a esteatorreia podem justificar a realização de outros exames complementares, como endoscopia alta ou colonoscopia com biopsia para excluir a existência de qualquer patologia adicional.

Monitoramento e manejo das complicações potenciais

Avaliar o paciente quanto à ocorrência de complicações em consequência da cirurgia bariátrica, como hemorragia, refluxo de bile, síndrome do esvaziamento rápido, disfagia, tromboembolismo venoso e obstrução intestinal ou pilórica.

Promoção dos cuidados domiciliar, comunitário e de transição

Em geral, o paciente recebe alta hospitalar em 4 dias (a alta pode ser em 24 a 72 horas para pacientes que se submeteram a procedimentos laparoscópicos), com orientações nutricionais detalhadas.

Orientação ao paciente sobre autocuidados

- Fornecer informações sobre a nutrição, suplementos nutricionais, manejo da dor, importância da atividade física e sintomas da síndrome do esvaziamento rápido; providenciar medidas para prevenir ou minimizar esses sintomas
- Ressaltar a importância de consultas ambulatoriais de acompanhamento rotineiras para assegurar que o manejo clínico não esteja produzindo quaisquer

efeitos colaterais, que podem incluir: risco aumentado de cálculos biliares, deficiências nutricionais e de vitaminas e potencial de recuperar o peso
- Para pacientes submetidos a procedimentos em Y de Roux laparoscópicos ou abertos e que apresentam um ou mais drenos de Jackson Pratt, orientar o paciente e sua família sobre como esvaziar, medir e registrar a quantidade de drenagem.

Cuidado continuado e de transição
Ressaltar a importância do monitoramento contínuo da perda de peso, existência de comorbidades, estado metabólico e nutricional e comportamentos alimentares e de atividade física durante toda a vida; o paciente corre risco de desenvolver desnutrição ou ganhar peso.

- As mulheres de idade reprodutiva que se submeteram à cirurgia bariátrica são aconselhadas a usar contraceptivos durante pelo menos 18 meses após a cirurgia; as pacientes são advertidas para evitar a gravidez até a estabilização do peso
- Após a perda de peso, o paciente pode optar por intervenções cirúrgicas adicionais para definir o contorno do corpo.

Reavaliação
RESULTADOS ESPERADOS DO PACIENTE
- Alívio da dor
- Manutenção do equilíbrio hídrico
- Ausência de complicações
- Obtenção de equilíbrio nutricional
- Promoção de uma imagem corporal positiva
- Manutenção dos padrões de eliminações intestinais normais.

Para mais informações, ver o Capítulo 48 em Hinkle JL, Cheever KH. (2018). *Brunner and Suddarth's textbook of medical-surgical nursing* (14th ed.). Philadelphia, PA: Lippincott Williams & Wilkins.

Obstrução do intestino delgado

A maioria das obstruções intestinais ocorre no intestino delgado. As aderências são a causa mais comum de obstrução do intestino delgado, seguidas por tumores, doença de Crohn e hérnias. Outras causas incluem intussuscepção, vólvulo (*i. e.*, torção do intestino) e íleo paralítico. A distensão abdominal e a retenção de líquidos reduzem a absorção de líquidos e estimulam mais secreção gástrica. Com o aumento da distensão, a pressão dentro do lúmen intestinal também aumenta, causando diminuição na pressão capilar venosa e arteriolar. Isso causa edema, congestão, necrose e eventual ruptura ou perfuração da parede intestinal, com consequente peritonite.

Fisiopatologia

O conteúdo intestinal, líquidos e gases acumulam-se proximalmente à obstrução intestinal. A distensão abdominal e a retenção de líquido reduzem a absorção dos líquidos e estimulam mais a secreção gástrica. Com a distensão crescente, a pressão no lúmen intestinal aumenta, provocando diminuição da pressão capilar venosa e arteriolar. Isso causa edema, congestão, necrose e, por fim, ruptura ou perfuração da parede intestinal, com frequente peritonite.

Manifestações clínicas

- O sintoma inicial consiste, de modo habitual, em dor em cólica, que se assemelha a uma onda, e cólica. O paciente pode eliminar sangue e muco, mas sem material fecal nem flatos. Ocorrem vômitos
- Se a obstrução for completa, as ondas peristálticas tornam-se extremamente vigorosas e assumem uma direção inversa, propelindo o conteúdo intestinal em direção à boca
- Se a obstrução estiver situada no íleo, ocorrem vômitos fecais
- A desidratação resulta em sede intensa, sonolência, mal-estar generalizado, dor e língua e mucosas ressecadas
- O abdome torna-se distendido (quanto mais baixa a obstrução no trato gastrintestinal, mais pronunciada a distensão); isso pode causar vômito por refluxo
- O vômito resulta em perda de íons hidrogênio e potássio do estômago, resultando em diminuição dos níveis de cloreto e potássio no sangue e em alcalose metabólica
- Se o distúrbio não for corrigido, ocorre choque hipovolêmico provocado por desidratação e perda do volume plasmático; além disso, pode ocorrer choque séptico.

Avaliação e achados diagnósticos

O diagnóstico baseia-se nos sintomas, nos exames de imagem (radiografia e TC do abdome, que revelam quantidades anormais de gás, líquido ou ambos no intestino) e exames laboratoriais (determinação dos eletrólitos e hemograma completo, revelando a existência de desidratação e, possivelmente, infecção). É preciso avaliar a probabilidade de estrangulamento.

Manejo clínico

- A descompressão do intestino pode ser obtida por sonda nasogástrica (NG) ou sonda no intestino delgado
- Quando há obstrução completa do intestino, a possibilidade de estrangulamento justifica uma intervenção cirúrgica

- O tratamento cirúrgico depende da etiologia da obstrução (p. ex., reparo de hérnia)
- Antes da cirurgia, institui-se a terapia IV para repor a água e corrigir os distúrbios hidreletrolíticos.

Manejo de enfermagem

- Para o paciente não cirúrgico, manter a sifonagem da sonda NG, avaliar e medir o débito NG, determinar o desequilíbrio hidreletrolítico, monitorar o estado nutricional e avaliar a obtenção de melhora (p. ex., retorno dos sons intestinais normais, diminuição da distensão abdominal, melhora subjetiva da dor e da hipersensibilidade abdominais, eliminação de flatos ou fezes)
- Relatar as discrepâncias no equilíbrio hídrico, o agravamento da dor ou da distensão abdominal e a elevação do débito NG

Alerta de enfermagem | Qualidade e segurança

O equilíbrio hidreletrolítico é uma área de prioridade para monitoramento em um paciente com obstrução do intestino delgado. O uso de sonda NG em associação à dieta zero faz com que o paciente corra risco substancial de desequilíbrio em ambas as áreas. As medidas para promover o equilíbrio hidreletrolítico são de importância crítica.

- Se a condição do paciente não melhorar, prepará-lo para a cirurgia
- Fornecer cuidado de enfermagem no período pós-operatório semelhante àquele para outras cirurgias de abdome. (Ver Manejo de enfermagem no período peroperatório, na Seção M, para informações mais detalhadas.)

Para mais informações, ver o Capítulo 47 em Hinkle JL, Cheever KH. (2018) *Brunner and Suddarth's textbook of medical-surgical nursing* (14th ed.). Philadelphia, PA: Lippincott Williams & Wilkins.

Obstrução do intestino grosso

A maioria das obstruções no intestino grosso ocorre no cólon sigmoide. As causas mais comuns são carcinoma, diverticulite, distúrbios intestinais inflamatórios e impactação fecal. Os tumores adenocarcinoides são responsáveis pela maioria das obstruções do intestino grosso (Hopkins, 2016). A maior parte dos tumores ocorre distalmente à flexura esplênica, o que os torna acessíveis com um sigmoidoscópio flexível.

Fisiopatologia

Ocorre obstrução intestinal (mecânica ou funcional) quando o bloqueio impede o fluxo do conteúdo pelo trato intestinal. A obstrução do intestino grosso resulta em acúmulo do conteúdo intestinal, líquido e gás proximalmente à obstrução. A obstrução do cólon pode resultar em distensão grave e perfuração, a não ser que algum gás e líquido possam fluir de modo retrógrado pela válvula ileal. A desidratação ocorre mais lentamente do que na obstrução do intestino delgado. Se houver interrupção da irrigação sanguínea, ocorrem estrangulamento e necrose intestinais; essa condição comporta risco à vida. Os tumores adenocarcinoides respondem pela maioria dos casos de obstrução do intestino grosso.

Manifestações clínicas

Os sintomas surgem e progridem de modo relativamente lento.

- A constipação intestinal pode constituir o único sintoma durante meses (obstrução no cólon sigmoide ou no reto)
- Pode ocorrer perda de sangue nas fezes, podendo levar ao desenvolvimento de anemia ferropriva
- O paciente pode apresentar fraqueza, perda de peso e anorexia
- Por fim, o abdome torna-se acentuadamente distendido, as alças do intestino grosso tornam-se visivelmente delineadas pela parede do abdome, e o paciente apresenta dor abdominal inferior em cólicas
- Ocorre vômito fecal; podem ocorrer sintomas de choque.

Avaliação e achados diagnósticos

O diagnóstico é estabelecido com base nos sintomas e nos exames de imagem (radiografia e TC do abdome; os exames baritados estão contraindicados). Em certas ocasiões, utiliza-se a sigmoidoscopia flexível para confirmar o diagnóstico.

Manejo clínico

- Restauração do volume intravascular, correção das anormalidades eletrolíticas e aspiração nasogástrica e descompressão são instituídas imediatamente
- A colonoscopia é realizada para destorcer e descomprimir o intestino, se a obstrução for alta no cólon
- A cecostomia pode ser realizada para pacientes com alto risco cirúrgico e que necessitam de alívio urgente da obstrução
- Utiliza-se uma sonda retal para descomprimir uma área mais abaixo no intestino

- Podem ser utilizados *stents* por via endoscópica como intervenção paliativa ou ponte para cirurgia definitiva
- O tratamento habitual consiste em ressecção cirúrgica para remover a lesão obstrutiva; pode ser necessária uma colostomia temporária ou permanente; pode-se realizar uma anastomose ileoanal se houver necessidade de remover todo o intestino grosso.

Manejo de enfermagem
- Monitorar os sintomas que evidenciam o agravamento da obstrução intestinal
- Fornecer apoio emocional e conforto
- Administrar líquidos e reposição eletrolítica por via IV
- Preparar o paciente para a cirurgia, se não houver nenhuma resposta ao tratamento clínico
- Fornecer orientações pré-operatórias, conforme indicado pela condição do paciente
- Depois da cirurgia, fornecer o cuidado com a ferida abdominal e o cuidado de enfermagem pós-operatório de rotina.

Para mais informações, ver o Capítulo 47 em Hinkle JL, Cheever KH. (2018). *Brunner and Suddarth's textbook of medical-surgical nursing* (14th ed.). Philadelphia, PA: Lippincott Williams & Wilkins.

Osteoartrite | Doença articular degenerativa

A osteoartrite (OA), também conhecida como *doença articular degenerativa* ou *osteoartrose*, é a doença articular mais comum e mais frequentemente incapacitante. Caracteriza-se por perda progressiva da cartilagem articular. Além da idade, os fatores de risco para a OA incluem distúrbios congênitos e de desenvolvimento do quadril, obesidade, lesão articular prévia, uso repetitivo (ocupacional ou recreativo), deformidade anatômica e suscetibilidade genética. A OA tem sido classificada como primária (idiopática) e secundária (em consequência de lesão articular ou doença inflamatória prévia). Além de constituir um fator de risco para a OA, a obesidade aumenta os sintomas da doença. A OA tem sua incidência máxima entre a 5^a e a 6ª décadas de vida.

Manifestações clínicas
- As principais manifestações consistem em dor, rigidez e comprometimento funcional
- A rigidez é mais comum pela manhã, depois do despertar. Dura, habitualmente, menos de 30 minutos e diminui com o movimento

Osteoartrite | Doença articular degenerativa

- O comprometimento funcional resulta da dor com o movimento e da mobilidade articular limitada quando surgem alterações estruturais
- A OA ocorre mais frequentemente nas articulações de sustentação de peso (quadris, joelhos, regiões cervical e lombar da coluna vertebral); as articulações dos dedos das mãos também são acometidas
- Pode-se verificar a existência de nódulos ósseos (indolores, a não ser que haja inflamação).

Avaliação e achados diagnósticos

- A radiografia revela estreitamento do espaço articular e osteófitos nas margens articulares e no osso subcondral. Esses dois achados são sensíveis e específicos da OA
- Existe uma correlação fraca entre a dor articular e a sinovite
- Os exames de sangue não são úteis no diagnóstico desse distúrbio.

Prevenção

- Redução do peso corporal
- Prevenção de lesões
- Triagem perinatal para doença congênita do quadril
- Modificações ergonômicas.

Manejo clínico

O manejo tem por objetivo reduzir a evolução e tratar os sintomas, visto que não existe nenhum tratamento disponível capaz de interromper o processo degenerativo da doença articular.

Medidas conservadoras

- Uso de calor, redução do peso corporal, repouso das articulações e uso mínimo da articulação acometida
- Órteses para sustentar as articulações inflamadas (talas, suportes)
- Exercícios isométricos e posturais e exercício aeróbico
- Terapia ocupacional e fisioterapia.

Terapia farmacológica

- Paracetamol; agentes anti-inflamatórios não esteroides
- Bloqueadores da enzima ciclo-oxigenase 2 (COX-2) (para pacientes com risco aumentado de sangramento gastrintestinal)
- Medicamentos opioides e corticosteroides intra-articulares
- Agentes analgésicos tópicos como capsaicina e metilsalicilato

- O gel de diclofenaco sódico para uso tópico foi aprovado pela FDA para aliviar as dores articulares osteoartríticas nas mãos e nos joelhos
- Outras abordagens terapêuticas: glicosamina e condroitina; viscossuplementação (injeção intra-articular de ácido hialurônico).

Manejo cirúrgico

Usado quando a dor é intensa e ocorre perda da função.

- Osteotomia
- Artroplastia da articulação (substituição).

Manejo de enfermagem

O cuidado de enfermagem ao paciente com OA geralmente é igual ao plano de cuidado básico para o paciente com doença reumática (ver Artrite reumatoide, na Seção A). O manejo da dor e a obtenção de uma capacidade funcional ótima constituem as principais metas de intervenção de enfermagem, e é de suma importância ajudar o paciente a compreender o processo da doença e o padrão dos sintomas para o plano de cuidado.

- Fornecer assistência aos pacientes com manejo da obesidade (perda de peso e aumento da atividade aeróbica) e outros problemas de saúde ou doenças, quando aplicável
- Encaminhar o paciente para fisioterapia ou para um programa de exercícios. Os exercícios, como a caminhada, devem ser iniciados com moderação e aumentados de modo gradual
- Providenciar e incentivar o uso de bengala ou outros dispositivos de assistência para a deambulação, quando indicado.

Para mais informações, ver o Capítulo 38 em Hinkle JL, Cheever KH. (2018). *Brunner and Suddarth's textbook of medical-surgical nursing* (14th ed.). Philadelphia, PA: Lippincott Williams & Wilkins.

Osteomalacia

A osteomalacia é uma doença óssea metabólica, caracterizada por mineralização inadequada do osso. O principal defeito consiste em uma deficiência da vitamina D ativada (calcitriol), que promove a absorção de cálcio pelo trato gastrintestinal e facilita a mineralização do osso. A osteomalacia pode resultar da absorção deficiente de cálcio (má absorção) ou de sua perda excessiva (doença celíaca, obstrução do trato biliar, pancreatite crônica, ressecção intestinal), e perda de vitamina D (doença hepática e renal). Outros fatores de risco incluem insuficiência renal grave, hiperparatireoidismo, uso prolongado de medicamentos anticonvulsivantes, desnutrição e insuficiência de vitamina D (p. ex., em consequência de aporte nutricional inadequado ou exposição inadequada à luz solar).

Manifestações clínicas

- Dor e hipersensibilidade ósseas
- Fraqueza muscular causada por deficiência de cálcio
- Marcha anserina ou claudicação
- Fraturas patológicas
- Deformidades esqueléticas (cifose da coluna vertebral e arqueamento das pernas); com frequência, compressão das vértebras, encurtamento do tronco do paciente
- Fraqueza e instabilidade, com risco de quedas e fraturas.

Avaliação e achados diagnósticos

- São realizadas radiografias e a biopsia óssea revela aumento do osteoide (matriz óssea desmineralizada)
- Os exames laboratoriais revelam baixos níveis séricos de cálcio e de fósforo, elevação moderada do nível de fosfatase alcalina e diminuição da excreção urinária de cálcio e de creatinina.

Considerações gerontológicas

Uma dieta nutritiva é particularmente importante para idosos. Deve-se promover a ingestão adequada de cálcio e vitamina D. Como a luz solar é necessária para sintetizar a vitamina D, os pacientes devem ser encorajados a tomar sol por no mínimo 10 minutos e no máximo 1 hora por dia.

Manejo clínico

São utilizadas medidas físicas, psicológicas e farmacêuticas para reduzir o desconforto e a dor do paciente.

- A causa subjacente é corrigida, quando possível (p. ex., modificações da dieta, suplementos de vitamina D e cálcio, luz solar)
- Se a osteomalacia for causada por má absorção, habitualmente são prescritas doses aumentadas de vitamina D, juntamente com cálcio suplementar
- Pode-se recomendar a exposição do paciente à luz solar
- Se a osteomalacia for de origem nutricional, deve-se fornecer uma dieta com teor adequado de proteína e quantidades aumentadas de cálcio e de vitamina D

- Efetua-se monitoramento a longo prazo para assegurar a estabilização ou a reversão da doença
- As deformidades ortopédicas podem ser tratadas com aparelhos ou com cirurgia (osteotomia).

Para mais informações, ver o Capítulo 41 em Hinkle JL, Cheever KH. (2018) *Brunner and Suddarth's textbook of medical-surgical nursing* (14th ed.). Philadelphia, PA: Lippincott Williams & Wilkins.

Osteomielite

A osteomielite é uma infecção do osso. Pode ocorrer por extensão de infecções dos tecidos moles, osteomielite focal contígua (p. ex., cirurgia óssea, ferimento com arma de fogo) ou infecções hematogênicas que se disseminam a partir de outros pontos focais de infecção. Mais de 50% das infecções ósseas são causadas por *Staphylococcus aureus* e cada vez mais pela variedade resistente à meticilina (ou seja, *Staphylococcus aureus* resistente à meticilina [SARM]). Os pacientes que correm risco incluem indivíduos idosos desnutridos; pacientes obesos; aqueles com comprometimento do sistema imune e doença crônica (p. ex., diabetes melito); e aqueles que recebem terapia com corticosteroides ou agentes imunossupressores a longo prazo. O distúrbio pode ser evitado por meio de tratamento imediato e manejo das infecções focais e dos tecidos moles.

A osteomielite é classificada como:

- Osteomielite hematogênica (ou seja, causada por disseminação da infecção pelo sangue)
- Osteomielite com foco contíguo, por contaminação de cirurgia óssea, fratura exposta ou lesão traumática (p. ex., ferimento por arma de fogo)
- Osteomielite com insuficiência vascular, observada com mais frequência em pacientes com diabetes melito e doença vascular periférica, afetando mais comumente os pés.

Manifestações clínicas

- Quando a infecção é transportada pelo sangue, o início é súbito, ocorrendo com manifestações clínicas de sepse (p. ex., calafrios, febre alta, pulso rápido e mal-estar generalizado)
- Membros doloridos, edemaciados, quentes e extremamente hipersensíveis
- O paciente pode descrever dor pulsátil e constante, que se intensifica com o movimento (em decorrência da pressão exercida pelo acúmulo de pus)

596 Osteomielite

- Quando a osteomielite é causada por uma infecção adjacente ou por contaminação direta, não se observam sintomas de sepse; a área apresenta-se tumefeita, quente, dolorosa e hipersensível ao toque
- A osteomielite crônica manifesta-se na forma de úlcera que não cicatriza, localizada sobre o osso infectado, com fístula de conexão; essa úlcera drena pus de modo intermitente e espontâneo.

Avaliação e achados diagnósticos

- Na osteomielite aguda, as radiografias iniciais demonstram apenas edema dos tecidos moles
- Na osteomielite crônica, as radiografias revelam grandes cavidades irregulares e periósteo elevado, ocorrência de sequestros ou formações ósseas densas
- Podem ser realizadas cintigrafias ósseas e ressonância magnética (RM)
- São obtidos exames de sangue e hemoculturas.

Manejo clínico

A meta inicial consiste em controlar e deter o processo infeccioso.

- Devem-se instituir medidas de suporte gerais (p. ex., hidratação, dieta rica em vitaminas e proteínas, correção da anemia); a área afetada é imobilizada
- São realizadas hemoculturas e culturas da ferida para identificar os microrganismos e selecionar o antibiótico
- A antibioticoterapia intravenosa é administrada durante as primeiras 24 horas e mantida por 3 a 6 semanas
- O antibiótico é administrado por via oral (com o estômago vazio) quando a infecção parece estar controlada; o esquema de medicamentos é continuado por um período de até 3 meses
- Realiza-se o desbridamento cirúrgico com irrigação; a terapia adjuvante com antibióticos é mantida.

PROCESSO DE ENFERMAGEM

Paciente com osteomielite

Avaliação

- Avaliar os fatores de risco (p. ex., idade avançada, diabetes melito, terapia prolongada com esteroides) e obter uma história de lesões, infecções ou cirurgia ortopédica
- Observar o movimento restrito da área infectada e a fraqueza generalizada em razão de infecção sistêmica

- Observar a ocorrência de edema e calor da área afetada, drenagem purulenta e elevação da temperatura
- Os pacientes com osteomielite crônica podem apresentar elevação mínima da temperatura, ocorrendo à tarde ou no início da noite.

Diagnóstico

- Dor aguda relacionada com inflamação e edema
- Mobilidade física prejudicada associada à dor, ao uso de dispositivos de imobilização e às limitações da sustentação do peso
- Risco de infecção relacionada com a formação de abscesso ósseo
- Conhecimento deficiente sobre o esquema de tratamento.

Planejamento e metas

As principais metas podem consistir em alívio da dor, melhora da mobilidade física dentro das limitações terapêuticas, controle e erradicação da infecção e conhecimento do esquema de tratamento.

Intervenções de enfermagem

Alívio da dor

- Imobilizar a parte do corpo afetada com uma tala para diminuir a dor e o espasmo muscular
- Monitorar o estado neurovascular do membro acometido
- Manipular a parte afetada do corpo com muito cuidado para evitar dor
- Elevar a parte afetada do corpo para diminuir o edema e o desconforto
- Administrar agentes analgésicos prescritos.

Melhora da mobilidade física

- Explicar ao paciente as justificativas para as restrições de atividade (o osso apresenta-se enfraquecido em consequência do processo infeccioso)
- Mover com delicadeza as articulações acima e abaixo da parte afetada em toda a sua amplitude de movimento
- Incentivar as atividades da vida diária dentro das limitações físicas.

Controle do processo infeccioso

- Monitorar a resposta do paciente à antibioticoterapia. Observar os locais de acesso intravenoso quanto a evidências de flebite ou infiltração. Monitorar o paciente à procura de sinais de superinfecção com a antibioticoterapia intensiva a longo prazo (p. ex., candidíase oral ou vaginal); fezes semissólidas ou de odor fétido
- Se houver necessidade de cirurgia, assegurar uma circulação adequada (aspiração da ferida, elevação da área, evitar qualquer pressão sobre a área enxertada); manter a imobilidade, se necessário; aderir às restrições de sustentação de peso. Trocar os curativos utilizando uma técnica séptica para promover a cicatrização e evitar a contaminação cruzada

- Monitorar a saúde geral e a nutrição do paciente
- Fornecer uma dieta balanceada rica em proteínas para assegurar um equilíbrio nitrogenado positivo e promover a cicatrização; incentivar hidratação adequada.

Promoção dos cuidados domiciliar, comunitário e de transição
Orientação ao paciente sobre autocuidados
- Aconselhar o paciente e sua família a aderirem estritamente ao esquema terapêutico de antibióticos; ressaltar a necessidade de prevenção de quedas ou outras lesões passíveis de provocar fraturas
- Orientar o paciente e sua família a manterem e manejarem o acesso venoso e o equipamento de administração intravenosa
- Fornecer orientações detalhadas sobre os medicamentos (p. ex., nome do medicamento, dose, frequência, velocidade de administração, armazenamento e manuseio seguros, reações adversas), incluindo a necessidade de monitoramento laboratorial
- Orientar o paciente sobre a necessidade de observar e relatar qualquer elevação da temperatura, drenagem, odor, sinais de inflamação aumentada, reações adversas e sinais de superinfecção.

Cuidado continuado e de transição
- Efetuar uma avaliação domiciliar para determinar a capacidade do paciente e da família de continuar o esquema terapêutico
- Encaminhar ao serviço de atendimento domiciliar, quando indicado
- Monitorar o paciente quanto a resposta ao tratamento, surgimento de sinais e sintomas de superinfecção e reações medicamentosas adversas
- Ressaltar a importância das consultas de acompanhamento de cuidados da saúde e recomendar uma triagem de saúde apropriada para a idade.

Reavaliação
Resultados esperados do paciente
- Apresenta alívio da dor
- Aumenta a mobilidade física
- Não apresenta infecção
- Adere ao plano terapêutico.

Para mais informações, ver o Capítulo 41 em Hinkle JL, Cheever KH. (2018) *Brunner and Suddarth's textbook of medical-surgical nursing* (14th ed.). Philadelphia, PA: Lippincott Williams & Wilkins.

Osteoporose

A osteoporose caracteriza-se por redução da massa óssea, deterioração da matriz óssea e diminuição da força arquitetural do osso. A taxa de reabsorção óssea é maior que a taxa de formação óssea. Os ossos tornam-se progressivamente porosos, quebradiços e frágeis e facilmente sofrem fratura. Múltiplas fraturas por compressão das vértebras resultam em deformidade esquelética (cifose). Essa cifose está associada a perda de altura. Os pacientes que correm risco de osteoporose incluem mulheres na pós-menopausa e mulheres brancas não obesas de pequena constituição corporal.

Os fatores de risco incluem nutrição inadequada, aporte inadequado de vitamina D e cálcio e estilo de vida (p. ex., tabagismo, consumo de cafeína e de bebidas alcoólicas); genética; e falta de atividade física. A perda óssea relacionada com a idade começa logo depois de se alcançar a massa óssea máxima (na quarta década de vida). A retirada dos estrogênios na menopausa (ou com a ooforectomia) provoca diminuição da calcitonina e reabsorção óssea acelerada, que continua durante os anos de menopausa. A imobilidade contribui para o desenvolvimento de osteoporose. A osteoporose secundária resulta do uso de medicamentos ou de outras condições e doenças que afetam o metabolismo do osso. É preciso identificar doenças específicas (p. ex., doença celíaca, hipogonadismo) e medicamentos (p. ex., corticosteroides, anticonvulsivantes) que fazem com que os pacientes corram risco, e devem-se instituir terapias para reverter o desenvolvimento da osteoporose.

O exame com a técnica de absorciometria de raios X de dupla energia (DEXA) é recomendado para todas as mulheres com mais de 65 anos; para mulheres na pós-menopausa com mais de 50 anos e com fatores de risco para osteoporose; e para todas as pessoas que tiveram uma fratura supostamente em consequência da osteoporose.

Avaliação e achados diagnósticos

- A osteoporose é identificada em radiografias de rotina quando já ocorreu 25 a 40% de desmineralização do osso
- DEXA fornece informações sobre a massa óssea da coluna vertebral e do quadril e a densidade mineral óssea (DMO)
- Os exames de laboratório (p. ex., níveis séricos de cálcio, fosfato e fosfatase alcalina, excreção urinária de cálcio, excreção urinária de hidroxicolina, hematócrito, velocidade de hemossedimentação [VHS]) e os exames radiográficos são utilizados para excluir outros diagnósticos.

Considerações gerontológicas

Os indivíduos idosos frequentemente sofrem quedas em consequência de riscos ambientais, distúrbios neuromusculares, diminuição dos sentidos e das respostas cardiovasculares e respostas a medicamentos.

Osteoporose

O paciente e sua família precisam ser incluídos no planejamento de esquemas de cuidados e manejo preventivo. Por exemplo, deve-se avaliar o ambiente domiciliar quanto a segurança e eliminação de riscos potenciais (p. ex., tapetes espalhados, salas e escadas obstruídas, brinquedos no chão, animais de estimação no caminho). Pode-se criar, então, um ambiente seguro (p. ex., escada bem iluminada, com corrimão seguro, barras para segurar no banheiro, calçados adequadamente ajustados).

Manejo clínico

- Dieta balanceada adequada, rica em cálcio e vitamina D. A ingestão adequada de cálcio recomendada para homens de 50 a 70 anos é de 1.000 mg/dia; para mulheres a partir de 51 anos e homens a partir de 71 anos, é de 1.200 mg/dia
- Aporte aumentado de cálcio na adolescência, idade adulta jovem e meia-idade, ou prescrição de suplemento de cálcio com as refeições ou bebidas ricas em vitamina C
- Exercício físico regular de sustentação de peso para promover formação óssea (20 a 30 minutos de exercício aeróbico, 3 vezes/semana)
- Outros medicamentos: alendronato, risedronato, ibandronato e ácido zoledrônico; calcitonina; moduladores seletivos dos receptores de estrogênio (MSRE), como raloxifeno; teriparatida
- Manejo conservador das fraturas osteoporóticas das vértebras por compressão; para pacientes que não respondem às abordagens de primeira linha para tratamento das fraturas por compressão vertebrais, usar, possivelmente, a vertebroplastia ou cifoplastia percutânea (injeção de cimento ósseo de polimetil metacrilato na vértebra fraturada, seguida de insuflação de um balão pressurizado para restaurar o formato da vértebra afetada).

PROCESSO DE ENFERMAGEM

Paciente com fratura da coluna vertebral espontânea relacionada com a osteoporose

Avaliação

- Para identificar o risco e reconhecer os problemas associados à osteoporose, entrevistar o paciente pesquisando a história familiar, fraturas anteriores, consumo nutricional de cálcio, padrões de exercício, início da menopausa, uso de corticosteroides, consumo de bebidas alcoólicas, tabagismo e consumo de cafeína

Osteoporose **601**

- Ao exame físico, observar a existência de fratura, cifose da região torácica da coluna vertebral ou redução da estatura; explorar quaisquer sintomas apresentados pelo paciente (p. ex., lombalgia, constipação intestinal).

Diagnóstico
- Conhecimento deficiente relacionado com o processo osteoporótico e o esquema de tratamento
- Dor aguda relacionada com a fratura e o espasmo muscular
- Risco de constipação intestinal relacionado com a imobilidade ou o desenvolvimento de íleo
- Risco de lesão relacionado com a osteoporose.

Planejamento e metas
As principais metas podem incluir o conhecimento sobre a osteoporose e o esquema de tratamento, alívio da dor, melhora da eliminação intestinal e ausência de fraturas adicionais.

Intervenções de enfermagem

Promoção da compreensão da osteoporose e do esquema de tratamento
- Na orientação ao paciente, focalizar os fatores que influenciam o desenvolvimento da osteoporose, intervenções para retardar ou interromper o processo e medidas para aliviar os sintomas
- Ressaltar a necessidade de cálcio, vitamina D e exercícios de sustentação de peso suficientes para retardar a progressão da osteoporose
- Orientar o paciente sobre a terapia farmacológica e seus efeitos colaterais.

Alívio da dor
- Orientar o paciente a aliviar a lombalgia por meio de repouso no leito e uso de colchão firme, que não ceda, flexão do joelho, aplicação intermitente de calor local e massagem nas costas
- Instruir o paciente a mover o tronco como uma unidade e evitar torcê-lo; incentivar boa postura e boa mecânica corporal
- Incentivar o paciente a usar uma cinta lombossacral para imobilização e suporte temporário, quando estiver fora da cama
- Incentivar o paciente a retomar, gradualmente, suas atividades com a diminuição da dor.

Melhora da eliminação intestinal
- Incentivar o paciente a consumir uma dieta rica em fibras, a aumentar o consumo de líquidos e a usar emolientes fecais prescritos
- Monitorar ingestão, sons intestinais e eliminações intestinais do paciente; pode ocorrer desenvolvimento de íleo paralítico se houver colapso vertebral entre as vértebras T10 e L2.

Prevenção das lesões
- Promover a atividade física para fortalecer os músculos, evitar a atrofia por desuso e retardar a desmineralização progressiva do osso
- Incentivar o paciente a realizar exercícios isométricos para fortalecer os músculos do tronco
- Incentivar deambulação, boa mecânica corporal e boa postura
- Avisar o paciente para evitar movimentos súbitos de inclinação, sacudidas e levantamento de objetos pesados
- Incentivar a atividade ao ar livre, no sol, para aumentar a capacidade de o corpo produzir vitamina D.

Reavaliação
Resultados esperados do paciente
- Adquire conhecimento sobre a osteoporose e o esquema de tratamento
- Obtém alívio da dor
- Demonstra eliminação intestinal normal
- Não sofre novas fraturas.

Para mais informações, ver o Capítulo 41 em Hinkle JL, Cheever KH. (2018) *Brunner and Suddarth's textbook of medical-surgical nursing* (14th ed.). Philadelphia, PA: Lippincott Williams & Wilkins.

Otite média aguda

A otite média aguda é uma infecção aguda da orelha média, que habitualmente dura menos de 6 semanas. Os patógenos que causam otite média aguda são *bactérias ou vírus*, que entram na orelha média após disfunção da tuba auditiva; essa disfunção é causada por obstrução relacionada com infecções respiratórias altas, inflamação das estruturas adjacentes (p. ex., rinossinusite, hipertrofia da adenoide) ou reações alérgicas (p. ex., rinite alérgica). As bactérias podem penetrar na tuba auditiva a partir de secreções contaminadas na nasofaringe e também podem penetrar na orelha média em razão de uma perfuração da membrana timpânica. O distúrbio é mais comum em crianças.

Manifestações clínicas
- Os sintomas variam de acordo com a gravidade da infecção e geralmente são unilaterais em adultos
- A dor de ouvido (otalgia) pode ser intensa e só é aliviada após perfuração espontânea da membrana timpânica ou após miringotomia
- Ocorrem febre, drenagem do ouvido e perda da audição

- A membrana timpânica apresenta-se eritematosa e, com frequência, abaulada
- A perda auditiva do tipo condutivo resulta de exsudato na orelha média
- Mesmo quando a condição torna-se subaguda (2 semanas a 3 meses de duração) com secreção purulenta, a perda auditiva permanente é rara.

Complicações

- A perfuração da membrana timpânica pode persistir e levar à otite média crônica
- As complicações secundárias envolvem o processo mastoide (mastoidite), lesão da membrana timpânica ou dos ossículos ou formação de colesteatoma.

Manejo clínico

- Com a antibioticoterapia de amplo espectro precoce e apropriada, a otite média pode desaparecer sem sequelas graves. Se ocorrer drenagem, pode-se prescrever uma preparação otológica de antibiótico
- O resultado depende da eficiência da terapia (dose prescrita de antibiótico oral e duração do tratamento), da virulência das bactérias e do estado físico do paciente.

Miringotomia (timpanotomia)

Se casos leves de otite média forem tratados efetivamente, pode não haver necessidade de miringotomia. Quando a miringotomia torna-se necessária, efetua-se uma incisão na membrana timpânica para aliviar a pressão e para drenar o líquido seroso ou purulento da orelha média. Esse procedimento indolor leva, habitualmente, menos de 15 minutos. Se houver recidiva de episódios de otite média, e não houver nenhuma contraindicação, pode-se inserir um tubo de ventilação ou equalização da pressão.

Para mais informações, ver o Capítulo 57 em Hinkle JL, Cheever KH. (2018) *Brunner and Suddarth's textbook of medical-surgical nursing* (14th ed.). Philadelphia, PA: Lippincott Williams & Wilkins.

Otite média crônica

Otite média crônica resulta de episódios repetidos de otite média aguda, causando lesão tissular irreversível e perfuração persistente da membrana timpânica. As infecções crônicas da orelha média causam lesão da membrana timpânica, podem destruir os ossículos e podem acometer o processo mastoide.

Otite média crônica

Manifestações clínicas

- Os sintomas podem ser mínimos, com graus variáveis de perda da audição e otorreia (secreção) persistente ou intermitente de odor fétido
- Pode ocorrer dor se houver mastoidite aguda; a área pós-auricular apresenta-se hipersensível; pode-se verificar a existência de eritema e edema
- O colesteatoma (bolsa preenchida com pele degenerada e material sebáceo) pode ocorrer como massa branca atrás da membrana timpânica, visível pelo otoscópio. Sem tratamento, o colesteatoma continua crescendo e destrói estruturas do osso temporal, causando, possivelmente, lesão do nervo facial e do canal horizontal, bem como destruição de outras estruturas adjacentes. Os testes audiométricos frequentemente revelam perda da audição por condução ou mista.

Manejo clínico

- Aspiração cuidadosa e limpeza do ouvido sob orientação microscópica do especialista
- São instiladas gotas de antibiótico ou aplica-se antibiótico em pó para tratar a secreção purulenta
- Podem ser realizados procedimentos de timpanoplastia (miringoplastia e tipos mais extensos) para evitar a infecção recorrente, restaurar a função da orelha média, fechar a perfuração e melhorar a audição
- A ossiculoplastia pode ser realizada para reconstruir os ossos da orelha média, a fim de restaurar a audição
- A mastoidectomia pode ser realizada para remover o colesteatoma, ganhar acesso às estruturas doentes e criar um ouvido seco (não infectado) e saudável.

Manejo de enfermagem

Ver "Processo de enfermagem" em Mastoidite e cirurgia de mastoide, na Seção M, para informações mais detalhadas.

Para mais informações, ver o Capítulo 57 em Hinkle JL, Cheever KH. (2018) *Brunner and Suddarth's textbook of medical-surgical nursing* (14th ed.). Philadelphia, PA: Lippincott Williams & Wilkins.

Paciente com nível de consciência alterado (inconsciente)

O estado de inconsciência é um nível de consciência (NC) alterado, quando o paciente não está orientado, não segue comandos ou precisa de estímulos persistentes para alcançar um estado de alerta. O NC é aferido de acordo com uma escala, estando o estado normal de alerta e a cognição completa (consciência) em uma extremidade e o coma em outra. O coma é um estado clínico – uma condição de ausência de resposta não passível de ativação –, em que o paciente não tem consciência dele próprio ou do ambiente por um período prolongado de tempo (dias a meses ou até mesmo anos). O mutismo acinético é um estado de ausência de resposta ao ambiente, em que o paciente não realiza nenhum movimento voluntário. O estado vegetativo persistente é uma condição em que o paciente com ausência de resposta retoma os ciclos de sono-vigília após o coma, porém carece de função mental cognitiva ou afetiva. No estado minimamente consciente, o paciente emite sinais inconsistentes, mas reproduzíveis de consciência. A síndrome de bloqueio é decorrente de uma lesão que acomete a ponte, e resulta em paralisia e incapacidade de falar; no entanto, os movimentos oculares verticais e a elevação das pálpebras permanecem intactos e são usados para indicar responsividade. As causas do estado inconsciente podem ser neurológicas (traumatismo cranioencefálico, acidente vascular encefálico), toxicológicas (superdosagem de substâncias, intoxicação alcoólica) ou metabólicas (doença hepática ou renal, cetoacidose diabética).

Fisiopatologia

O NC alterado não é um distúrbio em si; em vez disso, é resultado de múltiplos fenômenos fisiopatológicos. A causa pode ser neurológica (traumatismo craniano, acidente vascular encefálico), toxicológica (*overdose* de drogas, intoxicação alcoólica) ou metabólica (doença renal ou hepática, cetoacidose diabética).

A causa subjacente da disfunção neurológica é a ruptura das células do sistema nervoso, dos neurotransmissores ou da anatomia cerebral. As rupturas resultam de edema celular ou de outros mecanismos, como a interrupção da transmissão química nos locais dos receptores por anticorpos.

Avaliação e achados diagnósticos

- Exame neurológico (TC, RM, tomografia por emissão de pósitrons [PET], eletroencefalografia [EEG], TC com emissão de fóton único [SPECT]) para identificar a causa da perda de consciência
- Exames laboratoriais: análise do nível de glicemia, eletrólitos, amônia sérica e provas de função hepática; níveis de ureia no sangue; osmolalidade sérica; níveis de cálcio; tempo de tromboplastina parcial e tempo de protrombina
- Outros exames para avaliar os níveis séricos de cetonas, as concentrações de etanol e substâncias psicoativas, e os gases arteriais.

Manejo clínico

A primeira prioridade consiste na desobstrução das vias respiratórias (intubação ou traqueostomia). Em seguida, avalia-se o estado circulatório (pulso carotídeo, frequência e impulso cardíacos, pressão arterial) e mantém-se a oxigenação adequada. Um acesso intravenoso é estabelecido para manter o equilíbrio hídrico, e o suporte nutricional é iniciado (tubo de alimentação ou gastrostomia). O cuidado neurológico baseia-se na patologia específica; outras medidas incluem terapia farmacológica e medidas para a prevenção de complicações.

PROCESSO DE ENFERMAGEM

Paciente com nível de consciência alterado (inconsciente)

Avaliação

- Avaliar o nível de resposta (consciência) utilizando a Escala de Coma de Glasgow; analisar também a capacidade do paciente de responder verbalmente. Avaliar o tamanho, a igualdade e a reação das pupilas à luz; observar o movimento dos olhos
- Avaliar as respostas espontâneas, intencionais ou não intencionais: postura de decorticação (flexão, adução e rotação lateral dos braços e extensão das pernas) ou postura de descerebração (extensão dos membros e reflexos exagerados)

- Excluir a ocorrência de paralisia ou AVE como causa de flacidez
- Examinar o estado respiratório, os sinais oculares, os reflexos e as funções corporais (circulação, respiração, eliminação, equilíbrio hidreletrolítico) de maneira sistemática.

Diagnóstico

Diagnósticos de enfermagem
- Troca gasosa prejudicada, relacionada com a incapacidade de eliminação das secreções respiratórias
- Risco de volume de líquidos deficiente, relacionado com a incapacidade de ingerir líquidos
- Risco de nutrição desequilibrada, menor que as necessidades corporais, relacionado com a incapacidade de ingerir alimentos
- Mucosa oral prejudicada, relacionada com a respiração pela boca, ausência do reflexo faríngeo e incapacidade de ingestão de líquidos
- Integridade tissular prejudicada, relacionada com a imobilidade ou a inquietação
- Risco de olho seco, relacionado com a diminuição ou ausência do reflexo córneo
- Termorregulação ineficaz, relacionada com a lesão do centro hipotalâmico
- Eliminação urinária prejudicada, relacionada com o comprometimento da percepção e controle neurológicos
- Incontinência intestinal, relacionada com o comprometimento na percepção e no controle neurológicos; também relacionada com alterações nos métodos de aporte nutricional
- Manutenção ineficaz da saúde, relacionada com o comprometimento neurológico
- Processos familiares interrompidos, relacionados com a crise de saúde.

Problemas colaborativos/complicações potenciais
- Angústia ou insuficiência respiratória
- Pneumonia
- Aspiração
- Úlcera por pressão
- Tromboembolia venosa (TEV)
- Contraturas.

Planejamento e metas

As metas do cuidado do paciente com nível de consciência alterado (inconsciente) consistem em manutenção de vias respiratórias desobstruídas, proteção contra lesão, obtenção do equilíbrio do volume de líquido, obtenção da integridade da mucosa oral, manutenção da integridade normal da pele, ausência de irritação da córnea, obtenção de termorregulação efetiva, diurese

608 Paciente com nível de consciência alterado (inconsciente)

efetiva, continência intestinal, percepção acurada dos estímulos ambientais, manutenção da integridade do sistema familiar ou de apoio e ausência de complicações.

Intervenções de enfermagem

Manutenção das vias respiratórias

- Desobstruir as vias respiratórias e garantir a ventilação
- Posicionar o paciente em decúbito lateral ou semiventral; não permitir que o paciente permaneça em decúbito dorsal
- Remover as secreções para reduzir o perigo de aspiração; elevar a cabeceira do leito a 30° para evitar a aspiração; efetuar aspiração frequente; realizar a higiene oral com ventilação antes e depois da aspiração, para evitar a hipoxia
- Promover a higiene pulmonar com fisioterapia respiratória e drenagem postural
- Auscultar o tórax a cada 8 horas, para detectar sons respiratórios adventícios ou ausência de sons respiratórios
- Manter a desobstrução do tubo endotraqueal ou da traqueostomia; monitorar a gasometria arterial; manter os parâmetros do ventilador.

Proteção do paciente

- Providenciar grades laterais acolchoadas para proteção do paciente; manter as grades na posição elevada
- Evitar a lesão em consequência de linhas e equipamentos invasivos e identificar outras fontes potenciais de lesão: contenções, curativos apertados, irritantes ambientais, lençóis ou curativos úmidos e tubos e drenos
- Proteger a dignidade e a privacidade do paciente; atuar como advogado (*advocacy*) do paciente.

> **Alerta de enfermagem | Qualidade e segurança**
>
> Quando o paciente começa a emergir do estado de inconsciência, deve-se recorrer a todas as medidas disponíveis e apropriadas para acalmar e tranquilizar o paciente. Qualquer forma de contenção tem tendência a encontrar resistência, resultando em lesão do próprio paciente ou elevação perigosa da pressão intracraniana (PIC). Por conseguinte, deve-se evitar o uso de contenções físicas, se possível; é necessário avaliar criteriosamente caso o seu uso seja essencial para o bem-estar do paciente.

Manutenção do equilíbrio hídrico e manejo das necessidades nutricionais

- Avaliar o estado de hidratação: examinar o turgor da pele e as mucosas, analisar as tendências do equilíbrio hídrico e os resultados laboratoriais
- Suprir as necessidades hídricas pela administração dos líquidos IV necessários e, em seguida, alimentação nasogástrica ou por gastrostomia

- Administrar soluções IV e transfusões de sangue lentamente, se o paciente apresentar condição intracraniana
- Nunca fornecer líquidos orais a um paciente que não pode deglutir; inserir tubo nasogástrico para nutrição enteral.

Realização do cuidado oral

- Inspecionar a boca, à procura de ressecamento, inflamação e formação de crostas; limpar e enxaguar a boca cuidadosamente para remover as secreções e as crostas e para manter a mucosa úmida; aplicar vaselina nos lábios
- Avaliar os lados da boca e os lábios, à procura de ulceração se o paciente tiver um tubo endotraqueal; mover o tubo para o lado oposto da boca diariamente
- Quando o paciente está intubado e sob ventilação mecânica, é também necessário um bom cuidado oral; evidências recentes mostram que o cuidado antisséptico com clorexidina ou a escovação dos dentes de rotina e hidratantes farmacológicos diminuem significativamente a pneumonia associada ao ventilador.

Manutenção da integridade da pele e das articulações

- Seguir um horário regular de mudança de posição e reposicionamento, para evitar a ruptura e a necrose da pele e proporcionar estimulação cinestésica, proprioceptiva e vestibular. Evitar fricção ou cisalhamento ou puxar o paciente para cima no leito
- Realizar exercícios passivos dos membros, para evitar as contraturas; utilizar tala ou botas de espuma para evitar a queda plantar e eliminar a pressão sobre os dedos dos pés
- Manter as articulações do quadril e as pernas em alinhamento correto com rolos de trocanter de apoio
- Posicionar os braços em abdução, os dedos em ligeira flexão e as mãos em leve supinação; examinar os calcanhares e os pés à procura de áreas de pressão
- Podem ser utilizados colchões especiais, a fim de diminuir a pressão sobre as proeminências ósseas.

Preservação da integridade da córnea

- Limpar os olhos com bolas de algodão umedecidas com soro fisiológico estéril para remover os detritos e secreções
- Instilar lágrimas artificiais, a cada 2 horas, conforme prescrição
- Aplicar compressas frias, conforme prescrição, para o edema periorbital após uma cirurgia craniana; evitar qualquer contato com a córnea
- Usar protetor ocular com cautela, devido ao potencial de maior abrasão da córnea.

Manutenção da temperatura corporal

- Ajustar a temperatura ambiente para promover a temperatura corporal normal
- Usar medidas prescritas para o tratamento da hipertermia: remover as roupas de cama, exceto lençóis finos; administrar paracetamol, conforme prescrição; dar banhos com esponjas frias, usar um cobertor de hipotermia; monitorar frequentemente para avaliar a resposta do paciente à terapia.

> **Alerta de enfermagem | Qualidade e segurança**
>
> Medir a temperatura retal ou timpânica (a não ser que haja alguma contraindicação).

Prevenção da retenção urinária

- Palpar ou examinar a bexiga a intervalos, para detectar a ocorrência de retenção urinária
- Inserir um cateter de demora se houver sinais de retenção urinária; observar ocorrência de febre e eliminação de urina turva; inspecionar o orifício uretral para secreção
- Utilizar um cateter externo para pacientes homens e absorventes para mulheres, caso o paciente apresente incontinência
- Iniciar o programa de treinamento vesical tão logo o paciente recupere a consciência
- Monitorar frequentemente a ocorrência de irritação e ruptura da pele; implantar cuidados apropriados da pele.

Promoção do funcionamento intestinal

- Avaliar a presença de distensão abdominal, auscultando os sons intestinais e medindo a circunferência abdominal
- Monitorar o número e a consistência das evacuações; efetuar um exame retal à procura de sinais de impactação fecal; o paciente pode necessitar de enema, em dias alternados, para esvaziar a parte inferior do cólon
- Administrar emolientes fecais e supositórios de glicerina, quando indicado.

Promoção da estimulação sensorial

- Fornecer estimulação sensorial contínua (p. ex., atividades auditivas, visuais, olfatórias, gustativas, táteis e cinestésicas), a fim de ajudar o paciente a superar a privação sensorial profunda
- Empenhar esforços para manter os padrões habituais de dia e noite para as atividades e o sono; orientar o paciente quanto ao tempo e espaço a cada 8 horas
- Tocar o paciente e conversar com ele; incentivar a família e os amigos que façam o mesmo; evitar fazer quaisquer comentários negativos sobre o

estado de saúde do paciente na sua presença. Evitar estimular excessivamente o paciente
- Explicar à família que a observação de períodos de agitação pode constituir um sinal de percepção crescente do ambiente pelo paciente
- Se possível, introduzir sons do ambiente habitual do paciente por meio de gravador
- Ler os livros favoritos e providenciar programas de rádio e televisão familiares ao paciente para enriquecer o ambiente
- Estimulação sensorial estruturada pode melhorar os resultados.

Suprimento das necessidades da família
- Reforçar e esclarecer informações sobre a condição do paciente para permitir que os familiares mobilizem suas próprias capacidades adaptativas
- Incentivar a expressão dos sentimentos e das preocupações
- Apoiar a família no processo de tomada de decisão sobre o manejo no período pós-hospitalização.

Monitoramento e manejo das complicações potenciais
- Monitorar os sinais vitais e a função respiratória, à procura de sinais de insuficiência ou angústia respiratória
- Avaliar a quantidade de eritrócitos adequados para transporte do oxigênio; avaliar o hemograma completo e a gasometria arterial
- Iniciar a fisioterapia respiratória e a aspiração para evitar a ocorrência de complicações respiratórias, como pneumonia
- Para diminuir a incidência de pneumonia, realizar intervenções de cuidados orais para pacientes sob ventilação mecânica
- Se houver desenvolvimento de pneumonia, obter amostras de cultura para identificar o microrganismo, de modo que sejam selecionados os antibióticos apropriados
- Monitorar, à procura de evidências de comprometimento da integridade da pele e aplicar estratégias para evitar a ruptura da pele e as úlceras de pressão
- Considerar os fatores que contribuem para o comprometimento da integridade cutânea e usar estratégias para promover a cicatrização, se houver desenvolvimento de úlceras de pressão
- Monitorar os sinais e sintomas de TEV, que se manifesta como trombose venosa profunda ou embolia pulmonar.

Reavaliação

Resultados esperados do paciente
- Vias respiratórias pérvias e sons respiratórios apropriados
- Ausência de lesões
- Equilíbrio hídrico adequado

- Mucosas orais saudáveis
- Integridade normal da pele
- Ausência de irritação córnea
- Termorregulação
- Ausência de retenção urinária
- Ausência de diarreia ou impactação fecal
- Estimulação sensorial apropriada
- Apoio dos familiares para enfrentar a crise
- Ausência de outras complicações.

Para mais informações, ver o Capítulo 66 em Hinkle JL, Cheever KH. (2018). *Brunner and Suddarth's textbook of medical-surgical nursing* (14th ed.). Philadelphia, PA: Lippincott Williams & Wilkins.

Pancreatite aguda

Pancreatite (inflamação do pâncreas) é um distúrbio grave que inclui desde doença leve e autolimitada até uma doença grave e rapidamente fatal, que não responde a nenhum tratamento. A pancreatite aguda é comumente descrita como a autodigestão do pâncreas pelas próprias enzimas exócrinas que ele produz, principalmente a tripsina. Oitenta por cento dos pacientes com pancreatite aguda têm a doença em consequência de colelitíase ou etilismo de longa duração. Outras causas menos comuns de pancreatite incluem infecções bacterianas ou virais, com desenvolvimento ocasional de pancreatite como complicação do vírus da caxumba (*Paramyxovirus*). Muitos processos patológicos e condições foram associados a uma incidência aumentada de pancreatite, incluindo cirurgia no pâncreas ou próxima a ele, hipercalcemia e hiperlipidemia. O uso de corticosteroides, diuréticos tiazídicos, contraceptivos orais e outros medicamentos também tem sido associado a aumento da incidência de pancreatite. A pancreatite idiopática aguda responde por até 10% dos casos de pancreatite aguda e observa-se uma pequena incidência de pancreatite hereditária.

A taxa de mortalidade apresenta-se elevada em razão da ocorrência de choque, anoxia, hipotensão arterial ou desequilíbrios hidreletrolíticos. As crises de pancreatite aguda podem resultar em recuperação completa, sofrer recidiva sem lesão permanente ou evoluir para pancreatite crônica.

Manifestações clínicas
- A dor abdominal intensa constitui o principal sintoma
- A dor no mesoepigástrio pode ser acompanhada de distensão abdominal, massa abdominal palpável e pouco definida, diminuição da peristalse e vômitos, que não aliviam a dor nem as náuseas

- A dor é frequentemente aguda no início (24 a 48 horas após uma refeição copiosa ou após o consumo de bebidas alcoólicas); pode ser mais intensa depois das refeições e não é aliviada pelo uso de antiácidos
- O paciente parece agudamente doente
- Ocorre defesa abdominal; o abdome pode tornar-se rígido ou em tábua (em geral, trata-se de um sinal de alerta, indicando peritonite)
- A equimose no flanco ou ao redor da cicatriz umbilical (sinal de Cullen) pode ser observada e pode indicar pancreatite hemorrágica grave
- Outras manifestações possíveis incluem náuseas, vômitos, febre, icterícia, confusão mental e agitação
- Pode ocorrer hipotensão arterial relacionada com a hipovolemia e o choque
- O paciente pode desenvolver taquicardia, cianose e pele fria e pegajosa
- É comum a ocorrência de lesão renal aguda
- Ocorrem angústia respiratória e hipoxia
- O paciente pode desenvolver infiltrados pulmonares, dispneia, taquipneia e valores anormais da gasometria
- Algumas vezes, observa-se ocorrência de depressão miocárdica, hipocalcemia, hiperglicemia e coagulação intravascular disseminada (CID).

Avaliação e achados diagnósticos

O diagnóstico baseia-se na história de dor abdominal, existência de fatores de risco conhecidos, achados no exame físico e achados diagnósticos (aumento dos níveis urinários de amilase e da contagem de leucócitos, hipocalcemia, hiperglicemia transitória, glicosúria e níveis séricos elevados de bilirrubina em alguns pacientes). Podem ser obtidos exames radiográficos do abdome e do tórax, ultrassonografia, tomografia computadorizada (TC) contrastada e ressonância magnética (RM). O hematócrito e os níveis de hemoglobina são utilizados para monitorar a ocorrência de sangramento.

Os níveis séricos de amilase e lipase são mais indicadores (elevados em 24 horas; a amilase normaliza-se em 48 a 72 horas; a lipase mantém-se elevada por um período mais longo). O líquido peritoneal, que é obtido por paracentese ou lavagem peritoneal, é avaliado quanto à ocorrência de níveis elevados de enzimas pancreáticas.

Considerações gerontológicas

A mortalidade associada à pancreatite aguda aumenta com o avanço da idade. Os padrões de complicações modificam-se com a idade: pacientes mais jovens tendem a desenvolver complicações locais, enquanto a incidência de falência de múltiplos órgãos aumenta com a idade. É essencial proceder a um monitoramento rigoroso da função dos principais órgãos (p. ex., pulmões, rins), e é necessário instituir um tratamento agressivo para reduzir a mortalidade no indivíduo idoso.

Manejo clínico | Fase aguda

O manejo da pancreatite aguda é direcionado para o alívio dos sintomas e a prevenção ou tratamento das complicações.

- A ingestão oral é suspensa para inibir a estimulação do pâncreas e a secreção de enzimas pancreáticas
- A nutrição parenteral (NP) é administrada ao paciente debilitado e a indivíduos com íleo paralítico prolongado (mais de 48 a 72 horas)
- Utiliza-se a aspiração nasogástrica para aliviar a náuseas e os vômitos e para diminuir a distensão abdominal dolorosa e o íleo paralítico
- São administrados antagonistas dos receptores de histamina-2 (H_2) (cimetidina, ranitidina) ou, quando aplicável, inibidores da bomba de prótons (pantoprazol), para diminuir a secreção de ácido clorídrico
- Efetua-se manejo adequado da dor com medicamentos opioides por via parenteral, como a morfina. Agentes antieméticos podem ser prescritos para prevenção dos vômitos
- É necessário proceder à correção da perda de líquidos e de sangue e dos baixos níveis de albumina para manter o volume de líquidos e evitar a doença renal
- São administrados antibióticos, se houver infecção
- A insulina é necessária quando ocorre hiperglicemia significativa
- As modalidades de tratamento respiratório são implementadas quando ocorrem infiltrados pulmonares, derrame e atelectasia
- As modalidades de cuidado respiratório podem incluir desde o monitoramento rigoroso da gasometria arterial até o uso de oxigênio umidificado, intubação e ventilação mecânica
- A drenagem biliar (drenos e *stents*) resulta em diminuição da dor e aumento do ganho de peso
- A intervenção cirúrgica pode ser realizada para diagnóstico, drenagem, ressecção ou desbridamento do pâncreas necrótico e infectado.

Manejo clínico | Fase pós-aguda

- As alimentações orais com baixo teor de gordura e proteínas são iniciadas gradualmente
- A cafeína e as bebidas alcoólicas são eliminadas

- Os medicamentos (p. ex., diuréticos tiazídicos, corticosteroides ou contraceptivos orais) são interrompidos
- O acompanhamento pode incluir ultrassonografia, radiografias ou colangiopancreatografia retrógrada endoscópica (CPRE) para determinar se há resolução da pancreatite e para avaliar a existência de abscessos e pseudocistos.

Manejo de enfermagem

Alívio da dor e do desconforto

- Administrar analgésicos, conforme prescrito. A recomendação atual para o manejo da dor consiste em agentes opioides por via parenteral (incluindo morfina), hidromorfona ou fentanila, por meio de analgesia controlada pelo paciente ou injeção direta (*bolus*)
- Avaliar frequentemente a dor e a efetividade das intervenções farmacológicas
- Suspender os líquidos orais para diminuir a formação e a secreção de secretina
- Usar a aspiração nasogástrica para remover as secreções gástricas e aliviar a distensão abdominal; realizar higiene e cuidados orais frequentes para diminuir o desconforto causado pela sonda nasogástrica e aliviar o ressecamento da boca
- Manter o paciente em repouso no leito para diminuir a taxa metabólica e reduzir a secreção das enzimas pancreáticas; relatar ao médico o aumento da dor (pode ocorrer hemorragia pancreática, ou a dose do analgésico pode ser inadequada)
- Fornecer explicações frequentes e repetidas (porém simples) sobre o tratamento; o paciente pode apresentar alteração do nível de consciência em decorrência de dor intensa, distúrbios hidreletrolíticos e hipoxia.

Melhora do padrão respiratório

- Manter o paciente na posição de semi-Fowler para diminuir a pressão sobre o diafragma
- Mudar, frequentemente, a posição do paciente para evitar atelectasia e acúmulo das secreções respiratórias
- Avaliar frequentemente o estado respiratório (oximetria de pulso, gasometria arterial [GA]) e orientar o paciente sobre as técnicas de tosse e respiração profunda, bem como sobre o uso da espirometria de incentivo.

Melhora do estado nutricional

- Avaliar o estado nutricional e observar os fatores que alteram as necessidades nutricionais do paciente (p. ex., elevação da temperatura, cirurgia, drenagem)
- Monitorar os resultados dos exames laboratoriais e pesagem diária
- Administrar nutrição enteral ou NP, conforme prescrição
- Monitorar o nível sérico de glicose a cada 4 a 6 horas
- Introduzir, gradualmente, a alimentação oral à medida que os sintomas regredirem
- Orientar o paciente para que evite refeições copiosas e o consumo de bebidas alcoólicas.

Manutenção da integridade da pele

- Examinar cuidadosamente a ferida, os locais de drenagem e a pele à procura de sinais de infecção, inflamação e solução de continuidade
- Realizar o cuidado da ferida, conforme prescrição, e tomar as precauções necessárias para proteger a pele intacta do contato com a drenagem; quando necessário, consultar um enfermeiro estomatoterapeuta para identificar os protocolos e dispositivos para o cuidado apropriado da pele
- Mudar a posição do paciente sempre que necessário, após reavaliações; o uso de colchões e leitos especiais pode estar indicado para evitar as úlceras por pressão da pele.

Monitoramento e manejo das complicações potenciais

Distúrbios hidreletrolíticos

- Avaliar o estado hidreletrolítico, observando o turgor da pele e a umidade das mucosas
- Pesar diariamente o paciente; medir a ingesta e o débito de líquidos, incluindo débito urinário, secreções nasogástricas e diarreia
- Avaliar outros fatores passíveis de afetar o estado hidreletrolítico, incluindo elevação da temperatura corporal e aumento da drenagem das feridas
- Observar o paciente quanto à ocorrência de ascite e medir a circunferência abdominal
- Administrar líquidos IV e sangue ou hemoderivados para manter o volume sanguíneo e evitar ou tratar o choque hipovolêmico
- Relatar a ocorrência de redução da pressão arterial e do débito urinário e baixos níveis séricos de cálcio e magnésio.

Necrose pancreática

- Transferir o paciente para a unidade de terapia intensiva e monitorar, rigorosamente, os sinais vitais, incluindo monitoramento hemodinâmico
- Administrar líquidos IV, medicamentos e hemoderivados prescritos
- Ajudar no manejo de suporte, como uso de um ventilador mecânico, prevenção de complicações adicionais e cuidado físico e psicológico.

Choque e síndrome de disfunção múltipla de órgãos (SDMO)

- Monitorar rigorosamente o paciente quanto a sinais precoces de disfunção neurológica, cardiovascular, renal e respiratória
- Estar preparada para a ocorrência de rápidas alterações no estado do paciente, tratamento e terapias; responder rapidamente
- Manter a família informada sobre o estado e a evolução do paciente; fazer com que a família permaneça por algum tempo com o paciente.

Promoção dos cuidados domiciliar, comunitário e de transição

Orientação ao paciente sobre autocuidados

- Fornecer informações ao paciente e sua família sobre fatos e fornecer explicações sobre a fase aguda da doença; repetir e reforçar as instruções, quando necessário
- Orientar o paciente sobre fatores implicados no início da pancreatite aguda, incluindo a necessidade de evitar alimentos ricos em gordura, refeições copiosas e consumo de bebidas alcoólicas
- Fornecer instruções verbais e por escrito sobre os sinais e sintomas e as complicações potenciais que devem ser relatadas imediatamente ao médico
- Fornecer explicações adicionais sobre as modificações nutricionais se a causa consistir em doença do trato biliar.

Cuidado continuado e de transição

- Encaminhar o paciente para cuidado domiciliar (frequentemente indicado)
- Avaliar o estado físico e psicológico do paciente e a adesão ao esquema terapêutico
- Avaliar a situação domiciliar e reforçar as orientações sobre o consumo de líquidos e alimentos e a necessidade de evitar o consumo de bebidas alcoólicas

- Fornecer informações sobre recursos e grupos de apoio, particularmente se bebidas alcoólicas forem a causa da pancreatite aguda.

Para mais informações, ver o Capítulo 50 em Hinkle JL, Cheever KH. (2018). *Brunner and Suddarth's textbook of medical-surgical nursing* (14th ed.). Philadelphia, PA: Lippincott Williams & Wilkins.

Pancreatite crônica

A pancreatite crônica é um distúrbio inflamatório caracterizado pela inflamação progressiva do pâncreas. As células são substituídas por tecido fibroso com crises repetidas de pancreatite. O resultado consiste em obstrução do ducto pancreático, ducto colédoco e duodeno. Além disso, ocorrem atrofia do epitélio dos ductos, inflamação e destruição das células secretoras do pâncreas. O consumo de bebidas alcoólicas nas sociedades ocidentais e a desnutrição mundial constituem as principais causas. O consumo excessivo e prolongado de bebidas alcoólicas é responsável por aproximadamente 70 a 80% de todos os casos de pancreatite crônica. A incidência de pancreatite entre alcoólicos é 50 vezes maior que a taxa de incidência na população que não consome bebidas alcoólicas. O tabagismo constitui outro fator no desenvolvimento da pancreatite crônica. Como o tabagismo e o consumo de bebidas alcoólicas estão frequentemente associados, é difícil separar os efeitos do uso excessivo de bebidas alcoólicas e do tabagismo.

Fisiopatologia

O consumo prolongado de bebidas alcoólicas provoca hipersecreção de proteínas nas secreções pancreáticas, resultando em tampões de proteína e cálculos nos ductos pancreáticos. As bebidas alcoólicas exercem um efeito tóxico direto sobre as células do pâncreas. A lesão é mais grave em pacientes com dietas pobres em proteína e muito ricas (ou muito pobres) em gorduras.

Manifestações clínicas

- As crises de dor intensa na parte superior do abdome e nas costas são recorrentes e acompanhadas de vômitos; os agentes opioides podem não produzir alívio
- O risco de dependência de opiáceos é maior na pancreatite devido à natureza crônica e à gravidade da dor
- Pode haver dor intensa contínua ou dor constante difusa e incômoda
- A perda de peso constitui um problema importante

- A digestão alterada (má absorção) dos alimentos (proteínas e gorduras) resulta na evacuação frequente de fezes espumosas e de odor fétido, com alto conteúdo de gordura (esteatorreia)
- À medida que a doença progride, pode ocorrer calcificação da glândula e pode haver formação de cálculos de cálcio no interior dos ductos.

Avaliação e achados diagnósticos

- A colangiopancreatografia retrógrada endoscópica (CPRE) é o exame de maior utilidade
- Vários exames de imagem podem ser úteis, incluindo RM, TC e ultrassonografia
- O teste de tolerância à glicose avalia a função das células das ilhotas pancreáticas
- A esteatorreia tem sua confirmação por meio de análise laboratorial do conteúdo de gordura fecal.

Manejo clínico

O tratamento é direcionado para prevenção e manejo das crises agudas, alívio da dor e do desconforto e manejo da insuficiência pancreática exócrina e endócrina.

- A endoscopia para remover os cálculos do ducto pancreático, corrigir as estenoses e drenar os cistos pode ser efetiva em pacientes selecionados para o manejo da dor e o alívio da obstrução
- A dor e o desconforto são aliviados com medicamentos analgésicos; a ioga pode constituir um método não farmacológico efetivo para a redução da dor e o alívio de outros sintomas coexistentes
- O paciente deve evitar o consumo de bebidas alcoólicas e de alimentos que produzam dor e desconforto abdominais. Nenhum outro tratamento aliviará a dor se o paciente continuar consumindo bebidas alcoólicas
- O diabetes melito resultante da disfunção das células das ilhotas pancreáticas é tratado com dieta, insulina ou agentes hipoglicemiantes orais. O paciente e sua família são instruídos sobre o perigo da hipoglicemia grave relacionada com o consumo de bebidas alcoólicas
- A terapia de reposição de enzimas pancreáticas é instituída para a má absorção e esteatorreia
- A cirurgia é realizada para aliviar a dor e o desconforto abdominais, restaurar a drenagem das secreções pancreáticas e reduzir a frequência das crises (pancreatojejunostomia)

- Os procedimentos minimamente invasivos para tratar pancreatite crônica podem constituir adjuvantes úteis no tratamento desse distúrbio complexo
- As taxas de morbidade e mortalidade após procedimentos cirúrgicos são altas em razão da condição física precária do paciente antes da cirurgia e ocorrência concomitante de cirrose.

Manejo de enfermagem

Ver "Manejo de enfermagem" em Pancreatite aguda para diretrizes sobre o tratamento.

Para mais informações, ver o Capítulo 50 em Hinkle JL, Cheever KH. (2018). *Brunner and Suddarth's textbook of medical-surgical nursing* (14th ed.). Philadelphia, PA: Lippincott Williams & Wilkins.

Parada cardíaca

Na parada cardíaca, o coração é incapaz de bombear e circular o sangue pelos órgãos e tecidos do corpo. Pode ser causada por arritmia, como fibrilação ventricular, bradicardia progressiva ou assistolia. A parada cardíaca também pode ocorrer quando a atividade elétrica está presente, porém, há contração cardíaca ou volume circulante não efetivos, uma situação denominada *atividade elétrica sem pulso* (AESP). A AESP pode ser causada por hipovolemia (p. ex., hemorragia), hipoxia, hipotermia, hiperpotassemia, embolia pulmonar maciça, infarto agudo do miocárdio ou superdosagem de medicamentos. A rápida identificação desses problemas e a intervenção imediata podem restaurar a circulação em alguns pacientes.

Manifestações clínicas

Na parada cardíaca, ocorre perda imediata da consciência, do pulso e da pressão arterial. Pode ocorrer dificuldade respiratória. As pupilas dos olhos começam a se dilatar em menos de 1 minuto e podem ocorrer convulsões. A pele e as mucosas apresentam palidez e cianose. O risco de lesão orgânica, lesão encefálica irreversível e morte aumenta a cada minuto após a circulação cessar. O intervalo varia de acordo com a idade e condição subjacente do paciente. Durante esse período, o diagnóstico de parada cardíaca precisa ser estabelecido e medidas devem ser empreendidas imediatamente para restaurar a circulação.

Avaliação e manejo de emergência | Reanimação cardiopulmonar

- Após o reconhecimento de parada cardíaca súbita, examina-se o paciente quanto a responsividade e respiração
- O sistema de emergência é ativado
- A reanimação cardiopulmonar (RCP) é iniciada imediatamente. O protocolo de atendimento à parada cardiorrespiratória (PCR) da instituição deve ser implementado
- O ritmo cardíaco é analisado e efetua-se uma desfibrilação o mais rápido possível com desfibrilador externo automático (DEA)
- A inserção de uma via para suporte ventilatório, como tubo endotraqueal (TE), pode ser realizada durante a reanimação para assegurar uma via respiratória desobstruída e ventilação adequada
- São administrados medicamentos para reverter a parada cardiopulmonar, de acordo com as diretrizes do Suporte Cardíaco Avançado de Vida para intervenções de suporte avançadas
- O monitoramento do acompanhamento é instituído após reanimação do paciente, incluindo monitoramento eletrocardiográfico (ECG) contínuo, medidas frequentes da pressão arterial até alcançar estabilidade hemodinâmica e identificação e tratamento dos fatores que precipitaram a parada cardíaca, como arritmias ou distúrbios eletrolíticos ou metabólicos
- O paciente é avaliado após a reanimação e o retorno da circulação espontânea; os pacientes comatosos podem beneficiar-se dos protocolos de hipotermia terapêutica.

Para mais informações, ver o Capítulo 29 em Hinkle JL, Cheever KH. (2018). *Brunner and Suddarth's textbook of medical-surgical nursing* (14th ed.). Philadelphia, PA: Lippincott Williams & Wilkins.

Paralisia de Bell

A paralisia de Bell (paralisia facial) é causada pela inflamação unilateral do VII nervo craniano, resultando em fraqueza ou paralisia dos músculos faciais do lado afetado. A causa não é conhecida, mas as possíveis etiologias podem incluir isquemia vascular, doença viral (p. ex., herpes simples, herpes-zóster), doença autoimune ou uma combinação dessas causas. A maioria dos pacientes recupera-se por completo e a paralisia de Bell raramente sofre recidiva.

Fisiopatologia

A paralisia de Bell pode representar um tipo de paralisia por pressão, em que o nervo inflamado e edemaciado torna-se comprimido, resultando em necrose isquêmica do nervo facial. Ambos os componentes motor e sensitivo do nervo facial podem ser afetados.

Avaliação e achados diagnósticos

- Início súbito de paralisia unilateral do músculo facial, incluindo a fronte e a parte inferior da face
- Os sintomas unilaterais são mais bem avaliados por meio de exame cuidadoso dos nervos cranianos
- Diminuição do lacrimejamento e incapacidade de fechar adequadamente as pálpebras
- Possivelmente, distúrbio do paladar
- Sensações dolorosas na face, atrás da orelha e no olho
- Possivelmente, dificuldades na fala, salivação e dificuldade em deglutir, em decorrência de fraqueza ou paralisia dos músculos faciais relacionados
- Ausência de sintomas de outras doenças do sistema nervoso central, ouvido ou cerebelopontinas.

Manejo clínico

O manejo tem por objetivo manter o tônus muscular da face e evitar ou minimizar a denervação. Pode-se iniciar a terapia com corticosteroides (prednisona) para reduzir a inflamação e o edema, o que diminui a compressão vascular e possibilita a restauração da circulação sanguínea para o nervo. A administração precoce de corticosteroides parece diminuir a gravidade da doença, aliviar a dor e minimizar a denervação. A dor facial é controlada com agentes analgésicos ou pela aplicação de calor no lado acometido da face. Outras modalidades podem incluir a estimulação elétrica aplicada à face para evitar a atrofia muscular ou a exploração cirúrgica do nervo facial. A cirurgia pode ser realizada se houver suspeita de tumor, para descompressão cirúrgica do nervo facial e para a reabilitação cirúrgica da face paralisada.

Manejo de enfermagem

Pode ser necessário tranquilizar o paciente quanto ao fato de que não ocorreu acidente vascular encefálico, e que a recuperação espontânea é observada em 3 a 5 semanas na maioria dos casos. Importante prioridade de enfermagem consiste em orientar o paciente com paralisia de Bell a efetuar o autocuidado em domicílio.

Orientação ao paciente sobre o cuidado do olho

Como o olho geralmente não se fecha por completo, o reflexo do piscar está diminuído, de modo que o olho fica vulnerável a lesões por poeira e partículas estranhas. Podem ocorrer irritação e ulceração da córnea. A distorção da pálpebra inferior altera a drenagem adequada das lágrimas. Os aspectos essenciais de instrução ao paciente incluem:

- Cobrir o olho com tapa-olho à noite
- Aplicar gotas oculares hidratantes durante o dia e pomada ocular ao deitar para manter as pálpebras fechadas durante o sono
- Fechar manualmente a pálpebra paralisada antes de dormir
- Usar óculos de sol para diminuir a evaporação normal do olho.

Orientação ao paciente sobre a manutenção do tônus muscular da face

- Após a resolução da sensibilidade do nervo ao toque, demonstrar ao paciente como fazer massagem da face várias vezes ao dia, realizando movimentos ascendentes, quando o paciente for capaz de tolerar a massagem
- Demonstrar os exercícios faciais, como enrugar a fronte, encher as bochechas e assobiar, em um esforço de evitar a atrofia muscular; incentivar o paciente a praticar os exercícios com o auxílio de um espelho
- Orientar o paciente a evitar expor a face ao frio e às correntes de ar.

Para mais informações, ver o Capítulo 69 em Hinkle JL, Cheever KH. (2018). *Brunner and Suddarth's textbook of medical-surgical nursing* (14th ed.). Philadelphia, PA: Lippincott Williams & Wilkins.

Pênfigo

O pênfigo consiste em um grupo de doenças graves dermatológicas, caracterizadas pelo surgimento de bolhas na pele e mucosas (boca, vagina) aparentemente normais. As evidências indicam que o pênfigo é uma doença autoimune que envolve a imunoglobulina G (IgG). Atualmente existem três subgrupos reconhecidos desses tipos de distúrbios cutâneos mediados por IgG: *pênfigo vulgar*, *pênfigo foliáceo* e *pênfigo paraneoplásico*. O pênfigo vulgar é responsável por 70% dessas doenças bolhosas. O diagnóstico desse tipo de distúrbio é estabelecido pelo exame histológico de amostra de biopsia, em geral executado por um dermatopatologista. Outro tipo de distúrbio bolhoso mediado por IgG, denominado *penfigoide bolhoso*, tem características distintas que tornam essa doença diferente das doenças do grupo do pênfigo. O penfigoide bolhoso é uma doença crônica caracterizada por exacerbações e remissões periódicas. O penfigoide bolhoso é observado, mais comumente, em indivíduos idosos, com incidência máxima em torno de 65 anos de idade.

Fisiopatologia

As evidências indicam que o pênfigo vulgar é uma doença autoimune, em que o anticorpo IgG é dirigido contra um antígeno de superfície celular específico nas células epidérmicas. Forma-se uma bolha em consequência da reação antígeno-anticorpo; o nível sérico de anticorpo é preditivo da gravidade da doença. A condição pode estar associada à administração de penicilina e captopril e a outras doenças autoimunes concomitantes, como miastenia *gravis*. Os fatores genéticos também podem desempenhar um papel, com incidência mais elevada em indivíduos de ascendência judaica ou do Mediterrâneo. Ocorre com igual frequência em homens e mulheres na meia-idade e na velhice.

Manifestações clínicas

- Na maioria dos casos, os pacientes apresentam lesões orais que aparecem como erosões de formato irregular, que são dolorosas, sangram com facilidade e cicatrizam lentamente
- As bolhas cutâneas aumentam, sofrem ruptura e deixam grandes áreas erodidas e dolorosas, com formação de crosta e exsudação
- Um odor característico emana das bolhas e do exsudato
- Há formação de bolhas ou desprendimento da pele não acometida quando se aplica uma pressão mínima (sinal de Nikolsky)
- A pele erodida cicatriza lentamente, e, por fim, grandes áreas do corpo ficam acometidas. O desequilíbrio hidreletrolítico e a hipoalbuminemia podem resultar da perda de líquidos e proteínas.

Avaliação e achados diagnósticos

O diagnóstico é confirmado pelo exame histológico de uma amostra de biopsia e exame imunofluorescente do soro, que revela a existência de anticorpos antipênfigo circulantes. No pênfigo vulgar, as amostras da bolha e da pele adjacente revelam acantólise (separação das células epidérmicas umas das outras em razão de uma lesão ou anormalidade da substância intracelular), enquanto os estudos de imunofluorescência revelam a existência de IgG intraepidérmica.

Manejo clínico

As metas da terapia consistem em controlar a doença o mais rapidamente possível, evitar a perda de exsudato e o desenvolvimento de infecção secundária, e promover a reepitelização da pele.

- Os corticosteroides são administrados em altas doses para controlar a doença e manter a pele livre de bolhas. As altas doses são mantidas até que a remissão seja aparente. Monitorar a ocorrência de efeitos tóxicos graves em consequência da terapia com corticosteroides em altas doses
- Podem ser prescritos agentes imunossupressores (p. ex., azatioprina, micofenolato de mofetila, ciclofosfamida) para ajudar a controlar a doença e reduzir a dose de corticosteroides. O anticorpo monoclonal rituximabe pode ser escolhido como agente alternativo, bem como imunoglobulina intravenosa (IVIG).

PROCESSO DE ENFERMAGEM

Paciente com pênfigo ou outras doenças bolhosas
Avaliação
A atividade da doença é monitorada pela inspeção da pele à procura do surgimento de novas bolhas, bem como sinais e sintomas de infecção.

Diagnóstico

DIAGNÓSTICOS DE ENFERMAGEM
- Dor aguda da cavidade oral e da pele relacionada com a formação de bolhas e erosões
- Integridade da pele prejudicada, relacionada com a ruptura das bolhas e as áreas desnudas da pele
- Distúrbio na imagem corporal relacionado com o aspecto da pele
- Risco de infecção relacionado com a perda da barreira protetora da pele e das mucosas
- Risco de desequilíbrio eletrolítico relacionado com a perda dos líquidos teciduais.

Planejamento e metas
As principais metas podem consistir em alívio do desconforto causado pelas lesões, cicatrização da pele, melhora da imagem corporal, ausência de infecção e obtenção do equilíbrio hidreletrolítico.

Intervenções de enfermagem

ALÍVIO DO DESCONFORTO ORAL
- Efetuar higiene oral meticulosa para manter a limpeza e ajudar na regeneração do epitélio

- Fornecer colutórios de clorexidina com frequência para remover os resíduos da boca. Evitar o uso de colutórios comerciais
- Manter os lábios úmidos com vaselina
- Usar terapia com névoa fria para umidificar o ar ambiente.

Melhora da integridade da pele e alívio do desconforto
- Providenciar curativos úmidos e frios ou banhos (protetores e hidratantes)
- Administrar analgésicos prescritos antes de iniciar o cuidado cutâneo
- Secar cuidadosamente a pele e aplicar talco não irritante (p. ex., amido de milho)
- Evitar o uso de esparadrapo, que pode produzir mais bolhas
- Manter o paciente aquecido para evitar hipotermia.

Ver "Processo de enfermagem" em Queimaduras, na Seção Q, para informações mais detalhadas.

Promoção de uma imagem corporal positiva
- Demonstrar uma atitude empática e acolhedora; possibilitar que o paciente expresse sua ansiedade, desconforto e sentimentos de desamparo
- Orientar o paciente e sua família sobre a doença
- Encaminhar o paciente para aconselhamento psicoterápico, quando necessário.

Monitoramento e manejo das complicações potenciais
- Manter a pele limpa para eliminar os resíduos e a pele morta e evitar a ocorrência de infecção
- A pele pode ter um odor desagradável em razão de uma infecção secundária
- Inspecionar a cavidade oral à procura de infecção por *Candida albicans* em consequência da terapia com esteroides em altas doses; relatar se for constatada sua ocorrência
- Investigar todas as queixas "comuns" ou alterações mínimas, visto que os corticosteroides mascaram os sintomas típicos de infecção

> **Alerta de enfermagem | Qualidade e segurança**
>
> Como a infecção constitui a principal causa de morte em pacientes com doenças bolhosas, é necessário efetuar uma avaliação meticulosa à procura de sinais e sintomas de infecção local e sistêmica. Queixas aparentemente triviais ou alterações mínimas são investigadas, visto que os corticosteroides podem mascarar ou alterar os sinais e sintomas típicos de infecção.

- Monitorar as flutuações de temperatura e calafrios; monitorar as secreções e excreções quanto à ocorrência de alterações sugestivas de infecção

- Monitorar os resultados de cultura e antibiograma; são administrados agentes antimicrobianos, conforme prescrição, e a resposta ao tratamento é registrada
- Empregar técnicas efetivas de higiene das mãos; usar medidas de isolamento protetoras e precauções padrão
- Evitar contaminação ambiental; medidas de isolamento protetoras e precauções padrão são justificadas.

PROMOÇÃO DO EQUILÍBRIO HIDRELETROLÍTICO
- Administrar soro fisiológico prescrito para a depleção de cloreto de sódio
- Administrar, quando prescrita, terapia com hemoderivados para manter o volume sanguíneo, o nível de hemoglobina e a concentração plasmática de proteínas
- Monitorar os níveis séricos de albumina, hemoglobina, hematócrito e proteínas
- Incentivar aporte oral adequado
- Oferecer líquidos frios e não irritantes para hidratação; providenciar refeições em pequenas quantidades e maior frequência com alimentos ricos em proteínas e calorias (p. ex., suplementos nutricionais orais, gemada, *milk shakes*) e lanches
- Administrar nutrição parenteral, quando indicada e prescrita.

Reavaliação
RESULTADOS ESPERADOS DO PACIENTE
- Relata alívio das lesões orais dolorosas
- Obtém a cicatrização da pele
- Relata melhora da imagem corporal
- Não apresenta infecção nem sepse
- Mantém o equilíbrio hidreletrolítico.

Para mais informações, ver o Capítulo 61 em Hinkle JL, Cheever KH. (2018). *Brunner and Suddarth's textbook of medical-surgical nursing* (14th ed.). Philadelphia, PA: Lippincott Williams & Wilkins.

Pericardite | Tamponamento cardíaco

A *pericardite* refere-se a uma inflamação do pericárdio, o saco membranoso que envolve o coração. Pode ser primária ou desenvolver-se no curso de uma variedade de distúrbios clínicos e cirúrgicos. Algumas causas não são conhecidas; outras incluem infecção (geralmente viral e, raramente, bacteriana ou fúngica), distúrbios do tecido conjuntivo, estados de hipersensibilidade, doenças das estruturas adjacentes, doença neoplásica, radioterapia, traumatismo, distúrbios renais e tuberculose

(TB). A pericardite também pode ocorrer no período entre 10 dias e 2 meses após o infarto agudo do miocárdio (síndrome de Dressler); pode ser subaguda, aguda ou crônica e classificada pela ligação das camadas do pericárdio entre si (adesiva) ou de acordo com o material que se acumula no pericárdio: soro (serosa), pus (purulenta), depósitos de cálcio (calcificada), proteínas da coagulação (fibrinosa), sangue (sanguínea) ou neoplasia maligna (câncer). Episódios frequentes ou prolongados de pericardite podem levar ao espessamento e diminuição da elasticidade, restringindo a capacidade de o coração se encher adequadamente com sangue (pericardite constritiva). O pericárdio também pode sofrer calcificação, restringindo a contração ventricular. A pericardite pode levar ao acúmulo de líquido no pericárdio (derrame pericárdico) e elevação da pressão sobre o coração, resultando em tamponamento cardíaco. A pericardite também pode ser descrita como exsudativa ou não efusiva.

Manifestações clínicas da pericardite

- A pericardite pode ser assintomática. O sintoma característico consiste em dor torácica. A dor, que é sentida sobre o precórdio, abaixo da clavícula, e no pescoço e região escapular esquerda, é agravada com a respiração, com a mudança de posição no leito e a torção do corpo; é aliviada pela posição sentada (ou inclinada para a frente)
- O sinal mais característico da pericardite é um atrito em rangido ou arranhadura, escutado mais nitidamente na margem esternal inferior esquerda
- Outros sinais podem incluir febre baixa, aumento da contagem de leucócitos, anemia e elevação da velocidade de hemossedimentação (VHS) ou do nível de proteína C reativa, tosse não produtiva ou soluço
- Podem ocorrer dispneia e outros sinais e sintomas de insuficiência cardíaca (IC)
- A pericardite pode ser assintomática.

Manifestações clínicas do tamponamento cardíaco

- Redução da pressão arterial, elevação da pressão venosa (veias distendidas do pescoço) e bulhas cardíacas hipofonéticas abafadas com pulso paradoxal
- Dispneia, sensação de constrição no tórax ou tontura
- Estado ansioso, confuso e inquieto
- Dispneia, taquipneia e dor precordial
- Elevação da pressão venosa central (PVC).

Avaliação e achados diagnósticos

O diagnóstico baseia-se na história, nos sinais e sintomas; no ecocardiograma; e no eletrocardiograma (ECG) de 12 derivações. A TC para estabelecer o tamanho, o formato e a localização dos derrames pericárdicos pode ser usada para orientar a pericardiocentese. A ressonância magnética cardíaca (RMC) pode ajudar na detecção da inflamação e de aderências. Em certas ocasiões, realiza-se uma biopsia de pericárdio ou de epicárdio orientada por pericardioscopia videoassistida.

Manejo clínico

Os objetivos do manejo consistem em determinar a etiologia, administrar terapia para a causa específica (quando conhecida) e detectar sinais e sintomas de tamponamento cardíaco. Quando o débito cardíaco está comprometido, institui-se o repouso no leito até o desaparecimento da febre, da dor torácica e do atrito.

Terapia farmacológica | Pericardite

- Podem ser prescritos analgésicos e anti-inflamatórios não esteroides (AINE), como ácido acetilsalicílico ou ibuprofeno, para aliviar a dor e acelerar a reabsorção de líquido na pericardite reumática. A colchicina também pode ser usada como medicamento alternativo durante a fase aguda
- Os corticosteroides (p. ex., prednisona) podem ser prescritos se a pericardite for grave ou se o paciente não responder aos AINE.

Tratamento cirúrgico | Tamponamento cardíaco

- Realiza-se uma toracotomia para lesões cardíacas penetrantes
- A pericardiocentese é realizada para a remoção do líquido pericárdico
- Pode-se realizar uma janela pericárdica, isto é, uma pequena abertura feita no pericárdio, para possibilitar a drenagem contínua na cavidade torácica
- A remoção cirúrgica do pericárdio tenso (pericardiectomia) é realizada, quando indicado.

> **Alerta de enfermagem | Qualidade e segurança**
>
> As habilidades de avaliação de enfermagem são essenciais para antecipar e identificar a tríade de sintomas de tamponamento cardíaco: queda da pressão arterial, elevação da pressão venosa e bulhas cardíacas hipofonéticas. Pesquisar, de modo criterioso a ocorrência de atrito pericárdico.

PROCESSO DE ENFERMAGEM

Paciente com pericardite
Avaliação
- Avaliar a dor por meio de observação e exame do paciente em várias posições, a fim de estabelecer os fatores precipitantes ou intensificadores. (Por exemplo, a dor é influenciada pelos movimentos respiratórios?)
- Avaliar a existência de atrito pericárdico: um atrito pericárdico é contínuo, diferenciando-o do atrito pleural. Pedir ao paciente que prenda a respiração para ajudar na diferenciação: o atrito pericárdico é audível à ausculta, sincrônico com o batimento cardíaco, mais bem audível na borda esternal esquerda, no quarto espaço intercostal, o local onde o pericárdio entra em contato com a parede torácica esquerda; apresenta som em arranhadura; mais alto no final da expiração, podendo ser mais bem auscultado quando o paciente está na posição sentada
- Monitorar a temperatura com frequência, visto que a pericardite provoca início súbito de febre em um paciente previamente afebril
- Avaliar a existência de sinais e sintomas de tamponamento cardíaco, incluindo dispneia, sensação de constrição torácica ou tontura
- Observar sinais indicando que o paciente está se tornando, progressivamente, mais inquieto
- Avaliar a pressão arterial; pode-se observar uma redução de 10 mmHg ou mais na pressão arterial sistólica durante a inspiração (pulso paradoxal). Em geral, a pressão sistólica diminui, enquanto a pressão diastólica permanece estável; por conseguinte, ocorre estreitamento da pressão do pulso. O paciente geralmente apresenta taquicardia e a voltagem do ECG pode estar diminuída, ou os complexos QRS podem alternar-se em altura (alternância elétrica). As bulhas cardíacas podem progredir de distantes para imperceptíveis. O sangue da periferia continua retornando ao coração, mas não pode fluir para dentro do coração e ser bombeado de volta à circulação. O paciente desenvolve distensão da veia jugular (DVJ) e outros sinais de elevação da PVC.

Diagnóstico

Diagnóstico de enfermagem
Dor aguda relacionada com inflamação do pericárdio.

Problemas colaborativos/complicações potenciais
- Derrame pericárdico
- Tamponamento cardíaco.

Planejamento e metas
As principais metas para o paciente podem consistir em alívio da dor e ausência de complicações.

Intervenções de enfermagem

Alívio da dor
- Aconselhar o repouso no leito ou o repouso em uma cadeira, na posição sentada ereta e inclinada para a frente
- À medida que a dor torácica e o atrito diminuírem, orientar o paciente a retomar as atividades da vida diária. Se ocorrer recidiva da dor torácica e do atrito, incentivar o paciente a retornar ao repouso no leito
- Administrar medicamentos prescritos; monitorar e registrar as respostas.

Monitoramento e manejo das complicações potenciais
- Observar a ocorrência de derrame pericárdico, que pode levar ao tamponamento cardíaco: queda da pressão arterial; queda da pressão sistólica, enquanto a pressão diastólica permanece estável; estreitamento da pressão do pulso; progressão das bulhas cardíacas de hipofonéticas para imperceptíveis
- Observar a ocorrência de distensão da veia jugular e outros sinais de elevação da PVC
- Comunicar imediatamente o médico se observar a ocorrência de qualquer um dos sintomas anteriormente mencionados, e preparar o paciente para a realização de ecocardiografia diagnóstica e pericardiocentese. Tranquilizar o paciente e continuar a avaliação e o registro dos sinais e sintomas até a chegada do médico.

Reavaliação

Resultados esperados do paciente
- Ausência de dor
- Não apresenta nenhuma complicação.

Para mais informações, ver o Capítulo 28 em Hinkle JL, Cheever KH. (2018). *Brunner and Suddarth's textbook of medical-surgical nursing* (14th ed.). Philadelphia, PA: Lippincott Williams & Wilkins.

Peritonite

A peritonite, uma inflamação do revestimento seroso da cavidade abdominal (peritônio), resulta, em geral, de infecção bacteriana; os microrganismos originam-se de doenças do trato GI ou, em mulheres, dos órgãos genitais internos. Pode ocorrer secundariamente a uma infecção fúngica ou micobacteriana. Pode resultar, também, de fontes externas, como lesão, traumatismo ou inflamação de um órgão extraperitoneal, como o rim. Outras causas comuns de peritonite incluem apendicite, úlcera perfurada, diverticulite e perfuração intestinal; a peritonite pode estar associada a procedimentos cirúrgicos abdominais e diálise peritoneal.

Fisiopatologia

A peritonite é causada pelo extravasamento do conteúdo de órgãos abdominais para a cavidade abdominal, geralmente em consequência de inflamação, infecção, isquemia, traumatismo ou perfuração tumoral. As bactérias mais comumente implicadas são *Escherichia coli* (*E. coli*), *Klebsiella*, *Proteus*, *Pseudomonas* e *Streptococcus*. Com o início da proliferação bacteriana, há formação de edema dos tecidos, e ocorre exsudação de líquido em um curto período de tempo. O líquido na cavidade peritoneal torna-se turvo, com quantidades crescentes de proteína, leucócitos, restos celulares e sangue. A resposta imediata do trato intestinal consiste em hipermotilidade, seguida, em pouco tempo, de íleo paralítico, com acúmulo de ar e de líquido no intestino. A inflamação e o íleo paralítico constituem efeitos diretos da infecção; pode-se verificar o desenvolvimento de obstrução intestinal em consequência de aderências intestinais. A sepse constitui a principal causa de morte por peritonite (choque, em consequência de sepse ou hipovolemia).

Manifestações clínicas

As manifestações clínicas dependem da localização e da extensão da inflamação.

- A dor difusa torna-se constante, localizada e mais intensa próxima ao local do processo patológico
- A dor é agravada pelo movimento
- A área afetada do abdome torna-se extremamente hipersensível e distendida, e os músculos ficam rígidos
- Pode-se verificar a ocorrência de hipersensibilidade de rebote e íleo paralítico
- Ocorrem anorexia, náuseas e vômitos, e a peristalse está diminuída
- Elevação da temperatura e do pulso; pode haver desenvolvimento de hipotensão arterial.

Avaliação e achados diagnósticos

- Hemograma completo (contagem de leucócitos elevada; possivelmente, baixo nível de hemoglobina e hematócritos se houve perda de sangue)
- Eletrólitos séricos (podem revelar níveis alterados de potássio, sódio e cloreto)
- Radiografia do abdome (pode mostrar níveis de ar e líquido, bem como alças intestinais distendidas), ultrassonografia, TC e aspiração peritoneal com cultura e antibiograma
- A RM, possivelmente, é útil para o diagnóstico de abscessos intra-abdominais.

Manejo clínico

A reposição de líquido, coloides e eletrólitos com solução isotônica constitui o principal foco do manejo clínico. Ocorre hipovolemia em razão da passagem de quantidades maciças de líquido e eletrólitos do lúmen intestinal para a cavidade peritoneal, causando depleção do líquido no espaço vascular. São administrados agentes analgésicos para a dor e antieméticos para náuseas e vômitos. A sondagem nasogástrica (SNG) e a aspiração são usadas para aliviar a distensão abdominal. A oxigenoterapia por cânula nasal ou máscara é instituída para melhorar a função ventilatória. Determinadas condições clínicas requerem intubação das vias respiratórias e assistência ventilatória. Pode-se instituir uma antibioticoterapia maciça. Se a peritonite for causada por diálise peritoneal (DP), a antibioticoterapia imediata é crucial. Quando a peritonite não responde à terapia em 5 dias, deve-se remover o cateter de diálise peritoneal. Os objetivos cirúrgicos consistem em remover o material infectado: a cirurgia é direcionada para excisão (apêndice), ressecção (intestino), reparo (perfuração) ou drenagem (abscesso). As duas complicações pós-operatórias mais comuns consistem na evisceração da ferida e na formação de abscessos. É preciso relatar qualquer sugestão do paciente quanto a uma área do abdome hipersensível, dolorosa ou que "sente como se algo estivesse cedendo". A ocorrência súbita de drenagem serossanguinolenta da ferida sugere fortemente a deiscência da ferida.

Manejo de enfermagem

- Monitorar a pressão arterial do paciente pelo cateter arterial na ocorrência de choque
- Monitorar, com frequência, a pressão venosa central ou a pressão arterial pulmonar, bem como o débito urinário
- Efetuar uma avaliação continuada da dor, da função GI e do equilíbrio hidreletrolítico
- Avaliar a natureza da dor, sua localização no abdome e a ocorrência de quaisquer alterações em sua localização
- Administrar analgésicos e posicionar o paciente para maior conforto (p. ex., em decúbito lateral com os joelhos flexionados para diminuir a tensão sobre os órgãos abdominais)
- Registrar o equilíbrio hídrico, bem como as pressões venosa central e arterial pulmonar
- Administrar e monitorar rigorosamente os líquidos IV; a sondagem nasogástrica pode ser necessária

- Observar a ocorrência de diminuição da temperatura e da frequência do pulso, flacidez do abdome, retorno dos sons peristálticos, eliminação de flatos e evacuações, que indicam a resolução da peritonite
- Aumentar gradualmente os alimentos e líquidos orais e diminuir o aporte de líquido parenteral com a resolução da peritonite
- Observar e registrar o caráter da drenagem dos drenos da ferida pós-operatória, quando inseridos; ter cuidado na manipulação para evitar desalojar os drenos
- No período pós-operatório, preparar o paciente e sua família para a alta; ensinar o paciente a cuidar da incisão e dos drenos se ainda estiverem inseridos por ocasião da alta
- Encaminhar para cuidado domiciliar, se necessário.

Para mais informações, ver o Capítulo 47 em Hinkle JL, Cheever KH. (2018). *Brunner and Suddarth's textbook of medical-surgical nursing* (14th ed.). Philadelphia, PA: Lippincott Williams & Wilkins.

Pielonefrite aguda

A pielonefrite, uma infecção urinária (ITU) superior, é uma infecção bacteriana da pelve renal, dos túbulos e do tecido intersticial de um ou de ambos os rins. As causas envolvem a disseminação ascendente de bactérias a partir da bexiga, ou a disseminação de fontes sistêmicas, alcançando o rim por meio da corrente sanguínea. Uma válvula ureterovesical incompetente ou a obstrução que ocorre no trato urinário aumentam a suscetibilidade dos rins à infecção. Os tumores vesicais, as estenoses, a hiperplasia prostática benigna e os cálculos urinários constituem algumas causas potenciais de obstrução, que podem levar a infecções. A pielonefrite pode ser aguda ou crônica. Pielonefrite aguda geralmente leva ao aumento dos rins, com infiltrações intersticiais de células inflamatórias.

Manifestações clínicas

- O paciente pode apresentar calafrios, febre, leucocitose, bacteriúria e piúria
- Os achados comuns consistem em lombalgia, dor no flanco, náuseas, vômitos, cefaleia, mal-estar e micção dolorosa
- O paciente pode apresentar dor e hipersensibilidade na região do ângulo costovertebral
- É comum a ocorrência de sintomas de comprometimento do trato urinário inferior, como urgência e polaciúria.

Avaliação e achados diagnósticos
- Ultrassonografia ou TC
- Pode-se indicar a realização de urografia excretora na pielonefrite, se houver suspeita de anormalidades renais estruturais e funcionais
- Cultura de urina e antibiograma
- Cintilografia com gálio ou leucócitos marcados com índio-111, se outros exames não forem conclusivos.

Manejo clínico
A pielonefrite aguda não complicada é mais frequentemente tratada em base ambulatorial; recomenda-se um ciclo de 2 semanas de antibióticos. Os agentes comumente prescritos incluem alguns dos mesmos medicamentos prescritos para o tratamento das ITU. As mulheres grávidas podem ser hospitalizadas por 2 ou 3 dias para antibioticoterapia parenteral. Antibióticos orais podem ser prescritos quando o paciente estiver afebril e mostrando melhora clínica. Após o esquema antibiótico inicial, o paciente pode necessitar de antibioticoterapia por até 6 semanas, se ocorrer recidiva. Deve-se obter cultura de urina de acompanhamento em 2 semanas após o término da antibioticoterapia, a fim de documentar a eliminação da infecção. A hidratação com líquidos orais ou parenterais é essencial em todos os pacientes com ITU quando existe uma função renal adequada.

Manejo de enfermagem
- Se o paciente estiver hospitalizado, incentivar a ingesta hídrica (3 a 4 ℓ por dia), a não ser que haja alguma contraindicação
- Monitorar e registrar o equilíbrio hídrico
- Avaliar a temperatura corporal a cada 4 horas e administrar agentes antipiréticos e antibióticos, conforme prescrição
- Orientar o paciente sobre as medidas preventivas e o reconhecimento precoce dos sintomas
- Ressaltar a importância de fazer uso dos medicamentos antimicrobianos exatamente como foram prescritos, com a necessidade de manter as consultas de acompanhamento.

Para mais informações, ver o Capítulo 55 em Hinkle JL, Cheever KH. (2018). *Brunner and Suddarth's textbook of medical-surgical nursing* (14th ed.). Philadelphia, PA: Lippincott Williams & Wilkins.

Pielonefrite crônica

Episódios repetidos de pielonefrite aguda podem levar à pielonefrite crônica. As complicações da pielonefrite crônica consistem em doença renal crônica (em consequência da perda progressiva de néfrons secundária a inflamação crônica e cicatrização), hipertensão arterial e formação de cálculos renais (em decorrência de infecção crônica por microrganismos desdobradores da ureia).

Manifestações clínicas
- Em geral, o paciente não apresenta sintomas de infecção, a não ser que ocorra exacerbação aguda
- Podem ocorrer fadiga, cefaleia e apetite diminuído
- O paciente pode apresentar poliúria, sede excessiva e perda de peso
- A infecção persistente e recorrente pode produzir cicatrização progressiva do rim, resultando em doença renal crônica.

Avaliação e achados diagnósticos
- Avaliar a história pregressa de pielonefrite
- Urografia IV
- Determinação da ureia sanguínea, nível de creatinina e depuração da creatinina.

Manejo clínico
O uso da terapia antimicrobiana profilática a longo prazo para erradicar as bactérias na urina pode ajudar a limitar a recidiva das infecções e a cicatrização renal. O comprometimento da função renal altera a excreção de agentes antimicrobianos e exige monitoramento cuidadoso da função renal, particularmente quando os medicamentos são potencialmente tóxicos para os rins.

Manejo de enfermagem
- Se o paciente estiver hospitalizado, incentivar o aporte de líquidos (3 a 4 ℓ por dia), a não ser que haja alguma contraindicação
- Monitorar e registrar o equilíbrio hídrico
- Medir a temperatura corporal a cada 4 horas e administrar agentes antipiréticos e antibióticos, conforme prescrição. Registrar os procedimentos de monitoramento
- Orientar o paciente e sua família sobre medidas preventivas e reconhecimento precoce dos sintomas
- Ressaltar a importância de tomar os medicamentos antimicrobianos exatamente conforme a prescrição, bem como a necessidade de manter as consultas de acompanhamento.

Para mais informações, ver o Capítulo 55 em Hinkle JL, Cheever KH. (2018). *Brunner and Suddarth's textbook of medical-surgical nursing* (14th ed.). Philadelphia, PA: Lippincott Williams & Wilkins.

Pleurite

A *pleurite* (ou pleurisia) refere-se à inflamação de ambas as pleuras, visceral e parietal. A pleurite pode desenvolver-se em associação a pneumonia ou infecção das vias respiratórias superiores, tuberculose ou doença do colágeno; após traumatismo do tórax; infarto pulmonar ou embolia pulmonar; em consequência de câncer primário ou metastático; e após toracotomia. Quando inflamadas, as membranas pleurais sofrem atrito uma contra a outra, resultando em dor intensa, aguda e cortante, intensificada à respiração.

Manifestações clínicas

- A dor ocorre em um dos lados e agrava-se com respiração profunda, tosse ou espirro
- A dor é mínima ou ausente quando o indivíduo prende a respiração e é localizada ou irradia-se para o ombro ou o abdome
- Com o surgimento de líquido pleural, a dor diminui.

Avaliação e achados diagnósticos

- Auscultar à procura de atrito pleural
- Radiografias de tórax
- Análise do escarro
- Toracocentese para exame do líquido pleural
- Biopsia pleural (menos comum).

Manejo clínico

O tratamento tem por objetivo identificar a condição subjacente que causa a pleurite e aliviar a dor.

- Monitorar o paciente à procura de sinais e sintomas de derrame pleural: falta de ar, dor, posição que diminui a dor e excursão diminuída da parede torácica
- Os analgésicos prescritos, como os anti-inflamatórios não esteroides, podem proporcionar alívio da dor, possibilitando respiração profunda e tosse efetiva
- Aplicação tópica de calor ou de frio para obter alívio sintomático
- Para dor intensa, efetua-se um bloqueio dos nervos intercostais.

Manejo de enfermagem

- Aumentar o conforto do paciente com mudanças frequentes de decúbito sobre o lado afetado para imobilizar a parede torácica

- Orientar o paciente a usar as mãos ou um travesseiro para imobilizar a caixa torácica ao tossir.

Para mais informações, ver o Capítulo 23 em Hinkle JL, Cheever KH (2018). *Brunner and Suddarth's textbook of medical-surgical nursing* (14th ed.). Philadelphia, PA: Lippincott Williams & Wilkins, 2014.

Pneumonia

A pneumonia é uma inflamação do parênquima pulmonar causada por diversos microrganismos, incluindo bactérias, micobactérias, fungos e vírus. As pneumonias podem ser classificadas em quatro tipos: pneumonia adquirida na comunidade (PAC), pneumonia associada a cuidados de saúde (PACS), pneumonia adquirida no hospital (PAH) e pneumonia associada à ventilação mecânica (PAV). As subcategorias da PACS são a pneumonia no indivíduo imunocomprometido e a pneumonia por aspiração. Observa-se uma superposição no modo pelo qual as pneumonias específicas são classificadas, visto que elas podem ocorrer em diferentes ambientes. Os indivíduos com risco de pneumonia frequentemente apresentam distúrbios subjacentes crônicos, doença aguda grave, imunossupressão em consequência de doença ou medicamentos, imobilidade e outros fatores que interferem nos mecanismos protetores pulmonares normais. Os idosos são considerados um grupo vulnerável.

Fisiopatologia

Pode ocorrer uma reação inflamatória nos alvéolos, produzindo exsudato que interfere na difusão de oxigênio e de dióxido de carbono, interferindo, assim, tanto na ventilação quanto na perfusão. Pode ocorrer, também, broncospasmo se o paciente tiver doença reativa das vias respiratórias. *Pneumonia lobar* é o termo empregado quando há comprometimento de uma parte substancial de um ou mais lobos. A broncopneumonia, o tipo mais comum, distribui-se de maneira focal e origina-se nos brônquios, estendendo-se para o parênquima pulmonar circundante adjacente. A pneumonia tem múltiplos fatores de risco, com base no tipo de patógeno, incluindo pneumococos resistentes à penicilina e a fármacos, bactérias gram-negativas entéricas e *Pseudomonas aeruginosa*.

Manifestações clínicas

Os sinais e sintomas variam dependendo do tipo de agente etiológico e da ocorrência de doença subjacente. Com frequência, é difícil distinguir os sinais e sintomas clínicos de pneumonia viral daqueles de uma pneumonia bacteriana.

- Início súbito de calafrios e rápida elevação da febre (38,5°C a 40,5°C)
- Dor torácica pleurítica, que é agravada pela respiração profunda e pela tosse
- No paciente gravemente doente, ocorrem taquipneia pronunciada (25 a 45 incursões/min), dispneia e uso dos músculos respiratórios acessórios
- Bradicardia relativa para o grau de febre, sugerindo infecção viral, infecção por micoplasma ou infecção por um microrganismo do gênero *Legionella*
- Outros sinais: congestão nasal, faringite, cefaleia, febre baixa, dor pleurítica, mialgia, exantema e faringite; depois de alguns dias, ocorre expectoração de escarro mucoide ou mucopurulento
- Pneumonia grave: ruborização das bochechas; os lábios e os leitos ungueais demonstram cianose central
- Ortopneia (o paciente prefere ficar com a cabeceira do leito elevada ou sentado no leito, inclinado para a frente)
- O paciente apresenta apetite diminuído, sudorese e fadiga
- Escarro purulento, ferruginoso, tinto de sangue, viscoso ou esverdeado, dependendo do agente etiológico
- Sinais e sintomas de pneumonia, dependendo da condição subjacente do paciente (p. ex., diferentes sinais ocorrem, possivelmente, em pacientes com determinadas condições, como câncer, e naqueles submetidos a tratamento com agentes imunossupressores, que diminuem a resistência à infecção).

Avaliação e achados diagnósticos

- Principalmente história, exame físico
- Radiografias de tórax, hemocultura e exame do escarro
- Aspiração nasotraqueal ou orotraqueal ou broncoscopia em pacientes que não podem expectorar ou induzir uma amostra de escarro.

Manejo clínico

Terapia farmacológica

- São prescritos antibióticos com base nos resultados de cultura, antibiograma e diretrizes para a escolha dos antibióticos (devem-se considerar os padrões de resistência, prevalência dos microrganismos

etiológicos, fatores de risco, paciente internado ou ambulatorial, custos e disponibilidade dos agentes antibióticos)
- O tratamento de suporte consiste em hidratação, antipiréticos, medicamentos antitussígenos, anti-histamínicos ou descongestionantes nasais
- Recomenda-se o repouso no leito até que sejam evidenciados sinais de resolução do processo infeccioso
- Administra-se oxigenoterapia para a hipoxemia
- O suporte ventilatório inclui altas concentrações de oxigênio inspiratório, intubação endotraqueal e ventilação mecânica
- Tratamento do choque, da insuficiência respiratória ou do derrame pleural, se necessário
- Para grupos com alto risco de PAC, recomenda-se vacinação pneumocócica.

Considerações gerontológicas

A pneumonia em pacientes idosos pode ocorrer como diagnóstico primário, ou como complicação de doença crônica. Com frequência, as infecções pulmonares nos idosos são difíceis de tratar e resultam em uma taxa de mortalidade mais elevada do que nas pessoas mais jovens. Deterioração generalizada, fraqueza, sintomas abdominais, anorexia, confusão, taquicardia e taquipneia podem sinalizar o início da pneumonia. O diagnóstico de pneumonia pode passar despercebido, visto que os sintomas clássicos de tosse, dor torácica, produção de escarro e febre podem estar ausentes ou mascarados em pacientes idosos. Além disso, a existência de alguns sinais pode ser enganosa. Por exemplo, sons respiratórios anormais podem ser causados por microatelectasia, que ocorre em consequência da mobilidade diminuída, diminuição dos volumes pulmonares ou outras alterações da função respiratória. Podem ser necessárias radiografias de tórax para diferenciar a insuficiência cardíaca (IC) crônica da pneumonia como causa dos sinais e sintomas clínicos.

O tratamento de suporte consiste em hidratação (com cautela e com avaliação frequente, em razão do risco de sobrecarga hídrica no indivíduo idoso); terapia com oxigênio suplementar; e assistência com respiração profunda, tosse, mudanças frequentes de posição e deambulação precoce. Para reduzir ou evitar as complicações graves da pneumonia em indivíduos idosos, recomenda-se a vacinação contra as infecções pneumocócicas e *influenza*.

PROCESSO DE ENFERMAGEM

Paciente com pneumonia

Avaliação
- Avaliar o paciente quanto à ocorrência de febre, calafrios, sudorese noturna, dor do tipo pleurítico, fadiga, taquipneia, uso dos músculos acessórios para a respiração, bradicardia ou bradicardia relativa, tosse e escarro purulento
- Monitorar o paciente: alterações na temperatura e no pulso; quantidade, odor e coloração das secreções; frequência e intensidade da tosse; grau de taquipneia ou falta de ar; alterações nos achados do exame físico (principalmente avaliados por inspeção e ausculta do tórax); e alterações nos achados das radiografias de tórax
- Avaliar os pacientes idosos quanto à ocorrência de comportamento incomum, alteração do estado mental, desidratação, fadiga excessiva e IC concomitante.

Diagnóstico

Diagnósticos de enfermagem
- Troca gasosa prejudicada, relacionada com as secreções traqueobrônquicas copiosas
- Intolerância à atividade, relacionada com o comprometimento da função respiratória
- Risco de volume de líquidos deficiente relacionado com a febre e a frequência respiratória rápida
- Nutrição desequilibrada: menor do que as necessidades corporais
- Conhecimento deficiente relacionado com o esquema de tratamento e as medidas de saúde de prevenção.

Problemas colaborativos/complicações potenciais
- Persistência dos sintomas após o início do tratamento
- Sepse e choque séptico
- Insuficiência respiratória
- Atelectasia
- Derrame pleural
- Confusão mental.

Planejamento e metas
As principais metas para o paciente podem consistir em melhora da desobstrução das vias respiratórias, aumento da atividade, manutenção de volume apropriado de líquidos, manutenção de nutrição adequada, compreensão do protocolo do tratamento e das medidas preventivas e ausência de complicações.

Intervenções de enfermagem

MELHORA DA PERMEABILIDADE E TROCA GASOSA

- Incentivar a hidratação: consumo de líquidos (2 a 3 ℓ por dia) para liquefazer as secreções
- Fornecer ar umidificado com máscara facial para oxigenoterapia com alta umidade
- Incentivar o paciente a realizar tosse efetiva e posicioná-lo de modo correto para induzir a tosse
- Realizar fisioterapia respiratória; monitorar o paciente quanto a tosse e escarro após o término da fisioterapia
- Incentivar a respiração profunda com espirometria de incentivo
- Realizar aspiração nasotraqueal, se necessário
- Fornecer método apropriado de oxigenoterapia
- Monitorar a efetividade da oxigenoterapia com oximetria de pulso ou análise da gasometria arterial (GA).

PROMOÇÃO DO REPOUSO E CONSERVAÇÃO DA ENERGIA

- Incentivar o paciente debilitado a repousar e a evitar esforços excessivos e possível exacerbação dos sintomas
- O paciente deve assumir uma posição confortável para promover o repouso e a respiração (p. ex., posição semi-Fowler) e deve mudar de posição com frequência, a fim de intensificar a drenagem das secreções e a ventilação e perfusão pulmonares
- Orientar os pacientes ambulatoriais a não fazerem esforço excessivo e a engajarem-se apenas em atividades moderadas durante as fases iniciais do tratamento.

PROMOÇÃO DO APORTE DE LÍQUIDOS E MANUTENÇÃO DA NUTRIÇÃO

- Incentivar o consumo de líquidos (pelo menos 2 ℓ por dia, no mínimo, com eletrólitos e calorias)
- Administrar líquidos IV e nutrientes, se necessário
- Incentivar refeições pequenas e frequentes.

PROMOÇÃO DO CONHECIMENTO DOS PACIENTES

- Orientar o paciente acerca da causa da pneumonia, tratamento dos sintomas, sinais e sintomas que devem ser notificados ao médico ou ao enfermeiro e necessidade de acompanhamento
- Explicar os tratamentos de maneira simples e utilizando uma linguagem apropriada; fornecer instruções e informações por escrito e apresentar formatos alternativos para pacientes com perda da audição ou da visão
- Repetir as instruções e as explicações, se necessário.

Pneumonia

MONITORAMENTO E PREVENÇÃO DAS COMPLICAÇÕES POTENCIAIS

Persistência dos sintomas após o início da terapia

- Monitorar a existência de sintomas contínuos de pneumonia (os pacientes começam a responder o tratamento em 24 a 48 horas após o início da antibioticoterapia)
- Monitorar quanto à ocorrência de alterações do estado físico (deterioração da condição ou resolução dos sintomas) e febre recorrente persistente, que pode resultar de alergia aos medicamentos (possivelmente indicada pelo surgimento de exantema); resistência aos medicamentos ou resposta lenta (mais de 48 horas) do microrganismo sensível à terapia; derrame pleural; ou pneumonia causada por um microrganismo incomum
- Monitorar outras complicações, como choque séptico, síndrome de disfunção múltipla de órgãos e atelectasia.

Choque e insuficiência respiratória

- Avaliar os sinais e sintomas de choque séptico e insuficiência respiratória (p. ex., avaliação dos sinais físicos, oximetria de pulso e parâmetros de monitoramento dinâmico)
- Avaliar a ocorrência de atelectasia e derrame pleural.

Derrame pleural

- Ajudar no procedimento de toracocentese e monitorar o paciente quanto ao pneumotórax após o procedimento
- Monitorar a ocorrência de pneumotórax ou recidiva do derrame pleural.

Confusão

- Monitorar o paciente quanto ao surgimento de confusão mental ou alterações cognitivas
- Avaliar a existência de fatores subjacentes e corrigi-los: hipoxemia, febre, desidratação, padrão de sono alterado ou desenvolvimento de sepse.

PROMOÇÃO DOS CUIDADOS DOMICILIAR E COMUNITÁRIO

Orientação ao paciente sobre autocuidados

- Orientar o paciente sobre a necessidade de completar o ciclo de antibióticos, conforme prescrição; orientar o paciente sobre sua administração correta e efeitos colaterais potenciais
- Orientar o paciente sobre os sintomas que precisam ser comunicados ao médico: dificuldade na respiração, agravamento da tosse, febre recorrente/crescente e intolerância aos medicamentos
- Aconselhar o paciente a aumentar gradualmente as suas atividades após a resolução da febre
- Avisar ao paciente que a fadiga e a fraqueza podem ser prolongadas

- Incentivar os exercícios respiratórios para promover a expansão do pulmão e a remoção das secreções
- Incentivar a realização das radiografias de tórax de acompanhamento e exame físico
- Incentivar o paciente a abandonar o tabagismo, se necessário
- Orientar o paciente a evitar o estresse, a fadiga, mudanças súbitas da temperatura e consumo excessivo de bebidas alcoólicas, pois todos diminuem a resistência à pneumonia
- Rever os princípios de nutrição e repouso adequados.

Cuidado continuado e de transição
- Encaminhar o paciente ao serviço de atendimento domiciliar, a fim de facilitar a adesão ao esquema terapêutico, quando indicado
- Recomendar a vacina contra influenza a todos os pacientes de risco.

Reavaliação
Os resultados esperados do paciente podem incluir:

- Demonstrar melhor permeabilidade e troca gasosa, conforme evidenciado pela oxigenação adequada na oximetria de pulso ou na análise da GA, temperatura normal, sons respiratórios normais e tosse efetiva
- Repousar e conservar a energia ao limitar as atividades e ao permanecer no leito enquanto está sintomático, aumentando progressivamente as atividades
- Manter uma hidratação adequada, conforme evidenciado por consumo adequado de líquidos e débito urinário e turgor cutâneo normal
- Consumir alimentos em quantidades adequadas, conforme evidenciado pela manutenção ou aumento do peso corporal, sem ganho excessivo de líquido
- Verbalizar maior conhecimento sobre as estratégias de manejo
- Aderir às estratégias de manejo
- Não apresentar nenhuma complicação
- Exibir sinais vitais, oximetria de pulso e GA aceitáveis
- Relatar tosse produtiva, que diminui com o passar do tempo
- Não apresentar sinais ou sintomas de sepse, choque séptico, insuficiência respiratória ou derrame pleural
- Permanecer orientado e consciente do ambiente
- Manter ou aumentar o peso corporal
- Aderir ao protocolo de tratamento e às estratégias de prevenção.

Para mais informações, ver o Capítulo 23 em Hinkle JL, Cheever KH. (2018). *Brunner and Suddarth's textbook of medical-surgical nursing* (14th ed.). Philadelphia, PA: Lippincott Williams & Wilkins.

Pneumotórax e hemotórax

Qualquer órgão ou estrutura no tórax é potencialmente suscetível à penetração traumática, incluindo a parede torácica, o pulmão e a pleura, o sistema traqueobrônquico, o esôfago, o diafragma, os principais vasos sanguíneos do tórax, o coração e outras estruturas mediastinais. As lesões comuns incluem o pneumotórax e o tamponamento cardíaco.

Ocorre pneumotórax quando a pleura parietal ou visceral sofre ruptura, e o espaço pleural fica exposto à pressão atmosférica positiva. Normalmente a pressão no espaço pleural é negativa ou subatmosférica; essa pressão negativa é necessária para manter a insuflação pulmonar. Quando a pleura é rompida, o ar penetra no espaço pleural e o pulmão ou parte dele sofre colapso. O hemotórax refere-se ao acúmulo de sangue na cavidade torácica, em razão da ruptura de vasos intercostais ou laceração dos pulmões lesionados em consequência de traumatismo. Com frequência, verifica-se a ocorrência de sangue e de ar na cavidade torácica (hemopneumotórax).

Tipos de pneumotórax

Pneumotórax simples

Ocorre pneumotórax simples ou espontâneo quando o ar penetra no espaço pleural através de uma ruptura da pleura parietal ou da pleura visceral. Com mais frequência, isso ocorre quando o ar penetra no espaço pleural através da ruptura de uma bolha ou fístula broncopleural. Pode ocorrer pneumotórax espontâneo em um indivíduo aparentemente saudável, na ausência de traumatismo, devido à ruptura de uma bolha cheia de ar ou vesícula na superfície do pulmão, possibilitando a entrada de ar das vias respiratórias na cavidade pleural. O pneumotórax simples pode estar associado a doença pulmonar intersticial difusa e enfisema grave.

Pneumotórax traumático

Ocorre pneumotórax traumático quando o ar escapa de uma laceração no próprio pulmão e entra no espaço pleural, ou a partir de uma ferida na parede torácica. Pode resultar de traumatismo fechado (p. ex., fraturas de costela), de traumatismo torácico ou abdominal penetrante (p. ex., feridas por arma branca ou por arma de fogo) ou lacerações diafragmáticas. O pneumotórax traumático pode ocorrer durante procedimentos torácicos invasivos (*i. e.*, toracocentese, biopsia pulmonar transbrônquica, inserção de um cateter profundo na subclávia), em que a pleura é inadvertidamente puncionada, ou com barotrauma da ventilação mecânica. O pneumotórax traumático decorrente de lesão importante do tórax frequentemente é acompanhado de hemotórax. O pneumotórax aberto constitui um tipo de pneumotórax traumático; ocorre quando uma ferida na parede torácica é grande o suficiente para possibilitar a livre passagem de ar para dentro e para fora da cavidade torácica a cada tentativa de respiração.

> **Alerta de enfermagem | Qualidade e segurança**
>
> O pneumotórax aberto traumático exige intervenção de emergência. A interrupção do fluxo de ar através da abertura da parede torácica é uma medida para salvar a vida do paciente.

Pneumotórax hipertensivo

Ocorre pneumotórax hipertensivo quando o ar é aspirado para dentro do espaço pleural e aprisionado a cada respiração. Existe aumento da tensão no espaço pleural afetado, provocando colapso do pulmão. O coração, os grandes vasos e a traqueia são deslocados para o lado não afetado do tórax (*desvio mediastinal*), que é uma situação potencialmente fatal. Tanto a função respiratória quanto a função circulatória estão comprometidas, podendo causar atividade elétrica sem pulso.

Manifestações clínicas

Os sinais e sintomas associados ao pneumotórax dependem de seu tamanho e da etiologia:

- A dor de início súbito pode ser pleurítica
- O pneumotórax pequeno/não complicado provoca desconforto torácico e taquipneia
- Pneumotórax grande indica angústia respiratória aguda com colapso total do pulmão
- Podem ocorrer ansiedade, dispneia, angústia respiratória, uso dos músculos acessórios e cianose central em consequência da hipoxemia grave
- No pneumotórax simples, a traqueia encontra-se na linha média, ocorre expansão diminuída do tórax, os sons respiratórios podem estar diminuídos ou ausentes, e a percussão do tórax pode revelar sons normais ou hiper-ressonância, dependendo do tamanho do pneumotórax

- No pneumotórax hipertensivo, a traqueia é deslocada para longe do lado afetado, a expansão do tórax pode estar diminuída ou fixa em um estado de hiperexpansão, os sons respiratórios estão diminuídos ou ausentes e a percussão do lado afetado está hiper-ressonante. O quadro clínico é de angústia respiratória, agitação, hipoxemia crescente, cianose central, hipotensão arterial, taquicardia e sudorese profusa.

Manejo clínico

O tratamento tem por objetivo drenar o ar ou o sangue do espaço pleural.

- No pneumotórax, um pequeno dreno torácico é inserido próximo ao segundo espaço intercostal
- No hemotórax, um dreno torácico de grande diâmetro é inserido, geralmente no quarto ou no quinto espaço intercostal, na linha axilar média
- Existindo sangramento excessivo do dreno torácico, inicia-se uma autotransfusão, que consiste em coletar o próprio sangue do paciente que foi drenado do tórax, filtrá-lo e, em seguida, transfundi-lo de volta ao sistema vascular
- O pneumotórax aberto traumático é tamponado (gaze impregnada de vaselina); o paciente é instruído a inspirar e fazer força contra a glote fechada para reexpandir o pulmão e ejetar o ar do tórax até que o dreno torácico seja inserido e conectado a uma drenagem em selo d'água. Em geral são prescritos antibióticos para combater a infecção proveniente da contaminação
- Quando mais de 1.500 mℓ de sangue são aspirados inicialmente por toracocentese (ou quando essa quantidade constitui o débito inicial do dreno torácico), ou se o débito do dreno torácico continuar superior a 200 mℓ por hora, a parede torácica é aberta por cirurgia (toracotomia). A urgência é determinada pelo grau de comprometimento respiratório
- Pode-se realizar, também, uma toracotomia de emergência no serviço de emergência se houver suspeita de lesão cardiovascular secundária ao traumatismo torácico ou penetrante
- Os pacientes com possível pneumotórax hipertensivo devem receber, imediatamente, oxigênio suplementar em alta concentração para tratamento da hipoxia, e deve-se utilizar a oximetria de pulso para monitorar a saturação de oxigênio
- Em uma situação de emergência, o pneumotórax hipertensivo pode ser descomprimido ou rapidamente convertido em pneumotórax simples pela inserção de uma agulha de grande calibre (calibre 14) no

segundo espaço intercostal, na linha clavicular média do lado afetado. Em seguida, um dreno torácico é inserido e conectado à aspiração, removendo o ar e o líquido remanescentes, restabelecendo a pressão negativa e reexpandindo o pulmão.

Para mais informações, ver o Capítulo 23 em Hinkle JL, Cheever KH. (2018). *Brunner and Suddarth's textbook of medical-surgical nursing* (14th ed.). Philadelphia, PA: Lippincott Williams & Wilkins.

Policitemia

A policitemia refere-se a um aumento de volume dos eritrócitos. O hematócrito está elevado, alcançando mais de 55% nos homens e mais de 50% nas mulheres. A policitemia é classificada em primária ou secundária.

Policitemia secundária

A policitemia secundária é causada pela produção excessiva de eritropoetina. Isso pode ocorrer em resposta a uma quantidade reduzida de oxigênio (que atua como estímulo hipóxico), como no tabagismo, na doença pulmonar restritiva e obstrutiva, na cardiopatia cianótica ou em condições não patológicas, como viver em grandes altitudes. Pode resultar, também, de determinadas hemoglobinopatias (p. ex., hemoglobina de Chesapeake), em que a hemoglobina apresenta uma afinidade anormalmente alta pelo oxigênio, ou pode ocorrer em consequência de neoplasia, como carcinoma de células renais. A policitemia secundária também pode existir em decorrência de neoplasias (p. ex., carcinoma de células renais) que estimulam a produção de eritropoetina.

Policitemia vera | Primária

A policitemia vera, ou policitemia primária, é um distúrbio proliferativo das células-tronco mieloides. A medula óssea apresenta-se hipercelular, e as contagens de eritrócitos, leucócitos e plaquetas no sangue periférico estão elevadas. O diagnóstico baseia-se no aumento da massa eritrocitária, nível de saturação de oxigênio normal e, com frequência, baço de tamanho aumentado. O nível de eritropoetina pode não estar relacionado com o hematócrito elevado.

Manifestações clínicas
- Pele avermelhada e esplenomegalia
- Aumento do volume sanguíneo, resultando em cefaleia, tontura, zumbido, fadiga, parestesias e visão turva

- Viscosidade aumentada do sangue, levando a angina, claudicação, dispneia e tromboflebite
- Elevação da pressão arterial e dos níveis de ácido úrico
- Eritromelalgia (sensação de queimação nos dedos das mãos e dos pés).

> **Alerta de enfermagem | Qualidade e segurança**
>
> Os pacientes com neutropenia frequentemente não exibem sinais clássicos de infecção. A febre constitui o indicador mais comum de infecção; todavia, nem sempre ela está presente, particularmente se o paciente estiver em uso de corticosteroides.

Manejo clínico

O manejo da policitemia secundária envolve o tratamento do problema primário. Se não for possível corrigir a causa, a flebotomia pode ser necessária para reduzir a hipervolemia e a hiperviscosidade.

O objetivo do manejo consiste em reduzir a massa elevada de eritrócitos.

- A flebotomia é realizada repetidamente para manter o nível de hemoglobina na faixa normal; deve-se evitar o uso de suplementos de ferro
- São administrados agentes quimioterápicos para suprimir a função da medula óssea (que pode aumentar o risco de leucemia)
- A anagrelida pode ser usada para inibir a agregação plaquetária e controlar a trombocitopenia associada à policitemia vera
- A interferona-alfa-2b constitui o tratamento mais efetivo para o controle do prurido associado à policitemia vera
- Os anti-histamínicos podem ser administrados para controlar o prurido (não são muito efetivos)
- O alopurinol é utilizado para evitar crises de gota quando os níveis de ácido úrico estão elevados.

Manejo de enfermagem

- Avaliar os fatores de risco para as complicações trombóticas e orientar o paciente sobre maneiras de reconhecer os sinais e sintomas de trombose
- Desencorajar o comportamento sedentário, cruzar as pernas e vestir roupas apertadas ou constritivas (particularmente meias); isso reduzirá a probabilidade de trombose venosa profunda
- Aconselhar o paciente a evitar o uso de ácido acetilsalicílico e medicamentos contendo ácido acetilsalicílico (se o paciente tiver uma história de sangramento)

- Aconselhar o paciente a reduzir ao máximo o consumo de bebidas alcoólicas e a evitar o uso de ferro (e de vitaminas contendo ferro)
- Sugerir um banho com água tépida ou fria para o prurido, juntamente com loções à base de manteiga de cacau ou produtos para banho para aliviar o prurido.

Para mais informações, ver o Capítulo 33 em Hinkle JL, Cheever KH. (2018). *Brunner and Suddarth's textbook of medical-surgical nursing* (14th ed.). Philadelphia, PA: Lippincott Williams & Wilkins.

Pressão intracraniana, elevação

A elevação da pressão intracraniana (PIC) consiste em excesso de tecido cerebral, de sangue ou de líquido cerebrospinal (LCS) no crânio em determinado momento.

Fisiopatologia

Em geral, o volume e a pressão desses três componentes estão em um estado de equilíbrio e compreendem, em seu conjunto, a PIC. Visto que há pouco espaço para a expansão do tecido cerebral no crânio, o aumento de qualquer um desses componentes modifica o volume dos outros. Tipicamente, a compensação é obtida pelo deslocamento ou desvio do LCS, aumento da absorção ou redução da produção de LCS, ou diminuição do volume sanguíneo cerebral. Sem essas alterações compensatórias, ocorre elevação da PIC. Embora a PIC elevada esteja mais comumente associada a traumatismo cranioencefálico, é possível observar elevação da pressão em consequência de tumores cerebrais, hemorragia subaracnóidea e encefalopatias tóxicas e virais. A elevação da PIC de qualquer etiologia diminui a perfusão cerebral, estimula a formação de mais edema e pode desviar o tecido cerebral. O resultado é a ocorrência de herniação, um evento extremamente grave e, muitas vezes, fatal.

Manifestações clínicas

Quando a PIC eleva até o ponto em que a capacidade do cérebro de compensar alcançou seus limites, ocorre comprometimento da função neural. A elevação da PIC manifesta-se por alterações no nível de consciência e por respostas respiratórias e vasomotoras anormais.

- A letargia constitui o sinal mais precoce de elevação da PIC. Agitação psicomotora, alentecimento da fala e retardo na resposta a estímulos verbais são indicadores precoces

Pressão intracraniana, elevação **651**

- Uma alteração súbita na condição do paciente – tal como inquietação (sem causa aparente), confusão ou sonolência crescente – tem importância neurológica
- A diminuição da pressão de perfusão cerebral (PPC) pode resultar em resposta de Cushing (elevação da pressão arterial sistólica, alargamento da pressão diferencial e alentecimento reflexo da frequência cardíaca) e tríade de Cushing (bradicardia, bradipneia e hipertensão); o alargamento da pressão diferencial constitui um sinal sombrio
- À medida que a pressão se eleva, o paciente torna-se torporoso e reage apenas a estímulos sonoros altos ou dolorosos. Isso indica comprometimento substancial da circulação cerebral, podendo ser necessária uma intervenção cirúrgica imediata. Se o quadro continuar deteriorando, podem ocorrer coma e respostas motoras anormais na forma de decorticação (flexão anormal dos membros superiores e extensão dos membros inferiores), descerebração (extensão extrema dos membros superiores e inferiores) ou flacidez
- Quando o coma é profundo, as pupilas estão dilatadas e fixas, a respiração é comprometida e a morte é inevitável.

 Alerta de enfermagem | Qualidade e segurança

O primeiro sinal de aumento da PIC é a mudança no nível de consciência (NC). Agitação, lentidão de fala e atraso na resposta a sugestões verbais podem ser indicadores precoces.

Avaliação e achados diagnósticos

- Avaliar os sinais vitais
- A TC e a RM são os exames complementares mais solicitados
- Angiografia cerebral, tomografia por emissão de pósitrons (PET) e tomografia por emissão de fóton único (SPECT) são usadas
- O monitoramento da PIC fornece informações úteis (ventriculostomia, parafuso ou pino subaracnóideo, monitor epidural, monitor de fibra óptica)
- Usar o Doppler transcraniano para avaliar o fluxo sanguíneo cerebral; o monitoramento do *potencial evocado* mede os potenciais elétricos produzidos pelo tecido nervoso em resposta à estimulação externa (auditiva, visual ou sensorial)
- Evitar punção lombar porque a liberação súbita da PIC elevada pode causar herniação do cérebro.

Complicações

- Herniação do tronco encefálico (provoca interrupção do fluxo sanguíneo para o cérebro, resultando em anoxia cerebral irreversível e morte encefálica)
- Diabetes insípido (secreção diminuída de hormônio antidiurético [ADH])
- Síndrome de secreção inapropriada de hormônio antidiurético (SIADH), secreção aumentada de ADH.

Manejo clínico

A elevação da PIC é uma emergência verdadeira, que precisa ser tratada imediatamente. O manejo imediato envolve monitoramento invasivo da PIC, diminuição do edema cerebral, redução do volume de LCS ou diminuição do volume sanguíneo cerebral, enquanto se mantém a perfusão cerebral. Essas metas são alcançadas por administração de diuréticos osmóticos, restrição do aporte de líquido, drenagem do LCS, controle da febre, manutenção da pressão arterial sistêmica e da oxigenação e redução das demandas metabólicas celulares.

Terapia farmacológica

- São administrados diuréticos osmóticos (p. ex., manitol) e, possivelmente, corticosteroides (se a elevação da PIC for decorrente do efeito expansivo de um tumor)
- O aporte de líquido é restringido para diminuir o edema cerebral
- O LCS é drenado com cautela; a drenagem excessiva pode resultar em colapso dos ventrículos e herniação
- A febre é controlada (com uso de antipiréticos, manta hipotérmica e clorpromazina para controlar os calafrios)
- Se o paciente não responder ao tratamento convencional, as demandas metabólicas celulares podem ser reduzidas pela administração de altas doses de barbitúricos ou de agentes paralisantes farmacológicos, como pancurônio
- O paciente necessita de cuidados em uma unidade de terapia intensiva.

PROCESSO DE ENFERMAGEM

Paciente com PIC elevada

Avaliação

- Obter a história de saúde do paciente com dados subjetivos, incluindo eventos que levaram à doença atual e história patológica pregressa; pode ser necessário obter informações da família ou de amigos

- Realizar um exame neurológico completo, na medida em que a condição do paciente o permitir. Avaliar o estado mental, o nível de consciência (NC), a função dos nervos cranianos, a função cerebelar (equilíbrio e coordenação), os reflexos, a função motora e a sensibilidade
- A avaliação contínua é mais focalizada, incluindo verificação das pupilas, avaliação de alguns nervos cranianos, medidas frequentes dos sinais vitais e da PIC e uso da Escala de Coma de Glasgow
- No paciente inconsciente, avaliar nível de responsividade, padrão respiratório, movimentos oculares, reflexo córneo, simetria facial, ocorrência de deglutição espontânea ou sialorreia, movimentos do pescoço, resposta dos membros a estímulos nocivos, reflexos e postura anormal.

Diagnóstico

Diagnósticos de enfermagem

- Ventilação espontânea prejudicada, relacionada com reflexos protetores diminuídos (da tosse, do vômito)
- Padrão respiratório ineficaz, relacionado com a disfunção neurológica (compressão do tronco encefálico, deslocamento estrutural)
- Perfusão tissular cerebral ineficaz, relacionada com os efeitos da PIC elevada
- Volume de líquidos deficiente, relacionado com a restrição de líquido
- Risco de infecção, relacionado com o sistema de monitoramento da PIC (fibra óptica ou cateter intraventricular).

Problemas colaborativos/complicações potenciais

- Herniação do tronco encefálico
- Diabetes insípido
- SIADH.

Planejamento e metas

As principais metas para o paciente podem incluir manutenção de vias respiratórias desobstruídas, normalização da respiração, perfusão adequada do tecido cerebral por meio de redução da PIC, restauração do equilíbrio hídrico, ausência de infecção e de complicações.

Intervenções de enfermagem

Manutenção de vias respiratórias desobstruídas

- Manter as vias respiratórias desobstruídas; oxigenar o paciente antes e depois da aspiração
- Desencorajar a tosse e a realização de esforço
- Auscultar os campos pulmonares, à procura de sons adventícios ou congestão a cada 8 horas
- Elevar a cabeceira do leito para ajudar a eliminar as secreções e melhorar a drenagem venosa do cérebro.

Pressão intracraniana, elevação

Obtenção de um padrão respiratório adequado
- Monitorar constantemente à procura de irregularidades respiratórias
- Colaborar com o fisioterapeuta respiratório no monitoramento da pressão de dióxido de carbono arterial (Pa_{CO_2}), que é habitualmente mantida abaixo de 30 mmHg quando se utiliza a terapia de hiperventilação
- Manter registro contínuo das observações neurológicas, com avaliações repetidas.

Otimização da perfusão tissular cerebral
- Manter a cabeça do paciente em uma posição neutra (linha média) com o uso de um colar cervical, se necessário, para promover a drenagem venosa. A elevação da cabeceira do leito é mantida em 30 a 45°, a não ser que haja alguma contraindicação
- Evitar rotação extrema e flexão do pescoço, visto que a compressão ou distorção das veias jugulares elevam a PIC
- Evitar flexão extrema do quadril; essa posição provoca elevação das pressões intra-abdominal e intratorácica, com consequente elevação da PIC
- Leitos hospitalares rotatórios, lençóis para virar e segurar a cabeça do paciente durante a mudança de decúbito minimizam os estímulos que elevam a PIC
- Instruir o paciente a evitar a manobra de Valsalva; instruir o paciente a expirar enquanto se move ou muda de posição no leito
- Fornecer emolientes fecais e dieta rica em fibras, caso o paciente consiga comer; observar se há distensão abdominal; evitar uso de enemas e catárticos
- Evitar a aspiração das vias respiratórias por mais de 15 s; pré-oxigenar e hiperventilar ou usar ventilador com oxigênio a 100% antes da aspiração
- Espaçar as intervenções para evitar elevações transitórias da PIC. Durante os cuidados de enfermagem, a PIC não deve se elevar acima de 15 mmHg e deve retornar a níveis basais em 5 minutos
- Manter ambiente tranquilo e reduzir os estímulos ambientais; evitar estresse emocional e despertares frequentes do sono.

Manutenção de equilíbrio hídrico negativo
- Administrar corticosteroides e diuréticos, conforme prescrito
- Avaliar turgor da pele, mucosas, débito urinário e osmolalidades sérica e urinária, à procura de sinais de desidratação
- Administrar líquido IV por uma bomba de infusão (velocidade baixa a moderada); monitorar o paciente que recebe manitol à procura de insuficiência cardíaca congestiva e edema pulmonar
- Monitorar os sinais vitais, a fim de avaliar o estado de volume dos líquidos
- Inserir um cateter de demora para avaliar a função renal e o estado hídrico
- Monitorar o débito urinário a cada hora na fase aguda
- Assegurar higiene oral cuidadosa e frequente, devido ao ressecamento da boca.

Prevenção de infecção

- Aderir rigorosamente aos protocolos escritos da unidade de saúde para manejo dos sistemas de monitoramento da PIC
- Aplicar técnica asséptica sempre que for manipular o sistema de drenagem ventricular e trocar a bolsa de drenagem
- Verificar cuidadosamente qualquer conexão frouxa que possa causar extravasamento e contaminação do sistema ventricular e contaminação do LCS; verificar se há leituras não acuradas da PIC
- Verificar as características do LCS drenado à procura de sinais de infecção (aspecto turvo ou sangue); relatar qualquer alteração
- Monitorar sinais e sintomas de meningite: febre, calafrios, rigidez da nuca e cefaleia crescente ou persistente.

Monitoramento e manejo das complicações potenciais

Detecção de indícios precoces de elevação da PIC

Avaliar e notificar imediatamente qualquer um dos seguintes sinais ou sintomas precoces de elevação da PIC: desorientação, inquietação, esforço respiratório aumentado, movimentos não intencionais ou confusão mental; alterações pupilares e comprometimento dos movimentos extraoculares; fraqueza em um membro ou em um lado do corpo; cefaleia constante, de intensidade crescente e agravada pelo movimento ou pelo esforço.

Detecção de indícios tardios de elevação da PIC

- Avaliar e notificar imediatamente qualquer um dos seguintes sinais e sintomas tardios: deterioração progressiva do NC até o paciente tornar-se comatoso; frequências de pulso e respiratória diminuídas ou irregulares, elevação da pressão arterial e da temperatura, pressão diferencial alargada, pulso rapidamente flutuante; padrões respiratórios alterados (respiração de Cheyne-Stokes e respiração atáxica); vômitos em jato; hemiplegia; postura de decorticação ou descerebração; desaparecimento dos reflexos do tronco encefálico
- Elevação da PIC: monitorar rigorosamente se ocorrer elevação contínua ou muito superior ao valor basal; avaliar os sinais vitais por ocasião da elevação da PIC; avaliar e notificar imediatamente as manifestações da elevação da PIC
- Herniação cerebral iminente: monitorar elevação da pressão arterial, diminuição da frequência de pulso e alteração da resposta pupilar.

Monitoramento das complicações secundárias

- O diabetes insípido exige reposição hidreletrolítica e administração de vasopressina; monitorar os eletrólitos séricos para reposição
- A SIADH exige restrição hídrica e monitoramento dos níveis séricos de eletrólitos.

Reavaliação

RESULTADOS ESPERADOS DO PACIENTE
- Vias respiratórias desobstruídas
- Padrão respiratório ótimo
- Perfusão ótima do tecido cerebral
- Balanço hídrico desejado
- Ausência de sinais e de sintomas de infecção
- Manter-se sem complicações.

Para mais informações, ver o Capítulo 66 em Hinkle JL, Cheever KH. (2018). *Brunner and Suddarth's textbook of medical-surgical nursing* (14th ed.). Philadelphia, PA: Lippincott Williams & Wilkins.

Prolapso da valva mitral

O prolapso da valva mitral é uma deformidade de uma ou de ambas as válvulas da valva mitral, que geralmente não produz sintomas. Essa condição ocorre em até 2,5% da população geral e duas vezes mais em mulheres do que em homens. A causa pode consistir em distúrbio herdado do tecido conjuntivo; todavia, em muitos casos, a etiologia não é conhecida.

Fisiopatologia

No prolapso da valva mitral, parte de uma ou ambas as válvulas da valva mitral retrocedem para o átrio durante a sístole. Raramente o abaulamento distende a válvula até o ponto em que a valva não permanece fechada durante a sístole. Em seguida, o sangue regurgita do ventrículo esquerdo para o átrio esquerdo. Cerca de 15% dos pacientes que desenvolvem sopros acabam apresentando aumento cardíaco, fibrilação atrial, hipertensão pulmonar ou insuficiência cardíaca.

Manifestações clínicas

A síndrome pode não produzir nenhum sintoma ou, raramente, evolui e pode resultar em morte súbita.

- Os pacientes podem apresentar falta de ar (que não se correlaciona com a atividade), vertigem, tontura, síncope, palpitações, dor torácica e ansiedade
- Pode ocorrer fadiga, independentemente do nível de atividade e da quantidade de repouso ou sono do paciente.

Prolapso da valva mitral **657**

Avaliação e achados diagnósticos
- Uma bulha cardíaca extra, designada como *estalido mitral* (sistólico), constitui um sinal precoce de abaulamento de um folheto da válvula dentro do átrio esquerdo
- Pode-se ouvir um sopro de regurgitação mitral quando a válvula se abre durante a sístole, e ocorre refluxo de sangue no átrio esquerdo
- Existindo regurgitação mitral, o paciente pode apresentar sinais e sintomas de insuficiência cardíaca
- A ecocardiografia é utilizada para estabelecer o diagnóstico e monitorar a progressão do prolapso da valva mitral.

Manejo clínico
O manejo clínico é direcionado ao controle dos sintomas.

- Aconselhar restrições nutricionais, eliminação de bebidas alcoólicas e da cafeína e cessação do uso de produtos à base de tabaco
- Podem ser prescritos medicamentos antiarrítmicos
- Os antibióticos profiláticos não são recomendados antes de procedimentos dentários ou invasivos
- A dor torácica que não responde aos nitratos pode responder aos bloqueadores dos canais de cálcio ou a betabloqueadores
- A insuficiência cardíaca é tratada como se fosse qualquer outro caso de insuficiência cardíaca
- Os pacientes com regurgitação mitral grave e insuficiência cardíaca sintomática podem necessitar de reparo ou substituição da valva mitral
- As mulheres com diagnóstico de prolapso da valva mitral sem regurgitação mitral ou outras complicações podem completar a gestação com parto vaginal.

Manejo de enfermagem
- Orientar o paciente sobre o diagnóstico e a possibilidade de que a condição seja hereditária
- Instruir o paciente sobre como minimizar o risco de endocardite infecciosa, praticando boa higiene oral, efetuando cuidados dentários de rotina, evitando a prática de *piercing* e *branding* corporais e não usando palitos de dente ou outros objetos pontiagudos na cavidade oral
- Explicar a necessidade de informar o profissional de saúde sobre quaisquer sintomas que possam surgir

- Instruir o paciente a evitar o consumo de bebidas alcoólicas e de cafeína e incentivá-lo a ler os rótulos dos produtos de venda livre, a fim de evitar produtos contendo bebidas alcoólicas, cafeína, efedrina e epinefrina, que podem estimular as arritmias
- Explorar possíveis fatores relacionados com a dieta, a atividade, o sono e outros fatores de estilo de vida que possam se correlacionar aos sintomas
- Discutir o tratamento das arritmias, da dor torácica, da insuficiência cardíaca e de outras complicações do prolapso da valva mitral. (Ver Síndrome coronariana aguda e infarto agudo do miocárdio, na Seção S, e Insuficiência cardíaca, na Seção I.)

Para mais informações, ver o Capítulo 28 em Hinkle JL, Cheever KH. (2018). *Brunner and Suddarth's textbook of medical-surgical nursing* (14th ed.). Philadelphia, PA: Lippincott Williams & Wilkins.

Prostatite

A prostatite é uma inflamação da próstata, que frequentemente está associada a sintomas do trato urinário inferior e a sintomas de desconforto e disfunção sexuais. Trata-se do diagnóstico urológico mais comum em homens com menos de 50 anos de idade e o terceiro diagnóstico mais comum em homens com mais de 50 anos.

Fisiopatologia

A prostatite pode ser causada por agentes infecciosos (bactérias, fungos, *Mycoplasma*) ou outras condições (p. ex., estenose uretral, hiperplasia prostática benigna). Os microrganismos colonizam o trato urinário e ascendem até a próstata, causando, finalmente, infecção; o patógeno etiológico é o mesmo nas infecções recorrentes; *Escherichia coli* é o microrganismo mais comumente isolado. Existem quatro tipos de prostatite: a prostatite bacteriana aguda (tipo I), a prostatite bacteriana crônica (tipo II), a prostatite crônica/síndrome de dor pélvica crônica (PC/SDPC; tipo III, o tipo mais comum) e a prostatite inflamatória assintomática (tipo IV).

Manifestações clínicas

- Ocorrem início súbito de febre, disúria, dor prostática perineal e sintomas graves do trato urinário inferior (disúria), polaciúria, urgência, hesitação e nictúria

- Cerca de 5% dos casos de prostatite do tipo I (prostatite aguda) evoluem para prostatite tipo II (prostatite bacteriana crônica); os pacientes com doença do tipo II geralmente são assintomáticos entre os episódios
- Os pacientes com prostatite do tipo III geralmente não apresentam bactérias na urina quando existe dor geniturinária
- Os pacientes com prostatite tipo IV são diagnosticados de modo incidental, durante uma pesquisa para infertilidade, resultado elevado do teste de antígeno prostático específico (PSA) ou avaliação de outros distúrbios.

Avaliação e achados diagnósticos

- Exame de urina, incluindo exame microscópico, urinocultura e antibiograma
- Hemograma completo (se o paciente estiver agudamente enfermo)
- Bioquímica sanguínea, incluindo nível sanguíneo de ureia (se houver sintomas de obstrução ou retenção urinária)
- Outros exames de imagem (quando existir disfunção significativa da micção).

Manejo clínico

A meta do tratamento consiste em erradicar os agentes etiológicos. O tratamento específico baseia-se no tipo de prostatite e nos resultados de cultura e antibiograma da urina. A admissão hospitalar pode ser necessária para pacientes com sinais vitais instáveis, sepse ou dor pélvica refratária, pacientes debilitados ou imunossuprimidos, ou aqueles que apresentam diabetes melito ou insuficiência renal.

Manejo farmacológico

Se forem isoladas bactérias na urinocultura, podem ser prescritos antibióticos, incluindo sulfametoxazol-trimetoprima (SMZ-TMP) ou uma fluoroquinolona (p. ex., ciprofloxacino), e pode-se usar terapia contínua com antibióticos em baixa dose para suprimir a infecção. Se o paciente não tiver febre e o exame de urina for normal, podem-se administrar agentes anti-inflamatórios; a terapia com bloqueadores alfa-adrenérgicos (p. ex., tansulosina) pode ser prescrita para promover o relaxamento da bexiga e da próstata. Podem ser prescritas terapias não farmacológicas de suporte (p. ex., *biofeedback*, treinamento do assoalho pélvico, fisioterapia, banhos de assento, emolientes fecais).

Manejo de enfermagem

- Administrar antibióticos, conforme prescrição
- Recomendar medidas de conforto: agentes analgésicos, banhos de assento durante 10 a 20 minutos, várias vezes ao dia
- Incentivar o consumo de líquidos para satisfazer a sede, mas não "forçá-los", visto que é preciso manter níveis efetivos dos medicamentos na urina
- Orientar o paciente a evitar alimentos e bebidas com ação diurética ou que aumentem as secreções prostáticas, incluindo bebidas alcoólicas, café, chá, chocolate, refrigerantes à base de cola e condimentos
- Aconselhar o paciente a evitar permanecer sentado por longos períodos de tempo, a fim de minimizar o desconforto.

Promoção dos cuidados domiciliar, comunitário e de transição

Orientação ao paciente sobre autocuidados

- Incentivar o paciente a continuar as atividades de autocuidado em domicílio, incluindo banhos de assento, evitando consumir alimentos ou líquidos com atividade diurética, evitar também a excitação ou relação sexuais durante os períodos de inflamação aguda e não permanecer sentado por longos períodos de tempo
- Orientar o paciente sobre a importância de completar todo o ciclo de tratamento
- Se forem administrados antibióticos IV em domicílio, orientar a família e o paciente sobre sua administração correta e segura; encaminhar o paciente ao serviço de atendimento domiciliar
- Orientar o paciente e sua família sobre a necessidade de acompanhamento médico durante 6 meses a 1 ano
- Orientar o paciente a reconhecer os sinais e sintomas de infecção urinária e a procurar cuidado apropriado.

Para mais informações, ver o Capítulo 59 em Hinkle JL, Cheever KH. (2018). *Brunner and Suddarth's textbook of medical-surgical nursing* (14th ed.). Philadelphia, PA: Lippincott Williams & Wilkins.

Prurido

O prurido (coceira) é uma das queixas dermatológicas mais comuns. Embora geralmente seja provocado por uma doença cutânea primária, o prurido pode refletir a existência de doença sistêmica, como diabetes melito; distúrbios renais, hepáticos, tireóideos ou hematológicos;

ou câncer. O prurido pode ser causado por determinados medicamentos orais (ácido acetilsalicílico, antibióticos, hormônios, opioides), pelo contato com agentes irritantes (sabões, substâncias químicas) ou calor (miliária). O prurido também pode constituir um efeito colateral de radioterapia, uma reação à quimioterapia ou um sintoma de infecção.

Considerações gerontológicas

O prurido pode ocorrer em indivíduos idosos como resultado da pele seca; entretanto, esses indivíduos também têm mais tendência a apresentar uma doença sistêmica que desencadeie o prurido. Correm maior risco de neoplasia maligna oculta e têm tendência à polifarmácia, em comparação com pessoas mais jovens. Todos esses fatores aumentam a incidência de prurido nos indivíduos idosos.

Fisiopatologia

A arranhadura da área pruriginosa faz com que as células inflamadas e as terminações nervosas liberem histamina, que produz mais prurido, gerando, assim, um ciclo vicioso de prurido-arranhadura. A arranhadura pode resultar em alteração da integridade da pele, com escoriação, rubor, áreas elevadas (pápulas), infecção ou alterações na pigmentação.

Manifestações clínicas

- Prurido e arranhadura, frequentemente mais intensos à noite (ciclo de prurido-arranhadura-prurido)
- Escoriações, rubor, áreas elevadas na pele (pápulas) em consequência da arranhadura
- Geralmente mais intenso à noite
- Infecções ou alterações na pigmentação
- Prurido debilitante nos casos graves.

Avaliação e achados diagnósticos

- Exame físico completo da pele e história para identificar a causa subjacente de prurido (p. ex., rinite, alergia, mudança recente de medicamento, mudança de cosméticos ou sabonetes)
- Identificação dos sinais de infecção e indicadores ambientais (*i. e.*, ar quente e seco e roupas de cama com tecidos irritantes).

Manejo clínico

A causa do prurido precisa ser identificada e tratada. O paciente é aconselhado a evitar lavar-se com sabão e água quente.

- São prescritos óleos de banho, exceto para pacientes idosos ou aqueles com comprometimento do equilíbrio, que não devem acrescentar óleo ao banho, em razão do perigo de escorregar e sofrer queda
- Os banhos mornos com sabonete neutro, seguidos da aplicação de um emoliente suave à pele úmida, podem controlar a xerose (pele seca)
- A aplicação de uma compressa fria, cubo de gelo ou agentes de resfriamento contendo mentol ou cânfora (que causam constrição dos vasos sanguíneos) também pode ajudar a aliviar o prurido.

Terapia farmacológica

- Os agentes anestésicos tópicos (p. ex., lidocaína, prilocaína) ou o creme de capsaicina podem proporcionar alívio localizado
- São prescritos corticosteroides tópicos para diminuir o prurido secundário a condições inflamatórias
- Podem ser usados anti-histamínicos orais (difenidramina ou hidroxizina); outros agentes anti-histamínicos não sedativos não são úteis
- Os antidepressivos tricíclicos (doxepina) podem ser prescritos quando o prurido é de origem neuropsicogênica
- Os antidepressivos inibidores seletivos da recaptação de serotonina (ISRS) (p. ex., fluoxetina, sertralina) podem ser efetivos, particularmente em pacientes com prurido secundário a colestase ou a uremia da doença renal crônica.

Manejo de enfermagem

- Reforçar os motivos para o esquema terapêutico prescrito
- Lembrar ao paciente que utilize água morna (e não quente), retire o excesso de água e seque exercendo uma pequena pressão nas áreas intertriginosas (pregas cutâneas) com uma toalha
- Aconselhar o paciente a evitar esfregar, vigorosamente, com a toalha, visto que isso estimula excessivamente a pele, causando mais prurido
- Lubrificar a pele com emoliente para reter a umidade (mais efetivo imediatamente depois do banho)
- Orientar o paciente a evitar situações que causem vasodilatação (ambiente quente, consumo de bebidas alcoólicas ou de alimentos e líquidos quentes)

- Manter o quarto frio e umidificado
- Aconselhar o paciente a vestir uma roupa de algodão macia próxima à pele e a evitar atividades que resultem em transpiração
- Orientar o paciente a evitar a arranhadura e a cortar as unhas curtas para evitar a lesão e a infecção da pele
- Quando a causa subjacente do prurido não for conhecida e houver necessidade de exames adicionais, explicar ao paciente cada exame e o resultado esperado.

Para mais informações, ver o Capítulo 61 em Hinkle JL, Cheever KH. (2018). *Brunner and Suddarth's textbook of medical-surgical nursing* (14th ed.). Philadelphia, PA: Lippincott Williams & Wilkins.

Psoríase

A psoríase é uma doença inflamatória não infecciosa crônica e comum da pele, caracterizada pelo surgimento de placas prateadas, mais frequentemente nos cotovelos, joelhos, couro cabeludo, região lombar e nádegas. Com frequência, observa-se uma simetria bilateral. A psoríase pode estar associada à artrite assimétrica de múltiplas articulações com fator reumatoide negativo. Pode haver desenvolvimento de um estado psoriático esfoliativo, em que a doença evolui e acomete toda a superfície do corpo (psoríase eritrodérmica). O início pode ser observado em qualquer idade, com idade mediana de 28 anos; é mais prevalente em mulheres, em indivíduos brancos e entre pessoas obesas. Acredita-se que a maioria dos pacientes com psoríase tenha predisposição genética para desenvolver a doença. Períodos de estresse emocional e ansiedade agravam a condição, e traumatismo, infecções e mudanças sazonais e hormonais também podem ser gatilhos. A psoríase tem tendência a melhorar e, em seguida, sofrer recidiva durante toda a vida.

Fisiopatologia

As evidências atuais sustentam uma base imunológica para a psoríase. A epiderme torna-se infiltrada com células T ativadas e citocinas, resultando em ingurgitamento vascular e proliferação de queratinócitos, com consequente hiperplasia epidérmica (crescimento excessivo da epiderme). Essas células epidérmicas tendem a reter, inapropriadamente, os núcleos, impossibilitando sua capacidade de liberar lipídios que estimulam a adesão celular. Isso resulta em rápida renovação das células incompletamente maduras, que não aderem de modo adequado umas às outras, resultando na apresentação clássica de lesões semelhantes a placas, que têm aspecto escamoso e prateado. A psoríase é classificada como leve se as placas envolverem menos de 5% da área de superfície corporal (ASC), moderada se envolverem entre 5% e 10% da ASC, e grave se mais de 10% da ASC for afetada pela formação de placas.

Manifestações clínicas

Os sintomas variam desde um incômodo cosmético até um distúrbio fisicamente incapacitante e desfigurante.

- As lesões aparecem como placas de pele avermelhadas e elevadas, cobertas com escamas prateadas
- Se as placas forem removidas, a base vermelho-escura da lesão é exposta, com múltiplos pontos hemorrágicos
- As placas são úmidas e podem ser pruriginosas
- A condição pode envolver depressão, alteração da coloração e fragmentação das unhas abaixo das bordas livres e separação da placa ungueal
- A ocorrência e a extensão da placa devem ser avaliadas cuidadosamente para calcular a ASC afetada.

Complicações

Ocorre artrite reumatoide assimétrica de múltiplas articulações, com fator reumatoide negativo, em até 30% dos indivíduos com psoríase. Podem ser observadas outras complicações, como espondiloartropatias, incluindo artrite psoriática. Além disso, a dermatite esfoliativa, também denominada *eritrodermia*, pode resultar da psoríase. As complicações psicológicas da psoríase também devem ser conhecidas. A psoríase pode causar desespero e frustração; as pessoas podem olhar fixamente, comentar, fazer perguntas embaraçosas ou até mesmo evitar o paciente. A condição pode, em última análise, exaurir os recursos, interferir no trabalho e afetar negativamente muitos aspectos da vida. Os adolescentes são particularmente vulneráveis a esses efeitos psicológicos.

Avaliação e achados diagnósticos

- Ocorrência de lesões clássicas em placas (que se modificam histologicamente, com placas iniciais progredindo para placas crônicas)
- Sinais de comprometimento das unhas e do couro cabeludo, bem como história familiar positiva
- A biopsia tem pouco valor diagnóstico.

Manejo clínico

As metas do manejo consistem em diminuir a velocidade da renovação rápida da epiderme, promover a resolução das lesões psoriáticas e controlar os ciclos naturais da doença. Não existe nenhuma cura conhecida. A abordagem terapêutica deve ser passível de compreensão, cosmeticamente aceitável, e não deve alterar excessivamente o estilo de vida do indivíduo.

Em primeiro lugar, são considerados quaisquer fatores precipitantes ou agravantes. Efetua-se uma avaliação do estilo de vida do paciente, visto que a psoríase é afetada, significativamente, pelo estresse. O princípio mais importante no tratamento da psoríase consiste na remoção delicada das escamas (banhos que incluem óleos, preparações de alcatrão e escova macia usada para esfregar as placas psoriáticas). Depois do banho, a aplicação de cremes emolientes contendo alfa-hidroxiácidos ou ácido salicílico continua a amolecer as escamas espessas. Três tipos de terapia constituem o tratamento padrão: terapia tópica, fotoquimioterapia e terapia sistêmica.

Terapia tópica

- O tratamento tópico é utilizado para diminuir a hiperatividade da epiderme
- A terapia com corticosteroides tópicos atua para reduzir a inflamação; os curativos oclusivos aumentam a efetividade dos corticosteroides tópicos
- Os medicamentos incluem preparações de alcatrão (p. ex., alcatrão tópico), alfa-hidroxiácido ou ácido salicílico e corticosteroides. O calcipotrieno (não recomendado para pacientes idosos em razão de sua pele mais frágil, nem para mulheres grávidas ou durante a lactação), o tazaroteno e a vitamina D são agentes não esteroides adicionais. Os medicamentos podem ser usados na forma de loções, pomadas, pastas, cremes e xampus.

Fotoquimioterapia

A fotoquimioterapia (também conhecida como *fototerapia*) que utiliza a luz ultravioleta B de banda estreita (UVB) pode ser útil para pacientes que não respondem de modo satisfatório aos tratamentos tópicos. Em geral, é mais efetiva quando administrada como luz ultravioleta A em associação a um agente oral fotossensibilizador (PUVA), como psoralenos.

Terapia sistêmica

- As preparações citotóxicas sistêmicas, como o metotrexato, têm sido utilizadas, há muito tempo, com sucesso no tratamento da psoríase extensa que não responde a outros tipos de terapia
- A ciclosporina, um peptídio cíclico usado para evitar a rejeição de órgãos transplantados, demonstrou ter algum sucesso no tratamento de casos graves de psoríase resistente ao tratamento
- A linha mais recente de tratamento para a psoríase inclui um grupo de agentes biológicos, por serem derivados de imunomoduladores e proteínas obtidas por bioengenharia (como anticorpos ou citocinas recombinantes) e por sua ação diretamente direcionada sobre as células T. Exemplos desses agentes biológicos são o infliximabe, o ustequinumabe, o etanercepte e o adalimumabe. Cada um desses agentes apresenta um mecanismo ligeiramente diferente e todos têm efeitos colaterais significativos, exigindo monitoramento rigoroso.

Manejo de enfermagem

Avaliação

A avaliação concentra-se no modo pelo qual o paciente enfrenta o distúrbio cutâneo, o aspecto de pele "normal" e o aspecto das lesões cutâneas.

- Examinar as áreas especificamente acometidas: cotovelos, joelhos, couro cabeludo, fenda glútea e todas as unhas à procura de pequenas depressões
- Avaliar o impacto da doença sobre o paciente e as estratégias de enfrentamento utilizadas para realizar as atividades normais e interações com a família e os amigos
- Tranquilizar o paciente de que a condição não é infecciosa, não reflete uma higiene pessoal precária e não consiste em câncer de pele
- Criar um ambiente em que o paciente se sinta confortável para discutir questões importantes sobre a qualidade de vida relacionadas com sua resposta física e psicossocial a essa doença crônica.

Intervenções de enfermagem

Promoção da compreensão

- Explicar de maneira objetiva e com sensibilidade que não existe nenhuma cura para a psoríase e que é necessário um manejo por toda a vida; o processo patológico geralmente pode ser controlado

- Rever a fisiopatologia da psoríase e os fatores que a provocam: qualquer irritação ou lesão da pele (corte, abrasão, queimadura solar), qualquer doença atual, estresse emocional, ambiente desfavorável (frio) e determinados medicamentos (advertir o paciente para não tomar nenhum medicamento de venda livre)
- Rever e explicar o esquema de tratamento para assegurar a adesão do paciente; fornecer materiais educativos, além de ter discussões face a face.

Melhora da integridade da pele

- Aconselhar o paciente a não pinçar nem arranhar as áreas acometidas
- Incentivar o paciente a evitar o ressecamento da pele; a pele seca agrava a psoríase
- Informar ao paciente que a água não deve ser muito quente e que a pele deve ser seca com toques suaves da toalha
- Orientar o paciente sobre o uso de óleo de banho ou agente de limpeza emoliente para dor e descamação da pele.

Melhora do autoconceito e da imagem corporal

Introduzir estratégias de enfrentamento e sugestões para reduzir ou enfrentar as situações estressantes, facilitando, assim, uma visão mais positiva e maior aceitação da doença.

Monitoramento e manejo das complicações potenciais

- Observar o desconforto articular e avaliar quanto à ocorrência de artrite psoriática
- Orientar o paciente sobre o cuidado e o tratamento, bem como a necessidade de adesão
- Consultar um reumatologista para ajudar no diagnóstico e no tratamento da artropatia.

Promoção dos cuidados domiciliar, comunitário e de transição

Orientação ao paciente sobre autocuidados

- Fornecer ao paciente materiais educativos para reforçar as discussões sobre as diretrizes do tratamento e outras considerações
- Avisar ao paciente que o uso de preparações de corticosteroides tópicos na face e ao redor dos olhos predispõe ao desenvolvimento de cataratas. Seguir diretrizes rigorosas para evitar o uso excessivo
- Orientar o paciente a evitar a exposição ao sol quando estiver recebendo tratamento com PUVA; se não for possível evitar a

exposição, a pele precisa ser protegida com filtro solar e roupas, e o paciente deverá usar óculos de sol
- Aconselhar o paciente a efetuar exames oftalmológicos regularmente
- Avisar às mulheres em idade reprodutiva que a terapia com PUVA é teratogênica (pode causar defeitos no feto). Podem considerar o uso de contraceptivos durante o tratamento
- Quando indicado, encaminhar o paciente a um profissional da área de saúde mental que possa ajudar a diminuir a tensão emocional e fornecer apoio
- Incentivar o paciente a participar de um grupo de apoio.

Para mais informações, ver o Capítulo 61 em Hinkle JL, Cheever KH. (2018). *Brunner and Suddarth's textbook of medical-surgical nursing* (14th ed.). Philadelphia, PA: Lippincott Williams & Wilkins.

Púrpura trombocitopênica imune

A púrpura trombocitopênica imune (PTI) é uma doença autoimune, caracterizada pela destruição das plaquetas normais por um estímulo desconhecido. A doença afeta indivíduos de todas as idades, porém, é mais comum em crianças e mulheres jovens. A púrpura trombocitopênica imune é também conhecida como *púrpura trombocitopênica idiopática* ou *trombocitopenia imune*. A PTI primária é definida como uma contagem plaquetária inferior a $100 \times 10^9/\ell$ na ausência inexplicável de uma causa para a trombocitopenia e que ocorre de modo isolado. A PTI secundária resulta, frequentemente, de uma doença autoimune (p. ex., síndrome do anticorpo antifosfolipídio, infecções virais, infecção pelo HIV e vários medicamentos). Embora a causa precisa permaneça desconhecida, a infecção viral precede, algumas vezes, a doença em crianças. Outras condições (p. ex., lúpus eritematoso sistêmico, gravidez) ou medicamentos (p. ex., medicamentos à base de sulfa) também podem produzir PTI.

Fisiopatologia

Nos pacientes com PTI, observa-se o desenvolvimento de autoanticorpos antiplaquetários no sangue, que se ligam às plaquetas do paciente. Essas plaquetas ligadas a anticorpos são ingeridas e destruídas pelo sistema reticuloendotelial (SRE) ou sistema de macrófagos teciduais. O organismo procura compensar essa destruição por meio de um aumento na produção de plaquetas na medula óssea. Existem duas formas de PTI: aguda (principalmente em crianças) e crônica.

Manifestações clínicas

- Muitos pacientes são assintomáticos
- Petéquias e equimoses fáceis (púrpura seca)
- Menstruação intensa e sangramento das mucosas (púrpura úmida); alto risco de sangramento intracraniano
- Contagem de plaquetas geralmente inferior a 20.000/mm^3
- A forma aguda é autolimitada, possivelmente com remissão espontânea.

Avaliação e achados diagnósticos

Deve-se obter cuidadosa história e realizar exame físico para excluir as causas de trombocitopenia e identificar evidências de sangramento. Em geral, o diagnóstico baseia-se na diminuição da contagem de plaquetas, tempo de sobrevida e prolongamento do tempo de sangramento após a exclusão de outras causas de trombocitopenia. Os procedimentos diagnósticos essenciais incluem contagem de plaquetas, hemograma completo e aspiração da medula óssea, que revela aumento dos megacariócitos (precursores das plaquetas). Os pacientes devem ser testados para hepatite C e HIV. Muitos pacientes são infectados por *Helicobacter pylori*. Até o momento, a efetividade do tratamento do *H. pylori* em relação ao manejo da PTI não é conhecida.

Manejo clínico

A principal meta do tratamento consiste em obter segura contagem de plaquetas (p. ex., contagem acima de 30.000/mm^3). Se o paciente estiver em uso de um medicamento comprovadamente associado à PTI (p. ex., quinina, medicamentos contendo sulfa), ele deve ser interrompido. Algumas vezes a esplenectomia é realizada (a trombocitopenia pode retornar em meses ou anos).

Terapia farmacológica

Os medicamentos imunossupressores, como os corticosteroides, constituem o tratamento de escolha. A densidade mineral óssea de pacientes submetidos à terapia crônica com corticosteroides precisa ser monitorada. Esses pacientes podem beneficiar-se da suplementação de cálcio e vitamina D ou de tratamento com bifosfonatos para evitar o desenvolvimento de doença óssea significativa.

- A gamaglobulina intravenosa (de custo muito elevado) e o agente quimioterápico vincristina também são efetivos

670 Púrpura trombocitopênica imune

- Certos anticorpos monoclonais (p. ex., rituximabe) podem aumentar a contagem de plaquetas
- Outra abordagem envolve o uso de anti-D (imunoglobulina) para pacientes que são Rh(D)-positivos
- Os agonistas dos receptores de trombopoetina (romiplostim e eltrombopague) foram aprovados para a PTI refratária aos esteroides
- O ácido épsilon-aminocaproico (EACA) pode ser útil para pacientes com sangramento significativo das mucosas, que sejam refratários a outras modalidades de tratamento
- Infusões de plaquetas devem ser evitadas, exceto para interromper a ocorrência de sangramento catastrófico.

Manejo de enfermagem

- Avaliar o estilo de vida do paciente para determinar o risco de sangramento em consequência de atividade
- Obter uma história de uso de medicamentos, incluindo medicamentos de venda livre, ervas e suplementos nutricionais; doença viral recente; ou complicações de cefaleia ou distúrbios visuais (sangramento intracraniano). Estar alerta para os medicamentos contendo sulfa e medicamentos capazes de alterar a função plaquetária (p. ex., ácido acetilsalicílico, quinina ou agentes anti-inflamatórios não esteroides [AINE]). A avaliação física deve incluir pesquisa minuciosa à procura de sinais de sangramento, avaliação neurológica e medições dos sinais vitais
- Orientar o paciente a reconhecer as exacerbações da doença (petéquias, equimoses); como entrar em contato com o profissional de saúde; e os nomes dos medicamentos que induzem PTI
- Orientar o paciente sobre a prevalência de fadiga em pacientes com PTI, explorar a extensão com que o paciente apresenta fadiga e oferecer estratégias para reduzi-la
- Fornecer informações sobre medicamentos (esquemas de redução gradual das doses, quando relevante), frequência de monitoramento das contagens de plaquetas e medicamentos a evitar
- Para minimizar o sangramento, orientar o paciente a evitar todos os agentes que interfiram na função plaquetária, incluindo fitoterápicos e produtos de venda livre. Evitar a administração de medicamentos por injeção ou por via retal; não devem ser obtidas medições da temperatura retal
- Orientar o paciente a evitar a constipação intestinal, a manobra de Valsalva (p. ex., esforço para defecar) e o uso vigoroso de fio dental

- Incentivar o paciente a usar um barbeador elétrico e escovas de dentes com cerdas macias, em lugar de escovas com cerdas duras
- Aconselhar o paciente a abster-se de relação sexual vigorosa quando a contagem de plaquetas for inferior a 10.000/mm^3
- Monitorar as complicações do uso prolongado de corticosteroides, incluindo osteoporose, fraqueza muscular proximal, formação de cataratas e cáries dentárias.

Para mais informações, ver o Capítulo 33 em Hinkle JL, Cheever KH. (2018). *Brunner and Suddarth's textbook of medical-surgical nursing* (14th ed.). Philadelphia, PA: Lippincott Williams & Wilkins.

Queimaduras

Lesão por queimadura pode afetar pessoas de todas as idades e de qualquer grupo socioeconômico. Anualmente, estima-se que 486.000 pessoas sejam tratadas por motivo de queimadura, e aproximadamente 40.000 sejam hospitalizadas. A lesão por queimadura é causada pela transferência de calor de uma fonte térmica para o corpo, por exposição a determinadas substâncias químicas ou por exposição à radiação.

Fisiopatologia

A profundidade da lesão por queimadura depende das características físicas ou químicas do agente envolvido e da duração do contato com ele. A lesão por queimadura não é homogênea; com efeito, ocorre necrose tissular no centro da lesão, com regiões de viabilidade tissular na periferia. A pele e a mucosa das vias respiratórias superiores constituem os locais mais comuns de destruição tissular. As queimaduras causam ruptura da pele, que leva a uma perda aumentada de líquidos, infecção, hipotermia, cicatrização, comprometimento da imunidade e alterações na função, aparência e imagem corporal. Crianças pequenas e indivíduos idosos (extremos etários) continuam apresentando morbidade e mortalidade aumentadas, em comparação com outros grupos etários com lesões semelhantes. Lesões por inalação, além das queimaduras cutâneas, agravam o prognóstico. Queimaduras são classificadas de acordo com sua gravidade (p. ex., grandes, pequenas), tipo (p. ex., térmica, química, por radiação), profundidade de destruição tissular (grau) e extensão (extensão da área de superfície corporal queimada).

Profundidade e extensão da queimadura

Profundidade

A profundidade de uma queimadura depende do tipo de lesão, do agente etiológico, da temperatura do agente, da duração de contato com o agente e da espessura da pele. As queimaduras são classificadas de acordo com a profundidade de destruição dos tecidos:

- Queimadura de espessura parcial superficial (semelhante à queimadura de primeiro grau), como a queimadura solar: epiderme e, possivelmente, parte da derme são destruídas
- Queimadura de espessura parcial profunda (semelhante à queimadura de segundo grau), como a escaldadura: a epiderme e as porções superior e mais profunda da derme são lesionadas
- Queimadura de espessura total (queimadura de terceiro grau), como a queimadura de uma chama ou corrente elétrica: a epiderme, toda a derme e, algumas vezes, o tecido subjacente, o músculo e o osso são destruídos.

Extensão da área de superfície corporal queimada

A quantidade de área de superfície corporal total queimada é determinada por um dos seguintes métodos:

- Regra dos nove: estimativa da área de superfície corporal total queimada pela atribuição de percentuais em múltiplos de 9 às principais superfícies corporais
- Método de Lund e Browder: trata-se de um método mais preciso para estimar a extensão de uma queimadura; leva em consideração que o percentual da área de superfície representada por várias regiões anatômicas (cabeça e pernas) modifica-se com o crescimento
- Método da palma: usado para estimar o percentual de queimaduras espalhadas, usando o tamanho da palma do paciente (cerca de 1% da área de superfície corporal) para avaliar a extensão da lesão por queimadura.

Considerações gerontológicas

Os indivíduos idosos correm maior risco de lesão por queimaduras em razão da coordenação reduzida e do declínio da capacidade cognitiva, força, sensibilidade e visão. O fogo ou a chama constitui a etiologia mais comum das queimaduras no indivíduo idoso; a taxa de mortalidade cresce entre 60 e 80 anos de idade, em comparação com adultos mais jovens. Os fatores predisponentes e a história da saúde no idoso influenciam a complexidade do cuidado do paciente. A função pulmonar encontra-se limitada no indivíduo idoso, e, por conseguinte, a troca gasosa, a elasticidade dos pulmões e a ventilação podem ser afetadas. Isso pode ser agravado ainda mais por uma história de tabagismo. A função cardíaca diminuída e a doença das artérias coronárias aumentam o risco de complicações em pacientes idosos com lesões por queimadura; a diminuição das funções renal e hepática pode ter impacto no metabolismo dos medicamentos. A desnutrição e a existência de diabetes melito ou de outros distúrbios endócrinos representam desafios nutricionais e exigem monitoramento rigoroso. Graus variáveis de orientação podem apresentar-se na admissão ou durante os cuidados, tornando a avaliação da dor e da ansiedade um desafio para a equipe de queimados. A pele do indivíduo idoso é mais fina e menos elástica, o que afeta a profundidade da lesão e sua capacidade de cicatrização.

> **Alerta de enfermagem | Qualidade e segurança**
>
> A orientação sobre a prevenção de lesões por queimadura é particularmente importante entre os idosos. Avaliar a capacidade do paciente idoso em realizar com segurança as atividades da vida diária (AVD), ajudar os pacientes idosos e as famílias a modificar seu ambiente para garantir a segurança e efetuar encaminhamentos, quando necessário.

Manifestações clínicas

As manifestações clínicas variam de acordo com profundidade, grau, localização e mecanismo da lesão.

- Queimadura de primeiro grau (superficial): formigamento, hiperestesia, dor aliviada pelo resfriamento, áreas eritematosas que empalidecem com a pressão, edema mínimo ou ausente, possíveis bolhas, descamação, prurido
- Queimadura de segundo grau (espessura parcial): dor; hiperestesia; sensível a correntes de ar; formação de bolhas com base avermelhada mosqueada; ruptura da epiderme; superfície exsudativa; edema
- Queimaduras de terceiro grau (de espessura total): dormência (insensível); choque; mioglobinúria; possível ocorrência de hemólise; os possíveis pontos de contato podem ser visíveis (p. ex., feridas de entrada e saída nas queimaduras elétricas); pele pálida e branca, castanho-avermelhada, coriácea ou carbonizada; vasos coagulados podem ser visíveis; edema
- Queimadura de quarto grau (de espessura total, incluindo gordura, fáscia, músculo e/ou osso): choque, mioglobinúria, possível ocorrência de hemólise, pele carbonizada.

Outros sintomas associados a grandes queimaduras incluem:

- Instabilidade hemodinâmica em consequência da perda da integridade dos capilares

- Desvio subsequente das proteínas e do sódio do espaço intravascular para o espaço intersticial, levando ao choque hipovolêmico
- Comprometimento da perfusão dos órgãos
- Sepse, síndrome de angústia respiratória aguda, íleo paralítico e doença renal
- Anormalidades da coagulação.

A lesão por inalação pode ser reconhecida pelos seguintes sinais e sintomas:

- Existência de queimaduras na face e no pescoço, pelos nasais chamuscados ou fuligem ao redor das narinas
- Rouquidão, voz aguda, estridor
- Fuligem no escarro, dispneia ou taquipneia
- Eritema da mucosa oral ou faríngea
- Possivelmente as leituras da oximetria de pulso não são acuradas com níveis elevados de carboxi-hemoglobina em consequência do envenenamento por monóxido de carbono associado ao fogo.

Prevenção

Os enfermeiros nos ambientes comunitário e domiciliar podem fornecer orientação sobre a prevenção de lesões por queimadura, principalmente entre indivíduos idosos e crianças.

Para idosos

- Bebidas alcoólicas comprometem, significativamente, o julgamento e a capacidade; fumar na cama enquanto está sob o efeito de bebidas alcoólicas constitui uma causa comum de incêndio
- O comprometimento cognitivo e sensorial pode diminuir o tempo de reação no reconhecimento do incêndio e pode retardar o escape; as limitações na mobilidade também podem retardar o escape de um incêndio.

Para crianças

- Aconselhar que fósforos e isqueiros sejam mantidos fora do alcance de crianças
- Ressaltar a importância de nunca deixar crianças sozinhas ao redor do fogo
- Recomendar o desenvolvimento e a prática de treinamento de saída de incêndio da casa com todos os moradores
- Aconselhar que os ferros de passar e pranchas de cabelo aquecidos sejam mantidos foram do alcance de crianças

- Recomendar cautela em situações nas quais as crianças tenham acesso à água muito quente, como banheiras e torneiras; a temperatura de um aquecedor de água deve ser ajustada para nível abaixo de 120°
- Avisar que panelas ou chaleiras nunca devem ser deixadas no fogão.

Manejo clínico

As principais metas relacionadas com o manejo de queimaduras consistem em prevenção, avaliação rápida da gravidade da queimadura, instituição de medidas para salvar a vida do indivíduo gravemente queimado, prevenção de incapacidade e desfiguração e reabilitação.

PROCESSO DE ENFERMAGEM

Fase de emergência ou reanimação

Avaliação

- Focalizar as principais prioridades de qualquer paciente traumatizado (via respiratória, respiração e circulação); a ferida por queimadura é uma consideração secundária, embora o manejo asséptico das feridas por queimadura e das linhas invasivas continue
- Avaliar as circunstâncias envolvidas na lesão: tipo de lesão, mecanismo de queimadura, se a queimadura ocorreu em um espaço fechado, possibilidade de inalação de substâncias químicas nocivas e qualquer traumatismo relacionado
- Monitorar com frequência os sinais vitais, incluindo temperatura; avaliar os pulsos apical, carotídeo e femoral, particularmente em áreas de lesão por queimadura circunferencial de um membro
- Avaliar os sons respiratórios e frequência, ritmo, profundidade e simetria respiratórios; monitorar o paciente quanto à ocorrência de hipoxia
- Observar a existência de sinais de lesão por inalação: bolhas nos lábios ou na mucosa bucal; narinas chamuscadas; queimaduras da face, pescoço ou tórax; rouquidão crescente; ou fuligem no escarro ou nas secreções respiratórias
- Avaliar o ritmo cardíaco, quando indicado (p. ex., na fase inicial ou se houver história de problemas cardíacos ou respiratórios, lesão elétrica)
- Verificar os pulsos periféricos dos membros queimados a cada hora; utilizar o Doppler, quando necessário
- Avaliar a adequação do aporte de líquido (líquidos IV) com base no grau de área de superfície queimada e débito (cateter urinário), e medir a cada hora. Observar a quantidade de urina obtida quando o cateter for inserido (indica a função renal e o estado hídrico antes da queimadura)

- Avaliar temperatura e peso corporais, peso antes da queimadura e história de alergias, imunização contra tétano, problemas clínicos e cirúrgicos pregressos, doenças atuais e uso de medicamentos
- Para pacientes com queimaduras faciais, examinar os olhos quanto à ocorrência de lesão da córnea e avaliar a possibilidade de lesão das vias respiratórias
- Continuar avaliando a extensão da queimadura; avaliar a profundidade da ferida e identificar áreas de lesão de espessura parcial e completa
- Avaliar o estado neurológico: nível de consciência, estado psicológico, níveis de dor e ansiedade e comportamento
- Avaliar a compreensão do paciente e da família sobre a lesão e o tratamento. Avaliar o sistema de apoio e as habilidades de enfrentamento do paciente.

Diagnóstico

Diagnósticos de enfermagem

- Troca de gases prejudicada relacionada com intoxicação por monóxido de carbono, inalação de fumaça e obstrução das vias respiratórias superiores
- Desobstrução ineficaz das vias respiratórias relacionada com o edema e os efeitos da inalação de fumaça
- Comprometimento da função hemodinâmica relacionado com edema e desvios de líquidos
- Volume de líquidos deficiente relacionado com o aumento da permeabilidade capilar e com as perdas por evaporação a partir da ferida por queimadura
- Hipotermia relacionada com a perda da microcirculação cutânea e com as feridas abertas
- Risco de infecção relacionado com a ruptura da integridade da pele
- Dor aguda relacionada com a lesão tissular e nervosa
- Ansiedade relacionada com o medo e o impacto emocional da lesão por queimadura.

Problemas colaborativos/complicações potenciais

Outras complicações potenciais incluem insuficiência respiratória aguda, choque distributivo, lesão renal aguda, síndrome compartimental, íleo paralítico e úlcera de Curling.

Intervenções de enfermagem

Promoção da troca gasosa e desobstrução das vias respiratórias

- Fornecer oxigênio umidificado e monitorar gasometria arterial (GA), oximetria de pulso e níveis de carboxi-hemoglobina.

Alerta de enfermagem | Qualidade e segurança

Os monitores padrão de oximetria de pulso não são confiáveis para avaliar a hipoxia quando houver níveis significativos de carboxi-hemoglobina no sangue, em decorrência da toxicidade do monóxido de carbono (CO). A toxicidade do CO constitui um achado comum em pacientes com queimadura por fogo.

- Relatar imediatamente ao médico as respirações laboriosas, a profundidade diminuída das respirações ou sinais de hipoxia; preparar para ajudar na intubação
- Monitorar rigorosamente o paciente sob ventilação mecânica
- Instituir medidas de cuidado pulmonar: mudança de decúbito, tosse, respiração profunda, inspiração forçada periódica utilizando espirometria e aspiração traqueal
- Manter o posicionamento adequado do paciente para promover a remoção das secreções e via respiratória pérvia, e para promover a ótima expansão do tórax; utilizar uma via respiratória artificial, quando necessário
- Elevar a cabeceira do leito para melhorar a ventilação e reduzir os efeitos do edema.

Promoção da função hemodinâmica adequada

- Instituir o monitoramento eletrocardiográfico com base nos resultados da avaliação inicial
- Efetuar avaliações frequentes dos índices hemodinâmicos (p. ex., pressão arterial pulmonar em cunha [PAPC], pressão venosa central [PVC], pressão arterial) se o monitoramento invasivo estiver indicado
- Aplicar um curativo limpo sob o manguito de pressão arterial para proteger a área queimada da contaminação; remover o manguito depois de cada leitura
- Aparelho de Doppler (ultrassom) ou aparelho eletrônico não invasivo de pressão arterial podem ser úteis se não for possível obter a pressão arterial por causa do edema
- Avaliar, com frequência, os pulsos periféricos distalmente à queimadura
- Elevar os membros superiores queimados acima do nível do coração para diminuir o edema.

Restauração do equilíbrio hidreletrolítico

- Monitorar os sinais vitais e o débito urinário (a cada hora), PVC, pressão da artéria pulmonar e débito cardíaco. Observar e registrar sinais de hipovolemia ou sobrecarga hídrica
- Manter os acessos IV e líquidos regulares nas velocidades adequadas, conforme prescrição. Documentar o equilíbrio hídrico e pesar diariamente o paciente

Queimaduras 679

- Elevar a cabeceira do leito e os membros queimados
- Monitorar os níveis séricos de eletrólitos (p. ex., sódio, potássio, cálcio, fósforo, bicarbonato); reconhecer o desenvolvimento de desequilíbrios eletrolíticos
- Comunicar imediatamente o médico sobre a diminuição do débito urinário, pressão arterial, PVC ou PAPC ou elevação da frequência do pulso.

Manutenção da temperatura corporal normal
- Fornecer ambiente aquecido: uso de escudo térmico, cobertor suspenso, lâmpadas de aquecimento ou cobertores
- Medir com frequência a temperatura corporal central
- Planejar os procedimentos em menor tempo possível quando as feridas precisarem ser expostas, a fim de minimizar perda de calor pela lesão.

Prevenção da infecção
- Colocar lençóis limpos embaixo e em cima do paciente para proteger a ferida de contaminação, manter a temperatura corporal e reduzir a dor do tecido queimado causada por correntes de ar
- Manter técnica asséptica estrita para evitar introdução de patógenos por meio de procedimentos invasivos; usar técnica estéril para procedimentos do cuidado das feridas.

Minimização da dor e da ansiedade
- Usar escala de intensidade da dor para avaliar o nível de dor (*i. e.*, de 1 a 10); diferenciar a inquietação causada pela dor da inquietação provocada por hipoxia
- Administrar analgésicos opioides IV, conforme prescrição, e avaliar a resposta ao medicamento; observar a ocorrência de depressão respiratória em pacientes que não estejam sob ventilação mecânica
- Fornecer apoio emocional, tranquilização e explicações simples sobre os procedimentos
- Avaliar a compreensão do paciente e da família sobre a lesão por queimadura, as estratégias de enfrentamento, a dinâmica familiar e os níveis de ansiedade. Fornecer respostas individualizadas para apoiar a habilidade de enfrentamento do paciente e de sua família; explicar todos os procedimentos de maneira clara, em termos simples
- Proporcionar alívio da dor e administrar medicamentos ansiolíticos quando o paciente permanecer extremamente ansioso e agitado após intervenções psicológicas.

Monitoramento e manejo das complicações potenciais
- Insuficiência respiratória aguda: avaliar a existência de dispneia crescente, estridor, alterações nos padrões respiratórios; monitorar a oximetria de

pulso e os valores da GA para detectar saturação de oxigênio problemática e elevação do CO_2; monitorar os resultados das radiografias de tórax; avaliar a ocorrência de hipoxia cerebral (p. ex., inquietação, confusão); relatar imediatamente ao médico a deterioração do estado respiratório; e ajudar, quando necessário, na intubação ou escarotomia
- Choque distributivo: monitorar à procura de sinais precoces de choque (diminuição do débito urinário, débito cardíaco, pressão da artéria pulmonar, pressão capilar pulmonar em cunha, pressão arterial ou elevação da frequência do pulso) ou edema progressivo. Administrar a reanimação com líquidos, conforme prescrição, em resposta aos achados físicos; continuar o monitoramento do estado hídrico
- Lesão renal aguda: monitorar e relatar o débito urinário anormal e os níveis de ureia e creatinina; avaliar a urina para a ocorrência de hemoglobina ou mioglobina; administrar quantidades aumentadas de líquidos, conforme prescrição
- Síndrome compartimental: avaliar os pulsos periféricos a cada hora com o aparelho de Doppler; avaliar a cada hora o estado neurovascular dos membros (calor, enchimento capilar, sensibilidade e movimento); remover o manguito de pressão arterial depois de cada leitura; elevar os membros queimados, relatar qualquer dor nos membros e perda dos pulsos periféricos ou da sensibilidade; preparar para ajudar nas escarotomia
- Íleo paralítico: manter a sonda nasogástrica com aspiração intermitente baixa até o reinício dos sons intestinais; auscultar regularmente o abdome à procura de distensão e sons intestinais
- Úlcera de Curling: avaliar o aspirado gástrico para sangue e pH; examinar as fezes para sangue oculto; administrar antiácidos e bloqueadores da histamina (p. ex., ranitidina), conforme prescrição.

PROCESSO DE ENFERMAGEM

Fase aguda ou intermediária

A fase aguda ou intermediária começa 48 a 72 horas depois da lesão por queimadura. As prioridades nessa fase incluem prevenção da infecção, cuidado da ferida por queimadura, manejo da dor, suporte nutricional e posicionamento e mobilidade precoces.

Avaliação
- Focalizar alterações hemodinâmicas, cicatrização das feridas, respostas de dor e psicossocial, e detecção precoce das complicações
- Medir, com frequência, os sinais vitais; o estado respiratório e hídrico continua sendo a mais alta prioridade

- Nos primeiros dias após a queimadura, avaliar frequentemente os pulsos periféricos à procura de restrição do fluxo sanguíneo
- Observar rigorosamente a ingestão hídrica e o débito urinário a cada hora, bem como a pressão arterial e o ritmo cardíaco; as alterações devem ser relatadas imediatamente ao cirurgião
- Para pacientes com lesão por inalação, monitorar regularmente o nível de consciência, a função pulmonar e a capacidade de ventilação; se o paciente for intubado e colocado sob ventilação mecânica, as prioridades consistem em aspiração frequente e avaliação da via respiratória
- Monitorar a GA e os níveis de carboxi-hemoglobina.

Diagnóstico

Diagnósticos de enfermagem

Consultar a seção Diagnósticos de enfermagem, anteriormente, em Processo de enfermagem | Fase de emergência ou reanimação.

Intervenções de enfermagem

Restauração do equilíbrio hídrico normal

- Monitorar o aporte de líquido IV e oral; usar bombas de infusão IV
- Medir o equilíbrio hídrico e o peso diariamente
- Relatar ao médico quaisquer alterações (p. ex., pressão arterial, frequência do pulso).

Promoção da troca gasosa e desobstrução das vias respiratórias

- Monitorar a frequência e o esforço respiratórios
- Elevar a cabeceira do leito para melhorar a ventilação e diminuir os efeitos do edema
- Se o paciente estiver intubado em razão de uma lesão por inalação, implementar estratégias para evitar o desenvolvimento de pneumonia associada ao ventilador.

Prevenção da infecção

- Proporcionar ambiente limpo e seguro; proteger o paciente de fontes de contaminação cruzada (p. ex., visitas, outros pacientes, membros da equipe, equipamento)
- Examinar minuciosamente a ferida da queimadura para detectar sinais precoces de infecção. Monitorar os resultados de cultura e as contagens de leucócitos
- Usar técnica limpa para procedimentos de cuidado da ferida e técnica asséptica para qualquer procedimento invasivo. Efetuar higiene meticulosa das mãos antes e depois de cada contato com o paciente
- Orientar o paciente para não tocar as feridas ou curativos; lavar as áreas não queimadas e trocar regularmente as roupas de cama

682 Queimaduras

- Medir regularmente a temperatura. A hipertermia é comum nas queimaduras graves; todavia, a elevação da temperatura central também pode ser causada por bacteriemia ou septicemia.

Manutenção da nutrição adequada
- Iniciar lentamente os líquidos orais depois da retomada dos sons intestinais; registrar a tolerância do paciente; se não houver vômitos nem distensão, os líquidos podem ser aumentados gradualmente e o paciente deve ser avaliado para progressiva dieta normal ou para alimentação por sonda
- Colaborar com o nutricionista para planejar uma dieta rica em proteínas e calorias, que seja aceitável ao paciente. Incentivar a família a trazer os alimentos nutritivos preferidos do paciente. Administrar suplementos nutricionais e vitamínicos e minerais, quando prescritos
- Documentar o aporte calórico. Inserir uma sonda de alimentação se não for possível suprir as metas calóricas por meio de alimentação oral (para alimentações contínuas ou em *bolus*); registrar os volumes residuais
- Pesar o paciente diariamente e colocar os resultados em gráfico.

Promoção da integridade da pele
- Avaliar o estado da ferida
- Apoiar o paciente durante o cuidado da ferida, que é angustiante e doloroso
- Coordenar os aspectos complexos do cuidado da ferida e das trocas de curativos
- Avaliar a queimadura quanto a tamanho, cor, odor, escara, exsudato, brotos epiteliais (pequenos grupos de células semelhantes a uma pérola na superfície da ferida), sangramento, tecido de granulação, estado de pega do enxerto, cicatrização do sítio doador e condição da pele adjacente; relatar ao médico quaisquer alterações significativas
- Informar os últimos procedimentos de cuidado da ferida em uso no paciente a todos os membros da equipe de saúde
- Ajudar, orientar, apoiar e incentivar o paciente e a família a participarem nas trocas de curativo e no cuidado da ferida
- Precocemente, avaliar as forças do paciente e da família na preparação da alta e no cuidado domiciliar.

Alívio da dor e do desconforto
- Avaliar, com frequência, a dor e o desconforto; administrar agentes analgésicos e medicamentos ansiolíticos, conforme prescrição, antes que a dor se torne intensa. Avaliar e documentar a resposta do paciente aos medicamentos e a qualquer outra intervenção
- Incentivar o paciente a tomar analgésicos antes de procedimentos dolorosos

Queimaduras **683**

- Orientar o paciente sobre técnicas de relaxamento. Proporcionar algum controle sobre o cuidado da ferida e a analgesia. Tranquilizar frequentemente o paciente
- Usar a visualização orientada e a distração para modificar as percepções e as respostas do paciente à dor; a hipnose, a musicoterapia e a realidade virtual também são úteis
- Avaliar diariamente os padrões de sono do paciente; administrar sedativos, quando prescrito
- Realizar os procedimentos (tratamentos e as trocas de curativo) em tempo hábil para não expor o paciente
- Promover o conforto durante a fase de cicatrização com as seguintes medidas: agentes antipruriginosos orais, ambiente frio, lubrificação frequente da pele com água ou loção à base de sílica, exercício e imobilização para evitar a contratura da pele e atividades de recreação.

Promoção da mobilidade física

- Evitar as complicações da imobilidade (p. ex., atelectasia, pneumonia, edema, úlceras por pressão e contraturas) por meio de respiração profunda, mudança de posição e reposicionamento correto
- Modificar as intervenções para atender às necessidades do paciente. Incentivar o paciente à posição sentada e à deambulação precocemente. Quando as pernas estiverem acometidas, aplicar ataduras elásticas compressivas antes de ajudar o paciente a ficar em posição ereta
- Fazer esforços agressivos para evitar as contraturas e a cicatrização hipertrófica da área da queimadura após o fechamento da ferida por 1 ano ou mais
- Iniciar os exercícios passivos e ativos de amplitude de movimento desde o momento da internação até depois do enxerto, dentro das limitações prescritas
- Incentivar o movimento ativo durante o banho
- Aplicar talas ou dispositivos funcionais nos membros para o controle das contraturas; monitorar quanto à existência de sinais de insuficiência vascular, compressão nervosa e ruptura da pele
- Antecipar a necessidade de profilaxia da tromboembolia venosa (TEV).

Fortalecimento das estratégias de enfrentamento

- Ajudar o paciente a desenvolver estratégias efetivas de enfrentamento: estabelecer expectativas específicas para o comportamento, promover uma comunicação verdadeira para aumentar a confiança, ajudar o paciente a praticar as estratégias de enfrentamento e fornecer reforço positivo, quando apropriado
- Demonstrar a aceitação do paciente. Providenciar uma pessoa não envolvida a quem o paciente possa expressar seus sentimentos sem o temor de retaliação

684 Queimaduras

- Incluir o paciente nas decisões sobre o cuidado. Incentivar o paciente a afirmar a sua individualidade e preferências. Estabelecer expectativas realistas para o autocuidado.

Apoio ao paciente e aos processos familiares
- Apoiar o paciente e a família e abordar suas preocupações verbais e não verbais
- Orientar a família sobre a maneira de apoiar o paciente
- Fazer um encaminhamento para aconselhamento psicológico ou serviços sociais, quando necessário
- Fornecer informações sobre o cuidado das queimaduras e a evolução esperada do tratamento
- Iniciar a orientação ao paciente e à sua família durante o manejo das queimaduras. Avaliar e considerar os estilos de aprendizado preferidos; avaliar a capacidade de compreender as informações e lidar com elas; determinar as barreiras ao aprendizado quando planejar e executar a orientação
- Permanecer sensível à possibilidade de mudança da dinâmica familiar.

Monitoramento e manejo das complicações potenciais
- Insuficiência cardíaca: avaliar o paciente quanto à ocorrência de sobrecarga hídrica, diminuição do débito cardíaco, oligúria, distensão da veia jugular, edema e início das bulhas cardíacas B_3 ou B_4
- Edema pulmonar: avaliar a elevação da PVC, da pressão arterial pulmonar e pressão capilar em cunha e estertores; relatar, imediatamente, sua ocorrência. Posicionar o paciente confortavelmente, com a cabeceira do leito elevada, a não ser que haja alguma contraindicação. Administrar os medicamentos e o oxigênio, conforme prescrição, e avaliar a resposta
- Sepse: avaliar a ocorrência de temperatura aumentada, elevação da pressão arterial, pressão do pulso alargada e pele seca e ruborizada nas áreas não queimadas (sinais precoces) e observar as tendências nos dados. Realizar culturas de ferida e hemoculturas, conforme prescrição. Administrar antibióticos nos horários estabelecidos
- Insuficiência respiratória aguda e síndrome de angústia respiratória aguda (SARA): monitorar o estado respiratório à procura de dispneia, alteração do padrão respiratório e início de sons adventícios. Avaliar a ocorrência de diminuição do volume corrente e complacência pulmonar em pacientes sob ventilação mecânica. A característica principal do início da SARA é a hipoxemia com administração de oxigênio a 100%, diminuição da complacência pulmonar e desvio significativo; comunicar o médico sobre a deterioração do estado respiratório
- Lesão visceral (por queimaduras elétricas): monitorar o ECG e registrar as arritmias; dispensar atenção cuidadosa para a dor relacionada com a isquemia muscular profunda e relatar os achados. A detecção precoce pode

minimizar a gravidade dessa complicação. Podem ser necessárias fasciotomias para aliviar o edema e a isquemia nos músculos e na fáscia; monitorar o paciente quanto à ocorrência de perda sanguínea excessiva e hipovolemia após a fasciotomia.

PROCESSO DE ENFERMAGEM

Fase de reabilitação

A reabilitação deve começar imediatamente após a ocorrência da queimadura. As prioridades consistem em cicatrização da ferida, apoio psicossocial e restauração da atividade funcional máxima. A manutenção do equilíbrio hidreletrolítico e a melhora do estado nutricional continuam sendo importantes.

Avaliação

- Na avaliação inicial, obter informações acerca do nível de educação, ocupação, atividades de lazer, base cultural, religião e interações familiares do paciente
- Avaliar autoconceito, estado mental, resposta emocional à lesão e à hospitalização, nível de funcionamento intelectual, hospitalizações anteriores, resposta à dor e medidas de alívio da dor, e padrão de sono
- Realizar avaliações continuadas relacionadas com as metas de reabilitação, incluindo amplitude de movimento das articulações afetadas, capacidades funcionais das AVD, sinais precoces de ruptura da pele em consequência de imobilização ou dispositivos de posicionamento, evidências de neuropatias (dano neurológico), tolerância à atividade e qualidade ou condição da pele em processo de cicatrização
- Documentar a participação e as habilidades de autocuidado do paciente na deambulação, alimentação, limpeza das feridas e aplicação de ataduras de pressão
- Realizar avaliação abrangente e continuada para detecção precoce de complicações, com avaliações específicas, quando necessário, para tratamentos específicos, como avaliação pós-operatória do paciente submetido à excisão primária.

Diagnóstico

Diagnósticos de enfermagem

- Intolerância à atividade relacionada com a dor durante o exercício, mobilidade articular limitada, debilidade muscular e resistência também limitada
- Distúrbio da imagem corporal relacionado com o aspecto e o autoconceito alterados
- Mobilidade física prejudicada relacionada com contraturas ou cicatrização hipertrófica
- Conhecimento deficiente relacionado com as necessidades de cuidado domiciliar e recuperação após a alta.

Queimaduras

PROBLEMAS COLABORATIVOS/COMPLICAÇÕES POTENCIAIS
- Contraturas
- Adaptação psicológica inadequada à lesão por queimadura.

Planejamento e metas
As metas consistem em aumento da mobilidade e participação nas AVD; maior compreensão da lesão, do tratamento e do cuidado de acompanhamento planejado; adaptação e ajuste às alterações na imagem corporal, no autoconceito e no estilo de vida; e ausência de complicações.

Intervenções de enfermagem

PROMOÇÃO DA TOLERÂNCIA À ATIVIDADE
- Planejar a realização do cuidado, de modo a possibilitar períodos de sono ininterrupto. Administrar agentes hipnóticos, conforme prescrição, para promover o sono
- Comunicar o plano de cuidado à família e a outros cuidadores
- Reduzir o estresse metabólico, aliviando a dor, evitando os calafrios ou a febre e promovendo a integridade de todos os sistemas orgânicos para ajudar a conservar a energia. Monitorar a ocorrência de fadiga, dor e febre para determinar a quantidade de atividade diária a ser incentivada
- Incorporar exercícios de fisioterapia para evitar atrofia muscular e para manter a mobilidade necessária às atividades diárias
- Apoiar uma atitude positiva e aumentar a tolerância à atividade, agendando atividades de recreação em períodos de duração crescente.

Considerações gerontológicas para a promoção da atividade
Nos pacientes idosos e naqueles com doenças crônicas e incapacidades, a reabilitação precisa levar em consideração capacidades e limitações funcionais preexistentes.

MELHORA DA IMAGEM CORPORAL E DO AUTOCONCEITO
- Reservar um período de tempo para ouvir as preocupações do paciente e fornecer apoio realista; encaminhar o paciente a um grupo de apoio a fim de desenvolver estratégias de enfrentamento para lidar com as perdas
- Avaliar as reações psicossociais do paciente; fornecer apoio e desenvolver um plano para ajudar o paciente a lidar com seus sentimentos. Promover autoimagem e autoconceito saudáveis, ajudando o paciente a elaborar respostas às pessoas que ficam olhando ou perguntam sobre sua lesão
- Apoiar o paciente por meio de pequenos gestos, como providenciar um bolo no dia do aniversário, pentear os cabelos do paciente antes das visitas e compartilhar informações sobre recursos cosméticos para melhorar a aparência
- Orientar o paciente sobre as diferentes maneiras de desviar a atenção do corpo desfigurado para si mesmo

Queimaduras **687**

- Coordenar comunicações com consultores, como psicólogos, assistentes sociais, conselheiros vocacionais e professores durante a reabilitação.

Monitoramento e manejo das complicações potenciais

- Contraturas: providenciar fisioterapia e terapia ocupacional precoces e continuadas; apoiar o paciente se houver necessidade de cirurgia para que obtenha amplitude de movimento completa
- Comprometimento da adaptação psicológica à lesão por queimadura: obter encaminhamento psicológico ou psiquiátrico tão logo apareçam evidências de problemas significativos de enfrentamento.

Promoção dos cuidados domiciliar, comunitário e de transição

Orientação ao paciente sobre autocuidados

- Durante todas as fases de cuidado da queimadura, são envidados esforços para preparar o paciente e a família para o cuidado a ser realizado em casa. Fornecer informações sobre as medidas e os procedimentos
- Fornecer instruções verbais e por escrito sobre o cuidado da ferida, a prevenção das complicações, o tratamento da dor e a nutrição
- Fornecer informações e rever com o paciente exercícios específicos e o uso de roupas compressivas elásticas e talas; fornecer instruções por escrito
- Orientar o paciente e sua família para reconhecerem sinais anormais e a relatá-los ao médico
- Ajudar o paciente e sua família no planejamento do cuidado continuado do paciente ao identificar e adquirir os suprimentos e equipamentos que são necessários em casa
- Incentivar e apoiar o cuidado da ferida de acompanhamento
- Encaminhar o paciente com sistema de suporte inadequado a recursos de cuidados domiciliares para assistência no cuidado da ferida e exercícios
- Avaliar periodicamente o estado do paciente para modificação das instruções do cuidado domiciliar ou planejamento de cirurgia reconstrutiva, ou ambos.

Reavaliação

Resultados esperados do paciente

- Demonstra mobilidade física e tolerância à atividade necessária às atividades diárias desejadas
- Adapta-se à imagem corporal alterada
- Demonstra conhecimento do autocuidado e do cuidado de acompanhamento necessários
- Não apresenta nenhuma complicação.

Para mais informações, ver o Capítulo 62 em Hinkle JL, Cheever KH. (2018) *Brunner and Suddarth's textbook of medical-surgical nursing* (14th ed.). Philadelphia, PA: Lippincott Williams & Wilkins.

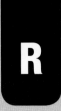

Regurgitação (insuficiência) mitral

A regurgitação mitral envolve o fluxo retrógrado de sangue do ventrículo esquerdo para o átrio esquerdo durante a sístole. Com frequência, as bordas das válvulas da valva atrioventricular esquerda não se fecham durante a sístole por causa do espessamento e da fibrose das válvulas e das cordas tendíneas, resultando em contração. Nos países desenvolvidos, as alterações degenerativas da valva atrioventricular esquerda e a isquemia do ventrículo esquerdo constituem as causas mais comuns, considerando que, nos países em desenvolvimento, a cardiopatia reumática e suas sequelas constituem a causa de regurgitação mitral. As alterações mixomatosas, a endocardite infecciosa, as doenças vasculares do colágeno, a miocardiopatia e a cardiopatia isquêmica também são condições que levam à regurgitação mitral.

Fisiopatologia

A regurgitação mitral pode resultar de problemas com uma ou mais válvulas, cordas tendíneas, anel ou músculos papilares. A cada batimento, o ventrículo esquerdo impulsiona parte do sangue de volta ao átrio esquerdo, causando dilatação e hipertrofia do átrio. O fluxo retrógrado de sangue do ventrículo diminui o fluxo sanguíneo dos pulmões para o átrio e, por fim, causa congestão dos pulmões, acrescentando maior tensão ao ventrículo direito, que se dilata, resultando em insuficiência cardíaca sistólica.

Manifestações clínicas

A regurgitação mitral crônica frequentemente é assintomática; todavia, a regurgitação aguda (em consequência do infarto agudo do miocárdio [IAM]) manifesta-se como insuficiência cardíaca congestiva.

- Os sintomas mais comuns consistem em dispneia, fadiga e fraqueza
- Ocorrem também palpitações, dispneia aos esforços e tosse causados por congestão pulmonar.

Avaliação e achados diagnósticos

Um sopro sistólico é um som aspirativo agudo no ápice. O pulso pode ser regular e de volume adequado, ou pode ser irregular em consequência de batimentos extrassistólicos ou fibrilação atrial. A ecocardiografia é utilizada para diagnosticar e monitorar a progressão da regurgitação mitral. A ecocardiografia transesofágica (ETE) fornece as melhores imagens da valva atrioventricular esquerda.

Manejo clínico

O manejo é igual ao da insuficiência cardíaca (ver Insuficiência cardíaca na Seção I). Os pacientes com regurgitação mitral e insuficiência cardíaca se beneficiam da redução da pós-carga (dilatação arterial) mediante tratamento com inibidores da enzima conversora de angiotensina (ECA), como captopril, enalapril, lisinopril ou ramipril, ou hidralazina; ou com bloqueadores dos receptores de angiotensina (BRA), como losartana ou valsartana; e com betabloqueadores, como carvedilol. Uma vez que se desenvolvam sintomas de insuficiência cardíaca, o paciente deve restringir seu nível de atividade para minimizá-los.

Manejo cirúrgico

Os sintomas também são um indicador para a intervenção cirúrgica com valvoplastia mitral (*i. e.*, reparo cirúrgico da valva) ou substituição da valva.

Para mais informações, ver o Capítulo 28 em Hinkle JL, Cheever KH (2018). *Brunner and Suddarth's textbook of medical-surgical nursing* (14th ed.). Philadelphia, PA: Lippincott Williams & Wilkins.

Sarcoma de Kaposi

O sarcoma de Kaposi (SK) é a neoplasia maligna mais comum relacionada com o HIV, acometendo a camada endotelial dos vasos sanguíneos e linfáticos. Nos indivíduos com AIDS, o SK epidêmico é observado, mais frequentemente, entre homens homossexuais e bissexuais. O SK relacionado com a AIDS exibe evolução variável e agressiva, incluindo desde lesões cutâneas localizadas até doença disseminada acometendo múltiplos sistemas orgânicos.

Manifestações clínicas
- As lesões cutâneas podem ocorrer em qualquer parte do corpo e são de coloração rosa-acastanhada a púrpura intensa. Geralmente são como lesões cutâneas nos membros inferiores
- As lesões podem ser planas ou elevadas e circundadas por equimoses e edema; desenvolvem-se rapidamente e causam extensa desfiguração
- A localização e o tamanho das lesões podem levar a estase venosa, linfedema e dor. Os locais comuns de comprometimento visceral incluem linfonodos, trato gastrintestinal e pulmões
- O comprometimento dos órgãos internos pode levar, finalmente, a falência de órgãos, hemorragia, infecção e morte.

Avaliação e achados diagnósticos
- O diagnóstico é confirmado por biopsia de lesões suspeitas
- O prognóstico depende da extensão do tumor, da existência de outros sintomas de infecção pelo HIV e da contagem de células CD4+
- Os achados patológicos indicam que a morte ocorre por progressão do tumor, porém, mais frequentemente, por outras complicações da infecção pelo HIV.

Manejo clínico
Os objetivos do tratamento consistem em reduzir os sintomas, diminuindo o tamanho das lesões cutâneas, em reduzir o desconforto

associado ao edema e às ulcerações e em controlar os sintomas associados ao comprometimento mucoso e visceral. Nenhum tratamento demonstrou melhorar as taxas de sobrevida. A radioterapia mostra-se efetiva como medida paliativa para aliviar a dor localizada provocada por massa tumoral (particularmente nas pernas), bem como para lesões do SK que estejam em determinados locais, como mucosa oral, conjuntiva, face e plantas dos pés.

Terapia farmacológica

- Pacientes com SK cutâneo tratados com interferona-alfa (IFN-α) apresentaram regressão do tumor e melhora da função do sistema imune
- A IFN-α é administrada por via IV, intramuscular ou subcutânea. Os pacientes podem autoadministrar a interferona em casa ou recebê-la em ambiente ambulatorial
- Podem ser utilizados anti-inflamatórios não esteroides (AINE) e opioides.

Manejo de enfermagem

- Proporcionar cuidado cutâneo completo e meticuloso, envolvendo mudanças regulares de decúbito, limpeza e aplicação de pomadas prescritas e curativos
- Fornecer agentes analgésicos a intervalos regulares durante 24 horas
- Orientar o paciente sobre técnicas como relaxamento e visualização orientada, que podem ser úteis para reduzir a dor e a ansiedade
- Orientar o paciente sobre a autoadministração de IFN-α em casa ou providenciar sua administração em ambiente ambulatorial
- Fornecer apoio ao paciente ao lidar com a desfiguração causada pela condição; ressaltar que as lesões são temporárias, quando aplicável (após a interrupção da imunoterapia)
- Fornecer cuidado e tratamento de suporte, conforme prescrição, para minimizar a dor e o edema, abordar as complicações e promover a cicatrização.

Para mais informações, ver o Capítulo 36 em Hinkle JL, Cheever KH. (2018). *Brunner and Suddarth's textbook of medical-surgical nursing* (14th ed.). Philadelphia, PA: Lippincott Williams & Wilkins.

Síndrome coronariana aguda e infarto agudo do miocárdio

A síndrome coronariana aguda (SCA) é uma situação de emergência, caracterizada por início agudo de isquemia miocárdica, que resulta em morte do miocárdio (*i. e.*, infarto agudo do miocárdio [IAM]) se intervenções efetivas não forem realizadas imediatamente. (Embora os termos *oclusão coronariana, ataque cardíaco* e *infarto agudo do miocárdio* sejam empregados como sinônimos, a melhor designação é *infarto agudo do miocárdio*.) O espectro da SCA abrange a angina instável, o IAM sem elevação do segmento T (IMSEST) e o IAM com elevação do segmento T (IMEST).

Fisiopatologia

Na angina instável ocorre redução do fluxo sanguíneo em uma artéria coronária, frequentemente causada por ruptura de uma placa aterosclerótica. Um coágulo começa a se formar, mas a artéria não está totalmente ocluída. Trata-se de uma situação aguda que pode resultar em dor torácica e outros sintomas, sendo, algumas vezes, designada como *angina pré-infarto*, visto que o paciente, provavelmente, sofrerá IAM se não forem efetuadas intervenções imediatas.

No IAM, a ruptura da placa e a formação subsequente de trombo resultam em oclusão completa da artéria, levando a isquemia e necrose do miocárdio suprido por essa artéria. Outras causas de IAM incluem vasospasmo (constrição ou estreitamento súbito) de uma artéria coronária, diminuição do suprimento de oxigênio (p. ex., em consequência de perda aguda de sangue, anemia ou hipotensão arterial) e demanda aumentada de oxigênio (p. ex., em decorrência de uma frequência cardíaca rápida, tireotoxicose ou ingestão de cocaína). Em cada um desses casos, existe profundo desequilíbrio entre o aporte e a demanda de oxigênio do miocárdio. A área de infarto desenvolve-se no decorrer de poucos minutos a várias horas; a expressão "tempo é músculo" reflete a urgência do tratamento apropriado para melhorar o resultado do paciente. Um IAM pode ser definido pelo tipo, pela localização da lesão na parede ventricular (parede anterior, inferior, posterior ou lateral) ou pelo momento no tempo durante o processo do infarto (agudo, em evolução, antigo).

Manifestações clínicas

Em muitos casos, os sinais e os sintomas de IAM não podem ser diferenciados daqueles da angina instável – daí a evolução do termo *síndrome coronariana aguda*.

- O principal sintoma de apresentação consiste em dor torácica, que surge subitamente e que continua, apesar do repouso e da medicação
- Alguns pacientes apresentam sintomas prodrômicos ou têm diagnóstico prévio de doença arterial coronariana (DAC), mas outros não relatam sintomas prévios

Síndrome coronariana aguda e infarto agudo do miocárdio **693**

- O paciente pode apresentar uma combinação de sintomas, incluindo dor torácica, falta de ar, indigestão, náuseas e ansiedade
- O paciente pode ter pele fria, pálida e úmida; a frequência cardíaca e a frequência respiratória podem ser mais rápidas do que o padrão normal. Esses sinais e sintomas, que são causados pela estimulação do sistema nervoso simpático, podem estar presentes apenas durante um curto período de tempo ou podem persistir.

Avaliação e achados diagnósticos

- História do paciente (descrição do sintoma apresentado; história pregressa e história familiar de saúde, particularmente cardiopatia): a história também deve incluir informações sobre os fatores de risco do paciente para cardiopatia
- Eletrocardiograma (ECG) de 12 derivações obtido até 10 minutos após o início da dor ou a chegada do paciente no serviço de emergência: os achados do ECG são usados para classificar o tipo de SCA (p. ex., angina instável, IMEST ou IMSEST)
- Ecocardiograma para avaliar a função ventricular, incluindo o movimento da parede e a fração de ejeção
- Enzimas e biomarcadores cardíacos (isoenzimas da creatinoquinase, mioglobina e troponina).

Manejo clínico

As metas do manejo clínico consistem em minimizar a lesão do miocárdio, preservar a função miocárdica e evitar complicações, como arritmias letais e choque cardiogênico.

- O manejo inicial inclui oferta de oxigênio suplementar, ácido acetilsalicílico, nitroglicerina e morfina
- Reperfusão por meio do uso emergencial de medicamentos trombolíticos ou intervenção coronariana percutânea (ICP)
- Reduzir a demanda de oxigênio do miocárdio e aumentar o suprimento de oxigênio com o uso de medicamentos, administração de oxigênio e repouso no leito
- Realizar *bypass* da artéria coronária ou *bypass* de artéria coronária minimamente invasivo (MIDCAB)
- Quando o paciente com IAM cessar os sintomas, deve-se iniciar um programa de reabilitação cardíaca de múltiplas fases.

Terapia farmacológica

- Nitratos (nitroglicerina) para aumentar o suprimento de oxigênio por meio de vasodilatação

694 Síndrome coronariana aguda e infarto agudo do miocárdio

- Anticoagulantes (ácido acetilsalicílico, heparina não fracionada ou de baixo peso molecular) para evitar a formação de coágulos
- Agentes analgésicos (sulfato de morfina) para reduzir a dor e a ansiedade e para diminuir a carga de trabalho do coração
- Inibidores da enzima conversora de angiotensina (ECA) para diminuir a pressão arterial e reduzir a demanda de oxigênio do miocárdio ou, se os inibidores da ECA não forem apropriados, um bloqueador dos receptores de angiotensina (BRA)
- Betabloqueador, quando necessário, inicialmente para arritmias, ou introduzido 24 horas após a admissão, se não for indicado inicialmente
- Medicamentos trombolíticos (alteplase [t-PA] e reteplase [r-PA, TNKase]): devem ser administrados o mais cedo possível após o início dos sintomas, geralmente até 30 minutos após a chegada do paciente; podem ser iniciados quando não se dispõe de ICP no momento oportuno.

Intervenção coronariana percutânea de emergência

- O paciente com IMEST pode ser levado ao laboratório de cateterismo cardíaco para ICP de emergência, geralmente até 60 minutos após a sua chegada
- A ICP trata a lesão aterosclerótica subjacente por meio de angioplastia com balão, colocação de *stents*, aterectomia ou braquiterapia para abrir o vaso ocluído.

PROCESSO DE ENFERMAGEM

Paciente com SCA

Avaliação

Obter dados iniciais sobre o estado atual do paciente para comparação com o estado em evolução. Incluir história de dor ou desconforto torácico, dificuldade respiratória (dispneia), palpitações, fadiga incomum, desmaio (síncope) ou outros indicadores possíveis de isquemia miocárdica. Realizar exame físico focalizado, que é de suma importância para a detecção de complicações e qualquer alteração no estado do paciente. O exame deve incluir os seguintes aspectos:

- Avaliar o nível de consciência
- Avaliar a existência de dor torácica (achado clínico mais importante)
- Avaliar a frequência e o ritmo cardíacos; as arritmias podem indicar aporte insuficiente de oxigênio ao miocárdio

Síndrome coronariana aguda e infarto agudo do miocárdio **695**

- Avaliar as bulhas cardíacas; B_3 pode constituir um sinal precoce de insuficiência ventricular esquerda iminente
- Medir a pressão arterial para determinar a resposta à dor e ao tratamento; registrar a pressão do pulso, que pode estar estreitada após IAM, sugerindo contração ventricular ineficaz
- Avaliar os pulsos periféricos: frequência, ritmo e volume
- Avaliar a cor e a temperatura da pele
- Auscultar os campos pulmonares a intervalos frequentes à procura de sinais de insuficiência ventricular (estertores nas bases pulmonares)
- Avaliar a motilidade intestinal; a trombose da artéria mesentérica constitui uma complicação potencialmente fatal
- Observar o débito urinário e verificar a existência de edema; a hipotensão arterial com oligúria constitui um sinal precoce de choque cardiogênico
- Comumente são mantidos puncionados dois acessos intravenosos; manter assepsia e monitorar os locais de acesso.

Diagnóstico

Diagnósticos de enfermagem

- Dor aguda relacionada à diminuição da oferta de oxigênio e ao aumento da demanda de oxigênio do miocárdio
- Risco de perfusão tissular cardíaca diminuída, relacionado com a redução do fluxo sanguíneo coronariano
- Risco de volume de líquidos desequilibrado
- Risco de perfusão tissular periférica ineficaz, relacionado com o débito cardíaco diminuído em razão da disfunção ventricular esquerda
- Ansiedade relacionada com o evento cardíaco e a possibilidade de morte
- Conhecimento deficiente sobre o autocuidado após SCA.

Problemas colaborativos/complicações potenciais

- Edema pulmonar agudo
- Insuficiência cardíaca
- Choque cardiogênico
- Arritmias e parada cardíaca
- Derrame pericárdico e tamponamento cardíaco.

Planejamento e metas

As principais metas para o paciente consistem em alívio da dor e dos sinais e sintomas isquêmicos (p. ex., alterações do segmento ST), prevenção da lesão do miocárdio, manutenção da função respiratória efetiva, manutenção ou obtenção de perfusão tissular adequada, redução da ansiedade, adesão ao programa de autocuidado e reconhecimento precoce das complicações.

Intervenções de enfermagem

Alívio da dor e de outros sinais e sintomas de isquemia
- Administrar oxigênio juntamente com a terapia medicamentosa para ajudar no alívio dos sintomas. (A inalação de oxigênio reduz a dor associada a baixos níveis de oxigênio circulante.)
- Avaliar os sinais vitais com frequência enquanto o paciente estiver apresentando dor
- Ajudar o paciente a repousar no leito com a cabeceira elevada ou em uma cadeira cardíaca (engenharia em leito hospitalar) para diminuir o desconforto torácico e a dispneia.

Melhora da função respiratória
- Avaliar a função respiratória para detectar sinais precoces de complicações
- Monitorar o estado do volume de líquidos para evitar a sobrecarga hídrica
- Incentivar o paciente a respirar profundamente e a mudar de posição com frequência para ajudar a ventilação efetiva em todo o pulmão.

Promoção da perfusão tissular adequada
- Manter o paciente em repouso no leito ou na cadeira para reduzir o consumo de oxigênio do miocárdio
- Verificar a temperatura da pele e os pulsos periféricos com frequência para determinar a ocorrência de perfusão tissular adequada.

Redução da ansiedade
- Desenvolver uma relação de confiança e cuidado com o paciente; fornecer informações ao paciente e sua família de maneira honesta e cordial
- Assegurar ambiente tranquilo, evitar interrupções que perturbem o sono e proporcionar apoio espiritual, de acordo com as crenças do paciente. Terapias alternativas, como terapia com animais de estimação, demonstraram relaxar os pacientes e reduzir a ansiedade
- Fornecer oportunidades frequentes e privadas para compartilhar as preocupações e medos
- Proporcionar uma atmosfera de aceitação para ajudar o paciente a saber que seus sentimentos são realistas e normais.

Monitoramento e manejo das complicações potenciais
Monitorar rigorosamente o paciente à procura de sinais e sintomas importantes que indiquem o início de complicações, incluindo alterações na frequência e ritmo cardíacos, bulhas cardíacas, pressão arterial, dor torácica, estado respiratório, débito urinário, coloração e temperatura da pele, estado mental, alterações do ECG e valores laboratoriais.

PROMOÇÃO DOS CUIDADOS DOMICILIAR E COMUNITÁRIO
Orientação ao paciente sobre autocuidados
- Identificar as prioridades do paciente, fornecer orientação adequada sobre uma vida saudável para o coração e facilitar a participação do paciente em um programa de reabilitação cardíaca
- Trabalhar com o paciente no desenvolvimento de um plano para atender às necessidades específicas para aumentar a adesão
- Incluir cuidadores e familiares responsáveis no planejamento do cuidado de acompanhamento.

Cuidado continuado
- Encaminhar para cuidado domiciliar, quando indicado
- Ajudar o paciente a agendar e manter as consultas de acompanhamento e a aderir ao programa prescrito de reabilitação cardíaca
- Fornecer lembretes sobre o monitoramento de acompanhamento, incluindo exames laboratoriais periódicos e ECG, bem como triagem de saúde geral
- Monitorar a adesão do paciente às restrições alimentares e aos medicamentos prescritos
- Se o paciente estiver recebendo oxigênio domiciliar, assegurar que ele esteja usando o oxigênio conforme prescrição e mantendo as medidas apropriadas de segurança domiciliar
- Se o paciente tiver evidências de insuficiência cardíaca secundária ao IAM, são seguidas diretrizes de cuidado domiciliar apropriadas ao paciente com insuficiência cardíaca.

Reavaliação
RESULTADOS ESPERADOS DO PACIENTE
- Apresenta alívio da angina
- Apresenta estados cardíaco e respiratório estáveis
- Mantém perfusão tissular adequada
- Exibe diminuição da ansiedade
- Adere ao programa de autocuidado
- Não tem complicações.

Para mais informações, ver o Capítulo 27 em Hinkle JL, Cheever KH. (2018). *Brunner and Suddarth's textbook of medical-surgical nursing* (14th ed.). Philadelphia, PA: Lippincott Williams & Wilkins.

Síndrome da angústia respiratória aguda

A síndrome da angústia respiratória aguda (SARA) pode ser considerada como espectro no desenvolvimento da doença, desde a forma mais leve de lesão pulmonar aguda (LPA) até a forma mais grave de SARA

Síndrome da angústia respiratória aguda

fulminante e potencialmente fatal. A SARA caracteriza-se por edema pulmonar súbito e progressivo, infiltrados bilaterais crescentes, hipoxemia que não responde à suplementação de oxigênio e ausência de pressão atrial esquerda elevada. A SARA ocorre quando agentes deflagradores inflamatórios iniciam a liberação de mediadores celulares e químicos, causando lesão da membrana alveolocapilar, além de outra lesão estrutural dos pulmões. Os fatores associados ao desenvolvimento de SARA incluem lesão direta dos pulmões (p. ex., inalação de fumaça) ou agressão indireta dos mesmos (p. ex., choque). A SARA tem sido associada a uma taxa de mortalidade que varia de 26 a 58%; a principal causa de morte na SARA consiste na síndrome de disfunção múltipla de órgãos (SDMO) não pulmonar, frequentemente com sepse.

Manifestações clínicas

- Início rápido de dispneia intensa em menos de 72 horas após o evento inicial
- Possíveis retrações intercostais e estertores
- Hipoxemia arterial que não responde à suplementação de oxigênio
- Lesão pulmonar que progride para alveolite fibrosante com hipoxemia grave persistente
- Aumento do espaço morto alveolar e diminuição da complacência pulmonar.

Avaliação e achados diagnósticos

- Níveis plasmáticos do peptídio natriurético cerebral (BNP) para ajudar a diferenciar a SARA do edema pulmonar cardiogênico
- Ecocardiografia.

Manejo clínico

- Identificar e tratar a condição subjacente; fornecer cuidados de suporte (intubação endotraqueal e ventilação mecânica; suporte circulatório, volume adequado de líquidos e suporte nutricional)
- Administrar oxigênio suplementar prescrito quando o paciente inicia o quadro de hipoxemia
- Monitorar os valores de gasometria arterial (GA), a oximetria de pulso e as provas de função pulmonar
- À medida que a doença progride, usar a pressão expiratória final positiva (PEEP)
- Tratar a hipovolemia cuidadosamente; evitar sobrecarga. (Pode ser necessária a administração de agentes inotrópicos ou vasopressores.)

Terapia farmacológica

- Não existe nenhum tratamento farmacológico específico para a SARA, exceto os cuidados de suporte. Numerosos tratamentos farmacológicos estão em fase de investigação para interromper a cascata de eventos que levam à SARA (p. ex., terapia de reposição de surfactante, agentes anti-hipertensivos pulmonares e agentes antissepse)
- O tratamento adicional para a SARA pode incluir posição de decúbito ventral, ventilação oscilatória de alta frequência e esteroides em baixas doses administrados dentro dos primeiros 14 dias após o início dos sintomas
- Podem ser utilizados agentes bloqueadores neuromusculares, agentes sedativos e analgésicos para melhorar a sincronização entre paciente e ventilador; o óxido nitroso inalado pode ajudar a reduzir o desequilíbrio de ventilação-perfusão e melhorar a oxigenação.

Terapia nutricional

Fornecer suporte nutricional (35 a 45 kcal/kg/dia).

Manejo de enfermagem

- Monitorar rigorosamente o paciente na UTI; avaliar, frequentemente, a efetividade do tratamento (p. ex., administração de oxigênio, terapia com nebulizador, fisioterapia respiratória, intubação endotraqueal ou traqueostomia, ventilação mecânica, aspiração, broncoscopia)
- Considerar outras necessidades do paciente (p. ex., posicionamento, ansiedade, repouso)
- Identificar quaisquer problemas com a ventilação que possam causar uma reação de ansiedade: bloqueio do tubo, outros problemas respiratórios agudos (p. ex., pneumotórax, dor) diminuição súbita no nível de oxigênio, nível de dispneia ou mau funcionamento do ventilador
- A sedação pode ser necessária para diminuir o consumo de oxigênio do paciente, possibilitar ao ventilador o fornecimento de um suporte completo da ventilação e diminuir a ansiedade do paciente
- Se os agentes sedativos não tiverem efeito, podem ser administrados agentes paralisantes (usados durante o menor intervalo de tempo possível) (com sedação adequada e controle da dor). Tranquilizar o paciente de que a paralisia resulta da ação do medicamento e que ela é temporária, e descrever o propósito e os efeitos dos agentes paralisantes à família do paciente

- Usar estimuladores de nervos periféricos para avaliar a transmissão de impulsos nervosos na junção neuromuscular de determinados músculos esqueléticos quando agentes bloqueadores neuromusculares são usados, a fim de avaliar se os estímulos estão, efetivamente, bloqueados
- Monitorar rigorosamente os pacientes tratados com agentes paralisantes: assegurar que o paciente não fique desconectado do ventilador, e que todos os alarmes do ventilador e do paciente estejam ligados o tempo todo; fornecer cuidados aos olhos, minimizar as complicações relacionadas com o bloqueio neuromuscular e antecipar as necessidades do paciente quanto a dor e conforto.

> **Alerta de enfermagem | Qualidade e segurança**
>
> A avaliação de enfermagem é essencial para minimizar as complicações relacionadas com o bloqueio neuromuscular. O paciente pode ter desconforto ou dor, mas não consegue comunicar essas sensações. Em geral, administra-se analgesia concomitantemente com os agentes bloqueadores neuromusculares.

Para mais informações, ver o Capítulo 23 em Hinkle JL, Cheever KH. (2018). *Brunner and Suddarth's textbook of medical-surgical nursing* (14th ed.). Philadelphia, PA: Lippincott Williams & Wilkins.

Síndrome de Cushing

A síndrome de Cushing resulta de uma atividade adrenocortical excessiva, em lugar de deficiente. A síndrome de Cushing comumente é causada pelo uso de medicamentos corticosteroides e raramente se deve à produção excessiva de corticosteroides em consequência de hiperplasia do córtex da suprarrenal. Pode ser causada por diversos mecanismos, incluindo tumor da hipófise ou, com menos frequência, neoplasia maligna ectópica, que produz hormônio adrenocorticotrófico (ACTH), designada como doença de Cushing. Qualquer que seja a etiologia, os mecanismos de retroalimentação normais que controlam a função do córtex da suprarrenal tornam-se ineficazes, resultando em secreção excessiva de glicocorticoides, androgênios e, possivelmente, mineralocorticoides. A síndrome de Cushing é cinco vezes mais frequente em mulheres de 20 a 40 anos de idade do que nos homens. Em mulheres de todas as idades, pode ocorrer virilização como resultado do excesso de androgênios.

Manifestações clínicas

- As manifestações clássicas consistem em obesidade do tipo central, com "corcova de búfalo" adiposa no pescoço e nas áreas supraclaviculares, tronco pesado e membros relativamente magros; a pele é fina, frágil e facilmente traumatizada, com equimoses e estrias
- Ocorrem fraqueza e prostração; o sono está comprometido em razão da secreção diurna alterada de cortisol
- Observa-se um catabolismo proteico excessivo, com debilidade muscular e osteoporose; em consequência, podem ocorrer cifose, lombalgia e fraturas das vértebras por compressão
- A retenção de sódio e de água provoca hipertensão arterial e insuficiência cardíaca
- O aspecto do rosto em "face de lua cheia", a oleosidade da pele e a acne são evidentes
- Ocorrem suscetibilidade aumentada às infecções e cicatrização lenta de pequenos cortes
- Pode-se observar o desenvolvimento de hiperglicemia ou diabetes melito franco
- Ocorre virilização em mulheres (em consequência do excesso de androgênios), com surgimento de traços masculinos e retrocesso dos traços femininos (p. ex., crescimento excessivo de pelos na face, atrofia das mamas, cessação das menstruações, aumento do clitóris e voz grave); ocorre perda da libido tanto nos homens quanto nas mulheres
- Ocorrem alterações no humor e na atividade mental; pode-se verificar o desenvolvimento de psicose e angústia e depressão são comuns
- Se a síndrome de Cushing for uma consequência de tumor hipofisário, é possível a ocorrência de distúrbios visuais em virtude da pressão do quiasma óptico.

Avaliação e achados diagnósticos

Os três testes utilizados para o diagnóstico de síndrome de Cushing são o cortisol sérico, o cortisol urinário e o teste de supressão com dexametasona em baixa dose, com resultados inequivocamente anormais de pelo menos dois desses três exames para estabelecer o diagnóstico de síndrome de Cushing. Se os resultados dos três testes forem normais, o paciente provavelmente não tem síndrome de Cushing (mas pode ter um caso leve, ou as manifestações podem ser cíclicas).

- Teste de supressão com dexametasona noturno para medir o nível plasmático de cortisol (o estresse, a obesidade, a depressão e determinados medicamentos podem elevar, falsamente, os resultados)

- Exames laboratoriais (p. ex., contagem de eosinófilos no sangue, nível sérico de sódio, nível de glicemia, potássio sérico, níveis plasmáticos e urinários); nível de cortisol livre na urina de 24 horas
- Tomografia computadorizada (TC), ultrassonografia (US) ou ressonância magnética (RM) para ajudar a localizar o tecido suprarrenal e a detectar tumores suprarrenais.

Manejo clínico

O tratamento é direcionado à hipófise, visto que a maioria dos casos deve-se a tumores hipofisários, e não a tumores do córtex da suprarrenal.

- A remoção cirúrgica do tumor por hipofisectomia transesfenoidal constitui o tratamento de escolha (com taxa de sucesso de 80%)
- A irradiação da hipófise é bem-sucedida, mas são necessários vários meses para o controle dos sintomas
- A adrenalectomia é realizada em pacientes com hipertrofia suprarrenal primária
- No período pós-operatório, pode ser necessária terapia de reposição temporária com hidrocortisona durante vários meses, até que as glândulas suprarrenais comecem a responder normalmente
- Nos casos em que foi realizada adrenalectomia bilateral, é necessária a reposição dos hormônios do córtex da suprarrenal pelo resto da vida
- Os inibidores enzimáticos suprarrenais (p. ex., metirapona, aminoglutetimida, mitotano, cetoconazol) podem ser utilizados para tumores secretores de ACTH ectópico que não possam ser totalmente removidos; é preciso efetuar monitoramento rigoroso para a função suprarrenal inadequada e os efeitos colaterais
- Quando a síndrome de Cushing resulta da administração de corticosteroides exógenos, deve-se reduzir gradativamente a dose até o nível mínimo ou usar a terapia em dias alternados para tratar doença subjacente.

PROCESSO DE ENFERMAGEM

Paciente com síndrome de Cushing

Avaliação
- Focalizar os efeitos das altas concentrações de hormônios do córtex da suprarrenal sobre o organismo
- Avaliar o nível de atividade do paciente e sua capacidade de realizar atividades rotineiras e de autocuidado

Síndrome de Cushing **703**

- Examinar a pele à procura de traumatismo, infecção, solução de continuidade, equimose e edema
- Observar alterações no aspecto físico e nas respostas do paciente a essas alterações; a família constitui boa fonte de informações sobre o estado emocional do paciente e as alterações em seu aspecto
- Avaliar a função mental do paciente, incluindo humor, resposta às perguntas, depressão e percepção do ambiente.

Diagnóstico

Diagnósticos de enfermagem
- Risco de lesão relacionado com a fraqueza
- Risco de infecção relacionado com a alteração do metabolismo das proteínas e da resposta inflamatória
- Déficit de autocuidado relacionado com a fraqueza, fadiga, debilidade muscular e alterações dos padrões de sono
- Integridade da pele prejudicada, relacionada com edema, cicatrização deficiente e pele fina e frágil
- Distúrbio da imagem corporal relacionado com aspecto físico alterado, comprometimento da função sexual e nível de atividade diminuídos
- Enfrentamento ineficaz relacionado com as flutuações do humor, irritabilidade e depressão.

Problemas colaborativos/complicações potenciais
- Crise addisoniana
- Efeitos adversos da atividade adrenocortical.

Planejamento e metas

As principais metas consistem em diminuição do risco de lesão, diminuição do risco de infecção, elevação na capacidade de realizar atividades de autocuidado, melhora da integridade da pele, melhora da imagem corporal, melhora da função cognitiva e preservação do estado mental e ausência de complicações.

Intervenções de enfermagem

Diminuição do risco de lesão
- Proporcionar ambiente protetor para evitar quedas, fraturas e outras lesões dos ossos e dos tecidos moles
- Fornecer assistência ao paciente fraco na deambulação, a fim de evitar quedas ou colisões contra os móveis
- Recomendar alimentos ricos em proteína, cálcio e vitamina D para minimizar a debilidade muscular e a osteoporose; encaminhar o paciente a um nutricionista para planejamento nutricional.

Diminuição do risco de infecção
- Evitar a exposição desnecessária a outras pessoas com infecções

- Avaliar com frequência a ocorrência de sinais sutis de infecção (os corticosteroides mascaram os sinais de inflamação e infecção).

Preparo do paciente para cirurgia
Monitorar os níveis de glicemia e realizar um exame de fezes para avaliar a presença de sangue oculto, visto que o diabetes melito e a úlcera péptica constituem problemas comuns (ver também "Processo de enfermagem | Paciente no período pré-operatório" em Manejo de enfermagem no período peroperatório, na Seção M).

Incentivo do repouso e da atividade
- Incentivar atividade moderada para evitar as complicações da imobilidade e para promover a autoestima
- Planejar períodos de repouso durante o dia e promover ambiente tranquilo e relaxante para o repouso e o sono.

Promoção da integridade da pele
- Realizar cuidado meticuloso da pele para evitar o traumatismo da pele frágil
- Evitar o uso de esparadrapo, visto que ele pode lacerar e irritar a pele
- Avaliar a pele e as proeminências ósseas com frequência
- Incentivar e ajudar o paciente a mudar, frequentemente, de posição.

Melhora da imagem corporal
- Discutir o impacto que as alterações tiveram no autoconceito do paciente e seu relacionamento com outras pessoas. As principais alterações físicas desaparecerão com o tempo, se for possível tratar a causa da síndrome de Cushing
- O ganho de peso e o edema podem ser modificados por meio de uma dieta com baixo teor de carboidratos e sódio; alto consumo de proteína pode reduzir alguns sintomas desagradáveis.

Melhora da capacidade de enfrentamento
- Explicar ao paciente e à sua família a causa da instabilidade emocional e ajudá-los a enfrentar as oscilações do humor, a irritabilidade e a depressão
- Relatar qualquer comportamento psicótico
- Incentivar o paciente e os familiares a verbalizar seus sentimentos e preocupações.

Monitoramento e manejo de complicações
- No que concerne à hipofunção suprarrenal e à crise addisoniana, monitorar a ocorrência de hipotensão arterial; pulso rápido e fraco; frequência respiratória rápida; palidez; e fraqueza extrema. Registrar os fatores que podem ter levado à crise (p. ex., estresse, traumatismo, cirurgia)
- Administrar líquidos IV e eletrólitos e corticosteroides antes, no decorrer e depois da cirurgia ou tratamento, conforme indicado

- Monitorar a ocorrência de colapso circulatório e choque na crise addisoniana; tratar imediatamente
- Avaliar o estado hidreletrolítico por meio do monitoramento dos valores laboratoriais e peso diário do paciente
- Monitorar o nível de glicemia e relatar qualquer elevação ao médico.

Orientação ao paciente sobre autocuidados
- Fornecer informações verbais e por escrito sobre a síndrome de Cushing ao paciente e à sua família
- Reforçar ao paciente e à sua família que a interrupção abrupta da terapia com corticosteroides, sem supervisão médica, pode resultar em insuficiência suprarrenal e reaparecimento dos sintomas
- Ressaltar a necessidade de manter suprimento adequado de corticosteroides, a fim de evitar sua falta ou omitir uma dose, visto que isso pode resultar em crise addisoniana
- Assegurar que as modificações nutricionais incluam aporte adequado de cálcio, sem aumentar o risco de hipertensão arterial, hiperglicemia e ganho de peso
- Orientar ao paciente e à sua família como monitorar a pressão arterial, os níveis de glicemia e o peso
- Aconselhar o paciente a usar pulseira de alerta médico e a comunicar outros profissionais de saúde (p. ex., dentista) sobre a síndrome de Cushing
- Encaminhar para cuidado domiciliar, conforme indicado, a fim de garantir ambiente seguro que minimize o estresse e o risco de quedas e outros efeitos colaterais
- Enfatizar a importância de um acompanhamento médico regular e certificar-se de que o paciente esteja atento aos efeitos colaterais e tóxicos dos medicamentos
- Lembrar ao paciente e à sua família a importância das atividades de promoção da saúde e da triagem de saúde recomendada, incluindo a realização de densitometria óssea.

Reavaliação

Resultados esperados do paciente
- Diminui o risco de lesão
- Diminui o risco de infecção
- Aumenta a sua participação nas atividades de autocuidado
- Obtém e mantém a integridade da pele
- Consegue melhora da imagem corporal
- Apresenta melhora da função mental
- Não existe complicação.

Para mais informações, ver o Capítulo 52 em Hinkle JL, Cheever KH. (2018). *Brunner and Suddarth's textbook of medical-surgical nursing* (14th ed.). Philadelphia, PA: Lippincott Williams & Wilkins.

Síndrome de Guillain-Barré | Polirradiculoneurite

A síndrome de Guillain-Barré (SGB) refere-se à desmielinização inflamatória autoimune (celular e humoral) dos nervos periféricos. Um evento antecedente (mais frequentemente uma infecção viral que ocorre 1 a 3 semanas antes do surgimento dos sintomas) desencadeia as manifestações clínicas na maioria dos casos. A SGB é mais frequente nos homens entre 16 e 25 anos de idade e depois dos 55 anos. Os resultados de estudos sobre as taxas de recuperação diferem, porém, a maioria indica que 60 a 70% dos pacientes recuperam-se por completo.

Fisiopatologia

A síndrome de Guillain-Barré resulta em desmielinização segmentar rápida e aguda dos nervos periféricos e de alguns nervos cranianos, produzindo fraqueza ascendente com discinesia (incapacidade de executar movimentos voluntários), hiporreflexia e parestesias (dormência). Com o ataque autoimune, observa-se um influxo de macrófagos e outros agentes imunomediados, que atacam a mielina e causam inflamação e destruição, interrupção da condução nervosa e perda axônica. A célula de Schwann (que produz a mielina no sistema nervoso periférico) é preservada na SGB, possibilitando a remielinização na fase de recuperação da doença.

Manifestações clínicas

- As manifestações clínicas clássicas da SGB consistem em arreflexia e fraqueza ascendente; são observadas variações na apresentação da síndrome. A SGB não afeta a função cognitiva e o nível de consciência
- Os sintomas iniciais consistem em fraqueza muscular e diminuição dos reflexos dos membros inferiores; a hiporreflexia e a fraqueza podem progredir para a tetraplegia; a desmielinização dos nervos que inervam o diafragma e os músculos intercostais resultam em insuficiência respiratória neuromuscular
- Os sintomas sensoriais incluem parestesias das mãos e dos pés e dor relacionada com a desmielinização das fibras sensitivas
- A desmielinização do nervo óptico pode levar à cegueira
- A fraqueza muscular bulbar relacionada com a desmielinização dos nervos glossofaríngeo e vago resulta em incapacidade de deglutir ou de eliminar as secreções

- A desmielinização do nervo vago provoca disfunção autônoma, que se manifesta por instabilidade do sistema cardiovascular (taquicardia, bradicardia, hipertensão arterial ou hipotensão ortostática).

Avaliação e achados diagnósticos

- Apresentação clínica (fraqueza simétrica, diminuição dos reflexos e progressão ascendente da fraqueza motora); uma história de infecção viral recente sugere o diagnóstico
- As alterações na capacidade vital e na força inspiratória negativa são avaliadas para identificar a insuficiência respiratória neuromuscular iminente
- São detectados níveis elevados de proteínas na avaliação do líquido cerebrospinal (LCS), sem elevação em outras células
- Os estudos de potenciais evocados demonstram perda progressiva na velocidade de condução nervosa.

Manejo clínico

A SGB é considerada uma emergência médica e o paciente é tratado em uma UTI. Os problemas respiratórios podem exigir terapia respiratória ou ventilação mecânica. A intubação eletiva pode ser implementada antes do início da fadiga extrema dos músculos da respiração; a intubação de emergência pode resultar em disfunção autônoma, e a ventilação mecânica pode ser necessária por um extenso período de tempo. Agentes anticoagulantes e meias de compressão elástica ou botas de compressão sequencial podem ser usados para prevenir a tromboembolia venosa e a embolia pulmonar. Os riscos cardiovasculares impostos pela disfunção autônoma exigem monitoramento eletrocardiográfico (ECG) contínuo.

Terapia farmacológica

- A imunoglobulina intravenosa (IgIV) constitui o medicamento de escolha e pode ser usada para afetar diretamente o nível de anticorpos dirigidos contra a mielina dos nervos periféricos; a plasmaférese (troca de plasma) também é efetiva para o tratamento
- A taquicardia e a hipertensão arterial (causada por disfunção autônoma) são tratadas com medicamentos de ação curta, como os agentes bloqueadores alfa-adrenérgicos. A hipotensão arterial é tratada aumentando-se a quantidade administrada de líquido intravenoso
- Os agentes anticoagulantes e o uso de botas de compressão sequencial são prescritos a fim de prevenir trombose e embolia pulmonar.

Síndrome de Guillain-Barré | Polirradiculoneurite

PROCESSO DE ENFERMAGEM

Paciente com SGB

Avaliação (continuada e crítica)
Monitorar continuamente o paciente quanto à ocorrência de complicações que comportem risco à vida (p. ex., insuficiência respiratória, arritmias cardíacas, tromboembolia venosa [TEV], incluindo trombose venosa profunda [TVP] ou embolia pulmonar [EP]), de modo que possam ser iniciadas as intervenções apropriadas. Avaliar a capacidade de enfrentamento do paciente e de sua família e o uso de estratégias para esse enfrentamento.

Diagnóstico

Diagnósticos de enfermagem
- Troca de gases prejudicada relacionada com a fraqueza rapidamente progressiva e a insuficiência respiratória iminente
- Mobilidade física prejudicada relacionada com a paralisia
- Nutrição desequilibrada, menor do que as necessidades corporais, relacionada com a incapacidade de deglutir
- Comunicação verbal prejudicada relacionada com a disfunção de nervos cranianos
- Medo e ansiedade relacionados com a perda de controle e paralisia.

Problemas colaborativos/complicações potenciais
- Insuficiência respiratória
- Disfunção autônoma.

Planejamento e metas
As principais metas consistem em melhora da função respiratória, aumento da mobilidade, melhora do estado nutricional, comunicação efetiva, diminuição do medo e da ansiedade e ausência de complicações.

Intervenções de enfermagem

Manutenção da função respiratória
- Incentivar o uso da espirometria de incentivo e fornecer fisioterapia respiratória
- Monitorar à procura de alterações na capacidade vital e na força inspiratória negativa; se houver queda da capacidade vital, a ventilação mecânica é necessária (discutir a necessidade potencial de ventilação mecânica com o paciente e a família na admissão, proporcionando tempo para a preparação psicológica e a tomada de decisão)
- Aspiração para manter as vias respiratórias desobstruídas
- Monitorar a pressão arterial e a frequência cardíaca para identificar a ocorrência de disfunção autônoma.

Melhora da mobilidade física
- Realizar exercícios passivos de amplitude de movimento pelo menos 2 vezes/dia; manter os membros paralisados em posições funcionais. Mudar a posição do paciente pelo menos a cada 2 horas e após avaliação
- Administrar o esquema anticoagulante prescrito para evitar a TVE (TVP e EP); ajudar na fisioterapia e nas mudanças de posição; usar meias de compressão elásticas ou botas de compressão sequencial e proporcionar hidratação adequada
- Colocar um acolchoado sobre as proeminências ósseas, como cotovelos e calcanhares, para reduzir o risco de úlceras por pressão.

Fornecimento de nutrição adequada
- Colaborar com a equipe (médico, nutricionista) para atender às necessidades nutricionais e de hidratação do paciente. Fornecer nutrição adequada para evitar a debilidade muscular
- Avaliar os resultados dos exames laboratoriais que possam indicar desnutrição ou desidratação (ambas as condições aumentam o risco de úlceras por pressão)
- Se o paciente tiver íleo paralítico, administrar líquidos intravenosos e nutrição parenteral, conforme prescrição, e monitorar o retorno dos sons intestinais
- Preparar o paciente para a gastrostomia se o paciente não conseguir deglutir, quando indicado
- Avaliar o retorno do reflexo de vômito e dos sons intestinais antes de retomar a nutrição oral.

Melhora da comunicação
- Estabelecer comunicação por meio de leitura dos lábios, uso de cartões com figuras ou piscar do olho
- Colaborar com o fonoaudiólogo, conforme indicado.

Diminuição do medo e da ansiedade
- Encaminhar o paciente e sua família a um grupo de apoio
- Possibilitar e incentivar os familiares a participarem no cuidado físico do paciente após fornecer instruções e suporte
- Fornecer informações ao paciente sobre a doença, ressaltando a avaliação positiva dos recursos de enfrentamento
- Fornecer instruções e incentivar a realização de exercícios de relaxamento e técnicas de distração
- Criar atitude e atmosfera positivas
- Incentivar atividades de diversão para diminuir a solidão e o isolamento. Promover visitas, solicitar aos visitantes ou a voluntários que leiam para o paciente, ouvir música ou livros em áudio e assistir televisão são maneiras de aliviar o sentimento de isolamento do paciente.

710 Síndrome de Guillain-Barré | Polirradiculoneurite

Monitoramento e manejo das complicações potenciais
- Avaliar a função respiratória a intervalos regulares e frequentes; monitorar a frequência respiratória, a qualidade das respirações e a capacidade vital
- Observar a ocorrência de falta de ar enquanto fala, a respiração superficial e irregular, o uso dos músculos acessórios, a ocorrência de taquicardia, tosse fraca e alterações no padrão respiratório
- Monitorar e relatar a ocorrência de arritmias cardíacas (por meio de monitoramento eletrocardiográfico), hipertensão arterial transitória, hipertermia, hipotensão ortostática, TVP, EP e retenção urinária.

Promoção dos cuidados domiciliar, comunitário e de transição
Orientação ao paciente sobre autocuidados
- Fornecer instruções ao paciente e à sua família sobre o distúrbio e seu prognóstico geralmente favorável
- Durante a fase aguda da doença, orientar o paciente e sua família sobre as estratégias que eles podem implementar para minimizar os efeitos da imobilidade e de outras complicações
- Explicar o cuidado do paciente e os papéis dele e da família no processo de reabilitação
- Planejar o cuidado de forma interdisciplinar para a orientação à família e aos cuidadores (enfermeiro, médico, terapeuta ocupacional, fisioterapeuta, fonoaudiólogo e fisioterapeuta respiratório).

Cuidado continuado e de transição
- Fornecer cuidado reabilitador em um programa hospitalar abrangente ou programa ambulatorial, se o paciente tiver possibilidade de se deslocar de carro, ou incentivar programa domiciliar de fisioterapia e terapia ocupacional
- Apoiar o paciente e sua família durante a longa fase de recuperação e promover a participação no retorno das habilidades anteriores
- Lembrar e orientar o paciente e seus familiares sobre a necessidade de promoção de saúde contínua e práticas de triagem.

Reavaliação
Resultados esperados do paciente
- Mantém respirações efetivas e limpeza das vias respiratórias
- Demonstra mobilidade crescente
- Recebe nutrição e hidratação adequadas
- Demonstra recuperação da fala
- Mostra redução do medo e da ansiedade
- Permanece sem complicações.

Para mais informações, ver o Capítulo 69 em Hinkle JL, Cheever KH. (2018). *Brunner and Suddarth's textbook of medical-surgical nursing* (14th ed.). Philadelphia, PA: Lippincott Williams & Wilkins.

Síndrome de imunodeficiência adquirida | Infecção pelo HIV

A síndrome de imunodeficiência adquirida (AIDS) é definida como a forma mais grave de um *continuum* de doenças associadas à infecção pelo vírus da imunodeficiência humana (HIV). O HIV pertence a um grupo de vírus conhecidos como *retrovírus*. Esses vírus transportam seu material genético na forma de ácido ribonucleico (RNA), em lugar do ácido desoxirribonucleico. Ocorre infecção pelo HIV quando o vírus entra na célula (T) CD4$^+$ do hospedeiro e induz a célula a replicar o RNA e proteínas virais, que, por sua vez, invadem outras células CD4$^+$.

O estágio da doença pelo HIV baseia-se na história clínica, no exame físico, nas evidências laboratoriais de disfunção imune, nos sinais e sintomas e em infecções e neoplasias malignas. A definição de caso padrão da AIDS pelos Centers for Disease Control and Prevention (CDC) categoriza a infecção pelo HIV e a AIDS em adultos e adolescentes com base nas condições clínicas associadas à infecção pelo HIV e contagens de células T CD4$^+$. Foram reconhecidos três estágios de estados infectados.

- Estágio 1 ou infecção primária: infecção aguda/recente pelo HIV, síndrome do HIV agudo: acentuada queda das contagens de linfócitos T CD4$^+$ para > 500
- Estágio 2: HIV sintomático: 200 a 499 linfócitos T CD4$^+$/mm^3
- Estágio 3: AIDS: menos de 200 linfócitos T CD4$^+$/mm^3.

Transmissão do HIV

O HIV é transmitido nos líquidos corporais por meio de comportamentos de alto risco, como relação sexual com um parceiro infectado pelo HIV e uso de substâncias IV ou injetáveis. As pessoas que receberam transfusões de sangue ou de hemoderivados contaminados com o vírus HIV, as crianças nascidas de mães com infecção pelo HIV que não fizeram tratamento pré-natal, os lactentes amamentados por mães infectadas pelo HIV e os profissionais de saúde expostos à lesão perfurocortante associada ao paciente infectado também correm risco.

Manifestações clínicas

Os sintomas são disseminados e podem acometer qualquer sistema de órgãos. As manifestações incluem desde anormalidades leves na resposta imune, sem sinais e sintomas francos, até imunossupressão profunda, infecção potencialmente fatal, neoplasia maligna e o efeito direto do HIV sobre os tecidos corporais.

Manifestações respiratórias

- Falta de ar, dispneia, tosse, dor torácica e febre estão associadas a infecções oportunistas, como aquelas causadas por *Pneumocystis jiroveci* (pneumonia por *Pnemocystis* [PPC], a infecção mais comum), *Mycobacterium avium-intracellulare*, citomegalovírus (CMV) e espécies de *Legionella*
- Tuberculose associada ao HIV ocorre precocemente na evolução da infecção pelo HIV, precedendo com frequência o diagnóstico de AIDS.

Manifestações gastrintestinais

- Perda de apetite
- Náuseas e vômitos
- Candidíase oral e esofágica (placas esbranquiçadas, deglutição dolorosa, dor retroesternal e, possivelmente, lesões orais)
- Diarreia crônica, possivelmente com efeitos devastadores (p. ex., perda de peso profunda, desequilíbrios hidreletrolíticos, escoriação da pele perianal, fraqueza e incapacidade de realizar as atividades da vida diária).

Síndrome consumptiva (caquexia)

- Desnutrição energético-proteica multifatorial
- Perda de peso involuntária e pronunciada, de mais de 10% do peso corporal basal
- Diarreia crônica (de mais de 30 dias de duração) ou fraqueza crônica e febre intermitente ou constante documentada, na ausência de qualquer doença concomitante
- Anorexia, diarreia, má absorção gastrintestinal (GI), falta de nutrição e, em alguns pacientes, estado hipermetabólico.

Manifestações oncológicas

Determinados tipos de câncer ocorrem frequentemente em pessoas com AIDS e são considerados condições que definem a AIDS.

- O sarcoma de Kaposi (SK) é a neoplasia maligna mais comum relacionada com HIV, que acomete a camada endotelial dos vasos sanguíneos e linfáticos (exibindo uma evolução variável e agressiva, incluindo desde lesões cutâneas localizadas até doença disseminada acometendo múltiplos sistemas orgânicos)
- Os linfomas de células B constituem a segunda neoplasia maligna mais comum; tendem a se desenvolver fora dos linfonodos, mais

comumente no cérebro, na medula óssea e no trato GI. Geralmente esses tipos de linfoma são de grau mais alto, indicando um crescimento agressivo e resistência ao tratamento
- Pode ocorrer câncer cervical invasivo.

Manifestações neurológicas

Os distúrbios neurocognitivos associados ao HIV consistem em comprometimento cognitivo, que frequentemente é acompanhado de disfunção motora e alteração do comportamento.

- A neuropatia periférica relacionada com o HIV é comum na trajetória da infecção pelo HIV e pode ocorrer em uma variedade de padrões, cujo tipo observado com mais frequência consiste em polineuropatia sensitiva distal (PNSD) ou polineuropatia simétrica distal. A PNSD pode causar dor significativa e diminuição da função
- A encefalopatia pelo HIV (anteriormente designada como *complexo de demência da AIDS*) é uma síndrome clínica que se caracteriza por um declínio progressivo das funções cognitiva, comportamental e motora. Os sintomas consistem em déficits de memória, cefaleia, dificuldade de concentração, confusão progressiva, alentecimento psicomotor, apatia e ataxia e, nos estágios mais avançados, comprometimento cognitivo global, retardo nas respostas verbais, olhar "vazio", paraparesia espástica, hiper-reflexia, psicose, alucinações, tremores, incontinência, convulsões, mutismo e morte
- *Cryptococcus neoformans* é uma infecção fúngica (caracterizada por febre, cefaleia, mal-estar, rigidez de nuca, náuseas, vômitos, alterações do estado mental e convulsões)
- A leucoencefalopatia multifocal progressiva (PML) é um distúrbio desmielinizante do sistema nervoso central (que causa confusão mental, cegueira, afasia, fraqueza muscular, paresia e morte)
- Outras infecções comuns que acometem o sistema nervoso incluem infecções por *Toxoplasma gondii*, CMV e *Mycobacterium tuberculosis*
- As neuropatias centrais e periféricas incluem mielopatia vascular, paraparesia espástica, ataxia e incontinência.

Manifestações depressivas

- As causas de depressão são multifatoriais e podem incluir história de doença mental preexistente, transtornos neuropsiquiátricos, fatores psicossociais e resposta aos sintomas físicos
- Os indivíduos com HIV/AIDS que estão deprimidos podem sentir culpa irracional e vergonha, perda da autoestima, sentimentos de desamparo e inutilidade, bem como ideação suicida.

Manifestações tegumentares

- SK, herpes simples, herpes-zóster e várias formas de dermatite associados a vesículas dolorosas
- Foliculite associada à pele seca e descamativa ou dermatite atópica (eczema ou psoríase).

Manifestações ginecológicas

- A candidíase vaginal persistente ou recorrente pode constituir o primeiro sinal de infecção pelo HIV
- As doenças sexualmente transmissíveis ulcerativas, como o cancroide, a sífilis e o herpes, são mais graves em mulheres com infecção pelo HIV
- O papilomavírus humano provoca verrugas venéreas e constitui fator de risco para a neoplasia intraepitelial cervical, uma alteração celular que frequentemente constitui um precursor para o câncer cervical
- As mulheres com HIV têm probabilidade 10 vezes maior de desenvolver neoplasia intraepitelial cervical
- As mulheres com HIV têm maior incidência de doença inflamatória pélvica e anormalidades menstruais (amenorreia ou sangramento entre os períodos menstruais).

Avaliação e achados diagnósticos

A confirmação da existência de anticorpos anti-HIV é obtida utilizando-se o imunoensaio enzimático (anteriormente ensaio imunoabsorvente ligado à enzima), o ensaio *Western blot* e testes de carga viral como métodos de amplificação de alvos. Além desse ensaio para anticorpos HIV-1, dispõe-se, atualmente, de duas técnicas adicionais: o teste da saliva OraSure® e o teste para anticorpo HIV-1 OraQuick® Rapid.

Manejo clínico

Tratamento das infecções oportunistas

As diretrizes para o tratamento das infecções oportunistas devem ser consultadas para as recomendações mais atuais. A função imune deve melhorar com o início da terapia antirretroviral altamente ativa (HAART, do inglês *highly active antiretroviral therapy*), levando a uma resolução mais rápida da infecção oportunista.

Pneumonia por Pneumocystis

- O sulfametoxazol-trimetoprima (SMZ-TMP) constitui o tratamento de escolha para a PPC; os corticosteroides adjuvantes devem ser iniciados o mais cedo possível (e, certamente, em 72 horas)

- Os esquemas terapêuticos alternativos (para doença leve a moderada) incluem: (1) dapsona e TMP; (2) primaquina mais clindamicina; e (3) suspensão de atovaquona
- Os esquemas terapêuticos alternativos (para doença moderada a grave) incluem: (1) primaquina mais clindamicina ou (2) pentamidina IV
- Os efeitos adversos consistem em hipotensão arterial, comprometimento do metabolismo da glicose, que leva ao desenvolvimento de diabetes melito em decorrência de lesão do pâncreas, lesão renal, disfunção hepática e neutropenia.

Complexo Mycobacterium avium

- Os adultos e adolescentes infectados pelo HIV devem receber quimioprofilaxia contra a doença disseminada causada pelo complexo *Mycobacterium avium* se a contagem de células CD4$^+$ for inferior a 50 células/mcℓ
- Azitromicina e claritromicina constituem os agentes profiláticos preferidos
- Rifabutina é um agente profilático alternativo, embora as interações medicamentosas possam dificultar o uso desse agente.

Meningite criptocócica

- O principal tratamento atual para meningite criptocócica é a anfotericina B IV, com ou sem flucitosina oral (5-FC) ou fluconazol
- Os efeitos adversos potenciais graves da anfotericina B consistem em anafilaxia, comprometimento renal e hepático, distúrbios eletrolíticos, anemia, febre e calafrios intensos.

Retinite por citomegalovírus

- O valganciclovir oral, o ganciclovir IV, o ganciclovir IV seguido de valganciclovir oral, o foscarnete IV, o cidofovir IV e o implante intraocular de ganciclovir associado a valganciclovir constituem tratamentos efetivos para a retinite por CMV
- Uma reação adversa comum ao ganciclovir é a neutropenia grave, que limita o uso concomitante de zidovudina (azidotimidina)
- As reações adversas comuns ao foscarnete consistem em nefrotoxicidade, incluindo lesão renal aguda, e distúrbios eletrolíticos, incluindo hipocalcemia, hiperfosfatemia e hipomagnesemia, que podem comportar risco à vida
- Outros efeitos adversos comuns incluem convulsões, distúrbios do trato GI, anemia, flebite no local de infecção e lombalgia

- A possível supressão da medula óssea (produzindo diminuição nas contagens de leucócitos e plaquetas), a candidíase oral e o comprometimento hepático e renal exigem monitoramento rigoroso.

Outras infecções

O aciclovir, o fanciclovir ou o valaciclovir por via oral podem ser utilizados para o tratamento de infecções causadas por herpes simples ou herpes-zóster. A candidíase esofágica ou oral é tratada topicamente, com pastilhas orais de clotrimazol ou suspensão de nistatina. A infecção refratária crônica com candidíase ou comprometimento esofágico é tratada com cetoconazol ou fluconazol.

Prevenção das infecções oportunistas

- Os indivíduos com infecção pelo HIV que apresentam contagem de células T inferior a 200 células/mm^3 devem receber quimioprofilaxia com SMZ-TMP para evitar a PPC
- A profilaxia da PPC pode ser interrompida com segurança em paciente que esteja respondendo à HAART com aumento sustentado na contagem de linfócitos T.

Terapia antidiarreica

A terapia com acetato de octreotida, um análogo sintético da somatostatina, demonstrou-se efetiva no tratamento da diarreia crônica grave.

Quimioterapia

Sarcoma de Kaposi

- As metas do tratamento consistem em reduzir os sintomas, diminuindo o tamanho das lesões cutâneas, reduzir o desconforto associado ao edema e às ulcerações e controlar os sintomas associados ao comprometimento mucoso e visceral
- A radioterapia mostra-se efetiva como medida paliativa; a interferona-alfa pode levar a regressão do tumor e melhora da função do sistema imune
- A IFN-alfa-2b foi aprovada para uso no SK relacionado com a AIDS.

Linfoma

O tratamento bem-sucedido dos linfomas relacionados com a AIDS tem sido limitado em virtude da rápida progressão dessas neoplasias malignas. Os esquemas combinados de quimioterapia e radioterapia podem produzir uma resposta inicial; todavia, essa resposta geralmente é de curta duração.

Terapia antidepressiva

- O tratamento da depressão envolve psicoterapia integrada com farmacoterapia (antidepressivos [p. ex., imipramina, desipramina e fluoxetina] e, possivelmente, um psicoestimulante [p. ex., metilfenidato])
- A terapia eletroconvulsiva pode constituir uma opção para pacientes que apresentem depressão grave e que não respondam às intervenções farmacológicas.

Terapia nutricional

É importante ter uma dieta saudável individualizada para atender às necessidades nutricionais do paciente.

- Devem-se obter as contagens de calorias para avaliar o estado nutricional e iniciar a terapia apropriada para pacientes que apresentem perda de peso inexplicada
- Podem ser utilizados estimulantes do apetite em pacientes com anorexia relacionada com a AIDS
- Podem ser utilizados suplementos orais para suplementar dietas deficientes em calorias e proteína
- Os pacientes que apresentam diarreia devem consumir uma dieta com baixo teor de gordura, fibra insolúvel e cafeína, isenta de lactose e rica em fibras solúveis.

Modalidades alternativas e complementares (MAC)

- Alguns pacientes podem ter interesse em usar terapias alternativas e complementares, como humor, fitoterápicos, acupuntura, meditação, massagem ou ioga. Essas terapias podem ser consideradas muito importantes para o paciente e devem ser consideradas de acordo com a perspectiva do paciente
- O paciente deve relatar ao médico quaisquer formas de terapias alternativas em uso a fim de assegurar que elas não interfiram em outras formas de tratamento realizado
- É importante que o paciente se familiarize com os efeitos potenciais das terapias alternativas, de modo que seja possível identificar a ocorrência de interações medicamentosas.

Cuidados de suporte

- O suporte nutricional pode ser tão simples quanto fornecer ajuda na obtenção ou na preparação das refeições
- Pode ser necessária alimentação parenteral para os casos de comprometimento nutricional avançado em decorrência de ingestão diminuída, síndrome consuntiva ou má absorção gastrintestinal
- Pode-se realizar uma reposição hidreletrolítica IV para desequilíbrios causados por náuseas, vômitos e diarreia profusa
- O manejo da escoriação da pele perianal ou da imobilidade exige cuidado cutâneo completo e meticuloso, envolvendo mudanças regulares de posição, limpeza e aplicações de pomadas prescritas e curativos
- O manejo dos sintomas pulmonares pode incluir oxigenoterapia, treinamento de relaxamento e técnicas de conservação de energia.

PROCESSO DE ENFERMAGEM

Paciente com HIV/AIDS

Avaliação

Identificar os fatores de risco potenciais, incluindo práticas sexuais e história de uso de substâncias IV/injetáveis. Avaliar o estado físico e psicológico do paciente. Explorar por completo os fatores que afetam o funcionamento do sistema imune.

Estado nutricional

- Obter história nutricional
- Identificar os fatores passíveis de interferir na ingestão oral, como anorexia, náuseas, vômitos, dor oral ou dificuldade na deglutição
- Avaliar a capacidade de o paciente comprar e preparar o alimento
- Medir o estado nutricional por meio do peso, medidas antropométricas (prega do tríceps), níveis sanguíneos de ureia e níveis séricos de proteína, albumina e transferrina.

Integridade da pele

- Inspecionar diariamente a pele e as mucosas quanto à ocorrência de solução de continuidade, ulceração e infecção
- Monitorar a cavidade oral quanto à existência de rubor, ulcerações e placas branco-cremosas (candidíase)
- Avaliar a área perianal à procura de escoriações e infecção
- Obter culturas das feridas para identificar os microrganismos infecciosos.

Síndrome de imunodeficiência adquirida | Infecção pelo HIV **719**

Estado respiratório
- Monitorar o paciente quanto à ocorrência de tosse, produção de escarro, falta de ar, ortopneia, taquipneia e dor torácica; avaliar os sons respiratórios
- Avaliar outros parâmetros da função pulmonar (radiografias de tórax, gasometria arterial [GA], oximetria de pulso e provas de função pulmonar).

Estado neurológico
- Avaliar o estado mental o mais cedo possível para obter valores de referência. Determinar o nível de consciência e a orientação do paciente quanto a pessoas, espaço e tempo, bem como a ocorrência de lapsos de memória
- Examinar o paciente à procura de déficits sensoriais, como alterações visuais, cefaleia e dormência e formigamento dos membros
- Observar o paciente quanto à existência de comprometimento motor, como alteração da marcha, paresia ou paralisia
- Observar a ocorrência de atividade convulsiva.

Equilíbrio hidreletrolítico
- Examinar a pele e as mucosas quanto a turgor e ressecamento
- Avaliar a existência de desidratação, observando a ocorrência de aumento da sede, diminuição do débito urinário, hipotensão arterial, pulso rápido e fraco ou densidade urinária específica
- Monitorar os distúrbios eletrolíticos. (Os exames laboratoriais revelam baixos níveis séricos de sódio, potássio, cálcio, magnésio e cloreto.)
- Avaliar os sinais e sintomas de déficits eletrolíticos, incluindo alteração do estado mental, contrações musculares, cãibras musculares, pulso irregular, náuseas, vômitos e respirações superficiais.

Nível de conhecimento
- Avaliar o nível de conhecimento do paciente acerca da doença e sua transmissão
- Avaliar o nível de conhecimento da família e dos amigos
- Explorar a reação do paciente ao diagnóstico de infecção pelo HIV ou AIDS
- Explorar as maneiras pelas quais o paciente lidou com a doença e os principais estressores da vida no passado
- Identificar os recursos do paciente para suporte.

Diagnóstico
Diagnósticos de enfermagem
- Integridade da pele prejudicada relacionada com as manifestações cutâneas da infecção pelo HIV, escoriações e diarreia
- Diarreia relacionada com patógenos entéricos ou infecção pelo HIV
- Risco de infecção relacionado com imunodeficiência
- Intolerância à atividade relacionada com fraqueza, fadiga, desnutrição, comprometimento do equilíbrio hidreletrolítico e hipoxia caracterizada por infecções pulmonares

720 Síndrome de imunodeficiência adquirida | Infecção pelo HIV

- Confusão mental relacionada com redução do tempo de atenção, comprometimento da memória e desorientação associada à encefalopatia pelo HIV
- Troca de gases prejudicada relacionada com infecção, aumento das secreções brônquicas e capacidade diminuída de tossir em consequência de fraqueza e fadiga
- Dor aguda e crônica relacionada com o comprometimento da integridade da pele perianal em consequência de diarreia, SK e neuropatia periférica
- Nutrição desequilibrada: aporte menor do que as necessidades corporais, relacionada com a diminuição do aporte oral
- Interação social prejudicada relacionada com o estigma da doença, esquiva dos sistemas de apoio, procedimentos de isolamento e medo de infectar outras pessoas
- Pesar relacionado com as mudanças no estilo de vida e papéis e com o prognóstico desfavorável
- Conhecimento deficiente relacionado com a infecção pelo HIV, meios de evitar a transmissão do HIV e autocuidado.

Problemas colaborativos/complicações potenciais
- Infecções oportunistas
- Comprometimento da respiração ou insuficiência respiratória
- Síndrome consumptiva e distúrbio hidreletrolítico
- Reação adversa aos medicamentos.

Planejamento e metas
As metas para o paciente podem consistir em obtenção e manutenção da integridade da pele, retorno dos padrões intestinais habituais, ausência de infecção, melhora da tolerância às atividades, melhora dos processos de pensamento, melhora da limpeza das vias respiratórias, maior conforto, melhora do estado nutricional, aumento da socialização, expressão do pesar, maior conhecimento sobre a prevenção da doença e autocuidado e ausência de complicações.

Intervenções de enfermagem
Promoção da integridade da pele
- Avaliar a pele e a mucosa oral à procura de alterações no aspecto físico, localização e tamanho das lesões e evidências de infecção e solução de continuidade; incentivar cuidado oral regular
- Incentivar o paciente a ter equilíbrio entre repouso e mobilidade, sempre que possível; ajudar os pacientes imóveis a mudarem de posição a cada 2 horas
- Utilizar dispositivos como colchão pneumático com pressão alternada e leitos com baixa perda de ar
- Incentivar o paciente a evitar coçar, a usar sabonetes não abrasivos e não ressecantes e a aplicar hidratantes da pele sem perfume sobre a pele seca;

Síndrome de imunodeficiência adquirida | Infecção pelo HIV

administrar agentes antipruriginosos, antibióticos, agentes analgésicos, loções medicadas, pomadas e curativos, conforme prescrição; evitar o uso excessivo de esparadrapo
- Manter as roupas de cama sem dobras e evitar o uso de roupas apertadas ou restritivas para reduzir o atrito da pele
- Aconselhar o paciente com lesões nos pés a usar meias de algodão e calçados que não provoquem transpiração dos pés
- Avaliar a região perianal do paciente à procura de comprometimento da integridade da pele e infecção. Orientar o paciente a manter a área a mais limpa possível, a realizar a higiene depois de cada evacuação, a tomar banhos de assento ou efetuar uma irrigação e secar por completo a pele após a limpeza
- Ajudar o paciente debilitado na manutenção das práticas higiênicas
- Promover a cicatrização com pomadas tópicas e loções, conforme prescrição.

Promoção dos padrões intestinais habituais
- Avaliar os padrões intestinais quanto à ocorrência de diarreia (frequência e consistência das fezes, dor ou cólica com as evacuações)
- Avaliar os fatores que aumentam a frequência da diarreia
- Medir e documentar o volume de fezes líquidas, bem como a perda de volume de líquido; obter culturas de fezes. Monitorar os resultados
- Orientar o paciente sobre as maneiras de diminuir a diarreia (repouso do intestino, evitar o consumo de alimentos que atuem como irritantes intestinais, incluindo frutas e vegetais crus); incentivar refeições pequenas e frequentes
- Administrar os medicamentos prescritos, como agentes anticolinérgicos, antiespasmódicos ou opioides, antibióticos e agentes antifúngicos
- Avaliar as estratégias de autocuidado usadas pelo paciente para controlar a diarreia.

Prevenção da infecção
- Orientar o paciente e os cuidadores a monitorarem os sinais e sintomas de infecção. Recomendar estratégias para evitar a ocorrência de infecção (infecções das vias respiratórias superiores)
- Monitorar os resultados dos exames laboratoriais que indicam a existência de infecção, como contagem de leucócitos e contagem diferencial; ajudar na obtenção de amostras de cultura, conforme prescrição
- Incentivar fortemente o paciente e parceiros sexuais a evitarem a exposição a líquidos corporais e a utilizar preservativos para qualquer atividade sexual
- Desencorajar fortemente o uso de drogas IV e injetáveis em decorrência do risco de outras infecções e de transmissão da infecção pelo HIV ao paciente
- Manter técnica asséptica estrita para procedimentos invasivos.

Alerta de enfermagem | Qualidade e segurança

Seguir as precauções universais no cuidado de todos os pacientes. Orientar colegas e outros profissionais de saúde a manterem as precauções necessárias com sangue e todos os líquidos corporais, secreções e excreções, exceto o suor (p. ex., líquido cerebrospinal; líquidos sinovial, pleural, peritoneal, pericárdico, amniótico e vaginal; sêmen). Considerar todos os líquidos corporais como potencialmente perigosos em situações de emergência, quando é difícil diferenciar os tipos de líquidos.

MELHORA DA TOLERÂNCIA À ATIVIDADE
- Monitorar a capacidade de o paciente deambular e realizar as atividades da vida diária
- Ajudar no planejamento das rotinas diárias para manter equilíbrio entre atividade e repouso
- Orientar o paciente sobre técnicas de conservação da energia (p. ex., sentar enquanto se lava ou enquanto prepara uma refeição)
- Diminuir a ansiedade que contribui para a fraqueza e a fadiga, utilizando medidas como relaxamento e visualização orientada
- Colaborar com outros membros da equipe de saúde para revelar e abordar fatores associados à fadiga (p. ex., epoetina alfa para fadiga relacionada com anemia).

MANUTENÇÃO DA COERÊNCIA DOS PROCESSOS DE PENSAMENTO
- Avaliar o paciente quanto à existência de alterações do estado mental
- Reorientar o paciente quanto a pessoas, espaço e tempo, se necessário; manter e fornecer horário diário regular
- Fornecer instruções e orientar a família a falar com o paciente de maneira lenta, simples e clara
- Providenciar luzes noturnas para o quarto e para o banheiro. Planejar atividades de lazer seguras que o paciente apreciava anteriormente.

Alerta de enfermagem | Qualidade e segurança

Proporcionar supervisão contínua durante as 24 horas do dia, quando necessário, para pacientes com encefalopatia pelo HIV.

MELHORA DA DESOBSTRUÇÃO DAS VIAS RESPIRATÓRIAS
- Avaliar, ao menos diariamente, estado respiratório, estado mental e cor da pele do paciente
- Avaliar e documentar a existência de tosse e a quantidade e características do escarro, e enviar uma amostra para análise, conforme solicitado
- Providenciar a fisioterapia respiratória, como tosse, respiração profunda, drenagem postural, percussão e vibração, a cada 2 horas, a fim de evitar a estase das secreções e promover a desobstrução das vias respiratórias

Síndrome de imunodeficiência adquirida | Infecção pelo HIV

- Ajudar o paciente a assumir uma posição (como a posição de Fowler alta ou semi-Fowler) que facilite a respiração e a desobstrução das vias respiratórias
- Incentivar o repouso adequado para minimizar o gasto de energia e evitar a fadiga
- Avaliar a hidratação do paciente; incentivar o consumo diário de 3 ℓ
- Providenciar oxigenoterapia, aspiração, auxiliar no suporte ventilatório (intubação e ventilação mecânica), quando necessário.

Alívio da dor e do desconforto
- Avaliar o paciente quanto a qualidade e intensidade da dor associada ao comprometimento da integridade da pele perianal, lesões do SK e neuropatia periférica
- Explorar os efeitos da dor sobre a eliminação, a nutrição, o sono, o afeto e a comunicação, juntamente com os fatores de exacerbação e de alívio
- Incentivar o paciente a utilizar almofadas macias ou acolchoados de espuma quando na posição sentada, bem como anestésicos tópicos ou pomadas, conforme prescrição
- Orientar o paciente a evitar o consumo de alimentos que atuem como irritantes e a usar agentes antiespasmódicos e medicamentos antidiarreicos, quando necessário
- Administrar agentes anti-inflamatórios não esteroides e opioides, e usar abordagens não farmacológicas, como técnicas de relaxamento
- Administrar opioides e antidepressivos tricíclicos, e usar meias de compressão elásticas recomendadas, conforme prescrição, para ajudar a aliviar a dor neuropática.

Melhora do estado nutricional
- Avaliar o peso do paciente; o aporte nutricional; as medidas antropométricas e os níveis séricos de albumina, ureia, proteína e transferrina
- Com base na avaliação dos fatores que interferem na ingestão oral, implementar medidas específicas para facilitar a ingestão oral; consultar um nutricionista para determinar as necessidades nutricionais do paciente
- Administrar medicamentos antieméticos prescritos para controlar as náuseas e os vômitos; incentivar o paciente a consumir alimentos fáceis de deglutir e evitar alimentos condimentados ou espessos, bem como alimentos excessivamente quentes ou frios; incentivar a higiene oral antes e depois das refeições
- Incentivar o repouso antes das refeições; não agendar refeições após procedimentos dolorosos ou desagradáveis
- Orientar o paciente sobre as maneiras de suplementar o valor nutricional das refeições (p. ex., acrescentar ovos, manteiga, leite)
- Fornecer alimentação enteral ou parenteral, quando indicado, para manter o estado nutricional.

724 Síndrome de imunodeficiência adquirida | Infecção pelo HIV

Diminuição da sensação de isolamento social
- Proporcionar atmosfera de aceitação e compreensão para pacientes com AIDS, suas famílias e parceiros
- Avaliar o nível habitual de interação social do paciente precocemente, a fim de obter um valor de referência para monitorar a ocorrência de qualquer alteração do comportamento
- Incentivar o paciente a expressar sentimentos de isolamento e solidão; assegurar ao paciente que esses sentimentos não são únicos nem anormais
- Orientar o paciente, sua família e amigos sobre o fato de que a AIDS não se dissemina por contato casual.

Enfrentamento do pesar
- Ajudar o paciente a explorar e a identificar os recursos de apoio e os mecanismos de enfrentamento
- Incentivar o paciente a manter contato com a família, amigos e colegas de trabalho e a realizar as atividades habituais, sempre que possível
- Incentivar o paciente a participar de grupos de apoio para AIDS e a identificar perdas e lidar com elas, quando possível.

Melhora do conhecimento sobre o HIV
- Orientar o paciente e sua família sobre a infecção pelo HIV, os meios de prevenção da transmissão do HIV e as medidas apropriadas de autocuidado
- Orientar o paciente acerca do propósito dos medicamentos, sua administração correta, efeitos colaterais e estratégias para controlar ou prevenir os efeitos colaterais
- Certificar-se de que o paciente evite o contato com outras pessoas que apresentem infecções ativas, como infecções das vias respiratórias superiores.

Monitoramento e manejo das complicações potenciais
- Infecções oportunistas: monitorar quanto à ocorrência de febre, mal-estar, dificuldade na respiração, náuseas, vômitos, diarreia, dificuldade de deglutição e qualquer outra manifestação de edema ou secreção. Esses sintomas devem ser relatados imediatamente ao médico
- Insuficiência respiratória e comprometimento da respiração: monitorar os valores da GA, saturação de oxigênio, frequência e padrão respiratórios e sons respiratórios; providenciar aspiração e oxigenoterapia; ajudar o paciente na ventilação mecânica para enfrentar o estresse associado
- Caquexia e debilidade e distúrbios hidreletrolíticos: monitorar o ganho ou a perda de peso, o turgor e o ressecamento da pele, os níveis de ferritina, a hemoglobina, o hematócrito e os níveis de hemoglobina. Ajudar o paciente a escolher alimentos que forneçam reposição dos eletrólitos. Iniciar as medidas para controlar a diarreia. Administrar líquidos IV, eletrólitos, conforme prescrição

- Efeitos colaterais dos medicamentos: fornecer informações sobre a finalidade dos medicamentos, sua administração, efeitos colaterais (aqueles que devem ser relatados ao médico) e estratégias para controlar ou prevenir os efeitos colaterais. Monitorar os resultados dos exames laboratoriais.

Promoção dos cuidados domiciliar, comunitário e de transição
Orientação ao paciente sobre autocuidados
- Discutir minuciosamente a doença e todos os medos e conceitos errôneos; orientar o paciente, família e amigos sobre a transmissão da AIDS
- Discutir as precauções para evitar a transmissão do HIV: utilizar preservativos durante a relação vaginal ou anal; utilizar uma proteção dental ou evitar o contato oral com o pênis, a vagina ou o reto; evitar práticas sexuais que possam cortar ou lacerar o revestimento do reto, da vagina ou do pênis; e evitar o contato sexual com múltiplos parceiros, indivíduos HIV-positivos, os que fazem uso de substâncias injetáveis e aqueles que sejam parceiros sexuais de indivíduos que fazem uso de substâncias injetáveis
- Orientar o paciente e sua família sobre como evitar a transmissão da doença, incluindo higiene das mãos e métodos de manuseio seguro de objetos sujos com líquidos orgânicos
- Orientar o paciente a não doar sangue
- Ressaltar a importância de ingerir os medicamentos, conforme prescrição. Ajudar o paciente e os cuidadores a adaptarem o esquema de medicamentos em suas vidas
- Orientar o paciente na administração dos medicamentos, incluindo preparações IV
- Orientar o paciente sobre diretrizes de controle da infecção, cuidado de acompanhamento, dieta, repouso e atividades
- Orientar o paciente e sua família sobre como administrar alimentação enteral ou parenteral, quando aplicável
- Oferecer apoio e orientação no enfrentamento dessa doença.

Cuidado continuado e de transição
- Encaminhar o paciente e sua família para o serviço de atendimento domiciliar ou cuidados paliativos para apoio físico e emocional
- Ajudar a família e os cuidadores a efetuarem o cuidado de apoio
- Ajudar o paciente na administração dos antibióticos parenterais, quimioterapia, nutrição, cuidado de feridas complicadas e cuidado respiratório
- Fornecer apoio emocional ao paciente e à sua família
- Encaminhar o paciente para programas comunitários, assistência nos serviços domésticos, refeições, transporte, compras, terapia individual ou de grupo, apoio para cuidadores, redes de telefones para o paciente confinado em casa e assistência legal e financeira
- Incentivar o paciente e a família a discutirem as decisões de fase terminal.

Reavaliação

RESULTADOS ESPERADOS DO PACIENTE
- Mantém a integridade da pele
- Retoma os hábitos intestinais habituais
- Não apresenta infecções
- Mantém o nível adequado de tolerância às atividades
- Mantém os processos habituais de pensamento
- Mantém desobstrução efetiva das vias respiratórias
- Apresenta maior sensação de conforto e menos dor
- Mantém estado nutricional adequado
- Apresenta menor sensação de isolamento social
- Progride pelo processo de pesar
- Relata maior compreensão da AIDS e participa nas atividades de autocuidado, quando possível
- Permanece sem complicações.

Para mais informações, ver o Capítulo 36 em Hinkle JL, Cheever KH. (2018). *Brunner and Suddarth's textbook of medical-surgical nursing* (14th ed.). Philadelphia, PA: Lippincott Williams & Wilkins.

Síndrome de secreção inapropriada de hormônio antidiurético

A secreção excessiva de hormônio antidiurético (ADH) pela hipófise, mesmo quando ocorre osmolalidade sérica subnormal, é conhecida como *síndrome de secreção inapropriada de hormônio antidiurético* (SIADH). Os pacientes com SIADH não podem excretar urina diluída ou retêm líquidos e, subsequentemente, desenvolvem deficiência de sódio, conhecida como *hiponatremia dilucional*. A SIADH frequentemente é de origem não endócrina; por exemplo, a síndrome pode ocorrer em paciente com carcinoma broncogênico, em que as células pulmonares malignas sintetizam e liberam ADH. Outras causas incluem pneumonia grave, pneumotórax, outros distúrbios dos pulmões e tumores malignos que acometem outros órgãos. Acredita-se que os distúrbios do sistema nervoso central (traumatismo cranioencefálico, cirurgia ou tumor cerebral ou infecção) produzam SIADH por meio de estimulação direta da hipófise. Alguns medicamentos (vincristina, agentes diuréticos, fenotiazinas, antidepressivos tricíclicos) e a nicotina foram implicados na SIADH. Esses medicamentos estimulam diretamente a hipófise ou aumentam a sensibilidade dos túbulos renais ao ADH circulante.

Manejo clínico

A SIADH geralmente é tratada pela eliminação da causa subjacente (se possível) e restrição do consumo de líquidos. Os diuréticos são utilizados com restrição hídrica para o tratamento da hiponatremia grave. Diuréticos como a furosemida podem ser usados com restrição hídrica quando da existência de hiponatremia grave.

Manejo de enfermagem

- Monitorar equilíbrio hídrico, peso diário, bioquímica da urina e do sangue e estado neurológico do paciente
- Proporcionar medidas de apoio e fornecer explicações sobre os procedimentos e tratamentos para ajudar o paciente a lidar com esse distúrbio.

Para mais informações, ver o Capítulo 52 em Hinkle JL, Cheever KH. (2018). *Brunner and Suddarth's textbook of medical-surgical nursing* (14th ed.). Philadelphia, PA: Lippincott Williams & Wilkins.

Síndrome hiperosmolar hiperglicêmica

A síndrome hiperosmolar hiperglicêmica (SHH) é um distúrbio metabólico que resulta de uma deficiência relativa de insulina, desencadeada por uma doença ou estressor fisiológico (p. ex., infecção, cirurgia, doença cerebrovascular ou infarto agudo do miocárdio [IAM]) que elevam a demanda de insulina.

Essa condição ocorre, mais frequentemente, em idosos (50 a 70 anos de idade) sem história conhecida de diabetes melito ou que apresentam diabetes tipo 2. O desenvolvimento agudo do distúrbio pode ser atribuído a algum evento desencadeante, como doença aguda (p. ex., pneumonia, acidente vascular encefálico [AVE]) ou medicamentos (p. ex., tiazídicos) que exacerbam a hiperglicemia ou tratamentos, como a diálise.

Fisiopatologia

A SHH é uma condição grave em que a hiperglicemia e a hiperosmolaridade predominam, com alterações da consciência (sensação de consciência). A cetose é mínima ou está ausente. O defeito bioquímico básico consiste na falta de insulina efetiva (resistência à insulina). A hiperglicemia persistente provoca diurese osmótica, que resulta em perdas de água e de eletrólitos. Embora não haja insulina suficiente para impedir a glicemia, a pequena quantidade de insulina presente é suficiente para evitar a degradação dos lipídios.

Síndrome hiperosmolar hiperglicêmica

Manifestações clínicas

- História de poliúria de vários dias a semanas de duração, com aporte adequado de líquidos
- Hipotensão arterial, taquicardia
- Desidratação profunda (mucosas secas, turgor cutâneo deficiente)
- Sinais neurológicos variáveis (alteração da consciência, convulsões, hemiparesia).

Avaliação e achados diagnósticos

- Exames laboratoriais, incluindo nível de glicemia, eletrólitos, ureia, hemograma completo, osmolalidade sérica e gasometria arterial (GA)
- Quadro clínico de desidratação grave.

Manejo clínico

O tratamento global da SHH assemelha-se ao da cetoacidose diabética (CAD): líquidos, eletrólitos e insulina. Como os pacientes com SHH geralmente são idosos, é importante proceder a um monitoramento rigoroso do estado de volume e dos eletrólitos para evitar a ocorrência de sobrecarga hídrica, insuficiência cardíaca e arritmias cardíacas. O tratamento com líquido é iniciado com cloreto de sódio ou NaCl a 0,9% (soro fisiológico) ou cloreto de sódio a 0,45% (soro fisiológico a 0,45%), dependendo do nível de sódio do paciente e da gravidade da depleção de volume. O monitoramento da pressão venosa central ou hemodinâmica orienta a reposição de líquidos. Acrescenta-se o potássio prescrito aos líquidos IV quando o débito urinário está adequado, sendo sua administração orientada pelo monitoramento contínuo do eletrocardiograma (ECG) e pelas determinações laboratoriais frequentes do potássio. A insulina geralmente é administrada em uma velocidade baixa contínua para tratar a hiperglicemia, e acrescenta-se dextrose aos líquidos de reposição quando o nível de glicemia diminui para 250 a 300 mg/dℓ. Outras modalidades terapêuticas são determinadas pela doença subjacente e pelos resultados da avaliação clínica e laboratorial contínua; o tratamento é mantido até a correção das anormalidades metabólicas; podem ser necessários 3 a 5 dias para a resolução dos sintomas neurológicos.

Manejo de enfermagem

Ver "Manejo de enfermagem" em Diabetes melito, na Seção D, e "Processo de enfermagem | Paciente com CAD" em Cetoacidose diabética, na Seção C, para informações mais detalhadas.

- Avaliar os sinais vitais, o estado hídrico e os resultados laboratoriais. O estado hídrico e o débito urinário são rigorosamente monitorados

em razão do alto risco de insuficiência renal secundária à desidratação grave
- O nível de glicemia deve ser verificado a cada hora
- Como a SHH tende a ocorrer em pacientes idosos, devem-se considerar as alterações fisiológicas que aparecem com o envelhecimento
- É importante efetuar uma avaliação cuidadosa das funções cardiovascular, pulmonar e renal durante as fases aguda e de recuperação da SHH.

Para mais informações, ver o Capítulo 51 em Hinkle JL, Cheever KH. (2018). *Brunner and Suddarth's textbook of medical-surgical nursing* (14th ed.). Philadelphia, PA: Lippincott Williams & Wilkins.

Síndrome nefrítica aguda

A síndrome nefrítica aguda é a manifestação clínica da inflamação glomerular. A glomerulonefrite refere-se a uma inflamação dos capilares glomerulares, que pode ocorrer nas formas aguda e crônica.

Fisiopatologia

Os complexos de antígeno-anticorpo formados no sangue são aprisionados nos glomérulos, estimulando a inflamação e produzindo lesão renal. A glomerulonefrite também pode ocorrer após o impetigo (infecção da pele) e infecções virais agudas (infecções das vias respiratórias superiores, caxumba, vírus varicela-zóster, vírus Epstein-Barr, hepatite B e infecção pelo HIV).

Manifestações clínicas

- As principais características de apresentação de uma inflamação glomerular aguda consistem em hematúria, edema, azotemia, que se refere a uma concentração anormal de produtos de degradação nitrogenados no sangue, e proteinúria ou excesso de proteína na urina (a urina pode exibir uma coloração escura)
- Verifica-se a existência de algum grau de edema e hipertensão arterial na maioria dos pacientes
- Os níveis de ureia no sangue e os níveis séricos de creatinina podem aumentar à medida que o débito urinário diminui; pode ocorrer anemia
- Na forma mais grave da doença, podem ocorrer cefaleia, mal-estar e dor no flanco
- Os pacientes idosos podem apresentar sobrecarga circulatória: dispneia, veias ingurgitadas no pescoço, cardiomegalia e edema pulmonar.

Síndrome nefrítica aguda

Avaliação e achados diagnósticos

- A principal manifestação de apresentação consiste em hematúria microscópica ou macroscópica
- Os pacientes com nefropatia por IgA apresentam nível sérico elevado de IgA e níveis baixos a normais de complemento
- A microscopia eletrônica e a análise por imunofluorescência ajudam a identificar a natureza da lesão; todavia, pode ser necessária a realização de biopsia renal para o diagnóstico definitivo.

Manejo clínico

O manejo consiste, principalmente, em controlar os sintomas, tentar preservar a função renal e tratar imediatamente as complicações. O tratamento pode incluir corticosteroides, manejo da hipertensão arterial e controle da proteinúria. A terapia farmacológica depende da etiologia da glomerulonefrite aguda. Se houver suspeita de infecção estreptocócica residual, a penicilina constitui o agente de escolha; todavia, outros antibióticos podem ser prescritos. A proteína nutricional é restrita se houver desenvolvimento de insuficiência renal e retenção de nitrogênio (nível elevado de ureia). O sódio é restrito quando o paciente apresenta hipertensão arterial, edema e insuficiência cardíaca.

Manejo de enfermagem

Embora os pacientes com glomerulonefrite aguda não complicada sejam cuidados, em sua maioria, como pacientes ambulatoriais, o cuidado de enfermagem é importante em todos os cenários de atenção à saúde.

Cuidado hospitalar

- Fornecer carboidratos ao paciente para proporcionar energia e reduzir o catabolismo das proteínas
- Medir cuidadosamente e registrar o equilíbrio hídrico; repor os líquidos prescritos com base nas perdas hídricas e no peso corporal diário do paciente
- Orientar o paciente sobre o processo patológico e fornecer explicações sobre os exames laboratoriais e outros exames complementares
- Preparar o paciente para o autocuidado seguro e efetivo em domicílio.

Promoção dos cuidados domiciliar, comunitário e de transição
Orientação ao paciente sobre autocuidados

- Orientar o paciente sobre o manejo dos sintomas e o monitoramento das complicações

- Rever as restrições de líquidos e alimentos com o paciente para evitar o agravamento do edema e da hipertensão arterial
- Orientar o paciente, verbalmente (e por escrito), a comunicar o médico se aparecerem sintomas de lesão renal (p. ex., fadiga, náuseas, vômitos, diminuição do débito cardíaco) ou ao primeiro sinal de qualquer infecção.

Cuidado continuado e de transição
- Ressaltar a importância das avaliações de acompanhamento da pressão arterial, exame de urina para proteína e níveis de ureia e creatinina sérica para determinar se houve evolução da doença
- Encaminhar o paciente para cuidado domiciliar, quando indicado, a fim de avaliar a evolução da doença e detectar sinais e sintomas precoces de insuficiência renal
- Rever com o paciente a dose, as ações desejadas e os efeitos adversos dos medicamentos e as precauções a serem tomadas.

Para mais informações, ver o Capítulo 54 em Hinkle JL, Cheever KH. (2018). *Brunner and Suddarth's textbook of medical-surgical nursing* (14th ed.). Philadelphia, PA: Lippincott Williams & Wilkins.

Síndrome nefrótica

A síndrome nefrótica é uma doença glomerular primária, caracterizada por proteinúria, hipoalbuminemia, edema difuso, nível sérico elevado de colesterol e hiperlipidemia. É observada em qualquer condição que provoque grave lesão da membrana capilar glomerular, causando elevação da permeabilidade glomerular com perda de proteínas na urina. A síndrome nefrótica ocorre em muitas doenças renais intrínsecas e doenças sistêmicas que causam lesão glomerular. Não se trata de uma doença glomerular específica, mas de uma constelação de achados clínicos que resultam da lesão glomerular.

Manifestações clínicas
- O edema constitui a principal manifestação. Geralmente é macio e depressível e ocorre, comumente, ao redor dos olhos (periorbital), nas áreas pendentes (sacro, tornozelos e mãos) e no abdome (ascite)
- Ocorrem mal-estar, cefaleia e irritabilidade
- As complicações incluem infecção (em razão da resposta imune deficiente), tromboembolia (particularmente da veia renal), embolia pulmonar, lesão renal aguda (causada por hipovolemia) e aterosclerose acelerada (provocada por hiperlipidemia).

Avaliação e achados diagnósticos

- A eletroforese das proteínas e a imunoeletroforese são realizadas para estabelecer o tipo de proteinúria que ultrapassa 3,5 g por dia
- A urina pode conter números aumentados de leucócitos, bem como cilindros granulosos e epiteliais
- Efetua-se uma biopsia renal por agulha para o exame histológico, a fim de confirmar o diagnóstico.

Manejo clínico

O tratamento tem por objetivo tratar o estado patológico subjacente responsável pela proteinúria, reduzir a velocidade de progressão da doença renal crônica (DRC) e aliviar os sintomas. O tratamento típico inclui diuréticos para o edema, inibidores da enzima conversora de angiotensina (ECA) para reduzir a proteinúria e agentes hipolipêmicos para a hiperlipidemia.

Manejo de enfermagem

- Nos estágios iniciais, o cuidado de enfermagem assemelha-se ao da glomerulonefrite aguda
- Com o agravamento da doença, o manejo torna-se semelhante àquele da doença renal terminal
- Fornecer instruções adequadas sobre a importância de seguir todos os esquemas medicamentosos e nutricionais, de modo que a condição do paciente possa permanecer estável o maior tempo possível
- Mostrar ao paciente a importância de comunicar qualquer alteração relacionada com a saúde a seu médico o mais cedo possível, de modo que possam ser feitas mudanças apropriadas nos medicamentos e na dieta antes que ocorram alterações adicionais nos glomérulos.

Para mais informações, ver o Capítulo 54 em Hinkle JL, Cheever KH. (2018). *Brunner and Suddarth's textbook of medical-surgical nursing* (14th ed.). Philadelphia, PA: Lippincott Williams & Wilkins.

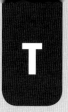

Tempestade tireoidiana | Crise tireotóxica

A tempestade tireoidiana (crise tireotóxica) é um tipo de hipertireoidismo grave, geralmente de início abrupto e que se manifesta por arritmias cardíacas, febre e comprometimento neurológico, que quase sempre aparece como *delirium*. A tempestade tireoidiana é uma condição com risco de morte, que é desencadeada por uma ou mais das seguintes condições: estresse (como aquele associado à lesão), infecção, cirurgia, extração dentária, reação à insulina, cetoacidose diabética, gravidez, intoxicação digitálica, suspensão abrupta dos medicamentos antitireoidianos, estresse emocional extremo ou palpação vigorosa da tireoide. Esses fatores precipitam a tempestade tireoidiana no paciente com hipertireoidismo parcialmente controlado ou sem tratamento. A tempestade tireoidiana, quando não tratada, quase sempre é fatal; entretanto, com tratamento apropriado, a taxa de mortalidade pode ser reduzida significativamente.

Manifestações clínicas

- Febre alta (hiperpirexia) acima de 38,5°C
- Taquicardia extrema (mais de 130 bpm)
- Sintomas exacerbados de hipertireoidismo com distúrbios de um sistema importante, como o sistema digestório (perda de peso, diarreia, dor abdominal) ou sistema cardiovascular (edema, dor torácica, dispneia, palpitações)
- Alteração do estado neurológico ou mental, que, frequentemente, aparece na forma de psicose com *delirium*, sonolência ou coma.

Manejo clínico

Os objetivos imediatos consistem em reduzir a temperatura corporal e a frequência cardíaca e em evitar o colapso vascular.

- São utilizados um colchão ou manta de hipotermia, compressas de gelo, ambiente frio e paracetamol

- Administra-se oxigênio umidificado para melhorar a oxigenação tissular e suprir as demandas metabólicas elevadas, e procede-se ao monitoramento do estado respiratório pela análise da gasometria arterial ou oximetria de pulso
- São administrados líquidos intravenosos contendo glicose para reposição
- Administra-se hidrocortisona prescrita para tratar o choque ou a insuficiência suprarrenal
- A propiltiouracila (PTU) ou o metimazol são administrados para impedir a formação de hormônio tireoidiano
- Administra-se iodo para diminuir o débito de tiroxina (T_4) da glândula tireoide
- São administrados agentes simpaticolíticos para os problemas cardíacos. O propranolol, combinado com digitálico, tem sido efetivo na redução dos sintomas cardíacos.

Alerta de enfermagem | Qualidade e segurança

Os salicilatos não são utilizados no manejo da tempestade tireoidiana, visto que eles deslocam o hormônio tireoidiano das proteínas de ligação e agravam o hipermetabolismo.

Manejo de enfermagem

Observar cuidadosamente o paciente e proporcionar cuidado de enfermagem intensivo e de suporte durante e após o estágio agudo da doença. O cuidado fornecido ao paciente com hipertireoidismo constitui a base do cuidado de enfermagem de pacientes com tempestade tireoidiana.

Para mais informações, ver o Capítulo 52 em Hinkle JL, Cheever KH.(2018). *Brunner and Suddarth's textbook of medical-surgical nursing* (14th ed.). Philadelphia, PA: Lippincott Williams & Wilkins.

Tireoidite aguda

A tireoidite (inflamação da glândula tireoide) pode ser aguda, subaguda ou crônica. Cada tipo de tireoidite caracteriza-se por inflamação, fibrose ou infiltração linfocítica da glândula tireoide. A tireoidite aguda é um distúrbio raro, causado pela infecção da glândula tireoide. As causas consistem em infecção por bactérias (mais comumente *Staphylococcus aureus*), fungos, micobactérias ou parasitos. Os casos subagudos podem consistir em tireoidite granulomatosa (tireoidite de de Quervain) ou tireoidite indolor (tireoidite silenciosa ou tireoidite linfocítica subaguda). Pode ocorrer tireoidite aguda no período pós-parto e acredita-se que seja uma reação autoimune.

Manifestações clínicas

Tireoidite aguda

- Dor e edema na região anterior do pescoço, febre, disfagia e disfonia
- Faringite ou dor na faringe
- Calor, eritema e hipersensibilidade da glândula tireoide.

Tireoidite subaguda

- Mialgias, faringite, febre baixa e fadiga, que evoluem para edema doloroso na parte anterior do pescoço, que persiste por 1 a 2 meses e, em seguida, desaparece de modo espontâneo, sem nenhum efeito residual
- Aumento simétrico da glândula tireoide, que pode ser doloroso
- Hipersensibilidade uni ou bilateral
- A pele sobrejacente frequentemente está ruborizada e quente
- A deglutição possivelmente está difícil e desconfortável
- É comum a ocorrência de irritabilidade, nervosismo, insônia e perda de peso (manifestações do hipertireoidismo)
- Possivelmente, calafrios e febre
- Tireoidite indolor: possivelmente sintomas de hiper ou hipotireoidismo.

Manejo clínico

Tireoidite aguda

- Agentes antimicrobianos e reposição de líquidos
- Incisão cirúrgica e drenagem quando houver abscesso.

Tireoidite subaguda

- Controle da inflamação; administração de agentes anti-inflamatórios não esteroides (AINE) para aliviar a dor no pescoço
- Agentes betabloqueadores para controlar os sintomas de hipertireoidismo
- Administração de corticosteroides orais para aliviar a dor e reduzir o edema; em geral, não afetam a causa subjacente
- Monitoramento de acompanhamento

- Tireoidite indolor: o tratamento é direcionado aos sintomas; recomenda-se acompanhamento anual para determinar a necessidade de tratamento do hipotireoidismo subsequente.

Para mais informações, ver o Capítulo 52 em Hinkle JL, Cheever KH. (2018). *Brunner and Suddarth's textbook of medical-surgical nursing* (14th ed.). Philadelphia, PA: Lippincott Williams & Wilkins.

Tireoidite crônica | Tireoidite de Hashimoto

A tireoidite linfocítica crônica, também conhecida como *doença de Hashimoto*, ocorre, mais frequentemente, em mulheres de 30 a 50 anos de idade. A causa mais comum de hipotireoidismo em adultos consiste em tireoidite autoimune, em que o sistema imune ataca a glândula tireoide. O diagnóstico baseia-se no aspecto histológico da glândula tireoide inflamada. As formas crônicas geralmente não são acompanhadas de dor, sintomas de pressão ou febre, e, com frequência, a atividade da tireoide apresenta-se normal ou baixa. A imunidade celular pode desempenhar papel significativo na patogenia da tireoidite crônica. Uma predisposição genética também parece ser significativa na etiologia dessa doença. Sem tratamento, a doença segue uma evolução lenta para o hipotireoidismo.

Manifestações clínicas

- Múltiplos nódulos, hipersensibilidade leve, bócio difuso com superfície irregular; lobo piramidal firme e, em certas ocasiões, hipersensível; possivelmente uma variante fibrosa dura
- Ocorrência de fadiga, lentidão, palidez da pele, constipação intestinal e aumento da sensibilidade ao frio.

Manejo clínico

O tratamento tem por objetivo reduzir o tamanho da glândula tireoide e evitar o desenvolvimento de hipotireoidismo:

- A terapia com hormônio tireoidiano é prescrita para reduzir a atividade da tireoide e a produção de tireoglobulina
- Deve-se administrar hormônio tireoidiano quando existirem sintomas hipotireóideos
- A cirurgia é realizada quando os sintomas de compressão persistem.

Para mais informações, ver o Capítulo 52 em Hinkle JL, Cheever KH. (2018). *Brunner and Suddarth's textbook of medical-surgical nursing* (14th ed.). Philadelphia, PA: Lippincott Williams & Wilkins.

Traumatismo cranioencefálico

Traumatismo cranioencefálico envolve traumatismo do couro cabeludo, do crânio e do encéfalo. Traumatismo cranioencefálico é uma classificação ampla que engloba qualquer dano à cabeça decorrente de traumatismo. Um traumatismo cranioencefálico não significa necessariamente que haja uma lesão cerebral. Denomina-se **lesão cerebral traumática** (LCT) uma lesão que resulta de força externa e tem magnitude suficiente para interferir na vida diária, levando à busca por tratamento. As causas mais comuns de LCT consistem em quedas (35,2%), acidentes com veículos motorizados (17,3%), colisão de objetos (16,5%) e assaltos (10%). Crianças de 0 a 4 anos, jovens de 15 a 19 anos e idosos a partir de 65 anos têm maior probabilidade de apresentar LCT. Em todas as faixas etárias, as taxas de LCT são mais altas em homens do que em mulheres. Existem duas formas de lesão do encéfalo em consequência de lesão traumática. A **lesão primária** é consequência de contato direto com a cabeça/cérebro no momento da lesão inicial, causando lesões focais extracranianas (p. ex., contusões, lacerações, hematomas externos e fraturas cranianas), bem como possíveis lesões cerebrais focais por movimentos súbitos do cérebro dentro da abóbada craniana (p. ex., hematomas subdurais, concussão, lesão axonal difusa). A **lesão secundária** evolui durante as horas e dias seguintes após a lesão inicial e resulta do aporte inadequado de nutrientes e oxigênio às células. As lesões secundárias incluem hemorragia intracraniana, edema cerebral, elevação da pressão intracraniana, lesão cerebral hipóxica e infecção.

Manifestações clínicas

Os sintomas, além dos sintomas locais, dependem da gravidade e da localização anatômica da lesão cerebral subjacente.

- A dor persistente e localizada sugere a existência de fratura
- As fraturas do neurocrânio podem ou não produzir edema nessa região
- As fraturas da base do crânio frequentemente provocam hemorragia a partir do nariz, faringe ou ouvidos, e o sangue pode aparecer sob a conjuntiva
- Pode-se observar a existência de equimoses sobre o processo mastoide (sinal de Battle)
- A drenagem de líquido cerebrospinal (LCS) das orelhas (otorreia) e do nariz (rinorreia) sugere fratura da base do crânio
- A drenagem do LCS pode causar infecção grave (p. ex., meningite) através de laceração na dura-máter

Traumatismo cranioencefálico

- O líquido espinal sanguinolento sugere laceração ou contusão do cérebro
- A lesão cerebral pode apresentar vários sinais, incluindo alteração do nível de consciência (NC), anormalidades pupilares, alteração ou ausência do reflexo do vômito ou do reflexo corneano, déficits neurológicos, alteração dos sinais vitais (p. ex., padrão respiratório, hipertensão arterial, bradicardia), hipertermia ou hipotermia e comprometimento sensorial, visual ou auditivo
- Os sinais de uma síndrome pós-concussão podem incluir cefaleia, tontura, ansiedade, irritabilidade e letargia
- No hematoma subdural agudo ou subagudo, os sinais de massa expansiva consistem em alterações do NC, sinais pupilares, hemiparesia, coma, hipertensão arterial, bradicardia e redução da frequência respiratória
- O hematoma subdural crônico pode resultar em cefaleia intensa, sinais neurológicos focais alternantes, alterações da personalidade, deterioração mental e crises focais.

Avaliação e achados diagnósticos

- Exame físico e avaliação do estado neurológico
- Exames radiográficos: radiografias, tomografia computadorizada (TC), ressonância magnética (RM)
- Angiografia cerebral.

Lesões do couro cabeludo e do crânio

- O traumatismo do couro cabeludo pode resultar em abrasão (lesão por esfoladura), contusão, laceração ou hematoma. O couro cabeludo sangra profusamente quando lesionado. As feridas do couro cabeludo constituem uma porta de entrada para infecções intracranianas
- A fratura de crânio é uma solução de continuidade do crânio, causada por traumatismo vigoroso. As fraturas podem ocorrer com ou sem lesões ao cérebro. São classificadas em simples, cominutivas, deprimidas ou basilares e podem ser abertas (ruptura da dura-máter) ou fechadas (dura-máter intacta).

Manejo clínico

- As fraturas de crânio não deprimidas geralmente não necessitam de tratamento cirúrgico, mas exigem observação rigorosa do paciente
- As fraturas de crânio deprimidas exigem, habitualmente, cirurgia, com aumento do crânio e desbridamento, geralmente em 24 horas após a lesão.

Concussão (lesão cerebral)

Uma concussão após traumatismo cranioencefálico refere-se à perda temporária da função neurológica, sem danos estruturais aparentes. Uma concussão (também designada como *LCT leve*) pode ou não produzir breve perda de consciência. O mecanismo da lesão consiste em traumatismo fechado em consequência de uma força de aceleração-desaceleração, pancada direta ou lesão por explosão. Se o tecido cerebral no lobo frontal estiver acometido, o paciente pode exibir comportamento irracional bizarro, enquanto o comprometimento do lobo temporal pode provocar amnésia ou desorientação temporárias. Existem três graus de concussão de acordo com a definição da American Academy of Neurology.

- Grau 1: confusão transitória sem perda de consciência e resolução das anormalidades do estado mental ao exame em menos de 15 minutos
- Grau 2: confusão transitória sem perda da consciência e sintomas de concussão ou anormalidades do estado mental ao exame com mais de 15 minutos de duração
- Grau 3: qualquer perda da consciência de vários segundos a minutos de duração.

Manejo de enfermagem

- Fornecer informações, explicações e incentivo para reduzir a síndrome pós-concussão
- Orientar a família a observar os seguintes sinais e a comunicá-los ao médico ou à clínica: dificuldade de despertar ou de falar; confusão mental; cefaleia intensa; vômitos e fraqueza de um lado do corpo.

Contusão

Na contusão cerebral, um traumatismo cranioencefálico moderado a grave, o cérebro é ferido e sofre lesão em uma área específica em decorrência de uma força de aceleração-desaceleração intensa ou traumatismo fechado. O impacto do encéfalo contra o crânio resulta em contusão. As contusões são caracterizadas por perda da consciência associada a estupor e confusão mental. Outras características podem incluir alteração tissular e déficit neurológico, sem formação de hematoma, alteração da consciência sem sinais de localização ou hemorragia no tecido, que varia de tamanho e é circundada por edema. Os efeitos da lesão (hemorragia e edema) alcançam seu pico depois de cerca de

18 a 36 horas. O resultado no paciente depende da área e da gravidade da lesão. As contusões nos lobos temporais comportam maior risco de edema, deterioração rápida e herniação do cérebro. As contusões profundas estão mais frequentemente associadas à hemorragia e à destruição das fibras do sistema ativador reticular, alterando o estado de vigília.

Lesão axônica difusa

A lesão axônica difusa (LAD) resulta das forças de cisalhamento e rotacionais disseminadas, que produzem dano em todo o encéfalo – aos axônios nos hemisférios cerebrais, corpo caloso e tronco encefálico. A área lesionada pode ser difusa, sem lesão focal identificável. O paciente com LAD não apresenta intervalos lúcidos e entra em coma imediato, com postura decorticada e descerebrada e edema cerebral global. O diagnóstico é estabelecido com base nos sinais clínicos e na TC ou RM. A recuperação depende da gravidade da lesão axônica.

Hemorragia intracraniana

Os hematomas são coleções de sangue no encéfalo que podem ser extradurais (acima da dura-máter), subdurais (abaixo da dura-máter) ou intracerebrais (dentro do cérebro). Os principais sintomas frequentemente são retardados até que o hematoma seja grande o suficiente para causar distorção do cérebro e elevação da pressão intracraniana (PIC).

Hematoma extradural

Após a ocorrência de traumatismo cranioencefálico, o sangue pode acumular-se no espaço extradural (epidural), entre o crânio e a dura-máter, resultando em fratura de crânio que causa ruptura ou laceração da artéria meníngea média (a artéria que segue seu trajeto entre a dura-máter e o crânio, inferiormente a uma parte fina do osso temporal). Os sintomas são provocados pela pressão exercida pelo hematoma expansivo: em geral, perda momentânea da consciência por ocasião do traumatismo, seguida de um intervalo de recuperação aparente, enquanto ocorre compensação para o volume aumentado. Quando a compensação não é mais possível, podem surgir sinais súbitos de herniação, incluindo deterioração da consciência e sinais de déficits neurológicos focais (dilatação e fixação de uma pupila ou paralisia de um membro); a condição do paciente deteriora rapidamente. A herniação uncal constitui o tipo mais comum de síndrome de herniação associada a um hematoma extradural.

Traumatismo cranioencefálico

Manejo clínico

O hematoma extradural é uma emergência extrema, visto que podem ocorrer déficit neurológico acentuado ou parada respiratória em poucos minutos. São efetuados orifícios de trepanação para remover os coágulos e para controlar o sangramento (craniotomia, inserção de dreno).

Hematoma subdural

O sangue acumula-se entre a dura-máter e o cérebro subjacente e é, mais frequentemente, de origem venosa. A causa mais comum consiste em traumatismo; todavia, pode ocorrer também em consequência de coagulopatias ou ruptura de aneurisma. O hematoma subdural pode ser agudo (traumatismo cranioencefálico importante), subagudo (sequela de contusões menos graves) ou crônico (o traumatismo cranioencefálico de menor gravidade em indivíduos idosos pode constituir uma causa; os sinais e sintomas flutuam e podem ser confundidos com neurose, psicose ou acidente vascular encefálico).

Hemorragia e hematoma intracerebrais

Ocorre sangramento no parênquima do encéfalo. A existência de hematoma comumente é observada quando forças são exercidas na cabeça sobre uma pequena área (lesões por projéteis ou feridas por bala; lesão por facada). Além disso, pode resultar de hipertensão arterial sistêmica, causando degeneração e ruptura de um vaso; ruptura de aneurisma sacular; anomalias vasculares; tumores intracranianos; distúrbios hemorrágicos como leucemia, hemofilia, anemia aplásica e trombocitopenia; e complicações da terapia anticoagulante. O início pode ser insidioso e os déficits neurológicos são seguidos de cefaleia.

Manejo clínico

Deve-se presumir que um indivíduo com traumatismo cranioencefálico tenha uma lesão na região cervical até prova em contrário. A avaliação e o diagnóstico da extensão da lesão são realizados pelo exame físico e exame neurológico iniciais. Os instrumentos diagnósticos incluem TC, RM e tomografia por emissão de pósitrons (PET). O paciente é transportado do local da lesão sobre uma prancha, com a cabeça e o pescoço mantidos em alinhamento com o eixo do corpo. Aplicar um colar cervical e mantê-lo até que tenham sido obtidas radiografias da região cervical e documentada ausência da lesão da medula espinal cervical. Todo o tratamento é direcionado à preservação da homeostasia cerebral e prevenção de lesão cerebral secundária

- O manejo envolve o controle da PIC, cuidado de suporte (p. ex., suporte ventilatório, prevenção de convulsões, manutenção do equilíbrio hidreletrolítico, suporte nutricional e controle da dor e da ansiedade) ou craniotomia
- A PIC elevada é tratada com oxigenação adequada, administração de manitol, suporte ventilatório, hiperventilação, elevação da cabeceira do leito, manutenção do equilíbrio hidreletrolítico, suporte nutricional, manejo da dor e da ansiedade e neurocirurgia.

Ver "Manejo clínico" e "Processo de enfermagem" em Pressão intracraniana, elevação, na Seção P, para informações mais detalhadas.

Morte encefálica

O paciente que sofreu um traumatismo cranioencefálico grave, incompatível com a vida, é um potencial doador de órgãos. O enfermeiro auxilia no exame clínico, para determinar a morte encefálica, e no processo de aquisição de órgãos. Os três sinais cardinais de morte encefálica ao exame clínico são coma, ausência de reflexos do tronco encefálico e apneia. Testes adjuvantes, como de fluxo sanguíneo cerebral, eletroencefalograma (EEG), Doppler transcraniano e potencial evocado auditivo de tronco encefálico, são frequentemente usados para confirmar a morte encefálica (Hickey, 2014). A equipe de saúde fornece informações à família e a auxilia no processo de tomada de decisão sobre os cuidados no fim da vida.

PROCESSO DE ENFERMAGEM

Paciente com LCT

Avaliação

Obter história da saúde, incluindo momento de ocorrência e causa da lesão, direção e força da pancada, perda da consciência e condição após a lesão. A informação neurológica detalhada (NC, capacidade de responder a comandos verbais se o paciente estiver consciente), resposta do paciente a estímulos táteis (se estiver inconsciente), resposta pupilar à luz, reflexos corneano e do vômito, função motora e avaliação dos sistemas fornecem os dados de referência. A Escala de Coma de Glasgow (ECG) serve de guia para avaliar o NC com base em três critérios: (1) abertura dos olhos, (2) respostas verbais e (3) respostas motoras a um comando verbal ou estímulo doloroso.

MONITORAMENTO DOS SINAIS VITAIS

- Monitorar o paciente a intervalos frequentes para avaliar o estado intracraniano

Traumatismo cranioencefálico **743**

- Avaliar a ocorrência de elevação da PIC, incluindo diminuição da frequência do pulso, elevação da pressão sistólica e alargamento da pressão do pulso. À medida que a compressão encefálica aumenta, os sinais vitais são revertidos, o pulso e as respirações tornam-se rápidos, e a pressão arterial pode diminuir
- Monitorar a ocorrência de rápida elevação da temperatura corporal; manter a temperatura abaixo de 38°C para evitar aumento das demandas metabólicas do cérebro
- Ter em mente que a taquicardia e a hipotensão arterial podem indicar a existência de sangramento em outra parte do corpo.

Avaliação da função motora
- Observar a ocorrência de movimentos espontâneos; solicitar ao paciente que eleve e abaixe os membros; comparar a força e a igualdade entre os membros superiores e inferiores a intervalos periódicos
- Verificar existência ou não de movimentos espontâneos em cada membro
- Determinar a capacidade de o paciente falar; observar a qualidade da fala
- Avaliar as respostas a estímulos dolorosos na ausência de movimento espontâneo; resposta anormal indica prognóstico mais reservado.

Outros sinais neurológicos
- Avaliar a abertura espontânea dos olhos
- Avaliar o tamanho das pupilas e a reação à luz (pupila dilatada unilateralmente e resposta deficiente das pupilas podem indicar hematoma em desenvolvimento). Se ambas as pupilas estiverem fixas e dilatadas, isso indica lesão maciça e prognóstico reservado
- O paciente que sofreu traumatismo cranioencefálico pode desenvolver déficits, como anosmia (falta de olfato), anormalidades dos movimentos oculares, afasia, déficits de memória e convulsões ou epilepsia pós-traumáticas
- Os pacientes podem permanecer com déficits psicossociais residuais e talvez não entendam as respostas emocionais.

Diagnóstico
Diagnósticos de enfermagem
- Troca de gases prejudicada relacionada com o traumatismo cranioencefálico
- Risco de perfusão tissular cerebral ineficaz relacionado com elevação da PIC, diminuição da pressão de perfusão cerebral (PPC) e possíveis convulsões
- Volume de líquidos deficiente relacionado com o NC diminuído e disfunção hormonal
- Nutrição desequilibrada, menor do que as necessidades corporais, relacionada com demandas metabólicas aumentadas, restrição hídrica e aporte inadequado

Traumatismo cranioencefálico

- Risco de lesão (contra si mesmo ou outras pessoas) relacionado com convulsões, desorientação, inquietação e traumatismo cranioencefálico
- Risco de desequilíbrio na temperatura corporal relacionado com danos aos mecanismos termorreguladores no encéfalo
- Risco de integridade da pele prejudicada relacionado com repouso no leito, hemiparesia, hemiplegia, imobilidade ou inquietação
- Enfrentamento ineficaz relacionado com lesão cerebral
- Padrão de sono prejudicado relacionado com traumatismo cranioencefálico e verificações neurológicas frequentes
- Processos familiares interrompidos relacionados com a ausência de responsividade do paciente, imprevisibilidade dos resultados, período de recuperação prolongado e incapacidade física residual e déficit emocional do paciente
- Conhecimento deficiente relacionado com traumatismo cranioencefálico, recuperação e processo de reabilitação.

Problemas colaborativos/complicações potenciais
- Diminuição da perfusão cerebral
- Edema e herniação cerebrais
- Comprometimento da oxigenação e da ventilação
- Comprometimento do equilíbrio hidreletrolítico e nutricional
- Risco de convulsões pós-traumáticas.

Planejamento e metas

As metas podem incluir a manutenção de uma via respiratória desobstruída, PPC adequada, equilíbrio hidreletrolítico, estado nutricional adequado, prevenção de lesão secundária, manutenção da temperatura corporal normal, manutenção da integridade da pele, melhora da capacidade de enfrentamento, prevenção da privação do sono, enfrentamento familiar eficaz, maior conhecimento sobre o processo de reabilitação e ausência de complicações.

Intervenções de enfermagem

Monitoramento da função neurológica
- Monitorar o NC utilizando a ECG a intervalos regulares. Um escore de 3 é menos responsivo, enquanto um escore de 15 é mais responsivo. Uma leitura da ECG entre 3 e 8 geralmente é considerada como indicativa de traumatismo cranioencefálico grave
- Monitorar os sinais vitais a intervalos frequentes para avaliar o estado intracraniano
- Monitorar à procura de sinais de elevação da PIC, incluindo diminuição da frequência cardíaca (bradicardia), elevação da pressão arterial sistólica e alargamento da pressão do pulso (reflexo de Cushing)
- Manter a temperatura abaixo de 38°C. A taquicardia e a hipotensão arterial podem indicar existência de sangramento em outra parte do corpo.

Traumatismo cranioencefálico

 Alerta de enfermagem | Qualidade e segurança

No paciente com traumatismo cranioencefálico, rápida elevação da temperatura corporal é considerada desfavorável, visto que a hipertermia aumenta as demandas metabólicas do cérebro e pode indicar lesão do tronco encefálico.

Manutenção da via respiratória
- Manter o paciente inconsciente em uma posição para facilitar a drenagem das secreções; elevar a cabeceira do leito a 30° para diminuir a pressão intracraniana
- Estabelecer procedimentos de aspiração das secreções eficazes e seguros
- Evitar a ocorrência de aspiração e insuficiência respiratória
- Monitorar a gasometria arterial (GA) para avaliar a adequação da ventilação
- Monitorar o paciente que está recebendo ventilação mecânica para complicações pulmonares (síndrome de angústia respiratória do adulto [SARA] e pneumonia).

Manutenção do equilíbrio hidreletrolítico
O equilíbrio hidreletrolítico é particularmente importante em pacientes que recebem diuréticos osmóticos, naqueles com síndrome de secreção inapropriada de hormônio antidiurético (SIADH) e naqueles com diabetes insípido pós-traumático.

- Monitorar os níveis séricos e urinários de eletrólitos (incluindo o nível de glicemia e a acetona urinária), a osmolalidade e o equilíbrio hídrico para avaliar a função endócrina
- Registrar diariamente o peso (que pode indicar perda de líquido em razão do diabetes insípido).

Promoção da nutrição adequada
- Pode-se utilizar a nutrição parenteral (NP) por um acesso profundo ou alimentação enteral administrada por sonda nasogástrica ou nasojejunal
- Monitorar rigorosamente os resultados laboratoriais em pacientes que recebem NP
- Elevar a cabeceira do leito e aspirar a sonda enteral à procura de evidências de alimentação residual antes da administração de alimentos adicionais. Isso ajuda a evitar a distensão, a regurgitação e a aspiração; pode-se utilizar uma infusão com gotejamento contínuo ou bomba infusora para regular o fluxo de infusão da dieta
- Continuar a alimentação enteral ou parenteral até o retorno do reflexo da deglutição, e até que o paciente possa suprir as necessidades calóricas VO.

Prevenção da lesão
- Observar a ocorrência de agitação, que pode ser causada por hipoxia, febre, dor ou bexigoma. A agitação pode constituir um sinal de que o paciente inconsciente está readquirindo a consciência
- Evitar as contenções, quando possível, visto que o esforço do paciente contra elas pode elevar a PIC
- Evitar a distensão da bexiga
- Proteger o paciente contra a autolesão e o deslocamento dos tubos (grades laterais acolchoadas, mãos protegidas em ataduras em forma de luvas)
- Evitar a administração de opioides para controlar a agitação, visto que esses medicamentos deprimem a respiração, causam contração das pupilas e alteram o NC
- Reduzir os estímulos ambientais mantendo o quarto tranquilo, limitando as visitas, falando calmamente e fornecendo informações e orientações frequentes
- Proporcionar uma iluminação adequada para evitar alucinações visuais
- Minimizar a ruptura dos ciclos de sono e vigília do paciente
- Lubrificar a pele do paciente com óleo ou loção emoliente a fim de evitar a irritação causada pelo atrito contra o lençol
- Utilizar um cateter urinário externo para o paciente do sexo masculino com incontinência, a fim de evitar a infecção em decorrência do cateter de demora.

Manutenção da temperatura corporal
- Monitorar a temperatura a cada 2 a 4 horas
- Se houver elevação da temperatura, procurar identificar a causa, administrar paracetamol e usar cobertores de resfriamento para manter a normotermia
- Monitorar quanto à ocorrência de infecção relacionada com a febre.

Manutenção da integridade da pele
- Avaliar todas as superfícies do corpo e documentar a integridade da pele a cada 8 horas
- Virar e reposicionar o paciente a cada 2 horas
- Fornecer cuidados cutâneos a cada 4 horas
- Ajudar o paciente a se levantar do leito 3 vezes/dia, quando apropriado.

Melhora da capacidade de enfrentamento
- Embora muitos pacientes com traumatismo cranioencefálico sobrevivam graças à tecnologia de reanimação e suporte, eles frequentemente apresentam enfrentamento ineficaz devido a sequelas cognitivas
- Desenvolver a capacidade de o paciente planejar estratégias de solução de problemas por meio de reabilitação cognitiva com o passar do tempo; utilizar uma abordagem multidisciplinar

Traumatismo cranioencefálico **747**

- Estar atento à ocorrência de flutuações na orientação e memória e para o fato de que esses pacientes são facilmente distraídos
- Não exigir um nível acima do funcionamento cortical comprometido do paciente, visto que podem ocorrer fadiga, raiva e estresse (cefaleia, tontura); a escala Rancho Los Amigos Levels of Cognitive Function frequentemente é utilizada para avaliar a função cognitiva e a recuperação do traumatismo cranioencefálico.

Prevenção do transtorno do padrão de sono

- Organizar as atividades de enfermagem, de modo que o paciente seja perturbado com menos frequência
- Diminuir o ruído ambiental e atenuar a luz do quarto
- Fornecer estratégias (p. ex., massagem nas costas) para aumentar o conforto.

Apoio do enfrentamento da família

- Fornecer à família informações acuradas e honestas
- Incentivar a família a continuar a estabelecer metas a curto prazo bem definidas
- Incentivar o aconselhamento familiar para tratar dos sentimentos de perda e desamparo e fornecer orientação no manejo dos comportamentos inapropriados
- Encaminhar a família a grupos de apoio que forneçam um fórum para trabalho em rede, compartilhar problemas e obter ajuda na manutenção de expectativas realistas e esperança
- Ajudar o paciente e sua família a tomarem diretivas antecipadas e permissão de doação de órgãos.

Monitoramento e manejo das complicações potenciais

- Tomar as medidas necessárias para controlar a PPC (p. ex., elevar a cabeceira do leito e aumentar a administração de líquidos IV prescritos)
- Implementar medidas para controlar a PIC (ver seção "Pressão intracraniana, elevação" na Seção P)
- Monitorar via respiratória desobstruída, alteração do padrão respiratório, hipoxemia e pneumonia. Ajudar na intubação e na ventilação mecânica
- Fornecer suporte nutricional, líquidos e eletrólitos IV ou insulina, conforme prescrição
- Iniciar a NP, conforme prescrição, se o paciente for incapaz de se alimentar
- Avaliar cuidadosamente quanto ao desenvolvimento de convulsões pós-traumáticas.

748 Traumatismo cranioencefálico

PROMOÇÃO DOS CUIDADOS DOMICILIAR, COMUNITÁRIO E DE TRANSIÇÃO
Orientação ao paciente sobre autocuidados
- Reforçar as informações fornecidas à família sobre a condição e o prognóstico do paciente no início do curso do traumatismo cranioencefálico
- À medida que o estado do paciente se modificar com o passar do tempo, os planos de orientação deverão concentrar-se na interpretação e explicação das alterações nas respostas do paciente
- Orientar o paciente e sua família sobre as limitações que podem ser esperadas e aquelas que podem ocorrer se o paciente receber alta
- Explicar verbalmente e por escrito ao paciente e à sua família como monitorar as complicações que devem ser comunicadas ao neurocirurgião
- Fornecer instruções sobre as estratégias de manejo de autocuidado, se o estado do paciente indicá-lo
- Fornecer instruções sobre os efeitos colaterais dos medicamentos e a importância de fazer uso dos medicamentos, conforme prescrição.

Cuidado continuado e de transição
- Incentivar o paciente a continuar o programa de reabilitação após a alta. A melhora pode levar 3 anos ou mais após a lesão, e, durante esse tempo, a família e sua capacidade de enfrentamento necessitam de avaliação frequente
- Incentivar o paciente a retomar gradualmente as atividades normais
- Lembrar ao paciente e à sua família a necessidade de continuar a promoção da saúde e as práticas de triagem de saúde após a fase inicial dos cuidados.

Reavaliação
RESULTADOS ESPERADOS DO PACIENTE
- Obtém ou mantém limpeza efetiva das vias respiratórias, ventilação e oxigenação cerebral
- Obtém equilíbrio hidreletrolítico satisfatório
- Obtém estado nutricional adequado
- Evita a ocorrência de lesão
- Mantém a temperatura corporal normal
- Apresenta integridade da pele
- Mostra melhora da função cognitiva e da memória
- Demonstra ciclo de sono/vigília normal
- Ausência de complicações
- Não apresenta convulsões pós-traumáticas
- A família demonstra processos de enfrentamento adaptativos
- Participa com a família no processo de reabilitação, quando indicado.

Para mais informações, ver o Capítulo 68 em Hinkle JL, Cheever KH. (2018). *Brunner and Suddarth's textbook of medical-surgical nursing* (14th ed.). Philadelphia, PA: Lippincott Williams & Wilkins.

Traumatismo musculoesquelético | Contusões, entorses, estiramentos e luxações articulares

A lesão de uma parte do sistema musculoesquelético resulta em funcionamento inadequado dos músculos, das articulações e dos tendões. O tipo e a gravidade da lesão afetam a mobilidade da área lesionada.

Fisiopatologia

Contusões, entorses e estiramentos

Uma contusão é uma lesão dos tecidos moles produzida por uma força não penetrante (p. ex., pancada, chute ou queda), causando ruptura dos vasos sanguíneos de pequeno calibre, com sangramento nos tecidos moles (equimoses). Observa-se o desenvolvimento de hematoma quando o sangramento é suficiente para causar acúmulo apreciável de sangue, produzindo aspecto característico de "lesão arroxeada". Ocorre resolução da maioria das contusões em 1 a 2 semanas.

Estiramento é uma lesão de um tendão muscular causada por excesso de uso, distensão ou estresse excessivo. Uma entorse é uma lesão dos ligamentos que circundam uma articulação, causada por um movimento em torção ou hiperextensão (forçada) de uma articulação. A ruptura de um ligamento faz com que a articulação se torne instável. Os vasos sanguíneos sofrem ruptura, ocorre edema e a articulação torna-se dolorosa. Os estiramentos e as entorses são graduados com base nos sintomas após a lesão e a perda de função.

Luxações articulares

A luxação de uma articulação é uma condição em que as faces articulares dos ossos que formam a articulação não estão mais em alinhamento anatômico. Na luxação completa, os ossos estão, literalmente, "fora da articulação". A subluxação é uma luxação parcial das faces articulares. As luxações traumáticas são emergências ortopédicas, visto que as estruturas articulares associadas, o suprimento sanguíneo e os nervos são deslocados e podem ficar aprisionados, com extensa pressão sobre eles. Se uma luxação ou subluxação não for tratada imediatamente, pode ocorrer necrose avascular (NAV), que resulta em isquemia e morte subsequente do tecido (necrose) provocada por anoxia e diminuição do suprimento sanguíneo.

Manifestações clínicas

- Contusão: sintomas locais (dor, tumefação e alteração da coloração)
- Estiramento: sintomas que variam de acordo com a gravidade: edema, hipersensibilidade, espasmo muscular, equimose ou dor súbita com hipersensibilidade local com o uso do músculo, contração isométrica
- Entorse: edema, hipersensibilidade da articulação, movimento doloroso; aumento da incapacidade e dor nas primeiras 2 a 3 horas após a lesão, em razão de edema e sangramento associados; movimento articular anormal
- Luxação e subluxação: dor aguda, mudança no posicionamento da articulação, encurtamento do membro, deformidade e diminuição da mobilidade.

Avaliação e achados diagnósticos

A identificação do mecanismo da lesão e o exame físico são importantes para o diagnóstico dos estiramentos e das entorses. As radiografias dos membros acometidos e não acometidos são usadas para avaliar a lesão articular ou óssea.

Manejo clínico

O tratamento da lesão do sistema musculoesquelético envolve suporte da parte lesionada até que a cicatrização seja completa. Os estiramentos e as entorses levam várias semanas ou meses para cicatrizar. A imobilização pode ser usada para evitar uma nova lesão. As entorses graves podem exigir cirurgia ou 3 a 6 semanas de imobilização antes que sejam iniciados exercícios protegidos.

Na luxação, a articulação acometida precisa ser imobilizada, enquanto o paciente é transportado até o hospital. A luxação é imediatamente reduzida (i. e., as partes deslocadas são trazidas de volta à posição normal) para preservar a função articular. A analgesia, os relaxantes musculares e, possivelmente, a anestesia são usados para facilitar a redução fechada. A articulação é imobilizada por talas, aparelhos gessados ou tração, que é mantida em uma posição estável. Após a redução, são iniciados movimentos ativos e passivos delicados e progressivos, 3 ou 4 vezes/dia, para preservar a amplitude de movimento e restaurar a força. A articulação é apoiada entre as sessões de exercício.

Manejo de enfermagem

- Examinar e avaliar frequentemente a lesão e a extremidade distal e realizar um exame neurovascular completo

- Aplicar gelo e uma faixa de compressão e elevar a parte acometida (repouso, gelo, compressão e elevação) no nível do coração ou acima para reduzir o edema nas primeiras 72 horas. Evitar o frio excessivo, visto que ele pode causar dano à pele e aos tecidos
- Uma bandagem compressiva elástica controla o sangramento, diminui o edema e fornece suporte aos tecidos lesionados
- Orientar o paciente e sua família sobre os exercícios e atividades apropriados, bem como sobre os sinais de perigo. Os sintomas a serem observados incluem dor crescente (mesmo com o uso de agentes analgésicos), dormência ou formigamento e edema aumentado no membro
- Após o estágio inflamatório agudo (24 a 72 horas após a lesão), pode-se aplicar calor intermitentemente (durante 15 a 30 minutos, 4 vezes/dia) para aliviar o espasmo muscular e para promover a vasodilatação, a absorção e o reparo
- Dependendo da gravidade da lesão, exercícios passivos e ativos progressivos podem ser iniciados em 2 a 5 dias.

Para mais informações, ver o Capítulo 43 em Hinkle, JL, Cheever KH. (2018). *Brunner and Suddarth's textbook of medical-surgical nursing* (14th ed.). Philadelphia, PA: Lippincott Williams & Wilkins.

Trombocitopenia

A trombocitopenia (baixa contagem de plaquetas) constitui a causa mais comum de sangramento anormal.

Fisiopatologia

A trombocitopenia pode resultar da produção diminuída de plaquetas pela medula óssea, da destruição aumentada das plaquetas ou de consumo aumentado de plaquetas (p. ex., uso de plaquetas na formação de coágulos). A produção diminuída de plaquetas pode resultar de neoplasias malignas hematológicas, síndromes mielodisplásicas, comprometimento metastático da medula óssea por tumores sólidos, determinadas anemias, toxinas, medicamentos, infecções, abuso crônico de bebidas alcoólicas, quimioterapia, doença hepática crônica, radiação e enxerto tardio após transplante de células-tronco. As causas de destruição aumentada das plaquetas incluem púrpura trombocitopênica imune, lúpus eritematoso, linfoma maligno, leucemia linfocítica crônica, medicamentos, infecções (bacteriemia, sepse, pós-viral) e sequestro esplênico. As causas de consumo aumentado de plaquetas incluem coagulação intravascular disseminada (CID), sangramento significativo, embolia pulmonar/trombose graves, dispositivos intravasculares (p. ex., bomba com balão intra-aórtico, dispositivos de assistência cardíaca) ou circulação extracorpórea (p. ex., hemofiltração, assistência pulmonar extracorpórea).

Manifestações clínicas

- Quando a contagem de plaquetas estiver abaixo de 50.000/mm^3: sangramento e petéquias
- Quando a contagem de plaquetas estiver abaixo de 20.000/mm^3: petéquias, juntamente com sangramento nasal e gengival, sangramento menstrual excessivo e ocorrência de sangramento excessivo após cirurgia ou extração dentária
- Quando a contagem de plaquetas for inferior a 5.000/mm^3: hemorragia do sistema nervoso central espontânea e potencialmente fatal ou hemorragia gastrintestinal.

Avaliação e achados diagnósticos

- A aspiração e a biopsia de medula óssea são úteis quando a deficiência de plaquetas resulta de produção diminuída
- Podem ocorrer aumento dos megacariócitos (as células que dão origem às plaquetas) e produção normal, ou até mesmo aumentada de plaquetas na medula óssea, quando a causa consistir em destruição das plaquetas
- Triagem para hepatite B e hepatite C, visto que ambas podem causar trombocitopenia.

Manejo clínico

O manejo da trombocitopenia secundária geralmente é o tratamento da doença subjacente. São administradas transfusões de plaquetas para aumentar a contagem e interromper o sangramento ou evitar a hemorragia espontânea se houver comprometimento na produção de plaquetas. Se a causa consistir em destruição excessiva de plaquetas, o paciente é tratado conforme indicado para a púrpura trombocitopênica imune. Em alguns pacientes, a esplenectomia pode ser terapêutica, embora possa não constituir uma opção para outros (p. ex., pacientes em que o baço aumentado é causado por hipertensão portal relacionada com cirrose).

Manejo de enfermagem

Considerar a causa da trombocitopenia, a provável duração e condição global do paciente na seleção das intervenções de enfermagem.

As intervenções focalizam a prevenção de lesão (p. ex., usar escova de dentes com cerdas macias e barbeador elétrico, minimizar os procedimentos com picada de agulha e orientar sobre a prevenção de quedas em indivíduos idosos e pacientes debilitados), a interrupção ou redução do sangramento (p. ex., aplicar pressão, frio) e a administração de medicamentos e plaquetas, conforme prescrição, bem como a educação do paciente. Ver "Manejo de enfermagem" em Púrpura trombocitopênica imune, na Seção P, para informações adicionais.

Para mais informações, ver o Capítulo 33 em Hinkle JL, Cheever KH. (2018). *Brunner and Suddarth's textbook of medical-surgical nursing* (14th ed.). Philadelphia, PA: Lippincott Williams & Wilkins.

Tuberculose pulmonar

A tuberculose (TB), uma doença infecciosa que afeta principalmente o parênquima pulmonar, é causada, com mais frequência, por *Mycobacterium tuberculosis*. A TB dissemina-se por meio de transmissão pelo ar de gotículas respiratórias e pode ocorrer infecção em praticamente qualquer parte do corpo, incluindo as meninges, os rins, os ossos e os linfonodos. A infecção inicial ocorre dentro de 2 a 10 semanas após a exposição. Em seguida, o paciente pode desenvolver doença ativa em razão de uma resposta comprometida ou inadequada do sistema imune. O processo ativo pode ser prolongado e caracterizado por longas remissões quando a doença é controlada, sendo essas remissões seguidas de períodos de atividade renovada. A TB é um problema de saúde pública mundial, que está estreitamente associado a pobreza, desnutrição, aglomerações, falta de saneamento e moradia precária e cuidados de saúde inadequados. As taxas de morbidade e de mortalidade continuam aumentando.

A TB é transmitida por uma pessoa com doença pulmonar ativa que libera os microrganismos nas secreções respiratórias. Uma pessoa suscetível inala as gotículas e torna-se infectada, sendo a infecção mais comumente observada nos pulmões. As bactérias são transmitidas até os alvéolos e multiplicam-se. Uma reação inflamatória resulta em exsudato nos alvéolos e broncopneumonia, granulomas e tecido fibroso. O início, normalmente, é insidioso.

Fatores de risco
- Contato íntimo com alguém que apresenta TB ativa
- Estado imunocomprometido (p. ex., indivíduos idosos, câncer, terapia com corticosteroides e HIV)

754 Tuberculose pulmonar

- Uso de drogas injetáveis e alcoolismo
- Cuidado de saúde inadequado (p. ex., moradores de rua ou extremamente pobres, minorias, crianças e adultos jovens)
- Condições clínicas preexistentes, incluindo diabetes melito, doença renal crônica, silicose e desnutrição
- Imigração de países com alta prevalência de TB (p. ex., Haiti, Sudeste Asiático)
- Institucionalização (p. ex., instituições de cuidados prolongados, prisões)
- Condições de vida (i. e., em residência abaixo dos padrões e em condições aglomeradas)
- Ocupação (p. ex., profissionais de saúde, particularmente os que realizam atividades de alto risco).

Manifestações clínicas

- Início insidioso de febre baixa, tosse, sudorese noturna, fadiga e perda de peso
- Tosse improdutiva, que pode evoluir para a produção de escarro mucopurulento com hemoptise
- Possível existência de sintomas durante várias semanas ou meses
- Doença extrapulmonar, que é observada mais comumente em pacientes infectados pelo HIV.

Avaliação e achados diagnósticos

- Teste cutâneo para TB (teste de Mantoux); teste QuantiFERON-TB Gold (QFT-G), teste QuantiFERON-TB Gold in-tube (QFT-GIT), e teste para TB T-SPOT (T-Spot)
- Radiografia de tórax
- Esfregaço de escarro para bacilo álcool-acidorresistente (BAAR), seguido de cultura se o esfregaço for positivo
- Outras avaliações, incluindo história completa e exame físico e suscetibilidade a medicamentos, se os resultados forem positivos.

Considerações gerontológicas

Os pacientes idosos podem apresentar manifestações atípicas, como comportamento incomum ou transtorno do estado mental, febre, anorexia e perda de peso. Em geral, os pacientes idosos exibem sintomas menos pronunciados do que os pacientes mais jovens. A TB está sendo cada vez mais encontrada na população geriátrica. Em muitos idosos, o teste tuberculínico não produz nenhuma reação e pode ser necessário repeti-lo em 1 ou 2 semanas.

Manejo clínico

A TB pulmonar é tratada, principalmente, com agentes antituberculosos por 6 a 12 meses. É necessária uma duração prolongada do tratamento para assegurar a erradicação dos microrganismos e evitar a ocorrência de recidiva.

Terapia farmacológica

As diretrizes recomendadas de tratamento para casos recém-diagnosticados de TB pulmonar têm duas fases: uma fase de tratamento inicial (medicamentos administrados diariamente durante 8 semanas) e uma fase de continuação (um período adicional de 4 a 7 meses).

- O tratamento da fase inicial consiste em um esquema diário de múltiplos medicamentos com agentes de primeira linha e vitamina B_6. A fase de continuação do tratamento inclui isoniazida (INH) e rifampicina ou INH e rifapentina
- Os medicamentos de primeira linha incluem INH, rifampicina, pirazinamida (PZA) e etambutol, diariamente, durante 8 semanas e com continuação por um período de 4 a 7 meses. Dispõe-se de combinações como INH e rifampicina, ou INH, PZA e rifampicina, e medicamentos administrados 2 vezes/semana (p. ex., rifapentina) para ajudar a melhorar a adesão do paciente ao tratamento; entretanto, essas combinações têm custo elevado
- Os medicamentos de segunda linha incluem capreomicina, etionamida e ciclosserina
- A INH também é usada como medida profilática para indivíduos que correm risco de TB.

Manejo de enfermagem

Promoção da desobstrução das vias respiratórias

- Incentivar aumento no consumo de líquidos
- Orientar o paciente sobre a melhor posição para facilitar a drenagem das vias respiratórias.

Promoção da adesão ao esquema de tratamento

- Explicar que a TB é uma doença contagiosa e que tomar os medicamentos constitui a maneira mais efetiva de evitar a transmissão
- Orientar o paciente sobre os medicamentos, seu esquema, as interações medicamentosas e os efeitos colaterais; monitorar a ocorrência de efeitos colaterais dos medicamentos anti-TB, incluindo evitar o consumo de bebidas alcoólicas e determinados alimentos que

interagem com a INH (p. ex., atum, queijo envelhecido, vinho tinto, molho de soja, extratos de leveduras)
- Orientar o paciente acerca do risco de resistência a fármacos se o esquema medicamentoso não for seguido de modo estrito e contínuo
- Monitorar cuidadosamente os sinais vitais e observar os picos de temperatura ou a ocorrência de alterações no estado clínico do paciente
- Orientar os cuidadores do paciente que não está hospitalizado a monitorar a temperatura e o estado respiratório do paciente; relatar qualquer alteração do estado respiratório do paciente ao médico.

Promoção da atividade e da nutrição adequada
- Planejar esquema de atividade progressiva com o paciente para aumentar a tolerância à atividade e a força muscular
- Desenvolver um plano complementar para incentivar a nutrição adequada. Um esquema nutricional com refeições em menor quantidade e frequentes e suplementos nutricionais pode ser útil para suprir as necessidades calóricas diárias
- A identificação de grupos que fornecem refeições na comunidade pode aumentar a probabilidade de que o paciente com recursos e energia limitados tenha acesso a um aporte mais nutritivo.

Prevenção da transmissão da infecção por TB
- Orientar cuidadosamente o paciente sobre as medidas de higiene importantes, incluindo cuidados bucais, cobrir a boca e o nariz no momento de tossir e espirrar, descartar apropriadamente os lenços e lavar as mãos
- Comunicar qualquer caso de TB ao departamento de saúde, de modo que as pessoas que tiveram contato com o paciente afetado durante o estágio infeccioso possam ser submetidas a triagem e possível tratamento, quando indicado
- Orientar o paciente sobre o risco de disseminar a TB para outras partes do corpo (a disseminação da infecção da TB para locais não pulmonares do corpo é conhecida como *TB miliar*)
- Monitorar cuidadosamente o paciente quanto à ocorrência de TB miliar: monitorar os sinais vitais e observar os picos de temperatura, bem como qualquer alteração nas funções renal e cognitiva; poucos sinais físicos podem ser percebidos no exame físico do tórax; todavia, nesse estágio, o paciente apresenta tosse intensa e dispneia. O tratamento da TB miliar é igual ao da TB pulmonar.

Para mais informações, ver o Capítulo 23 em Hinkle JL, Cheever KH. (2018). *Brunner and Suddarth's textbook of medical-surgical nursing* (14th ed.). Philadelphia, PA: Lippincott Williams & Wilkins.

Tumores cerebrais

O tumor cerebral é uma lesão intracraniana localizada, que ocupa determinado espaço no crânio. Os tumores cerebrais primários originam-se de células e estruturas no encéfalo. Os tumores cerebrais secundários ou metastáticos desenvolvem-se a partir de estruturas localizadas fora do encéfalo (pulmão, mama, trato gastrintestinal inferior, pâncreas, rim e pele [melanoma]). A incidência mais alta de tumores cerebrais em adultos é observada da 5ª à 7ª década de vida. Há ligeiro predomínio do sexo masculino na incidência de tumores cerebrais malignos. Os tumores cerebrais raramente metastatizam para fora do sistema nervoso central, porém causam morte em decorrência do comprometimento de funções vitais (respiração) ou elevação da pressão intracraniana (PIC). Os tumores cerebrais podem ser classificados em vários grupos: aqueles que se originam a partir dos revestimentos do encéfalo (p. ex., meningioma dural), os que se desenvolvem nos nervos cranianos ou sobre eles (p. ex., neuroma acústico), aqueles que se originam no tecido encefálico (p. ex., glioma), e as lesões metastáticas que têm a sua origem em outras partes do corpo. Os tumores da hipófise e da glândula pineal e os tumores dos vasos sanguíneos cerebrais também são tipos de tumores encefálicos. Os tumores podem ser benignos ou malignos. Um tumor benigno pode ocorrer em uma área vital e pode ter efeitos tão graves quanto um tumor maligno.

Tipos de tumores cerebrais primários

- Os gliomas, que constituem as neoplasias cerebrais mais comuns, não podem ser totalmente removidos sem causar lesão, visto que eles se disseminam por infiltração no tecido neural circundante
- Os meningiomas são tumores encapsulados benignos e comuns das células aracnóideas nas meninges. São de crescimento lento e ocorrem mais frequentemente em mulheres de meia-idade
- O neuroma acústico é um tumor do VIII nervo craniano (responsável pela audição e equilíbrio). Pode crescer lentamente e alcançar um tamanho considerável antes de ser corretamente diagnosticado
- Os adenomas hipofisários podem causar sintomas em consequência da pressão exercida sobre as estruturas adjacentes ou em consequência de alterações hormonais, como hiperfunção ou hipofunção da hipófise
- Os angiomas são massas compostas, em grande parte, de vasos sanguíneos anormais; são encontrados no interior ou na superfície do encéfalo. Podem nunca causar sintomas, ou podem produzir sintomas

de tumor cerebral. As paredes dos vasos sanguíneos nos angiomas são finas, aumentando o risco de acidente vascular encefálico hemorrágico.

Considerações gerontológicas

Os tipos de tumores mais frequentes em idosos são astrocitoma anaplásico, glioblastoma e metástases cerebrais de outros locais (Perkins & Liu, 2016). A incidência de todos os tumores cerebrais aumenta com a idade. Os tumores intracranianos podem causar alterações de personalidade, confusão, disfunção da fala ou distúrbios da marcha. Em idosos, os sinais e sintomas precoces dos tumores intracranianos podem ser facilmente ignorados ou incorretamente atribuídos a alterações cognitivas e neurológicas associadas ao processo normal de envelhecimento.

Manifestações clínicas

Elevação da pressão intracraniana

- A cefaleia, embora nem sempre esteja presente, é mais comum nas primeiras horas da manhã e agrava-se com a tosse, o esforço na defecação ou movimentos súbitos. As cefaleias geralmente são descritas como profundas, expansivas ou surdas, porém incessantes. Os tumores frontais produzem cefaleia bilateral; os tumores hipofisários provocam dor bitemporal; nos tumores cerebelares, a cefaleia pode localizar-se na região suboccipital, na parte posterior da cabeça
- Os vômitos, que raramente estão relacionados com a ingestão de alimento, resultam da irritação dos centros vagais no bulbo
- O papiledema (edema do nervo óptico) está associado a distúrbios visuais como diplopia
- As convulsões podem ser parciais ou generalizadas; os tumores dos lobos frontal, parietal e temporal estão associados a maior risco de convulsões
- É comum a ocorrência de alterações da personalidade, bem como uma variedade de déficits focais, incluindo disfunção motora, sensitiva e de nervos cranianos.

Sintomas localizados

A evolução dos sinais e dos sintomas é importante, visto que ela indica o crescimento e a expansão do tumor. Muitos tumores podem ser localizados correlacionando-se os sinais e os sintomas com áreas específicas do encéfalo, da seguinte maneira:

- Tumor do córtex motor: hemiparesia e convulsões parciais no lado oposto do corpo ou convulsões generalizadas
- Tumores do lobo occipital: manifestações visuais, como hemianopsia homônima contralateral (perda visual em metade do campo visual no lado oposto do tumor) e alucinações visuais
- Tumor cerebelar: tontura; marcha atáxica ou cambaleante, com tendência a quedas para o lado da lesão; incoordenação muscular acentuada; e nistagmo
- Tumor do lobo frontal: alterações no estado emocional e no comportamento e atitude mental apática. Com frequência, o paciente torna-se extremamente desleixado e descuidado e pode usar uma linguagem obscena
- Tumor do lobo parietal: possivelmente, diminuição da sensação no lado oposto do corpo e convulsões sensoriais ou generalizadas
- Tumor no ângulo cerebelopontino: origina-se, habitualmente, na bainha do nervo acústico; zumbido e vertigem, seguidos de surdez nervosa progressiva (disfunção do VIII nervo craniano); marcha cambaleante, dormência e formigamento da face e da língua, progredindo para fraqueza e paralisia da face; ocorrência possível de anormalidades na função motora
- Tumores do tronco encefálico: podem estar associados a déficits de nervos cranianos e função motora e sensitiva complexa.

Avaliação e achados diagnósticos

- História da doença e maneira pela qual os sintomas evoluem
- Exame neurológico, indicando as áreas acometidas
- TC, RM, tomografia por emissão de pósitrons (PET), biopsia estereotáxica (tridimensional) assistida por computador, angiografia encefálica, eletroencefalograma (EEG) e exames citológicos do líquido cerebrospinal.

Manejo clínico

Diversos tratamentos clínicos, incluindo quimioterapia e radioterapia com feixe externo, são utilizados isoladamente ou em combinação com a ressecção cirúrgica.

Manejo cirúrgico

O objetivo do manejo cirúrgico consiste em remover ou destruir todo o tumor, sem aumentar o déficit neurológico (paralisia, cegueira), ou em aliviar os sintomas por meio de sua remoção parcial (descompressão).

Podem ser utilizadas diversas abordagens cirúrgicas; a abordagem específica depende do tipo de tumor, de sua localização e acessibilidade. Em muitos pacientes são utilizadas combinações dessas modalidades.

Outras terapias

- Radioterapia (que constitui a base do tratamento de muitos tumores cerebrais)
- Braquiterapia (o implante cirúrgico de fontes de radiação para administração de altas doses a curta distância)
- Procedimentos estereotáxicos (acelerador linear ou bisturi gama para a realização de radiocirurgia)
- Possivelmente, quimioterapia em associação a radioterapia ou como única modalidade de tratamento
- Transplante de medula óssea autólogo para a toxicidade da medula óssea associada a altas doses de medicamentos e radioterapia
- Terapia de transferência gênica (que atualmente está sendo testada)
- Terapia farmacológica (corticosteroides, diuréticos osmóticos, medicamentos anticonvulsivantes).

Manejo de enfermagem

- Avaliar as características da cefaleia
- Avaliar a eficiência das intervenções para manejo da dor
- Orientar o paciente e sua família sobre a possibilidade de convulsões e a necessidade de aderir aos medicamentos anticonvulsivantes profiláticos, quando prescritos
- Considerar a administração de medicamentos para aliviar náuseas e evitar a ocorrência de vômitos
- Avaliar o reflexo do vômito e a capacidade de deglutição no pré-operatório
- Orientar o paciente a direcionar os alimentos e líquidos para o lado não afetado. Ajudar o paciente a sentar-se ereto para comer, oferecer uma dieta semissólida e ter o equipamento de aspiração prontamente disponível, se a resposta ao vômito estiver diminuída
- Administrar corticosteroides para controlar a cefaleia e os sintomas neurológicos. Avaliar a ocorrência de efeitos adversos dos corticosteroides, incluindo hiperglicemia, anormalidades eletrolíticas e fraqueza muscular
- Realizar avaliações neurológicas, monitorar os sinais vitais e manter um fluxograma neurológico. Planejar as intervenções de enfermagem em espaço de tempo seguro a fim de evitar a rápida elevação da PIC

- Reorientar o paciente, quando necessário, para as pessoas, o tempo e o espaço. Usar dispositivos de orientação (pertences pessoais, fotografias, listas, relógio)
- Supervisionar e ajudar no autocuidado. Monitorar e intervir para a prevenção de lesões
- Monitorar o paciente quanto à ocorrência de convulsões
- Verificar a função motora a intervalos; avaliar os distúrbios sensoriais
- Avaliar a fala e orientar o paciente com déficits de linguagem a usar formas alternativas de comunicação
- Avaliar os movimentos oculares e o tamanho e a reação das pupilas
- Orientar o paciente sobre maneiras de conservar a energia e promover o repouso.

Para mais informações, ver o Capítulo 70 em Hinkle JL, Cheever KH. (2018). *Brunner and Suddarth's textbook of medical-surgical nursing* (14th ed.). Philadelphia, PA: Lippincott Williams & Wilkins.

Tumores hipofisários

Cerca de 95% dos tumores hipofisários são benignos e podem ser primários ou secundários e funcionais ou não funcionais. Os tumores funcionais secretam hormônios hipofisários, enquanto os tumores não funcionais não o fazem. A localização e os efeitos desses tumores sobre a produção de hormônios pelos órgãos-alvo podem ser potencialmente fatais. Existem três tipos principais de tumores hipofisários, que representam crescimento excessivo de células eosinofílicas, células basofílicas (hiperadrenalismo) ou células cromofóbicas (células que não têm nenhuma afinidade por corantes eosinofílicos ou basofílicos).

Manifestações clínicas

Tumores eosinofílicos que se desenvolvem no início da vida

- Gigantismo: o paciente pode ter mais de 2,10 m de altura e ser grande em todas as proporções
- O paciente é fraco e letárgico e dificilmente consegue ficar em pé.

Tumores eosinofílicos que se desenvolvem na vida adulta

- Acromegalia (crescimento esquelético excessivo dos pés, das mãos, da crista superciliar, eminências molares, nariz e queixo)
- Aumento de todos os tecidos e órgãos do corpo

- Cefaleias intensas e distúrbios visuais causados por tumores que exercem pressão sobre os nervos ópticos
- Perda da discriminação de cores, diplopia (visão dupla) ou cegueira em parte de um campo visual
- Descalcificação do esqueleto, fraqueza muscular e distúrbios endócrinos semelhantes aos que ocorrem no hipertireoidismo.

Tumores basofílicos

Síndrome de Cushing: masculinização e amenorreia nas mulheres, obesidade do tronco, hipertensão arterial, osteoporose e policitemia.

Tumores cromofóbicos (90% dos tumores hipofisários)
- Obesidade e sonolência
- Pelos finos e escassos, pele seca e macia, apatia e ossos pequenos
- Cefaleias, perda da libido e defeitos visuais que evoluem para cegueira
- Poliúria, polifagia, redução da taxa metabólica basal e temperatura corporal subnormal.

Avaliação e achados diagnósticos
- História e exame físico (avaliação dos campos visuais)
- TC e RM
- Determinações dos hormônios dos órgãos-alvo (p. ex., tireoide, suprarrenal).

Manejo clínico dos tumores hipofisários e da acromegalia
- A remoção cirúrgica do tumor hipofisário (hipofisectomia) por abordagem transesfenoidal constitui o tratamento de escolha
- A radioterapia estereotáxica é utilizada para administrar a radioterapia de feixe externo no tumor, com efeito mínimo sobre o tecido normal
- A radioterapia convencional e a administração de bromocriptina (agonista da dopamina) e octreotida (análogo da somatostatina) inibem a produção e a liberação de hormônio do crescimento
- A hipofisectomia é realizada para remover, cirurgicamente, os tumores primários.

Para mais informações, ver o Capítulo 52 em Hinkle JL, Cheever KH. (2018). *Brunner and Suddarth's textbook of medical-surgical nursing* (14th ed.). Philadelphia, PA: Lippincott Williams & Wilkins.

Tumores ósseos

As neoplasias do sistema musculoesquelético são de vários tipos, incluindo tumores osteogênicos, condrogênicos, fibrogênicos, musculares (rabdomiogênicos) e de células da medula óssea (reticulares), bem como tumores nervosos, vasculares e de células adiposas. Podem consistir em tumores primários ou tumores metastáticos de cânceres primários em outras partes do corpo (p. ex., mama, pulmão, próstata, rim).

Tipos

Tumores ósseos benignos

Os tumores benignos do osso são tumores de crescimento lento, bem circunscritos e encapsulados. Produzem poucos sintomas e não constituem uma causa de morte. As neoplasias primárias benignas do sistema musculoesquelético incluem osteocondroma, encondroma, cisto ósseo (p. ex., cisto ósseo aneurismático), osteoma osteoide, rabdomioma e fibroma. Os tumores benignos do osso e dos tecidos moles são mais comuns do que os tumores ósseos primários malignos.

O osteocondroma, que constitui o tumor ósseo benigno mais comum, pode tornar-se maligno. O osteoma osteoide é um tumor doloroso, que ocorre em crianças e adultos jovens. O encondroma é um tumor comum da cartilagem hialina das mãos, do fêmur, da tíbia ou do úmero. Os osteoclastomas (tumores de células gigantes) são benignos por longos períodos de tempo, mas podem invadir o tecido local e causar destruição. Esses tumores podem sofrer transformação maligna e metastatizar. Os cistos ósseos são lesões expansivas dentro do osso (p. ex., aneurismáticos e unicamerais).

Tumores ósseos malignos

Os tumores musculoesqueléticos malignos primários são relativamente raros e originam-se de células do tecido conjuntivo e tecido de sustentação (sarcomas), ou de elementos da medula óssea (mielomas). Os tumores musculoesqueléticos primários malignos incluem o osteossarcoma, o condrossarcoma, o sarcoma de Ewing e o fibrossarcoma. Os sarcomas de tecidos moles incluem o lipossarcoma, o fibrossarcoma e o rabdomiossarcoma. É comum a ocorrência de metástases para os pulmões.

- O osteossarcoma constitui o tumor ósseo maligno mais comum, que é, frequentemente, fatal, com metástases para os pulmões. É observado com mais frequência em crianças, adolescentes e adultos jovens (nos ossos que crescem rapidamente); em idosos com doença de Paget do osso; e em pessoas com história pregressa de exposição à radiação. Os locais comuns incluem parte distal do fêmur, parte distal da tíbia e parte proximal do úmero

- O condrossarcoma, o segundo tumor ósseo maligno primário mais comum, é um grande tumor volumoso, que pode crescer e metastatizar lentamente ou com muita rapidez, dependendo das características das células tumorais envolvidas. Os locais dos tumores incluem pelve, fêmur, úmero, coluna vertebral, escápula e tíbia. Os tumores podem sofrer recidiva após o tratamento.

Doença óssea metastática

A doença óssea metastática (tumores ósseos secundários) é mais comum do que qualquer tumor ósseo maligno primário. Os locais primários mais comuns de tumores que metastatizam para o osso são o rim, a próstata, o pulmão, a mama, o ovário e a glândula tireoide. Os tumores metastáticos atacam, mais frequentemente, o crânio, a coluna vertebral, a pelve, o fêmur e o úmero e geralmente acometem mais de um osso.

Manifestações clínicas

Os tumores ósseos exibem ampla variedade de problemas associados:

- São assintomáticos ou provocam dor (leve, ocasional a constante, intensa)
- Graus variáveis de incapacidade; algumas vezes, crescimento ósseo óbvio
- Perda de peso, mal-estar e possível ocorrência de febre
- Metástases na coluna, resultando em compressão da medula espinal e déficits neurológicos (p. ex., dor progressiva, fraqueza, anormalidade da marcha, parestesia, paraplegia, retenção urinária, perda de controle intestinal ou vesical).

Avaliação e achados diagnósticos

- Obter história e realizar exame físico; podem ser diagnosticados de modo incidental, após fratura patológica
- Realizar TC, cintigrafias ósseas, mielografia, RM, arteriografia e radiografias de tórax
- Obter as análises bioquímicas do sangue e da urina. (Com frequência, os níveis de fosfatase alcalina estão elevados quando existe sarcoma osteogênico; os níveis séricos de fosfatase ácida estão elevados no

carcinoma metastático de próstata; ocorre hipercalcemia quando existem metástases ósseas de câncer de mama, pulmão e rim.)
- Realizar biopsia cirúrgica para identificação histológica; estadiamento com base no tamanho, no grau e na localização do tumor e ocorrência de metástases.

Manejo clínico

O tratamento tem por objetivo destruir ou remover o tumor por meio de excisão cirúrgica (que varia desde uma excisão local até amputação e desarticulação), radioterapia ou quimioterapia.

- São utilizados procedimentos com preservação do membro para remover o tumor e o tecido adjacente; entretanto, a remoção cirúrgica do tumor pode exigir amputação do membro acometido
- A quimioterapia é iniciada antes da cirurgia e continuada depois dela, em um esforço para erradicar as lesões micrometastáticas
- Os sarcomas de tecidos moles são tratados com radiação, excisão com preservação do membro e quimioterapia adjuvante
- O tratamento do câncer ósseo metastático avançado é paliativo; a meta terapêutica é obter o máximo de alívio possível da dor e do desconforto, enquanto se promove a qualidade de vida do paciente
- A fixação interna de fraturas patológicas, a artroplastia ou o uso de metilmetacrilato (cimento ósseo) minimizam a incapacidade associada e a dor na doença metastática.

Manejo de enfermagem

- Avaliar a compreensão do paciente sobre o processo patológico e esclarecer o tratamento e o prognóstico para aliviar os temores
- Perguntar ao paciente sobre o início e a evolução dos sintomas e as maneiras pelas quais o paciente tem controlado a dor; avaliar os comportamentos de enfrentamento do paciente e da família e incentivar o uso de sistemas de apoio
- Palpar delicadamente a massa e observar seu tamanho e existência de tumefação, dor e hipersensibilidade dos tecidos moles associados
- Avaliar o estado neurovascular do paciente e a amplitude de movimento do membro para obter dados de referência para futuras comparações; avaliar a mobilidade do paciente e sua capacidade de realizar as atividades da vida diária (AVD)
- Fornecer cuidado de enfermagem semelhante ao de outros pacientes que foram submetidos à cirurgia óssea: monitorar os sinais vitais; avaliar perda de sangue; observar e avaliar o desenvolvimento de

complicações, como tromboembolia venosa (TVE), embolia pulmonar, infecção, contraturas e atrofia por desuso; elevar a parte do corpo acometida para reduzir o edema; e avaliar o estado neurovascular do membro
- Orientar o paciente e sua família sobre o processo patológico e os esquemas de diagnóstico e manejo; explicar os exames complementares, os tratamentos (p. ex., cuidado da ferida) e os resultados esperados (p. ex., diminuição da amplitude de movimento, dormência, alteração dos contornos corporais) para ajudar o paciente a enfrentar os procedimentos e as alterações e a aderir ao esquema terapêutico
- Avaliar a dor e fornecer técnicas farmacológicas e não farmacológicas de manejo da dor a fim de aliviá-la e aumentar o nível de conforto do paciente; planejar com o paciente um esquema mais efetivo de controle da dor
- Preparar o paciente e fornecer apoio durante os procedimentos dolorosos
- Administrar os analgésicos IV ou epidurais prescritos durante o período pós-operatório inicial; posteriormente são indicados analgésicos opioides ou não opioides orais ou transdérmicos para alívio da dor; podem-se prescrever radiação externa ou radioisótopos sistêmicos
- Sustentar e manipular os membros afetados com delicadeza; fornecer suportes externos (p. ex., talas) para maior proteção
- Assegurar que qualquer restrição prescrita na sustentação de peso seja seguida; com a ajuda do fisioterapeuta, orientar o paciente a utilizar com segurança os dispositivos auxiliares e a fortalecer os membros não afetados
- Incentivar o paciente e sua família a verbalizarem seus medos, preocupações e sentimentos; encaminhar para avaliação e acompanhamento psicoterápico
- Ajudar o paciente a lidar com as alterações da imagem corporal em decorrência de cirurgia e da possibilidade de amputação; tranquilizar o paciente de modo realista sobre o futuro e a retomada das atividades relacionadas com os papéis e incentivar o autocuidado e a socialização
- Incentivar o paciente a ser o mais independente possível
- Depois da cirurgia, reposicionar, frequentemente, o paciente para reduzir a solução de continuidade da pele e as úlceras por pressão e providenciar leitos ou colchões terapêuticos especiais para promover a cicatrização da ferida
- Fornecer nutrição e hidratação adequadas para promover a cicatrização; administrar antieméticos e ensinar técnicas de relaxamento para reduzir os efeitos gastrintestinais adversos da quimioterapia

- Monitorar a ocorrência de complicações da hipercalcemia em consequência da destruição óssea. Os sintomas consistem em fraqueza muscular, incoordenação, anorexia, náuseas, vômitos, constipação intestinal, alterações eletrocardiográficas (p. ex., encurtamento do intervalo QT e segmento ST, bradicardia, bloqueios cardíacos) e alteração do estado mental (p. ex., confusão, letargia, comportamento psicótico)
- Ressaltar o cuidado continuado em domicílio a necessidade de consultas de acompanhamento e triagem e encaminhamento para cuidados paliativos, quando apropriado.

Para mais informações, ver o Capítulo 41 em Hinkle JL, Cheever KH. (2018). *Brunner and Suddarth's textbook of medical-surgical nursing* (14th ed.). Philadelphia, PA: Lippincott Williams & Wilkins.

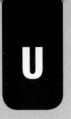

Úlcera péptica

A úlcera péptica é uma escavação que se forma na parede mucosa do estômago, piloro, duodeno ou esôfago; tende a ser encontrada mais no duodeno que no estômago. Frequentemente é designada como *úlcera gástrica, duodenal* ou *esofágica*, dependendo de sua localização. As taxas de doença ulcerosa péptica entre indivíduos de meia-idade vêm diminuindo há muitas décadas, enquanto houve elevação nas taxas observadas entre idosos. Aqueles com idade a partir de 65 anos são mais encontrados em ambientes ambulatoriais e hospitalares para o tratamento de úlceras pépticas do que qualquer outro grupo etário. Essa tendência pode ser explicada, pelo menos em parte, pelas altas taxas de uso de anti-inflamatórios não esteroides (AINE) e infecções por *Helicobacter pylori* em populações idosas.

As úlceras pépticas tendem a ocorrer isoladamente, mas várias delas podem ser observadas em determinado momento. Em geral, as úlceras gástricas crônicas acometem a curvatura menor do estômago, próxima ao piloro. As úlceras esofágicas surgem em consequência do fluxo retrógrado de ácido clorídrico (HCl) do estômago para o esôfago (doença por refluxo gastresofágico [DRGE]). A úlcera péptica tem sido associada à infecção bacteriana, como *H. pylori*. Os fatores predisponentes incluem história familiar de úlcera péptica, tipo sanguíneo O, uso crônico de AINE, consumo de bebidas alcoólicas e tabagismo excessivo; existe certa associação entre as úlceras pépticas e as doenças pulmonares crônicas ou renais crônicas. A síndrome de Zollinger-Ellison (SZE) envolve a existência de hiperacidez gástrica extrema (hipersecreção de suco gástrico), úlcera duodenal e gastrinomas (tumores de células das ilhotas). Pode causar úlceras pépticas graves, hiperacidez gástrica extrema e tumores benignos ou malignos secretores de gastrina do pâncreas. A úlcera por estresse é o termo empregado para referir-se à ulceração aguda da mucosa da área duodenal ou gástrica, que ocorre após eventos fisiologicamente estressantes, como queimaduras, choque, sepse grave e traumatismo de múltiplos órgãos; essas úlceras são clinicamente diferentes das úlceras pépticas. Os tipos específicos de úlceras que resultam de condições estressantes incluem as úlceras de Curling e as úlceras de Cushing.

Fisiopatologia

As úlceras pépticas ocorrem, principalmente, na mucosa gastroduodenal, visto que esse tecido não pode suportar a ação digestiva do ácido gástrico (HCl) e da pepsina. A erosão é causada pela concentração (ou atividade) aumentada de ácido-pepsina ou pela resistência diminuída da mucosa. A mucosa lesionada é incapaz de secretar muco suficiente para atuar como barreira contra o HCl. O uso de AINE inibe a secreção de muco que protege a mucosa. Pacientes com úlceras duodenais secretam mais ácido do que o normal, enquanto os pacientes com úlceras gástricas tendem a secretar níveis normais ou diminuídos de ácido. A lesão da mucosa gastroduodenal resulta em diminuição da resistência às bactérias e, por conseguinte, pode ocorrer infecção pela bactéria H. pylori.

Manifestações clínicas

- Os sintomas de uma úlcera podem durar alguns dias, semanas ou meses e podem desaparecer apenas para reaparecer sem nenhuma causa. Muitos pacientes apresentam úlceras assintomáticas
- Dor difusa e lancinante e sensação de queimação na região mesoepigástrica ou nas costas são características
- Dor associada às úlceras gástricas ocorre, com mais frequência, imediatamente após uma refeição, enquanto a dor associada às úlceras duodenais ocorre mais comumente em 2 a 3 horas após as refeições
- A dor que é aliviada pela alimentação ou pela ingestão de um antiácido é característica das úlceras duodenais
- Cerca de 50 a 80% dos pacientes com úlceras duodenais queixam-se de acordar com dor durante a noite; apenas 30 a 40% dos pacientes com úlceras gástricas têm essa queixa
- Outros sintomas incluem pirose (azia), vômitos (que podem aliviar a dor intensa e a distensão), constipação intestinal ou diarreia e sangramento (hematêmese ou melena)
- Constipação intestinal ou diarreia podem resultar da dieta e dos medicamentos
- Podem ocorrer sangramento e fezes alcatroadas; pequena parcela dos pacientes que apresentam sangramento de úlcera aguda apresenta apenas sintomas muito leves (ou nenhum sintoma).

Avaliação e achados diagnósticos

- Exame físico (hipersensibilidade epigástrica, distensão abdominal)
- Hemograma completo para avaliar a extensão da perda de sangue
- Endoscopia alta (preferida; biopsia das lesões suspeitas para exame histológico e teste para *H. pylori*)
- Exames complementares: análise de amostras de fezes para sangue oculto; exames de secreção gástrica; e biopsia e histologia com cultura para a detecção de *H. pylori* (é também possível que a sorologia para anticorpos anti-*H. pylori*, teste de antígeno fecal ou teste da ureia na respiração detectem a existência de *H. pylori*)
- Os exames de secreção gástrica possivelmente são valiosos para o diagnóstico de acloridria e SZE.

Manejo clínico

As metas do tratamento consistem em erradicar o *H. pylori* e tratar a acidez gástrica com métodos como medicamentos, mudanças no estilo de vida e intervenção cirúrgica.

Terapia farmacológica

- A terapia tríplice usada para suprimir ou erradicar o *H. pylori* inclui dois antibióticos (p. ex., metronidazol ou amoxicilina e claritromicina) associados a um inibidor da bomba de prótons (IBP) (p. ex., lansoprazol, omeprazol ou rabeprazol) e sais de bismuto. Utiliza-se também a terapia quádrupla com dois antibióticos (metronidazol e tetraciclina) mais um IBP e sais de bismuto
- Os antagonistas dos receptores H_2 (em altas doses para pacientes com SZE) são administrados para diminuir a secreção de ácido gástrico; em geral são recomendadas doses de manutenção de antagonistas dos receptores H_2 durante 1 ano
- Também podem ser prescritos IBP ou octreotida (que suprime os níveis de gastrina)
- A duração do tratamento depende da localização da úlcera
- Agentes citoprotetores (p. ex., misoprostol, sucralfato) podem ser prescritos para proteger as células da mucosa do ácido ou dos AINE
- Pacientes com risco de úlceras por estresse (p. ex., pacientes com traumatismo cranioencefálico ou queimaduras extensas) podem ser tratados de modo profilático, com bloqueadores H_2 IV e agentes citoprotetores.

Úlcera péptica **771**

Mudanças no estilo de vida

- A cessação do tabagismo é fortemente incentivada, visto que o tabagismo diminui a secreção de bicarbonato no duodeno, aumentando, assim, a acidez duodenal e inibindo significativamente o reparo das úlceras. A participação em grupos de apoio pode ser útil
- Modificações na dieta podem ser úteis. Os pacientes devem evitar os extremos de temperatura e o consumo de bebidas alcoólicas, café (incluindo café descafeinado) e outras bebidas cafeinadas. Os pacientes devem fazer três refeições regulares por dia; as refeições pequenas e frequentes não são necessárias se o tratamento incluir o uso de antiácidos ou de bloqueadores da histamina.

Manejo cirúrgico

- Com o advento dos bloqueadores H_2, a intervenção cirúrgica é menos comum
- Quando recomendada, a cirurgia é realizada em casos de úlceras intratáveis (particularmente pacientes com SZE, cujas úlceras não conseguem cicatrizar depois de 12 a 16 semanas de tratamento clínico), hemorragia potencialmente fatal, perfuração ou obstrução. Os procedimentos cirúrgicos incluem vagotomia (com ou sem piloroplastia) e antrectomia (Billroth I ou II).

PROCESSO DE ENFERMAGEM

Paciente com úlcera péptica

Avaliação

- Avaliar a dor, seu padrão, sua relação com as refeições ou o sono e os métodos empregados para aliviá-la; obter história completa, incluindo histórico de ingestão de alimentos por um período de 72 horas
- Se o paciente vomitou, determinar com que frequência o vômito ocorre e se o vômito é vermelho vivo ou assemelha-se à borra de café. Isso ajuda a identificar a fonte do sangramento. Verificar com o paciente se as fezes são alcatroadas
- Pedir ao paciente que descreva seus hábitos alimentares habituais, consumo de bebidas alcoólicas, tabagismo e uso de medicamentos (AINE)
- Obter história familiar de doença ulcerosa
- Avaliar os sinais vitais quanto a indicadores de anemia (taquicardia, hipotensão arterial)
- Examinar as fezes para sangue oculto
- Palpar o abdome à procura de hipersensibilidade localizada.

Úlcera péptica

Diagnóstico

Diagnósticos de enfermagem
- Dor aguda relacionada com efeito da secreção de ácido gástrico sobre o tecido lesionado
- Ansiedade relacionada com enfrentamento de uma doença aguda
- Nutrição desequilibrada – menor do que as necessidades corporais – relacionada com mudanças na dieta.

Problemas colaborativos/complicações potenciais
- Hemorragia: GI superior
- Perfuração
- Penetração
- Obstrução pilórica.

Planejamento e metas
As principais metas para o paciente podem incluir alívio da dor, redução da ansiedade, manutenção das necessidades nutricionais, conhecimento a respeito do manejo e da prevenção da recidiva das úlceras e ausência de complicações.

Intervenções de enfermagem

Alívio da dor e melhora da nutrição
- Administrar os medicamentos prescritos
- Orientar o paciente a evitar o uso de ácido acetilsalicílico e outros AINE, bem como o consumo de bebidas alcoólicas
- Incentivar o paciente a fazer as refeições a intervalos regulares em uma atmosfera relaxada; obter regularmente o peso corporal e incentivar modificações nutricionais
- Incentivar as técnicas de relaxamento.

Redução da ansiedade
- Avaliar o nível de ansiedade do paciente
- Explicar os exames complementares e administrar os medicamentos no horário estabelecido
- Interagir com o paciente de maneira tranquila, ajudá-lo a identificar os estressores e explicar técnicas de enfrentamento efetivo e métodos de relaxamento
- Incentivar a família a participar no cuidado e fornecer apoio emocional.

Manutenção do ótimo estado nutricional
- Avaliar perda de peso e sinais de desnutrição
- Reforçar a importância de aderir ao esquema dos medicamentos e às restrições nutricionais após a recuperação de um episódio agudo.

Úlcera péptica **773**

Monitoramento e manejo de complicações
Hemorragia
- A hemorragia constitui a complicação mais comum das úlceras pépticas; pode-se observar ocorrência de hematêmese ou melena
- Avaliar o paciente quanto à ocorrência de desmaio ou tontura e náuseas, antes e durante o sangramento; examinar as fezes para sangue oculto ou visível; monitorar, com frequência, os sinais vitais (taquicardia, hipotensão arterial e taquipneia)
- Inserir cateter urinário de demora e monitorar o equilíbrio hídrico; inserir e manter um dispositivo de acesso venoso para infusão de líquido e sangue
- Monitorar os valores laboratoriais (hemoglobina e hematócrito)
- Inserir e manter uma sonda nasogástrica (NG) e monitorar a drenagem; efetuar lavagem, quando indicada
- Monitorar a saturação de oxigênio e administrar oxigenoterapia
- Tratar o choque hipovolêmico, quando indicado. (Ver "Processo de enfermagem" em Choque hipovolêmico, na Seção C, para informações mais detalhadas.)
- Antecipar a necessidade de endoscopia para avaliar o sangramento e realizar as intervenções endoscópicas
- A arteriografia com embolização ou cirurgia pode ser necessária em caso de úlcera gástrica persistente ou concomitante.

Perfuração e penetração
- Observar e relatar os sintomas de penetração (dorsalgia e dor epigástrica, que não são aliviadas por medicamentos que eram efetivos no passado)
- Observar e relatar sintomas de perfuração (dor abdominal súbita, dor referida para os ombros, vômitos e desmaio, abdome rígido e extremamente sensível, hipotensão arterial e taquicardia ou outros sinais de choque).

Obstrução pilórica
- Ocorre obstrução pilórica quando a área distal ao esfíncter pilórico torna-se cicatrizada e estenosada em razão de espasmo ou edema, ou em consequência do tecido cicatricial que se forma quando uma úlcera cicatriza e sofre ruptura alternadamente
- Os sintomas consistem em náuseas, vômitos, constipação intestinal, plenitude epigástrica, anorexia e, posteriormente, perda de peso
- Inserir sonda NG; um resíduo de mais de 400 mℓ sugere a existência de obstrução
- O tratamento pode incluir descompressão do estômago por meio de sonda NG, dilatação do piloro por balão por endoscopia e cirurgia (vagotomia e antrectomia ou gastrojejunostomia e vagotomia)
- Ver Manejo de enfermagem no período peroperatório, na Seção M, para informações mais detalhadas.

PROMOÇÃO DOS CUIDADOS DOMICILIAR, COMUNITÁRIO E DE TRANSIÇÃO

Orientação ao paciente sobre autocuidados
- Ajudar o paciente a compreender a condição e os fatores que contribuem ou que a agravam
- Orientar o paciente sobre os medicamentos prescritos, incluindo nome, dose, frequência e possíveis efeitos colaterais. Identificar também medicamentos como o ácido acetilsalicílico ou outros AINE que devam ser evitados
- Orientar o paciente a evitar alimentos que possam exacerbar os sintomas
- Explicar que o tabagismo pode interferir na cicatrização das úlceras; encaminhar o paciente para programas que ajudem na cessação do tabagismo.

Cuidado continuado e de transição
- Orientar o paciente sobre a necessidade de supervisão com acompanhamento durante cerca de 1 ano
- Informar ao paciente que a úlcera pode sofrer recidiva e orientar sobre a necessidade de procurar assistência médica se os sintomas reaparecem
- Informar ao paciente e à sua família que a cirurgia não garante nenhuma cura. Discutir as possíveis sequelas no pós-operatório, como intolerância a alimentos específicos.

Reavaliação

RESULTADOS ESPERADOS DO PACIENTE
- Relata ausência de dor entre as refeições e à noite
- Relata sensação de menos ansiedade
- Mantém o peso
- Demonstra conhecimento nas atividades de autocuidado
- Não apresenta nenhuma complicação.

Para mais informações, ver o Capítulo 46 em Hinkle JL, Cheever KH. (2018). *Brunner and Suddarth's textbook of medical-surgical nursing* (14th ed.). Philadelphia, PA: Lippincott Williams & Wilkins.

Urolitíase | Nefrolitíase

A urolitíase e a nefrolitíase referem-se à existência de cálculos no trato urinário e no rim, respectivamente. O problema ocorre, predominantemente, da 3ª à 5ª década de vida e acomete mais frequentemente os homens do que as mulheres; cerca de 50% dos pacientes com cálculo renal único apresentam outro episódio em 5 anos.

Fisiopatologia

Os cálculos formam-se no trato urinário quando as concentrações urinárias de determinadas substâncias aumentam, como oxalato de cálcio, fosfato de cálcio e ácido úrico. Os cálculos variam quanto ao tamanho, desde minúsculos depósitos granulares até o tamanho de uma laranja. Os fatores que favorecem a formação de cálculos incluem infecção, estase urinária, hipercalcemia e períodos de imobilidade, todos sendo responsáveis pela lentidão da drenagem renal e alteração do metabolismo do cálcio. Os cálculos de ácido úrico (5 a 10% de todos os cálculos) podem ser observados em pacientes com gota ou com distúrbios mieloproliferativos; os fatores predisponentes para os cálculos de estruvita incluem bexiga neurogênica, corpos estranhos e infecções urinárias (ITU) recorrentes. Outros fatores de risco incluem doença policística, rins em ferradura, estenoses crônicas, rim esponjoso medular, doença inflamatória intestinal e determinados medicamentos. A cólica ureteral é mediada pela prostaglandina E, uma substância que aumenta a contratilidade ureteral e o fluxo sanguíneo renal, resultando em aumento da pressão intraureteral e dor.

Manifestações clínicas

As manifestações dependem da existência de obstrução, infecção e edema. Os sintomas variam desde dor leve a excruciante e desconforto.

Cálculos na pelve renal
- Dor intensa e profunda na região costovertebral
- Hematúria e piúria
- Dor que se origina na área renal e irradia-se anteriormente e para baixo em direção à bexiga, na mulher, e em direção aos testículos, no homem
- Dor aguda, náuseas, vômitos, hipersensibilidade na área costovertebral (cólica renal)
- Desconforto abdominal, diarreia.

Cólica ureteral (cálculos alojados no ureter)
- Dor aguda, excruciante, em cólica e semelhante a uma onda, que se irradia para baixo pela coxa e até a genitália
- Desejo frequente de urinar, porém com eliminação de pouca urina; geralmente a urina contém sangue em decorrência da ação abrasiva do cálculo (conhecida como cólica ureteral).

Cálculos alojados na bexiga
- Sintomas de irritação associados a ITU e hematúria
- Retenção urinária quando o cálculo causa obstrução do colo da bexiga
- Possível ocorrência de urossepse quando há infecção com o cálculo.

Avaliação e achados diagnósticos

- O diagnóstico é confirmado por radiografias dos rins, ureteres e bexiga ou por ultrassonografia, urografia IV ou pielografia retrógrada
- A bioquímica do sangue e o exame de urina de 24 horas devem ser realizados para medição do cálcio, ácido úrico, creatinina, sódio, pH e volume total
- A análise química é realizada para determinar a composição dos cálculos
- São obtidas história nutricional e história medicamentosa, bem como a história familiar de cálculos renais para identificar os fatores predisponentes.

Manejo clínico

As metas básicas consistem em erradicar o cálculo, determinar seu tipo, evitar a destruição dos néfrons, controlar a infecção e aliviar qualquer obstrução que possa estar presente. O objetivo imediato do tratamento da cólica renal ou ureteral consiste em aliviar a dor até que a causa seja eliminada.

Terapia farmacológica e nutricional

- Analgésicos opioides (para evitar o choque e a síncope) e agentes anti-inflamatórios não esteroides (AINE)
- Elevação do consumo de líquidos para ajudar a passagem do cálculo, a não ser que o paciente esteja vomitando ou tenha insuficiência cardíaca; os pacientes com cálculos renais devem beber 8 a 10 copos de 240 mℓ de água por dia ou ter líquidos IV prescritos para manter a urina diluída
- Para os cálculos de cálcio: reduzir o aporte nutricional de proteína e sódio; consumo irrestrito de líquidos; medicamentos para acidificar a urina, como cloreto de amônio, e diuréticos tiazídicos se a produção de paratormônio estiver aumentada
- Para cálculos de ácido úrico: dieta com baixo teor de purinas e conteúdo limitado de proteínas; alopurinol
- Para cálculos de cistina: dieta hipoproteica; alcalinização da urina; elevação do consumo de líquidos
- Para cálculos de oxalato: diluir a urina; limitar o consumo de oxalato (p. ex., espinafre, morangos, ruibarbo, chocolate, chá, amendoins e farelo de trigo).

Procedimentos para remoção de cálculos

Se o cálculo não for eliminado espontaneamente, ou se ocorrerem complicações, podem ser usadas as seguintes intervenções.

- Ureteroscopia: os cálculos são fragmentados com uso de *laser*, litotripsia eletro-hidráulica ou ultrassom e, em seguida, removidos
- Litotripsia extracorpórea por ondas de choque (LEOC)
- Nefrostomia percutânea; métodos endourológicos
- Litotripsia eletro-hidráulica
- Quimólise (dissolução dos cálculos): tratamento alternativo para pacientes que correm risco com outros tratamentos, que se recusam a submeter-se a outros métodos ou que apresentam cálculos (de estruvita) que se dissolvem com facilidade
- A remoção cirúrgica é realizada em apenas 1 a 2% dos pacientes; a cirurgia realizada pode consistir em nefrolitotomia (incisão no rim com remoção do cálculo) ou nefrectomia (remoção do rim).

PROCESSO DE ENFERMAGEM

Paciente com cálculos renais

Avaliação

- Avaliar o paciente quanto a dor e desconforto, incluindo intensidade, localização e irradiação da dor
- Avaliar a ocorrência de sintomas associados, incluindo náuseas, vômitos, diarreia e distensão abdominal
- Observar a ocorrência de sinais de ITU (calafrios, febre, polaciúria e hesitação) e de obstrução (micção frequente de pequenas quantidades de urina, oligúria ou anúria)
- Inspecionar a urina quanto à existência de sangue; coar a urina para verificar cálculos ou areia
- Concentrar a história em fatores que predisponham o paciente a cálculos do trato urinário ou que possam ter precipitado o episódio atual de cólica renal ou ureteral
- Avaliar o conhecimento do paciente a respeito dos cálculos renais, bem como as medidas para evitar sua recidiva.

Diagnóstico

Diagnósticos de enfermagem

- Dor aguda relacionada com inflamação, obstrução e abrasão do trato urinário
- Conhecimento deficiente relacionado com a prevenção e a recidiva dos cálculos renais.

Problemas colaborativos/complicações potenciais
- Infecção e urossepse (causada por infecção urinária e pielonefrite)
- Obstrução do trato urinário por cálculo ou edema, com desenvolvimento subsequente de lesão renal aguda.

Planejamento e metas
As principais metas podem consistir em alívio da dor e do desconforto, prevenção da recidiva dos cálculos renais e ausência de complicações.

Intervenções de enfermagem

Alívio da dor
- Administrar analgésicos opioides (por via IV ou intramuscular) com AINE IV, conforme prescrição
- Incentivar e ajudar o paciente a assumir uma posição de conforto
- Ajudar o paciente na deambulação para obter algum alívio da dor
- Monitorar rigorosamente a dor e relatar, imediatamente, qualquer elevação em sua intensidade.

Monitoramento e manejo de complicações
- Incentivar o consumo aumentado de líquidos e deambulação
- Administrar líquidos IV quando o paciente não puder ingerir líquidos adequados VO
- Monitorar o débito urinário total e os padrões de micção
- Incentivar a deambulação como meio de deslocar o cálculo pelo trato urinário
- Coar a urina com gaze
- Esmagar qualquer coágulo sanguíneo eliminado na urina e inspecionar os lados do urinol e da comadre à procura de cálculos incrustados
- Orientar o paciente a relatar diminuição do volume urinário, eliminação de urina sanguinolenta ou turva e a ocorrência de febre e dor
- Orientar o paciente a relatar qualquer aumento na intensidade da dor
- Monitorar os sinais vitais à procura de indicações precoces de infecção; as infecções devem ser tratadas com o antibiótico apropriado antes que sejam envidados esforços para dissolver o cálculo.

Promoção dos cuidados domiciliar, comunitário e de transição
Orientação ao paciente sobre autocuidados
- Explicar as causas dos cálculos renais e as maneiras de evitar sua recidiva
- Incentivar o paciente a seguir um regime para evitar a formação posterior de cálculos, incluindo manter consumo elevado de líquidos
- Incentivar o paciente a consumir quantidade de líquido suficiente para excretar 3.000 a 4.000 mℓ de urina a cada 24 horas
- Recomendar a realização de culturas de urina a cada 1 ou 2 meses no primeiro ano e, em seguida, periodicamente

- Recomendar que a infecção urinária recorrente seja tratada vigorosamente
- Incentivar aumento da mobilidade, sempre que possível; desencorajar a ingestão excessiva de vitaminas (particularmente vitamina D) e minerais
- Se o paciente foi submetido à cirurgia, fornecer instruções sobre os sinais e sintomas de complicações que precisam ser relatados ao médico; ressaltar ao paciente e à sua família a importância do acompanhamento para avaliar a função renal e para assegurar a erradicação ou remoção de todos os cálculos renais
- Se a LEOC tiver sido efetuada, incentivar o paciente a aumentar o consumo de líquidos para ajudar a eliminação dos fragmentos de cálculo; informar ao paciente a possível ocorrência de hematúria e, possivelmente, equimose no lado tratado das costas; orientar o paciente a verificar, diariamente, sua temperatura e comunicar o médico se a temperatura for superior a 38°C, ou se a dor não for aliviada pela medicação prescrita
- Fornecer instruções sobre qualquer cuidado domiciliar e acompanhamento necessários.

Fornecimento de cuidado domiciliar e de acompanhamento após a LEOC

- Orientar o paciente a aumentar o consumo de líquidos para ajudar a eliminação dos fragmentos de cálculo (que pode ocorrer entre 6 semanas e vários meses após o procedimento)
- Orientar o paciente sobre os sinais e sintomas de complicações: febre, diminuição do débito urinário e dor
- Informar ao paciente a possível ocorrência de hematúria, que deve desaparecer em 24 horas
- Fornecer instruções nutricionais apropriadas com base na composição dos cálculos
- Incentivar um regime para evitar a formação posterior de cálculos; aconselhar o paciente a aderir à dieta prescrita
- Orientar o paciente a consumir líquidos em quantidade suficiente à noite para evitar que a urina se torne muito concentrada durante a noite.

Cuidado continuado e de transição

- Monitorar rigorosamente o paciente para garantir que o tratamento tenha sido efetivo e que não tenha havido desenvolvimento de nenhuma complicação
- Avaliar a compreensão do paciente sobre a LEOC e as possíveis complicações; verificar também a compreensão do paciente sobre os fatores que aumentam o risco de recidiva dos cálculos renais e as estratégias usadas para reduzir esses riscos
- Avaliar a capacidade de o paciente monitorar o pH urinário e interpretar os resultados durante as consultas de acompanhamento

- Certificar-se de que o paciente compreenda os sinais e sintomas de formação de cálculos, obstrução e infecção, bem como a importância de relatar esses sinais imediatamente
- Se forem prescritos medicamentos para a prevenção da formação de cálculos, explicar ao paciente suas ações, sua importância e efeitos colaterais.

Reavaliação

Resultados esperados do paciente
- Relata alívio da dor
- Declara maior conhecimento sobre os comportamentos de busca de saúde para evitar a ocorrência de recidiva
- Não apresenta nenhuma complicação.

Para mais informações, ver o Capítulo 55 em Hinkle JL, Cheever KH. (2018). *Brunner and Suddarth's textbook of medical-surgical nursing* (14th ed.). Philadelphia, PA: Lippincott Williams & Wilkins.

Varizes esofágicas, sangramento

O sangramento ou a hemorragia de varizes esofágicas constitui uma das principais causas de morte em pacientes com cirrose. Varizes esofágicas estão presentes em 30% dos pacientes com cirrose compensada e em 60% dos pacientes com cirrose descompensada no momento do diagnóstico. As varizes esofágicas consistem em veias sinuosas dilatadas, que geralmente são encontradas na submucosa da parte inferior do esôfago; podem desenvolver-se em uma posição mais alta no esôfago, ou podem estender-se no estômago. Essa condição é quase sempre causada por hipertensão portal. Os fatores de risco para hemorragia incluem esforço muscular ao levantar objetos pesados; esforço na defecação; espirros, tosse ou vômitos; esofagite; irritação dos vasos (alimentos inadequadamente mastigados ou líquidos irritantes); refluxo do conteúdo gástrico (particularmente bebidas alcoólicas); e salicilatos ou qualquer medicamento que provoque erosão da mucosa esofágica.

Manifestações clínicas
- É habitual a ocorrência de hematêmese, melena ou deterioração geral do estado mental ou físico; com frequência, obtém-se história de uso abusivo de bebidas alcoólicas
- Pode-se verificar a presença de sinais e sintomas de choque (pele fria e pegajosa, hipotensão arterial, taquicardia).

Avaliação e achados diagnósticos
- Endoscopia, ultrassonografia, tomografia computadorizada (TC), angiografia e videocápsula endoscópica
- Avaliação neurológica e da hipertensão portal (veias abdominais dilatadas e hemorroidas)
- Provas de função hepática (aminotransferases séricas, bilirrubina, fosfatase alcalina e proteínas séricas)
- Esplenoportografia, hepatoportografia e angiografia celíaca.

Varizes esofágicas, sangramento

Manejo clínico

- Transferir o paciente para a UTI para intervenções clínicas destinadas a pacientes graves incluindo avaliação da extensão do sangramento e monitoramento contínuo dos sinais vitais na presença de hematêmese e melena
- São observados os sinais de hipovolemia potencial; o volume sanguíneo é monitorado com cateter venoso central ou cateter de artéria pulmonar
- Administra-se oxigênio para evitar a hipoxia e para manter oxigenação adequada do sangue; são administrados líquidos IV, eletrólitos e expansores de volume para restaurar o volume de líquidos e repor os eletrólitos
- Também pode ser necessária a transfusão de hemoderivados
- Tratamento não cirúrgico é preferível em razão de elevada taxa de mortalidade associada à cirurgia de emergência para controlar o sangramento das varizes esofágicas, e em decorrência da condição física precária da maioria dos pacientes com disfunção hepática grave. As medidas não cirúrgicas incluem as seguintes:
  - Terapia farmacológica: é o tratamento preferido – octreotida; outros tratamentos – somatostatina, vasopressina com nitroglicerina, agentes betabloqueadores e nitratos
  - Tamponamento por balão, lavagem com soro fisiológico e escleroterapia por injeção endoscópica
  - Terapia com laqueadura esofágica e laqueadura de varizes (ligadura de varizes endoscópica)
  - Derivação portossistêmica intra-hepática transjugular (TIPS).

 Alerta de enfermagem | Qualidade e segurança

> O paciente em tratamento com tamponamento por balão deve permanecer sob observação estrita na UTI e ser monitorado continuamente devido ao risco de complicações graves. Devem-se tomar precauções para garantir que o paciente não puxe ou, inadvertidamente, desloque a sonda.

Manejo cirúrgico

Quando necessário, a cirurgia pode envolver os seguintes procedimentos:

- Laqueadura cirúrgica direta das varizes
- *Shunt* portossistêmico: *shunts* venosos esplenorrenal, mesocava e portocava
- Desvascularização e transecção.

Outras terapias possíveis incluem:

- Adesivos teciduais e cola de fibrina endoscopicamente colocados
- *Stents* expansíveis revestidos (colocados por meio de endoscópio).

Manejo de enfermagem

Fornecer cuidado pós-operatório semelhante ao de qualquer cirurgia torácica ou abdominal. Ver Manejo de enfermagem no período peroperatório, na Seção M, para informações adicionais.

 Alerta de enfermagem | Qualidade e segurança

O risco de complicações pós-operatórias apresenta-se elevado (choque hipovolêmico ou hemorrágico, encefalopatia hepática, desequilíbrio eletrolítico, alcalose metabólica e respiratória, síndrome de abstinência de bebidas alcoólicas e convulsões). O sangramento pode sofrer recidiva quando forem formados novos vasos colaterais, enquanto ocorre evolução da doença hepática.

- Monitorar o estado físico do paciente e avaliar as respostas emocionais e o estado cognitivo
- Monitorar e registrar os sinais vitais, particularmente a pressão arterial
- Realizar exame neurológico, monitorar o aparecimento de sinais de encefalopatia hepática (os achados podem incluir desde sonolência até encefalopatia e coma)
- Avaliar o estado nutricional, iniciar a nutrição parenteral (NP), se o repouso completo do esôfago estiver indicado, por causa da ocorrência de sangramento
- Após o procedimento cirúrgico ou endoscópico, observar à procura de qualquer sangramento, perfuração do esôfago, pneumonia por aspiração e estenose do esôfago; administrar antiácidos, antagonistas da histamina-2, como cimetidina, ou inibidores da bomba de prótons, como pantoprazol, conforme prescrição
- Ajudar o paciente a evitar qualquer esforço e vômitos. Realizar uma aspiração gástrica para manter o estômago o mais vazio possível
- Fornecer higiene oral frequente e aplicar esponjas úmidas nos lábios para aliviar a sede
- Administrar terapia com vitamina K e transfusões de sangue, conforme indicado, para perda de sangue
- Proporcionar ambiente tranquilo para reduzir ansiedade e a agitação do paciente
- Fornecer apoio e explicações cuidadosas durante e após o procedimento em relação às intervenções médicas e de enfermagem

Varizes esofágicas, sangramento

- Monitorar rigorosamente o paciente para detectar e tratar as complicações, incluindo choque hipovolêmico ou hemorrágico, encefalopatia hepática, desequilíbrio eletrolítico, alcalose metabólica e respiratória, síndrome de abstinência de bebidas alcoólicas e convulsões.

Para mais informações, ver o Capítulo 49 em Hinkle JL, Cheever KH. (2018). *Brunner and Suddarth's textbook of medical-surgical nursing* (14th ed.). Philadelphia, PA: Lippincott Williams & Wilkins.

APÊNDICE
Valores Laboratoriais

Bioquímica sanguínea

Exame	Unidades convencionais	Unidades do Sistema Internacional (SI)
Ácido úrico	Homens: 3,4 a 7,0 mg/dℓ Mulheres: 2,4 a 6,0 mg/dℓ	Homens: 202 a 416 µmol/ℓ Mulheres: 143 a 357 µmol/ℓ
Alanina aminotransferase (ALT, antes TGP)	Homens: 10 a 40 U/mℓ Mulheres: 8 a 35 U/mℓ	Homens: 0,17 a 0,68 µkat/ℓ Mulheres: 0,14 a 0,60 µkat/ℓ
Amilase	25 a 125 U/ℓ Idosos: 24 a 151 U/ℓ	0,4 a 2,1 µkat/ℓ Idosos: 0,4 a 2,5 µkat/ℓ
Amônia (plasma)	15 a 45 µg/dℓ	11 a 32 µmol/ℓ
Antígeno prostático específico (PSA)	< 60 anos: < 3,6 ng/mℓ > 60 anos: < 6,6 ng/mℓ	< 60 anos: < 3,6 µg/ℓ > 60 anos: < 6,6 µg/ℓ
Aspartato aminotransferase (AST, antes TGO)	Homens: 10 a 40 U/ℓ Mulheres: 15 a 30 U/ℓ	Homens: 0,34 a 0,68 µkat/ℓ Mulheres: 0,25 a 0,51 µkat/ℓ
Bicarbonato	23 a 30 mEq/ℓ	23 a 30 mmol/ℓ

Bilirrubina (total)
  Direta
  Indireta
	0,3 a 1,0 mg/dℓ
	< 0,5 mg/dℓ
	0,1 a 1,0 mg/dℓ
		5 a 17 µmol/ℓ
		< 6,8 µmol/ℓ
		1,7 a 17,1 µmol/ℓ

Cálcio	8,8 a 10,2 mg/dℓ	2,052 a 2,6 mmol/ℓ

Bioquímica sanguínea (continuação)

Exame	Unidades convencionais	Unidades do Sistema Internacional (SI)
Cloreto (soro)	96 a 106 mEq/ℓ	96 a 106 mmol/ℓ
Colesterol	Homens: < 205 mg/dℓ Mulheres: < 190 mg/dℓ	Homens: < 5,3 mmol/ℓ Mulheres: < 4,9 mmol/ℓ
Creatinina (soro)	Homens: 0,4 a 1,0 mg/dℓ Mulheres: 0,6 a 1,2 mg/dℓ	Homens: 36 a 90 mmol/ℓ Mulheres: 71 a 106 mmol/ℓ
Creatinoquinase (CK), isoenzimas	Banda MM presente (músculo esquelético); ausência de banda MB (músculo cardíaco)	
Desidrogenase láctica (lactato desidrogenase, LDH)	140 a 280 U/ℓ; os níveis podem ser um pouco maiores em idosos devido à diminuição da massa muscular e da função hepática	2,34 a 4,68 μkat/ℓ
Dióxido de carbono (sangue total), pressão parcial arterial (PaCO$_2$)	35 a 45 mmHg	4,66 a 5,99 kPa
Fosfatase alcalina	50 a 120 UI/mℓ	50 a 120 U/ℓ
Fósforo (inorgânico)	2,7 a 4,5 mg/dℓ	0,87 a 1,45 mmol/ℓ
Gamaglutamil transpeptidase (GGT)	Homens: 20 a 30 U/ℓ Mulheres: 1 a 24 U/ℓ	Homens: 0,03 a 0,05 μkat/ℓ Mulheres: 0,02 a 0,04 μkat/ℓ
Glicose (sangue)	Em jejum: 60 a 110 mg/dℓ Pós-prandial (2 h): 65 a 140 mg/dℓ	3,3 a 6,05 mmol/ℓ 3,58 a 7,7 mmol/ℓ
Hemoglobina glicada (HbA$_{1c}$)	5,0 a 7,0% (100 a 170 mg/dℓ)	5,5 a 9,3 mmol/ℓ

Bioquímica sanguínea (continuação)

Exame	Unidades convencionais	Unidades do Sistema Internacional (SI)
Hormônio tireoestimulante (TSH)	0 a 15 mUI/ℓ	0 a 15 mUI/ℓ
Lipase (soro)	< 10 a 140 U/ℓ	< 0,17 a 2,3 μkat/ℓ
Magnésio (soro)	1,8 a 2,6 mg/dℓ	0,74 a 1,07 mmol/ℓ
Osmolalidade (urina)	50 a 1.200 mOsm/kg 300 a 900 mOsm/kg em 24 h	50 a 1.200 mmol/ℓ 300 a 900 mmol/ℓ em 24 h
Potássio (soro)	3,5 a 5,0 mEq/ℓ	3,5 a 5,0 mmol/ℓ

Proteína total (urina)
  Albumina
  Globulina
	6,0 a 8,0 g/dℓ
	3,5 a 5,5 g/dℓ
	1,7 a 3,3 g/dℓ
		60 a 80 g/ℓ
		
		40 a 55 g/ℓ

Globulina ligadora de tiroxina	10 a 26 μg/ℓ	100 a 260 μg/ℓ
Tiroxina livre (FT_4)	0,7 a 2,0 ng/dℓ	10 a 26 pmol/ℓ
Tiroxina (T_4) total	5,4 a 11,5 μg/dℓ	17 a 33 g/ℓ 57 a 148 mmol/ℓ
Tri-iodotironina (T_3) total	80 a 200 ng/dℓ	1,2 a 3,1 nmol/ℓ
Sódio (soro)	135 a 145 mEq/ℓ	135 a 145 mmol/ℓ
Triglicerídios	Homens: 44 a 180 mg/dℓ Mulheres: 10 a 190 mg/dℓ	Homens: 0,44 a 2,01 mmol/ℓ Mulheres: 0,11 a 2,21 mmol/ℓ
Ureia nitrogenada sanguínea	8 a 20 mg/dℓ	2,9 a 7,5 mmol/ℓ

Hematologia

Exame	Unidades convencionais	Unidades do Sistema Internacional (SI)
Eritrograma (contagem de hemácias)	Homens: 4,6 a 6,2 milhões de hemácias/µℓ de sangue venoso Mulheres: 4,2 a 5,4 milhões de hemácias/µℓ de sangue venoso	Homens: 4,5 a 5,5 × $10^{12}/\ell$ Mulheres: 4,2 a 5,4 × $10^{12}/\ell$
Concentração de hemoglobina corpuscular média (CHCM)	32 a 36 g/dℓ	4,9 a 5,5 mmol/ℓ
Contagem de reticulócitos	0,5 a 1,5% da contagem de hemácias	Fração numérica: 0,005 a 0,015
Hematócrito (Ht)	Homens: 42 a 52% Mulheres: 36 a 48%	Homens: 0,42 a 0,52 Mulheres: 0,36 a 0,48
Hemoglobina (Hb)	Homens: 14 a 17,4 g/dℓ Mulheres: 12 a 16 g/dℓ	Homens: 140 a 174 g/ℓ Mulheres: 120 a 160 g/ℓ
Hemoglobina corpuscular média (HCM)	26 a 34 pg/hemácia	0,40 a 0,53 fmol/hemácia
Volume corpuscular médio (VCM)	82 a 98 fℓ	
Leucograma (contagem de leucócitos)	4.000 a 11.000/µℓ	4 a 11 × $10^9/\ell$
Basófilos	0 a 1%	Fração numérica: 0,00 a 0,01
Eosinófilos	0 a 3%	Fração numérica: 0,00 a 0,03
Linfócitos	25 a 40%	Fração numérica: 0,25 a 0,40
Monócitos	2 a 8%	Fração numérica: 0,02 a 0,08
Neutrófilos	45 a 73%	Fração numérica: 0,45 a 0,73